AF525784

Texte zur Medizin aus dem Werk von

RUDOLF STEINER

RUDOLF STEINER

Physiologische Menschenkunde

Texte zur Medizin

Herausgegeben von Peter Selg

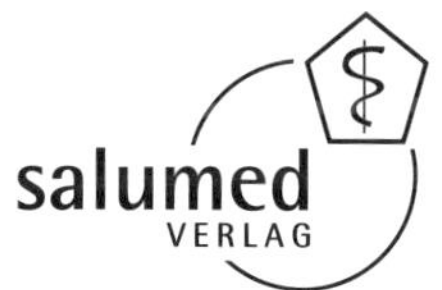

Bibliografische Information der Deutschen Nationalbibliothek
Die Deutsche Nationalbibliothek verzeichnet diese Publikation in der Deutschen Nationalbibliografie; detaillierte bibliografische Daten sind im Internet über http://dnb.d-nb.de abrufbar.

Autor: Dr. Rudolf Steiner
Herausgeber: Prof. Dr. med. Peter Selg
Titel: Physiologische Menschenkunde – Texte zur Medizin

Der vorliegenden Ausgabe liegt die deutsche Originalausgabe unter dem Titel *Texte zur Medizin aus dem Werk Rudolf Steiners. I. Physiologische Menschenkunde. Herausgegeben von Peter Selg. Quellentexte für die Wissenschaft Band 3* zugrunde, erschienen im Rudolf Steiner Verlag Basel.

Lizenzausgabe: Reprint der 1. Auflage 2004
ISBN: 978-3-9289144-44

Umschlaggestaltung: www.ninapolumsky.de

Bildnachweis: Rudolf Steiner Archiv

Druck: Printed in Germany (druckhaus köthen GmbH & Co. KG)

Salumed Verlag GmbH
c/o Gemeinschaftskrankenhaus Havelhöhe
Kladower Damm 221, 14089 Berlin
www.salumed-verlag.de
info@salumed-verlag.de

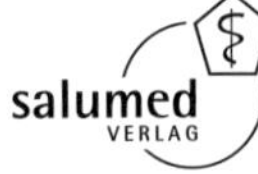

INHALTSÜBERSICHT

Die gegenwärtige Naturwissenschaft, die ganz nach dem Unorganischen hin orientiert ist, kann als Grundlage der technischen Arbeit dienen; aber sie kann eine solche für die Heilung von Krankheiten nicht sein. Denn das Wesen des Krankseins liegt da, wo der Zusammenhang von Geistigem und Körperlichem ist. Will man behaupten, die Naturwissenschaft als einzig mögliche Wissenschaft könne wegen ihrer Grenzen an das Geistige nicht herankommen, so muß man auch erklären, daß es keine wirkliche Medizin geben könne. Zur Erkenntnis des Geistigen gehört der innere Mut, der die passiven Erkenntniskräfte durch die aktiven erweitert. Diesen Mut hat die gegenwärtige Naturwissenschaft verloren, weil sie überall nach den sinnlich-wahrnehmbaren Unterlagen sucht, wo geistige Erkenntnisse entwickelt werden sollen. Sie kann nicht die Wissenschaft sein, auf die die Medizin sich stützt. Hier wird deshalb eine medizinische Methode auf Grund einer Einsicht in das geistige Dasein entwickelt.

Rudolf Steiner: *Naturvorgänge und Heilungen*

Vorwort

> Die Lehre der Anthroposophie, die gerade für die medizinische Wissenschaft eine Goldgrube der Anregungen ist, konnte ich als Arzt restlos gelten lassen und fand in ihr eine Weisheitsquelle, aus der man unermüdlich schöpfen konnte, und die viele, heute noch ungelöste Probleme der Medizin beleuchten und lösen kann.
>
> Dr. med. Ita Wegman (1925)[1]

Rudolf Steiners medizinisches Werk – und damit die ideelle Grundlage der Anthroposophischen Medizin – wurde primär in den Jahren 1920–1925 in verschiedenen ärztlichen Fachkursen[2] sowie einer eigenständigen Buchpublikation[3] niedergelegt, einer Veröffentlichung, die Rudolf Steiner gemeinsam mit der Ärztin und Klinikleiterin Ita Wegman erarbeitete und deren Fortsetzung in weiteren Bänden Rudolf Steiner intendierte – sein Tod beendete jedoch die geplante Folge, die der öffentlichen Vertretung eines aus der *«gesamten [anthroposophischen] Menschenkunde herausgeborenen Systems der Medizin»* gegolten hätte.[4]
Als Rudolf Steiner am 30. März 1925 in Dornach starb, existierten – neben einer beachtlichen Zahl entsprechender Arztpraxen in verschiedenen europäischen Ländern – bereits drei anthroposophische Kliniken in Arlesheim, Stuttgart und Den Haag und ein von Steiner gefördertes heilpädagogisches Institut in Jena, aber auch eigenständige anthroposophische Heilmittelbetriebe, Forschungsinstitute und Ausbildungsinitiativen. Seit Beginn des 20. Jahrhunderts hatte Rudolf Steiner einzelne Ärzte, die seine Hilfe suchten, praktisch beraten – in pathologisch-diagnostischer und therapeutischer Hinsicht[5]. Aber erst

1 Vorwort Ita Wegmans zur Erstausgabe des von Rudolf Steiner und Ita Wegman gemeinsam verfassten Buches *Grundlegendes zu einer Erweiterung der Heilkunst nach geisteswissenschaftlichen Erkenntnissen. Erster Teil.* Dornach 1925, S. Vf. (jetzt als Band 27 der Rudolf Steiner Gesamtausgabe [GA] in siebter Auflage erhältlich).

2 Vgl. die Bände GA 312 bis 319 (Literaturverzeichnis S....).

3 GA 27 (vgl. Anm. 1).

4 Rudolf Steiner: *Der Mensch als Zusammenklang des schaffenden, bildenden und gestaltenden Weltenwortes.* GA 230. Dornach [7]1993, S. 173.

5 Vgl. Peter Selg: *Die Medizin im Lebensgang Rudolf Steiners.* In: Der Merkurstab,

nach dem Ersten Weltkrieg hatten sich Menschen gefunden, von denen die Notwendigkeit gesehen wurde, diese Ansätze initiativ und in größerem Ausmaß der Zivilisation zu gute kommen zu lassen. In den wenigen, dann noch verbleibenden Jahren von Steiners Lebenszeit war eine große, nachgerade fulminante Aufbauarbeit begonnen worden – insbesondere im praktischen, von Rudolf Steiner noch immer begleiteten Tun.

All diese Anfänge gestalteten sich in den vergangenen knapp acht Jahrzehnten weiter, erreichten ihre Verbreitung über den europäischen Raum hinaus und leiteten trotz finanziell extrem limitierter Ressourcen und einer nicht unerheblichen Ausgrenzung von Seiten orthodoxer Schulmediziner folgenreiche Entwicklungen ein, auf die man zunehmend auch in akademischen und legislativen Kreisen aufmerksam wurde.[6] Die Anthroposophische Medizin eroberte sich ungeachtet all der verschiedenen Bedrängnisse tatsächlichen Raum und Anerkennung, nicht zuletzt unter den Patienten und deren Angehörigen, die reale therapeutische Fortschritte und Heilungen erfuhren, aber auch einen anders gearteten Umgang mit Gesundheit, Krankheit, Heilung und Tod, mit der immanenten Ethik der Medizin und des medizinischen Alltags; ein Umgang, dessen Voraussetzungen Denkgrundlagen waren und sind, die nicht denen des – bis heute medizinbestimmendenden – materialistischen Positivismus entsprechen.

Die von Rudolf Steiner angestrebte öffentliche Vertretung des anthroposophischen «*Systems der Medizin*» blieb dagegen über viele Jahrzehnte hinter den praktischen Bemühungen und Erfolgen der anthroposophischen Ärzte und Therapeuten zurück, obgleich immer wieder Einführungen und Überblicksdarstellungen von ihnen erschienen, die eine relativ weite Verbreitung fanden.[7] Profunde und werkgeschichtlich umfangreiche Monographien zu

Beiträge zu einer Erweiterung der Heilkunst. 53. Jahrgang, Heft 6, 2000, S. 377–385 und Peter Selg: *Eine kurze Skizze der Geschichte anthroposophischer Medizin bis zum Tod Rudolf Steiners (1925),* in: Peter Selg (Hg.): *Anthroposophische Ärzte. Lebens- und Arbeitswege im 20. Jahrhundert.* Dornach 2000, S. 25–76.

6 Vgl. u. a. *Anthroposophische Medizin.* In: *Unkonventionelle medizinische Richtungen. Bestandsaufnahme zur Forschungssituation. Kap. VI: Ausgewiesene und weitverbreitete Verfahren.* Bonn 1992, S. 74–93.

7 Vgl. insbesondere Friedrich Husemann und Otto Wolff: *Das Bild des Menschen als Grundlage der Heilkunst.* Stuttgart. Bde. 1–3 (1940) 1991/93; Victor Bott: *Anthroposophische Medizin. Eine Möglichkeit, die Heilkunst zu erweitern.* Heidelberg 1982; Volker Fintelmann: *Intuitive Medizin. Einführung in die anthroposophisch ergänzte Medizin.* Stuttgart 1987.

Rudolf Steiners geisteswissenschaftlichem Gesundheits-, Krankheits- oder Therapiebegriff, die von wesentlicher Bedeutung für die akademische Auseinandersetzung um die Anthroposophische Medizin, aber auch für den wissenschaftlichen Ausbau der anthroposophischen Ausbildungs- und Forschungseinrichtungen gewesen wären, blieben bis heute weitgehend ungeschrieben.[8] Die eindeutige und willensbetonte Ausrichtung auf das praktische Tun und die Vielzahl der Aufgaben in diesem Feld absorbierten die Kräfte derjenigen Menschen, die sich in ihrem Einsatz für die Anthroposophische Medizin auch nach 1925 in einer nahezu ununterbrochenen Pionier- und Aufbruchsituation befanden, neue therapeutische Orte gründeten, den Zustrom der Kranken zu bewältigen hatten und zugleich kämpferisch für die von ihnen vertretene «unkonventionelle» Heilweise gegenüber Behörden und Universitätskliniken, Krankenkassen, Ärzteverbänden und anderen Interessensgruppierungen einstehen mußten.[9] Erschwerend für die ideenwissenschaftliche Aufarbeitung der eigenen medizinischen Grundlagen kam die überlieferte Gestalt von Rudolf Steiners Werk hinzu – neben schriftlichen Aufsätzen und Büchern aus Steiners Feder, die allein 33 Bände der Gesamtausgabe bilden, existieren über 300 weitere Bände mit Vortragsmitschriften von Kursen Rudolf Steiners, in denen sich fast durchgehend Aussagen zu

8 Ein gewisse Sonderstellung in Richtung einer ideenzentrierten Aufarbeitung von Steiners medizinischem Werk nehmen die bemerkenswerten Arbeiten von Herbert Sieweke: *Anthroposophische Medizin – Studien zu ihren Grundlagen.* 2 Bde. Dornach 11959/1967 sowie die Dissertation von Olaf Koob: *Gesundheit, Krankheit, Heilung.* Stuttgart 1978 ein; eine erste vollständige Sichtung des Gesamtwerkes von Rudolf Steiner im Hinblick auf den in ihm entwickelten und verwandten Physiologiebegriff wurde dagegen von mir 1995 als Dissertation an der Privatuniversität Witten-Herdecke erarbeitet («*Versuch einer Systematik der humanphysiologischen Vorstellungen Rudolf Steiners. Eine ideengeschichtliche Analyse des gesamten Vortrags- und Schriftwerkes*») und später in Dornach unter dem Titel *Vom Logos menschlicher Physis. Die Entfaltung einer anthroposophischen Humanphysiologie im Werk Rudolf Steiners* publiziert.

9 «*[Die wissenschaftlichen Verstandes-] Erkenntnisse verwehen, ziehen nichts nach sich, wenn sie nicht von dem im Menschenleben, was ein Wissen ist, fortschreiten zu dem, was nicht nur am Anfang war, sondern was in der Gegenwart und in der Zukunft das Wichtigste und Bedeutsamste ist: die menschliche Wirksamkeit, die menschliche Tat.*» (Rudolf Steiner: *Menschengeschichte im Lichte der Geistesforschung.* GA 61. Dornach ^{2}1983, S. 98) Zu den Biographien und Lebensdramen der beteiligten Ärzte vgl. Peter Selg: *Anfänge anthroposophischer Heilkunst* (Dornach 2000) und Peter Selg (Hg.): *Anthroposophische Ärzte. Lebens- und Arbeitswege im 20. Jahrhundert* (s. Anm. 5).

einer physiologischen Menschenkunde, oft auch zur Medizin im engeren Sinne finden. Steiners *gesamter* Beitrag zu einer neuen Heilkunst und zu ihren weitausgreifenden Implikationen – bis in die Pädagogik, Sozialwissenschaft und universitäre Ausbildungsfrage hinein – beschränkt sich von daher keineswegs auf die im Rahmen der Gesamtausgabe in den Bänden 312–319 abgedruckten medizinischen Fachvorträge oder gar auf das mit Ita Wegman gemeinsam verfasste Buch; eine solche Reduktion würde nicht nur die augenscheinliche Tatsache ignorieren, daß die Grundvoraussetzungen einer neuen, menschengemäßen Heilkunst ein integraler Bestandteil von Steiners anthroposophischem Lebenswerk waren und mit einem neu gefassten Leib- und damit Inkarnationsbegriff einhergingen, sondern bereits die Teilnahmevoraussetzungen von Steiners medizinischen Fachkursen selbst. Denn deren Hörer waren als überwiegend langjährige Mitglieder der Anthroposophischen Gesellschaft mit vielen anthropologischen und kosmologischen Grundlagen vertraut, die Rudolf Steiner in zahlreichen weiteren Kursen – deren Mitschriften zum Zwecke des Studiums intern vertrieben wurden – entfaltet hatte; immer wieder wurden die in den Fachkursen präsenten Ärzte von Steiner daher auch aufgefordert, die verschiedenen, aus unterschiedlichen Perspektiven formulierten Darstellungen mit seinen früheren Charakterisierungen zu vergleichen und zusammenzusehen.[10] Nicht nur als weiterführende Anregung für das je eigene und persönliche Studium – vielmehr erwartete Rudolf Steiner von seinen fachkundigen Hörern die Verarbeitung der gehörten Vortragsinhalte in monographischer Weise, unter Berücksichtigung der bereits von ihm in anderen Zusammenhängen entfalteten themenspezifischen Gesichtspunkte und auch unter Hinzuziehung der aktuellen naturwissenschaftlichen und schulmedizinischen Fachliteratur. Wo immer einzelne Menschen entsprechende Arbeitsansätze erkennen ließen, stand ihnen Steiner mit Rat und Unterstützung bedingungslos zur Seite[11]; dennoch geschah diesbezüglich insgesamt wenig – auch in den Jahrzehnten nach Rudolf Steiners Tod.

*

10 Zu Medizinstudenten und jungen Ärzten sagte Rudolf Steiner beispielsweise am Ende eines Vortrages einmal: «*Und heute liegt schon die Möglichkeit vor, dass dasjenige, was in einer kurzen Skizze angedeutet [worden] ist, durch viele Einzelheiten, die in Zyklen und Schriften von mir vorliegen, ausgebaut werde. Das ist nur zum geringsten Teil bis jetzt geschehen [...].*» (*Meditative Betrachtungen und Anleitungen zu einer Vertiefung der Heilkunst.* GA 316. Dornach [4]2002, S. 58).

Die Editionsform der von Prof. Günter Herrmann begonnenen «Quellentext»-Reihe des Rudolf Steiner Archivs basiert auf dem Abdruck einzelner Vortrags- oder Schriftpassagen Rudolf Steiners. Für die Medizin wird mit den von mir vorgelegten Bänden dabei versucht, in Richtung von Steiners systematischem Anliegen zu arbeiten, unter Aufrechterhaltung ihrer begrifflichen Großkategorien – den Bereichen der Physiologie oder vielmehr physiologischen Anthropologie, der allgemeinen und speziellen Pathologie (Krankheitslehre) sowie der Therapie. Angestrebt wurde keinerlei chronologische, sondern eine konsequent inhaltlich begründete und in *«wissenschaftlicher Orientierung»*[12] gehaltene Komposition; die verschiedensten Aspekte von Rudolf Steiners *«medizinischer Denkungsart»*[12] sollten bis in die einzelnen Unterkapitel hinein in ihrer inneren, abgestuften Fülle und Differenziertheit zur Geltung kommen, wobei auch der grundsätzlichen Differenz von mündlich entwickelten Vortragsinhalten und Darstellungen in schriftlich ausgereifter Form hinsichtlich ihrer kompositionellen Anordnung Rechnung getragen wurde.
Die Schwierigkeiten und Probleme, die das isolierte und in eine größere Komposition eingefügte Zitat jedoch immanent mit sich bringt – auch wenn die Anordnung der Textpassagen eine noch so durchdachte ist –, liegen für den Kenner von Rudolf Steiners Werk und dessen spezifisch-didaktischem Duktus indes offen zutage. Zum einen hat Rudolf Steiner nirgendwo im Rahmen seiner Kurse und Niederschriften in strikten Abgrenzungsordnungen gedacht, sondern vielmehr im Bereich der Medizin konsequent darauf hingearbeitet, Physiologie und Pathologie wieder eindeutig auf die Therapie zu orientieren. Die Hörer seiner Kurse sollten wieder dazu befähigt werden, die physiologischen Krankheitstendenzen des menschliches Leibes und deren ausgleichende Therapieweisen zu erkennen – sie sollten dazu angeleitet

11 Vgl. beispielsweise Rudolf Steiners umfangreiche Hilfestellungen für die sinnesphysiologisch-erkenntnistheoretische Dissertation Walter Johannes Steins, die in der von Thomas Meyer herausgegebenen Monographie: *Walter Johannes Stein – Rudolf Steiner. Dokumentation eines wegweisenden Zusammenwirkens* (Dornach 1985) ausgezeichnet dokumentiert wurden.

12 Vgl. Rudolf Steiner: *Die gesunde Entwickelung des Menschenwesens.* GA 303. Dornach [4]1987, S. 9. Verschiedene, eher populär bzw. volkspädagogisch gehaltene, in sich jedoch wesentliche Betrachtungen Steiners zur Medizin konnten aufgrund des gewählten Duktus dieser Sammlung («Rudolf Steiner – Quellentexte für die Wissenschaften») von daher keine Aufnahme finden.

13 Rudolf Steiner: *Anthroposophische Menschenerkenntnis und Medizin.* GA 319. Dornach [3]1994, S. 105.

werden, aus der Physiologie heraus pathologisch und therapeutisch denken und handeln zu lernen. Zugleich waren Steiners Vortragsdarstellungen keineswegs systematisch, sondern ganz überwiegend didaktisch motiviert – sie sollten an Einzelnem Weiterführendes aufzeigen (im Sinnes eines «*symptomatologischen Lernens*»[14]) und antworteten dabei auf konkrete Fragen der zuhörenden Ärzte, wodurch Rudolf Steiner die Methodik einer neuen medizinischen Denkungsart und Handlungsweise exemplarisch zu entwickeln vermochte. Darüber hinaus ist insgesamt nur allzu offensichtlich, daß Rudolf Steiners Vorträge – in der Medizin, aber auch im Rahmen der allgemeinen Anthroposophie sowie der weiteren Fachgebiete – einen in sich streng methodischen Aufbau hatten, deren Mit- und Nachvollzug schon allein als kompositionelles Kunstwerk schulenden Charakter hatte, d.h. in deren Verfolg die Zuhörer seelisch-geistige Wege und Bewegungen durchliefen. Jede Isolierung einer Vortragspassage hebt diese Zusammenhänge auf oder ignoriert sie viemehr bewusst – womit zugleich suggeriert wird, daß die wiedergegebene Gestalt der abgedruckten und ihres Umraums entkleideten Sätze der Kerninhalt der Vortragsaussage sei, wenn nicht gar diese selbst. Wenig widerspricht dem Duktus der anthroposophischen Geisteswissenschaft so sehr wie die Konvertierung ihrer Inhalte in eine umfangreiche Notizensammlung, d. h. die Abschattung ihrer methodisch-schulenden Intention und die Festlegung auf konkrete und definitorisch (wenn nicht dogmatisch) zu gebrauchende Einzelaussagen. In einem frühen Vortrag sagte Rudolf Steiner diesbezüglich:

> *[...] Der hat nicht die Geisteswissenschaft, der sie wieder zu einer Verstandeswissenschaft macht, der sie in Schemen und Paradigmen ausdrückt, sondern der hat sie, der bei jedem Begriff, den wir entwikkeln [...], der bei jedem Worte etwas empfinden kann, was das Wort, was die Idee selbst zersprengen will, was höchstens in die Vieldeutigkeit der Bilder ausfließen kann.*[14]

*

14 Rudolf Steiner: *Die gesunde Entwickelung des Menschenwesens*, S. 287.

15 Rudolf Steiner: *Die Evolution vom Gesichtspunkte des Wahrhaftigen.* GA 132. Dornach [7]1999, S. 57.

Andererseits sollte jedoch auch nicht unterschätzt werden, was durch die zuvor begründete Anordnung der «Quellentexte» spezifisch ermöglicht wird. Die zum Abdruck kommenden Zitate erlauben neben einer annähernd systematischen Übersicht über die verschiedensten, dem Gesamtwerk Rudolf Steiners[16] entnommenen Schilderungen zu einer konkreten physiologischen oder medizinischen Frage- oder Themenstellung eine ausgesprochene Konzentration auf eine jeweilige Vortrags- oder Schriftpassage – eine Konzentration, die dem (von Rudolf Steiner erwarteten) «*Fortfühlen und Fortdenken*» der einzelnen geisteswissenschaftlichen Inhalte[17] zu gute kommen kann, möglicherweise selbst ihrem Weiterverfolg in meditativer Orientierung. Indem der gesamte Vortragskontext abgeschattet wird, stehen die Passagen für sich, in ihren reduzierten, umfeldenthobenen Inhaltlichkeit, aber eben auch gewissermaßen in Reinheit – ohne die notwendige Rhetorik des gesamten Vortragsaufbaues, ohne eingestreute Anekdoten und anderes. Rudolf Steiners Vermögen, in mündlicher Darstellung zu spontanen Formulierungen zu gelangen[18], in die der gesamte Inhalt seiner längeren Ausführungen gewissermaßen hineinkulminierte, in höchster, geradezu kristalliner Konzentration, war vollkommen außergewöhnlich – ebenso der plastische Reichtum seiner Sätze, die subtile Variation und Beweglichkeit der Sprache, ja die damit abbildlich wiedergegebene oder wieder erschaffene Differenziertheit des von ihm dargestellten Inhaltes selbst, in all seinen verschiedenen Ansichten und perspektivbedingten Aspekten und Aspektverschiebungen. Steiners «*Erwei-*

16 Berücksichtigt wurden für die vorliegende Sammlung sämtliche Bände der Rudolf Steiner Gesamtausgabe, alle veröffentlichten Manuskripte Rudolf Steiners zur Medizin sowie die stenographisch festgehaltenen Ärzte Besprechungen im Stuttgarter Klinisch-Therapeutischen Institut, die im Umfeld der intendierten Erarbeitung eines medizinischen Lehrbuches (»Vademecum») abgehalten wurden (vgl. S....). Dagegen wurde davon abgehen, Rudolf Steiners (über 600) Notizbücher (Rudolf Steiner Archiv, Dornach) sowie die nur sehr unzulänglich mitgeschriebenen kasuistischen Ausführungen Rudolf Steiners im Arlesheimer und Stuttgarter Klinikum (mehrheitlich im Ita Wegman Archiv, Arlesheim) mit zu publizieren, da deren Textgestalt mit den Intentionen einer «Quellentext»-Edition nicht zu vereinen ist. Die zuletzt genannten Materialien müssen dagegen unbedingt für jede weitergehende wissenschaftliche Aufarbeitung der Anthroposophischen Medizin gesichtet und einbezogen werden – sie gehören ohne jeden Zweifel zum ideellen und praktischen Umfang der von Rudolf Steiner eröffneten und zu Lebzeiten mitermöglichten Medizin.

17 Rudolf Steiner: *Anthroposophische Leitsätze.* GA 26. Dornach [10]1998, S. 56.

18 «*Man gelangt nur zum Ziele, wenn man die Möglichkeiten ausnutzt, die in der Sprache liegen in bezug auf Satzwendungen, Wortumstellungen; wenn man sich bemüht,*

terung der Begriffe durch Erweiterung der Forschung»[20] wird bei dem gewählten textkompositorischen Vorgehen der hier vorgelegten Bände, das verwandte und in sich abgestufte Schilderungen zueinander führt, unmittelbar ansichtig und schützt vor jedem dogmatischen Missbrauch der einzelnen Aussage – «*die vielseitigen, subtilen und mit allseitig weichen Konturen die geistigen Dinge angreifenden Begriffe, die die Geisteswissenschaft bringt*»[21] werden in sich zugänglich, gerade auch für die Medizin. Ausgehend von sehr gezielt aufzufindenden Einzelaspekten und Begriffserweiterungen dieser «Quellentext»-Sammlung kann so der Rückweg zum jeweiligen Vortragszusammenhang gefunden werden; viele Missverständnisse und Stagnationen einer isolierten Vortragslektüre erfahren dadurch eine bedeutende und oftmals die eigene Produktivität anregende Hilfestellung.
Versteht oder lernt man in dieser Hinsicht, mit den vorliegenden, keinesfalls als Lexika der Anthroposophischen Medizin mißzuverstehenden Büchern[22] eigenständig umzugehen und berücksichtigt man ferner, daß manche thematischen Gebiete der anthroposophischen Physiologie und Medizin in ihr nur unzulänglich erfasst werden können, weil sie inhaltlich derartig fundamental-ausgreifend sind (wie beispielsweise Steiners evolutionäre Kosmologie) oder eines besonderen, nicht durch isolierte Zitate zu vermittelnden, vielmehr in sich methodischen Zuganges und Schutzes bedürfen (wie insbesondere Steiners meditativ aufgebaute Schulungsunterweisungen für Medizinstudenten und junge Ärzte[23], sein «Heilpädagogischer» und «Pastoralmedizinischer Kurs»[24], aber auch seine Lehrunterweisungen zur Heileurythmie[23]), so vermag diese Sammlung Außergewöhnliches zu leisten – für das

dasjenige, was ein Satz nicht adäquat aussprechen kann, durch einen hinzugefügten zweiten im Zusammenhang mit dem ersten zum Ausdruck zu bringen. Zum Verständnis der Anthroposophie ist durchaus nötig, auf solche Dinge einzugehen.» (Rudolf Steiner: *Von Seelenrätseln.* GA 21. Dornach [5]1983, S. 47).

19 Rudolf Steiner: *Geist und Stoff, Leben und Tod.* GA 66. Dornach [2]1988, S. 116.

20 Rudolf Steiner: *Die Evolution vom Gesichtspunkte des Wahrhaftigen,* S. 74f.

21 Eine um Vollständigkeit bemühte Stichwort-Erschließung der Ärztekurse Rudolf Steiners – unter Berücksichtigung von achtzehn weiteren Vortragszyklen – legte Erwin Meyer-Steinbach 1976 unter dem Titel *Medizinischer Index zum Vortragswerk Rudolf Steiner* in Buchform vor (Hg. Arbeitsgemeinschaft Anthroposophischer Ärzte, Stuttgart); eine alphabetisch aufgebaute Sammlung aller Ausführungen Rudolf Steiners zu einzelnen Heilsubstanzen und -mitteln wurde dagegen erstmals 1969 von der Medizinischen Sektion am Goetheanum herausgegeben und anthroposophischen Ärzten

praktisch-therapeutische Tun, aber auch für dessen innere Durchdringung und begriffliche Aufarbeitung, bis hin zur akademisch-wissenschaftlichen Diskussion.
Die Sammlung ermöglicht dabei als solche nicht, in diese akademische Diskussion bereits wirksam eintreten zu können, ebenso wenig wie sie dogmatische Kritiker der Anthroposophischen Medizin in positiver Weise erreichen wird – ein jegliches diesbezügliches Postulat wäre eine weitgehende Illusion. Vertieft man sich aber in die durch die vorgelegte Textgestalt eröffneten und in vieler Hinsicht weiterführenden Aspekte zur Physiologie, Pathologie und Therapie und findet man durch sie mit größerer und gezielterer Übersicht den Rück-Weg zu Rudolf Steiners umfänglichen und kontextuellen Vortragsschilderungen – sowie mit entsprechend geschärfter Aufmerksamkeit zu den oft so konträren Gedankenformen der aktuellen Diskussion um die Medizin –, so kann damit ein vorbereitender Weg beschritten werden, der der inhaltlich-substantiellen Arbeit, aber auch dem öffentlichen und wissenschaftlichen Diskurs um die Zukunft der Anthroposophischen Medizin, ja der Humanmedizin überhaupt zugute kommen wird.

*

in vier Loseblatt-Bänden zur Verfügung gestellt (*Heilmittel Angaben Rudolf Steiner,* zusammengestellt von Hans Krüger et al.). Im Unterschied zu diesen, lexikalisch orientierten Kompilationen werden in den vorliegenden Quellentext-Bänden nur Schrift- oder Vortragspassagen Rudolf Steiners abgedruckt, die in sich selbst eine konsistenten Text- und Sinneinheit bilden und darüber hinaus in einen übergeordneten, ideell bezogenen Zusammenhang integrierbar sind. Bezüglich einzelner Krankheitsbilder oder Heilsubstanzen hat die getroffene Auswahl insofern konsequent exemplarisch methodischen Charakter, als von Rudolf Steiner nur eine begrenze Anzahl derselben in Wort und Schrift ausführlich beleuchtet wurde (wohingegen lexikalisch erfassbare Andeutungen und Richtungshinweise – nicht zuletzt durch Hunderte von Patientenkasuistiken mit dokumentierten Angaben Steiners – in weitem Umfang vorliegen) Zu Vortragsausführungen Rudolf Steiners hinsichtlich einzelner Krankheitsbilder und Heilmittel vgl. u. das ausführliche, von Erwin Mötteli erstellte *Register zur Rudolf Steiner Gesamtausgabe* (Dornach [2]1998), insbesondere S. 831–844 [Krankheitsbilder] und 1025–1030 [Heilmittel].

22 Vgl. Rudolf Steiner: *Meditative Betrachtungen und Anleitungen zu einer Vertiefung der Heilkunst* (GA 316).

22 Vgl. Rudolf Steiner: *Heilpädagogischer Kurs* (GA 317); *Pastoralmedizinischer Kurs* (GA 318).

24 Vgl. Rudolf Steiner: *Heileurythmie* (GA 315).

Mein Dank gehört insbesondere der *Software AG Stiftung/Darmstadt*, aber auch anderen, kleineren Stiftungen und Privatpersonen, die gegenwärtig dazu beitragen, daß im Rahmen der Medizinischen Sektion der Freien Hochschule für Geisteswissenschaft in Dornach/Schweiz Grundlagenstudien zu Rudolf Steiners medizinischem Werk entstehen können – Monographien über Rudolf Steiners Krankheits- und Therapiebegriff und Kommentarbände zu seinen medizinischen Vortragskursen, an denen ich arbeite. Im Zusammenhang dieser Aufgaben entstand auch die vorliegende «Quellentext»-Sammlung, der eine vollständige Sichtung der Rudolf Steiner Gesamtausgabe zugrunde liegt, in durchaus langer und mühevoller Arbeit.
Desweiteren gilt mein persönlicher Dank *Dr. Michaela Glöckler*, der Leiterin der Medizinischen Sektion, auf deren Bitte hin ich mich der «Quellentext»-Arbeit für eine umschränkte Arbeitsperiode gewidmet habe, sowie *Prof. Dr. Günter Herrmann* und *Dr. Walter Kugler*, die mir als Reihenherausgeber nach einer ersten Darlegung meiner eigenen, kompositionellen Gesichtspunkte und nach Kenntnisnahme meiner entsprechenden Vorpublikationen vollständige Gestaltungsfreiheit einräumten. Auch den engagierten Mitarbeitern des Rudolf Steiner Verlages, insbesondere Herrn *Carlo Frigeri*, sei für Ihren großen Einsatz an diesem umfassenden Werk von Herzen gedankt.

Medizinische Sektion am Goetheanum — *Peter Selg*
Herbst 2004

Ausführliches Inhaltsverzeichnis

1. Abschnitt
Zur Situation in der Humanmedizin

I. Die Notwendigkeit einer Erweiterung der naturwissenschaftlichen Hochschulmedizin

II. Zum wissenschaftsgeschichtlichen Hintergrund und zur gegenwärtigen Situation der Medizin

2. Das Nerven-Sinnessystem

a) Zum Nervensystem

b) Zum Sinnessystem

5. Zur Polarität des Nerven-Sinnes- und des Stoffwechsel-Gliedmaßensystems

6. Weiterführendes zu den drei physiologischen Systemen

7. Die funktionelle Dreigliederung und die Wirksamkeit der Wesensglieder

8. Die obere und untere Organisation des Menschen

9. Zu den physiologischen Grundlagen des Gedächtnisses im Zusammenspiel von oberer und unterer Organisation

10. Irdische und kosmische Bildung der Leibessubstanz im dreigliedrigen Organismus

2. Über den Schlafzustand

3. Physiologische Grundlagen des Traumerlebens

4. Die Notwendigkeit des Erwachens und die Rückkehr in die Wachkonstitution des Organismus

5. Schlafen und Wachen in Bezug zur Pathologie

6. Der Schlaf-Wach-Rhythmus und das Schicksal des Menschen

VII. Zur ökologischen und kosmologischen Dimension des menschlichen Organismus

1. Der menschliche Organismus und die Naturreiche

2. Prinzipielles zum Wirken irdisch-kosmischer Kräfte im menschlichen Organismus

3. Weitere Aspekte zu Fixsterneinflüssen und planetarischen Wirkdimensionen im menschlichen Leib

4. Aspekte der physiologischen Sonnen- und Mondenwirksamkeit

Hauptteil

Texte zur Medizin von Rudolf Steiner

Vorbemerkung

Die nachfolgend zum Abdruck kommenden Texte und Textpassagen folgen dem Wortlaut der Rudolf Steiner Gesamtausgabe (GA) nach neuestem Stand der Bearbeitung (siehe das Verzeichnis der zitierten Bände, S. 903).
Am Ende der Texte erfolgt der Nachweis des zitierten Bandes der Gesamtausgabe sowie der jeweiligen Seitenzahlen.
Textauslassungen aus stilistischen oder inhaltlichen Gesichtspunkten werden mit [...] markiert.
Für die reichhaltigen inhaltlichen Bezüge der Texte untereinander sei auf das umfangreiche Inhaltsverzeichnis sowie das entsprechende Sachregister (S. 913) verwiesen.
Alle Kapitel- und Unterkapitelüberschriften stammen vom Herausgeber.

1. Abschnitt

Zur Situation in der Humanmedizin

Die Medizin hat ihren Ausgang genommen von der geistigen Erkenntnis und ist immer materialistischer und materialistischer geworden. Und vielleicht an keiner anderen Wissenschaft wie an der Medizin kann man so sehen, wie der Materialismus hereingebrochen ist über die Menschheit. (107, 112)

I. Die Notwendigkeit einer Erweiterung der naturwissenschaftlichen Hochschulmedizin

Zum fehlenden anthropologischen Fundament der Medizin

Es ist eine zwar von vielen geleugnete, weil sie sich in diesem Punkt den wahren Tatbestand nicht gestehen wollen, aber doch eben bestehende Tatsache, daß viele wirklich gründlich denkende Menschen, die durch das medizinische Studium heute gegangen sind, wenn sie sich dann losgelassen fühlen auf die leidende Menschheit, von den herbsten Seelenqualen befallen werden, weil ihnen dann vor Augen tritt, welche Anforderungen der menschliche Organismus, wenn er vom Gesunden abirrt in das Kranke hinein, an die menschliche Einsicht stellt, und wie wenig gerade aus den Erkenntnismitteln und Erkenntnismethoden der rein naturwissenschaftlichen Betrachtungsweise für dieses medizinische Wirken gewonnen werden kann. Gerade an der Medizin zeigt sich so recht die Schattenseite der bloßen naturwissenschaftlichen Betrachtung, die übrigens mit Bezug auf die Anschauung über die bloße äußere Natur auch eine Lichtseite hat. In der Medizin ist die Schattenseite da. Denn man muß nur das Folgende beachten: Diese Naturwissenschaft [...] legt ihren Hauptwert darauf, den Menschen ganz auszuschalten, indem sie intellektualistisch die Welt betrachtet und intellektualistisch mit den Experimenten zusammen ihre Naturgesetze sucht. Man lernt das, was man aus der Beobachtung lernen kann von der Wirksamkeit dieser oder jener Heilmittel auf den kranken Menschen, von der Wirksamkeit überhaupt dieses oder jenes Naturprodukts auf den Menschen. Aber es fehlt einem das innere Anschauen von dem Zusammenhange erstens der ganzen Menschennatur, zweitens aber von dem Zusammenhange zwischen dem, was draußen in der Natur hervorgebracht wird, sei es als Nahrung, sei es als Heilmittel, und der menschlichen Wesenheit selber. Und man merkt erst, wenn man in solch unbefangener Weise von der bloßen Naturwissenschaft zur Medizin fortschreiten möchte, was es heißt, den Menschen ausschalten von der Betrachtungsweise, und nachher das, was man durch eine solche Betrachtungsweise gewonnen hat, auf die Natur des Menschen anwenden. Das rächt sich, daß Naturwissenschaft alles, was in der Menschennatur aufsprießen kann, ausschaltet, um, wie sie sagt, zur rechten Objektivität zu kommen. Da kommt sie zur Objektivität. Allein in dieser Objektivität ist der Mensch nicht drinnen. Der Mensch schaltet erst sich selbst aus. Kein Wunder, daß er in der Wissenschaft, die er nun ausbildet, den Menschen nicht drinnen hat. Nun soll man anwenden diese Wissenschaft auf den Menschen. Man kann es nicht, weil man auf den Menschen keine Rücksicht genommen hat.

[....] Gerade in der Medizin zeigt sich am intensivsten, wozu es eine Wissenschaft bringt, welche den Menschen ausschließt bei ihren Methoden.
Oh, ich weiß, daß ich mit dem, was ich also ausspreche, noch vor einer Mauer von Vorurteilen in der Gegenwart stehe. Aber diese Mauer von Vorurteilen, sie muß wieder und wiederum angesprochen werden. Es wird lange dauern, bis man den hier skizzierten Weg [aus der anthroposophisch orientierten Geisteswissenschaft heraus in eine intuitive Medizin] von einer größeren Anzahl von Menschen wird versucht finden, weil er allerdings weniger bequem ist als derjenige Weg, der heute eingeschlagen wird. [...]
Ich weiß auch, daß es viele Menschen heute noch als eine Anmaßung der hier gemeinten Geisteswissenschaft empfinden, daß sie neben manchem anderen nun auch noch an die Reform der Medizin denke. Sie muß daran denken aus einer heiligen Verpflichtung gegenüber dem Menschheitsfortschritt. (334, 47f./54)

Über die suggestive Wirkung und die anthropologische Grenze des naturwissenschaftlichen Fortschritts in der Medizin

Es ist historisch begreiflich, daß bei den ungeheueren Erfolgen, die – wenigstens in naturwissenschaftlicher Beziehung – in den letzten Jahrhunderten, insbesondere im 19. Jahrhundert, hervorgetreten sind, die Menschheit sozusagen wie suggestioniert war von demjenigen, was die sinnlich-physische Beobachtung und das exakte Experiment ergeben können. Aber in Bezug auf die Menschenerkenntnis, und zwar auch in bezug auf die ganz gewöhnliche physische Menschenerkenntnis ist es doch nicht möglich, mit diesen Forschungsmethoden so weit zu kommen, daß ein innerliches Auffassen des Wesens der menschlichen Organisation dabei herauskommt. Und das hängt einfach damit zusammen, daß man nicht nur auf der einen Seite großartige und gewaltige Fortschritte macht in der Erkenntnis der physischen Organisation des Menschen, sondern daß man gerade durch das Exakte und Fruchtbare dieser Forschungsmethoden auf der anderen Seite dazu kommt, sich einen ganzen Teil des Menschen, der ebenso real ist wie der physische Mensch, einfach auszuschließen. Die Größe der naturwissenschaftlichen Forschung könnte man auch daran ermessen, daß sie mit einer ungeheueren Energie aus unserer Menschenerkenntnis dasjenige herausgeworfen hat, was der geistig-seelische Mensch ist, der – wie wir sehen werden – auch im medizinischen Sinne nicht weniger als eine Realität in der Praxis aufgefaßt werden muß als der physische Mensch. (319, 91)

Medizin und Öffentlichkeit

Um das Kranksein oder wenigstens um diese oder jene Form des Krankseins kümmert sich ja der Mensch in der Regel erst dann, wenn er von dieser oder jener Krankheit befallen ist, und da interessiert ihn dann im Grunde genommen auch nicht viel anderes als zumeist nur die Heilung, das heißt es interessiert ihn die Tatsache, daß er geheilt werde. Das, wie er geheilt werde, ist ihm zuweilen höchst gleichgültig, und es ist ihm auch höchst angenehm, wenn er sich um dieses «Wie» nicht weiter zu kümmern braucht. Dazu sind ja die da, die dazu von den entsprechenden Stellen eben angestellt sind, so denken die meisten unserer Zeitgenossen. Auf diesem Gebiet herrscht ein viel ärgerer Autoritätsglaube innerhalb unserer Zeitströmung, als er eigentlich auf religiösem Gebiete je geherrscht hat. Das medizinische Papsttum, gleichgültig, wie es sich da oder dort gestaltet, ist ein solches, welches sich bis heute schon in der intensivsten Weise geltend macht und das sich in Zukunft noch viel mehr geltend machen wird. Aber nicht zum geringsten Teil haben die Laien Schuld daran, daß das so sein kann oder so werden wird. Denn man denkt nicht nach, kümmert sich nicht um diese Dinge, wenn es einem nicht an den Kragen geht, wenn nicht gerade ein akuter Fall da ist, wo man selbst einer Heilung bedürftig ist. Und so sieht denn auch ein großer Teil der Bevölkerung mit einem großen Gleichmute zu, wenn das medizinische Papsttum immer größere Dimensionen annimmt und in den verschiedensten Formen sich einnistet, so zum Beispiel, wenn es jetzt mitredet und in einer ungeheuren Weise in die Erziehung der Kinder eingreift, in das Schulleben, und dabei eine bestimmte Therapie für sich in Anspruch nimmt. Man kümmert sich nicht darum, welche tieferen Dinge eigentlich dahinter stecken. Man sieht zu, wenn diese oder jene Anstalten in der Öffentlichkeit gemacht werden, sei es in Form dieses oder jenes Gesetzes. Man will in diese Dinge keinen wirklichen Einblick gewinnen. Dagegen werden sich allerdings immer wieder Leute finden, die, wenn es ihnen an den Kragen geht und sie nicht auskommen mit der gewöhnlichen materialistischen Medizin, um deren Grundlagen sie sich nicht kümmern und nur sehen, ob sie geheilt werden oder nicht, dann auch zu solchen Leuten kommen, die auf dem Boden des Okkultismus stehen – und sie kümmern sich dann aber auch wieder nur darum, ob sie geheilt werden können oder nicht. Darum jedoch kümmern sie sich nicht, ob das ganze öffentliche Leben in bezug auf die Methoden und das Wissen der Dinge einer tieferen, aus dem Geistigen kommenden Methode allen Grund und Boden unterwühlt. Wer kümmert sich darum, wenn bei einer Methode, die auf okkultem Boden erwachsen ist, die Öffentlichkeit alle Heilung auf diesem Gebiet unterbindet, oder wenn der Heiler eingesperrt wird? Alle diese Dinge werden eben nicht gründlich genug betrachtet; man betrachtet sie nur, wenn der Fall daliegt. Aber es ist gerade die Aufgabe einer wirklichen geistigen Bewegung, das Bewußtsein dafür wachzurufen, daß es sich nicht bloß handeln kann um das egoistische Suchen nach Heilung, sondern um die Erkenntnis der tieferen Gründe in diesen Dingen und um die Verbreitung einer solchen Erkenntnis. (107, 99f.)

Konventionelle und autoritativ tradierte medizinische Paradigmen und ihre Überwindung am Beispiel salutogenetischer Gesichtspunkte für die ärztliche Tätigkeit

Gewisse Begriffe, die man gewonnen hat, können durchaus richtig sein, aber die Methoden der Anwendung können falsch sein. Oftmals sagen zwei der größten Autoritäten auf einem Gebiete über ein und dasselbe Thema, ein und dasselbe Faktum, genau das Entgegengesetzte aus. Woher rühren solche Dinge? Daher, daß das Denken sich in eine gewisse einseitige Richtung hineingedrängt hat bei jeder dieser Autoritäten.
Nun könnte man [beispielsweise] fragen: Wäre es nicht möglich, daß der Mensch, wenn er immer in der richtigen Weise gesund lebt, in sich selbst die Dinge entwickelt, die ihn gegen Krankheiten immun machen, und könnte er nicht seinen Organismus dazu erziehen, Krankheiten ertragen zu können? Man muß das Denken in eine andere Richtung bringen, dann ergeben sich Wahrheiten auf diesem Gebiete und man schafft sich eine andere Richtung des Forschens. Das heutige Denken hat etwas Absolutes, Abschließendes und es ist durchsetzt von dem Glauben an seine Unfehlbarkeit; es liegt die Hinneigung zu etwas Päpstlichem in solchen Begriffe, wie mancher sie sich aneignet. Die Forschung ist bestimmt durch die Art, wie man an die Natur die Fragen stellt. Fragt man sie verkehrt, so gibt sie auch verkehrte Antworten. Die Experimente, die Fragestellungen an die Natur, tragen im 19., 20. Jahrhundert ein eigentümliches Gepräge: dasjenige des Zufalls. Da herrscht auf diesem Gebiete ein oftmals geradezu groteskes Nebeneinanderstellen von allem möglichen Probieren. Das rührt her von dem Mangel an Intuition. Besonders in der medizinischen Wissenschaft steckt manches, was von diesem Mangel herrührt. Es ist aber tatsächlich auch möglich, innerhalb der medizinischen Wissenschaft zu einem freien, schönen Denken zu kommen.
Der heutige Arzt, der von der Universität entlassen und losgelassen ist auf die leidende Menschheit, ist oft in einem wenig beneidenswerten Zustand. Das medizinische Studium hat ihn hineingeworfen in einen Wirrwarr von Begriffen, wo er sich selbst kein Urteil bilden kann. Dann findet er bei seinem Publikum eine Denkart, die sich nicht auf Gründlichkeit einlassen will, es hält für ein Evangelium dasjenige, was sich auf irgendeine Autorität beruft. Da

leidet der Arzt oft schwer unter den Vorurteilen des Publikums. Der Arzt vermag nur dann etwas, wenn er die subtilen Prozesse, die sich abspielen in einem erkrankten Körper, studiert am Leitfaden des Lebens selbst; aber der Patient muß auch dabei helfend mitwirken. (53, 474f.)

Die Aufgabe der anthroposophischen Geisteswissenschaft in den Diskussionen zwischen Hochschulmedizin und unkonventionellen Therapierichtungen

Es ist Ihnen ja allen bekannt, wie sehr von Seiten der Laien sowohl als auch von Seiten dieser oder jener Ärzte Partei ergriffen wird gegen das, was man die wissenschaftliche Medizin nennt. Auf der anderen Seite kann leicht bemerkt werden, wie die Vertreter der wissenschaftlichen Medizin vielleicht gerade herausgefordert werden durch manchen ungerechten Angriff, so daß sie nicht nur in eine Art von Leidenschaft verfallen, wenn es sich darum handelt – was ihr gutes Recht ist –, einzutreten für das, was die Wissenschaft dazu zu sagen hat, sondern daß von dieser Seite heute auch ein zum Teil recht arger Kampf geführt wird gegen das, was von andern Gesichtspunkten als den in der offiziellen Medizin vertretenen irgendwie gesagt wird über das in Betracht kommende Gebiet. [Die anthroposophische] Geisteswissenschaft wird nur dann ihren hohen Aufgaben gerecht werden können, wenn sie auf einem solchen, von Diskussionen vielfach verdunkelten Gebiet das unbefangene und objektive Urteil wahrt. Wer ähnliche Vorträge von mir gehört hat, wird wissen, wie wenig es mir darum zu tun ist, einzustimmen in den Chor, der heute das, was man als «Schulmedizin» bezeichnet, diskreditieren will. Von einem Einstimmen in diese oder jene Parteirichtung kann bei der Geisteswissenschaft auch nicht im entferntesten die Rede sein.

Es darf vielleicht gerade bei dieser Gelegenheit einleitend betont werden, daß die Leistungen in bezug auf die Tatsachen und tatsächlichen Erforschungen der Erscheinungen gerade auf dem Gebiet des Krankheitswesens und der Gesundheitsfragen der Menschheit in den letzten Jahren und Jahrzehnten wahrhaftig zu ebensolchem Lobreden, Anerkennen und Bewundern herausfordern wie zahlreiche andere naturwissenschaftliche Ergebnisse. Und von dem, was auf diesem Gebiete an Tatsächlichem geleistet worden ist, darf auch gesagt werden: Wenn sich irgend jemand freuen darf über das, was die Medizin in den letzten Jahren geleistet hat, so kann dies gerade die Geisteswissenschaft sein. Auf der andern Seite muß auch betont werden, was gerade für die Naturwissenschaft gilt, daß die Errungenschaften und tatsächlichen Erkenntnisse und Entdeckungen zuweilen recht wenig richtige und befriedigende Interpretationen und Erklärungen finden durch das, was heute wissenschaftliche Meinungen sind. Das ist ja das Hervorstechendste in unserer Zeit für viele

Gebiete naturwissenschaftlicher Forschung, daß die Meinungen, die Theorien nicht gewachsen sind den zuweilen wunderbaren Tatsachenergebnissen. Und erst das Licht, das von der Geisteswissenschaft ausgeht, wird Klarheit über das bringen, was auf diesem Gebiet in den letzten Jahren errungen worden ist. Nachdem das vorausgeschickt worden ist, wird es klar sein, daß es sich nicht um irgendwelches Einstimmen in billige Bekämpfung dessen handelt, was auf dem Gebiet der wissenschaftlichen Medizin heute geleistet werden kann. Dann darf aber auch gesagt werden, daß die bewundernswerten Tatsachen, die zutage getreten sind, nicht fruchtbar werden können in unserer Zeit zum Heile der Menschheit, weil auf der andern Seite geradezu materialistisch gefärbte Meinungen und Theorien diese Fruchtbarkeit verhindern. Daher ist es für die [anthroposophische Geisteswissenschaft] viel besser, daß sie anspruchslos das sagt, was sie zu sagen hat, als in irgendeinen Parteikampf einzugreifen. Es werden dadurch viel weniger Leidenschaften aufgeregt werden, als sie es heute schon sind. (120, 55f.)

[...] So sehr es auf der einen Seite für die Zukunft der Menschheitsentwickelung notwendig sein wird, daß die weitesten Kreise von den allgemein richtunggebenden Faktoren des Heilens, gewissermaßen den Konsequenzen der Medizin, Verständnis sich werden erwerben müssen, damit ein vertrauensvolles, aber auf der Sache begründetes Verhältnis zwischen dem Arzte und den Patienten bestehen könne, und so sehr es notwendig sein wird, daß ein solches Verständnis der Richtungslinie des Medizinischen für eine Sozial-Hygiene in weitesten Kreisen wird errungen werden müssen, sowenig ist es auf der anderen Seite wünschenswert, daß in das Medizinische allzu stark dilettantisches und laienhaftes Urteil hineinspielt, was ja leider durch den Zustand des medizinischen Wesens in der neueren Zeit reichlich geschehen ist. Es muß durchaus betont werden, daß es wenigstens nicht meine Absicht sein kann, irgendwie das Kurpfuschertum zu fördern, sondern daß innerhalb unserer anthroposophisch orientierten Geisteswissenschaft ganz entschieden das Bestreben vorhanden sein muß, die wirkliche, auf treu methodischem Studium beruhende medizinische Wissenschaft als medizinische Kunst zu fördern, geisteswissenschaftliche Erkenntnisse in diese wirkliche medizinische Kunst hineinzubringen. Also nicht etwa auf Seiten derjenigen soll hier gestanden werden, die aus einer, man könnte sagen, unbegrenzten Unkenntnis desjenigen, was sie eigentlich reden, gegen alles mögliche, was sie Schulmedizin nennen und dergleichen, Sturm laufen. Auf Seiten dieser Leute sollte hier wahrhaftig nicht gestanden werden. [...] Es ist in die Medizin etwas eingedrungen in der neueren Zeit, es war in einem gewissen Sinne gewiß seit langem da, aber in der neueren Zeit hat es sich mit all der Vehemenz bemerklich gemacht, mit der sich nun schon einmal in unserer chaotisch wirkenden sozialen Ordnung Dinge bemerklich machen: das ist die Parteibildung sogar innerhalb des medizinischen Wesens. Und die sich bekämpfenden Parteien stehen sich auf diesem Boden kaum anders gegenüber als, ich möchte sagen, politische Parteien. Daß das nicht förderlich sein kann für das medizinische Wesen, das ist im allgemeinen leicht einzusehen, und der Streit der Allopathen mit den Homöopathen, der sogenannten Schulmediziner mit den Naturheilkundigen und so weiter, hat nun reichlich Verwirrung gebracht in dasjenige, was wir als Verständnis für das medizinische Wesen in weiteren Kreisen unserer Menschheit nötig haben. (314, 38f.)

Es ist wirklich so, daß Geisteswissenschaft nicht arbeitet auf medizinischem Gebiete nach so etwas hin, wie es mir einmal begegnet ist vor zwanzig Jahren. Da waren auch anwesend bei anthroposophischen Versammlungen, ja, Naturheilärzte nannten sie sich, und da wurde mir einmal eine Abhandlung übergeben, in der stand eigentlich nur in verschiedenen Wiederholungen dieses: Alle Heilung beruht darauf, daß man das im Organismus Unharmonische wiederum harmonisiert. – Auf sechs Seiten wurde dieser Satz in der mannigfaltigsten Weise variiert, daß man das Unharmonische harmonisieren soll. Es ist gegen diesen Satz nicht das geringste einzuwenden, es handelt sich nur darum, daß man es im einzelnen Fall, ganz im Speziellen kann. Und da wird es dann unangenehm für Menschen, die eine solche Gesinnung haben, wie sie sich im Schlußsatz aussprach: Alles dasjenige, was jetzt geschrieben worden ist, das zeigt, daß man die ungeheuer komplizierte Medizin verlassen kann und daß man sich beschränkt auf das Harmonisieren des Unharmonischen, und das wäre – so stand es wörtlich da – von «berauschender Einfachheit». – So etwas von der berauschenden Einfachheit kann ich Ihnen nicht bieten. Sondern es ist schon so, daß durch die Geisteswissenschaft die Medizin nicht zu einer solchen berauschenden Einfachheit hingetrieben werden soll, sondern eigentlich zu einer größeren Komplikation, wie Sie schon aus Verschiedenem entnommen haben werden. So daß Sie nun nicht weniger zu lernen haben werden durch die Geisteswissenschaft, sondern mehr zu lernen haben werden, aber mit dem Wenigerlernen wird es durchaus etwas hapern, wenn auch alle Dinge übersichtlicher und überschaubarer werden und das Lernen interessanter wird dadurch. Wer darauf reflektiert, daß das Heilen bequemer gemacht werden soll durch die Geisteswissenschaft, der wird schon aus den Auseinandersetzungen, die ich hier gepflogen habe, gesehen haben, daß das nicht der Fall ist. (315, 113f.)

Naturwissenschaftlich und geisteswissenschaftlich fundierte Medizin – über die notwendige Komplementarität zweier Forschungswege

Wenn wir gewöhnliche Naturwissenschaft treiben, dann beginnen wir entweder mit den einfachsten Lebewesen oder mit der einfachsten Lebensform, mit der Zelle, verfolgen dann das Einfachere zum Komplizierten herauf, steigen also von demjenigen, was der einfachen, bloß physikalisch gegliederten Materie am ähnlichsten ist, zu dem hochkomplizierten menschlichen Organismus herauf. Wenn wir Geisteswissenschaft in ernstem Sinne treiben, beginnen wir gewissermaßen am anderen Ende. Wir steigen herunter von dem Erfassen des Geistigen im Universum und schauen dieses Geistige im Universum als das Komplizierte an, die Zelle sehen wir als das Einfachste im Organismus an. Das Universum, geisteswissenschaftlich angeschaut, ist das Komplizierteste, und wir gelangen allmählich dazu geradeso, wie wir komplizieren unsere eigenen Erkenntniselemente, um, sagen wir, von der Zelle zum Menschen zu kommen, so vereinfachen wir dasjenige, was uns der Kosmos gibt, immer mehr und mehr und kommen dann zum Menschen. Wir gehen einen entgegengesetzten Weg, das heißt, wir beginnen am polarisch entgegengesetzt gelegenen Ausgangspunkt, aber wir kommen, wenn wir in dieser Weise heute zunächst Geisteswissenschaft treiben, dadurch im Grunde genommen nicht bis in diejenigen Gebiete, die etwa von unserer heutigen sinnfälligen Empirie umschlossen werden. Ich muß großen Wert darauf legen, daß gerade in diesen prinzipiellen Dingen keine Mißverständnisse entstehen. Deshalb muß ich Sie schon heute bitten, mir einige pedantisch geformte Begriffe zu verzeihen. Wenn jemand etwa glauben wollte: Nun, es ist unsinnig, sinnenfällige Empirie in der Physiologie, in der Biologie zu treiben, wozu braucht man die spezielle Fachwissenschaft, man entwickelt sich geistige Fähigkeiten, schaut in die geistige Welt hinein, kommt dann zu einer Anschauung über den Menschen, über den gesunden, über den kranken Menschen, und kann gewissermaßen eine geistige Medizin begründen – so wäre das ein großer Irrtum. Es tun ja das manche auch, aber es kommt nichts dabei heraus. Höchstens das, daß sie wacker schimpfen auf die empirische Medizin, aber sie schimpfen eben dann über etwas, was sie nicht kennen. Also darum kann es sich nicht handeln, daß wir etwa einen Strich machen gegenüber der gewöhnlichen sinnenfälligen empirischen Wissenschaft und aus geistigen Wolkenkuckucksheimen herunter eine Geisteswissenschaft begründen. So ist es gar nicht gegenüber den empirischen Wissenschaften, das heißt demjenigen, was man heute empirische Wissenschaften nennt, was ich hier sinnenfällig-empirische Wissenschaft nennen möchte. So ist es gar nicht. Sie können zum Beispiel, wenn Sie geisteswissenschaftlich forschen, nicht etwa auf dasselbe kommen, was Sie mit dem Mikroskop erforschen. Sie können ruhig jemanden, der Ihnen den Glauben beibringen will, daß er aus der Geisteswissenschaft heraus dasselbe finden kann, was man unter dem Mikroskop findet, als einen Scharlatan auffassen. Das ist nicht so. Dasjenige, was empirische Forschung in heutigem Sinne gibt, besteht. Und um die Wissenschaft auch im Sinne geisteswissenschaftlicher Anthroposophie vollständig zu machen auf irgendeinem Gebiete, dazu ist nicht etwa ein Hinwegräumen des sinnenfällig Empirischen statthaft, sondern es ist durchaus ein Rechnen mit dieser sinnenfälligen Empirie notwendig. Nirgends wird derjenige, der, wenn ich mich dieses Ausdruckes bedienen darf, in anthroposophischer Geisteswissenschaft Fachmann ist, etwas anderes finden, als daß man dadurch, daß man Geisteswissenschaft treibt, erst recht sich im Sinne des sinnenfällig Empirischen mit den Erscheinungen der Welt befassen muß. Dasjenige, was man zunächst bekommt aus der Geisteswissenschaft heraus, das sind Richtlinien für die empirische Forschung, das sind gewisse Regulative, die uns zeigen, daß wir dasjenige, was in dem Organismus an einem bestimmten Orte ist, auch in Gemäßheit dieses Ortes zum Beispiel betrachten müssen. Eine Zelle, wird mancher sagen, ist eine Zelle. Und dasjenige, was diese Zelle unterscheidet von der anderen, ob sie nun eine Leberzelle oder eine Gehirnzelle ist, das muß sich ergeben auch wiederum aus empirischer Betrachtung heraus. Das ist eben gerade nicht der Fall. Sehen Sie, wenn ich zum Beispiel morgens um neun Uhr bei meinem Spaziergang bei einer Bank vorbeikomme, sitzen da zwei Menschen nebeneinander. Ich sehe mir sie an, bilde mir ein Urteil über verschiedene Dinge an diesen Menschen. Mein Weg führt mich nachmittags um drei Uhr wiederum vorbei; sitzen wiederum da die beiden Menschen. Ja, der empirische Tatbestand ist in beiden Fällen zunächst ganz genau derselbe für dasjenige, was sich darbietet, mit Ausnahme feiner Unterscheidungen. Aber es kann der eine Mensch sitzen geblieben sein die sechs Stunden, der andere, gleich nachdem ich vorbeigegangen bin, weggegangen und erst jetzt wieder gekommen sein und einen weiten Weg gemacht haben. Das verändert das Bild ganz wesentlich und hat gar nichts zu tun mit dem Tatbestand, der sich mir zunächst sinnenfällig darbietet. Sinnenfällig bietet sich mir dar derselbe Tatbestand um neun Uhr morgens und um drei Uhr nachmittags. Aber der sinnenfällige Tatbestand muß beurteilt werden aus seinem Zusammenhang, aus seinen Bestandteilen heraus. Und da handelt es sich gar sehr darum, sich zum Beispiel klar zu werden, inwiefern eine Leberzelle ganz anders beurteilt werden muß als, sagen wir, eine Gehirnzelle oder eine Blutzelle. Denn nur dann, wenn das zum Beispiel richtig ist, daß eine ursprüngliche Keimzelle zugrunde liegt, die befruchtet worden ist, und durch einfache Spaltung, Teilung, der ganze Organismus aus dieser Keimzelle heraus zu erklären ist, nur wenn das gilt, würde man so vorgehen können, daß man von vornherein die Leberzelle gleich mit der Gehirnzelle behandelt und nur sich nach dem rein sinnenfällig empirischen Tatbestand richtet. Ja aber, wenn das zum Beispiel gar nicht der Fall wäre, wenn zum Beispiel dadurch, daß eine Zelle in der Leber einfach durch ihre Lage in einer anderen Beziehung stünde zu außermenschlichen Kräften, zu Kräften, die außerhalb der menschlichen Haut liegen, als eine Gehirnzelle, dann dürfen wir nicht bloß auf dasjenige schauen, was vor sich geht als die Fortsetzung des Teilungsvorganges und die Lagerung, die sich dann ergibt, sondern dann müssen wir in einer ganz anderen Weise die Gehirnzelle zum Universum in Beziehung bringen als die Leberzelle.

Wenn jemand eine Magnetnadel ansieht und findet, sie weist von Süden nach Norden, von Norden nach Süden, und jetzt behauptet, die Kräfte, warum sie in die Nord-Süd-Richtung sich stellt, liegen in der Magnetnadel, so würde man ihn heute ganz bestimmt nicht für einen Physiker ansehen, sondern man bringt als Physiker die Magnetnadel in Beziehung zu etwas, was man Erdmagnetismus nennt. Es mögen sich die Leute was immer für Theorien machen, aber jedenfalls kann man nicht aus Kräften, die innerhalb der Magnetnadel liegen, ihre Richtung herleiten, sondern man muß die Magnetnadel zu dem Universum in Beziehung bringen.

Wenn jemand das Organische betrachtet, so sind ihm in der Regel die Beziehungen zum Universum außerordentlich sekundär. Aber wenn es so wäre, daß zum Beispiel einfach durch die andere Lagerung die Leber in einem ganz anderen Verhältnisse zu außermenschlichen universellen Kräften stünde als das Gehirn, dann könnten wir nicht auf dem Wege, den wir heute mit der tatsächlichen Empirie verfolgen, zu irgendeiner Erklärung des Menschen kommen. Denn in diesem Falle könnten wir nur dann zu einer Erklärung des Menschen kommen, wenn wir in der Lage wären zu sagen, welchen Anteil, sagen wir an der Gestaltung des Gehirnes und der Gestaltung der Leber das ganze Universum hat, so wie an der Richtung der Magnetnadel die Erde ihren Anteil hat.

Wir verfolgen heute, sagen wir, dasjenige, was in der Vererbungsströmung liegt. Wir gehen hinauf zu den Vorfahren oder bis zur Gegenwart, gehen bis zu den Nachkommen, machen es so in der Tierreihe, machen es so in der Menschenreihe, berücksichtigen dasjenige, was sich uns da ergibt – was wir natürlich kennen müssen –, aber wir berücksichtigen für dasjenige, was sich uns da ergibt, lediglich das, was uns die unmittelbaren Vorgänge sagen, die wir sozusagen innermenschlich betrachten. Wir fragen nichts danach, ob unter Umständen im menschlichen Organismus für den befruchteten Keim bloß die Gelegenheit gegeben ist, daß universelle Kräfte in der mannigfaltigsten Weise auf diesen Keim wirken. Und wir fragen gar nicht danach: Können wir vielleicht überhaupt gar nicht die Gestaltung der befruchteten Keimzelle irgendwie dadurch erklären, daß wir innerhalb des Menschen stehen bleiben, müssen wir sie nicht auf das ganze Universum beziehen? Uns sind heute für die offizielle Wissenschaft die Kräfte, die da vom Universum hereinwirken, etwas Sekundäres. Gewiß, sie werden berücksichtigt, aber sie sind etwas Sekundäres. Sie werden sagen: Ja, aber die Wissenschaft führt uns heute zu einem Punkte, auf dem wir solche Fragen gar nicht aufwerfen; das ist etwas Veraltetes, die menschlichen Organe zum Universum in Beziehung zu bringen!

In der Weise, wie es oft gemacht wird, ist es auch etwas Veraltetes. Aber daß wir überhaupt heute in weitestem Umkreise gar nicht dazu geführt werden, solche Fragen aufzuwerfen, das rührt ja lediglich von unserer wissenschaftlichen Erziehung her. Wir werden wissenschaftlich so erzogen, daß wir sozusagen erhalten werden auf dieser bloß sinnenfällig-empirischen Forschung, daß wir gar nicht darauf kommen, Fragen aufzuwerfen, so wie diejenigen sind, die ich zunächst nur einleitend hypothetisch aufgeworfen habe. Aber vom Aufwerfen der Fragen hängt es eigentlich ab, wie weit man in der Erkenntnis kommt, und wie weit man im menschlichen Handeln auf allen Gebieten kommt. Wo Fragen erst gar nicht aufgeworfen werden, da lebt man eigentlich in einer Art wissenschaftlichen Nebels. Man verdunkelt sich den freien Ausblick in die Wirklichkeit selber. Und dann kommt es, daß man eigentlich nur dann, wenn die Dinge sich in die Gedanken nicht mehr fügen wollen, sieht, wie eingeschränkt die Anschauungen sind.

Ich glaube allerdings, daß dieses Gefühl, das ich damit andeute, eigentlich am meisten gerade in der gegenwärtigen Medizin vorhanden sein kann, ein gewisses Gefühl, daß die Tatsachen doch eigentlich anders verlaufen im Menschen, als sie nach den manchmal recht geradlinigen Theorien – nach denen wir übrigens auch kurieren – verlaufen müßten. Dann bekommt man ein Gefühl, daß es doch noch von irgendeiner anderen Seite möglich sein müßte, der Sache sich zu nähern. Und eigentlich meine ich, daß dasjenige, was hier zu sagen ist, kaum für jemand anderen eine Bedeutung haben kann, wenn er Fachwissenschafter ist, als eben gerade für den, der aus dem praktischen Verfolgen der Vorgänge im gesunden und im kranken Menschen gesehen hat, wie überall eigentlich die Anschauungen, die man hat, zu leicht geschürzt sind, wie sie überall nicht herankommen an das Komplizierte der Tatsachen. (314, 80ff.)

Es kann sich ja wirklich bei alledem, was für Medizin und zum Beispiel auch für Physiologie von anthroposophischer Geistesforschung herkommt, nur um Anregungen handeln, die dann empirisch weiterbearbeitet werden müssen. Erst auf der Grundlage dieser empirischen Weiterarbeit kann sich über diejenigen Dinge, um die es sich handelt, ein gültiges, überzeugendes Urteil bilden, ein Urteil von der Art, wie man es auf therapeutischem Gebiete braucht. (314, 75)

Allopathie und Homöopathie

Sie wissen ja, daß auf diesem Gebiete viel herumgestritten wird, daß Heilmethoden, die wir ja im Laufe der Zeit auch noch genauer besprechen werden, miteinander hart im Kampfe liegen. Insbesondere ist einer von diesen Kämpfen hinlänglich bekannt, derjenige zwischen den homöopathisch gesinnten Ärzten und den allopathisch gesinnten Ärzten. Nun würde es Sie vielleicht interessieren, in welcher Weise Geisteswissenschaft in diesen Streit eingreifen soll. Aber das, dieses Eingreifen – ich will heute zunächst ein Allgemeines darüber sagen, bei den einzelnen Dingen näher darauf eingehen –, ist eigentlich ein ziemlich eigentümliches. Denn im Grunde genommen gibt es für dasjenige, was sich der Geisteswissenschaft herausstellt, eigentlich gar keine Allopathen. Es gibt in Wirklichkeit gar keine Allopathen, denn auch dasjenige, was allopathisch als Heilmittel verordnet wird, macht im Organismus einen Homöopathisierungsprozeß durch und heilt eigentlich nur durch diesen Homöopathisierungsprozeß. So daß eigentlich jeder Allopath eine Unterstützung seines allopathischen Verfahrens findet durch die Homöopathisierung des eigenen Organismus, der eigentlich dasjenige vollzieht, was der Allopath unterläßt: die Aufhebung des Zusammenhanges der einzelnen Teile der Heilmittel. Allerdings ist deshalb doch ein beträchtlicher Unterschied, ob man dem Organismus diese Art des Homöopathisierens abnimmt oder nicht, aus dem einfachen Grunde, weil dasjenige, was Heilprozesse im Organismus sind, wohl zusammenhängt mit den Zuständen, in die allmählich die Heilmittel kommen, wenn sie homöopathisiert sind. Der Organismus hat aber in dem, was sonst die Körper der Außenwelt haben, etwas sich gegenüber, mit dem er keine Heilverwandtschaft hat, das er also als einen Fremdkörper in sich hineinbekommt, so daß er eigentlich eine furchtbare Arbeitslast und eine Störung auferlegt bekommt, wenn man ihn beschwert mit all den Kräften, die sich dann äußern, wenn man ihm die Arznei im allopathischen Zustande beifügt. Von den Fällen, wo es unmöglich ist, dem Körper diese Homöopathisierung abzunehmen, wollen wir noch besonders sprechen.

Nun, so sehen Sie, daß im Grunde genommen das Homöopathisieren etwas ist, was der Natur selber in einem gewissen Grade eigentlich sehr sorgfältig abgelauscht ist, wenn auch der Fanatismus dabei, wie wir auch noch sehen werden, bedeutsame Sprünge gemacht hat. (312, 101f.)

Sie wissen, es bestand immer zwischen Homöopathie und Allopathie ein gewisser Streit über die Wirkung kleinster Entitäten unter großen Verdünnungen. Die ganze Angelegenheit war bisher im Grunde genommen mehr die Sache eines Glaubens. Der eine bekannte sich mehr zu dem, der andere mehr zu dem. Nun handelt es sich hier nicht darum, für die Homöopathie Partei zu ergreifen, sondern nur exakt wissenschaftliche Tatsachen festzustellen. Es wird selbstverständlich in der Zukunft so sein, daß man nun wissen wird, wo man Substanzen unmittelbar allopathisch anwenden muß, wo man sie verdünnt anwenden muß, damit sie in der richtigen Weise auf den Menschen, namentlich den menschlichen Ätherleib Einfluß haben, der ja die Lebenskräfte darstellt, und wie stark man sie verdünnen muß. Man wird also in der Zukunft genau die Grenzen ziehen können. (227, 276f.)

Über die notwendige Spiritualisierung des homöopathisch-medizinischen Denkens – zur Frage der Heilmittelangaben

Aber sehen Sie, man kann nicht sagen, daß man deshalb einfach immer – ich bitte, mir das zu verzeihen – befriedigt wird, wenn man die homöopathische Medizin prüfend überschaut, denn die hat ja den Vorzug, daß sie gewissermaßen allerdings auf das Ganze des Menschen hingeht, daß sie ein Bild von den Gesamtwirkungen immer ins Auge faßt, daß sie auch bestrebt ist, die Brücke hinüberzuschlagen zu den Heilmitteln. Aber da tritt etwas anderes auf in der homöopathischen medizinischen Literatur. Wenn man diese Literatur nimmt, so könnte man eigentlich zunächst verzweifeln daran, daß man zum Beispiel, namentlich bei der therapeutischen Literatur, die Mittel hintereinander aufgezählt findet und jedes immer für ein ganzes Heer von Krankheiten hilft. Es ist niemals so, daß man auf das Spezifische leicht kommen kann aus der Literatur. Alles hilft für so und so vieles. Gewiß, ich weiß, daß das zunächst nicht anders sein kann. Aber das ist etwas, was auch ein Abweg ist. Dieser Abweg kann nur bekämpft werden, wenn man in dieser Weise vorgeht, wie es hier [im Rahmen des ersten Ärztekurses, GA 312] wenigstens nun im Elementaren und Andeutenden versucht worden ist. Deshalb habe ich zunächst das Elementare gewählt und nicht schon, ich möchte sagen, das oberste Stockwerk zum Inhalt dieser Vorträge gemacht. Das kann nur verbessert werden, wenn man nun aufsteigt durch eine solche innere Betrachtung der menschlichen und der außermenschlichen Natur zu der, ich möchte sagen, Einengung des Bezirkes eines Heilmittels, zu der Umgrenzung des Heilmittels. Das kann aber nur so geschehen, daß man nun wirklich nicht bloß dasjenige studiert, was eintritt durch ein Heilmittel an dem gesunden oder an dem kranken Menschen, sondern daß man sich nach und nach bemüht, das ganze Universum als eine Einheit zu betrachten und immer den Menschen so zu studieren, daß man – wie ich gestern schon in einem Falle anzudeuten versuchte – den ganzen Antimonisierungsprozeß verfolgt, um dadurch zu sehen, was das Antimon außen tut, und dann das zusammenzuschauen vermag mit dem, was vom Antimon im

Inneren des Menschen geleistet werden kann. Dadurch werden auch ganz gewisse, ich möchte sagen, zirkumskripte Gebiete abgegrenzt in der Außenwelt, die dann ihre Beziehungen zum Menschen haben. (312, 380f.)

Es ist das schon so [in der Medizin], daß es wirklich heute zu sehen ist, wie alle verschiedenen Parteirichtungen nach dem Materialismus hintendieren. Der ist in einer gewissen Weise allen gemeinsam. Daher ist die Vergeistigung dieses ganzen Gebietes dasjenige, worauf es ankommt. (312, 381)

Der notwendige Einbezug kosmischer Kräfte in die medizinische Denkweise

Das ist ja eigentlich dasjenige, was, ich möchte sagen, in den Verzweiflungen des modernen Ärztetums liegt, daß man in der modernen Medizin nicht mehr hinschaut auf dasjenige, was eigentlich dem Irdischen zugrunde liegt, auf das Außerirdische, und daß man immer zurechtkommen will mit demjenigen, was nur im Irdischen daliegt. Über das strebt das homöopathische System hinaus; über das strebt natürlich auch die physikalische Heilweise hinaus, die eben, weil sie den Weg nicht mehr hat, den Lichtträger in der richtigen Weise zu verwenden, Phosphor, oder dem Luftträger in der richtigen Weise zu verwenden, Merkur, Licht und Luft direkt verwendet. Das ist selbstverständlich auch eine dritte Möglichkeit.
Aber ein wirklicher, günstiger Weg wird sich nur wieder eröffnen, wenn man durch Geisteswissenschaft eindringt in den Zusammenhang zwischen dem Mineralischen und dem Außertellurischen, zwischen dem Pflanzlichen und dem Außertellurischen und dem Tierischen und dem Außertellurischen. (312, 136)

Das allgemeine Streben nach dem Geistigen tut es eben nicht. Es handelt sich darum, daß dieses Streben nach dem Geistigen wirklich in den einzelnen Lebensgebieten ganz konkret auftritt. Und so ist es schon notwendig, daß man sich wiederum einlebt in ein Mitleben mit der ganzen Weltwesenheit, mehr oder weniger mit der ganzen Wesenheit des äußeren Kosmos. Der Mensch erlebt heute den Kosmos nicht, und weil er den Kosmos nicht erlebt, erlebt er die Geistigkeit nicht. Denn die Geistigkeit ist nur zu erringen auf dem Umwege durch den Kosmos.
Irgendein medizinisches Wissen so anzusehen, wie es sich zunächst seiner Gestalt, seinem Werden nach, seiner äußeren Erscheinung nach darbietet, gibt über das Dasein eigentlich keine geistige Erkenntnis. Erst wenn man in die Lage kommt, die Dinge hineinzustellen, die Wesen hineinzustellen in den ganzen kosmischen Zusammenhang, kommt man in die Lage, durch den Schleier der Natur durchzusehen auf die dahinterstehenden geistigen Kräfte. (316, 73)

Medizin und Studium – zur Ausbildung künftiger Ärzte

Was Anthroposophie der Heilkunde an Diensten leisten will, das soll durchaus nicht in Opposition treten gegen das, was von der heute anerkannten Heilkunde geleistet wird. Insofern dieses als berechtigt anerkannt wird, soll anthroposophische Heilkunde durchaus auf dem Boden der heutigen Medizin stehen. Mit jenen Bestrebungen, wo man in laienhafter Weise eigentlich bloß davon ausgeht, daß das, was man studieren soll, zuviel ist, und man nun allerlei pfuscherische Heilmittel auf leichte Weise erlangen möchte, mit denen kann Anthroposophie nicht mitgehen. Denn sie erkennt, daß die Wirklichkeit, wenn man sie geistig durchschaut, sich als viel komplizierter erweist, als man nach der physischen Wissenschaft ahnt. Daher wird das, was nach der einen oder anderen Seite auftritt, wo man wenig zu wissen braucht, um als Heiler zu gelten, vielleicht sehr beliebt werden können; denn das gibt sich so, daß man sagt: Man erspart sich das ärztliche Studium. – Das kann man nicht sagen! Anthroposophie kann den Leuten das ärztliche Studium nicht ersparen, im Gegenteil, sie muß noch vieles andere hinzufügen. Allerdings könnte das ärztliche Studium mit größerer Ökonomie getrieben werden; man könnte auf kürzere Zeit gebracht das lehren, was heute, weil es unübersehbar geworden ist, auf viele Jahre ausgedehnt wird. Aber es muß noch etwas dazukommen: das Durchschauen der menschlichen Wesenheit. (319, 196f.)

[...] Sie müssen sich klar sein, daß das medizinische Studium ein ganz eigenartiges Studium ist, das ganz besondere Voraussetzungen hat, ein Studium, bei dem man durchaus nicht absehen kann von den Ergebnissen der Geisteswissenschaft. Es kann keine Medizin geben, ohne daß die Ergebnisse der Geisteswissenschaft in ihr vorhanden sind. Die uns noch auf diesem Gebiete begegnenden chaotischen Zustände rühren davon her, daß eben eine Studienrichtung und eine Erkenntnisrichtung die tonangebenden sind, die ganz und gar für das medizinische Wissen sich nicht eignen. Die Sachen liegen heute so, daß wir ein Naturwissen haben – auch in der Theologie –, das sich lediglich eignet für technische Zwecke, nicht in irgendeiner Weise für Erkenntniszwecke in bezug auf den Menschen. Es eignet sich nicht dazu, Erkenntnisse über den Menschen zu geben. (316, 59)

Allein, was man auch heute auf medizinischem Felde bespricht, es hat ja immer zu seinem anderen Pol, zu seinem Hintergrunde die Art und Weise, wie die medizinische Arbeit vorbereitet wird durch Betrachtungen der Anatomie, Physiologie, der ganzen Biologie, und durch diese Vorbereitungen werden die Gedanken der Mediziner von vorneherein in eine bestimmte Richtung gebracht, und diese Richtung ist es vor allen Dingen, von der abgekommen werden muß. (312, 13)

Auf der einen Seite muß gesagt werden, daß eigentlich das weitaus meiste, was heute der Medizinstudierende in seinen Semestern studieren muß, überhaupt mit Heilen nichts zu tun hat, daher im Grund genommen nur eine Belastung der menschlichen Seele ist mit unmöglichen Dingen. Sehen Sie, das heutige Medizinstudium ist ungefähr so, wie wenn Sie, sagen wir, einen Bildhauer veranlassen wollten, vor allen Dingen zuerst Marmor und Holz ihren naturwissenschaftlichen Eigenschaften nach kennen zu lernen. Es geht ihn ja eigentlich gar nichts an. Dieses und vieles von dem, was heute entweder in den Lehrbüchern steht oder auf der Klinik getrieben wird, geht die Medizin nichts an. In dem Augenblick, wo Sie übergehen von dem physischen Beschreiben [...] zum Ätherleib, da verlieren die meisten Dinge, die in den medizinischen Büchern drinnen stehen, ihre Bedeutung. Weil Sie in dem Augenblick, wo Sie zum Ätherleib übergehen, eine ganz andere Orientierung zu den Organen bekommen. In dem Augenblick, wo Sie übergehen vom physischen Leib zum Ätherleib, können Sie überhaupt nicht mehr mit der intellektuellen Erkenntnis allein auskommen. Sie lernen viel mehr, wenn Sie etwas bildhauen lernen, die Handgriffe lernen, das Raumgefühl, das der Bildhauer braucht. Für die Erkenntnis des astralischen Leibes lernen Sie viel mehr, wenn Sie das Musikalische anwenden können. Ungeheuer viel lernen Sie für die Formung des menschlichen Organismus, wie sich diese Formung herausbildet aus dem astralischen Leib. Indem der Mensch in Betätigung übergeht, ist er eigentlich aufgebaut wie eine musikalische Skala. Nach einer Richtung beginnt hier hinten die Prim, geht über in die Sekund, geht über in die Terz im Unterarm; wo es zwei Terzen gibt, hat der Mensch auch zwei Knochen, und da kommen Sie auf ganz andere Dinge, als die sind, die heute angewendet werden zu einer wirklichen Menschenerkenntnis, und es wäre ein ganz anderer Lehrgang notwendig für den angehenden Mediziner, als er heute da ist. (316, 166f.)

Es wird sich allerdings darum handeln, daß man das medizinische Wesen viel mehr nach dem Intuitiven hin arbeitet und daß man darauf kommt, daß von dem Talent, aus Formerscheinungen heraus auf das Wesen des menschlichen Organismus, des individuellen menschlichen Organismus, der in einer gewissen Beziehung krank oder gesund sein kann, Schlüsse zu ziehen, daß dieses intuitive Eingeschultsein auf Formbeobachtung eine immer größere Rolle spielen muß in der Entwickelung der Medizin und nach der Zukunft hin. (312, 32f.)

Im Menschen gehen Vorgänge vor sich, von denen einfach die heutige Physio-

logie und Anatomie keine Ahnung haben, weil sie ihre Betrachtung nicht ausdehnen über solche Naturvorgänge, wie ich sie jetzt beschrieben habe. Es handelt sich darum, gerade die feineren Prozesse in der Natur zu beobachten, dann wird man zu einer wirklichen Menschenerkenntnis kommen.
Aber zu alldem gehört ein wirklich innerer Natursinn, ein Zusammenschauenkönnen von Wärme, von Luftströmungen, von Lufterwärmungen, von Luftabkühlungen, vom Spiel der Sonnenstrahlen in Lufterwärmungen und Luftabkühlungen, des Wasserdunstes in der Atmosphäre, des wunderbaren Spieles des Taues am Morgen über den Blumen, an allen Pflanzen, der wunderbaren Vorgänge, die sich abspielen, sagen wir in einem Gallapfel, der doch auch durch einen Wespenstich und eine Eiablagerung entsteht. Man muß aber das alles schon mit makroskopischen Blicken betrachten können. Dazu gehört Natursinn. Und Natursinn ist ganz gewiß nicht vorhanden, wenn man alles abhängig macht, wie es beim heutigen Beobachten geschieht, vom Eingeschlossensein in das Präparat, das man durch die Mikroskopie gewinnt. Da nimmt man die Sache einfach von der Natur weg. Sehen Sie, da liegt eine furchtbare Illusion vor. Was will man eigentlich, wenn man mikroskopiert? Man will das, was man mit dem gewöhnlichen Auge nicht sieht, sehen. Indem man das Objekt ins Riesige vergrößert, glaubt man, es werde die Wirkung haben, die es im Kleinsten hat. Man schaut aber ein ganz falsches Objekt an, man schaut ein unwahres Objekt an. Mikroskopie hat nur einen Sinn, wenn Sie selber so viel Natursinn haben, daß Sie imstande sind, nachdem Sie es im Mikroskop betrachtet haben, das betreffende Objekt bis zur entsprechenden Kleinheit innerlich zu modifizieren. Dann wird die Sache ganz anders; Sie sehen schon etwas ganz anderes. Wenn Sie eine Sache vergrößert sehen, so müssen Sie sie wieder in sich, einfach durch Ihre Innerlichkeit, verkleinern können. Das tut man gewöhnlich nicht. Zumeist hat man keine Ahnung davon, daß die Größenverhältnisse der Naturobjekte durchaus nicht relativ sind. Die Relativitätstheorie ist etwas recht Schönes und Großes, für die meisten Gebiete einfach unanfechtbar. Aber der menschliche Organismus! Ich habe einmal eine Professorendiskussion vor drei Jahren mitgemacht. Die Leute verstanden nicht das Mindeste davon, wenn man ihnen sagte, der menschliche Organismus kann nicht zum Beispiel doppelt so groß sein als er ist, er würde nicht bestehen können; die Größe, die er hat, ist durch den Kosmos nicht relativ für ihn, sondern absolut bedingt. Und bei einer übernormalen Größe, wie etwa bei einem Riesen, oder unternormalen, wie bei einem Zwerge, kommen wir schon in Krankheitszustände hinein. Und so muß man sagen, wenn man etwas unter dem Mikroskop sieht, sieht man eine Lüge zunächst und man muß sie auf die

Wahrheit reduzieren können. Man kann sie aber nur auf die Wahrheit reduzieren, wenn man Natursinn hat für das, was geschieht draußen in der Natur. (316, 24ff.)

Alle solche [anthropologisch-kosmologische] Erkenntnis hat nur Wert, wenn sie sich unmittelbar einsenkt in das moralische Gemüt, wenn man innerlich Schauer erleben kann dadurch, daß man in dieser Weise durch die Betätigung des Menschen sich einsenkt in eine Empfindung für den Kosmos. Und meditieren, namentlich für den Mediziner, besteht nicht darin, daß er lediglich brütet über Gedanken, sondern meditieren besteht schon darin, daß man sich solche Zusammenhänge vor die Seele bringt und in diesen Zusammenhängen innere differenzierte Gefühle, an denen man innere Erschütterungen aller möglichen Arten erleben kann. (316, 79)

Denn sehen Sie, Sie kommen in der Tat, wenn Sie mit Ihrem medizinisch-meditativen Leben vorrücken, wenn Sie immer mehr und mehr verstehen, sich mit dem meditativen Leben in Einklang zu versetzen, so daß Sie sich fühlen als meditierender Mensch, Sie kommen immer mehr dazu, eine konkrete reale Selbsterkenntnis zu bekommen. Diese konkrete reale Selbsterkenntnis, die ist wahrhaftig nicht zu verachten, wenn es sich um positive Aufgaben, wie zum Beispiel um das Heilen im Leben handelt. Da merken Sie, daß Ihnen Dinge im eigenen Organismus bewußt werden, die vorher ganz und gar unbewußt waren, wenn Sie im Meditieren weiterkommen. (312, 236)

Entwicklungserfordernisse der Anthroposophischen Medizin – von der unbedingten Notwendigkeit wissenschaftlicher Ausarbeitungen im Bereich der Grundlagenforschung und Klinik

Es wäre im Sinne dessen, was ich selbst als geisteswissenschaftliche Bewegung ansehen muß, mein dringendster Wunsch, daß diejenigen, welche eine physiologisch-ärztliche Vorbildung haben, sich soweit mit den Tatsachen der Geisteswissenschaft bekannt machen, daß sie in bezug auf ihren Tatsachencharakter die Ergebnisse der Physiologie einmal durcharbeiten können. [...] In unserer physiologischen Literatur liegt das wunderbarste Material vor, das man nur kennen muß, aber man muß daneben auch die Grenzgebiete kennen, und man muß wiederum kennen, wie die Physiologie beeinflußt wird von einer wahren Psychologie, die heute sehr im Schutt begraben liegt. Da wäre es eine Sehnsucht der Geistesforschung, daß die physiologisch Gebildeten unter uns die streng exakte Umschau hielten über gewisse physiologisch-anatomische Ergebnisse der letzten Zeiten. Allerdings, wer das Tatsachenmaterial kennt, weiß, daß auf gewissen Gebieten, die man dann gerade brauchen würde, noch nichts getan ist. Das kann aber dann derjenige mit leichten Mitteln tun, der sich das aneignet, was auf diesem Gebiete schon geleistet ist; der es sich aneignet so, daß er es sich produktiv aneignet. (125, 88f.)

Es würde überhaupt interessant sein, wenn sich einmal unsere gelehrten Freunde – und solche haben wir ja doch auch unter uns – darauf einließen, die physiologische, biologische Literatur der letzten vierzig Jahre zu prüfen. Sie werden außerordentlich interessante Entdeckungen machen, Sie müssen nur die betreffenden Sachen aufsuchen. Sie werden sehen, daß da überall die Tatsachen bereitliegen, die man nur in der richtigen Weise ergreifen muß, um dazu zu kommen, dasjenige, was Geisteswissenschaft bringt, zu belegen. Es würde zu den interessantesten Aufgaben von Forschungsinstituten gehören, die ja nun errichtet werden sollen, wenn folgendes getan würde: Man müßte zunächst einmal sorgfältig die internationale Literatur durchnehmen – man muß die internationale nehmen, denn es finden sich die merkwürdigsten Hinweise gerade zum Beispiel in der englischen und namentlich in der amerikanischen Literatur. Die Amerikaner haben die interessantesten Tatsachen konstatiert, wissen nur gar nichts damit anzufangen. Wenn Sie eingehen würden auf diese Dinge, wirklich den Blick werfen würden auf das, was da ist, und dann konstatieren würden, daß man nur, eben weil man den richtigen Blick hat, worauf die Sache hinaus will, einen einzigen Schritt nötig hat, die Versuchsanordnung fortzusetzen, würden Sie heute wirklich ganz Großartiges leisten können. Man müßte nur einmal so weit sein, daß man ein Forschungsinstitut hat und die Versuchsanordnung, das heißt den nötigen Apparat und das nötige Material dazu – überall liegen die Dinge so, ich möchte sagen, daß sie warten. Man merkt heute gar nicht, wie alles dahin drängt, die Versuchsreihen, die angefangen sind, und die immer nur abgebrochen werden gerade an den entscheidenden Stellen, weil die Menschen nicht die Richtung wissen, wie alles drängt nach solchen Forschungsinstituten, wie wir sie hier im Auge haben. Und diese Forschungsinstitute würden wirklich bedeutungsvolle Grundlagen auch für die Praxis liefern. Was für eine Technik erst daraus entstehen würde, wenn man diese Dinge wirklich machen würde, zuerst als Versuche, um sie dann auszubauen, davon lassen sich die Menschen heute nichts träumen. Es fehlt nur die Möglichkeit, praktisch zu arbeiten. Nun, das nur nebenbei. (201, 135f.)

Mit ein bißchen anthroposophischen Redensarten geht es wirklich den großen Aufgaben der Zeit gegenüber heute nicht ab. Auch nicht damit geht es ab, daß man so ein bißchen an der Grenze zwischen Psychologie und Chemie physiologisch herumpfuscht, sondern allein damit, daß man Ernst macht, die sich aus der geisteswissenschaftlichen Anthroposophie ergebenden Methoden auch auf Physik und Chemie anzuwenden. [...] Hier liegen die Aufgaben der Spezialisten. Hier liegen die Aufgaben derer, die auf dem einen oder anderen Gebiete der Wissenschaften die nötige Vorbildung haben. Dann aber werden wir nicht eine physizierte Anthroposophie, eine chemisierte Anthroposophie, sondern dann werden wir eine anthroposophische Chemie, eine anthroposophische Physik wirklich begründen. Dann werden wir nicht eine im Sinne der alten Medizin ein bißchen umgeänderte neuere Medizin begründen, sondern dann werden wir eine anthroposophische Medizin begründen. Die Aufgaben liegen durchaus da, und sie sind überall skizziert. Es handelt sich darum, daß geradeso, wie für das einfache Seelengemüt aufgenommen werden können die überall in den Vorträgen, in den Zyklen zerstreuten Bemerkungen, die den Menschen tragen können, auch überall die einzelnen Winke aufgefaßt werden, die zum notwendigen Fortschritt in den einzelnen Wissenschaften führen müssen. (326, 146f.)

Anthroposophie, meine lieben Freunde und verehrten Anwesenden, ist nach dieser Richtung hin durchaus eine Aufgabe, und eine ernste Aufgabe, und das ist es, warum wir Forschungsinstitute begründet haben, in denen angefangen werden muß, intensiv zu arbeiten, damit diejenigen Methoden, die sich aus der Anthroposophie ergeben, auch wirklich gepflegt werden. Das ist es, was auch in unserer Therapie das Wesentliche ist, daß nun endlich die alte konfuse Physiologie aus ihr verschwinde, und an ihre Stelle eine reale Chemie und eine reale Psychologie treten. Aber ohne diese reale Chemie und ohne diese reale Psychologie, in die die Physiologie zerfallen muß, wird man auch niemals über die Erkrankungsprozesse und über die Heilprozesse in der menschlichen Natur etwas sagen können, weil einfach jeder Krankheitsprozeß ein abnormer psychologischer Prozeß ist und jeder Heilungsprozeß ein abnormer chemischer Prozeß. Und erst wenn man wird sehen können, inwiefern der chemische Prozeß der Heilung zu beeinflussen ist, und inwiefern der psychologische Prozeß des Krankwerdens eben in richtiger Psychologie zu begreifen ist, dann wird man auch eine Pathologie und Therapie haben. Das geht aus dem Geiste anthroposophischer Betrachtungsweise hervor.
Und wenn man das nicht drinnen sehen will, so will man nur auch bloß ein bißchen was, nun ja, was ein bißchen anders ist als die anderen Dinge, aber man will doch nicht ernstlich an die Arbeit gehen. Denn alles dasjenige, was ich hier skizziert habe, ist eigentlich nur eine Beschreibung dessen, wie gearbeitet werden soll, denn eine wirkliche Psychologie in dem Sinne, eine wirkliche Chemie in dem Sinne kommt durch Arbeit zustande. Und im Grunde genommen sind die Bedingungen dieser Arbeit vorhanden, weil in der Litera-

tur sehr viele Tatsachen stehen, die die Leute, so wie ein blindes Huhn ein Korn, gefunden haben, aber nicht verstehen. Wenn diejenigen, die in unserem anthroposophischen Sinne arbeiten, die Tatsachen aufgreifen würden und etwas dazu beitragen würden, daß man es wirklich versteht, daß zum Beispiel das verstanden werde, was ich gestern in einem kleineren Kreise betont habe, daß das Wesentliche an der Milz dasjenige ist, daß sie eigentlich ein Ausscheidungsorgan ist, daß sie selber eine Ausscheidung ist von dem, worauf es ankommt, nämlich von dem Funktionieren im Ätherleib – und unermeßlich viele Tatsachen liegen in der medizinischen Literatur da, die nur verarbeitet zu werden brauchen, aber eben *verarbeitet* werden sollten –, dann kommen die Dinge durchaus zusammen, und es entsteht das daraus, was entstehen soll. Ein einzelner in einem einzelnen physischen Leben könnte das vielleicht machen, wenn dieses physische Leben sechshundert Jahre lang dauern würde. Aber dann würden schon wieder andere Aufgaben da sein, und man wäre längst veraltet mit demjenigen, was man erarbeitet hat. Was für die Menschheit geleistet werden soll, muß auch in menschlichem Zusammenarbeiten und Zusammenwirken geleistet werden. Also müssen Zusammenarbeiten und Zusammenwirken entstehen. (326, 148ff.)

Sehen Sie, Geisteswissenschaft könnte ungeheuer segensreich wirken, wenn sich die Menschen zu der Einsicht herbeiließen, ein wenig die medizinischen Fakultäten, die Medizin, die Arzneikunde von dieser Geisteswissenschaft beeinflussen zu lassen. Denn immer mehr und mehr hat es die moderne naturwissenschaftliche Entwickelung dazu gebracht, daß die Medizin selber einen materialistischen Charakter angenommen hat. Gewiß, durch diesen materialistischen Charakter hat sie auch sehr Segensreiches bewirkt, und man braucht nur hinzuweisen auf die außerordentlich großen Fortschritte, die auf dem Gebiete der Chirurgie gemacht worden sind, um immerhin manche Berechtigung zu finden, wenn das immer wieder und wiederum gesagt wird, was ich auch sage: daß man die neueren Fortschritte der Naturwissenschaft bewundern muß. Aber es gibt andere, nicht minder wichtige Seiten des medizinischen Erkennens und der medizinischen Kunst, welche unter der materialistischen Richtung ungeheuer leiden, und welche nur dadurch einer segensreichen Zukunft werden entgegengehen können, daß man geisteswissenschaftliches Erkennen in die betreffenden Untersuchungen einführt.
Durch solches geisteswissenschaftliches Erkennen werden Zusammenhänge im menschlichen Organismus erkannt, für die die heutige medizinische Wissenschaft nur die Einzelheiten kennt. Gewiß, von einsichtigeren Forschern werden solche Dinge oftmals instinktiv geahnt; aber dadurch kann der Fortschritt nicht schnell genug geschehen, und man kann sagen: Würde nicht eine

solche phantastische Ablehnung alles Geisteswissenschaftlichen gerade auf medizinischem Gebiete herrschen, und würde die Medizin nicht danach streben, monopolisiert zu werden als eine Macht von den entsprechenden Behörden und Regierungen, so würde zum Heile der Menschheit aus der Geisteswissenschaft heraus gerade auf medizinischem Gebiete Ungeheures geleistet werden können. Da können Sie sagen: Nun, nichts hindert ja einen Geistesforscher, diese Fortschritte herbeizuführen! – Da maskieren sich eben die Dinge, denn das ist eben nicht wahr. Der materialistische Betrieb, wie er heute herrscht, hindert in der Tat die Geistesforschung, einzugreifen. Denn das ist ein ganz falscher Glaube, daß der Geistesforscher, der die Dinge heute durchschaut, einem einzelnen Menschen helfen kann in allen Fällen. Er wird daran gehindert durch den äußeren materialistischen Betrieb der Medizin, und wird immer mehr und mehr gehindert werden, wenn der materialistische Betrieb der Medizin noch längere Zeit fortdauert. Man kann zum Geistesforscher auf medizinischem Gebiete nicht sagen: Hier ist Rhodus, hier tanze –, weil ihm zum Tanzen nicht die Beine freigemacht sind. Gewiß, es werden in anerkennenswerter Weise allerlei Bestrebungen getrieben, welche sich gegen den herrschenden Materialismus in der Medizin auflehnen; aber diese Bestrebungen sind alle ungenügend, weil vor allen Dingen die Einsicht fehlt, daß man nicht bloß der materialistischen Medizin etwas entgegensetzen muß, sondern daß man vor allen Dingen notwendig hat, mit dem zu arbeiten – aber im geisteswissenschaftlichen Sinne –, was die moderne Medizin sich erworben hat: nämlich die Hilfsmittel, die man gerade auf diesem Gebiete äußerlich braucht. Aber die Menschheit würde sehr erstaunen, was anderes herauskommen würde, wenn man mit geisteswissenschaftlichen Anschauungen heute in die Kliniken, in die Seziersäle treten und in alle die anderen Hilfsquellen und Hilfsmittel des medizinischen Betriebes geisteswissenschaftliche Anschauung hineintragen würde. Aber in dieser Richtung müssen auch die Bestrebungen gehen. Nicht auf die Mißachtung der materialistischen Medizin, sondern darauf müssen die Bestrebungen gehen, daß in diesen materialistischen Betrieb hineingetragen werden muß die Geisteswissenschaft. Und vorher kann man auch im einzelnen nicht helfen. (168, 163ff.)

Sie werden nun verstehen, daß ich über diese Dinge [der Misteltherapie des Krebses] aus dem Grunde vorsichtig sprechen muß, weil auf der einen Seite die Tendenz, die damit angegeben wird, absolut richtig ist, auf gut fundierten geisteswissenschaftlichen Forschungen beruht, weil aber auf der anderen Seite in dem Augenblicke, wo nun der praktische Heilungsprozeß anfängt, die volle Abhängigkeit von der Verarbeitung der Mistelsubstanz anfängt, [und] da eigentlich im Grunde genommen [bisher] kaum Kenntnisse da sind, um den

Prozeß in der richtigen Weise zu betreiben. Hier liegt es natürlich, wo Geisteswissenschaft nur dann günstig wirken könnte, wenn sie tatsächlich in fortwährendem Zusammenwirken mit dem stehen könnte, worauf ja so vieles bei der anderen Ärzteschaft beruht, nämlich mit dem klinischen Prozesse. Und das ist es, was die Beziehungen der Geisteswissenschaft zu der Medizin so schwierig macht, weil ja die beiden Dinge, klinische Beobachtungsmöglichkeiten und geisteswissenschaftliche Untersuchungen, einfach heute durch unsere sozialen Einrichtungen noch ganz auseinanderfallen müssen. Aber gerade aus dem wird eingesehen werden können, daß eigentlich nur auf einen grünen Zweig zu kommen ist, wenn sich beides miteinander verbindet. Also es wird sich darum handeln, daß tatsächlich Erfahrungen gesammelt werden nach dieser Richtung, denn Sie werden ja kaum der Außenwelt irgendwie mit solchen Dingen anders imponieren können, als daß Sie ihr wenigstens Verifikationen durch äußere klinische Berichte und so weiter geben können. Es ist nicht so sehr eine innere Notwendigkeit als gerade eine äußere Notwendigkeit, daß man das braucht. (312, 253f.)

Die Zukunft der Anthroposophischen Medizin und ihre Anerkennung durch die Schulmedizin

Es könnte sein, daß insbesondere an drei Tatsachenreihen zuerst die mehr materialistisch gesinnte medizinische Richtung sich wendet zu der mehr geisteswissenschaftlich orientierten [...]. Es wird sein bei der Beobachtung alles dessen, was zusammenhängt mit den Geschwulstbildungen und namentlich mit ihrer eventuellen Heilung. Und es wird zutage treten bei einer wirklich rationellen Auffassung der sogenannten Geisteskrankheiten und dann bei den therapeutischen Erkenntnissen, die man sich wird erwerben müssen für das Anwenden äußerer Mittel, also Einreibungen, Einsalbungen und dergleichen. Wir können kaum hoffen, mit den gewöhnlichen physikalischen Untersuchungen – ohne daß wenigstens geisteswissenschaftliche Einsichten die Richtung, die Orientierung angeben – nahezukommen solchen Dingen, wie all den Geschwulstbildungen, die dann gipfeln in der Karzinombildung. [Und] es ist heute die Psychiatrie in einem so traurigen Zustande namentlich dadurch, daß von ihr keine Brücke führt ins Bewußtsein der Menschen nämlich – denn die Brücken in der Natur sind überall vorhanden – zu der gewöhnlichen anderen Pathologie und Therapie, daß man sich auf diesen beiden Gebieten vielleicht am ehesten bequemen wird, in geisteswissenschaftliche Betrachtung einzutreten. (312, 246)

II. Zum wissenschaftsgeschichtlichen Hintergrund und zur gegenwärtigen Situation der Medizin

Der medizinische Nihilismus des 19. Jahrhunderts und die geschichtlichen Veränderungen der medizinisch-pathologischen Denkweisen

Der Ausgangspunkt zu einer radikalen Änderung in bezug auf die Anschauungen über Heilbarkeit und Unheilbarkeit von Krankheiten war das, was der bedeutende Mediziner Dietl über den Verlauf der Lungenentzündung und ähnlicher Krankheiten zutage förderte. Er war durch allerlei Betrachtungen dazu gekommen, sich zu sagen, daß im Grunde gar kein rechter Einfluß von diesem oder jenem Mittel auf den Verlauf dieser oder jener Krankheit zu bemerken sei. Und gerade unter dem Einfluß von Dietls Schule lernten die damaligen jungen Mediziner über den Heilwert der seit Jahrhunderten heraufgekommenen Heilmittel so denken, daß sie auf alle alten Mittel übertrugen, was mit dem bekannten Sprichwort gemeint ist: Kräht der Hahn auf dem Mist, so ändert sich das Wetter, oder es bleibt, wie es ist! – Sie waren der Meinung, daß es ziemlich einerlei sei für den Verlauf einer Krankheit, ob man diese oder jene Mittel verabreiche oder nicht. Und Dietl war einer, der eine für die damalige Zeit recht überzeugende Statistik zustande brachte, die besagte, daß bei der von ihm eingeführten sogenannten abwartenden Behandlungsweise ungefähr ebenso viele Menschen, die an Lungenentzündung erkrankt waren, geheilt wurden oder starben als bei der früheren Behandlung mit den altehrwürdigen Heilmitteln. Die von Dietl begründete, von Skoda weiter fortgeführte abwartende Behandlung bestand darin, daß man den Kranken in die äußere Lebenslage brachte, die ihn instande setzte, die selbstheilenden Kräfte am allerbesten in Anwendung zu bringen, sie hervorzuholen aus seinem Organismus, und dem Arzte wies man kaum eine andere Stellung an, als den Verlauf der Krankheit zu überwachen, damit er da war, wenn irgend etwas eintrat, wo man mit menschlichen Mitteln sachgemäß Hilfe leisten kann. Im übrigen beschränkte man sich darauf, die Krankheit sozusagen kommen zu sehen, abzuwarten, wie die selbstheilenden Kräfte aus dem Organismus herauskamen, bis das Fieber nach einiger Zeit abfiel und die Selbstheilung durch den Organismus eintrat. Diese medizinische Schule wurde und wird noch heute mit dem Ausdruck der «nihilistischen Schule» belegt, weil sie auf einem Ausspruch von Professor Skoda fußte, der ungefähr sagte: Wir können vielleicht lernen, Krankheiten zu diagnostizieren, sie zu beschreiben, vielleicht auch zu erklären – heilen aber können wir sie nicht! – Ich erzähle Ihnen Dinge, von denen Sie als von Tatsachen, welche sich im Laufe des 19. Jahrhunderts herausgebildet haben, Notiz nehmen sollen, damit Sie eine Empfindung dafür erhalten, wie sich Vorstellungen auf diesem Gebiete geändert haben. (120, 77ff.)

Man kann eigentlich im Grunde genommen von dem, was man durch Jahrhunderte, ja Jahrtausende eine Heilung genannt hat, [bei der Wiener medizinischen Schule] im wahren Sinne des Wortes nicht sprechen. (314, 13)

In bezug auf die Anschauung über die Krankheiten hat sich im Laufe der Menschheitsentwickelung ein vollständiger Umschwung vollzogen, und gerade Ende des 19. und Anfang des 20. Jahrhunderts konnte einem dieser Umschwung besonders ins Auge fallen. Gehen Sie zurück ein paar Jahrtausende in der Entwickelung der Menschheit, in ältere Zeiten des Alten Testaments, so finden Sie überall die Überzeugung: die Krankheit kommt von der Sünde, die Krankheit hat ihre geistige Ursache zu allerletzt in der Sünde. Das wurde sehr ernst genommen. Es mußte eine geistige Verirrung oder Verfehlung irgendwo vorliegen als eigentliche Ursache, wenn eine physische Erkrankung auftrat. Und diese Anschauung ging weiter. Diese Anschauung ging dahin, daß man sagte: Da in einem Menschen, bei dem irgendeine geistige Verfehlung oder Verirrung zugrunde liegt, die in ihm die Erscheinung der Krankheit hervorruft, ist irgend etwas geistig Elementarisches enthalten, was nicht in ihn hineingehört, er ist irgendwie besessen. – Jede Krankheit bedeutete ja eine Besessenheit mit Geistigem als Folge einer geistigen Verirrung oder Verfehlung in älteren Zeiten, und demgemäß war auch die Therapie eingerichtet. Sie war darauf eingerichtet, nach Mitteln zu sinnen, wie man dasjenige, was durch die geistige Verfehlung an fremder elementarer Geistigkeit in den Menschen hineinkam, wie man das wieder herausbringt. Radikal war diese Anschauung, daß man eine Krankheit nicht versteht, wenn man nicht ihre krankhafte Ursache weiß.

Nun, nehmen Sie dasjenige, was in ganz folgerichtiger Entwickelung heraufgekommen ist und mehr oder weniger in der letzten Zeit, bevor dilettantisch die Psychoanalyse, die analytische Psychologie in so furchtbarer Weise eingegriffen hat, indem sie das genau Entgegengesetzte von dem, was da als Ansicht geherrscht hat, sagte: Jede Sünde hat in der Krankheit ihre Ursache. – Man war überzeugt davon; wenn man irgendwo einen Verbrecher, einen Sünder hatte, wobei man den Begriff der Sünde ziemlich äußerlich nach dem Staatskodex definierte, wenn man irgendwo einen Verbrecher oder Sünder hatte, sah man, daß man nur in irgendeiner Weise seines Gehirns habhaft werden konnte nach dem Tode, seines Schädels irgendwie habhaft werden konnte, seine physische Organisation untersuchen konnte. Man würde schon die Defekte, die Merkmale finden. Man hat sie auch in vieler Beziehung gefunden, und man ist ja in dieser Beziehung nicht gerade wenig weit gekommen. Tüchtige naturwissenschaftlich gebildete Leute sind zu der Ansicht gekommen, wenn der Mensch vollkommen organisch ausgebildet ist, sündigt er nicht. Er sündigt dadurch, daß ein körperlicher Defekt irgendwo da ist: die Sünde kommt von der Krankheit. So geht die Entwickelung. Sie geht nicht in gerader Linie weiter, sie geht durch polarische Gegensätze; und gerade die Menschen, die nun zur letzteren Ansicht gekommen sind – es gesteht sich heute nicht jeder, aber es liegt vielfach zugrunde selbst bei denjenigen, die äußerlich nicht ganz auf dem Boden stehen –, diese Menschen sehen mit aller Verachtung zurück nach denjenigen Zeiten, in denen man gesagt hat: Die Krankheit kommt von der Sünde. – Denn sie wissen, nach ihrer Meinung ist das richtig: die Sünde kommt von der Krankheit. Ebenso wissen sie, daß man irgendeinen stofflichen Prozeß im Kranken hat, den man bekämpfen muß, aufheben muß, herausbringen muß, wie man früher eine geistige Elementarwelt herausbringen wollte. Für den, der die Sache im großen anschaut, unterscheidet sich das nicht im wesentlichen, wie schließlich, innerlich angeschaut, zwischen mancher Heilquelle, die die materialistische Medizin für richtig anschaut, und Lourdes auch nicht ein sehr beträchtlicher Unterschied ist. Das eine ist geheiligt durch den kirchlichen, das andere durch den materialistischen Glauben. Diese Dinge müssen eben einfach unbefangen angeschaut werden. (318, 81f.)

Der Verfall alter Kenntnisse, Fähigkeiten und Wirksamkeiten im Bereich der Naturheilkunde und die Notwendigkeit eines Neubeginns

Wir stehen auch vor einer großen Umwandlung des Innern der Natur. Das, was aus alten Zeiten zu uns herübergekommen ist, was wir auch immer fortgepflanzt haben, sowohl an Naturanlagen, an naturvererbten Kenntnissen und dergleichen, wie auch dasjenige, was wir von Heilmitteln herüberbekommen haben, verliert seine Bedeutung. Wir mussen wiederum neue Kenntnisse erwerben, um in den ganzen Naturzusammenhang solcher Dinge hineinzukommen. Die Menschheit hat keine andere Wahl, als entweder auf den verschiedensten Gebieten aus dem ganzen Naturzusammenhang, aus dem Weltzusammenhang heraus wieder etwas zu lernen, oder die Natur ebenso wie das Menschenleben absterben, degenerieren zu lassen. Wie in alten Zeiten es notwendig war, daß man Kenntnisse hatte, die wirklich hineingingen in das Gefüge der Natur, so brauchen auch wir heute wieder Kenntnisse, die wirklich hineingehen in das Gefüge der Natur. (327, 58f.)

Zur «Probiermethode» der Arzneimittelfindung und zur künftigen Technologisierung der Medizin

Das sind Dinge, die uns zeigen können, daß seit dem 15., 16. Jahrhundert ein Zeitalter der Abstraktion, der äußeren Wissenschaft eingetreten ist, einer Wissenschaft, die gar nicht mehr imstande ist, auf die Gründe einzugehen. Das ist besonders in der Medizin der Fall. Hier haben wir heute nur noch ein Tasten, und der solide Grundstock der Pathologie und Therapie geht auf uralte Zeiten zurück. Ich habe das Martyrium des Intellektes und der Empfindungen durchgemacht, als das Phenacetin ausprobiert wurde. Diese Art des Ausprobierens, ohne auch nur einen Leitfaden zu haben, zeigt, daß der Wissenschaft mit dem Geist auch der Ernst verlorengegangen ist. Dieser Ernst wird wieder erworben werden durch geistige Erkenntnis. Man muß durchaus unterscheiden, wo die Zerrbilder einer Wissenschaft liegen und wo wirklich auf den Geist gegründete Erkenntnis ist. (107, 159f.)

Lassen Sie nur die Medizin sich so materialistisch weiterentwickeln: wenn Sie vierzig Jahre voraussehen könnten, Sie würden erschrecken, in welch brutaler Weise diese Medizin vorgehen wird, bis zu welchen Formen des Todes die Menschen von dieser Medizin da kuriert würden. (111, 160)

Zu den Konsequenzen weltanschaulich bedingter Paradigmen in der Medizin am Beispiel der klassischen Vererbungslehre

Es ist gar kein Wunder, daß heute dasjenige, was man erbliche Belastung nennt, so furchtbare Wirkungen hat, weil man den Leuten erst die Macht der erblichen Belastung einredet und ihnen das nimmt, was dagegen wirkt. Man züchtet erst den Glauben an die erbliche Belastung und nimmt dann dem Menschen mit einer geistigen Weltanschauung die beste Kampfmethode gegen die erbliche Belastung. Man erfindet erst die Allmacht der erblichen Belastung, und dadurch wirkt sie dann. Man hat nicht nur eine falsche Ansicht, die Lebensfeindliches zur Wirksamkeit bringt, die dem Menschen die Waffen aus der Hand windet, sondern hier beginnt eine Theorie, die ganz und gar auf materialistischen Anschauungen fußt. Hier beginnt eine materialistische Weltanschauung ins Moralische hineinzuspielen und sie wirkt hier nicht bloß theoretisch falsch, sondern unmoralisch. (116, 55)

Die zunehmende Bedrohung des Arztberufes und die Entindividualisierung der Medizin

Überall in der Welt sprudelt ja das Gegenteil von dem hervor, was der Sache nach geschehen sollte, und gerade in bezug auf das medizinische Wesen ist ein Furchtbares im Grunde genommen in der letzten Zeit hervorgetreten. Das ist – verzeihen Sie, daß ich zu etwas Alltäglichem heruntersteige, aber es zeigt sich, wie das Gegenteil wirkt –, das ist das medizinische Krankenkassenwesen. Da ist der Arzt vor allem ausgeschaltet. In Deutschland hat man einen Ausdruck dafür, der bezeugt die Ausschaltung des Menschlichen im Arzt, der bezeugt, daß man meint: hier wirken die abstrakten Dinge und nicht der Mensch. In Wirklichkeit heilt der Arzt und nicht die Arztwissenschaft. Aber man meint, die Arztwissenschaft ist etwas, was herumfliegt ohne den Menschen. Der Mensch kommt nicht in Betracht; es wird dem Karma geradezu ins Gesicht geschlagen. Denn das Karma wirkt so, daß es nicht blindlings Mensch zu Mensch hinstellt, sondern daß tatsächlich, wo die Möglichkeit vorliegt in der freien Ärztewahl ein karmisches Element zum Vorschein kommt. Aber in dem rein Ahrimanischen der Einrichtung der Krankenkassenärzte wird das Karma vollständig beseitigt, und der Mensch wird ausgesetzt den rein das Karma bekämpfenden ahrimanischen Mächten. Wenn wir noch einmal zusammenkommen, werde ich Ihnen erzählen, wie die ahrimanischen Mächte darauf aus sind, das Karma des Menschen totzuschlagen, damit sie ihr Ziel erreichen. Aber das ist, was direkt im Krankenkassenwesen und der Einrichtung der nicht freien Ärztewahl liegt, und damit zeigt sich nur dasjenige an, was, nicht wahr, in der Sprache zum Ausdruck gekommen ist, indem man den Ausdruck «Heilgewerbe» gewählt hat. Ich glaube, er steht sogar im Gesetz über die Krankenkassen. Da geht so hervor die ganze Stimmung, die über dem Krankenkassenwesen, über dem Auffassen des Ärztewesens als «Heilgewerbe» liegt. Es liegt so in der Zeit, daß darinnen symptomatisch diejenige Kulturkrankheit herauskommt, die in zahlreichen andern Dingen heute erscheint und die bezeugt, wie gerade der Arzt unbedingt mithelfen muß an der Heilung dieser Kulturkrankheiten. Aber wenn er selbst in die Lage kommt, wo er am schärfsten ausgesetzt ist dieser Kulturkrankheit, dann wird der Arzt vollständig gelähmt. Und denken Sie, daß das furchtbare Faktum vorliegt in der Einrichtung der Krankenkassen. Sie haben ja auch ihr Gutes, wie das, was in der Welt auftritt und die Menschen versucht und irreführen will, gleißend auftritt, nicht so, daß es einem unbedingt mißfällt. Der Teufel nimmt immer Engelsgestalt an, wenn er erscheint. Derjenige, der den Teufel in Teufelsgestalt sieht in der Vision, kann überzeugt sein, daß es nicht der Teufel ist, denn der erscheint in Engelsgestalt. Wenn der Arzt ausgesetzt ist dem schärfsten Impuls einer

Kulturerkrankung, dann muß im Grunde unsere Kultur in eine kranke übergehen. (316, 204f.)

Zur Verstaatlichung des Gesundheitssystems

Wir können [...] aus dem Untergrunde der anthroposophischen Bewegung heute auch eine wirkliche medizinische Bewegung ins Leben rufen. Alle Antezedenzien sind da. Was aber notwendig wäre, das wäre auch da eine Bewegung, die die Sache vor die Welt hinstellte. Aber überall ist eine andere Bestrebung bei den Menschen vorhanden, nämlich, den einzelnen, der irgendwie etwas von einer rein menschlichen Medizin vertreten kann, zum «Kurpfuscher» zu machen, das heißt, von ihm zu verlangen, gegen das Gesetz zu handeln. Ich könnte Ihnen zum Beispiel – ich sage das nur als Beispiel, es bezieht sich das gar nicht auf die medizinische Bewegung der Anthroposophie –, aber ich könnte Ihnen einen Minister nennen, der im deutschen Reichstag ein scharfes Gesetz vertreten hat gegen das, was ja in Deutschland noch vorhanden ist, gegen die Freiheit des Heilgewerbes, und für seine eigene Familie ist er zu undiplomierten Heilern gegangen, um sie heilen zu lassen. Das heißt, er glaubte nicht an die offizielle Heilkunde für seine eigene Familie, sondern an die, die er nun durch das Gesetz als «Kurpfuscher» bezeichnen wollte. (303, 330f.)

Solange alles okkupiert ist von der materialistischen Medizin, ist es unmöglich, auch nur im einzelnen etwas zu tun. Hier muß man wirklich christlich, das heißt, paulinisch sein und wissen, daß die Sünde von dem Gesetz kommt, und nicht umgekehrt das Gesetz von der Sünde. (173, 215)

Entwicklungserfordernisse einer prophylaktische Gesundheitsmedizin

Aber natürlich, wenn man die Medizin nur so verfahrend denkt, daß man immer sich sagt: Man wartet, bis einer die Krankheit zeigt, und dann fängt man an zu heilen – dann nützt das nichts. Die Medizin muß sozial werden. Die Medizin muß so werden, daß man auch Vorsorge trifft gegen das Entstehen von Krankheiten, die erst im Anzuge sind. Das kann man natürlich nicht machen, wenn die heutigen Vorstellungen herrschen. (348, 305)

[...] Wer das Leben betrachtet, kann die Krankheit überall abfangen. In der einfachsten Äußerung des alltäglichen Lebens, die nur ein wenig abweicht von dem sogenannten Normalen, liegt unter Umständen etwas, was – richtig betrachtet – zur Erkenntnis komplizierter Krankheitsvorgänge führen kann, wenn man nur die Dinge in dem richtigen Zusammenhang durchschaut. (318, 127)

2. Abschnitt

Physiologische Menschenkunde

Man nennt ja die Lehre von den Lebensvorgängen des Menschen «Physiologie». Diese Lehre soll hier nicht in der Weise betrachtet werden, wie es in der äußeren Wissenschaft geschieht, sondern so, wie sie dem geistigen Auge sich darbietet, so daß wir von den äußeren Gestaltungen des Menschen, von der Form und den Lebensvorgängen seiner Organe immer hinblicken auf die geistige, übersinnliche Grundlage der Organe, der Lebensformen, der Lebensprozesse. (128, 13)

Physiologie findet auf dem Wege durch die innere Physis den Geist. (76, 138)

I. Leben und Bewußtsein – über die Organisation der menschlichen Physis

Leben und Bewußtsein – Aufbau- und Abbauprozesse im Organismus

Das Bewußtsein entsteht *nicht* durch ein Fortführen derjenigen Tätigkeit, die aus dem physischen und dem Ätherleib als Ergebnis kommt, sondern diese beiden Leiber müssen in ihrer Tätigkeit auf den Nullpunkt kommen, ja noch unter denselben, damit «Platz entstehe» für das Walten des Bewußtseins. Sie sind nicht die Hervorbringer des Bewußtseins, sondern sie geben nur den Boden ab, auf dem der Geist stehen muß, um innerhalb des Erdenlebens Bewußtsein hervorzubringen. Wie der Mensch auf der Erde einen Boden braucht, auf dem er stehen kann, so braucht das Geistige innerhalb des Irdischen die materielle Grundlage, auf der es sich entfalten kann. Und so wie im Weltenraum der Planet den Boden nicht braucht, um seinen Ort zu behaupten, so braucht der Geist, dessen Anschauung nicht durch die Sinne auf das Materielle, sondern durch die Eigenkraft auf das Geistige gerichtet ist, *nicht* diese materielle Grundlage, um seine bewußte Tätigkeit in sich rege zu machen. (26, 18)

Wir wissen ja, daß das Kind zunächst hineinwächst in die Welt wie in einer Art von Traumleben. Dieses Traumleben des Kindes ist aber verknüpft mit Wachstum, mit sprießenden, sprossenden Vorgängen; und in einem je früheren Lebensalter des Kindes wir den Blick auf dasselbe hinwenden, um so mehr Sprießendes, Sprossenden tritt uns entgegen. Und erst wenn die Individualität im menschlichen Organismus so viel Gewalt bekommt, daß sie sich auflehnen kann gegen das Sprießen und Sprossen und eingliedern kann dem Sprießen und Sprossen Zerstörungsprozesse, dann tritt volleres und immer volleres Bewußtsein auf. In dem Maße, in dem wir imstande sind, abzubauen dasjenige, was da innere Natur in uns aufbaut, in dem Maße werden wir uns bewußt. (162, 12)

Die physische Stofflichkeit erfährt eine Weiterbildung ihres Wesens, indem sie zum Weben und Leben im Ätherischen übergeht. Und *Leben* hängt davon ab, daß der organische Körper dem Wesen des Irdischen entrissen und vom außerirdischen Weltall herein aufgebaut wird. Allein dieser Aufbau führt wohl zum *Leben*, nicht aber zum *Bewußtsein* und nicht zum *Selbstbewußtsein.* Es muß sich der Astralleib seine Organisationen innerhalb der physischen und der ätherischen aufbauen; es muß ein Gleiches das Ich in bezug auf die Ich-Organisation tun. Aber in diesem *Aufbau* ergibt sich keine bewußte Entfal-

tung des Seelenlebens. Es muß, damit ein solches zustande kommt, dem Aufbau ein *Abbau* gegenüberstehen. Der astralische Leib baut sich seine Organe auf; er baut sie wieder ab, indem er die Gefühlstätigkeit im Bewußtsein der Seele entfalten läßt; das Ich baut sich seine «Ich-Organisation» auf; es baut sie wieder ab, indem die Willenstätigkeit im Selbstbewußtsein wirksam wird.
Der Geist entfaltet sich innerhalb der Menschenwesenheit *nicht* auf der Grundlage *aufbauender* Stofftätigkeit, sondern auf derjenigen *abbauender.* Wo im Menschen Geist wirken soll, da muß der Stoff sich von seiner Tätigkeit zurückziehen.
Schon eine Entstehung des Denkens innerhalb des ätherischen Leibes beruht nicht auf einer Fortsetzung des ätherischen Wesens, sondern auf einem Abbau desselben. Das *bewußte* Denken geschieht *nicht* in Vorgängen des Gestaltens und Wachstums, sondern in solchen der Entgestaltung und des Welkens, Absterbens, die fortdauernd dem ätherischen Geschehen eingegliedert sind.
In dem bewußten Denken lösen sich aus der leiblichen Gestaltung die Gedanken heraus und werden als seelische Gestaltungen menschliche Erlebnisse. (27, 16f.)

Es sprießt und sproßt das Leben, aber es gliedert sich ein in dieses sprießende, sprossende Leben das fortwährende Zerfallen. Fortwährend zerfällt in uns das Leben. Das sprießende, sprossende Leben macht dem Zerfall fortwährend Platz. Wir sterben eigentlich teilweise in jedem Augenblick, es zerfällt etwas in uns. Wir bauen es nur immer wieder auf. Aber indem etwas in uns materiell zerfällt, hat das Geistig-Seelische Platz, in uns einzutreten, in uns tätig zu sein. Hier kommen wir an den großen Irrtum des Materialismus: dieser glaubt, daß das sprießende, sprossende Leben sich hinaufentwickelt im Menschen bis zu den Nerven, und daß gerade so, wie aus dem Blut die Muskeln aufgebaut werden, auch die Nerven sich aufbauen, sie werden es auch. Aber dadurch entwickelt sich noch kein Denken, daß die Nerven aufgebaut werden, und ebenso kein Fühlen. Sondern indem die Nerven gewissermaßen zerfallen, gleichsam lauter Löcher bekommen, gliedert sich in das Zerfallende das Geistig-Seelische hinein. Wir müssen das Materielle zuerst abbauen, damit das Geistig-Seelische in uns erscheinen kann, damit wir selber es erleben können. Das wird der große Moment in der Entwickelung der richtig verstandenen Naturwissenschaft sein, wo sie das Entgegengesetzte der Entwickelung, an der entsprechenden Stelle, fortsetzend diese Entwickelung erkennen wird, wo sie nicht nur den Aufbau, sondern auch den Abbau, wo sie zu der Evolution die Devolution erkennen wird. Dann wird man verstehen, wie das Geistige im Tiere und im Menschen – im Menschen auf eine selbstbewußte Art – das Materielle ergreift. Das Geistige ergreift das Materielle nicht dadurch, daß

dieses sich ihm entgegenentwickelt, sondern es ergreift es dadurch, daß das Materielle sich im umgekehrten Prozeß abbaut, und im Abbauen findet das Geistige dann seine Erscheinung, seine Offenbarung. So sind wir erfüllt von Geistigem, das überall da ist, wo Devolution ist, nicht Evolution, wo Ent-Entwickelung ist.
Dann aber lernt man durchschauen, wie dieser ganze Mensch vor uns steht, wie er in einem polarischen Gegensatz vor uns steht. Überall, wo Aufbau ist, in einem jeglichen Organ, muß auch Abbau sein. Und indem wir irgendein Organ, Leber, Lunge oder Herz, anschauen, ist es in einem stetigen Strom, in einem Strom, der sich zusammensetzt aus Aufbau–Abbau, Aufbau–Abbau. (319, 155ff.)

Der Gesamtprozeß im menschlichen Organismus ist ganz und gar nicht verständlich, wenn man nur aufsteigende Prozesse betrachtet, Prozesse, die also nach einer gewissen Richtung hin laufen. Sie bekommen erst ein wirkliches Verständnis des totalen Prozesses, wenn Sie auch die Abbauprozesse betrachten. So haben wir zum Beispiel in den Knochen und im Nervensystem durchaus Abbauprozesse; wir haben im Blut neben ausgesprochenen Aufbauprozessen auch Abbauprozesse. Wir können sogar sagen: Wir haben im menschlichen Organismus, von der Chylusbildung angefangen, durch die Lymphbildung bis zu der Erzeugung des Venenblutes durchaus Aufbauprozesse. Dann haben wir die Prozesse, die mit dem Atmen zusammenhängen. Das sind Prozesse, die eine Art labiles Gleichgewicht darstellen zwischen Auf- und Abbauprozessen. Und die in den Nerven und Knochen vor sich gehenden Prozesse sind ausgesprochene Abbauprozesse. Devolutionen im Gegensatz zu Evolutionen! Ein wirkliches Verständnis gewinnen wir erst, wenn wir unsere Begriffe so einrichten, daß wir zum Beispiel den Leberprozeß als eine Zusammensetzung von Aufbau und Abbau begreifen. Es kann einer kommen und kann ein bloßes theoretisches Interesse haben, der substituiert dann auch die Abbauprozesse unter die Aufbauprozesse. Er sagt: Der Mensch entwickelt sich leiblich unter den Aufbauprozessen bis zu einem gewissen Grade. Dann fängt er an, geistig aufzubauen, also anders. Nun, dann kommen wir aus einer Sphäre in die andere und behalten nur das abstrakte Begriffsgewebe bei und lernen dadurch nichts verstehen. Wir lernen erst die Wirksamkeit des Geistes im menschlichen Organismus verstehen, wenn wir wissen, daß der Geist zu wirken anfängt, wenn nicht Aufbauprozesse vorhanden sind; wenn man weiß: da ist nicht Aufbau im Gehirn, sondern Abbau, und im Abbau macht sich erst der Geist geltend. (341, 30f.)

Ich habe darauf hingewiesen, wie diejenigen Vorgänge, die das Leben in uns hervorruft, von dem Seelisch-Geistigen zerstört werden müssen, wenn Bewußtsein in der physischen Welt entstehen soll. Es ist in der Tat so, daß, wenn wir irgend etwas Äußeres wahrnehmen, unser Seelisch-Geistiges in unserem Nervensystem Zerstörungsprozesse anrichten muß, und diese Zerstörungsprozesse vermitteln dann das Bewußtsein. Immer, wenn wir uns irgendeiner Sache bewußt werden, müssen die Bewußtseinsvorgänge aus Zerstörungsvorgängen hervorgehen. Und ich habe darauf hingedeutet, wie der bedeutsamste, der für das Menschenleben bedeutsamste Zerstörungsvorgang, der Vorgang des Todes, gerade der Schöpfer des Bewußtseins ist für die Zeit, die wir nach dem Tode verbringen. Dadurch, daß unser Seelisch-Geistiges die volle Auflösung und Loslösung des physischen und Ätherleibes erlebt, das Aufgehen des physischen und Ätherleibes in der allgemeinen Physis und Ätherwelt, dadurch schöpft unser Geistig-Seelisches die Kraft, aus dem Todesvorgange schöpft unser Geistig-Seelisches die Kraft, zwischen dem Tod und einer neuen Geburt Wahrnehmungsvorgänge haben zu können. (162, 70f.)

II. Die Wesensglieder des Menschen

Wenn man nun vom Menschen im gesunden und kranken Zustande spricht, so ist es immer nötig, daß man sich bewußt bleibt, daß diese vier Glieder der menschlichen Wesenheit durchaus zunächst scharf zu unterscheidende Funktionen haben, die ineinander eingreifen, wechselseitige Wirkungen im gesunden und kranken Zustand aufeinander ausüben. Und erst dann, wenn man in der Lage ist, die Einheit der Menschenwesenheit aus diesem Zusammenfluß von vier, ich möchte sagen, voneinander getrennten Funktionsniveaus aus sich zu vergegenwärtigen, ist man auch erst imstande, über den gesunden oder kranken Menschen eine wirkliche Vorstellung zu gewinnen. (319, 109)

1. Der physische Leib

Wesen und Wirksamkeit des physischen Leibes

Physischer Leib ist, was sich physisch-chemisch im Menschenwesen abspielt. Das geschieht bei dem gegenwärtigen Menschen innerhalb der menschlichen Gestalt. Diese selbst aber ist ein durch und durch Geistiges. (26, 185f.)

Was das physische Auge sieht, sind die physischen Stoffe, die der Mensch ißt, die er aufnimmt, und die dieses Unsichtbare [des dahinterstehenden Kraftleibes] ausfüllen. Schaut das physische Auge einen physischen Leib an, so sieht es in Wahrheit das Mineralische, das den physischen Leib ausfüllt, gar nicht den physischen Leib. (131, 152)

Man denkt: das, was man vor sich stehen sieht, den Raum erfüllend, das sei der physische Leib. Allein, was da dran physisch ist, das würde man nicht so sehen, wie man es sieht mit gewöhnlichen Augen, wenn es eben nur als physischer Leib vor uns stünde. Wir sehen dasjenige mit gewöhnlichen Augen, was als physischer Leib vor uns steht, so wie es ist, nur deshalb, weil es durchdrungen ist von Ätherleib, astralischem Leib und Ich. Dasjenige, was physischer Leib ist, das ist, so sonderbar das klingen mag, auch so lange wir leben zwischen der Geburt und dem Tode, Leichnam. Und eigentlich, wenn wir einen menschlichen Leichnam vor uns haben, so haben wir in Wahrheit den physischen Leib des Menschen vor uns. Wenn Sie den Leichnam sehen, dann haben Sie den physischen Menschen, ohne daß er durchdrungen ist von Ätherleib, astralischem Leib und Ich. Er ist von diesen verlassen und zeigt gewissermaßen seine wahre Wesenheit. Sie stellen sich selber daher nicht richtig vor, wenn Sie das, was Sie vermeinen als den physischen Leib des Menschen aufzufassen, glauben mit sich durch den Raum herumzutragen; Sie würden viel richtiger sich selber vorstellen, wenn Sie sich als Leichnam dächten und sich so begreifen würden, daß Ihr Ich, Ihr astralischer Leib, Ihr Ätherleib diesen Leichnam durch den Raum trägt. (296, 98f.)

Der physische Leib des Menschen ist in seiner Form, in seinen Verrichtungen, Bewegungen und so weiter, der Ausdruck und die Wirkung von dem, was in den andern Gliedern, im Ätherleib, Astralleib und Ich, vorgeht. (11, 225)

Die Verwirrungen in der medizinischen Wissenschaft sind eben dadurch allein zustande gekommen, daß die Wissenschaft materialistisch geworden ist und sich beschränkte darauf, die Vorgänge im physischen Leibe zu beobachten. Diese Vorgänge im physischen Leibe sind aber eben niemals etwas Selbständiges und vor allen Dingen, sie sind nicht etwas in ihrer Art ganz Gleichwertiges. Denn sehen Sie, im physischen Leibe kann irgend etwas besonders davon abhängen, daß der Ätherleib drinnen arbeitet oder auch daß der astralische Leib oder das Ich drinnen arbeiten. Es sind immer physische Vorgänge, aber die physischen Vorgänge sind danach spezialisiert, sie haben einen ganz anderen Charakter nach dem höheren Gliede, das da in der physischen Organisation arbeitet. (312, 148f.)

Stellen wir uns einmal ganz ernstlich, meine lieben Freunde, auf den Standpunkt, den uns Anthroposophie über den Menschen gibt. Der Mensch tritt uns entgegen in seinem physischen Leib, der eine lange Entwickelung hinter sich hat, der als physischer Leib durch drei vorbereitende Stadien, wie ich es beschrieben habe in meiner «Geheimwissenschaft im Umriß» [GA 13], gegangen ist, bevor er der Erdenleib wurde, der zu seinem Verständnis wahrhaftig mehr braucht als dasjenige, was heute in Anatomie und Physiologie ihm entgegengebracht wird. Denn ich möchte auch hier darauf aufmerksam machen, daß ja dieser physische Leib des Menschen, so wie er heute ist, ein getreues Abbild ist des ätherischen Leibes, der in seiner dritten Epoche ist, des astralischen Leibes, der in seiner zweiten Epoche ist, und auch bis zu einem gewissen Grade der Ich-Organisation, die der Mensch erst auf der Erde aufgenommen hat, die also in ihrer ersten Epoche ist. Das alles prägt sich wie Siegelabdrücke in dem physischen Leib des Menschen aus. Das macht den physischen Leib dann außerordentlich kompliziert, so wie er uns heute entgegentritt. Er ist nur seiner rein mineralisch-physischen Beschaffenheit nach mit den Erkenntniskräften durchschaubar, mit denen man heute an ihn herantritt. Dasjenige, was der Ätherleib in ihn einprägt, das ist gar nicht mit diesen Erkenntniskräften durchschaubar. Es muß mit den Augen des plastischen Künstlers gesehen werden. Das muß gesehen werden so, daß man sich erwirbt Anschauungen, Bildgestaltungen, die aus den Kräften des Weltenalls heraus erfaßt werden und die man wiedererkennt in den Formen des ganzen Menschen, wiedererkennt in den Formen der einzelnen Organe.

Fernerhin ist dieser physische Mensch ein Abbild desjenigen, was in der Atmungs-Blutzirkulation ist. Die ganze Dynamik, die in der Blutzirkulation und Atmungszirkulation wirkend webt, die ist aber musikalisch orientiert, die kann man nur verstehen, wenn man sie in musikalischen Formen denkt. Man kann sie nur verstehen, wenn man zum Beispiel so denkt, daß man, sagen wir im Knochensystem sieht dasjenige, in das hineingeflossen sind die Bildekräfte, die dann im feineren in der Atmung und in der Zirkulation tätig sind, aber nach musikalischen Gestaltungskräften. Wir können geradezu wahrnehmen, wie die Oktave ausgeht rückwärts von den Schulterblättern und den Knochen entlang geht, und daß die Arme in ihrer Knochenformation nicht verstanden werden können aus einer mechanischen Dynamik heraus, sondern wenn man ihnen ein musikalisches Verständnis entgegenbringt. Da finden wir die Prim von den Schulterblättern bis zum Ansatz der Oberarmknochen, wir finden die Sekund im Oberarmknochen, die Terz vom Ellenbogen bis zum Handgelenk. Wir finden da zwei Knochen, weil es zwei Terzen gibt, eine große und eine kleine und so weiter. Kurz, wenn wir dasjenige, was in der Atmung und Blutzirkulation beherrscht ist vom astralischen Leib, im Abdruck im physischen Leibe wieder suchen, müssen wir musikalisches Verständnis entgegenbringen. Noch komplizierter ist das Verständnis von der Ich-Organisation. Da ist es nötig zu begreifen, was angedeutet ist im ersten Vers des Johannes-Evangeliums: «Im Urbeginne war das Wort ...» Was da als Verständnis des Wortes gemeint ist im Konkreten, nicht im Abstrakten, wie es die Evangelien Interpreten gewöhnlich geben, das, wieder angewandt im Konkreten auf den wirklichen Menschen, gibt dann ein Verständnis von dem, wie die Ich-Organisation eingreift in den physisch-menschlichen Leib. (318, 22ff.)

Zur fortdauernden Erneuerung der Substanz des physischen Leibes

Wir stoßen fortwährend von unserem Körper nach außen ab, es ist fortwährend eine zentrifugale Strömung nach außen, die den Körper abstößt. Das führt dazu, daß der Körper tatsächlich alle sieben bis acht Jahre richtig erneuert wird. (317, 16)

Der Vorgang ist allerdings komplizierter, als daß man ihn einfach, wenn man exakt sein will, so vorstellen könnte, daß man sagt: Der Mensch stößt im Laufe von sieben bis acht Jahren seine sämtliche physische Materie ab und erneuert sie. – Es ist etwas daran durchaus stimmend, aber man braucht nur auf den Zahnwechsel selbst hinzuschauen, dann wird man schon finden, daß man sich das etwas modifiziert vorzustellen hat. Denn wäre in dieser Abstraktheit die Sache richtig, müßten wir immer nach sieben Jahren frische Zähne bekommen. Das ist aber nicht der Fall. Wir bekommen sie nur einmal. Nun sind aber die Zähne gerade zu demjenigen gehörig, was nach einmaliger Auswechslung eben nicht eine Erneuerung erfährt. Sie sind im extremsten Sinne dazugehörig. Aber es ist ja der Lauf der Entwickelung des Menschen auf Erden überhaupt so, daß er sozusagen immer mehr und mehr, je älter er wird, von der alten physischen Materie etwas in sich behält. Eine Auswechselung in sieben- bis achtjährigen Zeiträumen der weitaus meisten Teile der physischen Materie findet schon statt, aber wir müssen unterscheiden am Menschen zwischen etwas, was immerhin zurückbleibt; mit dem siebenten Jahre sind es nur die Zähne, die sich dann ansetzen und dann bleiben, aber nach weiteren rhythmischen Wiederholungen solcher Übergangszeiten bleiben auch immer in der menschlichen Wesenheit Teile des Materiellen stehen, die nicht ausgewechselt werden, obwohl der größte Teil des Menschen im Verlauf von sieben bis acht Jahren seine Materie durchaus auswechselt. So daß also gesagt werden muß radikal für die sieben ersten Lebensjahre ungefähr, daß der Mensch die gesamte Materie, die er hat, wenn er geboren wird, abstreift, nichts von ihr zurückbehält, sondern nur die in ihnen wirkenden und wesenden Kräfte zurückbehält, die sich die ganz neu akquierierte Materie für die ersten sieben Lebensjahre so aneignen, daß der Mensch die Erneuerung seines physischen Leibes bis zu den Zähnen eben hat mit dem Zahnwechsel. (318, 50f.)

2. Der ätherische Leib

Wesen und Wirksamkeit des ätherischen Leibes

Die Beobachtung zeigt [...], daß die Lebenserscheinungen eine ganz andere Orientierung haben als die im Leblosen verlaufenden. Für die letzteren wird man sagen können: sie zeigen sich von Kräften beherrscht, die vom Wesen des Stoffes ausstrahlen, vom – relativen – Mittelpunkt nach der Peripherie hin. Die Lebenserscheinungen zeigen den Stoff von Kräften beherrscht, die von außen nach innen wirken, gegen den – relativen – Mittelpunkt zu. Beim Übergange ins Leben muß sich der Stoff den ausstrahlenden Kräften entziehen und sich den einstrahlenden fügen.

Nun hat ein jeglicher Erdenstoff und auch Erdenvorgang seine ausstrahlenden Kräfte von der Erde und in Gemeinschaft mit ihr. Er ist ein solcher Stoff, wie ihn die Chemie betrachtet, nur als ein Bestandteil des Erdenkörpers. Kommt er zum Leben, so muß er aufhören, ein bloßer Erdenteil zu sein. Er tritt aus der Gemeinschaft mit der Erde heraus. Er wird einbezogen in die Kräfte, die vom Außerirdischen nach der Erde von allen Seiten einstrahlen. Sieht man einen Stoff oder Vorgang als Leben sich entfalten, so muß man sich vorstellen, er entziehe sich den Kräften, die wie vom Mittelpunkte der Erde auf ihn wirken, und er komme in den Bereich von anderen, die keinen Mittelpunkt, sondern einen Umkreis haben.

Von allen Seiten wirken sie heran, diese Kräfte, wie nach dem Mittelpunkte der Erde hin strebend. Sie müßten das Stoffliche des Erdenbereichs völlig gestaltlos auflösen, zerreißen, wenn sich nicht in diesen Kräfteraum die Wirkungen der außerirdischen Himmelskörper mischten, die die Auflösung modifizieren. An der Pflanze kann man beobachten, was in Betracht kommt. Die Stoffe der Erde werden in den Pflanzen aus dem Bereich der Erdenwirkungen herausgehoben. Sie streben in das Formlose. Diesen Übergang in das Formlose modifizieren die Sonnenwirkungen und Ähnliches aus dem Weltenraume. Wirkt das nicht, oder anders z. B. in der Nacht, dann regen sich in den Stoffen wieder die Kräfte, die sie aus der Erdengemeinschaft haben. Und aus dem Zusammenwirken der irdischen und kosmischen Kräfte entsteht das Pflanzenwesen. [...]

Die Pflanze läßt in sich das Physische walten, wenn das Ätherische aus dem Weltenraum seine Wirksamkeit nicht mehr entfaltet, wie das in der Nacht der Fall ist, wo der Sonnenäther aufhört zu wirken. Das Menschenwesen läßt in seinem Körper das Physische erst im Tode walten. Im Schlafe entschwinden die Bewußtseins- und Selbstbewußtseins-Erscheinungen; die Lebenserschei-

nungen aber bleiben bestehen, auch wenn der Sonnenäther im Weltenraum nicht wirkt. Die Pflanze nimmt fortdauernd während ihres Lebens die auf die Erde einstrahlenden Ätherkräfte in sich auf. Der Mensch trägt sie aber schon von seiner Embryonalzeit an individualisiert in sich. Was so die Pflanze aus der Welt erhält, entnimmt der Mensch während seines Lebens *aus sich*, weil er es schon im Leibe der Mutter zur Fortentwicklung erhalten hat. Eine Kraft, die eigentlich ursprünglich kosmisch ist, zur auf die Erde einstrahlenden Wirkung bestimmt, wirkt aus der Lunge oder Leber heraus. Sie hat eine Metamorphose ihrer Richtung vollzogen.
Man wird deshalb sagen müssen, der Mensch trägt das Ätherische in einer individualisierten Art in sich. So wie er das Physische in der individualisierten Gestalt seines physischen Leibes und seiner Leibesorgane an sich trägt, ebenso das Ätherische. Er hat seinen besonderen Ätherleib wie seinen besonderen physischen Leib. Im Schlafe bleibt dieser Ätherleib mit dem physischen Leibe verbunden und gibt diesem das Leben; nur im Tode löst er sich von ihm. (27, 27ff.)

Wir können [den] physischen Leib studieren, wenn wir die ihn durchströmenden Kräfte innerhalb seiner Raumesausdehnung suchen. Den Äther- oder Bildekräfteleib, der den Menschen durchflutet, können wir nicht studieren, wenn wir von diesem Raume ausgehen. Wir können ihn nur studieren, wenn wir ihn als gebildet aus dem ganzen Kosmos auffassen, wenn wir ihn auffassen, daß eben diese von allen Seiten sich der Erde nähernden Kraftflächen an den Menschen herankommen und von außen her seinen Bildekräfteleib plastisch formen. (82, 88)

[Die] im Ätherleibe wirksamen Kräfte betätigen sich im Beginne des menschlichen Erdenlebens – am deutlichsten während der Embryonalzeit – als Gestaltungs- und Wachstumskräfte. Im Verlaufe des Erdenlebens emanzipiert sich ein Teil dieser Kräfte von der Betätigung in Gestaltung und Wachstum und wird Denkkräfte, eben jene Kräfte, die für das gewöhnliche Bewußtsein die schattenhafte Gedankenwelt hervorbringen.
Es ist von der allergrößten Bedeutung zu wissen, daß die gewöhnlichen Denkkräfte des Menschen die verfeinerten Gestaltungs- und Wachstumskräfte sind. Im Gestalten und Wachsen des menschlichen Organismus offenbart sich ein Geistiges. Denn dieses Geistige erscheint dann im Lebensverlaufe als die geistige Denkkraft.
Und diese Denkkraft ist nur ein Teil der im Ätherischen webenden menschlichen Gestaltungs- und Wachstumskraft. Der andere Teil bleibt seiner im menschlichen Lebensbeginne innegehabten Aufgabe getreu. Nur weil der

Mensch, wenn seine Gestaltung und sein Wachstum vorgerückt, das ist, bis zu einem gewissen Grade abgeschlossen sind, sich noch weiter entwickelt, kann das Ätherisch-Geistige, das im Organismus webt und lebt, im weiteren Leben als Denkkraft auftreten.
So offenbart sich der imaginativen geistigen Anschauung die bildsame (plastische) Kraft als ein Ätherisch-Geistiges von der einen Seite, das von der andern Seite als der Seelen-Inhalt des Denkens auftritt.
Verfolgt man nun das Substantielle der Erdenstoffe in die Ätherbildung hinein, so muß man sagen: diese Stoffe nehmen überall da, wo sie in diese Bildung eintreten, ein Wesen an, durch das sie sich der physischen Natur entfremden. In dieser Entfremdung treten sie in eine Welt ein, in der ihnen das Geistige entgegenkommt und sie in sein eigenes Wesen verwandelt. (27, 12f.)

Die physische Stofflichkeit erfährt eine Weiterbildung ihres Wesens, indem sie zum Weben und Leben im Ätherischen übergeht. Und *Leben* hängt davon ab, daß der organische Körper dem Wesen des Irdischen entrissen und vom außerirdischen Weltall herein aufgebaut wird. (27, 16)

Alle Organe werden in ihrer Form und Gestalt durch die Strömungen und Bewegungen des Ätherleibes gehalten. Dem physischen Herzen liegt ein «Ätherherz» zugrunde, dem physischen Gehirn ein «Äthergehirn» usw. Es ist eben der Ätherleib in sich gegliedert wie der physische, nur komplizierter, und es ist in ihm alles in lebendigem Durcheinanderfließen, wo im physischen Leibe abgesonderte Teile vorhanden sind. (13, 57f.)

Der Ätherleib ist der, welcher die chemischen und physischen Stoffe so formt, daß sie Lebensprozesse werden. Dadurch lebt der Ätherleib in dem physischen Leibe darinnen, faßt in sich, umspannt die chemischen und physischen Prozesse. (60, 89f.)

Er [der Ätherleib] wirkt in jedem Moment dem Zerfall des physischen Leibes entgegen, er ist der Kämpfer gegen diesen Zerfall des physischen Leibes. Ohne ihn würde der physische Leib, wenn er nur sich selbst überlassen bliebe, den physischen Kräften folgen und nach und nach zerfallen. (101, 53)

In jedem Augenblick des Lebens wirkt gegen den Zerfall der physischer Leiber ihr sogenannter Äther- oder Lebensleib. Ein immerwährender Kampf findet statt in ihnen. Und in dem Augenblick des Todes, wo sich der Äther- oder Lebensleib trennt von dem physischen Leib, da folgen die Stoffe und Kräfte des physischen Leibes ihren eigenen Gesetzen. (56, 73)

Was [...] im ätherischen Leib lebt, ist aus dem ätherischen Wesen des Kosmos in den Menschen hineingewoben. Es kann sich nie ganz vom Kosmos ablösen. Es setzt sich das kosmisch-ätherische Geschehen in die menschliche Organisation herein fort; und die innermenschliche Fortsetzung ist der Ätherorganismus. Daher kommt es, daß in dem Momente, in dem nach dem Tode der Mensch in seiner ätherischen Organisation sich bewußt wird, dieses Bewußtsein auch schon beginnt, sich in ein kosmisches Bewußtsein umzuwandeln. Der Mensch fühlt den Weltenäther geradeso wie seinen Ätherorganismus als etwas, was in seiner eigenen Wesenheit ist. Das heißt aber in Wirklichkeit: der Ätherleib löst sich nach kurzer Zeit im Weltenäther auf. Der Mensch behält sein Inneres, das während des Erdendaseins an den physischen und ätherischen Organismus gebunden war, seinen astralischen Organismus und seine Ich-Wesenheit zurück. (25, 74)

[...] Dieser ätherische Organismus ist ja [...] das fortwährende Hereinspielen kosmischer Kräfte, der Kräfte des kosmischen Lebens. Indem die Menschenseele sich allmählich mit dem Ätherleibe durch den Tod durchlebt, erlebt sie in dem Ätherleibe den kosmischen Weltenäther mit. Was im kosmischen Weltenäther sich abspielt, das strömt jetzt in den ätherischen Organismus herein, denn die Abhaltung dieses Hereinströmens geschah ja bisher nur durch den physischen Organismus. Diese Abhaltung ist jetzt weg. Der ätherische Organismus ist in seinem Geschehen nicht so getrennt von den äußeren kosmischen Ereignissen und Tatsachen wie der physische. Was draußen im kosmischen Weltenäther vor sich geht, das strömt wirkend herein in den menschlichen ätherischen Organismus, und was im menschlichen ätherischen Organismus vor sich geht, das pulst hinaus in die Welt durch die ätherische Organisation. (215, 152)

Eigentlich haben wir fortwährend mit Bezug auf unseren Ätherleib damit zu kämpfen – natürlich geschieht das alles im Unterbewußten –, die Kugelform zu überwinden. Der menschliche Ätherleib, so wie er nun einmal ist, ist sehr angepaßt in seiner Form, in seiner Gestaltung dem menschlichen physischen Leib. Er hat nicht so feste Grenzen, er ist in sich beweglich; aber wir können in ihm auch unterscheiden eine Kopfpartie, eine Rumpfpartie, undeutlich die Gliedmaßenpartien, da verschwimmt der Ätherleib. So daß es so ist, daß wenn wir einen Arm bewegen, der Ätherleib, der sich sonst der Form des menschlichen Organismus anpaßt, nur etwas herausragt über denselben, während er nach unten auseinandergeht. Dieser Ätherleib hat aber durch das Universum, durch den Kosmos eigentlich die Tendenz, Kugelform anzunehmen. Gegen diese Kugelform muß eben dasjenige, was als höheres Wesen im Menschen ist, der astralische Mensch und der Ich-Mensch kämpfen. Das plastiziert heraus aus der Kugelform eben diese Form, die sich der menschlichen Gestalt anpaßt. (234, 82)

Der Kosmos offenbart sich dem Menschen zunächst von Seite der Erde und von der Seite des Außerirdischen, der Sternenwelt.
Mit der Erde und ihren Kräften fühlt sich der Mensch verwandt. Das Leben belehrt ihn über *diese* Verwandtschaft mit großer Deutlichkeit.
Nicht so fühlt er sich *im gegenwärtigen Zeitalter* verwandt mit der Sternenumgebung. Aber dies dauert nur so lange, als er sich seines Ätherleibes nicht bewußt ist. Den Ätherleib in Imaginationen erfassen, heißt ein Zusammengehörigkeitsgefühl mit der Sternenwelt so entwickeln, wie man dies durch das Bewußtsein vom physischen Leibe von der Erde hat.
Die Kräfte, die den Ätherleib in die Welt hineinstellen, kommen aus dem *Umkreis* der Welt, wie die für den physischen Leib aus dem *Mittelpunkt* der Erde strahlen.
Aber mit den Ätherkräften, die aus dem Umkreis des Kosmos auf die Erde einströmen, kommen auch diejenigen Weltimpulse, die im astralischen Leibe des Menschen wirken.
Der Äther ist wie ein Meer, in dem sich schwimmend aus den allseitigen Weltenfernen die Astralkräfte der Erde nähern. (26, 224)

Der Ätherleib ist nichts anderes als ein zusammengedrängtes, die Weltgesetzlichkeit in sich spiegelndes Bild der kosmischen Gesetzmäßigkeit.
[...] Es liegt dem Ätherleib die allumfassende kosmische Gesetzmäßigkeit zu Grunde; der Vereinheitlichung seines Wirkens liegt die Tendenz zu Grunde, sich auf etwas wie auf einen Mittelpunkt zu beziehen. Und das *Bild* dieser Einheitstendenz ist der physische Leib. (35, 127/131)

Dieser menschliche Ätherleib ist eigentlich von dem ganzen Universum abhängig, so abhängig, daß für ihn die vertikale oder horizontale Richtung etwas bedeutet, daß es für ihn etwas bedeutet, ob er innerhalb der Lichtmasse ist, die von der Sonne ausgeht, oder unter dem Einflusse der Schwere-Masse der Erde, wenn er sich in der Dunkelheit befindet, und so weiter. Man merkt, dieser Ätherleib steht auf einer Stufe, auf der er noch abhängiger ist von dem gesamten Kosmos, während der physische Menschenleib diese Entwickelungsstufe schon hinter sich hat und nunmehr unmittelbar abhängig geworden ist von der Erde. Es ist eine viel, ich möchte sagen, idealere Abhängigkeit von einem umfassenderen Ganzen, was diesem Bildekräfte-Leib eignet, als dasjenige ist, was dem physisch-sinnlichen Leib eignet. So entdeckt man die merkwürdige

Wahrheit, daß der Mensch in dem, was er innerlich ist, zwar ein übersinnliches, geistiges Wesen ist, das sich sein Abbild schafft hier im physischen Menschenleib, daß aber dieses Übersinnliche, obzwar es übersinnlich ist, in gewisser Beziehung höher steht als das Physisch-Sinnliche, sich noch auf einer früheren Entwickelungsstufe befindet. (67, 152)

Wenn Sie einen Finger an Ihrem Organismus betrachten, so ist er ein lebendiges Glied an diesem Organismus. Schneiden Sie ihn ab, so ist er nicht mehr, was er vorher war. Er stirbt ab, er lebt nicht mehr. Und hätte der Finger ein Bewußtsein, dann würde er sich sagen: Ich bin nur etwas am Organismus, ich habe kein selbständiges Wesen. So aber muß man sagen in dem Augenblicke, wo man in imaginativer Erkenntnis in der ätherischen Welt drinnensteht. Da fühlt man sich nicht mehr als ein abgetrenntes, individualisiertes Wesen, sondern als ein Glied der ganzen ätherischen Welt, des ganzen ätherischen Kosmos, und man weiß nachher, daß man zur Individualität, zur Persönlichkeit nur dadurch gemacht worden ist, daß man einen physischen Leib an sich hat. Der physische Leib individualisiert. Der physische Leib ist dasjenige, was einen zu einem abgesonderten Wesen macht. (227, 53)

Der ätherische Leib als Zeitenwesen

[Man bekommt] nur einen richtigen Begriff von dem, was eigentlich physischer Leib des Menschen ist, wenn man trennen kann vom Zeitlichen das Räumliche. Beim Menschen ist es von fundamentaler Bedeutung, weil man überhaupt zu keinem Verständnis kommt, wenn man nicht weiß, daß bei ihm alles Zeitliche als Entität für sich verläuft, und das Räumliche von dem Zeitlichen als von etwas Dynamischem beherrscht wird, während bei einer Maschine das Zeitliche nur eine Funktion ist desjenigen, was räumlich wirkt. Das ist der Unterschied. Beim Menschen ist das Zeitliche ein Reales, während beim Mechanismus das Zeitliche nur eine Funktion des Raumes ist. (82, 236)

Der Raumesorganismus, den wir an uns tragen, ist dadurch ein Organismus, daß er in seinen einzelnen Gliedern Wechselwirkungen hat und seine einzelnen Glieder voneinander abhängig sind, daß das Ganze sich zu einer Totalität zusammenfügt. Wie es im Magen zugeht, davon hängt ab, wie es im Kopfe zugeht, und wie es im Kopfe zugeht, davon hängt ab, wie es im Magen zugeht. Im Organismus ist alles voneinander abhängig. So ist es auch in diesem Zeitorganismus: das Spätere, das der Mensch erlebt hat, gliedert sich organisch zusammen mit dem Vorhergehenden. (303, 85)

Es ist gut, wenn man sich überhaupt für das Verständnis von Äther- und physischem Leib die Vorstellung aneignet, daß der physische Leib vorzugsweise ein Raumesleib, der Ätherleib vorzugsweise ein Zeitenwesen ist. Man versteht den Ätherleib gar nicht, wenn man ihn nur als Raumeswesen betrachtet. [...] Weil das Leben des Ätherleibes selber wie in der Zeit verlaufend ist, ein Zeitenleben ist, deshalb erleben wir auch mit unserem Ätherleib die Zeit mit, das heißt den äußeren Strom der Ereignisse in der Zeit. (145, 74)

Dem sich im Stoffwechsel immer wieder erneuernden physischen Leib steht [...] die in ihrem Wesen von der Geburt (bzw. Empfängnis) bis zum Tode *dauernd* sich entfaltende innere Menschenwesenheit gegenüber, dem physischen Raumesleib ein Zeitenleib. (26, 27)

Das Zeitliche ist ein Einheitliches. Sie können nicht, wenn Sie einen zwanzigjährigen Menschen vor sich haben, den zwanzigjährigen Ätherleib bloß sehen, sondern Sie sehen alles, was im Ätherleib geschehen ist bis zu der Geburt hin und noch etwas darüber hinaus. Da wird wirklich die Zeit zum Raum. So wie Sie, wenn Sie in eine Allee hineinschauen und die Bäume durch die Perspektive einander immer nähergerückt werden, so wie Sie also in die ganze Allee hineinsehen dem Raume nach: so schauen Sie den Ätherleib, wie er gegenwärtig ist, an, sehen aber zurück das ganze Gebilde, das ein zeitliches Gebilde ist. Der Ätherleib ist ein Zeitorganismus. Der physische Leib ist ein Raumesorganismus. Der physische Leib ist jetzt ja abgeschlossen. Der Ätherleib ist immer als Ganzes da, entsprechend der vergangenen Lebensdauer während dieses Lebens. Das ist eine Einheit. Daher könnten Sie eigentlich den Ätherleib nur zeichnen oder malen, wenn Sie Wandelbilder malen könnten; nur mit einer größeren Geschwindigkeit müßten Sie malen. Was man als augenblickliche Gestaltung zeichnet oder malt, ist eben nur ein Durchschnitt, verhält sich dem ganzen Ätherleib gegenüber so, wie wenn Sie einem Baum den Stamm durchschneiden und dann zeichnen, was Sie da sehen im Durchschnitt. So ist es, wenn Sie den Ätherleib in einem Schema zeichnen, eben nur ein Durchschnitt, denn der ganze Ätherleib ist ein zeitlicher Verlauf. Und man kommt, indem man diesen zeitlichen Verlauf überblickt, sogar etwas über die Geburt, ja sogar über die Empfängnis hinaus bis zu einem Punkte, wo man schaut, wie der Mensch heruntergestiegen ist aus seinem vorirdischen Dasein zu diesem jetzigen Erdendasein, und sich sozusagen als Letztes, das er durchgemacht hat, bevor er von einem Elternpaar konzipiert wurde, Substantialität aus dem allgemeinen Weltenäther herangezogen und zu seinem eigenen Ätherleib gebildet hat.

So daß Sie also, sobald Sie vom Ätherleib sprechen, nicht anders sprechen können, als indem Sie das zeitliche Leben des Menschen bis über die Geburt hinaus überblicken. Das, was man als den Ätherleib in einem bestimmten Zeitmomente ansieht, ist nur eine Abstraktion; das Konkrete ist der zeitliche Verlauf. (234, 87f.)

Wir durchleben das Erdenleben eigentlich nur mit dem physischen Leib und auf eine eigentümliche Weise mit dem Ätherleib. Richtig durchleben wir das Erdenleben im Raume und in der gewöhnlichen Zeit nur mit unserem physischen Leibe. Alt wird nur unser physischer Leib, und der Ätherleib verbindet den Anfang mit demjenigen Punkte, in dem wir gerade in irgendeiner Lebensperiode stehen.
Nehmen wir also an, irgend jemand ist geboren worden 1900. Er ist heute dreiundzwanzig Jahre alt. Sein Ich und sein astralischer Leib sind im Grunde genommen in dem Zeitpunkte von 1900 stehengeblieben. Der physische Leib ist dreiundzwanzig Jahre alt geworden, und der Ätherleib verbindet den Zeitpunkt des Eintrittes ins Erdenleben mit dem Zeitpunkte, in dem der Betreffende gegenwärtig ist, so daß wir, wenn wir den Ätherleib nicht hätten, jeden Morgen wiederum aufwachen würden als ganz kleines Kind, das eben zur Welt kommt. Nur dadurch, daß wir in den Ätherleib hineingehen, bevor wir in den physischen Leib hineingehen, passen wir uns an das Alter des physischen Leibes an. Wir müssen uns jeden Morgen erst an das Alter des physischen Leibes anpassen. Der Ätherleib ist der Vermittler zwischen dem Geistig-Seelischen und dem physischen Leibe, und zwar so, daß er das Band über die Jahre hin bildet. Wenn einer schon sechzig Jahre alt geworden ist oder noch älter, so bildet der ätherische Leib das Band zwischen seinem allerersten Auftreten auf der Erde, bei dem er stehen geblieben ist als Ich und als astralischer Leib, und zwischen dem Alter seines physischen Leibes.
Nun werden Sie sagen: Aber wir haben doch unser Ich. Unser Ich ist mit uns alt geworden. Unser astralischer Leib, unser Denken, Fühlen und Wollen sind auch mit uns alt geworden. Wenn einer sechzig Jahre alt geworden ist, so ist doch sein Ich auch sechzig Jahre alt geworden. – Wenn wir in dem Ich, von dem wir täglich reden, unser wahres, unser wirkliches Ich vor uns hätten, dann wäre der Einwand berechtigt. Aber wir haben in dem Ich, von dem wir täglich reden, gar nicht unser wirkliches Ich vor uns, sondern unser wirkliches Ich steht am Ausgangspunkte unseres Erdenlebens. Unser physischer Leib wird, sagen wir sechzig Jahre alt. Er spiegelt zurück, indem durch den Ätherleib die Spiegelung vermittelt wird, immer von dem betreffenden Zeitpunkt, in dem der physische Leib lebt, das Spiegelbild des wahren Ichs. Dieses Spiegelbild des wahren Ichs, das wir in jedem Augenblicke von unserem physischen Leibe zurückbekommen, das in Wahrheit von etwas herrührt, das gar nicht ins Er-

dendasein mitgegangen ist, sehen wir. Und dieses Spiegelbild nennen wir unser Ich. Dieses Spiegelbild wird natürlich älter, denn es wird dadurch älter, daß der Spiegelapparat, der physische Leib, allmählich nicht mehr so frisch ist, wie er im frühen Kindesalter war, dann zuletzt klapperig wird und so weiter. Aber daß das Ich, das eigentlich nur das Spiegelbild des wahren Ichs ist, sich auch als alt zeigt, kommt nur davon, daß der Spiegelungsapparat nicht mehr so gut ist, wenn wir mit dem physischen Leibe alt geworden sind. Und der Ätherleib ist das, was sich nun von der Gegenwart immer so hindehnt, wie perspektivisch, nach unserem wahren Ich und nach unserem astralischen Leib, die gar nicht in die physische Welt heruntergehen. (226, 14f.)

Worauf es ankommt, das ist, daß wir in diesem Ätherleibe etwas sehr Wesentliches haben, nur kann es der Mensch im gewöhnlichen Leben nicht wahrnehmen. Aber was in diesem Ätherleibe im Tagesleben vom Aufwachen bis zum Einschlafen immer webt und lebt, das ist das Karma vom früheren Erdenleben, das schaut er an. In der Tat, in unserem Unterbewußtsein webt dieser Ätherleib, und sein Weben ist Anschauung unseres Karma aus früheren Verkörperungen. [...] Vom Aufwachen bis zum Einschlafen ist der Ätherleib konkret, als Wirklichkeit gefaßt, dies, daß er das Karma anschaut, und zwar vom Aufwachen bis zum Einschlafen das Karma aus früheren Erdenleben, und vom Einschlafen bis zum Aufwachen das werdende Karma. (181, 289)

Die Zeitigung des ätherischen Leibes

Unser Ätherleib, wenn wir das Wort überhaupt anwenden wollen, ist durch die Kräfte, durch die er gebildet wird, alt, wenn er zur Geburt oder Empfängnis hingeleitet wird. Er ist alt, indem wir eben erst unser physisches Leben anfangen, da ist er ausgeprägt und ausziseliert, da hat er viele, viele innere Formungen – es sind Bewegungen, aber die sind innere Formungen. Die werden ihm genommen im Verlaufe des Lebens, aber dafür wird die Kraft, zu leben, erhöht, und er ist ein Kind, wenn wir alt sterben. Der Ätherleib macht gerade die umgekehrte Entwickelung durch als der physische Leib. Wenn wir vom physischen Leiben sagen «wir altern», müßten wir vom Ätherleibe sagen «wir jüngern», und es ist gut, diesen Ausdruck zu bilden. Wir «jüngern» in bezug auf unseren Ätherleib. Wir «jüngern» wirklich in bezug auf unseren Ätherleib, so daß wir diesen Ätherleib, wenn wir geboren werden, in seiner Kraft gerichtet haben auf all dasjenige, was eingeschlossen ist in der menschlichen Haut, während er, wenn wir in einem gewissen Alter durch die Pforte des Todes gehen, eine Art Verwandtschaft hat mit dem ganzen Kosmos. Er hat die Kräfte wieder zurückbekommen, die ihm genommen waren. In dem Augenblick, wo wir Kind waren, da war sein Zusammenhang mit dem Kosmos unterbrochen, da mußte er alle seine Kräfte in den einzigen Raum hineinsenden, der in der menschlichen Haut eingeschlossen ist, da war er auf einen Punkt der Welt gleichsam zusammengedrängt. Nun wird er wiederum frisch, nun wird er wiederum in den Kosmos immer mehr und mehr hineingestellt in demselben Maße, als der physische Leib altert. (157a, 93f.)

Über die Licht-Atmung des ätherischen Leibes – Licht, Ton und Leben

Der physische Organismus atmet die Luft ein, atmet die Luft aus. Der Ätherorganismus atmet Licht aus, und dieses Licht gibt er uns. Und indem er Licht ausatmet und uns Licht zuteil wird, leben wir durch sein Licht. Und er atmet Licht ein. Wie wir Luft ein- und ausatmen, so atmet unser Ätherleib Licht aus und ein. Und indem er Licht einatmet, verarbeitet er das Licht in sich, wie wir die Luft in uns physisch verarbeiten. [...] Der Ätherleib atmet Licht ein, verarbeitet das Licht in sich zur Dunkelheit, und in diese Dunkelheit kann er als seine Nahrung den Weltenton aufnehmen, der in der Sphärenharmonie lebt, und kann aufnehmen die Lebensimpulse. Wie wir die physische Nahrung aufnehmen, so atmet ein und aus das ätherische Wesen, das in uns lebt, Licht. Wie wir die Luft in uns als Sauerstoff verarbeiten und zu Kohlensäure machen, so verarbeitet der Ätherleib das Licht und durchzieht es mit Dunkelheit, wodurch es in Farben erscheint und der Ätherleib uns, für den hellsichtigen Blick, in wogenden Farben erscheint. Aber während der Ätherleib das Licht für die Dunkelheit zubereitet und dadurch innere Atmungsarbeit für sich verrichtet, lebt er, indem er den Weltenton aufnimmt, den Weltenton in das Weltenleben verarbeitet. (171, 206)

Der ätherische Leib und seine organologischen Farbqualitäten

Wenn Sie den Ätherleib nehmen und unmittelbar hellsichtig erforschen, so ist er ein wunderbares Gebilde ineinander flutender und schimmernder Farben. Was sind denn diese Farben, die im Ätherleib fluten? Ja, das sind die Kräfte, die am physischen Leibe bauen, die Kräfte, die nicht nur ihm Organe aufbauen, sondern auch wirken in dem, was während des Lebens von den Organen des physischen Leibes vollzogen wird. Aber die menschlichen Organe sind von verschiedener Bedeutung. Nehmen Sie zwei solcher Organe wie die Eingeweide und das Gehirn. Die äußere Anatomie untersucht die Gewebe und alles, was in Betracht kommt, als gleichwertig. Das sind die Dinge aber nicht, sie sind ganz verschieden. Wenn wir das menschliche Gehirn anschauen, ist es als physisches Organ etwas Vollkommenes; das kommt davon her, daß im

Gehirn jene Farbenfluten verarbeitet sind. Wenn wir den Ätherleib des menschlichen Gehirns anschauen, dann sehen wir ihn in verhältnismäßig blasser Farbe, denn die Farben sind dazu verwendet worden, den Bau des Gehirns hervorzubringen. Wenn wir die Eingeweide anschauen, so finden wir die flutenden Farben hellschimmernd wunderbar ineinanderfluten, denn die Eingeweide sind wirklich gröbere Organe, da muß noch nicht so viel vom Geistigen verwendet werden, da bleiben die Kräfte noch zurück im Ätherleibe, da wird ein kleinerer Teil nur zum Ausbau verwendet. (174b, 71)

Physischer Leib und ätherischer Leib – Schwere und Licht

Sehen Sie, unser Gehirn wiegt durchschnittlich 1250 Gramm. Wenn dieses Gehirn, indem wir es in uns tragen, wirklich 1250 Gramm wiegen würde, dann würde es so stark drücken auf die unter ihm befindlichen Blutadern, daß das Gehirn nicht in richtiger Weise mit Blut versorgt werden könnte. Es würde ein starker Druck ausgeübt werden, der das Bewußtsein sogleich umnebeln würde. In Wahrheit drückt das Gehirn gar nicht mit den vollen 1250 Gramm auf die Unterfläche der Schädelhöhle, sondern nur mit etwa 20 Gramm. Das kommt davon her, daß das Gehirn in der Gehirnflüssigkeit schwimmt. So wie der Körper hier [Zeichnung] im Wasser schwimmt, so schwimmt das Gehirn in der Gehirnflüssigkeit. Und das Gewicht der Gehirnflüssigkeit, die verdrängt wird durch das Gehirn, beträgt eben ungefähr 1230 Gramm. Um diese wird das Gehirn leichter und hat nur noch 20 Gramm. Das heißt, wenn man nun auch – und das tut man ja mit einem gewissen Recht – das Gehirn als das Werkzeug unserer Intelligenz und unseres Seelenlebens, wenigstens eines Teiles unseres Seelenlebens, betrachtet, so muß man nicht bloß rechnen mit dem wägbaren Gehirn – denn dieses ist nicht allein da –, sondern dadurch, daß ein Auftrieb da ist, strebt das Gehirn eigentlich nach aufwärts, strebt seiner eigenen Schwere entgegen. Das heißt, wir leben mit unserer Intelligenz nicht in abwärtsziehenden, sondern in aufwärtsziehenden Kräften. Wir leben mit unserer Intelligenz in einem Auftrieb drinnen.
Nun ist das, was ich Ihnen auseinandergesetzt habe, allerdings nur für unser Gehirn so. Die anderen Teile unseres Organismus, also von dem Boden der Schädeldecke nach unten, die sind nur zum kleinsten Teil – nur das Rückenmark – in derselben Lage. Aber im ganzen streben die anderen Teile des Organismus nach unten. Da leben wir also in dem Zug nach unten. Wir leben im Gehirn im Auftriebe, nach aufwärts, und sonst im Zuge nach unten. Unser Wille lebt durchaus im Zug nach unten. Er muß sich vereinigen mit dem Druck nach unten. Dadurch aber wird ihm das Bewußtsein genommen. Dadurch schläft er fortwährend. Gerade das ist das Wesentliche der Willenserscheinung,

daß sie als bewußte ausgelöscht wird, deshalb, weil sich der Wille mit der nach unten gerichteten Schwerkraft vereinigt. Und unsere Intelligenz wird lichtvoll dadurch, daß wir uns vereinigen können mit dem Auftrieb, daß unser Gehirn entgegenarbeitet der Schwerkraft.
Sie sehen, durch die verschiedenartige Vereinigung des menschlichen Lebens mit dem zugrunde liegenden Materiellen wird auf der einen Seite das Untergehen des Willens in der Materie bewirkt und auf der anderen Seite wird die Aufhellung des Willens zur Intelligenz bewirkt. Niemals könnte die Intelligenz entstehen, wenn unser Seelenwesen gebunden wäre an eine bloß nach abwärts strebende Materie. (320, 49f.)

Dadurch, daß sie [die Materie] sich in so hohem Grade ausschaltet, sind wir in der Lage, wirksam sein zu lassen in besonderem Maße für unser Gehirn unseren Ätherleib. Der kann tun, was er will, weil er nicht beirrt wird durch die Schwere der Materie. Im übrigen Organismus wird der Äther überwältigt von der Schwere der Materie. Da haben Sie eine Gliederung des Menschen so, daß Sie für alles, was der Intelligenz dient, gewissermaßen den Äther freibekommen, für alles andere haben Sie den Äther an die physische Materie gebunden. So daß für unser Gehirn der Ätherorganismus übertönt den physischen Organismus, und für den übrigen Leib die Einrichtung und die Kräfte unseres physischen Organismus übertönen die des Ätherorganismus. (320, 52)

Physischer Leib und ätherischer Leib – Elemente und Äther

Sehen Sie, hat man durch Intuition die Tätigkeit, diese wunderbare Tätigkeit innerhalb der gesamten menschlichen Organisation von Organ zu Organ ergriffen, was sich alles abspielt im Wärmeäther, so kommt man eigentlich zu zwei Wärmearten. Nämlich der Wärmeäther ist ein ganz besonderes Element. Wenn Sie irgendeinen Vorgang haben, der im Wärmeäther eine Veränderung hervorruft, so entsteht immer eine Gegenwirkung. Wärmeströmungen sind eigentlich immer so, daß sie einander entgegenströmen, Aktion und Reaktion. Der Wärmeäther ist in sich selber differenziert. Es ist immer eine gröbere Äthersubstanz da, der eine feinere Äthersubstanz entgegensteht. Dadurch aber nur ist es möglich, daß solche Erscheinungen auftreten, die wir uns zunächst an einer groben Erscheinung klarmachen können. Denken Sie sich, Sie seien zunächst in einem wohltemperierten Zimmer, das schön warm ist; es ist angenehm. Sie machen es heißer, so sehr, daß Sie es nicht mehr aushalten können. Das ist nicht bloß ein physischer Zustand, das ist auch ein seelischer Zustand. Die eine Wärme, die feinere Wärme, die erlebt insbesondere die Seele. Wir erleben eigentlich die Wärme immer zweifach: die Wärme, die wir seelisch erleben, und die Wärme, in der wir leben, die außerhalb unserer Seele ist; die Wärme, die in unserem Wärmeorganismus ist, und die Wärme, die draußen ist. Wir können sagen, es gibt eine physische Wärme und eine seelische Wärme. Gehen wir aber zu den inneren Organen, zum luftförmigen Menschen, der durch Inspiration erkannt wird, da haben wir das Luftförmige in seiner Hauptgestalt zunächst. Aber in diesem Luftförmigen wirkt – nicht wie die feinere Wärme in der Wärme selber noch wirkt –, in der Luftgestaltung wirkt das Licht, so daß Sie sagen können: Für die Intuition wird Wärme in Wärme klar, es bleibt Wärme noch Wärme, indem sie in ihrem eigenen Element sich differenziert. Aber so ist es nicht bei der Luft. Die wirkliche Luft ist nicht die phantastische Luft der Physiker, die unsere Erde umgibt wie eine andere Haut; die gibt es nicht. Die wirkliche Luft ist ohne irgendeinen Lichtzustand – denn Finsternis ist auch ein Lichtzustand – nicht denkbar, so daß Luft und Licht eine zusammengehörige Differenzierung sind, daß also in allem Luftorganismus Licht mitorganisierend ist. Jetzt kommen Sie noch mehr ins Seelische hinein. Es gibt nicht nur äußeres Licht, sondern auch metamorphosiertes inneres Licht, das den ganzen Menschen durchdringt, das in ihm lebt. Mit der Luft lebt das Licht in ihm.

Und ebenso lebt mit dem Wasser, mit dem flüssigen Element, der Chemismus in Ihnen. Da leben die chemischen Kräfte. Wasser als physisches Wasser vorgestellt, also das Wasser der Physiker, ist Phantasterei. In dem Augenblick, wo Wasser irgendwo organisierend auftritt, tritt es nicht auf ohne den Chemismus. Das Flüssige im Menschen sich ohne den Chemismus vorstellen, heißt ebenso viel, wie einen menschlichen Organismus ohne Kopf sich vorstellen. Man kann es sogar zeichnen, kann sogar alles Seelische eliminieren, aber es ist keine Realität mehr da. Schneiden Sie von Ihrem Körper den Kopf ab, so kann er nicht mehr leben; er bleibt kein Organismus. Ebenso ist das Flüssige im Menschen nicht dasjenige, was der Physiker phantastisch als Wasser schildert, sondern wie der menschliche Organismus mit dem Kopfe durch und durch ein Ganzes bildet, so ist an dieses Flüssige der Chemismus, ist überall der Chemismus gebunden.

Und das Feste oder Erdige im menschlichen Organismus, das ist überhaupt nur im Status nascendi vorhanden, wie auch Wasser im Menschen nur so vorhanden ist; es verwandelt sich gleich. Das Erdige ist im Menschen nur vorhanden, indem es zu gleicher Zeit gebunden ist an das Leben.

Und jetzt sehen Sie, machen Sie hier einen – senkrechten – Strich, so haben Sie hier den physischen Leib, und hier den dazugehörigen Ätherleib **(Abb. 1)**. Aber die sind nun ein Ganzes, sind gewissermaßen nur eines, von zwei Seiten aus gesehen. Sie haben die Ätherzustände Wärme, Licht, Chemismus, Leben, und haben die physischen Zustände Wärme, Luft, Wasser, Erde. (316, 98ff.)

Die vier Ätherarten und der ätherische Leib des Menschen

Wenn wir den Äther überhaupt betrachten, von dem ja auch der menschliche Ätherleib ein Glied ist, eine besondere Aussonderung ist, wenn wir den Äther im allgemeinen betrachten, so stellt er sich, wie Sie schon wissen aus der allgemeinen geisteswissenschaftlichen Literatur, nicht undifferenziert dar, sondern er stellt sich zunächst dar als aus vier Ätherarten bestehend: aus dem Wärmeäther, dem Lichtäther, dem chemischen Äther und dem Lebensäther. Lichtäther ist ein Wort, welches natürlich vom Standpunkte der Sehenden aus gebildet ist. Dasjenige, was mit dem Lichte zusammenhängt, ist eben die für die Sehenden vorzüglichste Wirkung dieses Äthers, aber es sind noch andere Wirkungen drinnen, die wir nur unberücksichtigt lassen, weil wir in der Mehrzahl sehende Menschen sind. Wenn die Menschheit in der Mehrzahl blind wäre, so würde sie natürlich diesem Äther einen anderen Namen geben müssen, weil die anderen Entitäten stärker hervortreten würden, bei Blinden tun sie das auch.

Die dritte Ätherart ist dann der chemische Äther. Der chemische Äther, das ist derjenige, der vorzugsweise wirkt im sogenannten chemischen Teil des Spektrums, und wenn wir vom chemischen Äther sprechen, so müssen wir uns nicht etwa die Kräfte denken, die in den chemischen Synthesen wirken, sondern diejenigen Kräfte, die ihnen innerlich polarisch entgegengesetzt sind. Die Ätherkräfte sind immer den in den physischen Stoffen wirkenden Kräften polarisch entgegengesetzt. Also, wenn eine chemische Synthese zustande kommt, so wirken die Ätherkräfte analysierend. Also, es sind überall in den synthetisierenden Kräften analysierende Kräfte drinnen. Und wenn wir eine chemische Analyse ausführen, dann ist für den Geistesbeobachter die Sache immer so: Wir führen eine chemische Analyse aus [...], das heißt, wir zerfällen chemisch eine Substanz, da bleibt uns dann um so dichter indem sich die Ätherkräfte synthetisieren, da bleibt uns der Ätherkörper zurück, geradeso wie, wenn der Mensch stirbt, das Seelisch-Geistige zurückbleibt. Demjenigen, der, wenn ich so sagen darf, mit dem Geistesauge eine chemische Analyse ausführt, dem erscheint dann, nachdem er die Stoffe getrennt hat, in umso verdickterer, verdichteterer Gestalt ein Gespenst des chemischen Stoffes, das zurückbleibt. Also, das ist nur gesagt, um Sie darauf zu führen, daß Sie unter den chemischen Ätherkräften nicht etwa bloß die chemischen Kräfte, die synthetisierenden und analysierenden Kräfte sich zu denken haben, sondern immer ihre polarische Gegenseite. Und dann ist als besondere Ätherart anzusehen der Lebensäther, der das eigentlich belebende Element in den ganzen organischen Wesenheiten ist. (313, 28ff.)

Die biochemische Wirksamkeit des ätherischen Leibes

Aber es geht in der Zukunft nicht ab, ohne daß Mensch und Natur wiederum eins werden, daß dasjenige, was in der Natur als Endzustand des Wesenhaften durch Physik und Chemie erforscht wird, durch ein zur Physik und Chemie gehöriges Wesenhaftes im unteren Menschen ergänzt wird, im Menschen, der abhängig ist vom physischen Leib und Ätherleib. Es kommt darauf an, daß dies gesucht werde, nicht darauf, daß man Wertigkeitssysteme in der Chemie, daß man Strukturformeln oder daß man ein periodisches System als besonders Wesenhaftes hervorhebt, denn das ist ja auch nur ein Schema. Nicht darauf allein kommt es an – diese Dinge sind als Rechnungsmünzen oder als ganze Rechnungsweisen ganz nützlich –, sondern darauf kommt es an, daß man sich sagt: Studiere ich äußerlich die chemischen Vorgänge, so sind darinnen nicht die chemischen Gesetze, denn die liegen im Entstehen der chemischen Prozesse, die finde ich einzig und allein, wenn ich mich daran mache, in ernstlicher Arbeit die Prozesse im Menschen zu suchen, welche in seinem Säftekreislauf, welche in seiner Säftetätigkeit durch die Tätigkeit des ätherischen Leibes stattfinden. Die Erklärung der chemischen Vorgänge in der Natur liegt in den Vorgängen des ätherischen Leibes. Und diese sind wiederum abgebildet in dem Säftespiel im menschlichen Organismus, das genauem Studium zugänglich ist. (326, 148)

3. Der astralische Leib

Wesen und Wirksamkeit des astralischen Leibes

Man kann die Wesenheit des Menschen betrachten, insoferne diese aus seinem physischen und seinem ätherischen Leib sich ergibt. Man wird finden, daß alle Erscheinungen am Menschen, die von dieser Seite ausgehen, nicht zum Bewußtsein führen, sondern im Unbewußten verbleiben. Das Bewußtsein wird nicht erhellt, sondern verdunkelt, wenn die Tätigkeit des physischen und des Ätherleibes erhöht wird. Ohnmachtszustände kann man als Ergebnis einer solchen Erhöhung erkennen. Durch die Verfolgung einer solchen Urteilsorientierung gelangt man dazu, anzuerkennen, daß in die Organisation des Menschen – und auch des Tieres – etwas eingreift, das mit dem Physischen und Ätherischen *nicht* von der gleichen Art ist. Es ist wirksam *nicht*, wenn das Physische und Ätherische aus seinen Kräften heraus tätig ist, sondern wenn diese *aufhören*, auf ihre Art wirksam zu sein. Man kommt so zum Begriffe des Astralleibes. [...] (26, 18)

[Die ätherischen] Kräfte suchen, zum Beispiele, die physischen und chemischen Kräfte des Leibes mit ihrem Wesen zu durchdringen und sie nach einer gewissen Richtung hinzuordnen; die eigentlich seelischen Kräfte wirken diesem Vorgang entgegen; sie suchen die Bildekräfte von dem physischen Leibe loszulösen. In dem Maße, in dem sie sie loslösen, durchdringen sie den Bilde-Kräfte-Leib mit ihrer eigenen Wesenheit. Dieser Vorgang muß fortwährend stattfinden, wenn das menschliche Leben seiner Wesenheit gemäß verlaufen soll. Der Bilde-Kräfte-Organismus ist wie in einer hin und her schwingenden Bewegung, schwebend zwischen einem Hinneigen zu den physischen und chemischen Vorgängen des Leibes und zwischen einem Durchdrungenwerden von dem Seelischen. (35, 298)

Die körperlichen Vorgänge, welche die Träger unseres Bewußtseins sind, können sich nicht in ihrer Art und nach ihren Gesetzen fortsetzen, wenn Bewußtsein entstehen soll. Sie müssen zurückgebildet, in sich abgelähmt, ja in ihrer Eigenart vernichtet werden. Was man in geistiger Anschauung als astralische Organisation erkennt, das lähmt die ätherische Organisation. Um die unbestimmten halbbewußten und unterbewußten Erlebnisse zu gestalten, müssen die von der ätherischen Organisation abhängigen Lebensprozesse herabgelähmt werden. *(Die Einleitung unseres Vademecums)*

Der astralische Leib ist in gewisser Beziehung während des bewußten Lebens – nicht während des Schlafes – damit beschäftigt, den Ätherleib fortwährend zu töten, fortwährend die Kräfte, die der Ätherleib entwickelt, herabzusetzen, abzudämpfen. Daher ist der Ausdruck für das Leben des Astralleibes die Ermüdung, die Abmüdung des Körpers während des Tages. Der astralische Leib zerstört fortwährend den Ätherleib. Würde er das nicht tun, dann entstünde kein Bewußtsein, denn Bewußtsein ist nicht möglich, ohne daß das Leben fortwährend wieder stufenweise zerstört wird. Das ist außerordentlich wichtig zu beachten. Diese geistige Tätigkeit – das Leben in der Ätherwelt, das wunderbare Aufflackern des Lebens in der Ätherwelt, das sich in den herrlichsten Bewegungen und Rhythmen auslebt, und die fortwährende Dämpfung dieses Rhythmus des Ätherleibes durch den astralischen Leib – das ist dasjenige, was das Bewußtsein hervorbringt, auch schon das einfachste tierische Bewußtsein. (101, 53)

[...] Dasjenige, was unser astralischer Leib abbaut in unserem Ätherleib, hängt im wesentlichen zusammen mit unserem Schwächerwerden im Verlauf des Lebens und, wenn wir ganz schwach geworden sind, mit unserem Sterben. Der astralische Leib in bezug auf den Ätherleib hängt im wesentlichen mit dem Tode zusammen. Wir können sterben dadurch, daß unser astralischer Leib nach und nach die Kräfte des ätherischen Leibes aufzehrt, und der ätherische Leib wiederum den physischen Leib aufzehrt. (169, 86)

Das Sonnenlicht und der menschliche astralische Leib sind in gewisser Weise zwei entgegengesetzte Dinge. Für den, der mit hellseherischem Bewußtsein des Menschen astralischen Leib kennen lernt, für den ist der astralische Leib ein inneres Licht, das geistiger Art ist, für das äußere Auge unsichtbar. Ein geistiger Lichtleib ist dieser astralische Leib. Er ist der Gegensatz zu dem äußeren, äußerlich leuchtenden Licht. Denken Sie sich einmal das Sonnenlicht immer schwächer werdend, bis es erlischt, und lassen Sie es jetzt noch weiter nach der anderen Seite gehen, lassen Sie es negativ werden, so haben Sie inneres Licht. Und dieses innere Licht hat die entgegengesetzte Aufgabe als das äußere Licht, das aus anorganischen Stoffen den pflanzlichen Leib aufbauen soll. Das innere Licht, das die partielle Zerstörung einleitet, durch die allein Bewußtsein möglich ist, bringt den Menschen zu einer höheren Stufe, als die Pflanze sie einnimmt, dadurch, daß der Prozeß der Pflanzen in einen entgegengesetzten verwandelt wird. So steht der Mensch durch sein inneres Licht in einem gewissen Gegensatz zur Pflanze. (57, 176f.)

Dasjenige, was sich während des Lebens zwischen Geburt und Tod hinter

Denken, Fühlen und Wollen verbirgt – eben der astralische Leib –, ist die kosmische Wesenheit des Menschen.
Indem die moderne Erkenntnis die astralische Wesenheit des Menschen verloren hat, ist ihr auch eine Kosmologie abhanden gekommen, die den Menschen umfassen könnte. (25, 12)

Ebenso wie man sein Ätherisches eingliedern muß in das Ätherweben der Erde, so muß man das Astralische eingliedern in dasjenige, was – nun schon in geistigerer Art – zugrundeliegt dem, was sich in dem Gang und in der Stellung der Sterne ausdrückt. Das Astralische im Menschen ist einfach der Ausdruck der kosmischen, der astralen Verhältnisse; wie die Sterne sich bewegen und zueinander stehen, das ist ausgedrückt im menschlichen Astralleib. Geradeso wie der Mensch durch seinen Ätherleib mit dem Irdisch-Ätherischen zusammenhängt, so hängt der Mensch durch seinen Astralleib mit der Erdenumgebung zusammen; es lebt die Erdenumgebung in seinem Astralleib weiter, sie lebt in den Geschehnissen, in den Prozessen seines Astralleibes weiter. (343, 80)

Das Zusammenwirken von Äther- und Astralleib und das Inkarnat des Menschen

Für den, der geistesforscherisch an die Betrachtung herangeht, gewinnt die Frage: Wie steht es eigentlich mit dem Inkarnat? – eine sehr große Bedeutung. Denn diese eigentümliche Tingierung im Inkarnat hängt ab von zwei gegeneinander wirkenden Kräften, man könnte sagen: von in der Form einander entgegenwirkenden Druckkräften, die im Menschen wirksam sind. Und zwar wirkt in einer gewissen Weise der Äther- oder Bildekräfteleib drückend nach außen, der astralische Leib in entgegengesetzter Art drückend nach innen, und dies an allen Stellen. Will der astralische Leib sich zusammenziehen, von außen nach innen drücken, so will der Äther- und Bildekräfteleib von innen nach außen drücken, sich ausdehnen. Und was dadurch entsteht, daß sich an des Menschen Oberfläche diese beiden Druckkräfte von außen und innen begegnen, das ist mitwirkend in dem, was sich im menschlichen Inkarnat offenbart. Was der ätherische Leib und der astralische Leib sich gegenseitig zu sagen haben, das drückt sich auf geheimnisvolle Weise im Inkarnat aus. (181, 208f.)

Astralleib und Räumlichkeit

Daß wir unseren astralischen Leib haben, das bedeutet, daß wir etwas nicht mehr Räumliches in uns tragen, was aber zu dem Räumlichen in einer gewissen Beziehung steht. Daß eine Beziehung des Astralischen zu dem Räumlichen stattfindet, das können Sie ja einfach aus dem Folgenden entnehmen. Während wir wachen, füllt unser astralischer Leib den Ätherleib und den physischen Leib aus, beziehungsweise durchdringt sie. Nun wirkt aber der Ätherleib in uns anders, wenn wir wachen, als wenn wir schlafen. Es wird eine andere Beziehung hergestellt zwischen dem Ätherleib und dem physischen Leib, indem wir wachen. Diese andere Beziehung wird durch den Astralleib herbeigeführt. Der ist also etwas Tätiges. Er wirkt auf das Räumliche, obwohl er selbst nicht räumlich ist. Er ordnet und gliedert die Beziehungen des Räumlichen. Das, was da in uns geschieht, das Ordnen der Beziehungen des Räumlichen durch den Astralleib, das geschieht [...] auch im Weltenall. (201, 72f.)

Spricht man [...] von «ätherischer Welt», so meint man die Wirkungen, die vom Weltenumfange nach der Erde wirken. Spricht man aber von «astralischer Welt», so geht man in Gemäßheit dessen, was das inspirierte Bewußtsein beobachtet, von den Wirkungen aus dem Weltumfang zu bestimmten Geist-Wesenheiten über, die in diesen Wirkungen sich offenbaren, wie in den von der Erde ausgehenden Kräfte sich die Erdenstoffe offenbaren. Man spricht von den aus den Weltenfernen wirkenden konkreten Geist-Wesenheiten, wie man beim sinnlichen Anblick des nächtlichen Himmels von Sternen und Sternbildern spricht. Daher der Ausdruck «astralische Welt». In dieser astralischen Welt trägt der Mensch das dritte Glied seiner Wesenheit: seinen astralischen Leib.
Auch in diesen astralischen Leib muß die Erdenstofflichkeit einströmen. Sie entfremdet sich damit weiter ihrer physischen Wesenheit. (27, 14f.)

Astralleib und Zeitlichkeit (Rhythmus)

Früher, etwa bis in die Mitte unserer Erdentwickelung hinein, stimmte der Mensch in allen seinen Rhythmen viel mehr überein mit den äußeren Naturrhythmen. Seit jener Zeit, also seit der Mitte der atlantischen Zeit aber haben sich die Dinge übereinandergeschoben. Das Innere des Menschen hat sich unabhängig gemacht von dem äußeren Rhythmus. Innen hat er seinen alten Rhythmus beibehalten. Gerade durch das Nicht-Zusammenstimmen der Rhythmen hat sich der Mensch Unabhängigkeit und Freiheit erworben, sonst wäre die freiheitliche Entwickelung in der Geschichte der Menschheit nicht möglich geworden. Der Rhythmus des Menschen ist gegen den der Sonne, beziehungsweise der der Erde gegen den der Sonne, vorangeeilt. Ähnlich ist es mit den anderen Rhythmen, zum Beispiel mit dem des Astralleibes. Früher erlebte der Mensch in den sieben Tagen ganz verschiedene Stimmungsnuancen. Eine Zeitlang machte alles Äußere einen großen Eindruck auf ihn, eine andere Zeit lebte er mehr in seinem Innern. Weil die Rhythmen nicht mehr zusammenstimmen, deshalb bleiben die Zustände des inneren Erlebens auch in der Zeit, wo der Mensch an der Außenwelt mehr Freude hat, und umgekehrt. Sie mischen sich ineinander und gleichen sich aus, und der astralische Leib wird dadurch sozusagen gleichtemperiert. Bei den Menschen, die mehr in ihrem astralischen Leibe leben, kann man bei feiner Beobachtung solches Schwanken in den Stimmungen noch wahrnehmen. Bei Seelen- oder Geisteskrankheiten kann man die Verschiedenheiten in den Zuständen des astralischen Leibes nachweisen. (107, 157f.)

Der menschliche und der tierische Astralleib

Diese geistigen Vorgänge drücken sich in der physischen Welt nun so aus, daß in dem Augenblick, wo in das bloße Leben Bewußtsein einschießt, Verhärtung, Verknöcherung im physischen Leibe eintritt. Es gibt natürlich Übergänge, Weichtiere und so weiter; diese haben auch ein ganz eigentümliches Bewußtsein. Das Bewußtsein wird erst dadurch ein eigenes, es nähert sich um so mehr dem Selbstbewußtsein, je mehr sich die weichen, organischen Lebensmassen mit harten, knöchernen Einschlüssen innerlich durchsetzen. Es ist also der astralische Leib in seiner Wirkung auf den Ätherleib, der – wie bei den Weichtieren, Schnecken, Muscheln und so weiter – nach außen die harten Schalenteile absondert, um in ihnen jenes dumpfe Bewußtsein zu erzeugen, das in diesen Tieren lebt. Bei den höheren Tieren, bei denen das Selbstbewußtsein stärker wird, ist es eine Nebentätigkeit des astralischen Leibes neben der Bildung des Nervensystems, alles Knöcherige, Verhärtende abzusondern. In demselben Maße, in dem das Selbstbewußtsein stärker wird, sondert sich aus der weichen, gallertartigen Masse das feste Knorpel- und Knochenartige heraus. Bei den höchsten Tieren ist diese Bildung ungefähr fertig; der astralische Leib hat da ein Knochensystem herausgebildet, das in seiner Art beinah abgeschlossen ist.

Beim Menschen geschieht mit dem astralischen Leibe etwas besonderes, da findet ein neuer Einschlag statt. Der Astralleib wird durch das Ich teilweise umgewandelt, und das bewirkt die Umsetzung der Tendenz der Verknöcherung, die früher da war. Hätte der Mensch den Astralleib unverändert gelassen und weiter fortgearbeitet an der Skelettbildung, so gäbe es keine menschliche Kultur auf der Erde. Aller Fortschritt in der menschlichen Entwickelung ist dadurch bedingt, daß Teile des menschlichen Astralleibes herausgesondert und dem Ich unterworfen werden. Dieser abgesonderte Teil des Astralleibes hat

eine besondere Aufgabe, er bewirkt eine neue Tendenz; dadurch kommt die Skelettbildung, die Verknöcherung unter die Herrschaft des abgesonderten Teiles des astralischen Leibes.
Wie äußert sich das? Sehr merkwürdig. Während früher die Tendenz des Astralleibes dahin gegangen ist, das Wesen mehr und mehr zu verhärten, gleichsam einen Schlußpunkt in der Entwickelung des Knochensystems zu setzen, behält der Astralleib des Menschen eine Kraft zurück, eine Tendenz, wiederum zu erweichen, so daß ein Fortschreiten der Entwickelung wiederum möglich ist. Gäbe es das nicht, würde alles das, was fest werden kann, in das menschliche Knochensystem einfließen, so gäbe es keinen menschlichen Fortschritt, keine Kultur. Ebenso wie die tierische Art keinen Fortschritt kennt – die Art der Löwen, der Tiger ist fertig, abgeschlossen –, so würde es auch beim Menschen sein. Der Mensch aber kann mit dem abgesonderten Teil des Astralleibes wiederum das zurücknehmen, was sich verhärtet hat. Neben der Tendenz der Verhärtung, der Knochenbildung, ist im menschlichen Leibe immer die Tendenz vorhanden, etwas zurückzubehalten, so daß neue Organe gebildet werden können, die weich sind. Das ist außerordentlich wichtig zu beachten. Diese Tendenz ist beim Tiere nicht vorhanden. (101, 53ff.)

Beim Tierreich zeigt das geistige Schauen, wie im Embryonalen nicht das gegenwärtig auf die Erde einströmende Astrale lebt, sondern dasjenige, das noch zur alten Mondenzeit eingeströmt ist.
Bei dem Pflanzenreich schaut man, wie die mannigfaltigen wunderbaren Formen gebildet werden, indem aus dem Äther das Astrale sich löst und über die Pflanzenwelt hin wirkt.
Bei der Tierwelt schaut man, wie aus dem Geistigen heraus das vorzeitlich – während der Mondenentwickelung – wirksame Astrale aufbewahrt worden ist und als solches Aufbewahrtes wirkt, das gegenwärtig in der Geistwelt verbleibt und nicht in die Ätherwelt heraustritt.
Die Wirksamkeit *dieses* Astralen wird auch durch die Mondenkräfte vermittelt, die ja ebenfalls aus dem vorigen Erdenstadium verblieben sind.
Man hat also im Tierreich das Ergebnis von Impulsen, die im vorigen Erdenstadium sich äußerlich-naturhaft offenbarten, während sie im gegenwärtigen kosmischen Zeitalter sich in die Geistwelt zurückgezogen haben, die wirksam die Erde durchströmt.
Nun zeigt sich dem geistigen Schauen, daß innerhalb des Tierreiches für die Durchdringung des physischen und des Ätherleibes mit dem Astralleib lediglich die im gegenwärtigen Irdischen aus der Vorzeit bewahrten Astralkräfte bedeutsam sind. Hat aber das Tier einmal seinen Astralleib, dann treten in demselben die Sonnen-Impulse wirksam auf. Die Sonnenkräfte können dem

Tiere nichts von Astralischem geben; wohl aber müssen sie, wenn dieses einmal im Tiere ist, für Wachstum, Ernährung und so weiter eintreten.
Anders ist dies für das Menschenreich. Auch dieses erhält zunächst sein Astrales von den bewahrten Mondenkräften. Aber die Sonnenkräfte enthalten Astralimpulse, die für das Tierreich unwirksam bleiben, die aber im menschlichen Astralen so fortwirken, wie die Mondenkräfte beim ersten Durchdringen des Menschen mit Astralität gewirkt haben.
Im tierischen Astralleib schaut man die Mondenwelt; im menschlichen den harmonischen Zusammenklang von Sonnen- und Mondenwelt.
Auf diesem Sonnenhaften im menschlichen Astralleib beruht es, daß der Mensch das im Irdischen ausstrahlende Geistige zur Heranbildung des Selbstbewußtseins aufnehmen kann. Das Astralische strömt aus dem *Umkreis* des Weltenalls. Es wirkt entweder als solches, das gegenwärtig einströmt, oder als solches, das in der Vorzeit eingeströmt und bewahrt worden ist. – Alles aber, was sich auf Gestaltung des Ich als Träger des Selbstbewußtseins bezieht, muß von einem *Sternmittelpunkt* ausstrahlen. Das Astralische wirkt aus dem Umkreis, das Ich-mäßige aus einem Mittelpunkt. Die Erde als Stern impulsiert von ihrem Mittelpunkte aus das menschliche Ich. Jeder Stern strahlt von seinem Mittelpunkte aus Kräfte, von denen das Ich irgendeiner Wesenheit gestaltet ist.
So stellt sich die Polarität von *Sternmittelpunkt* und *kosmischem Umkreis* dar. Man sieht aus dieser Darstellung zugleich, wie das Tierreich als ein Ergebnis früherer Entwickelungskräfte des Erdenwesens heute noch dasteht, wie es die bewahrten Astralkräfte verbraucht, wie es aber verschwinden muß, wenn diese verbraucht sind. Beim Menschen werden dagegen vom Sonnenhaften aus neue Astralkräfte erworben. Diese machen es ihm möglich, seine Entwickelung in die Zukunft zu tragen. (26, 225ff.)

4. Die Ich-Organisation

Wesen und Wirksamkeit des menschlichen Ichs in Beziehung zur Gesamtorganisation

In der Pflanze ist die Substanz vorhanden, die durch die auf die Erde einstrahlenden Kräfte verwandelt wird. Das ist die lebende Substanz. Sie steht in Wechselwirkung mit der leblosen Substanz. Man hat sich vorzustellen, daß im Pflanzenwesen fortdauernd aus der leblosen Substanz diese lebende herausgesondert wird. In ihr erscheint die Pflanzengestalt als das Ergebnis der auf die Erde einstrahlenden Kräfte. Das ergibt einen Substanzstrom. Lebloses wandelt sich in Lebendes; Lebendiges wandelt sich in Lebloses. In diesem Strom entstehen die pflanzlichen Organe.
Beim Tiere entsteht die empfindende Substanz aus der lebendigen, wie bei der Pflanze die lebendige aus der leblosen. Es ist ein zweifacher Substanzstrom vorhanden. Das Leben wird innerhalb des Ätherischen nicht bis zum gestalteten Leben gebracht. Es wird im Flusse erhalten; und die Gestaltung schiebt sich durch die astralische Organisation in das fließende Leben hinein.
Beim Menschen wird auch *dieser* Vorgang im Flusse erhalten. Die empfindende Substanz wird in den Bereich einer weiteren Organisation hineingezogen. Man kann diese die Ich-Organisation nennen. Die empfindende Substanz wandelt sich noch einmal. Es entsteht ein dreifacher Substanzstrom. In diesem ersteht die menschliche innere und äußere Gestalt. Dadurch wird sie zum Träger des selbstbewußten Geisteslebens. Bis in die kleinsten Teile seiner Substanz hinein ist der Mensch in seiner Gestaltung ein Ergebnis dieser Ich-Organisation. (27, 35f.)

Das Astralische strömt aus dem *Umkreis* des Weltenalls. Es wirkt entweder als solches, das gegenwärtig einströmt, oder als solches, das in der Vorzeit eingeströmt und bewahrt worden ist. – Alles aber, was sich auf Gestaltung des Ich als Träger des Selbstbewußtseins bezieht, muß von einem *Sternmittelpunkt* ausstrahlen. Das Astralische wirkt aus dem Umkreis, das Ich-maßige aus einem Mittelpunkt. Die Erde als Stern impulsiert von ihrem Mittelpunkte aus das menschliche Ich. Jeder Stern strahlt von seinem Mittelpunkt aus Kräfte, von denen das Ich irgendeiner Wesenheit gestaltet ist.
So stellt sich die Polarität von *Sternmittelpunkt* und *kosmischem Umkreis* dar. (26, 226)

In Wirklichkeit kann das menschliche Ich erst durch Intuition erfaßt werden. Beim Tiere sehen wir [...] die Inspiration, beim Menschen sehen wir eigentlich das Ich, die Intuition. Wir reden falsch, wenn wir beim Tiere sagen: Wir sehen den physischen Leib. – Wir sehen gar nicht den physischen Leib. Der ist aufgelöst, der ist vernichtet, der veranschaulicht uns bloß die Inspiration, ebenso der ätherische Leib. Wir sehen beim Tier eigentlich äußerlich durch das Physische und Ätherische den astralischen Leib. Und beim Menschen sehen wir schon das Ich. Was wir da sehen, ist nicht der physische Leib, der ist gerade unsichtbar; ebenso der ätherische Leib; ebenso der astralische Leib. Was wir beim Menschen sehen, ist – äußerlich geformt, auf physische Weise geformt – das Ich. Daher erscheint auch zum Beispiel für die Augenwahrnehmung, für die Sichtbarkeit, der Mensch nach außen in seinem Inkarnat in einer Farbe, die sonst nicht vorhanden ist, wie auch das Ich sonst nicht in den anderen Wesenheiten vorhanden ist. Wir müßten also, wenn wir uns richtig ausdrücken wollen, sagen: Den Menschen können wir nur dann ganz erfassen, wenn wir ihn bestehend denken aus physischem Leib, Ätherleib, astralischem Leib und Ich. Das, was wir vor uns sehen, ist das Ich, und unsichtbar darinnen ist der astralische Leib, der Ätherleib und der physische Leib. (214, 38f.)

Nur in diesem letzten Gliede der menschlichen Wesenheit, im eigentlichen Ich, könnte man sagen, kennt sich der Mensch der Gegenwart aus. Dieses Ich wird ihm gespiegelt von seinem Bewußtsein. Dieses Ich ist dasjenige, in dem sich alles Denken, Fühlen und Wollen der Seele eigentlich abspielt. Alles übrige, astralischer Leib, Ätherleib und der physische Leib in seiner wahren Gestalt, liegt unterhalb des Bewußtseins und auch außerhalb des Ich. (184, 197)

Im ätherischen Organismus lebt eine Nachbildung der äußeren Welt als eine innere Tätigkeit, die den physischen Organismus erfüllt. Im astralischen Organismus lebt ein Nachbild des vorirdischen Daseins; in der Ich-Wesenheit lebt der ewige Wesenskern des Menschen. (25, 71)

Über den unmittelbaren Bezug des Ichs zu den irdischen Umweltqualitäten

[...] Das Ich schlüpft hinein in den physischen Leib, ergreift den physischen Leib, aber schlüpft so weit hinein, daß es den physischen Leib unschwer macht; der physische Leib verliert, indem das Ich hineinschlüpft, seine Schwerkraft. Wenn ich also als wacher Mensch aufrecht stehe, so ist für mein Bewußtsein, für das Ich selbst, für die Ich-Organisation, die auch im Wärmeorganismus ihren physischen Ausdruck hat, die Schwerkraft überwunden. Es ist keine Möglichkeit vorhanden, in mittelbare Beziehung zur Schwerkraft zu treten. Das Ich tritt in unmittelbare Beziehung, stellt sich als Ich in die Schwerkraft hinein, schaltet also den physischen Leib aus. Das ist dasjenige, um was es sich handelt. Sie stellen sich fortwährend in die wirkliche Schwerkraft der Erde hinein mit der Ich-Organisation, wenn Sie gehen, nicht auf dem Umwege durch den physischen Leib, Sie treten in unmittelbare Beziehung zu dem Tellurischen.

Ebenso ist es mit dem Ätherleib. Auch der Ätherleib ist in Kräfte eingeschaltet. Nehmen wir eine von diesen Kräften. Ich habe oft darauf aufmerksam gemacht, wir unterliegen, indem wir als Mensch auf der Erde herumgehen, einem sehr starken Auftrieb. Wir haben unser Gehirn; das ist durchschnittlich 1500 Gramm schwer. Wenn diese Schwere von 1500 Gramm auf die Basis unseres Gehirns mit den feinen Adern drücken würde, würden diese sofort zerquetscht werden. Es drückt eben nicht, es schwimmt in Wahrheit in dem Gehirnwasser. Dadurch erleidet es einen Auftrieb, es verliert soviel von seinem Gewicht, als die verdrängte Wassermasse Gewicht hat. Diese verdrängte Wassermasse hat ein Gewicht, das ungefähr 20 Gramm weniger ist als das Gewicht des Gehirns selbst, so daß das Gehirn nur mit einem Gewichte von 20 Gramm auf seine Unterlage drückt. Wir haben also ein schweres Gehirn, das aber nicht hinuntergedrückt wird, sondern einen Auftrieb hat. In diesem Auftrieb leben wir darinnen, unser Ätherleib lebt darinnen. Aber indem wir hineinschlüpfen mit unserer Ich-Organisation in unseren Ätherleib, stehen wir nicht mittelbar in dem Auftrieb darinnen, sondern direkt mit der Ich-Organisation. Mit allen Kräften der Erde, mit der ganzen physischen Welt steht unsere menschliche Organisation in Beziehung, und zwar in direkter unmittelbarer Beziehung, nicht in indirekter Beziehung.

Nun, sehen Sie, womit steht da unsere Ich-Organisation in Beziehung? Da steht unsere Ich-Organisation erstens in Beziehung zur Schwerkraft, das heißt zu dem Irdischen. Denn, meine lieben Freunde, das, was die Physiker Materie nennen, das gibt es ja nicht. In Wirklichkeit existieren nur Kräfte, und die Kräfte sind durchaus ähnlich wie zum Beispiel die Schwerkraft – es gibt natürlich noch andere Kräfte, gewisse elektrische Kräfte, magnetische Kräfte –, mit allen steht die Ich-Organisation in unmittelbarer Beziehung und ist während des ganzen Wachzustandes im normalen Menschen darinnen. Wir können sagen, alles dasjenige, was wir unter Erde umfassen, das sind diese Kräfte. Alles dasjenige, was wir unter Wasser umfassen, was im Gleichgewichtszustande ist, mit dem steht die Ich-Organisation in unmittelbarer Verbindung. Alles, was luftförmig ist – nicht wahr, wir müssen in der Physik neben der gewöhnlichen Mechanik auch eine Hydromechanik, eine Aeromechanik lernen, weil die Gleichgewichtsprozesse und meteorologischen Prozesse in der Luft ihre besondere Formung haben –, mit dem steht die Ich-Organisation in unmittelbarer Verbindung. Dann steht die Ich-Organisation noch in Verbindung mit einem Teile des allgemeinen Wärmezustandes, mit einem Teile der allgemeinen Wärmekräfte, durch den wir immer durchgehen, wenn wir in der physischen Welt leben. (317, 45f.)

Aufbauende Tätigkeit von Astralleib und Ich als Ausgleich abbauender Erdenkräfte

Alle Prozesse, die außerhalb des Menschen in der Natur vorgehen, wirken auf den Menschen im Sinne des Abbaues und des Aufbaues. Und wir müssen eigentlich im Menschen, wenn wir ihn verstehen wollen, einen dreifachen Abbau anerkennen.
Der erste Abbau, er ist derjenige, welcher gewissermaßen von innen aus geschieht durch alles das, was von der Erde aus auf den Menschen wirkt. Die Erdenkräfte wirken so, daß sie den Menschen von innen aus abbauen. Die Kräfte, die aus der Luft wirken, vorzugsweise durch die Atmung, und übergeführt werden auf den Menschen, die wirken von dem Erdenumkreis heran abbauend. Und die Kräfte des Lichtes wirken von dem Kosmos herein auf den Menschen abbauend. So daß auf den Menschen die außermenschlichen Kräfte des Kosmos in dreifacher Art abbauend wirken, und der Abbau tritt sofort ein, wenn an der menschlichen Organisation nicht mitwirken [die] Ich-Organisation und der astralische Leib. Astralleib und Ich-Organisation wirken entgegen den abbauenden Prinzipien im Menschen. In dem Augenblick also muß der Abbau durch die außermenschlichen Kräfte eintreten, in dem Ich und astralischer Leib im Menschen nicht mehr wirken. (314, 271f.)

Aufbauende Qualitäten der Ich-Wirksamkeit und menschliches Selbstbewußteins

Das Selbstbewußtsein, das im «Ich» sich zusammenfaßt, steigt aus dem Bewußtsein auf. Dieses entsteht, wenn das Geistige in den Menschen dadurch eintritt, daß die Kräfte des physischen und des ätherischen Leibes diese abbauen. Im Abbau dieser Leiber wird der Boden geschaffen, auf dem das Bewußtsein sein Leben entfaltet. Dem Abbau muß aber, wenn die Organisation nicht zerstört werden soll, ein Wiederaufbau folgen. So wird, wenn für ein Erleben des Bewußtseins ein Abbau erfolgt ist, genau das Abgebaute wieder aufgebaut werden. In der Wahrnehmung dieses Aufbaues liegt das Erleben des Selbstbewußtseins. Man kann in innerer Anschauung diesen Vorgang verfolgen. Man kann empfinden, wie das Bewußte in das Selbstbewußte dadurch übergeführt wird, daß man *aus sich* ein Nachbild des bloß Bewußten schafft. Das bloß

Bewußte hat sein Bild in dem durch den Abbau gewissermaßen leer Gewordenen des Organismus. Es ist in das Selbstbewußtsein eingezogen, wenn die Leerheit von innen wieder erfüllt worden ist. Das Wesenhafte, das zu dieser Erfüllung fähig ist, wird als «Ich» erlebt. (26, 19f.)

Die Todesprozesse in uns, die Sterbeprozesse, die Vernichtungsprozesse des Vitalen, die sich immer differential in uns vollziehen, die sind es, die uns das Bewußtsein bringen, die uns zum denkenden, besonnenen Wesen machen. Wir würden immer in eine Art Unbesonnenheit, in eine Art Bewußtlosigkeit kommen, wenn wir nur leben würden. Wenn es wahr wäre, daß in der Pflanze das Leben auf einer gewissen Stufe ist, im Tiere auf einer höheren Stufe, im Menschen auf einer noch höheren Stufe, wenn es sich also nur immer handeln würde um eine Erhöhung, um eine Potenzierung des Lebens, wir würden niemals denkerisches Bewußtsein entwickeln.
Wir haben in der Pflanze das Leben. Aber indem das Leben bis zum Tier heraufgeht, dämpft es sich im Tier auch schon ab. Im Menschen aber existiert ein fortwährender Sterbeprozeß. Dieser fortwährende Sterbeprozeß, der das Leben nicht nur dämpft, sondern es untergräbt – es wird nur wiederum aufgebaut –, das ist der organische Prozeß, der dem bewußten Denken zugrunde liegt. In dem Maße, in dem wir den kontinuierlichen Sterbeprozeß in uns haben, in dem Maße haben wir ja die Möglichkeit, im physischen Leben zu denken.
Wenn man aber das beobachten lernt, daß es den Aufbauprozeß gibt (*orange*), den vitalen Aufbauprozeß des Vegetabilischen, der auch in uns wirkt, und wenn man dann zu beobachten versteht, wie durch das Tierische dieser Aufbauprozeß herabgedämpft wird (*gelb*), wie aber ein fortwährender Herausfall stattfindet (*weiß*), ein innerer Zerfall, und wenn man sich dann endlich dazu aufschwingt, eine Erkenntnis zu haben dieses inneren Zerfalls, dann hat man auch dasjenige, was sich nun immer aufrechterhält gegenüber diesem Zerfall **(Abb. 2)**. Man hat den Sterbeprozeß, man hat aber auch einen immerwährenden Kämpfer gegen den Sterbeprozeß; man hat den Prozeß, der das Leben des Ich darstellt.
Da lebt das Ich. Indem man in höherer Erkenntnis, in höherer Anschauung sieht, wie durch den nervösen Prozeß des Menschen ein fortwährendes Ablagern stattfindet, gewissermaßen ein inneres Sediment sich bildet, schaut man auch, wie sich fortwährend herausringt aus dieser Sedimentbildung, aus dieser inneren Sedimentbildung das Ich. Nicht früher kann man eine Anschauung des wahren Ich gewinnen, ehe man nicht diese innere Sedimentbildung zu beobachten vermag. Das Ich lebt natürlich im Menschen, aber der Mensch nimmt dieses Ich dadurch wahr, daß er den Sterbeprozeß erlebt, den Prozeß

des innerlichen Zersetzens. Und derjenige, der nun erfaßt hat, wie das Ich ein fortwährender Kämpfer gegen diesen Sterbeprozeß ist, der hat erfaßt, wie das Ich etwas ist, was als solches mit dem Tode gar nichts zu tun hat; der hat anschaulich erfaßt, was man sonst dialektisch oder logisch als die Unsterblichkeit bezeichnet.

Aber dies ist der Weg, die Unsterblichkeit zu schauen, denn man gelangt dadurch zu Entitäten, welche einer andern Daseinsordnung angehören als dasjenige, was da als Sediment herausfällt. Man gelangt in eine Region, wo Tod keine Bedeutung hat, wo Tod die Möglichkeit verliert, als irdische Empfindung gebildet zu werden. So kommen wir an das Ich heran, wenn wir den Tod studieren. (206, 194ff.)

Die aufbauenden Leistungen der Ich-Organisation am Beispiel des Gehirns

Wir haben [...] uns vor die Seele gestellt, daß der astralische Leib die Prozesse des Wachstums abbaut, die Prozesse der Ernährung fortwährend zurückstaut, gewissermaßen ein langsames Sterben in den menschlichen Organismus hineingliedert. Die Ich-Organisation rettet nun aus diesem Abbau wiederum gewisse Elemente, und von demjenigen, was durch den astralischen Leib schon abgebaut ist, ich möchte sagen, die aus dem Ätherleib und dem physischen Leib herausfallenden Stoffe, die schon im Abbau sind, baut die Ich-Organisation neuerdings auf. Das ist eigentlich das Geheimnis der menschlichen Natur. Wenn wir ein menschliches Gehirn betrachten, so sehen wir in den hellen Partien, in den mehr unter der Oberfläche liegenden Partien des Gehirns, den Partien, die als Nervenstränge von den Sinnen ausgehen, eine sehr komplizierte Organisation, aber eine Organisation, die für denjenigen, der sie durchschauen kann, in Abbau begriffen ist, in fortwährendem Abbau in Wirklichkeit, wenn der Abbau auch sehr langsam geht, so daß er mit grober Physiologie nicht verfolgt werden kann. Aber aus alledem baut sich auf im Menschen, der sich dadurch gerade vom Tiere unterscheidet, das peripherische Gehirn, das eigentlich der menschlichen Organisation zugrunde liegende Gehirn. In bezug auf den menschlichen Bau ist eigentlich das zentrale Gehirn, die Fortsetzung der Sinnesnerven und ihre Verbindungen, vollkommener. Das äußere Gehirn, das der gewöhnlichen Organisation des Menschen zugrunde liegt, ist eigentlich mehr noch ein dem Stoffwechsel naheliegendes Organ als die tieferen Partien des Gehirns. Aber dafür ist auch dieses, das dem Menschen eigentümliche peripherische Gehirn, das eigentliche Stirngehirn, eigentlich durch die Ich-Organisation herausgerettet aus demjenigen, was sonst schon zerfällt. Und so geht es durch den ganzen menschlichen Organismus. Die Ich-Organisation rettet aus dem Zerfall, den der astralische Leib bewirkt, wiederum gewisse Elemente, aus denen nun aufgebaut wird dasjenige, was dem harmonisch geordneten Denken, Fühlen und Wollen des Menschen zugrunde liegt. (319, 213f.)

Ich-Organisation, Substanzverwandlung und Tod

Was stellt denn diese Ich-Organisation dar? Diese Ich-Organisation wird ja in der physischen Welt wahrgenommen in der Gestaltung des physischen Leibes. Natürlich, in der physischen Welt kann sie nur wahrgenommen werden in der inneren und äußeren Gestaltung des physischen Leibes. Aber wenn wir den physischen Leib des Menschen betrachten, so müssen wir uns doch klarwerden, daß er so, wie er dasteht als physischer Leib in der physischen Welt, nichts gemein hat mit den Kräften, die in der physischen Welt wirken. Denn in dem Augenblicke, wo der Mensch durch die Todespforte geht, die Ich-Organisation also weggeht aus dem physischen Leibe, da tritt für den physischen Leib die Tatsache ein, daß er anfängt, den Kräften der äußeren Welt zu unterliegen, das bedeutet aber, daß er zerstört, nicht daß er aufgebaut wird. Wenn Sie das bedenken, daß der physische Leib durch die Kräfte, die in der äußeren Natur sind, zerstört wird, werden Sie unbedingt einsehen: er kann nicht in seiner Gestaltung irgendwie unterliegen den Kräften der physischen Welt. Wenn die Ich-Organisation also den physischen Leib gestaltet, formt, bedeutet das doch, daß sie ihn herausreißt aus den Kräften, die sonst in der irdischen Umgebung des Menschen gefunden werden.
Das heißt mit andern Worten: die Ich-Organisation ist etwas ganz anderes als dasjenige, was wir in der physischen Welt finden. Nun, diese Ich-Organisation ist allerdings verwandt, richtig verwandt mit dem Tode. Das heißt, dasjenige, was mit dem Tode auf einmal eintritt, das findet fortwährend kontinuierlich während der Zeit des Erdenlebens durch die Ich-Organisation statt. Der Mensch stirbt eigentlich fortwährend, nur wird dieses Sterben ausgeglichen. Um ein Bild von der Sache zu bekommen, denken Sie sich einmal, sagen wir, vor ein umgekehrtes Penelope-Problem gestellt. Denken Sie sich, Sie beschäftigen sich jeden Tag damit, einen Erdhaufen, der in der Nähe Ihres Hauses ist, wegzuschaffen, und in der Nacht, wenn Sie nicht dabei sind, schaufelt Ihnen jemand den Haufen wieder hin, und solange der Erdhaufen hingeschaufelt werden kann, so lange müssen Sie ihn wegschaufeln. Bloß, wenn einmal dieser Erdhaufen anfängt, durch die Tätigkeit dessen, der ihn hinschaufelt, immer kleiner und kleiner zu werden und schließlich gar nicht mehr da ist, haben Sie keine Tätigkeit mehr mit ihm. So ungefähr ist die Ich-Organisation in ihrer Beziehung zum physischen Leib. Denken Sie nur, wenn Sie den physischen Leib ernähren, dann bringen Sie dem physischen Leib aus der irdischen Um-

gebung Substanzen bei. Diese Substanzen, die Sie herbeibringen, haben ihre inneren Kräfte, haben eine gewisse Kraftkonfiguration, und wenn Sie also zum Beispiel Kochsalz in sich aufnehmen als Beimittel zur Nahrung, dann hat dieses Kochsalz zunächst, weil es von außen hereinkommt, richtig den inneren Tätigkeitsdrang, den es draußen als Kochsalz hat. Sie beginnen allerdings schon im Bereiche des Mundes anfangend, diese Eigenschaften ihm zu nehmen und dann sie immer mehr und mehr ihm zu nehmen, so daß zuletzt, wenn die Ich-Organisation ausreichend wirkt, in Ihnen von dem Kochsalz nichts mehr vorhanden ist von dem, was draußen vorhanden ist. Das Kochsalz ist etwas vollständig anderes geworden. Die Tätigkeit Ihrer Ich-Organisation besteht gerade darin, die Nahrungsmittel umzuformen, die Sie aufnehmen. Wenn Sie nicht mehr im physischen Leibe die Möglichkeit haben, Nahrungsmittel aufzunehmen, dann hat das Ich keine Aufgabe mehr, so wie Sie keine Aufgabe mehr haben, wenn niemand einen neuen Erdhaufen mehr hinschaufelt. Dann tritt gerade durch die Unfähigkeit, Nahrung aufzunehmen, für das Ich die Unmöglichkeit ein, im physischen Leibe zu arbeiten von den Wärmeverhältnissen aus. Man kann sagen, dasjenige, was die Unmöglichkeit herbeiführt, die äußeren Substanzen so umzuwandeln, daß sie nichts mehr von dem haben, was solche äußeren Substanzen haben, sondern ganz im Dienste der Ich-Organisation sind, führt den Tod herbei.
Was tut die Ich-Organisation eigentlich mit dem physischen Leibe? Sie zerstört ihn fortwährend, sie tut dasselbe, was der Tod tut, nur wird dies immer ausgeglichen dadurch, daß der physische Leib fähig ist, äußere Substanzen als Nahrung aufzunehmen, so daß Sie den polarischen Gegensatz haben zwischen Ich-Organisation und Ernährung. Aber die Ich-Organisation bedeutet für den Menschen ganz dasselbe, nur in fortlaufender, kontinuierlicher Tätigkeit, was der Tod auf einmal, gewissermaßen zusammengefaßt, bedeutet. Sie sterben durch Ihre Ich-Organisation fortwährend; das heißt, Sie zerstören Ihren physischen Leib nach innen, während sonst die äußere Natur, wenn Sie durch den Tod gehen, Ihren physischen Leib von außen zerstört. Nach zwei verschiedenen Richtungen ist der physische Leib zerstörungsfähig, und die Ich-Organisation ist einfach die Summe der Zerstörungskräfte nach innen. Man kann schon sagen, die Ich-Organisation hat die Aufgabe, den Tod herbeizuführen – wir werden später schon sehen, warum das ist –, aber zunächst erscheint es uns wirklich so, als ob sie gar keine andere Aufgabe habe, diese Ich-Organisation, als fortwährend im menschlichen Wesen den Tod herbeizuführen, der immer nur dadurch verhindert wird, daß neuer Nachschub geschieht, und immer diese Tätigkeit, den Tod herbeizuführen, nur angefangen wird, so daß wir haben: Ich-Organisation ist eigentlich qualitativ identisch mit Tod, und physische Organisation ist eigentlich identisch mit Ernährung. (316, 28ff.)

Die Ich-Organisation hat das Bestreben, den Organismus und die einzelnen Organe fortwährend zu töten, und dem muß entgegengesetzt werden das, was, wie die von außen aufgenommene Ernährungssubstanz, als ein Aufstachelndes fortwährend die Organe eigentlich belebt, was insbesondere regsam ist in der Kindheit und Jugend des Menschen. (316, 31f.)

5. Wesensglieder und Elemente-Struktur

Menschliche Wesensglieder und Elemente

Seien wir uns klar darüber, daß der physische Leib im eigentlichen Sinne lebt nur in demjenigen geringeren Teile der Menschenorganisation, der als Festes, scharf Konturiertes bezeichnet werden kann, daß dagegen alles dasjenige, was Saft, Säfteartig ist, was Flüssiges ist im menschlichen Organismus, schon so ergriffen wird von dem ätherischen oder Bildekräfteleib, daß es in einer fortwährenden Mischung, Entmischung, chemischen Verbindung, chemischen Lösung, in einer fortwährenden Strömung ist, aber in Strömungen, die auch gerade wieder durch Mischung, Entmischung, Lösung, Verbindung herbeigeführt werden. Seien wir uns dann klar darüber, daß innerhalb dieser Menschheitsorganisation Gasiges, Luftförmiges ist, wie dasjenige, was in der Tätigkeit zum Beispiel des Sauerstoffes und anderer an sich gasartiger Körper liegt. Darinnen wirkt aber die astralische Organisation. Und endlich wirkt in alledem, was wärmehaft ist im Menschen, die Ich-Organisation. Das ist aber nicht so, daß man jetzt das schematisch nehmen darf, was ich eben gesagt habe, sondern man muß sich klar sein darüber, daß dadurch, daß zum Beispiel alles Saftartige und Flüssige von dem Bildekräfteleib durchpulst ist, es dadurch auch mitreißt dasjenige, was fest ist, daß alles in inniger Wechselwirkung, im Durcheinanderspiel ist in der menschlichen Organisation. Dessen muß man sich immer bewußt sein. (326, 134f.)

Denn sehen Sie, wenn man einfach zunächst Anatomisches, Physiologisches so lernt, daß man die Vorstellung hat, das Wesentliche im menschlichen Organismus seien die mit festen Konturen auftretenden Organe und Organsysteme, wie Knochensystem, Muskelsystem, und wenn man gewohnt geworden ist, diese Systeme eben in jenen festen Konturen zu sehen, in denen man sie gewöhnlich zeichnet, so bekommt man dadurch eine ganz irrtümliche Anschauung vom Menschen. Denn dasjenige, was man in dieser Weise zeichnet und auch gezeichnet sich vorstellt, was man eigentlich als Inhalt seiner Erkenntnis erhält, das ist ja in einem fortwährenden Werdeprozeß, in einem fortwährenden Aufbau und Abbau, in fortwährendem Werden, fortwährendem Entstehen und Vergehen. Und wenn wir dieses Entstehen und Vergehen nun beginnen ins Auge zu fassen, dann stellt sich uns sogleich heraus, daß wir aus dem Konturierten in bezug auf den menschlichen Organismus übergehen müssen zu dem Flüssigen, Nichtkonturierten, daß wir nötig haben, uns den

Menschen vorzustellen als Ergebnis sozusagen einer Strömung, die in bestimmten Punkten dauert, und wir müssen hinzufügen zu dem, was ja der geringste Teil des Menschen ist, den Flüssigkeitsmenschen, wenn ich mich so ausdrücken darf, den Menschen, der nicht mehr unterliegt jenen Gesetzen, denen scharf konturierte Körper unterliegen. Man bekommt gewöhnlich heute aus anatomisch-physiologischen Vorstellungen heraus die Meinung, daß, wenn man Flüssigkeit in sich aufnimmt, um den Durst zu löschen, und dann weiter von derselben Flüssigkeit immer mehr und mehr aufnimmt, diese Flüssigkeit, die da, sagen wir, nachdem man ein Glas Wasser getrunken hat, als viertes, fünftes Glas Wasser folgt, im Organismus denselben Prozeß durchmache, den das erste durchgemacht hat. Aber das ist nicht wahr. Das erste Glas Wasser macht einen komplizierten Prozeß durch bis zur Durststillung, das zweite Glas Wasser, wenn der Durst nicht mehr so groß ist, geht ohne diesen Prozeß durch den Organismus viel schneller durch als das erste. Es macht gar nicht die komplizierten Wege durch, die das erste Glas durchgemacht hat, und beim zweiten Glas Wasser haben wir es viel mehr zu tun mit einer Art von einfacher Weiterströmung im Flüssigkeitsmenschen, wenn ich es jetzt grob ausdrücken darf.

Und so müssen wir sagen, eine wirkliche Menschenerkenntnis muß erstens mit den scharf konturierten Organen rechnen, dann aber auch mit demjenigen, was im Organismus im Flusse ist. Gewiß, auf das wird auch hingewiesen, auf das, was im Flusse ist, aber so hingewiesen, daß man die im Flusse befindlichen Säfte, überhaupt die flüssige Konfiguration im menschlichen Organismus nur nach den Gesetzen der Dynamik oder der Mechanik näher begreifen will. Daß diese zutreffen, ist nicht der Fall, sondern im Augenblick, wo der Flüssigkeitsmensch in Betracht kommt, greift in den Flüssigkeitsmenschen der sogenannte ätherische Leib des Menschen ein.

Der physische Leib des Menschen ist lediglich dasjenige, was sich bezieht auf die anatomischen Zeichnungen, die Sie in den anatomischen Atlanten, in den anatomischen Büchern sehen können. Da müssen Sie aber absehen von demjenigen, was Flüssigkeitsströmung im menschlichen Organismus ist. Die Flüssigkeitsströmung im menschlichen Organismus ist nicht abhängig von irdischen Kräften; irdische Kräfte greifen auch ein, aber sie ist nicht abhängig in ihrem Wesen von irdischen Kräften, wohl aber von jenen planetarischen Kräften, von denen ich im Vortrage gesprochen habe, so daß wir sagen müssen: Solange wir es zu tun haben mit fest umrissenen Organen und Organsystemen, kommen lediglich Kräfte des Irdischen in Betracht. In dem Augenblicke, wo wir es zu tun haben mit dem, was zirkuliert, sei es die Zirkulation des Nahrungssaftes oder des schon im Blute verwandelten Nahrungssaftes, haben wir es als dirigierenden Kräften nicht mit irdischen, sondern mit planetari-

schen Kräften zu tun. Wir werden auf die Sache noch genauer eingehen. Jetzt handelt es sich nur um das Prinzip.
So haben wir im wesentlichen den festen Menschen zugeordnet dem physischen Leibe, den flüssigen Menschen dem ätherischen Leibe. Nun nimmt am menschlichen Organismus auch teil das Luftförmige, das Gasartige, und zwar mehr als mancher meint. Insofern das Gasartige konstituierend, belebend in unserem Organismus darinnen ist, ist es durchaus abhängig vom astralischen Leibe, so daß zum Beispiel die Atmung des Menschen in ihrer physischen Offenbarung begriffen werden muß als Funktion des astralischen Leibes.
Und gerade beim vierten Menschen, beim Wärmemenschen – ich rede also vom physischen Menschen, der dem physischen Leib zugeordnet ist, vom flüssigen Menschen, der dem ätherischen Leib zugeordnet ist, vom gasförmigen Menschen, das heißt von der Tätigkeit alles Gas- oder Luftartigen, der dem astralischen Leib zugeordnet ist –, in bezug auf den Wärmemenschen ist es ja keinen Augenblick zweifelhaft, daß in dem Raume, den der Mensch physisch einnimmt, und sogar noch darüber hinaus, eine differenzierte Wärme vorhanden ist. Wenn Sie messen hinter dem Ohr oder unter der Achsel, werden Sie einen ganz differenzierten Wärmeorganismus finden. Die Wärmegrade sind überall verschieden. Gerade wie Sie sprechen können, daß an einem bestimmten Orte im Menschen die Leber ist, so können Sie davon sprechen, daß die Darmorgane an einem ganz bestimmten Orte sind; beide haben ganz verschiedene Temperaturen. Die Lebertemperatur ist eine ganz andere, da die Leber eine ganz spezielle Wärmeorganisation hat. Diese Wärmeorganisation ist ursprünglich zugeteilt der Ich-Organisation. Aber jetzt haben Sie eigentlich erst die Möglichkeit, den Menschen sich vorzustellen, den Menschen, insofern er die Stoffe, die sonst auf der Erde vorhanden sind, als feste, flüssige, gasförmige und wärmeartige in sich trägt. Das Wärmeartige wird dirigiert von der Ich-Organisation aus. Nun aber, wenn irgend etwas einen gewissen Wärmezustand hat, so wirkt dieser Wärmezustand auf das, was die betreffende Wärme durchdringt, und hier kommt man in den wirklichen Zustand der Ich-Organisation. Dasjenige, was die Ich-Organisation sonst im menschlichen Organismus tut, das geschieht auf dem Umwege über die Wärmeorganisation. Nehmen wir also an, ich gehe, ich gehe einfach. Indem ich gehe, greife ich von meiner Ich-Organisation aus in die Wärmeorganisation meines Organismus ein. Dasjenige, was die Wärme, in dem Maße wie die Beine ausgefüllt sind mit Flüssigkeiten, die die festen Bestandteile der Beine ausfüllen – was die Wärme darin tut, ist zwar indirekt eine Folge der Ich-Organisation, aber direkt greift die Ich-Organisation nur ein in den Wärmeorganismus. Wir haben also im ganzen Organismus, in der festen, flüssigen, gasförmigen und Wärmeorganisation überall zu sehen das Eingreifen der Ich-Organisation, aber nur auf dem

Umwege über die Wärmeorganisation. Wir haben wiederum im ganzen Organismus zu sehen das Eingreifen des astralischen Leibes, aber direkt greift der Astralleib nur ein in die Luftorganisation, die wir haben und so weiter. Sie können sich das andere ausmalen.
Nun, sehen Sie, auf diese Art bekommen Sie aber noch für etwas ganz anderes die Möglichkeit. Wenn Sie so dasjenige nehmen, was man heute in der Physiologie und der Anatomie Ihnen bietet, was man da so schön zeichnet und für den ganzen Menschen hält, wenn Sie dieses nehmen, so werden Sie niemals die Möglichkeit gewinnen, von diesem Menschen, den es in Wirklichkeit gar nicht geben kann, zum Seelischen hinüberzukommen oder gar zum Geistigen. Wo in aller Welt sollte etwas Seelisches oder Geistiges auch nur irgend etwas zu tun haben mit diesem Menschen, den heute die Physiologie oder Anatomie zeichnet? Daher sind auch alle möglichen scheinbar gut ausgedachten Theorien entstanden über das Wechselverhältnis vom Seelisch-Geistigen zum Leiblichen. Die geistreichste, weil blödsinnigste – das ist in unserer Zeit zumeist zusammengehörig –, ist diejenige vom psychophysischen Parallelismus. Man sage, beides verlaufe gleichzeitig und gehe einander parallel, es wird gar nicht eine Brücke gesucht. Aber in dem Augenblicke, wo Sie bis herauf zu der organisierten Wärmedifferenzierung gehen und in der organisierten Wärmedifferenzierung das Eingreifen der Ich-Organisation haben, kommen Sie darauf, sich zu sagen: Ja, in dem Wärmeäther ist es sogleich denkbar, daß die Ich-Organisation eingreift und damit auf dem Umwege der Wärmeorganisation in den ganzen Menschen bis zu der scharf konturierten physischen Organisation. – Die Brücke zwischen Physischem und Seelischem im Menschen konnte man nur aus dem Grunde nicht finden, weil man nicht berücksichtigte, daß der Mensch diese aufeinanderfolgende Organisation hat, in die wiederum die geistig-seelische Organisation eingreift. Es ist in der Tat so, daß, wenn Sie zum Beispiel Angst haben, der einfache seelische Tatbestand zunächst auf Ihre Wärmenatur wirken kann. Sie können sich natürlich nicht denken, daß der seelische Tatbestand des Erlebens der Angst Ihre Glieder zittern macht, das ist undenkbar, und so müssen Sie schon so etwas finden wie den psychophysischen Parallelismus. Aber Sie können sich denken, daß durch die Angst die seelische Organisation, die im Wärmeäther verankert ist, affiziert wird, und daß in der betreffenden Änderung des Wärmezustandes die Angst sich auslebt. Dadurch überträgt sich die Wärmeorganisation auf die Luftatmung, auf den flüssigen und hinunter bis in den festen Menschen. Sie finden nur auf diese Weise die Möglichkeit, vom Physischen nach dem Seelischen eine Brücke zu schlagen. (316, 15ff.)

Wenn wir aber von der menschlichen ätherischen Organisation reden, so sind wir nicht in der Lage, unsere Denkweise gegenüber dieser ätherischen Organisation, die in die physische eingegliedert ist, so zu behandeln, daß wir stehen bleiben bei denjenigen Ideen und Gesetzmäßigkeiten, die wir an unseren Laboratoriumsversuchen und Laboratoriumsbeobachtungen haben. Und man möge zunächst denken wie man will über dasjenige, was sich der übersinnlichen Erkenntnis als ätherische Organisation des Menschen darbietet. Aber ohne daß man irgendwie einzugehen braucht auf die mechanistische oder vitalistische Methode, zeigt sich doch der unmittelbaren Anschauung – und das würde eben der Gegenstand langer Auseinandersetzungen sein, die sich einreihen würden in jenen Lehrplan, von dem ich vorhin gesprochen habe –, daß die gesamte ätherische Organisation, die Sie sich nur als eine Struktur von Funktionen zu denken brauchen, nun unmittelbar eingreift in alles dasjenige, was flüssiger Natur in der menschlichen Organisation ist. So daß wir die physische Denkweise beschränken müssen auf alles dasjenige, was fest in der menschlichen Organisation ist, also im Grunde genommen auf den festen Aggregatzustand, und daß wir zurechtkommen mit der menschlichen Organisation nur dann, wenn wir dasjenige, was flüssig ist in dieser Organisation, als nicht bloß Flüssiges, so wie wir es in der äußeren unorganischen Natur haben, sondern als Flüssiges betrachten, das durch und durch belebt ist, als lebendiges Flüssiges. Das ist das, was gemeint ist, wenn gesagt wird, daß der Mensch einen Ätherleib hat. Und wir brauchen gar nicht einzugehen auf Hypothesen über das Leben, sondern nur dasjenige zu nehmen, was wir zum Beispiel meinen, wenn wir sagen: Die Zelle ist belebt. Wir brauchen gar nicht weiterzugehen, gleichgültig, ob wir Mechanisten, Idealisten oder Spiritualisten sind. Wenn wir sagen: Die Zelle ist belebt, – so wie es der krasse Empiriker auch sagt –, so zeigt sich für die unmittelbare Anschauung, die sich ergibt für die Methode, die ich hier bespreche, daß das, was flüssiger Natur ist im Menschen, eben belebt ist. Das deckt sich aber mit dem, wenn wir sagen: Der Mensch hat einen Ätherleib. – So daß man alles Feste als Einlagerung in das Flüssige nehmen muß und damit schon jenen Gegensatz hat, daß man alles, was man in der unorganischen Welt kennenlernt an Ideen und Gesetzmäßigkeiten, auf das Feste im Menschen anwendet, und daß man nicht nur die kleinsten Organismen, die im Menschen sind, die Zellen, als lebendig behandelt, sondern daß man nun die Totalität des Flüssigen im Menschen als durchlebt ansieht.

Ferner, wenn man dann kommt zu demjenigen, was im Menschen gasförmiger Natur ist, so ergibt sich, daß alles dasjenige, was als Gasiges den Menschen erfüllt, in einem fortwährenden Austausch miteinander steht. Wir werden darauf aufmerksam machen müssen im Laufe dieser Tage, daß es nicht nur in einem unorganischen Austausch und auch nicht bloß in einem durch die festen Organe vermittelten Austausch steht, sondern daß im Menschen eine eigene Gesetzmäßigkeit herrscht, welche den inneren Gasaustausch, das Ineinanderwirbeln der Gase beherrscht. So wie wir eine innere Gesetzmäßigkeit haben nach dem Festen, sagen wir, die sich ausdrückt in dem Verhältnisse von Nieren und Herz, so müssen wir eine Gesetzmäßigkeit, die sich nicht erschöpft in der Gesetzmäßigkeit der physisch festen Organe, auch innerhalb des, wenn ich mich dieses Ausdruckes bedienen darf, Gas- oder Luftorganismus annehmen. Und diese Gesetzmäßigkeit, die nun dem Gas- oder Luftorganismus unmittelbar zugrunde liegt, bezeichnen wir in der Anthroposophie für den Menschen zunächst als die astralische Gesetzmäßigkeit, die astralische Organisation. Diese Gesetzmäßigkeit würde im Menschen nicht da sein, wenn der Mensch nicht eben durchsetzt hätte seine feste und flüssige Organisation mit der luftförmigen Organisation. In das Feste und Flüssige greift nicht unmittelbar die astralische Organisation ein, sondern sie greift unmittelbar in die luftförmige Organisation ein, und erst mittelbar greift wieder die luftförmige Organisation in jeder Art in die feste und flüssige ein, so daß nun im Luftmenschen, wenn ich mich so ausdrücken darf, eine organisierte astralische Organisation da ist, dadurch hat diese Luftorganisation eine bestimmte innere Formung, die natürlich eine fluktuierende ist. Wir steigen einfach herauf durch die Aggregatzustände und kommen dazu, uns zu sagen: Betrachten wir den festen Menschen, so brauchen wir nicht etwas anderes anzunehmen als eine physische Organisation. Betrachten wir alles dasjenige, was als lebendiges Flüssiges die feste physische Organisation durchsetzt, so müssen wir etwas annehmen, was sich nicht erschöpft in der physischen Gesetzmäßigkeit, sondern da kommen wir zum ätherischen Organismus, der ein geschlossenes System darstellt. Und ebenso nenne ich astralische Organisation, was nun nicht unmittelbar eingreift in die feste und in die flüssige, sondern erst in die gasförmige Organisation. Ich nenne sie nicht astralische Gesetzmäßigkeit, sondern astralischen Organismus, weil es ein geschlossenes System ist.

Und ebenso kommen wir zur Ich-Organisation. Die greift unmittelbar nur ein in die Wärmedifferenzierungen, die im menschlichen Organismus sind, so daß man sprechen kann von einem Wärmeorganismus, einem Wärmemenschen. Und in diesen Wärmemenschen greift unmittelbar ein die Ich Organisation, die natürlich dadurch, daß sie da ist als etwas Übersinnliches, die Wärmedifferenzierungen bewirkt, aber vor allen Dingen auch perzipiert, in ihnen lebt. In den Warmedifferenzierungen lebt dann die Ich-Organisation unmittelbar, mittelbar im übrigen Organismus dadurch, daß die Wärme nun wirkt auf alle gasförmige, flüssige und feste Organisation.

So sehen Sie, wird der menschliche Organismus nach und nach durchsichtig. Aber alles dasjenige, was ich jetzt auseinandergesetzt habe, ist beim physi-

schen Menschen auf dieser Erde so, daß es sich wiederum ausdrückt im physischen Menschen. Wenn wir gleich auf das hinschauen, was wir in gewissem Sinne die flüchtigste Organisation nennen können, die Ich-Wärmeorganisation, dann sehen wir, daß sie mittelbar hinunterwirkt auf die Gasorganisation, auf die flüssige Organisation und auf die feste Organisation, und ebenso die anderen, so daß sich immer in irgendeinem festen, zunächst durch äußere Anatomie konstatierbaren Organsystem dann ausdrückt, wie diese Gesamtgliederung eingreift in die menschliche Organisation, so wie man sie durch sinnlich-empirische Tatbestände kennt. Wir können immer hinweisen auf Organsysteme, von denen nur das physische Organsystem unmittelbar in Beziehung steht zu seiner Gesetzmäßigkeit, also das Physisch-Feste, das Flüssige mittelbar, das Gasförmige noch mittelbarer und das Wärmeelement eben am allerentferntesten, aber eben doch auch durch Vermittlung in Beziehung steht.
Nun, alle die Dinge, die ich Ihnen jetzt nur wie in Zielgedanken andeuten kann, die können durch erweiterte Empirie einfach aus den Erscheinungen heraus überall belegt werden. Ich kann eben der kurzen Zeit wegen nur Zielgedanken anführen. (314, 102ff.)

Im Menschen muß fortwährend physische Substanz sich lebend gestalten. Dem entspringt die Tätigkeit des physischen und des ätherischen Organismus. Der letztere vollführt seine Vorgänge, indem er zugleich dasjenige, was sich in festen Formen gestalten will, in dem flüssigen Elemente löst. Die astralische Tätigkeit lähmt die lebenzeugende Tätigkeit. Das geschieht, indem gleichzeitig das Flüssige in das Luftförmige übergeführt wird. Ein Beispiel dieser Tätigkeit ist der Atmungsvorgang. Er trägt das lebend Flüssige des Organismus in das Luftförmige der eingeatmeten Luft hinüber und lähmt es damit so weit, daß es Träger der halbbewußten, oder unterbewußten Seelenvorgänge sein kann.
An diesen Vorgängen wirkt die Ich-Organisation mit. Aber die treibt alles, was da geschieht, noch weiter. Sie taucht alle im Festen, Flüssigen und Luftförmigen verlaufenden Prozesse in die Wärmedifferenzierungen des Organismus. In den in sich mannigfaltig verlaufenden Wärmevorgängen des Organismus wandelt die Ich-Organisation fortwährend alles Substantielle und alle Vorgänge des Organismus partiell so um, daß der Organismus Träger des selbstwußten Seelenlebens werden kann. *(Die Einleitung unseres Vademecums.)*

Wie verleiht das Ich Willensimpulse? Wir haben von einem anderen Gesichtspunkte aus davon gesprochen, wie die Willensimpulse zusammenhängen mit dem Tellurischen, im Gegensatze zu den Gedankenimpulsen, den Vorstellungsimpulsen, die mit dem Außertellurischen in Zusammenhang stehen. Aber

indem das Ich die Willensimpulse eben doch beisammenhält, wo hat es den Weg, um nun diese Willensimpulse in den Organismus, in die ganze menschliche Wesenheit gewissermaßen hineinzutreiben? Das geschieht, indem der Wille zunächst in dem Wärmeorganismus des Menschen wirkt. Indem das Ich einen Willensimpuls hat, wirkt dieser Willensimpuls zunächst auf den menschlichen Wärmeorganismus. Natürlich ist unter den gegenwärtigen tellurischen Verhältnissen es nicht möglich, daß das in einer konkreten Wirklichkeit da ist, was ich nun beschreiben will. Dennoch aber kann man es als etwas im Menschen wesenhaft Vorhandenes ins Auge fassen. Man kann es ins Auge fassen, wenn man davon absieht, daß in dem Raume, den die menschliche Haut begrenzt, die feste Organisation ist. Wir sehen von ihr ab, wir sehen von der flüssigen Organisation ab, wir sehen auch von der luftförmigen Organisation ab. Dann bleibt uns der Raum erfüllt mit Wärme, die allerdings kommuniziert mit der äußeren Wärme. Aber das, was da drinnen wirtschaftet in dieser Wärme, was diese Wärme so macht, daß sie in Strömung, daß sie in innerlicher Bewegung ist, daß sie eben ein Organismus ist, das ist das Ich.
Und wenn wir ins Auge fassen den menschlichen astralischen Leib, so ist dieser menschliche astralische Leib zunächst das, was in sich trägt alle Kräfte des Gefühles, des Fühlens. Die Kräfte des Fühlens, sie leben im astralischen Leib so, daß der astralische Leib wiederum diese Fühlkräfte zur physischen Wirksamkeit bringt in demjenigen, was dem Menschen zugrunde liegt als der Luftorganismus.
Also könnte man sagen: So wie der Mensch nun einmal ist als Erdenmensch, bewirkt sein Ich durch den Wärmeorganismus das, was sich dann äußert, wenn der Mensch als Willenswesen in die Welt tritt. Was der astralische Leib erlebt als Gefühle und dann auswirkt in der irdischen Organisation, das stellt sich dar als der Luftorganismus. Und wenn wir zum ätherischen Organismus, zum ätherischen Leibe gehen, so enthält der in sich – allerdings zunächst mehr bildhaft als uns das bewußt wird, denn da tritt ja für das Bewußtsein noch der physische Leib ein, der die Bilder eben zu den bildphysischen Vorstellungen abschwächt –, er enthält in sich das eigentliche Vorstellen, insofern das Vorstellen bildlich ist; das wirkt auf den Flüssigkeitsorganismus.
Sie sehen daraus, man kommt dem Seelischen näher, wenn man diese besonderen Organismen im Menschen betrachtet. Die materialistische Betrachtungsweise, die nur bei dem festen Gerüste stehenbleiben will, die es eigentlich wie eine Selbstverständlichkeit ausspricht, daß Wasser nicht organisiert sein kann – es *ist* eben organisiert im Organismus –, die muß ihrerseits dazu kommen, mit völligem Unverständnis dem Seelischen gegenüberzustehen; denn das Seelische ist unmittelbar vorhanden eben in diesen anderen Organismen. (202, 170ff.)

Die Zeitdimension der Wesenglieder und ihre Beziehung zur Elemente-Struktur

Der Mensch hat seinen physischen Leib. Durch den lebt er in jedem Augenblick in der physischen Gegenwart der Erde. Der Mensch hat seinen Ätherleib. Durch den lebt er eigentlich fortdauernd bis ein Stückchen vor seine Geburt hin, wo er sich den Ätherleib gesammelt hat aus dem allgemeinen Weltenäther. Nun hat er seinen Astralleib. Durch den lebt er durch das ganze Dasein zwischen seinem vorigen Tode und diesem Heruntersteigen auf die Erde. Und dann hat er sein Ich. Da lebt er ins vorige Erdenleben hinein. So daß wir beim Menschen überall, wo wir von seiner Gliederung sprechen, sprechen müssen von seiner Ausdehnung in der Zeit. Wir tragen unser voriges Ich-Bewußtsein unterbewußt in der Gegenwart in uns. Und wie tragen wir es in uns? Ja, wenn Sie das studieren wollen, wie wir es in uns tragen, dann müßten Sie aufmerksam werden darauf – und das ist auch der Weg dazu, an das Ich heranzukommen –, wie der Mensch nun hier in der physischen Welt nicht nur fester Leib ist, nicht nur ein flüssiger Mensch, ein luftförmiger Mensch, sondern wie der Mensch ja ein Wärmeorganismus ist. Primitiv, wenigstens sehr partiell weiß das schon jeder; wenn er Fieber mißt, so bekommt er verschiedene Fieberangaben, je nach den verschiedenen Stellen des Organismus, wo er mißt. Aber so ist es durch den ganzen menschlichen Organismus hindurch. Eine andere Temperatur haben Sie oben im Kopfe, eine andere in der großen Zehe, eine andere innerlich in der Leber, eine andere innerlich in der Lunge. Sie sind ja nicht nur das, was Sie in einem anatomischen Atlas in festen Konturen gezeichnet finden; Sie sind ein Flüssigkeitsorganismus, der in fortwährender Bewegung ist; Sie sind ein Luftorganismus, der Sie immerfort durchdringt, wie wenn Sie da immer ein mächtiges Symphonisches, Musikorganisches durchdränge. Und Sie sind bei alledem ein wogendes, warm-kalt Organisiertes, ein Wärmeorganismus, und in diesem Wärmeorganismus leben Sie selber drinnen. Das spüren Sie auch. Schließlich haben Sie nicht ein sehr starkes Bewußtsein davon, daß Sie, sagen wir, in einem Schienbein- oder in einem anderen Knochen leben, auch nicht ein starkes Bewußtsein davon, daß Sie in Ihrer Leber leben oder in den Säften Ihrer Gefäße. Aber daß Sie in Ihrer Wärme leben, davon haben Sie ein starkes Bewußtsein, wenn Sie das auch nicht differenzieren, wenn Sie auch nicht sagen: Da ist meine Wärmehand, da ist mein Wärmebein, da ist meine Wärmeleber und so weiter; aber es ist da, und ist es einmal gestört, ist nicht die menschlich angemessene Differenzierung im Wärmeorganismus vorhanden, dann spüren Sie es als Erkrankung, als Schmerz.

Wenn man das Ätherische schaut, wenn man mit dem entwickelten Bewußtsein zur Bildhaftigkeit, zur Imagination gedrungen ist, dann hat man webende

Bilder. Nimmt man das Astralische wahr, hat man die Weltensphärenmusik. Die dringt an einen heran, oder auch sie dringt aus uns heraus. Denn unser eigener Astralleib führt uns zurück in unser vorirdisches Dasein. Und gehen wir weiter zu jener Erkenntnis, die sich aufschwingt bis zur intensivsten Liebe, wo die Liebeskraft Erkenntniskraft wird, wo wir zunächst unser eigenes Dasein aus einem vorigen Erdenleben hereinfluten sehen in unser gegenwärtiges Erdenleben, so spüren wir dieses vorangehende Erdenleben in der normalen Differenzierung unseres Wärmeorganismus, in dem wir drinnen leben. Das ist die wirkliche Intuition. Da leben wir drinnen. Und wenn irgendein Impuls in uns aufsteigt, das oder jenes zu tun, so wirkt dies ja nicht nur, wie es im astralischen Leib ist, aus der geistigen Welt heraus, sondern von noch weiter zurück aus dem früheren Erdenleben. Das frühere Erdenleben wirkt in die Wärme Ihres Organismus herüber und erzeugt diesen oder jenen Impuls. Schauen wir in dem irdisch-festen Menschen den physischen Leib, in dem flüssigen den ätherischen Leib, in dem luftförmigen den astralischen Leib, so schauen wir in dem Wärmemäßigen des Menschen das eigentliche Ich. Das Ich der gegenwärtigen Inkarnation ist nie fertig; das bildet sich. Das eigentliche, in den unterbewußten Tiefen wirkende Ich ist das des vorigen Erdenlebens. Und vor dem schauenden Bewußtsein nimmt sich ein Mensch, dem Sie gegenübertreten so aus, daß Sie sagen: Hier steht er; ich erblicke ihn zunächst so wie er dasteht, mit meinen äußeren Sinnen. Ich schaue dann das Ätherische, ich schaue das Astralische, dann aber hinter ihm den anderen Menschen, der er war in der vorigen Inkarnation.

In der Tat, je weiter dieses Bewußtsein ausgebildet wird, desto mehr erscheint – perspektivisch macht sich das so (**Abb. 3**) – das menschliche Haupt der gegenwärtigen Inkarnation, etwas darüber das menschliche Haupt der vorigen Inkarnation, etwas darüber das menschliche Haupt der noch weiter zurückliegenden Inkarnation. In Zivilisationen, die von diesen Dingen durch ein instinktives Bewußtsein noch etwas geahnt haben, finden Sie Bilder, wo hinter dem deutlich gezeichneten Antlitz, das auf das gegenwärtige Erdenleben bezogen wird, ein anderes, etwas weniger deutlich gemaltes ist, und ein noch weniger deutlich gemaltes als drittes. Es gibt solche ägyptische Bilder. Derjenige, der erblickt, wie eigentlich hinter dem Menschen der Gegenwart der Mensch der vorigen Inkarnation und der weiter zurückliegenden Inkarnation aufsteigt, versteht solche Bilder. Und es ist erst eine Realität, von dem Ich zu sprechen als dem vierten Gliede der menschlichen Natur, wenn man zugleich das zeitliche Dasein zu den vorigen Inkarnationen zurückerweitert. Das alles wirkt im Wärmemenschen. (234, 93ff.)

Wesensglieder, Elemente und Erkenntniswege

Sehen Sie, indem sich das Knochenskelett aufbaut aus der Gesamtheit des menschlichen Organismus heraus, ich möchte sagen, indem der Mensch in das Skelett hinein – es ist kein guter Ausdruck, den ich gebrauchen werde, aber Sie werden ihn verstehen –, indem der Mensch in das Skelett hineinkristallisierte, woben Weltgedanken an ihm. Und die streng begrenzten Organe sind auch nur streng begrenzt, indem sie – wir werden ihre eigentlichen Kräfte gleich kennenlernen – denselben Kräften unterworfen werden, denen der Knochenaufbau unterworfen wird, so daß man sagen kann: Nur der Knochenaufbau ist gedankenhaft im physischen Sinne, und die andern Organe, die feste Grenzen haben, sind gedankenhaft aufgebaut aus dem Ätherischen heraus. Aber sie sind, indem sie feste Konturen haben, gedankenhaft aufgebaut, und das, was Sie heute von der Physiologie und Pathologie haben in bezug auf das Gestaltmäßige des menschlichen Organismus, das ist dem Gedankenhaften unterworfen. Aber das ist ja nur ein Glied der menschlichen Organisation, und es muß herausfallen aus der menschlichen Organisation, wenn man nicht hinaufsteigt zur Imagination. Die Imagination leitet dann hinauf zum Flüssigkeitsmenschen, und zu der Art, wie aus der Flüssigkeit der Muskel gebildet wird und der Mensch in den Muskel schießt. Diese eigentümliche Zusammenfügung des fest scheinenden Muskels, der nur fest scheint, und des Blutes, da schon kommt man von dem Knochenmäßigen in das Blutartige, da muß man, um den Menschen zu erkennen, die Imagination anwenden, so daß man also sagen kann: Der Gedanke, der natürlich unterstützt ist von der sinnlichen Anschauung, gelangt eigentlich nur an das Knochensystem heran, und alles übrige, was gesagt werden kann über den Menschen durch den Gedanken außer dem Knochensystem, ist Phantasie. Man muß aufsteigen vom Denken zur Imagination. Und wenn man zu der Imagination aufsteigt, kommt man zum Flüssigkeitsmenschen und dazu, wie der Flüssigkeitsmensch eigentlich schießt in das Muskelsystem. Und Muskeln zu begreifen in ihrer Wesenhaftigkeit ist nur möglich der Imagination. Warum?

Ja, sehen Sie, wenn Sie Gedanken anwenden, so müssen Sie auch die Gesetzmäßigkeiten anwenden, auf die der Gedanke kommt, das ist die mechanische Gesetzmäßigkeit. Sie müssen Statik und Dynamik anwenden. Das können Sie nur beim Knochensystem. Aber wenden Sie einmal an Statik und Dynamik beim Muskelsystem, versuchen Sie aus irgendeiner Statik heraus zu rechnen, warum Sie einen Kirschkern zu verbeißen vermögen oder gar einen Pfirsichkern. Versuchen Sie das zu errechnen. Versuchen Sie einmal das Experiment anzustellen, wieviel Gewichtsdruck dazu notwendig ist – einfach, indem man ein Gewicht auf einen Kirschenstein aufstellt –, diesen Kirschenstein zu zerdrücken. Sie zerbeißen ihn, vielleicht nicht alle von uns, aber es gibt manche, die auch Pfirsichkerne zerbeißen können. Rechnen Sie aus, ob nach mechanischen Gesetzen herauskommt, daß ein Muskel das leisten kann, Kirschkerne zu zerdrücken. Sie kommen mit dem, was der Gedanke gibt, niemals an das Muskelsystem heran. Sie können nicht. Mechanik wird in dem Augenblick, wo man an den Muskel herankommt, zum Unsinn, und man muß zu einer Erkenntnis jetzt übergehen können, welche auch hinter sich läßt die mechanischen Gesetze, welche also auffaßt das ganze Muskelbild durch Imagination, worin die gewöhnliche Schwere gar nicht ist. Denn in dem Augenblicke, wo Sie ins Flüssige hineinkommen, haben Sie es ja mit lauter Auftrieben zu tun, und Sie verrichten die Dinge, die Sie verrichten mit Ihrem Ätherleib, gar nicht mit den Gewichtsverhältnissen, sondern mit dem, was die Gewichtsverhältnisse zum großen Teil überwindet, so daß Sie schon aus diesem begreifen werden: In dem Augenblicke, wo man an das Muskelsystem herankommt, muß man eine ganz andere Erkenntnisart anwenden, das ist die Imagination, so daß man also sagen kann – nur repräsentativ, es sind überall Übergänge –, daß durch die Imagination begriffen wird das Muskelsystem. Und niemand begreift überhaupt das Muskelsystem, der es nicht gewissermaßen auffaßt als das nun nicht auf demselben Wege wie das Knochensystem entstandene Bild, das gewissermaßen durch Gerinnung des Blutes sich gebildet hat. Es ist natürlich ein ebenso wenig geschickter Ausdruck, als wenn ich sage ins Knochensystem kristallisiert, aber vergleichsweise ist es doch richtig. Nun bedenken Sie, wenn Sie irgendeinen Knochen haben, etwa die Elle oder Speiche oder den Oberarm, und Sie wenden darauf die Hebelgesetze an: ja, die Knochen lassen sich das in aller Geduld gefallen. Aber betrachten Sie, währenddem Sie ganz gut mit den Hebel- und andern mechanischen Gesetzen dasjenige verstehen können, was mit der Speiche oder dem Oberarm vor sich geht, bedenken Sie, ob Sie auch werden verstehen können, was mit irgendeinem Muskel vor sich geht. Da müssen die Bilder eine weiche Struktur annehmen, müssen sich verwandeln. Das ist gerade das Wesen der Imagination, daß sie überall nachgeben kann und daß sie das umfaßt, was durch seine Metamorphose seine Substanz bedeutet. Das hat der Muskel, der Muskel lebt in seiner Metamorphose. Der Knochen läßt sich geduldig die mechanischen Gesetze gefallen, der Muskel nicht. Er ist ebenso beweglich wie die metamorphosischen Bilder – Bilder, nicht Gedanken –, die wir in der Imagination haben, um ihnen zu folgen im innerlich Beweglichen. Und sehen Sie, damit stehen wir beim festen Menschen im Knochensystem, beim festen, erdigen Menschen. Wir stehen beim Muskelsystem beim flüssigen Menschen, wäßrigen Menschen.

Wenn wir nun aufsteigen von der Imagination zur Inspiration, dann kommen wir nun schon an den luftförmigen Menschen, an dasjenige, was im Menschen luftförmig ist. Und wir kommen, indem wir an die Inspiration herankommen, an eine Auffassungsweise, die sehr ähnlich ist dem Hören musikalischer Töne, Harmonien, Melodien, sehr ähnlich ist dem musikalischen Hören. Die Inspiration hat nichts mehr mit etwas Begriffsmäßigem zu tun, sondern mit etwas, was auch in der Auffassung eine Art Musikalisches ist. Das Musikalische muß nicht immer gehört werden, es kann auch, indem es geistig ist, empfunden werden. Aber im Grunde genommen hat alle Inspiration etwas Musikalisches. Nun ist das Eigentümliche hier vorhanden, daß die Form der menschlichen inneren Organe, derjenigen Organe, die eigentlich die werdende Organisation während des Lebens besorgen in der Ernährung, in der Atmung und so weiter, also die Organe, die dem zugrunde liegen, daß alle diese Organformen nicht erklärbar sind etwa aus irgendwelchen mechanischen Gesetzen. Aber nicht einmal imaginativ sind sie zu erklären. Es ist einfach ein Unding, ein Nonsens, wenn man die Form des Lungenorganes, des Leberorganes etwa nur erklären wollte aus Lageverhältnissen, wie da die Zellen liegen, oder aus Gewichtsverhältnissen. Versuchen Sie darüber nachzuforschen, ob das schon irgend jemandem gelungen ist, die Leber- oder Lungenform als Form zu erklären. Es ist niemandem gelungen. Denn diese Organe, die das werdende Leben während des Erdendaseins versorgen, die sind in ihren Anlagen trotzdem sehr früh vorhanden, wenn auch sehr stark metamorphosiert. Alle kommen sie heraus aus den Gestaltungskräften des Luftförmigen. Der heutige wissenschaftliche Mensch sagt: Luft ist Sauerstoff, Stickstoff, einiges andere ist darin, und das ist so eine mehr oder weniger gleichmäßige, nur durch innere mechanische Bewegung, die im Winde sich darstellt, differenzierte luftförmige Substanz. Aber solche Luft, wie sie heute der Physiker beschreibt, die gibt es nicht. Sondern es gibt nur die konkrete Luft, die unsere Erde umgibt. Aber, meine lieben Freunde, die Luft, die unsere Erde umgibt, die ist überall durchdrungen von lauter Gestaltungskräften. Diese Gestaltungskräfte atmen wir mit der physischen Substanz der Luft ein. Wenn unsere Organe fertig sind, wenn wir eine fertige Lunge haben, dann geschieht das, daß die Gestaltungskräfte, die wir da einatmen mit der Substanz der Luft, sozusagen zusammenfallen mit der Form der Lunge, daß sie dann, wenn wir geboren sind, keine große Bedeutung mehr haben, nur zum Wachstum. Aber während der Embryonalzeit, während der physischen Absonderung von der Außenluft, da wirken zuerst durch den mütterlichen Leib die Gestaltungskräfte der Luft. Die bauen die Lunge auf, wie alle Organe des Menschen daraus auferbaut werden, mit Ausnahme der Muskeln und der Knochen. Alle inneren Organe, die das werdende Leben erhalten, sind auferbaut aus den gestaltenden Kräften der Luft. Was da geschieht, kann man vergleichen, aber es ist ein grober Vergleich, mit der Entstehung der Chladnischen Klangfiguren. Also Platten, die mit Staub belegt sind, werden an einem Punkt befestigt, mit dem Violinbogen in bestimmter Weise gestrichen, dann gestaltet sich dieser Staub in gewisse Formen, je nachdem man den Bogen ansetzt. Da werden aus den Gestaltungskräften, die man in der Luft hervorruft, die Staubfiguren gebildet. So werden aus den allgemeinen Gestaltungskräften der Luft die inneren Organe des Menschen gebildet. Die sind herausgebildet aus den Gestaltungskräften der Luft. Die Lunge ist tatsächlich aus den Atmungskräften gebildet, aber ebenso die andern Organe. Nur sind es die andern Organe mehr oder weniger auf Umwegen, während die Lunge direkt gebildet ist. Aber dies, was da vorliegt, daß die Organe des Menschen herausgebildet werden aus den sich gestaltenden Schwingungen der Luft, das ist nur durch Inspiration zu begreifen. Das, was sich herausgestaltet aus dem Luftförmigen, eben Geformtes, das ist in der Auffassung gleich dem Musikalischen, wie den Klangfiguren auch ein Musikalisches zugrunde liegt. Es ist so vieles grundfalsch, was in unserer heutigen Physiologie vorhanden ist, daß man sich manchmal geniert, das Richtige zu sagen, wenn es sich so grotesk unterscheidet von dem, was man behauptet. Wenn der Mensch hört, so sind alle seine Organe in Mitschwingung mit den Schwingungen der Luft, nicht etwa nur die inneren Hörorgane. Der ganze Mensch schwingt mit, wenn auch leise, und das Ohr ist nicht deshalb Hörorgan, weil es schwingt, sondern weil es das, was im übrigen Organismus ist, durch seine innere Organisation zum Bewußtsein bringt. Es ist das ein großer, aber auch ein feiner Unterschied, ob man sagt, der Mensch hört durch das Ohr, oder der Mensch bringt sich durch das Ohr das Gehörte zum Bewußtsein. Denn der Mensch ist aus dem Ton heraus, wenn auch nicht aus dem gehörten Tone, auferbaut, so daß man sagen muß: die Inspiration ergreift die menschlichen Innenorgane. Die Organisation der menschlichen Innenorgane, des luftförmigen Menschen, muß durch Inspiration erkannt werden. Sehen Sie, es ist gar kein Wunder, daß schon im grauen Altertum das eigentliche Begreifen der menschlichen Organe verlorengegangen ist, weil die Inspiration verlorengegangen ist, weil die Inspiration der einzige Weg ist, durch den man die inneren Organe verstehen kann; sonst kann man diese nur von der Leiche abzeichnen, aber verstehen kann man sie nicht.

Nun, so sehen Sie, daß eigentlich der ganze menschliche Organismus im Hintergrunde der physischen Welt lebt. Wenn wir reden in der Form, wie ich es getan habe in meinem Buche «Wie erlangt man Erkenntnisse der höheren Welten?», dann haben die Menschen immer die Vorstellung: hier ist die physische Welt, und dahinter ist die geistige Welt stufenweise. In die nächste geistige Welt kommt man durch Imagination, in eine weitere geistige Welt durch Inspiration, in eine weitere durch Intuition. Aber davon machen sich die Leute keine Vorstellung, daß von all dem, was im Menschen ist, nur das Knochensystem von den Elementargeistern aufgebaut wird, während das Muskelsystem aufgebaut wird von geistigen Wesenheiten einer höheren Hierarchie. Das muß man jetzt erkennen. Man muß mit der Imagination zu diesen Wesenheiten gehen können, wenn man das Muskelsystem ergreifen will. Ebenso muß man mit der Inspiration zu noch höheren geistigen Wesenheiten gehen, wenn man die inneren Organe begreifen will. Dadurch, daß Sie ein Skelett aufrichten, schauen Sie nur so aus, als wenn Sie den Formen angepaßt wären. Ein Skelett aber, seiner inneren Bildung nach, ist durchaus nur auf inspirativem Wege zu erforschen.

Das, was ich sagen will, das müssen Sie so ansehen: Nicht wahr, eine Pflanze untersucht der heutige Naturdenker, Naturforscher, indem er dasjenige, was sich ihm darbietet, was er erreichen kann als Substantielles, analysiert, überhaupt nach den gewöhnlichen Methoden untersucht, die man heute hat. Aber sehen Sie, das ist ja gar nicht die Pflanze. Die Pflanze ist so aufgebaut, wie ich es gestern gesagt habe. Sie ist aus dem Kosmos heraus gebaut, und nur die Wurzel ist aus irdischen Kräften aufgebaut. Die ganze Form der Pflanze ist geistige Wirklichkeit, ist übersinnliche Wirklichkeit; nur ist das Übersinnliche ausgefüllt mit Materie. Und derjenige, der diese physische Materie bloß untersucht bei der Pflanze – ja der gleicht einem Menschen, der eine Schrift vor sich hat, die naß ist, die er mit Streusand bedeckt hat, und dann glaubt, daß der Streusand das Wesentliche an der Schrift sei. Man geht heute so vor, indem man die Pflanze untersucht, wie der vorgeht, der eine Schrift vor sich hat, sie als noch zu feucht mit Streusand bedeckt. Der Streusand ist überall drauf, den kratzt er ab und sagt: Ich untersuche den Streusand, ich lese das, was geschrieben steht, aus dem Streusand ab. – So ungefähr will man eine Pflanze erklären, während sie in Wirklichkeit ein geistiges Wesen ist, das nur ausgefüllt ist innerhalb seines Raumes mit physischer Substanz. Und so ist es, daß auch die menschlichen Organsysteme nur mit physischen Substanzen ausgefüllt sind. In Wirklichkeit ist physisch nur das Knochensystem, ätherisch das Muskelsystem, astralisch das Organsystem.

Und steigen wir auf zur wahren Intuition, dann kommen wir zum Wärmemenschen, zu der Organisation, die innerlich differenzierter Wärmeraum ist. Ich habe nun das gesagt, daß man in der Wärme ja wirklich drinnen sich erlebt, daß man nicht ebenso wie dem Kohlenstoff, dem Stickstoff, der Wärme gegenübersteht, sondern die Wärme ist da, die Wärme ist in einem, und man ist in der Wärme, indem man Wärme erlebt. Sie ist gerade dasjenige, was am intensivsten erlebt wird. Deshalb kann der heutige Mensch nicht leugnen, daß er Wärme erlebt, während er keine Ahnung davon hat, daß er Luft, Wasser, Erde erlebt. Er hat keine Ahnung davon, weil er da herausgewachsen ist. Aber das Erleben der Wärme ist eben unmittelbar die Anwendung der Intuition auf den menschlichen Organismus, nur muß man jetzt nicht bloß im Groben, wie man das für den Tagesgebrauch nötig hat, sondern in Differenzierung die Wärme erleben, die sehr fein ausdifferenziert ist in den Formen der Organe selber. Wenn man durch Intuition diesen Wärmeorganismus durch den ganzen Körper betrachten kann, kommt man durch diese Erkenntnisart zum Verstehen nun nicht der inneren Organe, sondern der Tätigkeit der inneren Organe. Die ganze Tätigkeit der inneren Organe muß begriffen werden durch Verstehen der Organisation im Wärmeäther. Alles übrige ist durchaus ungeeignet, ein Verständnis der Tätigkeit der Organe zu bringen. Die Anschauung, die intuitive Anschauung der Tätigkeit des Wärmeäthers, also der Wärmemensch, der ist es, der durch Intuition erkannt werden muß. (316, 91ff.)

6. Über die Wirkzusammenhänge der menschlichen Wesensglieder

Die irdisch-kosmischen Wesensglieder und die menschliche Gestalt – vom Inkarnationsgleichgewicht des Menschen

Wenn wir den physischen Leib des Menschen in bezug auf seine Kräfte durchsuchen, so finden wir in ihm eben die Kräfte des Erdenplaneten selber. Wenn wir aber an den Äther- oder Bildekräfteleib des Menschen herangehen, so finden wir in ihm mehr die Kräfte des Kosmos, die Kräfte des gesamten Weltenalls. Dagegen sind im menschlichen astralischen Leib und im menschlichen Ich solche Kräfte enthalten, die eigentlich in dem äußeren Raum des Weltenalls gar nicht angetroffen werden, die, wenn wir uns des Ausdrucks bedienen dürfen, nicht von der Welt sind, der die Erde angehört.
Es ist eigentlich so, daß die Erde fortwährend das Bestreben hat, den physischen Leib des Menschen für sich in Anspruch zu nehmen, ihrem eigenen Wesen einzuverleiben. Dagegen hat das Weltenall fortwährend die Tendenz, den Bildekräfte- oder Ätherleib des Menschen in die ganze Welt zu zerstreuen. Wenn der Mensch in dem Zustande ist zwischen dem Einschlafen und dem Aufwachen, dann wirken in dem, was im Bette bleibt, in dem physischen und in dem Bildekräfteleib, eigentlich die Kräfte so, daß der physische Leib fortwährend, wenn ich mich so ausdrücken darf, sich mit der Erde verbinden will. Er will der Erde ähnlich werden, er will ganz irdisch werden. Der Bildekräfte- oder Ätherleib will sich in das Weltenall zerstreuen. Und wenn wir des Morgens beim Aufwachen unseren physischen Leib und unseren Ätherleib wiederfinden, so ist es eigentlich so, daß, indem wir da in den physischen Leib hineinkommen, er uns sagt: Mich hat die Erde in Anspruch genommen während der ganzen Nacht, mich wollte die Erde zu Staub formen. Nur dadurch, daß du mich den gestrigen Tag und die vorhergehenden Erdentage zusammengehalten hast durch dein Ich und durch deinen astralischen Leib, bin ich noch ein physischer Leib geblieben; es wirkten in mir die Kräfte des Zusammenhaltens fort. – Ebenso sagt der Bildekräfte- oder Ätherleib: Eben nur, weil ich die Gewohnheit angenommen habe, dir ähnlich zu sein, habe ich die menschliche Form behalten. Eigentlich haben mich die Kräfte des Weltenalls während der Nacht, während du schliefest, während du außer mir warest, in alle Winde zerstreuen wollen.
Wir haben jedesmal, wenn wir aufwachen, im Grunde genommen die Anstrengung zu machen, unseren physischen Leib wiederum richtig in unseren Besitz zu nehmen. Er will eigentlich uns abhanden kommen vom Einschlafen

bis zum Aufwachen. Das tun wir durch das Ich. Das Ich kann, wenn es dazu geschult ist, sich wirklich so empfinden, als ob es jeden Morgen neuerdings von dem physischen Leib Besitz ergreifen möchte. Der astralische Leib, der kann spüren beim Aufwachen, daß er den Ätherleib sich ähnlich machen muß. Der wollte schon eine unmenschliche Form annehmen. Der astralische Leib muß ihn wiederum in die menschliche Form zurückdrängen. Man möchte sagen: Der physische Leib verliert während des Schlafens die Neigung, sich von dem Ich besitzen zu lassen, und der Ätherleib verliert die Neigung, menschenähnliche Gestalt zu haben. Er flattert aus. So daß tatsächlich die Gestalt, die unser physischer Leib hat, nur ein Ergebnis der Ich-Wirkung in unserer menschlichen Wesenheit ist. [...] (211, 78ff.)

Die menschliche Wesenheit muß also an jedem Morgen wiederum von dem physischen Leib Besitz ergreifen, und der astralische Leib muß jeden Morgen den Ätherleib sich ähnlich formen, ihn wiederum plastisch gestalten, so daß er menschenähnliche Form annimmt. (211, 82)

Das physiologische Zusammenspiel der vier Wesensglieder – Mensch und Umwelt, Gesundheit und Krankheit

Sehen Sie zunächst auf den Ernährungsprozeß. Dieser Ernährungsprozeß vernichtet fortwährend das, was die Substanzen in der Außenwelt sind. Der astralische Organismus lähmt dasjenige ab, was der Mensch durch seinen ätherischen Organismus in seinem Inneren ist, es ist ein Inneres-Gleichgewicht-Herstellen zwischen dem astralischen und ätherischen Organismus. Zwischen Ich und physischem Organismus ist ein Gleichgewicht hergestellt, zwischen der Außenwelt und der Innenwelt, so daß man sagen kann: Salz, so wie man es kennt, ist Außenwelt. Wird das Salz von der Ernährung und der Ich-Organisation ergriffen, so muß die Ich-Organisation in der Lage sein, nichts von dem, was Salz draußen ist, zu lassen, sondern alles umzuwandeln. Läßt sie etwas, so bedeutet das einen Fremdkörper im menschlichen Organismus. Aber diesen Fremdkörper im menschlichen Organismus müssen Sie nicht bloß so auffassen, daß das ein Fremdkörper mit scharfen Konturen sein soll, das ist am wenigsten oft der Fall. Sondern ein solcher Fremdkörper kann auch die äußere Wärme sein. Sie dürfen überhaupt keine Wärme haben im Organismus, die Sie nicht selbst durch die Ich-Organisation bearbeiten. Denken Sie sich, Sie haben den Menschen und Sie müssen erfahren im Menschen, daß er ergriffen wird irgendwo von einem äußeren Wärmezustand, den er nicht selber erarbeitet, so wie ein Stück Holz von einem äußeren Wärmezustand ergriffen wird. Der äußere Wärmezustand sei für den Menschen nicht nur Reiz, um als Reaktion, als Wirkung eine Eigenwärme zu erarbeiten, sondern die äußere Wärme – oder Kälte – träte unmittelbar an den Menschen heran, und Sie sähen diese äußere Kälte oder Wärme auch als Fremdkörper in sich, so daß man sagen kann: Das innere Gleichgewicht zwischen Krankheit und Gesundheit wird hervorgerufen durch den astralischen und ätherischen Organismus, das Gleichgewicht zwischen Mensch und Welt durch den polarischen Gegensatz zwischen physischem Körper und Ich-Organisation. Es handelt sich darum, sich wirklich einen Blick anzueignen für die Wirksamkeit dieser vier Glieder des menschlichen Organismus. (316, 34f.)

Denken, Fühlen, Wollen und das Wirkgefüge der Wesensglieder

Wenn wir uns das menschliche Seelenleben vor Augen stellen, also das, was der Mensch als Inneres in sich ablaufen fühlt als Denken, Fühlen und Wollen, so finden wir ja, daß das Denkerische, also das, was unmittelbar erlebt wird als Gedankeninhalt, sich abspielt zwischen dem physischen Leibe und dem Ätherleibe, daß sich dann abspielt das Fühlen zwischen dem Ätherleibe und dem astralischen Leibe, das Wollen zwischen dem astralischen Leibe und dem Ich. Wir sehen daraus, daß die Gedanken, insofern wir uns ihrer voll bewußt sind, nur darstellen, was wie aus den Tiefen des eigenen Wesens heraufblickt und den Wellen des Seelenlebens eigentlich nur die Form geben kann. So etwas wie Schatten schlagen aus den Tiefen des menschlichen Wesens herauf, erfüllen unser Bewußtsein und sind dann der Gedankeninhalt.
Wenn wir uns die Sache schematisch darstellen wollten, so könnten wir uns sagen: Physischer Leib *(blau)*, Ätherleib *(orange)*, astralischer Leib *(gelb)* und Ich *(violett)* **(Abb. 4)**. Dann würden wir zwischen dem physischen Leib und dem Ätherleib den Gedankeninhalt haben. [...] Was wir im Bewußtsein erleben, das ist ja nur etwas, was eben, wie ich sagte, aus der Tiefe unseres Wesens die Wellen heraufschlägt bis zum Ich. Da schlägt es herauf. Der Gefühlsinhalt liegt zwischen Ätherleib und astralischem Leib und schlägt wiederum bis zum Ich herauf, und der Willensinhalt, der ist dann zwischen dem astralischen Leib und dem Ich. Der liegt also dem Ich am nächsten. Wir können sagen: In dem Willen erlebt sich das Ich in seiner unmittelbarsten Art, während Gefühlsinhalt und Gedankeninhalt in den Tiefen unseres Wesens ruhen und nur eben die Wellen heraufschlagen in unser Ich. (207, 155f.)

Wesensgliederwirksamkeit und Karma

Wir haben es mit einem ganzen Kraftkomplex zu tun, der aus einer Inkarnation in die andere hineinspielt. Nun müssen wir bedenken, welches Verhältnis besteht zwischen diesem Kraftkomplex und dem Menschen, insofern sein Leben verfließt zwischen der Geburt und dem Tode. Da ist der Mensch tatsächlich, ich möchte sagen, ein Instrument mit vier Saiten, auf dem gespielt wird von dem genannten karmischen Kraftkomplex. Physischer Leib, Ätherleib, Astralleib und Ich sind die vier Saiten, das Karma spielt darauf. Je nachdem mehr oder weniger das eine oder das andere, der Ätherleib, der Astralleib, oder der Ätherleib mit dem Astralleib zusammen, der physische Leib mit dem Astralleib zusammen, der physische Leib mit dem Ich zusammen gewissermaßen von dem Bogen des Karma gestrichen wird – wenn wir uns den Vergleich mit einer Violine erlauben, die auch vier Saiten hat –, entsteht das individuelle menschliche Leben. In der mannigfaltigsten Weise können diese vier Saiten des menschlichen Lebens durcheinander spielen. Daher ist es so schwierig, wenn man nicht in allgemeinen leeren Abstraktionen, sondern im Konkreten reden will, die einzelnen Lebensmelodien der Menschen zu entziffern, weil man sie nur dann entziffern kann, wenigstens fruchtbar entziffern kann, wenn man gewissermaßen es schauen kann, wie der Fiedelbogen des Karmas auf den vier Saiten des Menschen spielt. (172, 108)

III. Entwicklungsphysiologie

1. Der Geistkeim des physischen Leibes und die Konzeption

> Sie müssen sich durchaus klar darüber sein, daß das, was als der erste Anfang des Prozesses der Menschwerdung im Leibe der Mutter vor sich geht, ein Ergebnis ist des ganzen Kosmos. In der Befruchtung wird nur Veranlassung dazu gegeben, daß eine gewisse Wirkung von dem Kosmos in einen Menschenleib herein geschieht. Und dasjenige, was zuerst bei der Menschenbildung entsteht, ist durchaus ein Abbild des ganzen Kosmos. Wer studieren will den Embryo von seinen ersten Stadien an, der muß studieren diesen Embryo als ein Abbild des ganzen Kosmos. (201, 122)

Kosmische Leibesbildung – zum Geistkeim des physischen Organismus

Der Mensch erlebt in einem gewissen Stadium [des] vorirdischen Lebens eine Art Kosmos, die er [...] auch als seine Innenwelt erlebt. Er fühlt sich gewissermaßen selber als ein Kosmos. Aber dieser Kosmos ist in diesem vorirdischen Dasein etwas anderes als der Kosmos, der uns zwischen der Geburt und dem Tod für die sinnliche Beobachtung umgibt. Jener Kosmos, der da in einem gewissen Stadium des vorirdischen Daseins erlebt wird, ist nämlich eine Art kosmischer Keim des späteren physischen Menschenorganismus, desjenigen physischen Menschenorganismus, in den sich der Mensch einkleiden muß, wenn er zum Erdendasein heruntersteigt. Stellen Sie sich erweitert alles vor, was der Mensch als physischen Organismus im Erdenleben an sich hat, als ein Unermeßliches erweitert, sagen wir die Lungen, die Leber, alle Prozesse – natürlich als Kräfte, nicht als physisch-materielle Organe –, also die Lungenprozesse, ebenso die Herzprozesse und so weiter erweitert, ins kosmische Unermeßlich erweitert, das erlebt der Mensch, nur daß er dann diesen Kosmos mit seiner Seele umfaßt, daß er diesen Kosmos zugleich als Innenleben hat. (215, 94f.)

Wenn man in diesem Zusammenhange von «Keim» spricht, so wird damit etwas bezeichnet, das in einer gewissen Beziehung sich entgegengesetzt zu dem verhält, das im physischen Weltzusammenhange so genannt wird. Da ist der «Keim» der kleine physische Anfang eines sich vergrößernden Gebildes. Das geistige Kraftgebilde, das der Mensch in seinem vorirdischen geistigen

Dasein im Zusammenhange mit seinem Wesen erschaut, ist groß und zieht sich immer mehr zusammen, um zuletzt mit dem physischen Keimteil zu verwachsen.

Man muß sich zur Darstellung dieser Verhältnisse der Ausdrücke «groß» und «klein» bedienen. Aber es muß dabei berücksichtigt werden, daß das Erleben in der geistigen Welt ein geistiges ist, und daß für dasselbe der Raum, in dem das physische Geschehen vor sich geht, nicht vorhanden ist. Die verwendeten Ausdrücke sind also eigentlich nur Verbildlichungen dessen, was geistig, rein qualitativ, unräumlich, erlebt wird.

Im Erleben des kosmischen Gebildes, welches der geistige Keim seines künftigen physischen Organismus ist, ist der Mensch während des vorirdischen Daseins. Und dieses geistige Gebilde wird als eine Einheit mit dem ganzen geistigen Kosmos anschauend erlebt und offenbart sich zugleich als der kosmische Leib des eigenen Menschenwesens. Der Mensch fühlt den geistigen Kosmos als die Kräfte seines eigenen Wesens. Sein ganzes Dasein besteht darinnen, daß er *sich* in diesem Kosmos erlebt. Aber er erlebt nicht *nur* sich. Denn es trennt ihn dieses kosmische Dasein nicht wie später sein physischer Organismus von dem anderen Leben des Kosmos ab. Er ist diesem Leben gegenüber in einer Art Intuition. Das Leben anderer geistiger Wesen ist zugleich *sein* Leben.

In dem tätigen Erleben des Geist-Keimes seines künftigen physischen Organismus hat der Mensch sein vorirdisches Dasein. Er bereitet selbst diesen Organismus vor, indem er in der geistigen Welt mit anderen Geistwesen an dem Geist-Keim wirkt. Wie er während des Erdendaseins durch seine Sinne eine physische Umwelt vor sich hat und in dieser tätig ist, so hat er im vorirdischen Dasein seinen im Geiste sich erbildenden physischen Organismus vor sich; und seine Tätigkeit besteht in der Teilnahme an dessen Gestaltung, wie seine Tätigkeit in der physischen Welt in der Teilnahme an der Gestaltung der physischen Dinge in der Außenwelt besteht.

In dem Geist-Keim des physischen Menschenleibes, welchen der geistig-seelische Mensch in seinem vorirdischen Dasein anschauend erlebt, ist ein wahres Universum vorhanden, nicht minder mannigfaltig und vielgestaltig in sich, als die physische Umwelt der Sinne ist. Ja, die intuitive Erkenntnis *darf* sagen, daß dasjenige, was der Mensch, in dem physischen Menschenkörper zusammengezogen, als ihm unbewußte Welt an sich hat, ein solches Universum ist, mit dem sich an Großartigkeit die physische Welt gar nicht im entferntesten messen kann.

Und *dieses* Universum erlebt auf geistige Art der Mensch in seinem vorirdischen Zustande, und er wirkt an ihm. Er erlebt es in seinem Werden, seiner Beweglichkeit, aber erfüllt von geistigen Wesenheiten.

Er hat innerhalb dieser Welt ein Bewußtsein. Mit den tätigen Kräften, die im Werden dieses Universums sich auswirken, sind seine eigenen verbunden. Die Zusammenarbeit der geistigen Kosmoskräfte mit seinen eigenen erfüllt sein Bewußtsein. (25, 48ff.)

Während wir hier im physischen Dasein unser Arbeiten so einrichten, daß die äußeren Sinnesdinge zielvoll verändert, verwandelt werden, während wir selbst hier im physischen Dasein mit den Sinnesdingen verwandelt werden, arbeiten wir in unserem vorirdischen Dasein unseren physischen Organismus zurecht. Wir gliedern ihm dasjenige ein, was dann weisheitsvolles Zusammenwirken der Organe sowie der Organe mit dem Seelischen und des Seelischen mit dem Geistigen im Erdendasein sein muß. Wir leben in einem Universum, dessen Werden darin besteht, daß es zielvoll hingestaltet wird auf unseren künftigen Erdenorganismus. [...]
Unzahlige geistige Wesenheiten der verschiedensten Hierarchien arbeiten mit dem Menschen an der Herstellung dieses wunderbaren Gebildes, das den physischen Organismus darstellt. Und dieses Arbeiten ist, wenn es eben als solches betrachtet wird, ein beseligendes Arbeiten. (215, 96f./98)

Der Mensch ist gewissermaßen eins geworden mit dem geistig-seelischen Kosmos, die göttlich-geistigen Kräfte leben in ihm, sie wesen und weben in ihm, sie durchdringen ihn und sie gestalten in ihm den großen Geistkeim aus, der die Kräfte in sich enthält, die durch das geistige Dasein durchgehen müssen bis zur Geburt beziehungsweise Empfängnis, damit sie dann wiederum auftauchen, wenn der Mensch im Erdenleben als der innere Plastiker seinen physischen Organismus auszugestalten hat. Die Wunderbildung dieses physischen Organismus wird dadurch klar; denn dieser physische Organismus ist die Zielbildung desjenigen, was in unermeßlich großartiger Weise geistig-seelisch anschauend, sich seiner voll bewußt, der Mensch als den kosmischen Keim seines inneren Lebens erlebt. Den physischen Menschenkeim bekommt der Mensch aus der physischen Welt; den geistigen Keim bekommt der Mensch aus der geistigen Welt heraus. Und wir sind gewissermaßen in einer gewissen Zeit, bevor wir heruntergestiegen sind zum physischen Erdendasein, ein in die ganze Welt ergossener, riesiger geistig-seelischer Menschenkeim, der sich dann vereinigt mit dem physischen Menschenkeim, der uns hier empfängt, wenn wir ins Erdendasein heruntersteigen. (218, 37f.)

[Der] Geistkeim ist zuerst majestätisch und groß wie das Weltenall selber. Während der Mensch den Rückzug antritt in die physische Welt und die Generationen, von denen dann seine Eltern stammen werden, überschaut, von der geistigen Welt aus mittätig ist an dieser Generationenfolge, während dieser Zeit wird der Keim immer kleiner und kleiner, bis er wiederum zurückkommt in die Mars–, die eigentliche Sonnensphäre, und dann schnell durch die Mondensphäre wiederum zum nächsten Leben heruntersteigt. (227, 250)

[...] Indem der Mensch [...] gegen seine Geburt zu lebt, verkleinert sich immer mehr und mehr der geistig-seelisch grandiose Menschenkeim. Der Mensch arbeitet ihn weiter aus fortwährend im Hinblick darauf: das wird zusammengewoben und zusammengeschoben, verdichtet zu dem physischen Menschenleib. (218, 116)

Schritte der kosmischen Inkarnationsbewegung – Geistkeim, Ätherleib und Karma

Und je mehr wir uns wiederum der Planetensphäre nähern, und namentlich in die Sphäre von Merkur, Venus und Mond kommen, desto mehr schwindet uns das Bewußtsein, das wir gemeinsam mit den geistigen Wesen der höheren Hierarchien haben, dahin. Das heißt, wir bekommen ein Bewußtsein, das jetzt nur die Offenbarungen dieser geistigen Wesenheiten enthält. Früher fühlten wir uns unter diesen geistigen Wesen darinnen. Wenn wir vorbereitet haben das menschliche Haupt für das spätere Leben, so fühlen wir: wir arbeiten zusammen mit den geistigen Wesenheiten. Jetzt erscheinen uns die geistigen Wesenheiten wie in Bildern. Dafür aber tritt auch die Wirkung der Mondenkräfte in uns auf. Wir fühlen uns sozusagen wiederum als ein Wesen, das eigentlich in sich leben sollte. Wir sind ja noch nicht in einem physischen Leibe, aber wir haben ein Vorgefühl von einem In-sich-Leben, von einem Wiederum-dem-Kosmos-Entfremdetsein. Wir haben nicht mehr den Anblick der geistigen Wesenheiten, wie sie sind, sondern wir haben ihre Abbilder.
Und während wir diese Abbilder durchgehen, entschwindet uns immer mehr und mehr dasjenige, was wir als den Geistkeim unseres physischen Organismus auferbaut haben, und wir müssen wahrnehmen: dieser Geistkeim des physischen Organismus ist uns entfallen und ist nun hinuntergegangen zu einem physischen Elternpaar und lebt sich ein als die Kräfte der Fortpflanzungsströmung auf der physischen Erde. Es ist wirklich so, daß dasjenige, was wir als den physischen Leib vorbereiten, zusammenschrumpft und in die Fortpflanzungsströmungen eines physischen Elternpaares fällt. Und wir sind zurückgelassen als geistig-seelisches Wesen, das seine Zugehörigkeit zu dem, was ihm da hinunter entfallen ist, empfindet, aber sich nicht unmittelbar damit vereinigen kann. Es kann sich erst vereinigen, wenn es jetzt in diesem Zustand die Ätherkräfte, die im ganzen Kosmos sind, zu seinem Ätherleibe heranzieht.

Und nachdem uns der Geistkeim unseres physischen Leibes entfallen ist, der nun unten unseren physischen Leib im Körper der Mutter vorbereitet, sammeln wir die Kräfte, um unseren Ätherleib zu bilden. Und mit diesem Ätherleib vereinigen wir uns dann, nachdem der menschliche Keim schon eine Zeitlang im Leibe der Mutter war.
Das ist der Vorgang des Wieder-Zurückkehrens zum Erdendasein. Und indem wir vorher nur die Bilder der geistigen Wesenheiten gehabt haben, gliedern wir uns alles dasjenige ein, was wir nur durch die Mondenkräfte uns eingliedern können, was Erinnerung war an unser Karmawesen. Das gliedern wir uns jetzt wiederum ein als wirkliche Kräfte. Die nehmen wir mit auf in den Ätherleib, gliedern sie auch ein. Deshalb erscheinen wir auf dieser Erde so, daß wir das Ausleben unseres Schicksals, unseres Karma bewirken; während des Durchgehens durch die Mondenkräfte entwickeln wir die Sehnsucht, unser Karma auf der Erde auszuleben. (218, 172f.)

[...] Ehe man sich mit seinem eigenen Leibeskeim vereinigt, bildet man sich noch seinen Ätherleib [...]. Und in diesen Ätherleib hinein ist verwoben das Päckchen [...], das die moralische Wertigkeit enthält. Das verwebt man jetzt in sein Ich, in seinen astralischen Leib, aber auch noch in den ätherischen Leib hinein. Das bringt man dann mit dem physischen Leibe zusammen. Und so ist es, daß man sein Karma mit auf die Erde trägt. Das hat man zuerst im Mondenbereich zurückgelassen, denn man würde einen schlechten, einen verdorbenen physischen Leib ausgebildet haben, wenn man das in den Sonnenbereich mitgenommen hätte. Der physische Leib des Menschen wird individuell erst dadurch, daß der Ätherleib ihn durchzieht. Der physische Leib eines jeden Menschen würde gleich dem physischen Leib eines andern Menschen sein, denn in der geistigen Welt weben sich die Menschen schlechthin gleiche Geistkeime für den physischen Leib. Individuell werden wir eben nach unserem Karma, nach dem, wie wir unser Päckchen in den Ätherleib hineinverweben müssen, der dann schon, während wir noch im embryonalen Zustand sind, individuell unseren physischen Leib gestaltet, konstituiert, durchdringt. (226, 40f.)

Der Ätherleib mit all seiner Lebendigkeit ist so in dem Menschen, wie der Mensch aus dem vorirdischen Dasein mit seinem Karma ankommt und den Ätherleib in sich aufnehmen kann. Dessen müssen wir uns bewußt sein. (317, 32f.)

Weiteres zur kosmischen Bildung des ätherischen Leibes

In der Folgezeit [der kosmischen Entwicklungsphase] verliert der Mensch die Anschauung des Geist-Kosmos. Dieser verdunkelt sich vor dem «Geistesauge». Das Erleben des seelischen Inneren, das im Zusammenhang steht mit den geistigen Mondenkräften, wird dafür immer intensiver. Und die Menschenseele wird reif, dasjenige von außen zu empfangen, was sie vorher im Innern erlebt hat. Die geistige Tätigkeit am Werden des physischen Organismus, die vorher der Mensch bewußt miterlebt hat, entfällt seinen Seelenorganen; sie geht über an die physische Tätigkeit, die sich in der Fortpflanzungsentwickelung innerhalb des Erdendaseins vollzieht. Das von der Menschenseele vorher Miterlebte geht über auf diese Fortpflanzungsentwickelung, um in derselben als dirigierende Kräfte zu wirken. Die Menschenseele hat jetzt für einige Zeit in der geistigen Welt ein Dasein, in dem sie an der Bildung des physischen Menschenorganismus nicht mehr einen Anteil hat.
In diesem Stadium wird sie reif, dasjenige, was in ihr «Entbehren» und «Begehren» ist, an dem Ätherischen des Kosmos zu befriedigen. Sie zieht den kosmischen Äther an sich heran. Und sie bildet im Sinne der Anlagen, die ihr aus dem Mitarbeiten an dem menschlichen Universum geblieben sind, ihren ätherischen Organismus. So lebt sich der Mensch in seinen ätherischen Organismus hinein, bevor ihn im Erdendasein sein physischer Organismus empfängt. (25, 52f.)

Der Kosmos enthält auch ein Ätherisches, einen Äther-Kosmos. Aus dem kosmischen Äther zieht nun der Mensch in diese seine kosmische Bildwelt das Ätherische herein. Er zieht es zusammen; er füllt das, was nur noch als kosmische Erinnerung in ihm ist, mit Weltenäther aus, den er zusammenzieht, und er bildet sich so seinen ätherischen Organismus. Der Mensch bildet seinen ätherischen Organismus in der Zeit, in der ihm der physische Organismus entfallen ist, in der der physische Organismus unten seine Fortsetzung findet durch die Konzeption in der physischen Vererbungsevolution, und der Mensch kleidet sich ein in seinen ätherischen Organismus. (215, 104)

Es ist nicht lange bevor wir heruntersteigen zur Erde, da aber gerade, wenn wir heruntersteigen, entfällt uns der Hinblick auf die Erde und auf geht uns der Blick in die Ätherwelt. Das, was Äthererscheinungen sind, die das Licht bergen, die die Lebenskräfte bergen, das, was im Raume ausgebreitet ist, aber nicht zentral von der Erde in den Raum hinauf, sondern wie von der Peripherie der Welt auf die Erde hereinwirkt, herein sich ergießt, das Ätherische, das wird uns anschaulich. Wie in einem großen, die verschiedensten Gestaltungen in sich aufweisenden Weltennebel wird eine ätherische Welt geistig um uns herum sichtbar, und aus dieser ätherischen Welt können wir mit jener Kraft, die uns geblieben ist, mit der Kraft des Begehrungsvermögens, dem allgemeinen ätherischen Weltennebel entnehmen unseren eigenen Ätherleib, können ihn formen, und indem wir unseren eigenen Ätherleib formen, bilden wir mit diesem Ätherleib ein Abbild desjenigen, was wir früher waren in der geistig-seelischen Welt, gliedern diesen Ätherleib ein dem, was uns aus der Vererbungsentwickelung, was uns durch unsere Vorfahren an physischer Substantialität entgegengebracht wird, und wir steigen zum Erdendasein herab. (218, 40f.)

Als der Mensch vor dem Mondenausgange [in der Erdenevolution], nachdem er das Leben zwischen dem Tode und einer neuen Geburt absolviert hatte, sich der Erde wieder näherte, da brauchte er Kräfte, durch die er den Äther, der ja in alle Welt zerstreut ist, um sich herum, um sein Ich und seinen astralischen Leib anordnen konnte in Form eines Ätherleibes. Diese Kräfte hat er bekommen beim Herannahen an das irdische Dasein von dem in der Erde befindlichen Monde heraus. Seit der Mond sich abgespalten hat, bekommt der Mensch diese Kräfte, die er braucht, um seinen Ätherleib zu bilden, von außerhalb der Erde, eben von dem von der Erde abgespaltenen Monde, so daß der Mensch unmittelbar vor seinem Eintritte in das irdische Leben an dasjenige appellieren muß, was in den Mondenkräften liegt, also an etwas Kosmisches, um seinen Ätherleib zu bilden.
Dieser Ätherleib muß nun so gebildet werden, daß er gewissermaßen eine äußere und eine innere Seite hat. Stellen wir uns ganz schematisch diesen Ätherleib vor, wie er gebildet wird. Er hat eine Außenseite, und er hat eine Innenseite. Also wir können uns vorstellen, daß der Mensch seinen Ätherleib nach der Außen- und nach der Innenseite bildet. [Zeichnung]
Wenn der Mensch das Äußere dieses Ätherleibes formt, so braucht er die Kräfte des Lichtes, denn der Ätherleib wird neben anderem Substantiellen vorzugsweise aus dem flutenden Lichte des Kosmos gebildet. Aber Sonnenlicht ist dafür nicht brauchbar. Sonnenlicht kann nicht Kräfte liefern, welche den Menschen befähigen können, seinen Ätherleib zu formen. Dazu ist notwendig das von der Sonne nach dem Monde scheinende und von dem Monde wiederum zurückstrahlende Licht, das dadurch wesentlich verändert ist. Aber all das Licht, das uns vom Monde zukommt, das überhaupt vom Monde aus hinausstrahlt in den Kosmos, das enthält die Kräfte, durch welche der Mensch beim Heruntersteigen imstande wird, die äußere Seite seines Ätherleibes zu bilden. Dagegen alles das, was geistig vom Monde ausstrahlt, wenn Neumond ist, das strahlt die Kräfte in den Kosmos, die der Mensch braucht, um die Innenseite seines Ätherleibes zu bilden. So daß es also mit diesem Rhythmus

zwischen äußerer Lichterscheinung des Mondes und Dunkelwerden des Mondes zusammenhängt, daß der Mensch Außenseite und Innenseite seines Ätherleibes bilden kann.

Nun hängt aber dasjenige, was da gewissermaßen die Mondenkräfte für den Menschen vollbringen, damit zusammen, daß ja der Mond wirklich nicht bloß der physische Körper ist, von dem die heutige Naturkunde fabelt, sondern daß der Mond eben durchaus überall durchsetzt ist von Geistigkeit, daß auch der Mond eine Vielheit von geistigen Wesen enthält.

Ich habe an verschiedenen Orten auseinandergesetzt, wie der Mond sich einmal getrennt hat von der Erde, wie aber nicht nur physische Materie hinausgeströmt ist in den Weltenraum, sondern wie jene alten, auf der Erde lebenden Wesenheiten, die nicht in einem physischen Leibe, aber in geistiger Form auf der Erde gelebt haben und welche die Urlehrer der Menschheit waren, mit dem Monde hinausgezogen sind in das Weltenall, dort eine Art Mondenkolonie gegründet haben, so daß wir also zu unterscheiden haben am Monde dessen Physisch-Ätherisches und dessen Geistig-Seelisches, nur daß das Geistig-Seelische eben auch keine Einheit, sondern eine Vielheit ist.

Nun hängt das ganze Leben der Geistigkeit im Monde ab von der Art und Weise, wie die im Monde befindlichen Wesenheiten von ihrem Mondstandpunkte aus, von ihrem Mondgesichtspunkte aus ringsherum die Welt schauen, ringsherum die Welt ansehen. Und wenn ich mich bildhaft ausdrücken darf, so möchte ich sagen, die geistigen Wesenheiten des Mondes richten ihr Auge zunächst auf das, was ihnen das wichtigste ist, auf die Wandelsterne, die zu unserem Planetensystem gehören. Alles, was auf dem Monde geschieht, was auch dazu geschieht, daß der Mensch die Kräfte richtig erhält, die er braucht, um seinen ätherischen Leib zu bilden, alles das hängt ab von den Beobachtungsresultaten, zu denen die Wesen im Monde kommen, die sozusagen im Monde leben und ringsherum die Wandelsterne unseres Planetensystems, Merkur, Sonne, Mond und so weiter, betrachten.

Das war ein Wissen, welches in gewissen Mysterien vorhanden war. Ein altes Mysterienwissen gewisser Mysterienstätten war das, daß vom Monde aus die Konstellation, die Bewegungsverhältnisse des Planetensystems, das zu unserer Erde gehört, beobachtet und darnach die Taten der Mondwesen bestimmt wurden. Man drückte das dadurch aus, daß man gewissermaßen den Mond, als den Punkt, von dem aus gerade diejenigen Weltenverhältnisse bestimmt werden, die mit der Bildung des menschlichen Ätherleibes zusammenhängen, daß man diese Mondenkräfte ins Bewußtsein der Menschheit in Zusammenhang mit den Kräften der anderen Wandelsterne hereinbrachte.

Und man tat das in den Wochentagen:

Mond: Mondtag:	Montag
daß der Mond zu tun hat in seiner Beobachtung	
mit Mars: Marstag:	Dienstag
mit Merkur: Merkurstag, mercredi:	Mittwoch
dann weiter mit Jupiter: Jupitertag,	
Jupiter ist der deutsche Donar:	Donnerstag
dann weiter mit Venus, das ist die deutsche Freya:	Freitag
dann weiter mit Saturn: Saturnstag, saturday:	Samstag
mit der Sonne selber, die mit ihren Kräften	
nicht unmittelbar wirken kann auf die Bildung	
des Ätherleibes, aber in der Rückstrahlung	
vom Monde wirkt:	Sonntag

So gliederte man dem, was sich auf den Gesichtspunkt des Mondes bezog, dasjenige an, was in der Einteilung der Zeit den Planetenzusammenhang in das Bewußtsein der Menschheit hereinbrachte. Und es wollte gewissermaßen gesagt sein im alten Mysterienwesen: Mensch, erinnere dich, daß du, bevor du heruntergestiegen bist auf die Erde, Kräfte brauchtest, die auf dem Monde dadurch ausgebildet werden, daß von den Mondenwesen hingeblickt wird auf die anderen Planeten des Planetensystems. Dem, was der Mond hat von Dienstag, Mittwoch, Donnerstag, Freitag und so weiter, dem verdankst du die besondere Konfiguration, die dein ätherischer Leib beim Herabstieg in das irdische Leben annehmen kann.

Und so haben wir einmal auf der einen Seite den rhythmischen Gang des Mondes durch Licht und Dunkelheit um unsere Erde herum, auf der anderen Seite im Menschenbewußtsein verzeichnet die ganze Planetenfolge. Ja, die Mysterien gaben dazu auch noch dieses, daß gesagt wurde: Dadurch, daß die Mondenwesen hinblicken können nach dem Mars, bekommt der Mensch die Fähigkeit zur Sprache in seinen Ätherleib hineinorganisiert. Dadurch, daß die Mondenwesen hinblicken können auf den Merkur, bekommt der Mensch die Fähigkeit der Bewegung in seinen Ätherleib hineinkonzentriert.

Wenn man mit diesen Mondengeheimnissen nun sprechen will, so kann man das in einer ganz anderen Form: Dann wird Eurythmie aus der Sprache. Man kann sagen, Eurythmie wird aus der Sprache, wenn man – nachdem man die Geheimnisse der Sprache dadurch erforscht hat, daß man sich von den Mondenwesen sagen ließ, was sie, auf den Mars hinschauend, für Beobachtungen machen – nun auch erforscht, wie sich diese Beobachtungen verändern, wenn die Mondenwesen nach dem Merkur hinschauen. Wenn man also die Marserfahrungen der Mondwesen umwandelt in die Merkurerfahrungen der Mondwesen, dann bekommt man aus der Lautsprachenfähigkeit im Menschen die eurythmische Fähigkeit im Menschen. Das ist die Sache kosmisch ausgesprochen.

Was den Menschen mit der Fähigkeit zur Weisheit durchströmt, das bekommt man durch die Erfahrungen der Mondwesen mit Jupiter.

Was den Menschen durchströmt an Liebe und Schönheit in seiner Seele, bekommt man durch die Erfahrungen der Mondenwesen mit Venus.

Dasjenige, was von den Mondenwesen erfahren wird durch die Beobachtung des Saturn, das gibt die innere Seelenwärme für den Menschen in seinen Ätherleib hinein.

Und dasjenige, was abgehalten werden muß, gewissermaßen weggedrängt werden muß, damit es die Bildung des Ätherleibes nicht stört unmittelbar vor dem Herunterstieg auf die Erde, das ist, was von der Sonne herrührt. Von der Sonne oder von dem Anblick der Sonne rührt also alles dasjenige her, vor dem der Mensch geschützt werden muß, damit er ein geschlossener Mensch werden kann durch Einbildung des Ätherleibes, also durch schützende Kräfte.

Auf diese Weise, kann man sagen, lernt man erkennen, was auf dem Monde geschieht. Dann lernt man dadurch auch erkennen, wie dieser menschliche Ätherleib geformt, gebildet wird, wenn der Mensch heruntersteigt aus dem vorirdischen Dasein in das irdische Dasein. Das sind die Dinge, die sich auf das Mondengeheimnis beziehen. (233a, 140ff.)

Die Mondensphäre und die Geschlechtlichkeit des Menschen

In diesem Leibe [des Geistkeimes] ist nun noch vieles unberührt vom Erdendasein, denn es ist ja ein Geistleib. So zum Beispiel ist es für diesen Leib zunächst in einem gewissen Stadium noch völlig unentschieden, ob der Mensch bei seinem nächsten Erdendasein eine männliche oder eine weibliche Persönlichkeit sein wird. Denn während dieser ganzen Zeit zwischen dem Tode und einer neuen Geburt bis in ein sehr spätes Stadium, bevor man auf Erden geboren wird, hat es gar keinen Sinn, nach Mann und Weib zu fragen. Das sind ganz andere Verhältnisse als die, welche sich auf Erden spiegeln als Mann und Weib. Es gibt auch Verhältnisse, die sich in dem geistigen Dasein abspielen und die sich auf Erden spiegeln; aber das, was als Mann und Weib auf Erden auftritt, das gewinnt erst eine Bedeutung verhältnismäßig spät, bevor man zur Erde heruntersteigt. Und wir können in den Einzelheiten verfolgen, wie das Menschenwesen – wenn es nach gewissen früheren, karmischen Zusammenhängen glaubt, im kommenden Erdendasein am besten dieses Erdendasein als Frau durchzumachen – beim Heruntersteigen nach dem irdischen Dasein, um sich dann mit dem physischen Menschenkeim zu verbinden, sich jene Zeit wählt, die hier auf Erden als die Vollmondszeit geschaut wird.

Also wir können sagen: Blicken wir von der Erde aus in irgendeiner Gegend nach dem Vollmond, dann haben wir diejenige Zeit, die sich die Wesen wählen, um zur Erde herunterzusteigen, die Frauen werden wollen. Da erst wird das entschieden. Und die Neumondzeit ist diejenige Zeit, die sich die Wesen wählen, die Männer werden wollen. So daß also der Mensch durch das Mondentor in das irdische Dasein eintritt. Aber die Kraft, die der Mann braucht, um in das Erdenleben einzutreten, wird dann ins Weltenall hinausgeströmt; man geht ihr entgegen, indem man vom Weltenall hereinkommt, und sie wird vom Monde ausgestrahlt, wenn er für die Erde Neumond ist. Die Kraft, welche die Frau braucht, wird ausgestrahlt vom Monde, wenn er Vollmond ist; da ist seine beleuchtete Seite der Erde zu gerichtet, seine unbeleuchtete Seite geht ins Weltenall hinaus, und diese Kraft, die der Mond an seiner unbeleuchteten Seite ins Weltenall hinaussenden kann, die braucht das Menschenwesen, wenn es Frau werden will. (218, 119)

Zur Konzeption – über die Verbindung von Sonnen- und Mondenkräften

Der Menschenkeim ist [...] zunächst im Leibe der Mutter geschützt vor dem Erdeneinfluß, aber er dringt dann vor, er muß vordringen durch die Blutzirkulation der Frau, kommt weiter nach auswärts, kommt unter den Einfluß der Erdenschwerkraft. Vernichtet wird er jedes Mal, wenn beim Weibe die monatliche Periode eintritt, die ja mit dem Mondengang zusammenhängt. Da sieht man, daß das mit dem Mondeneinfluß zusammenhängt. Jedesmal dann wird eigentlich ein Menschenkeim vernichtet. Er ist noch nicht ein richtiger Menschenkeim, denn damit er ein richtiger Menschenkeim ist, muß er eben vor der Vernichtung bewahrt bleiben, und das geschieht durch die Befruchtung.
Was also geschieht denn eigentlich durch die Befruchtung? Durch die Befruchtung wird eben dieser Keim, der sonst, wenn er einfach dem Erdeneinfluß überlassen wird, zugrunde geht, in eine ganz feine Materie eingehüllt, die ätherisch ist, und wird geschützt vor der Erde, und so kann er im Leibe der Mutter ausreifen; so daß also die männliche Befruchtung den Schutz des Menschenkeimes vor den Erdenkräften bedeutet. Jedesmal also, wenn eine Befruchtung eintritt, dann wird ein Menschenkeim geschützt vor der Vernichtung durch die Erdenkräfte. (348, 143f.)

Wenn der Mensch dasjenige entfalten würde, was in seinem astralischen Leibe liegt und was in seinem Ich liegt, so käme er niemals an die Sonne heran, so wie nun einmal die gegenwärtige Konstitution des Menschen ist. Der Mensch käme niemals an die Sonne heran. Er kommt, wenn er in seinem Ich und astralischen Leibe ist, zwischen Einschlafen und Aufwachen, nicht an die Sonne heran. Es bleibt dunkel für ihn. So würde der Mensch, wenn er im astralischen Leibe und im Ich ohne Verbindung mit dem Ätherleib und mit dem physischen Leib wäre, nicht an die Sonne herankommen. Ja, wie kommt er denn an die Sonne heran?

Nun betrachten wir zuerst, wie die Sache ist. Der astralische Leib und das Ich kommen an den Ätherleib heran, aber wenn man schauend diesen Zustand verwirklicht – was man ja verhältnismäßig leicht kann dadurch, daß man das Denken sehr verstärkt –, wenn man das Denken durch eine gründliche, sehr energische Meditation verstärkt, kann man leicht in den Zustand hineinkommen, es ist der Zustand der beginnenden Initiation. Leicht kann man in den Zustand hineinkommen, in dem der Mensch untertaucht in seinen Ätherleib, aber noch nicht den physischen Leib erfängt. Er lebt im Ätherleib. Sehen Sie, in diesem Zustand, wenn man im Ätherleib lebt und den physischen Leib noch nicht heranfassen kann, in diesem Zustand aber kann man sehr, sehr gut denken. Man sieht nur nichts, man hört nichts, aber man kann sehr gut denken. Das Denken ist durchaus nicht ausgelöscht, es ist nur das Sehen, das Hören, auch die anderen Sinnesempfindungen, die sind unterdrückt. Aber das Denken bleibt einem, erstens so, wie man es hatte: man kann denken, aber man kann eben mehr denken als vorher. Man kann solche Dinge denken, wie diese hier sind und man kann über den Makrokosmos denken. Das Denken bleibt und es erweitert sich, und man weiß genau: du steckst jetzt im Weltenäther drinnen. Also, indem man in seinem Ätherleib ist, steckt man im Weltenäther drinnen. Aber man hat, indem man in diesen Weltenäther einzieht, durchaus die Erfahrung, das Erlebnis, daß man jetzt in jener geistigen Welt drinnen ist, aus der die Sinnenwelt auch herauskommt. Aber weder geistige Welt noch Sinnenwelt hat man individualisiert. Aus der individualisierten Sinnenwelt ist man heraus. Die Sonne scheint nicht mehr, die Sterne scheinen nicht mehr, der Mond scheint nicht. In den Reichen der Natur auf der Erde ist nicht mehr eine deutliche Unterscheidung. Das kann man nur, wenn man im physischen Leib drinnen ist, im normalen Leben ist oder in einer höheren Initiation. Aber man hat dafür, daß sich die Konturen der Sinneswelt verdunkelt haben, die allgemeine Geistigkeit, das Weben und Leben des Geistigen.

Kommt man jetzt weiter, fängt man nun auch seinen physischen Leib bewußt ab, so daß man anfängt, in den Organen zu leben, fängt man diesen physischen Leib bewußt ab, dann beginnen die verglommenen, verschwundenen Wesen mit Ausnahme des Irdischen wieder aufzutauchen, aber als Geist-Entitäten. Wo man früher beim gewöhnlichen Bewußtsein die Sonne gesehen hat, die sich verdunkelt, vernebelt hat, aber innerhalb des allgemeinen Geistwebens drinnen war, da tritt jetzt die Summe der Wesenheiten der zweiten Hierarchie auf. Man individualisiert jetzt in der geistigen Welt. Mond, Sterne treten wieder auf, aber sie treten in ihren geistigen Aspekten auf und sind jetzt geistige Kolonien oder dergleichen, so kann man es nennen, und jetzt weiß man, wie man außen, zuerst im gewöhnlichen Bewußtsein zum Beispiel – bei anderen Dingen ist es auch so –, die Sonne im physischen Bilde gesehen hat, wie man jetzt, nachdem man den physischen Leib bewußt ergriffen hat, eben auch in seiner Geistigkeit ergriffen hat, die Sonne als geistiges Wesen sieht und so die ganze Welt. Aber jetzt weiß man auch, daß mit jedem Sonnenstrahl der Tag leuchtend in uns eintritt, mit jedem Sonnenstrahl tritt ja auch Geist ein. Durch jede Sinnesempfindung tritt Geist ein, so daß wir diese nach oben verfeinerte Atmung als eine fortdauernd geistimprägnierte anzusehen haben, und wir nehmen wahr, daß in jeder Sinnesempfindung, die da einströmt, Sonne lebt. Gerade der Geist der Sonne ist es, oder die Geister der Sonne. Sonne lebt in jeder Sinnesempfindung, so daß in den Menschen einströmt, in die verfeinerte Atmung, das unmittelbare Sonnenleben, die unmittelbaren Sonnenkräfte.

Sehen Sie, so haben wir das Verhältnis des Menschen zur Sonne. Wenn ein Lichtstrahl in Ihr Auge strömt, strömt der Geist der Sonne mit dem Lichtstrahl ein. Der Geist der Sonne ist die Substanz der verfeinerten Atmung. Die mannigfaltigen Ingredienzien der geistigen Sonne atmen wir ein mit den Sinnesempfindungen. Aber jetzt haben Sie eine bedeutsame Anschauung von dem Menschen nach dem einen Pole hin. Indem er sich seinem Ätherleib nach entfaltet, entwickelt er innerhalb des Ätherleibes das Denken des Weltalls, die Gedanken des Weltalls. Und diese Gedanken des Weltalls, in denen sich der in seinem Ätherleib bewußt Lebende befindet, sie sind wärmelos, kältelos, tonlos zunächst. Sie sind wie ein allgemeines Fühlen, wobei das Fühlen seiner selbst zusammenfällt mit dem Fühlen des Makrokosmos. Tritt man jetzt ein in den Geist der Sonne dadurch, daß man den physischen Leib erfaßt, so tingiert sich der Gedanke von den mannigfaltigsten Seiten her, von seiten der Augen tingiert sich das Einatmen der Essenz der Sonne, der Gedanke, zur Farbe, durch das Ohr tingiert sich der Gedanke zum Ton, durch das Wärmeorgan tingiert sich der Gedanke zum Warmen und Kalten, und Sie haben jetzt die kosmische Auffassung der Beziehung des Gedanklichen zum Sinnlichen. Das Gedankliche muß dabei als das Ursprünglichere dargestellt werden, und das Sinnliche tritt auf durch Sonnenimprägnierung, durch Sonnentingierung.

Das ist auf der einen Seite des Menschen. Der Mensch nimmt nur nicht wahr, wie die Sonne mit ihrem Wesen in ihn einströmt bei jeder Sinnesempfindung. Und auf dem Wege dieser Sonne strömt mit das vergangene Karma ein. Und es ist gar keine kindische Empfindung, die Sonne zu gleicher Zeit zu denken wie einen Behälter des vergangenen Karmas. So daß wir, wenn wir verständig nach des Menschen Haupt schauen, uns sagen müssen: Da strömt im Okkulten der geistige Sonnenstrahl, der sich umbildet im Einströmen zum Physischen, das eben als physisch erscheint in der farbigen, in der tönenden, in der wärmenden Welt. Da zieht zu gleicher Zeit auf dem Wege der Sonnenstrahlen, die sich von den Sinnen aus in den Nerv hineinschleichen, das Karma in den Menschen hinein.

Nun sehen wir nach der anderen Seite. Sehen wir da hin, wo wir gestern erkennen mußten: das Karma zieht hinaus, da wo im Organismus die Lymphe ist, da wo im Organismus alles dasjenige tätig und wesend ist, was noch nicht in das Blut eingezogen ist: Da finden wir das hinausgehende Karma. Was sind das für Bahnen, auf denen das Karma hinauszieht? Um das einzusehen, muß man sich bekanntmachen in wissenschaftlich okkulter Beziehung mit den Mondenkräften.

Wenn man so allmählich hinüberkommt durch das Ätherische, in das man sich zuerst eingelebt hat, in das Ergreifen des physischen Leibes in der peripheren Richtung gegen die Sinne hin, erscheint einem alles Leben, das von der Sonne aus einströmt, gewiß auf der einen Seite dadurch, daß es trägt auf seinen Wegen das vergangene Karma, es erscheint einem dadurch mit manchem Vorwurf, mit manchem, was den Menschen beunruhigt. Aber weit bedeutsamer als alles dasjenige, was den Menschen so beunruhigt in seinem Karma, wenn er wirklich zu dieser Anschauung kommt, ist alles dasjenige, was ihm das Wissen gibt: Durch deine Vergangenheit bist du dennoch das geworden, was du jetzt bist. Das, was man in seinem Inneren trägt, trägt man viel reichlicher in sich, wenn man den Einzug der Sonne auf dem Wagen der Sinnes-Nervenwege wahrnimmt. Aber so, wie man sich vom Karma abstrahiert und sich hingibt dem Einströmen der geistigen Sonnenkräfte, tritt eine unendliche Beglücktheit im Empfangen des Sonnlichen auf und man hat das Gefühl, das Sonnliche ist so, daß man es in sich fortdauernd wünschen muß, daß man es begehren muß. Das Sonnliche ist dasjenige außerdem, was in Liebe in uns einzieht, wenn wir es wünschen, und dasjenige, was wir in abgeschwächter Weise im physischen Leben als Leben und Weben in Liebe erkennen. Das geschieht im Austausch der menschlichen Innenwelt mit den Sonnenwirkungen, die sich in Liebe in den Menschen hineinergießen und alles dasjenige, was wachsend und sprießend und gedeihend wirken will im Menschen, zieht mit diesen in Liebe lebenden Sonnenstrahlen in den Menschen ein. Denn da ist die Liebe nicht bloß eine seelisch-geistige Kraft, da ist sie die Kraft, die alles Physische zum Wachstum, zum Sprießen und Sprossen aufruft, was dem Menschen wohltuend, beglückend in jeder Einzelheit ist, wenn er es wirklich schätzen kann, das er aber aus seinem unmittelbaren Schauen bekommt.

Wenn man dagegen nach der anderen Richtung, nach der Richtung derjenigen Kräfte, die die Lymphe entwickeln, zur Blutbildung vorbereiten die Lymphe, wenn man nach dieser Richtung hin den physischen Leib ergreift, wird man die Mondenwirkungen gewahr. Aber diese Mondenwirkungen haben eine ganz andere Eigentümlichkeit. Wir können also sagen, auf der einen Seite wirken die geistigen Sonnenwirkungen, so wie wir es angedeutet haben, auf der anderen Seite sind die Mondenwirkungen da. Wir leben uns hinein, indem wir innerlich den Prozeß der Blut-Lymphbildung ergreifen, leben wir uns herein gerade in die Mondenwirkungen. Aber diese Mondenwirkungen sind so, daß wir fortwährend das Gefühl haben, sie wollen uns etwas wegnehmen. Sie wollen etwas aus uns herausbringen. Bei der Sonne haben wir das Gefühl, sie will uns fortwährend etwas geben, beim Mond haben wir das Gefühl, er will fortwährend etwas aus uns herausbringen. Und kaum, daß wir es uns versehen, wenn wir nicht aufmerksam sind gegenüber dieser Wahrnehmung der Mondenwirkungen, wenn wir uns in die Blut-Lymphbildung versenken und da den physischen Leib ergreifen, wenn wir uns nicht recht in der Hand haben, nicht recht aufmerksam sind im Schauen, plötzlich reißt der Faden ab und vor uns steht irgendein geistiges Wesen, das uns ähnlich ist, aber verzerrt, karikiert ist meistens, das wir selber aus uns herausgeboren haben. Wir haben nur übersehen diesen Übergang, dieses Hinausgehen, wenn wir nicht aufmerksam sind. Es ist uns nichts weiter Wunderliches, wenn wir sehen, wie es sich von uns loslöst und uns gegenübertritt. Es ist kaum mehr als ein gesteigertes Spiegelbildsehen. Wenn wir uns im Spiegel sehen, ist es in der physischen Welt. Wenn wir uns durch die Mondenkräfte im Äther gespiegelt sehen, ist es eine höhere, gesteigerte Spiegelung.

Gehen wir den ganzen Vorgang durch. Es ist nichts weiter Besonderes. Es zeigt uns nur, wie wir eben mit dem Weltenall in Verbindung stehen, daß der Mond fortwährend Kräfte aus uns aussondert, selbständig macht, die in uns leben, die da in die geistige Welt hineingehen, in den Makrokosmos einströmen, fortwährend Bilder aus uns in den Makrokosmos hinaustragen. Aber sehen Sie, meine lieben Freunde, denken Sie sich, es wird eine Veranstaltung geschaffen, durch die ein solches Bild, das die Mondenkräfte fortwährend in dem Menschen erzeugen und heraustragen wollen, in die Weiten der Welt heraustragen wollen, denken Sie sich, es wird ein solches Bild im menschlichen Körper gehalten, darinnen behalten. Es ist ja nicht ein bloßes Spiegelbild, das abstrakt ist, es ist ein Bild, das schon von Kräften durchzogen ist. Ja, wie kann ein solches Bild im Menschen gehalten werden? Wir haben hier die ziehenden Mondenkräfte, die fortwährend aus dem Menschen herausbringen wollen sein Bild. Wie kann denn dieses Bild im Menschen drinnen gehalten werden, statt daß es aus ihm heraustritt? Wie kann es in ihm gestaltet werden? Wenn von der anderen Seite die Sonnenkräfte so tief gebracht werden, daß das Bild drinnenbleibt im Menschen. Dann bleibt das Bild drinnen, arbeitet in ihm, dann entsteht ein embryonales Leben. Die Befruchtung besteht in nichts anderem, als daß die Sonnenkräfte durch die Befruchtung so weit hinuntergezogen werden, da wo die Mondenkräfte in die Lymphe eingreifen und dadurch das Bild, das sonst hinausgeht, ergreift die physische Materie im menschlichen Leibe. Es geht das, was sonst Bild ist, bis in die physische Bildung hinein. Dadurch geschieht das, was Verbindung der Mondenkräfte mit den Sonnenkräften in dem Lymphgebiet des menschlichen Organismus ist. (318, 110ff.)

Weiteres zur Konzeption – von der Entstrukturierung der Keimzellmaterie und vom Wirksamwerden der kosmischen Kräfte

Je organischer ein Stoffzusammenhang ist, desto weniger bindet sich chemisch das eine an das andere, desto chaotischer werden die Stoffe durcheinandergewirbelt; und schon die gewöhnlichen Eiweißmoleküle, meinetwegen in der Nervensubstanz, in der Blutsubstanz, sind eigentlich im Grunde genommen innerlich amorphe Gestalten, sind nicht komplizierte Moleküle, sondern sind innerlich zerrissene anorganische Materie, anorganische Materie, die sich entledigt hat der Kristallisationskräfte, der Kräfte überhaupt, die die Moleküle zusammenhalten, die die Atome aneinandergliedern. Das ist schon in den gewöhnlichen Organmolekülen der Fall, und am meisten ist es der Fall in den Embryomolekülen, in dem Eiweiß des Keimes. (205, 89)

Im gewöhnlichen Verhalten des Lebendigen ist dieses Chaotische [der Eiweißstruktur] durch die mineralischen Verhältnisse, die sich im Organismus abspielen, noch etwas zurückgehalten. Bei den Zellen, die wir im Gehirn, in der Lunge, der Leber haben, bei diesen Zellen, indem sie Eiweiß sind, wirkt noch dasjenige, was wir als Nahrungsmittel bekommen, und übt noch seine Kräfte auf sie aus. Da sind sie nicht Chaos. Bei denjenigen Zellen, die dann Fortpflanzungszellen werden, wird das Zellige im Organismus in eine Lage gebracht, daß es geschützt wird vor dem Einfluß der Nahrungsmittel, vor den Kräften, die mit der Nahrung aufgenommen worden sind. Bei den Geschlechtszellen wird es so, daß das Chaos fast vollständig da ist, daß alles Mineralische vollständig vernichtet ist, ruiniert ist als Mineralisches. Die Geschlechtszellen entstehen dadurch, daß im Menschen und im Tier und in der Pflanze auf mühselige Weise das irdisch-mineralische Wirken zerstört, ruiniert ist. Dadurch, daß das mineralische Wirken zerstört ist, wird der Organismus empfänglich für das kosmische Wirken. Jetzt können kosmische Kräfte von allen Seiten hereinwirken, und diese kosmischen Kräfte werden zunächst durch die Befruchtungszellen des anderen Geschlechtes beeinflußt, und dadurch wird dem Ätherischen das Astralische beigemischt. Wir können sagen: indem das

Mineralische ins Eiweißartige hinein sich entmineralisiert, entsteht die Möglichkeit, daß nun, während sonst im Mineralischen immer Irdisches auf Irdisches wirkt, auf diesem Umweg durch das chaotische Eiweißartige das Kosmisch-Gesetzhafte hereinwirkt.
Die Naturwissenschaft wird das Eiweiß nie verstehen, wenn sie es auf dem Wege sucht, eine größere Komplikation beim organischen Molekül zu sehen als im anorganischen Molekül. Die Chemie und Physiologie ist ja heute hauptsächlich bemüht, die Struktur zu finden, wie die Atome in den verschiedenen Körpern angeordnet sind. Und dann denkt man sich, die Anordnung wird immer komplizierter und komplizierter, und am kompliziertesten ist sie dann beim Eiweiß. Das Eiweißmolekül tendiert nicht dahin, komplizierter zu werden, sondern die mineralische Struktur auszulöschen, so daß nicht das Irdische, sondern nur das Außerirdische Einfluß gewinnen kann. (302, 125f.)

Das Eiweiß ist immer auf dem Weg ins Chaotische, um die dem unorganischen entsprechende Form aufzulösen und ins Chaos überzuführen; und am stärksten ins Chaos übergeführt ist diejenige Materie, die in der befruchteten Eizelle vorliegt. Das ist einfach ins Chaotische getriebene Materie. Mit diesem Chaos kann überhaupt die gesamte irdische Naturgesetzlichkeit nichts mehr anfangen, die ist ausgeschaltet. Eiweiß geworden sein auf irgendeiner Stufe bedeutet: ausgeschaltet sein von der irdischen Naturgesetzlichkeit. Und was ist die Folge? Daß die außerirdische Naturgesetzlichkeit, die Konstellation der Planeten, die ganze außerirdische Welt anfängt, auf dieses Chaos zu wirken, um diesem Chaos nun eine Konstitution erst wiederum zu geben. Dadurch, daß in der Überführung in Eiweiß die Materie ins Chaos kommt, wird die Materie wiederum bereit zu empfangen; nicht nur vom Irdischen zu empfangen, sondern aus dem ganzen Weltall, vom Kosmischen herein ihre Konstitution zu empfangen. (342, 106f.)

In der kleinen Samenbildung ist Chaos, und ganz im Umkreis ist wiederum Chaos. Und da muß Aufeinanderwirken Chaos im Samen auf Chaos im weitesten Umkreis der Welt. Dann entsteht das neue Leben. (327, 78)

Die Samenbildung beruht darauf, daß die irdische Materie sich im Samen aus jeder Struktur herausreißt und übergeht ins Chaos, chaotisch wird, daß sie gar nicht mehr Kräfte der Materie in sich schließt. Dann kann das, was aus dem Kosmos heraus wirkt, ganz sich geltend machen, wenn keine irdische Struktur mehr da ist. Er erklärt sich bereit, das Kosmische, die kosmische Struktur im Kleinwinzigen abzubilden, so daß in der Samenbildung das Nichts gegenüber dem Irdischen sich geltend macht und ins Nichts hineinwirkt das Kosmische.

[...] Da wird die Materie so weit herausgetrieben, daß der Kosmos mit seinen Ätherkräften eingreifen kann. (316, 154f.)

Sie haben in der Gerüststruktur [der Zelle] eine Nachbildung der ganzen Verhältnisse im Planetensystem, überhaupt im Sternensystem. Sie können konkret hineingehen in den Aufbau der Zelle, und Sie bekommen eine Erklärung für diese konkrete Gestalt nur, wenn Sie in der Zelle sehen ein Abbild des ganzen Kosmos.
Und nun nehmen Sie die weibliche Eizelle und stellen sich vor, diese weibliche Eizelle hat die kosmischen Kräfte zu einem gewissen inneren Gleichgewicht gebracht. Diese Kräfte haben Gerüstform angenommen und sind in der Gerüstform in einer gewissen Weise zur Ruhe gekommen, gestützt durch den weiblichen Organismus. Nun geschieht die Einwirkung der männlichen Geschlechtszelle. Die hat nicht den Makrokosmos in sich zur Ruhe gebracht, sondern sie wirkt im Sinne irgendeiner Spezialkraft. [...] Dann geschieht durch diese Spezialwirkung eine Unterbrechung der Ruheverhältnisse. Es wird gewissermaßen die Zelle, die ein Abbild ist des ganzen Makrokosmos, dazu veranlaßt, ihre ganze mikrokosmische Gestalt wiederum hineinzustellen in das Wechselspiel der Kräfte. In der weiblichen Eizelle ist zunächst in ruhiger Abbildung der ganze Makrokosmos zur Ruhe gekommen. Durch die männliche Geschlechtszelle wird die weibliche herausgerissen aus dieser Ruhe, wird wiederum in ein Spezialwirkungsgebiet hineingezogen, wird wiederum zur Bewegung gebracht, wird wiederum herausgezogen aus der Ruhe. Sie hat sich zur Nachbildung des Kosmos in die ruhige Form zusammengezogen, aber diese Nachbildung wird hineingezogen in die Bewegung durch die männlichen Kräfte, die Bewegungsnachbildungen sind. Es werden die weiblichen Kräfte, die Nachbildungen der Gestalt des Kosmos und zur Ruhe gekommen sind, aus der Ruhe, aus der Gleichgewichtslage gebracht. (323, 32f.)

Der Befruchtungsvorgang entreißt den Eikeim dem bloßen inneren Vorgang und führt ihn hinaus in den Bereich jener Vorgänge, die dem menschlichen Inneren und dem Kosmischen gemeinschaftlich angehören, die keine Grenze setzen zwischen dem, was im menschlichen Inneren vorgeht und im Kosmischen. (323, 107)

Darin besteht die Befruchtung, insofern sie im Menschenreich wirkt, daß ein Ort geschaffen wird, innerhalb dessen die Erdenwirkungen aufhören, alles dasjenige aufhört, was durch Naturwissenschaft erreichbar ist. Dadurch ist die Möglichkeit geschaffen, daß innerhalb dieses Ortes kosmische Wirksamkeit Platz greift, peripherisch-kosmische Wirksamkeit. (343, 175)

Gewiß, die Materie ist ererbt von den Vorfahren, aber das, was Keim ist, wird ja gewöhnlich ganz falsch angesehen. Es muß auch, wenn man es nur materiell anschaut, falsch angesehen werden. Denn die Befruchtung besteht nicht darin, daß der Mensch materiell von den Generationen heruntergeholt wird, sondern daß gewissermaßen leerer Raum entsteht, daß im Menschen Materie abgebaut wird und das ganze Universum hineingebaut in den Menschen. In diesen Geistbau – Lunge, Herz, Leber sind durchaus Geistbau –, in den schiebt sich dann die Materie hinein. Aber das, was organisierende Kräfte sind, das ist durchaus aus dem ganzen Universum, aus dem Erleben zwischen Tod und neuer Geburt herausgestaltet. (208, 43)

Die ganze Befruchtung ist nur dazu da, daß man dem Menschen, der herein will in die Welt, einen zerstörten Stoff gegenüberstellt, daß er einen zerstörten Stoff hat. (349, 116)

Gerade das ist der Sinn der Befruchtung, daß sie den Keim zum Chaos treibt, so daß im mütterlichen Organismus eine vollständig zerklüftete Materie besteht. [...] Erst dann wirkt der ganze Kosmos von seiner Umgebung auf diesen Keim ein, und dann wird der Mensch wirklich aus dem Kosmos heraus gebildet, so daß einziehen kann in ihn das wirkliche Geistig-Seelische, das aus vergangenen Erdenleben kommt. (239, 14)

Darinnen besteht das Wesen des Keimes – und des Menschenkeimes am allermeisten, des physischen Menschenkeimes –, daß er vollständig pulverisierte Materie ist, die gar nichts mehr für sich will. Dadurch, das er vollständig pulverisierte Materie ist, die gar nichts mehr für sich will, kann der Geistkeim, der lange vorbereitet ist, in diese Materie seinen Einzug halten. Dazu, zu dieser Pulverisierung, wird gerade die physische Keimmaterie durch die Konzeption fähig gemacht. Die physische Materie wird ganz zerstört, damit der geistige Keim sich in sie senken kann, und die physische Materie das Abbild des geistigen Keimes, der aus dem Kosmos heraus gewoben wird, werden kann. (226, 36)

Es wird Materie in der Keimzelle nicht zu einer weiteren Gesetzmäßigkeit ausgebaut, sondern ins Chaos heruntergedrängt, und aus der entsprechenden Materie, aus der chaotisch werdenden Materie bildet sich dasjenige, was nun aufnehmen kann das sich Heruntersenkende: den aus geistigen Welten kommenden übersinnlichen Menschen. Und nur dann wird man begreifen, was sich als physischer Mensch ausbildet, wenn man physische Forschung heranbringt bis zu dem Punkt, wo man schauen kann, wie der physische Menschenkeim gerade dadurch, daß er die Materie wiederum ins Chaos zurückgeführt hat, fähig wird, den geistig-seelischen Keim, der aus der Präexistenz herunterkommt, nun aufzunehmen. Nur so begreift man, wie sich verbindet durch Konzeption und bis zur Geburt hin das, was aus den geistig-seelischen Welten heruntersteigt, mit dem, was sich entmaterialisiert hat im Keime beim beginnenden Embryowachstum. (79, 134)

In der Zelle, schon in der gewöhnlichen organischen Zelle, ist es so *(hell)*, **(Abb. 5)** daß das chemische Zusammenhalten darinnen nicht etwa stärker ist als in einer gewöhnlichen komplizierten chemischen Verbindung, sondern im Gegenteil: chaotisch werden die chemischen Wahlverwandtschaften gerade, und am allerchaotischsten sind sie in der befruchteten Keimzelle. Die befruchtete Keimzelle ist in bezug auf das Materielle direkt Chaos, Chaos, das zerfällt, Chaos, das wirklich zerfällt. In dieses verfallende Chaos ergießt sich das, was ich Ihnen als den Menschen geschildert habe, der sich eben in der Weise, wie ich es beschrieben habe, gebildet hat *(lila)*. Und nicht durch den Keim selber, sondern durch die Prozesse, die im mütterlichen Leibe zwischen dem Embryo und der Umgebung vor sich gehen, bildet sich dann das eigentlich Physische aus. Es wird also tatsächlich dasjenige, was da aus der geistigen Welt herunterkommt, in das Leere hineingelegt und nur durchtränkt mit mineralischer Substanz. (207, 127f.)

Die im Bereich des Erdendaseins in der Folge der vollzogenen Empfängnis auftretenden Vorgänge haben, abgesondert von dem Verlauf der letzten Stadien des vorirdischen Lebens der Menschenseele, die Bildung des physischen Organismus bis zu der physischen Keimanlage gebracht. Mit dieser kann sich die Menschenseele, die mittlerweile sich ihren ätherischen Organismus eingegliedert hat, vereinigen. Sie vereinigt sich mit derselben durch die Kraft des fortwirkenden «Begehrens»; und der Menschen tritt sein physisches Erdendasein an. (25, 53)

Der Konzeptionsvorgang und das Wirken der Wesensglieder

Wenn ich hier schematisch den Organismus und hier den Keim, also den Beginn des Embryos zeichne, so ist der Keim das allerchaotischste an Zusammenwürfelung des Stofflichen **(Abb. 6)**. Dieser Keim ist etwas, was sich emanzipiert hat von allen Kristallisationskräften, von allen chemischen Kräften des Mineralreiches und so weiter. Es ist absolut an einem Orte das Chaos aufgetreten, das nur durch den anderen Organismus zusammengehalten wird. Und wir haben dadurch, daß hier dieses chaotische Eiweiß auftritt, die Möglichkeit gegeben, daß die Kräfte des ganzen Universums auf dieses Eiweiß wirken, daß dieses Eiweiß in der Tat ein Abdruck von Kräften des ganzen Universums wird. Und zwar sind zunächst diejenigen Kräfte, die dann formbildend sind für den ätherischen Leib und für den astralischen Leib, in der weiblichen Eizelle vorhanden, ohne daß noch die Befruchtung eingetreten ist. Durch die Befruchtung wird dieser Gestaltung auch noch dasjenige einverleibt, was physischer Leib und was Ich ist, was Ich-Hülle, also Gestaltung des Ich ist. (205, 89)

Wenn der Mensch aus geistigen Höhen, nachdem er eine Zeitlang durchlebt hat das Leben zwischen Tod und neuer Geburt, wiederum sich neigt zum physischen Leben, dann verspürt er gewissermaßen, daß sich bei einer ihm verwandten weiblichen Persönlichkeit diejenige Anlage findet, in die er hineingießen kann dasjenige, was bei ihm sich entwickelt hat seit dem letzten Leben von dem übrigen Organismus zum Kopf. Die menschliche Embryonalbildung geht ja deshalb vom Kopf aus. Der Kopf ist das, was sich zuerst in einer gewissen Vollkommenheit in der menschlichen Embyonalentwickelung ausbildet. Das, was wirkt auf diese eigentlich aus dem Kosmos kommende Kopfbildung, das ist schon im Ich und im astralischen Leib. Und daß das Ich und der astralische Leib zusammensein können mit dem physischen Leib und dem Ätherleib, das rührt von der Befruchtung her. Die Befruchtung vermittelt das Zusammenleben zwischen dem Ich und dem astralischen Leib, und dem physischen Leib und dem Ätherleib. (190, 18f.)

Und wenn wir nun eingehen auf das, was hier geschieht, so müssen wir bei der Embryonalbildung des Menschen Vorgänge ins Auge fassen, bei denen es sich um das Teilnehmen des ganzen Kosmos an der Menschenentstehung handelt, und nicht um solche Vorgänge, die irdisch sind. Das erste, mit dem wir es zu tun haben, ist ja, daß zunächst aus der geistigen Welt ein Mensch kommt, ein Ich, daß der Mensch aufhört, innerhalb der geistigen Welt zu leben und beginnt, innerhalb der physischen Welt zu leben. Das zweite, was geschieht – und das geschieht auf dem weiteren Wege der embryonalen Entwickelung –, ist, daß er die Verwandtschaft mit der physischen Materie eingeht. Das dritte, was geschieht, ist, daß nun dasjenige, was durch den Menschen herauskommt aus der geistigen Welt und eine Verwandtschaft eingeht mit der physischen Welt und alle dem, was darin noch liegen kann an Aufstrebendem, daß alles das, was vom Kosmos hereinkommt aus dem Peripherisch-Zentralen, im Gegensatz zu dem Zentral-Peripherischen, von dem Zentralen hingenommen wird. Durch das alles beginnt jetzt die eigentliche Erdenwirksamkeit, die Inanspruchnahme des Menschen von dem Irdischen. (343, 176)

2. Zur Embryonalentwicklung

> Nur dadurch kommen wir in einer regelrechten Weise der neuen Verkörperung entgegen, daß wir die Weisheit, die uns [im vorgeburtlich-geistigen Sein] reichlich zufließt, in Lebenskräfte umwandeln. Und wir müssen, wenn wir wieder auf der Erde ankommen, so viel Weisheit in Lebenskräfte umgewandelt haben, müssen so viel von Weisheit vermindert haben, daß wir genug Lebenskräfte haben, um die Vererbungssubstanz, die wir von Vater und Mutter bekommen, mit genügend organisierenden geistigen Lebenskräften zu durchdringen. (153, 126f.)

Kosmische Kräfte und das Wirken des Sonnensystems

Sie wissen ja, daß das Embryonalleben des Menschen mit dem kugelrunden kleinen Keim beginnt. Nun ist das Merkwürdige für die okkulte Betrachtung, daß dieser Menschenkeim ganz im Anfang sich als ein Spiegelbild dessen darstellt, was der Mensch [...] aus dem Kosmos heraus erlebt. Im Beginne des Embryonallebens ist tatsächlich der Keimling des Menschen ein kosmisches Produkt, ein Spiegelbild des kosmischen Lebens, in welchem *nicht* das Leben innerhalb des Sonnensystems zum Ausdruck kommt. Und das Merkwürdige ist, daß alles das, was jetzt mit dem Keime während des Embryonallebens geschieht, sich erweist als ein Ausscheiden des kosmischen Einschlags und ein Hineinnehmen der Einflüsse des Sonnensystems. Erst in einer verhältnismäßig späteren Zeit, wenn die Vorgänge während des Lebens nach dem Tode wiederum zurückgegangen sind den Weg durch die Saturn–, Jupiter- und Marszustände, beginnen jene Einflüsse in dem Keim zu wirken, welche die sogenannten vererbten sind. So dürfen wir sagen, daß der Mensch sein Keimleben schon in einem kosmischen Sein vor dem Embryonalleben vorbereitet, in einer Art auch ihn umfangenden Weltenschlafs. (140, 30)

Kosmische und irdische Einflüsse auf den Inkarnationsprozeß – vom Wirken der Vererbungskräfte

Im Kopf haben wir eine eigentliche Nachbildung desjenigen Kosmischen, welches sich als Geistkeim durch eine solche Tätigkeit ausbildet, wie ich sie gestern und schon an den vorangehenden Tagen charakterisiert habe. Im menschlichen Haupte haben wir ganz zusammengezogen und mit materiellem Dasein ausgefüllt die Nachbildung eines Universellen.

Würde man nun, nicht mit einem physisch hergestellten Mikroskop, sondern mit geistig-seelischen Vergrößerungsfähigkeiten das menschliche Haupt stu-

dieren können, so würde man in seiner physischen, ätherischen, astralischen und Ich-Struktur den ganzen Kosmos nachgebildet finden. Wir tragen tatsächlich diesen ganzen Kosmos in uns und am meisten eben in unserer Hauptesorganisation, in unserer Kopforganisation. Für diese Kopforganisation gilt es auch vorzüglich, daß der Mensch zwischen dem Tode und einer neuen Geburt im Verein mit höheren geistigen Wesenheiten der oberen Hierarchien das ausarbeitet, was die Fortsetzung seiner Entwickelung innerhalb der menschlichen Vererbung findet, was gewissermaßen, nachdem es durch den Menschen selbst im Verein mit den Wesenheiten der höheren Hierarchien in der geistigen Welt bis zu einem gewissen Punkte gebracht worden ist, herabfällt in die physische Welt und seine Entwickelung im mütterlichen Organismus durch die Empfängnis fortsetzt.
Was da als Hauptesbildung, als Kopfesbildung uns entgegentritt, ist tatsächlich aus dem Kosmos heraus entstanden, so daß es selbst in astralischem Zustande, in den es zuletzt durch die Bearbeitung des Menschen hingelangt, zur Erde herunterkommt und da vor der Empfängnis bis zum physischen Entwikkelungszustande seine Fortsetzung findet, damit sich dann später dasjenige, was vom Menschen selber nun zurückgeblieben ist, mit einem Ätherleib umkleidet, nachdem es erst den Keim des physischen Leibes im Geistigen abgestoßen hat, und sich dann wiederum mit diesem physisch gewordenen Geistkeim verbinden kann. (216, 24f.)

Die Kopfgestaltung ist dasjenige, was sich hineinstellt in die irdische Welt, indem der Mensch, der aus dem vorirdischen Leben kommt, wo er nur Geist und Seele ist, sich mit einem Leib umhüllt. Die Hauptesorganisation, welche der Mensch zuerst formiert, wenn er ins irdische Dasein hereintritt, ist eigentlich dazu da, damit dasjenige, was im Menschen strebt äußerlich irdisch zu sein, sich hineinfügt in das Irdische. Der Kopf ruht in einer solchen Weise auf dem physischen Organismus, daß durch den besonderen Einfluß aller Kräfte im Kopfe die Schwerkraft, welche von der Erde auf den Menschen ausgeübt wird, in der richtigen Weise in dasjenige im Menschen eingefügt wird, was eigentlich nicht der Schwerkraft unterliegen will, sondern was Ausdruck des Kosmos sein will, dem nachgebildet ist das menschliche Haupt. Und man kann sagen: Die menschliche Hauptesbildung ist so, daß sie auf der einen Seite zeigt, wie sie herausgeboren ist aus dem Kosmos, in welchem es keine Schwere gibt, aber sich eingliedert in dasjenige, was den menschlichen Leib beherrscht von der Geburt bis zum Tode, in die wirksamen Kräfte der Schwere. (277, 367f.)

Solange der Sternenhimmel auf den Menschen wirkt, ordnet er alles so an, daß die Hauptsache der Kopf ist. Erst die Schwerkraft treibt das andere da heraus.

Und es ist so, daß eigentlich, je weiter wir zurückgehen in den ersten, zweiten Monat der Schwangerschaft, wir da um so mehr finden, daß alle diese Zellen, die da entstehen – Millionen von solchen Zellen bilden sich nach und nach –, dem Sterneneinfluß ausgesetzt sind und dann immer mehr und mehr von der Erde abhängig werden. (348, 59f.)

Diese [kopfbildenden] Kräfte muß man sich [...] nicht so vorstellen, daß sie die physische Form des Kopfes haben. Aber es sind Kräfte vorhanden, welche diese physische Form des Kopfes bewirken, bedingen. Und während der Vorbereitungszeit des menschlichen Hauptes im Mutterleibe setzt sich die Materie an diese Kräfte an; im Sinne dieser Kräfte setzt sich die Materie an. Nicht die Form des Kopfes wird gebildet, sondern nach der Form, die aus kosmischen Weiten in den Mutterleib versetzt ist, wird der Kopf gebildet. Das ist schon einmal wahr. An diese Formen setzt sich die physische Materie an, und dann wird es natürlich erst sichtbar. Es kristallisiert sich die Materie gewissermaßen um bestimmte unsichtbare Bildekräfte. Gewiß, es spielen noch die mit der Vererbung zusammenhängenden Kräfte hinein, aber die hauptsächlichsten Bildekräfte des Kosmos sind kosmischen Ursprungs, sind gewisse Kristallisationskräfte, möchte ich sagen, an die sich die Materie im Mutterleib ansetzt. [...] Wenn Sie diese Vorstellung zu Hilfe nehmen, dann werden Sie sich schon einen entsprechenden Gedanken bilden können davon, daß an dem menschlichen Haupt gearbeitet wird während der Zeit zwischen dem Tod und einer neuen Geburt, und daß die Bildekräfte für den übrigen Organismus – aber auch wiederum nur mehr oder weniger, nicht vollständig – angesetzt werden vom Irdischen aus, von dem, was in den Vererbungsverhältnissen durch die Generationen liegt. Insoferne ist der Mensch irdischen und kosmischen Ursprungs, kosmischen Ursprungs in bezug auf seinen Hauptesteil in der Hauptsache, irdischen Ursprungs in bezug auf seinen übrigen Leib. In diesen Sachen spielen die allertiefsten Mysterien, und man kann immer nur einzelne Dinge daraus besprechen; ungeheuer tiefgehende Geheimnisse, die aufschlußreich sind nicht nur für die Menschheitsentstehung, sondern eigentlich für den ganzen Kosmos, für das Verständnis des ganzen Kosmos, spielen da hinein.
So können wir den Menschen von diesem Gesichtspunkte aus schon als eine Art Doppelwesen auffassen. Und weil er ein solches Doppelwesen ist, muß man beim Studium scharf unterscheiden zwischen all dem, was zum Haupt gehört und mit dem Haupt zusammenhängend ist, und dem, was zum übrigen Organismus gehört und mit ihm zusammenhängt. (170, 57ff.)

Worauf es ankommt, das ist, daß durch die Befruchtung überhaupt nur auf die Gliedmaßennatur im wesentlichen, auf das «Außerkopfliche» beim Menschen eine Wirkung ausgeübt wird; denn der Kopf des Menschen wird im wesentlichen nicht vom Manne [...] aus empfangen, sondern wird vom Kosmos empfangen. Die Anlage zum menschlichen Kopf ist auch schon im unbefruchteten Menschenkeim; und die Wirkung auf den Kopf, die eigentlich in dem unbefruchteten Menschenkeim noch eine kosmische ist, kommt dadurch zustande, daß die Befruchtung zunächst auf den übrigen Organismus wirkt, und erst, indem sich der Organismus entwickelt, wirken in der embryonalen Entwickelung die Wirkungen des übrigen Organismus auf den Kopf zurück. So daß – auch wenn wir ganz äußerlich embryologisch die Entwickelung des menschlichen Embryos studieren – wir darauf kommen können, wenn wir die Dinge nur richtig studieren, wie der Kopf sich aus dem Leib der Mutter heraus bereitet, noch nicht unter der Einwirkung der Befruchtungskräfte, sondern indirekt; es ist gerade so, wie wenn in einer Werkstatt eine Kutsche bereitet wird, die einen Menschen aufnehmen soll: sie kommen einander entgegen – so wird der Kopf bereitet, damit er den heruntersteigenden Menschen seinem Ich nach in sich aufnimmt. Und noch lange nach der Geburt, ja, im Grunde genommen während der ganzen Entwickelungszeit, trägt der Mensch die Spur dieses Zusammenschießens der menschlichen Organisation und der kosmischen Organisation an sich. (302a, 64f.)

Die Kopforganisation ist – sie ist ja auch sphärisch – durchaus eine Nachbildung des Kosmos, und die Kräfte des Kosmos wirken da herein. Dasjenige, was der Mensch durch die Vererbungsströmung erhält, das geht durch seine Arm- und Beinorganisation. Durch diese nur ist er eigentlich ein Kind seiner Eltern. Durch diese hängt er mit den irdischen Kräften zusammen; denn der Kopf ist gar nicht den irdischen Kräften zugänglich, auch nicht der Befruchtung. Der Kopf wird hineinorganisiert aus dem Kosmos. Und wenn der Kopf auch Ähnlichkeiten zeigt mit den Eltern, so rührt das davon her, daß er sich an dem übrigen Organismus entwickelt, von dessen Blut gespeist wird, in das der übrige Organismus hineinwirkt. Aber dasjenige, was der Kopf für sich ist in seiner Formung, das ist ein Ergebnis des Kosmos. Und ein Ergebnis des Kosmos ist vor allen Dingen dasjenige – insofern als es an den Kopf gebunden ist –, was mit dem Nerven-Sinnesorganismus zu tun hat. Denn den Nerven-Sinnesorganismus tragen wir auch aus dem Kosmos herein und lassen ihn dann in den übrigen Organismus einwachsen. (302, 32f.)

Worauf geht nur die Befruchtung? Die Befruchtung geht zunächst auf das bloße Stoffwechselleben des Menschen. Sie geht darauf, ihm einen neuen Stoffwechsel- und Atmungsorganismus zu geben, denn die Kräfte des Kopforganismus rühren aus der vorhergehenden Inkarnation her. Alles dasjenige also, was den Menschen, der aus der vorigen Inkarnation kommt, mit dem Kopforganismus zusammenbringt, das verdankt der Mensch seinem Verhältnis zur geistigen Welt. Alles dasjenige, was gewissermaßen in den Menschen hineinfährt im Embryonalleben, wenn die Befruchtung stattgefunden hat, das verdankt der Mensch dem Zusammenleben mit dem Erdenwesen, mit dem irdischen Wesen.

Da sehen Sie, wie kompliziert das zustande kommt, was der Mensch eigentlich ist. Dem Menschen werden gewissermaßen seine Gliedmaßen, zu denen auch das Stoffwechselsystem gehört innerlich, von der Erde aus gegeben. Dasjenige, was im menschlichen Kopf funktioniert, das wird ihm von der geistigen Welt aus gegeben. Und dasjenige, was Atmung und Herzsystem ist, das steckt dazwischen.

Und jetzt können Sie fragen: Worinnen liegt denn das Eigentliche, das wir von unserem Vater und unserer Mutter erben können? In welchem System des Menschen liegen denn die Kräfte, durch die wir etwas durch unseren Vater und durch unsere Mutter erben können? – Wir erben nichts für unseren Kopf von unserem Vater und unserer Mutter, denn, was in unserem Kopf funktioniert, das bringen wir uns aus der vorigen Inkarnation mit. Wir erben nichts für unser Stoffwechselsystem, denn das gibt uns nach der Befruchtung erst die Erde. Wir erben bloß innerhalb des Lungen-Herzsystems, wir erben bloß in all den Kräften, die im Atmen und in der Blutzirkulation leben; da erben wir. Nur ein Glied, das mittlere Glied des Menschen, das Atmungs-Zirkulationsglied, das ist dasjenige, was den beiden Geschlechtern den Ursprung verdankt. So kompliziert ist der Mensch. Er ist ein dreigliedriges Wesen auch seinem physischen Organismus nach. Er hat seinen Kopf, den er nur brauchen kann für dasjenige, was nicht irdisch ist; er hat seine Gliedmaßen mit dem Stoffwechselsystem, die er nur brauchen kann für dasjenige, was irdisch ist; und er hat dasjenige, was in Atmung und Zirkulation liegt, durch das Verhältnis von Mensch zu Mensch. (190, 19f.)

Nun dürfen wir nicht vergessen, daß in den Vererbungsverhältnissen das begründet ist, daß gerade die Gliedmaßenorganisation vom Vater am stärksten, während die Kopforganisation von der Mutter am stärksten beeinflußt wird. (317, 123)

Weiteres über die weiblichen und männlichen Gestaltungskräfte

Nun wissen wir, daß die entwickelungsfähige Keimanlage des Menschen zusammenfließt aus zwei Anlagen, aus der weiblichen und der männlichen Keimanlage, und daß eine Neuentwickelung nur entstehen kann durch das lebendige Zusammenwirken dieser beiden Anlagen. In den beiden Keimanlagen

müssen also getrennt enthalten sein alle die Prozesse, die nur vereint die Keimanlage für den menschlichen Organismus bilden.
Was zeigt uns nun der Okkultismus in bezug auf die hierbei obwaltenden Verhältnisse? Er zeigt uns, daß unter den heutigen physischen Bedingungen der weibliche Keim nur imstande ist, eine solche menschliche Körperanlage zu produzieren, die, wenn sie sich einzeln entwickeln wollte, nicht das entwikkeln könnte, was wir das Formprinzip nennen, das zuletzt zur Einlagerung des Knochensystems führt, das dem Menschen seine Festigkeit gibt; und auch das Hauptsinnessystem würde nicht durch den weiblichen Keim geliefert werden können. Es ist der weibliche Keim so angelegt, daß man fast sagen könnte, das, was da entsteht, würde zu gut sein für die Welt, so wie sie heute besteht, denn es sind nicht alle Prozesse in der äußeren physischen Welt vorhanden, welche einem solchen Organismus notwendig wären. Dieser weibliche Menschenorganismus könnte sozusagen nicht bis zu jener «Vererdigung» fortschreiten, wie sie in dem eingelagerten Knochensystem zum Ausdruck kommt, und er hätte nicht die Möglichkeit, verbunden zu sein mit der Außenwelt durch die Sinne. Er müßte in den äußeren Bedingungen eine Stütze finden, um sein weicheres inneres Material, das er anstelle des festen Knochengerüstes hätte, auszugleichen; er könnte sich nicht nach außen aufschließen, sondern würde in seinem inneren Leben abgeschlossen bleiben. Das ist der weibliche Anteil an der Keimanlage; er würde über das Ziel dessen hinausschießen, was heute in unserem irdischen Dasein möglich ist, einfach weil in den heutigen physischen Erdenverhältnissen nicht die Bedingungen gegeben sind, welche ein solcher verfeinerter Organismus nötig hätte, der so wenig zur Vererdigung und zum Aufschließen nach außen angelegt ist. Ein solcher Organismus wäre unter den heutigen irdischen Verhältnissen von vornherein zum Tode bestimmt. So ist wirklich der menschlichen Keimanlage, gerade durch die Tendenz, daß der Mensch in seiner Fortentwickelung zu weit kommen könnte, schon die Ursache dafür eingeprägt, daß der Mensch zum Tode bestimmt ist.
Der andere Anteil der Keimanlage, der männliche, ist in der genau umgekehrten Lage. Wenn die männliche Keimanlage allein sich entwickeln würde, so würde dies zu mächtiger Entfaltung dessen führen, was sich kundgibt in dem Sichaufschließen nach außen im Hautsinnessystem, und dessen, was zur Verfestigung im Knochensystem führt, also nach der anderen Seite über das Ziel hinausschießen. Eine solche Einseitigkeit würde ebensowenig eine lebensfähige Keimanlage hervorbringen können wie der weibliche Keim für sich, denn der Organismus, den die männliche Keimanlage entwickeln würde, würde so starke Kräfte entfalten, daß er sich selbst zerstören und zugrunde gehen müßte unter den Verhältnissen, wie sie heute auf der Erde vorhanden sind, das

heißt, er würde unter diesen heutigen Verhältnissen auf der Erde als Organismus nicht bestehen können. Der männliche Keim kann daher nur dann zu einem lebensfähigen Ausdruck kommen, wenn er mit der weiblichen Keimanlage zusammenwirkt. Nur dadurch, daß die beiden Keimanlagen sich ausgleichen, daß dasjenige, was in der weiblichen Keimanlage zum Tode bestimmt ist, sich ausgleicht mit dem der männlichen Keimanlage durch den Befruchtungsprozeß, ist eine lebendige Gesamtanlage des Menschen möglich. Was an Kräften zusammengedrängt vorhanden ist in der männlichen Keimanlage, das würde, wenn es für sich allein auswachsen würde, unendlich unter das Irdische hinunterführen, es würde zu einer viel größeren Verhärtung des Knochensystems führen, zu einem weit größeren Sichaufschließen und Aufgehen in der Außenwelt. Diese beiden organischen Keime müssen sich schon in ihrer allerersten Entstehung zu weiterer Entwickelung zusammenfinden, denn einzeln ist jede von ihnen zum Tode bestimmt. Nur die lebendige Wechselwirkung dessen, was nach beiden Seiten hin das Überhandnehmen des einen über das andere verhindert, ergibt die für das Erdendasein des Menschen mögliche Keimanlage. (128, 174ff.)

Die ersten Stadien der menschlichen embryologischen Entwickelung müssen durchaus aus dem Zusammenhang des Menschen mit dem Kosmos betrachtet werden. Dasjenige, was durch den männlichen Samen eingeimpft wird, das tritt ja erst im Laufe der Zeit auf, indem die Gestaltungskräfte, die der Kosmos da hineinversetzen will in den weiblichen Organismus, so deformiert werden, daß durch den männlichen Samen dasjenige, was er ausbilden will zur Gesamtgestalt, spezialisiert wird nach den einzelnen Organen hin. Der Anteil der weiblichen Organisation liegt in der Gesamtorganisation des Menschen, der Anteil der männlichen Organisation, der Anteil des männlichen Samens liegt in der Spezialisierung, Differenzierung nach den einzelnen Organen hin, im Herausschälen der einzelnen Organe also, im Deformieren der ganzen einheitlichen Gestalt. Man möchte sagen: durch die weiblichen Kräfte strebt die menschliche Organisation zu der Kugelbildung hin, durch den männlichen Samen strebt die menschliche Organisation hin, sich diese Kugel zu spezialisieren in Herz, Nieren, Magen und so weiter. Im Weiblichen und Männlichen treten uns direkt entgegen diese Polaritäten der Erde und des Kosmos. (312, 207)

Man könnte sagen: auf den Mann macht fortwährend die Erde ihre Ansprüche, sie organisiert ihn durch ihre Kräfte. Sie ist ja auch die Ursache der Entstehung der männlichen Sexualität. Auf die Frau macht fortwährend, wenn wir so sagen dürfen, der Himmel seine Ansprüche. Er bewirkt fortwährend ihre Gestaltung. Er ist es, der in allen inneren Organisationsprozessen den überwiegenden Einfluß hat. [...] Denken Sie sich, es entwickelt sich durch die Konzeption ein weibliches Wesen, so neigt dieses weibliche Wesen dahin, immer mehr und mehr sich einzugliedern in die außerirdischen Prozesse. Es neigt immer mehr und mehr dazu, wenn ich mich so ausdrücken darf, vom Himmel aufgenommen zu werden. Wenn sich ein männliches Wesen entwikkelt, so neigt es immer mehr und mehr dazu, von der Erde in Anspruch genommen zu werden. Also es wirken tatsächlich Himmel und Erde zusammen. Denn das, was ich sage, ist nicht so, daß man es etwas wiederum interpretieren darf: auf das Weib wirkt der Himmel und auf den Mann wirkt die Erde, sondern beide wirken auf beide, und bei dem Weibe schlägt der Waagebalken nach dem Himmel aus, beim Manne schlägt der Waagebalken nach dem Irdischen aus. Es ist eine strenge Gesetzmäßigkeit; die ist aber variabel. (312, 347f.)

Wir finden zum Beispiel, daß der weibliche Organismus so herausgebildet ist, sagen wir, aus der Natur oder aus dem Kosmos, daß beim weiblichen Organismus mehr diejenigen Kräfte vorkommen, welche gewissermaßen weniger an die Kräfte der Erde gebunden sind. Beim weiblichen Organismus ist etwas stark Außerirdisches vorhanden. Beim männlichen Organismus sind vorzugsweise diejenigen Kräfte entwickelt, die nun mit dem irdischen Leben zusammenhängen. Das kommt im gewöhnlichen Leben sonst nicht so stark in Betracht, aber es kommt in Betracht bei dem, was Fortpflanzung ist. Da handelt es sich darum, daß diejenigen Kräfte, die im weiblichen Organismus wirken und zur Fortpflanzung beitragen, tatsächlich die Übertragung desjenigen sind, was als Außerirdisches sich in die gesamte menschliche Wesenheit einorganisiert. Dasjenige aber, was den Menschen herunterholt in die irdische Welt hinein, ist vorzugsweise im männlichen Organismus organisiert. Und nun betrachten wir dasjenige am Menschen, was eigentlich durch diese seine Erdenumgebung in ihm ist. Das Auffälligste, was in ihm ist durch seine Erdenumgebung, ist ja die Ich-Tätigkeit. Diese Ich-Tätigkeit, sie gibt ja geradezu der Erdenentwickelung des Menschen ihren vollen Sinn. Wir müssen uns von anderen Welten in die Erdenwelt hereinentwickeln, um die Ich-Tätigkeit in unserem Geistig-Seelischen voll ausbilden zu können. Diese Ich-Tätigkeit, ich habe sie Ihnen aufgewiesen, wie sie gebunden ist an das Kräftegerüste, das durch das Blut vermittelt ist. So müßten wir also sagen: Dasjenige, was vorzugsweise dem Blute einorganisiert wird, was vorzugsweise nach der Ich-Tätigkeit hin wirkt, das wird auf dem Wege der Fortpflanzung von der männlichen Persönlichkeit her bewirkt; dasjenige, was mehr das Außerirdische im Menschen organisiert, was erst von der Ich-Tätigkeit durchzogen werden muß, das kommt mehr von der weiblichen Seite her. (314, 67f.)

Unser Haupt wird ganz aus dem Kosmos herausgebildet. Wir müssen ja, wenn wir durch den Tod durchgehen, in unserer Organisation, wie sie uns dann geistig-seelisch bleibt, eigentlich uns anpassen dem ganzen Kosmos. Der ganze Kosmos nimmt uns dann auf. Und ungefähr bis zu dem Zeitpunkte, der in der Mitte drinnen liegt zwischen zwei Inkarnationen – ich habe ihn in einem meiner Mysteriendramen die Mitternachtsstunde des Daseins genannt –, bis zu diesem Zeitpunkt, wenn ich mich so ausdrücken darf, vergrößern wir uns immer in die Umwelt hinein. Wir werden nach und nach ganz identisch mit der Umwelt. Und was da von uns in die Umwelt hinausgeht, das gibt die Konfiguration für das Astralische und das Ätherische der nächsten Inkarnation.
Das ist dasjenige, was im wesentlichen aus dem Kosmos herein die Mutter bestimmt. Durch den Vater und die Befruchtung kommt dasjenige, was im physischen Leibe konfiguriert ist und was im Ich ist. Dieses Ich geht, so wie es dann ist, nach der Mitternachtsstunde des Daseins eigentlich in eine ganz andere Welt über. Es geht in diejenige Welt über, durch die es dann diesen Weg nehmen kann durch die väterliche Natur. Das ist ein außerordentlich bedeutsamer Vorgang. Es ist wirklich so, daß die Zeit bis zur Mitternachtsstunde und von der Mitternachtsstunde an – beide Teile sind ja zwischen Tod und neuer Geburt – eigentlich sehr verschieden sind voneinander. [...] Wenn wir sie mehr von außen anschauen, müssen wir eben sagen: Das Ich wird in der ersten Hälfte, bis zur Mitternachtsstunde, mehr kosmisch und bereitet dasjenige vor im Kosmos, was dann auf dem Umwege durch die Mutter in die nächste Inkarnation hineingeht. Und von der Mitternachtsstunde des Daseins bis zur nächsten Geburt geht das Ich in dasjenige über, was eigentlich in den alten Mysterien Unterwelt genannt wurde, und auf dem Umwege durch diese Unterwelt nimmt es den Weg durch die Befruchtung. Und da kommen im Grunde genommen die zwei Pole des Menschen zusammen durch die Mutter und den Vater, von der Oberwelt und von der Unterwelt. (205, 106)

Weiteres über kosmische und irdische Wirkensrichtungen in der Embryonalentwicklung – vom Wirken der Sonnen-, Monden- und Erdenkräfte und von der Ausbildung des dreigliedrigen Organismus

Der Kopf ist äußerlich in seiner Form, in seiner physischen Form allerdings das Vollkommenste, was wir haben. Aber er ist das aus dem Grunde, weil er eigentlich ein Abbild ist unserer geistigen Organisation zwischen dem Tode und einer neuen Geburt. Er ist in gewissem Sinn ein Siegelabdruck desjenigen, was wir waren vor unserer Geburt, vor unserer Empfängnis. (302, 28)

Indem der menschliche Embryo im Mutterleibe gebildet wird, wird er auch zunächst als ein Abbild des Kosmos gebildet. Das erste ist, daß ja im Leibe der Mutter der Mensch als ein Abbild des Kosmos gebildet wird. Zuerst ist der Mensch im Grunde genommen Gehirn, Abbild des Kosmos. Sie können den Kosmos studieren, indem Sie den menschlichen Embryo in seinen ersten Stadien studieren. Erst später kommt über ihn das, was nun nicht mehr ein Abbild des Kosmos ist, sondern was man so beschreiben muß: Wenn Sie hier die Erde haben, darauf den Menschen, so tritt – indem ein Stück genommen wird vom Embryo – hinzu das, was an Kräften, parallel der Oberfläche, die Erde in Rhythmen umkreist. **(Abb. 7)** Es wird der Brustorganismus gebildet, der eigentlich aus Strömungen geschaffen wird, die um die Erde herumkreisen. Sie haben ja, wenn Sie wollen, diese Strömungen noch in den Rippen nachgebildet. Zuallerletzt kommt die Wirkung des Erdenorganismus selber. Da werden die Strömungen von unten heraufgeschickt: Sie haben ja in den beiden Beinen ganz genau den Ausdruck davon, wie diese Strömungen verlaufen. So daß ich den Menschen zeichnen kann als Strömungen, die von der Erde ausgehen, als Strömungen, die die Erde umkreisen, die mit seiner Brustorganisation zusammenhängen, und oben als Kopf das Abbild des ganzen Weltenalls. **(Abb. 8)** Was sich im Kopfe abspielt, ist eigentlich immer ein Abbild des ganzen Weltenalls, durch das ganze Leben hindurch. Der Mensch, indem er die Kopforganisation hat, trägt in sich ein Abbild des ganzen Weltenalls. Er muß es nur wahrnehmen. Er würde es nicht wahrnehmen, wenn er nicht von der Erde aus dazu organisiert wäre. Eigentlich nimmt die Erde das Weltenall durch den Menschen wahr: der Brustorganismus ist die Vermittelung. Vom Kosmos herein wird die Einatmung bewirkt, von der Erde wird die Ausatmung bewirkt. Der Kosmos gibt uns den reinen Sauerstoff, die Erde bewirkt, daß sich dieser Sauerstoff durchdringt mit Kohlenstoff und so zu der totmachenden, ausgeatmeten Luft formiert wird. Aber indem diese Totenluft da gebildet wird, wird begriffen.

Das Begreifen hat immer zu tun mit dem Absterbenden im Menschen. Wir sterben eigentlich durch unser Begreifen, wir leben durch den Kosmos. Aber wir würden sehr rasch leben, wenn wir nur dem Kosmos hingegeben wären. Der Kosmos versorgt uns am meisten mit Leben noch während unseres Embryozustandes, dann nimmt uns allmählich der Umkreis der Erde in Arbeit, später das, was von der Erde heraufströmt. Dadurch wird dasjenige vermittelt, was der Kosmos unserem Organismus an Leben gibt, bis das Quantum von Leben, das uns der Kosmos gibt, eben aufgezehrt ist. Der Kosmos belebt uns, die Erde tötet uns als physischen Organismus und auch als ätherischen Organismus. Nur ist es so, daß an unserem ätherischen Organismus vorzugsweise der Kosmos seinen Anteil hat, an unserem physischen Organismus hat vorzugsweise unsere Erde ihren Anteil. (211, 99ff.)

Wir werden, indem wir all dasjenige zusammennehmen, was Sie an verschiedenen Stellen unserer geisteswissenschaftlichen Literatur zerstreut finden, zunächst wiederum den Zusammenhang der Sonne mit dem Ich ergreifen können, und wir werden den bedeutungsvollen Gegensatz erkennen können, der da besteht zwischen den Kräften, die der Erde von der Sonne zustrahlen, und denjenigen Kräften, welche für die Erde wirksam sind in demjenigen, was wir Mond nennen. Sonne und Mond, sie sind in einer gewissen Beziehung das völlige Gegenteil voneinander. Sie sind polar zueinander. Wenn wir die Sonne studieren mit den Mitteln der Geisteswissenschaft, so strahlt uns die Sonne alles dasjenige zu, was uns gestaltet zu einem Träger unseres Ich. Wir verdanken der Sonnenstrahlung dasjenige, was uns eigentlich die menschliche Gestalt gibt, was uns in der menschlichen Gestalt zu einem Abbild des Ich macht. Alles, was im Menschen von außen wirkt, was von außen seine Gestalt bestimmt, was schon während seiner Embryonalzeit seine Gestalt bestimmt, das ist Sonnenwirkung. Wenn sich der menschliche Embryo im Mutterleibe bildet, dann ist durchaus nicht bloß dasjenige vorhanden, was eine heutige Wissenschaft träumt, daß von der befruchteten Mutter die Kräfte ausgehen würden, welche den Menschen formen, nein, der menschliche Embryo ruht nur im mütterlichen Leibe. Dasjenige, was ihm da die Form gibt, das sind die Sonnenkräfte. Allerdings müssen wir diese Sonnenkräfte in Zusammenhang bringen mit den ihnen entgegengesetzt wirkenden Mondenkräften. Die Mondenkräfte sind zunächst dasjenige, was sich für den unteren, den Stoffwechselmenschen als das Innerliche geltend macht. So daß wir sagen können [...]: die Sonnenkräfte sind dasjenige, was den Menschen von außen gestaltet. Dasjenige, was sich im Stoffwechsel des Menschen von innen aus gestaltet, das sind die zentral ausstrahlenden Mondenkräfte, die sich in ihm festsetzen.

Das widerspricht nicht dem, daß diese Mondenkräfte zum Beispiel das menschliche Gesicht mitformen. Sie formen ja das menschliche Gesicht, weil dasjenige, was im unteren, im Stoffwechselmenschen, von dem Zentrum aus wirkt, gewissermaßen anziehend von außen auf die menschliche Gesichtsbildung wirkt; differenzierend [auf] die menschliche Gesichtsbildung wirken die Mondenkräfte, aber indem sie sich summieren mit den Sonnenkräften, während sie vom Inneren des Menschen aus den Sonnenkräften entgegenwirken. Daher hängt auch die menschliche Fortpflanzung als Organismus von den Mondenkräften ab, die Gestalt geben. Aber das Fortgepflanzte, das hängt von den Sonnenkräften ab. Der Mensch ist mit seinem ganzen Wesen zwischen Mondenkräften und Sonnenkräften eingespannt.

Nun müssen wir aber unterscheiden, wenn wir die Mondenkräfte im menschlichen Inneren, im Inneren des menschlichen Stoffwechsels suchen, diese Mondenkräfte im Stoffwechsel von den Kräften, die im Stoffwechsel nun selber ihren Ursprung haben. Es spielen die Mondenkräfte in den Stoffwechsel hinein, aber der Stoffwechsel hat seine eigenen Kräfte. Und diese eigenen Kräfte, das sind die Erdenkräfte. So daß wir sagen können, wenn im Menschen die Kräfte wirken, die in den Substanzen seiner Nahrungsmittel liegen, die Kräfte, die also, sagen wir, in den Vegetabilien oder sonstigen Nahrungsmitteln liegen, so wirken diese Kräfte in ihm durch sich selbst. Sie wirken da als Erdenkräfte. Der Stoffwechsel ist zunächst ein Ergebnis der Erdenkräfte; aber in diese Erdenkräfte wirkt dasjenige hinein, was Mondenkräfte sind. Wenn der Mensch bloß den Stoffwechsel mit seinen Kräften in sich hätte, wenn also gewissermaßen die Substanzen seiner Nahrungsmittel nur ihre eigenen Kräfte in seinem Leib fortsetzen würden, nachdem sie aufgenommen sind, dann würde der Mensch ein Chaos sein von allen möglichen Kräften. Daß diese Kräfte immerzu wirken, die menschliche Wesenheit von innen aus zu erneuern, das hängt gar nicht von der Erde ab, das hängt von dem der Erde beigegebenen Mond ab. Von innen heraus wird der Mensch durch den Mond gestaltet, von außen herein wird der Mensch durch die Sonne gestaltet. Und indem die Sonnenstrahlen wieder aufgenommen werden durch das Auge in den menschlichen Kopforganismus, wirken sie auch innerlich; aber sie wirken doch von außen herein.

So finden wir, wie auf der einen Seite der Mensch in seiner ganzen Ich-Entwickelung abhängt von der Wirkung der Sonne, wie er ein fest auf der Erde lebendes Ich nicht sein könnte ohne die Sonne; und wie kein Menschengeschlecht wäre, keine Fortpflanzung wäre, wenn nicht der Mond der Begleiter der Erde wäre. Man kann sagen: die Sonne ist dasjenige, was den Menschen als eine Persönlichkeit, als einzelnes Individuum fest auf die Erde stellt. Der Mond ist dasjenige, was den Menschen in seiner Vielheit, in seiner ganzen Entwickelung auf die Erde hinzaubert. Das Menschengeschlecht als physische Folge von Generationen ist das Ergebnis der Mondenkräfte, die es anregen. Der Mensch als einzelnes Wesen, als Individualität, ist das Ergebnis der Sonnenkräfte. (204, 223ff.)

Denken Sie sich einmal schematisch, der Mensch steht auf der Erde; also er befindet sich nicht im Mittelpunkt der Erde, sondern vom Mittelpunkt um den Erdradius entfernt **(Abb. 9)** Und wenn wir dieses schematisch als das menschliche Haupt auffassen, so können wir sagen: Es bewegt sich wie um die Erde herum, so auch um das menschliche Haupt herum der Mond. Schematisch gezeichnet, selbstverständlich nicht in den Größenverhältnissen, das würde sich schlecht ausnehmen.

Nehmen Sie nun einmal an, der Mond stünde hier und sei Vollmond, so strahlt das von der Sonne zurückgeworfene Licht, wie man immer sagt, dem Menschen zu. Es wirkt also das Sonnenlicht auf den Menschen. Ich bemerke, wenn ich vom Menschen spreche, meine ich jetzt immer das menschliche Haupt. Auf der entgegengesetzten Seite sei Neumond. Kein Licht trifft den Menschen; der Mensch ist gewissermaßen von dieser Seite her sich selbst überlassen. Er ist weniger in Anspruch genommen durch die äußeren Lichtreize, die auf ihn ausgeübt werden. Er ist daher mehr seiner inneren Entwickelung überlassen. Und wenn Sie hier das erste Viertel, hier das letzte Viertel setzen, zunehmender, abnehmender Mond, so haben Sie immer weniger Lichtreize von beiden Seiten her auf den Menschen ausgeübt als von seiten des Vollmondes, und mehr Reize als von seiten des Neumondes. Außerdem durchläuft ja der Mond, indem er diese Bahn um die Erde beschreibt, den Tierkreis. Dadurch wird das Licht noch in besonderer Weise bestimmt und, ich möchte sagen, differenziert; denn das Mondlicht ist ein anderes, wenn es von einem Orte kommt, hinter dem, sagen wir, der Widder steht, ein anderes, wenn es von einem Orte kommt, hinter dem die Jungfrau steht. Das Mondlicht wird als solches differenziert, je nachdem der Mond an diesem oder jenem Tierkreisbilde vorübergeht.

Denken Sie sich nun, was ich hier schematisch gezeichnet habe, in der richtigen Zeitlage der menschlichen Entwickelung, das heißt, denken Sie sich, durch irgendwelche Vorgänge setze sich fest in einem mütterlichen Leibe der Geistkeim des Menschen, der zunächst herüberkommt aus der Entwickelung zwischen dem Tod und einer neuen Geburt. Während dieser Zeit wirkt der Mond auf den Keim. Dann haben Sie, zunächst durch die Wirkung des Mondes, natürlich im Zusammenhange mit den anderen Weltenkörpern, vom Kosmos hereinbewirkt die Konfiguration des menschlichen Kopfes im mütterlichen Leibe. Die Konfiguration des menschlichen Kopfes geschieht durchaus vom Monde her.

Nun werden Sie sagen, und mit Recht: Es ist doch nicht immer anzunehmen, daß just der Vollmond sein Licht auf die Augen oder die Nase strahlt, und daß just auf den Hinterkopf, dessen innere Entwickelung sich überlassen sein soll, nicht der Außenwelt, daß da just diese Stelle dem Neumonde gegenübersteht. Gewiß, das braucht auch nicht unbedingt der Fall zu sein; im wesentlichen ist es schon so, daß irgendwo dem Antlitz gegenüber der Vollmond tätig ist, und irgendwo dem Hinterkopf gegenüber der Neumond tätig ist. Das Kind hat auch eine besondere Stellung im mütterlichen Leibe, und die ist durchaus nach dem Kosmos hin orientiert. Indem nun aber der Mond etwas mehr oder weniger, ich möchte sagen, schief strahlt nach demjenigen Teil des Keimes, der Antlitz werden soll, je nachdem wird der Mensch mit diesen oder jenen inneren Fähigkeiten, soferne diese vom Haupt abhängen, begabt werden. Er wird anders begabt, physisch begabt, wenn zum Beispiel das helle Mondlicht nach seinem Munde hinstrahlt, als wenn es nach seinen Augen hinstrahlt. Das hängt

mit den menschlichen Begabungen zusammen, soferne sie vom Kosmos abhängig sind.
Aber das Wesentliche, was wir heute ins Auge fassen wollen, ist, daß während der Embryonalentwickelung des Menschen die Einflüsse, die im wesentlichen von dem Monde ausgehen, dasjenige sind, was den menschlichen Keim formt, der von der Kopfesbildung ausgeht, denn das erste, was sich konfiguriert vom Menschen, ist der Kopf. Und das geht vom Monde aus, also von demjenigen, was als alte Mondenbewegung und Wirksamkeit vom alten Monde und überhaupt von den vorangehenden Verkörperungen unserer Erde zurückgeblieben ist. Da sehen Sie den kosmischen Zusammenhang des menschlichen Hauptes mit der Außenwelt. Sie sehen, wie der Mensch während der Embryonalentwickelung in diejenigen kosmischen Zusammenhänge eingespannt ist, für die im wesentlichen der Mond mit seiner Wirksamkeit den Ton angibt. Die Sache geschieht aber so, daß ja der Mond die Bewegung macht, also eigentlich das Haupt umläuft. Er umläuft es zehnmal, während der Mensch die Embryonalentwickelung durchmacht. Es ist also so, daß zunächst der Mond vorüberläuft, das menschliche Antlitz bildet, dann es in Ruhe läßt, es auswachsen läßt. Während der Zeit bewegt er sich rückwärts herum. Nachdem eine Zeitlang die Gesichtsbildung geschlafen hat, erscheint der Mond wiederum, frischt sie auf. Das macht er so zehnmal. Und während dieser zehn Mondmonate wird rhythmisch aus dem Kosmos heraus das menschliche Haupt geformt. So daß wir ein Zehnmal-achtundzwanzig-Tage-Verweilen haben des Menschen im Mutterleibe unter dem Einfluß der durch den Mond vermittelten kosmischen Kräfte. Das, was da geschieht, was ist es denn eigentlich? Nun, der Mensch kommt zunächst als geistig-seelisches Wesen bei derjenigen Persönlichkeit, die er sich aus dem Weltenall als seine Mutter wählt, an. Und nunmehr übernimmt der Mond seine Hauptesbildung. Würde der Mensch zwölf Monate im mütterlichen Leibe verweilen, zwölf Mondenmonate, so würde sich eine ganz abgeschlossene Kreisbildung ergeben. Er verweilt nicht diese zwölf Monate, sondern nur zehn Mondmonate dort. Daher bleibt noch von seiner Entwickelung etwas offen. Damit beschäftigt sich nun alles das, was einwirkt aus dem Kosmos nach der Geburt. Vor der Geburt wirken zehn Zwölftel der kosmischen Kräfte auf die menschliche Hauptesbildung, die übrigen zwei Zwölftel werden der außermütterlichen Bildung überlassen. Aber es beginnt auch schon diese außermütterliche Bildung während der Embryonalzeit. Außer den kosmischen Kräften wirken auf den Menschen noch andere Kräfte, und die gehen jetzt im wesentlichen von der Erde selbst aus. Die wirken nicht auf das Haupt, sondern die wirken auf den Gliedmaßenmenschen. Wenn Sie sich hier die Erde vorstellen und, schematisch gezeichnet **(Abb. 10)**, das als den Gliedmaßenmenschen, so sind die Kräfte, welche in diesen Gliedmaßen mit ihrer Fortset-

zung nach innen spielen, im wesentlichen irdisch-tellurische. In den Armen und Händen, in den Beinen und Füßen spielen die Kräfte der Erde. Nach innen setzt sich dieses Spiel so fort, daß es zum Stoffwechsel wird. Aber was im Inneren Stoffwechsel ist, ist im äußeren Kraftwechsel. Wenn Sie die Arme bewegen, wenn Sie die Beine bewegen, so ist die Bewegung nicht etwas so Einfaches, sondern das hat auch mit den Kräften der Erde zu tun. Sie haben immer, wenn Sie die Beine bewegen im Gehen, die Schwerkraft der Erde zu überwinden, und das, was entsteht, ist eine Resultierende zwischen den im Inneren spielenden Kräften und den Kräften der Schwere.

Während beim Stoffwechsel das, was im Inneren des Menschen arbeitet, eben einen Wechselzustand eingeht mit den chemischen Eigenschaften der Erdsubstanz, geht das, was als Kraft in den Armen und Beinen ist, einen Kraftwechsel ein mit den Kräften der Erde. Was da ausgebildet wird, das hängt nun zusammen mit anderen Zeitverhältnissen als das, was im mütterlichen Leibe vor sich geht. Im mütterlichen Leibe haben wir zehnmal achtundzwanzig Tage, also zehn Monde. Da liegt zugrunde der Tageslauf in einer gewissen Anzahl, der Tageslauf zweihundertachtzigmal. Wir haben es im wesentlichen mit dem Tageslauf zu tun. Bei der Ausbildung des Gliedmaßenmenschen haben wir es mit dem zu tun, was wir als den Jahreslauf bezeichnen können. Daher sehen wir auch, wie die menschlichen Gliedmaßen, in der ersten Zeit der Entwickelung allerdings mit großer Geschwindigkeit, dann aber immer langsamer und langsamer voll ausgebildet werden. Eigentlich braucht der Mensch achtundzwanzig Jahre, wovon die letzten sieben Jahre allerdings nicht mehr so sichtbar als die bis zum einundzwanzigsten Jahre sind, um außer dem mütterlichen Leibe – aber es beginnt schon im mütterlichen Leibe – den Gliedmaßenmenschen auszubilden.

So wie zusammenhängt, was Kopfmensch ist, mit der Vergangenheit und die Entwickelung jetzt stattfinden kann, weil das Verhältnis des Mondes zur Erde diese Vergangenheit von Saturn–, Sonnen- und Mondentwickelung wiederholt, so hängt das, was zunächst der Gliedmaßenmensch ist, mit der Erde zusammen, aber mit dem, was eigentlich in der Erdenbildung Vorbereitung zum Jupiter–, Venus- und Vulkanzustand ist. Deshalb kann der Mensch eigentlich sein Haupt nicht so unmittelbar auf der Erde ausbilden. Die Erde ist ohnmächtig gegenüber der Bildung des menschlichen Hauptes. Nur dadurch, daß der Mensch die Kräfte sich mitbringt von vor der Geburt, vor der Empfängnis, und dann im mütterlichen Leibe beschützt wird vor der äußeren Erdenumgebung, der Kosmos durch den Mond auf ihn wirkt, dadurch kann dieser Kopf als eine höhere Metamorphose des Gliedmaßenmenschen der vorigen Inkarnation entstehen. Und der Gliedmaßenmensch, der unter dem Einfluß der Erde entsteht, kann nicht fertig werden durch die Erdbildung. Er kann es nicht zum Kopfe bringen. Der Mensch kann nicht während der Erdenentwickelung, was er können wird während der Venusentwickelung. Wie der Hirsch sein Geweih abwirft, wird er seinen Kopf verlieren; er wird aus seinem übrigen Menschen einen anderen Kopf entwickeln. Allerdings ein beneidenswerter Zustand dieses Venusmenschen! Aber es ist so, daß das etwas ist, was als zukünftiger Zustand durchaus vor dem Menschen erscheint in der geistigen Anschauung. Ja, die Dinge der Wirklichkeit nehmen sich gegenüber den beschränkten Erdendingen grotesk aus, aber das, was Wirklichkeit ist, geht über dasjenige hinaus, was dem beschränkten Erdenverstand zunächst zugänglich ist. Man muß ernst machen damit, daß man innerhalb der bloßen Erdenbeobachtung eben nur einen Teil der Wirklichkeit erhalten kann, daß man eigentlich vom Menschen nichts weiß, wenn man nur die Erdenverhältnisse beobachtet.

So haben wir im Menschen ein kosmisches Wesen, das allerdings zunächst der Hauptsache nach im mütterlichen Leibe äußerlich herangebildet wird, und ein Erdenwesen, das unter dem Einfluß der Erdenverhältnisse gebildet wird, konfiguriert, differenziert wird, indem scheinbar die Sonne herumgeht um die Erde und dabei wiederum die Sternbilder des Tierkreises passiert. Wenn Sie dasjenige, was wir so besprochen haben, ins Auge fassen, haben Sie eigentlich im Menschen zwei einander entgegengesetzte Zustände: einen kosmischen Zustand, kosmische Wesenheit, und eine Erdenwesenheit. Die kosmische Wesenheit wirkt eigentlich so, daß der Mensch zunächst aus dem Kosmos heraus einen ganz runden Kopf kriegen würde. Nur dadurch, daß ihn einmal das Sonnenlicht durch den Mond anschaut, wird das Antlitz gebildet, dadurch, daß sich das Sonnenlicht abwendet, wird die Grundlage geschaffen für den Hinterkopf. Es wird differenziert, was sich kugelförmig aus dem Kosmos heraus bildet. Wenn der gute Mond nicht wäre und den menschlichen Kopf konfigurieren würde, würde der Mensch als ganz unkonfigurierte Kugel geboren werden. Und andererseits, weil die Mutter auf der Erde ist, wirkt die Erde. Daß der Mensch nicht bloß einen Kopf embryonal entwickelt, rührt davon her, daß die Erde schon während der Hauptesbildung wirkt. Aber sie wirkt so, daß der Mensch, wenn er bloß der Erde unterliegen würde, wenn nicht die kosmische Einwirkung da wäre, er eine Säule werden wurde. Der Mensch ist eigentlich eingeschlossen, eingeklemmt zwischen dem Säulewerden, Radiuswerden von der Erde aus und dem Kugelwerden vom Kosmos aus. Der Bildung des Menschen liegt in der Tat Kreis und Radius zugrunde.

Daß der Mensch keine Säule wird, daß er vor allen Dingen nicht geboren wird mit zusammengewachsenen Füßen und zusammengewachsenen Händen, das rührt davon her, daß ja ein Jahreslauf da ist, daß Winter und Sommer geistig einwirken, was auf verschiedene kosmische Beziehungen der Erde und ihrer

Umgebung hinweist. Die Differenzierung, die auftritt zwischen Winter und Sommer, ist ähnlich wie die zwischen Vollmond und Neumond. Wie Voll- und Neumond in ihrer Verschiedenheit Antlitz und Hinterkopf bedingen, so bedingen diejenigen kosmischen Kräfte, die in Winter und Sommer, Frühling und Herbst ausgedrückt sind, daß unsere Gliedmaßen konfiguriert sind, daß wir zwei Beine haben und nicht eine Säule sind. So daß wir im Haupt nicht ganz kosmisch sind, sondern, ich möchte sagen, ein Kosmisches, das irdisch gemildert ist, und daß wir in bezug auf unsere Gliedmaßen nicht ganz irdisch sind, sondern ein Irdisches, das kosmisch gemildert ist. Der Jahreslauf der Erde ist ja kosmisch bedingt. Wir haben also eine kosmische Wesenheit, irdisch beeinflußt, und eine irdische Wesenheit, kosmisch beeinflußt. Wären wir nicht als kosmische Wesen irdisch beeinflußt, so wären wir als Mensch eine Kugel; wären wir nicht als Gliedmaßenmensch, als irdischer Mensch kosmisch beeinflußt, so wären wir eine Säule.

Dieses Zusammenwirken von Kosmischem und Irdischem, das ist es, was in unserer menschlichen Form sich ausdrückt. Niemand versteht die menschliche Form, der sie nicht begreifen will aus dem Zusammenwirken der Erde mit dem Kosmos. Es ist ganz wunderbar, wie der Mensch ein Ausdruck ist des ganzen Weltalls, wie er ein Ausdruck ist der Sternenwelt, die sich in seiner Gestalt überall ausdrückt, und wie er zu gleicher Zeit mit dieser Gestalt ein Abbild ist derjenigen Kräfte, die aus der Erde herausströmen und die ihn bedingen. Denken Sie sich einmal die irdische Wesenheit des Menschen unbeeinflußt von der kosmischen Wesenheit. Wir tragen sie so nicht in uns, die irdische Wesenheit, aber sie wirkt in uns, sie ist gleichsam das Zugrundeliegende, das, was aus dem Mittelpunkt der Erde herausstrahlt, was vom Mittelpunkt der Erde heraus erkraftet. Was in unserer menschlichen Kraft erscheint, in unserer menschlichen Kraft auch als Wille wirkt, das nannte man seit alten Zeiten mit einem Worte, das man deutsch aussprechen könnte die «Stärke» oder die «Kraft». Was uns aus dem Kosmos heraus bildet, was wir also durch den Kreis uns vorstellen müssen, was unserer Hauptesbildung hauptsächlich zugrunde liegt, aber nicht zum Ausdrucke kommt, weil es irdisch gemildert ist, nannte man seit alten Zeiten die «Schönheit». Und so sehen Sie, daß im großen aufgefaßt diejenigen Dinge, die im Menschen wirken, auch eine Art über das Physische und über das Moralische hinausgehenden Wert haben, einen Wert, der beides zusammenfaßt, Physisches und Moralisches. Denn die Stärke, die von der Erde ausgeht, die als Kraft in uns wirkt, ist zu gleicher Zeit moralische Kraft und physische Muskelkraft. Diejenige Schönheit, die uns umstrahlt, die unserem Haupte zugrunde liegt, sie ist das, was in unserem Haupte als die Schönheit der Gedanken erscheint, sowohl in physischer Beziehung wie auch in sittlich-moralischer Beziehung.

Zwischen dem, was wir sind als irdische Wesen, gemildert durch das Kosmische, was wir sind als kosmisches Wesen, gemildert durch das Irdische, zwischen beidem liegt der Rumpfesmensch. Was ist dieser Rumpfesmensch? Er ist im wesentlichen der rhythmische Mensch, der fortwährend das Kosmische nach dem Irdischen hinunterpendeln läßt und das Irdische nach dem Kosmischen heraufpendeln läßt. Wir haben eine fortwährende Kreisströmung in uns, die das, was in den Gliedmaßen liegt, auf dem Umwege durch das Atmen in den Kopf und das, was im Kopfe ist, auf dem Umwege durch das Atmen in die Gliedmaßen führt, so daß ein fortwährender Wellengang, ein Hin- und Herwellen zwischen Kopf und Gliedmaßen entsteht. Was diesen Wellenschlag vermittelt, ist dasjenige, was wir in unserem rhythmischen System, im Lungen- und Herzsystem, im Blutkreislauf in uns haben. Was wird der Blutkreislauf daher sein? Er ist etwas, was eingespannt ist zwischen dem Geradlinigen und dem Kreis, konfiguriert durch Tierkreis, durch Planeten. Was da wirkt, ist so, daß vom Kopfe aus eine Kraft webt, die fortwährend unser Blut kreisförmig leiten will, und von den Gliedmaßen aus fortwährend eine Kraft geht, die unser Blut geradlinig leiten will. Und aus dem Zusammenwirken der Kräfte – das fortwährende Umkreis-werden-Wollen der gesamten Blutzirkulation, und die fortwährend zur Geraden werden wollenden Kräfte – daraus entsteht der besondere Blutkreislauf, von der Atmung angeregt, in uns. Dieses rhythmische System vermittelt Kosmisches und Irdisches innerhalb des Menschen, so daß im Menschen ein Band gewoben wird zwischen dem Kosmischen, der Schönheit, und der Erde, der Stärke. Und dieses Band, das da gewoben wird, das im Rumpfesmenschen ist, wird im wesentlichen, geistig-seelisch aufgefaßt, seit alten Zeiten «Weisheit» genannt. (202, 14ff.)

Der Uterus als Entwicklungsraum

Der mütterliche Uterus gibt die Stätte ab, wo gegen die irdischen Kräfte geschützt ist dasjenige, was geschieht. Sie müssen sich den mütterlichen Uterus als ein Organ vorstellen, welches den Raum abschließt, der die Wirkung der irdischen Einflüsse nicht einläßt, so daß der Raum ausgespart wird für kosmische Wirkungen. Wir haben einen Raum, der unmittelbar mit dem Kosmos in Verbindung steht, in dem sich kosmische Wirkungen abspielen. (317, 121f.)

Wesensgliederwirksamkeiten in der dritten Entwicklungswoche

Der Geistkeim, den man selbst gewoben hat, geht einem verloren, geht einem in dem Momente verloren, wo auf der Erde die Konzeption für den körperlichen Keim eintritt, den man auf Erden anzunehmen hat.

Nun ist man aber noch selber in der geistigen Welt. Der Geistkeim des physischen Leibes ist schon heruntergegangen, man ist selber in der geistigen Welt. Da tritt eine starke Entbehrung ein, ein starkes Entbehrungsgefühl. Man hat seinen Geistkeim des physischen Leibes verloren. Der ist schon unten. Der ist am Ende der Generationenreihe angekommen, die man gesehen hat. Man ist noch oben. Gewaltig macht sich da die Entbehrung geltend. Und diese Entbehrung, die zieht jetzt aus aller Welt die geeigneten Ingredienzien des Weltenäthers zusammen. Nachdem man schon den Geistkeim des physischen Leibes auf die Erde heruntergeschickt hat und als Seele, als Ich und als astralischer Leib, zurückgeblieben ist, zieht man aus dem Weltenäther Äthersubstanz zusammen und bildet den eigenen Ätherleib. Und mit diesem eigenen Ätherleib, den man gebildet hat, vereinigt man sich dann etwa in der dritten Woche, nachdem die Befruchtung auf Erden eingetreten ist, und vereinigt sich mit dem leiblichen Keim, der sich nach dem Geistkeim in der geschilderten Weise gebildet hat. (226, 39f.)

Den ätherischen Leib zieht der Mensch gewissermaßen aus dem ganzen Weltenäther heran, bevor er sich mit dem physischen Leib, der ihm durch die Abstammung gegeben wird, vereinigt. Es kann eine Vereinigung des seelisch-geistigen Menschen nach Ich, astralischem Leib und ätherischem Leib mit dem physischen Menschenembryo nur dadurch erfolgen, daß sich der ätherische Leib des mütterlichen Organismus allmählich von dem physischen Menschenkeim zurückzieht. (235, 65)

Zwar ist dieser Mensch, der aus Ich, Astralleib und Ätherleib besteht, durchaus vom Moment der Empfängnis an in der Nähe der Mutter, die den befruchteten Menschenkeim in sich hat, aber er wirkt von außen ein. In dieser Zeit, etwa in der dritten Woche, fängt dieser Astral- und Ätherleib gleichsam den Menschenkeim ab und beginnt nun mitzuarbeiten an dem Menschen. Bis dahin geht die Entwickelung des physischen Menschenleibes vor sich ohne den Einfluß von Astral- und Ätherleib; von da ab wirken sie an der Entwickelung des Kindes mit und gliedern selbst die weitere Ausgestaltung des Menschenkeimes. (99, 55f.)

Das Ich steigt aus der geistigen Welt herab, mit allen bis dahin erworbenen unvergänglichen Extrakten sowohl des Ätherischen als des Astralen. Zunächst zieht es naturgemäß alle astralen Qualitäten zu seinem neuen Astralleibe zusammen, die seiner bisherigen Entwickelung entsprechen, und dann erst in derselben Weise die ätherischen Qualitäten. Alles das spielt sich ab in den ersten Tagen nach der Empfängnis, und erst vom achtzehnten bis zwanzigsten

Tag darnach arbeitet der neue Ätherleib selbständig an der Entwickelung des physischen Menschenkeimes, während vorher der Ätherleib der Mutter das vollzieht, was später vom Ätherleib zu besorgen ist. Erst mit diesem achtzehnten bis zwanzigsten Tag nach der Empfängnis nimmt sozusagen die Individualität, die sich da verkörpern will und die bis dahin ihr Ich mit einem neuen Astralleib und Ätherleib umkleidet hat, Besitz von dem bis dahin von der Mutter gebildeten physischen Leibe. (100, 99f.)

In den ersten Tagen nach der Befruchtung wirkt [...] die geistige Individualität, die herunterkommt, noch nicht auf die Entwickelung des physischen Menschen ein, aber sie ist sozusagen dabei, sie ist schon mit dem sich entwikkelnden Embryo verbunden. Das Eingreifen geschieht etwa vom achtzehnten, neunzehnten, zwanzigsten und einundzwanzigsten Tage an nach der Befruchtung; da arbeitet dann schon mit dem werdenden Menschen das, was heruntergestiegen ist aus einer höheren Welt. So daß von Anfang an vorbereitet wird, nach den früheren Fähigkeiten, jenes feine, intime organische Gewebe, das notwendig ist, wenn die menschliche Individualität den physischen Leib als Instrument gebrauchen soll. Daß der Mensch eine Einheit ist, rührt davon her, daß das kleinste Organ dem ganzen Organismus entspricht, das heißt, auch das Kleinste muß von einer gewissen Art sein, damit das Ganze so sein kann, damit es geschehen kann, daß schon vom achtzehnten bis einundzwanzigsten Tage an das Ich an der Ausgestaltung des physischen und des Ätherleibes mitwirkt. (109/111, 201f.)

Über die embryonalen Keimeshüllen

Wenn wir auf die Geburt hinschauen, das heißt auf den Zusammenhang desjenigen, was aus dem embryonalen Leben herauskraftet, was sich also vollzieht zwischen Konzeption und der eigentlichen Geburt, so haben wir ein Hintendieren desjenigen, was vom Menschen vorher geistig-seelisch war, zum Materiellen. Es gliedert sich das Geistig-Seelische das Materielle ein. Das ist ja durchaus ein komplizierter Vorgang, der auch von der Physiologie nicht ordentlich studiert wird in seiner eigentlichen tieferen Bedeutung. Denn die Keimesentwickelung wird, ich möchte sagen, nur unvollständig studiert. Es wird gewöhnlich nur so studiert, daß man bei der Keimzelle anfängt, bei der Bildung der Keimzelle, der Bildung des Scheidekeims, kurz, man verfolgt die Evolution herauf von der ersten Keimzelle, die befruchtet ist durch ihre Bildungsprodukte und so weiter bis zur Reife des Embryos, wo er dann ausgestoßen wird. Aber man verfolgt nicht gleichzeitig dasjenige, was im Chorion, im Amnion an Organen sich entwickelt im mütterlichen Leib, die um den

Embryo herum sind, und die in ihrer Art am vollkommensten sind im Beginne der embryonalen Entwickelung, die dann komplizierter werden und abgestoßen werden bei der Geburt des Embryo. Wir haben es mit demjenigen, was aus dem Keim herausgeht, durchaus zu tun mit einer aufsteigenden Evolution, und die Involution besteht darin, daß das Geistig-Seelische von den Organen, in denen es sich zuerst festgesetzt hatte im mütterlichen Organismus, vom Chorion, vom Amnion, nach und nach dann übergeht zum eigentlichen Eikeim, zum eigentlichen Embryo, so daß wir haben eine Involution des Geistig-Seelischen im Materiellen. Das Materielle wird abgestoßen, und dann haben wir eine darauffolgende Evolution des Embryo. (343, 256)

Das, was im Embryonalleben verkümmert ist, wird ausgebildet im Astralischen, in der Ich-Organisation, so daß man, wenn man den physischen Embryo hat, sagen muß: Dieses Physische im Embryo, das ist allerdings wunderbar ausgebildet, aber daran hat der vorirdische Mensch zunächst den wenigsten Anteil. – Dagegen hat der Mensch, der vorirdische Mensch den größten Anteil an alldem, was rund herum ist. Dadrinnen lebt der vorirdische Mensch, in dem, was im Physischen eigentlich abgebaut wird und als Abgebautes, Chorion, Amnion und so weiter, weggeht. Dadrinnen lebt der vorirdische Mensch. (316, 147)

[Die] geistige Organisation [des Menschen] ist im wesentlichen auch während des ganzen physischen Erdenlebens nachwirkend, nur drückt sie sich während des physischen Erdenlebens nicht in etwas äußerlich Sichtbarem aus. Das äußerlich Sichtbare wird bei der Geburt im wesentlich abgestoßen, denn es sind die Hüllen, in welche der Menschenkeim während der Embryonalzeit eingehüllt ist: Chorion und Amnionsack, die Allantois, alles das, was also abgestoßen wird als physische Organisation, wenn der Mensch aus dem Mutterleibe heraus ein freies physisches Dasein gewinnt. Aber tätig bleibt im Menschen diese vorirdische Organisation sein ganzes Leben lang. Nur ist ihre Beschaffenheit etwas anders als die Leibes-Seelen-Geistwirksamkeit des Menschen während des physischen Erdenlebens. (221, 75)

[...] Sämtliche Organe, die im Embryo abgehen, sind beim geborenen Menschen vorhanden als die höheren Glieder. Was als Nebenorgan physisch ist, das ist geistig im erwachsenen Zustand. [...]
Es ist so, daß man wissen muß: [Das] Amnion ist das physische Korrelat des Ätherleibes, [die] Allantois ist das physische Korrelat des Astralleibes, [das] Chorion ist das physische Korrelat der Ich-Organisation des erwachsenen Menschen. (314, 308)

Die physische Allantois [beispielsweise] metamorphosiert sich, ins Geistige hinübergehend, in der Tüchtigkeit der Kräfte des Astralleibes. (27, 112)

Zu den kosmologisch-evolutionären Hintergründen der Keimeshüllen

Wo müssen wir [...] suchen, was von der alten Mondenwirksamkeit [in der Evolution der Erde] zurückgeblieben ist? Wir müssen es suchen geschützt und eingebettet, verhüllt vom Erdendasein. Denn es ist wirksam in der Zeit bevor der Mensch durch seine physische Geburt ins Erdendasein tritt, es ist wirksam bevor der äußere, physische Lichtstrahl in sein Auge dringen kann, es ist wirksam bevor er den ersten Atemzug begonnen hat. Es ist wirksam von der Empfängnis bis zur Geburt, wirksam im Embryonalleben, aber nicht wirksam – das bitte ich ausdrücklich zu beachten – in dem, was sich zum äußeren physischen Menschen entwickelt von der Eizelle aus, also in dem, was von der Eizelle aus wächst, durch fortwährende Zellteilung größer und größer wird – da sind die Erdengesetze drinnen –, sondern wirksam in dem, was nur in der Mutter vorhanden ist und abstirbt während der Embryonalentwickelung, um sich mit der Geburt zu verlieren und in den Tod überzugehen. In dem, was da die Mutter umhüllt und für die Ernährung des Erdenmenschen sorgt, solange er noch nicht geboren ist, was einhüllt den werdenden Menschen und dann von ihm abfällt: in dem walten die alten Mondengesetze. Und mit dem hängt zusammen dasjenige, was über das einzelne Menschenleben hinausgeht, was einen Zusammenhang schafft zwischen dem einzelnen Menschen und seinen Vorfahren, was sich einschließt in den Begriff der Vererbung.
So sehen wir allerdings dasjenige noch wirksam, was während der alten Mondenentwickelung da war, aber nicht in der äußeren Welt. In der äußeren Welt wirkt es nur gleichsam als Absterbendes im Menschenwerden. Es wird überwunden, sobald der Mensch seinen ersten, wirksamen Atemzug für sein Erdenleben tut.
Will man die Gesetze des alten Mondenseins studieren, rein physiologisch, nicht hellseherisch, so würde es heute keinen anderen Weg geben – wenigstens für einen Teil dieser Gesetze der alten Mondenwirksamkeit –, als die Gesetze zu studieren, die wirksam sind in den Hüllen, die den menschlichen Embryo umgeben, bevor er seinen ersten Atemzug tut, die ihn umhüllen und ernähren. Was da eingeschlossen ist im Leibe der Mutter, was da gedeihen kann während der Erdenentwickelung nur unter der schützenden Hülle des Mutterleibes, das war ganz Natur während der alten Mondenentwickelung, das erfüllte das ganze Blickfeld während der alten Mondenentwickelung. (161, 30f.)

3. Die ersten drei Lebensjahrsiebte

Der Mensch ist wirklich aus abgerissenen Entwicklungsströmungen, die von sieben zu sieben Jahren verlaufen, zusammengesetzt, und es knüpft immer ein Späteres an ein Früheres an; es ist nicht ein einseitiges Fortsetzen, sondern es greifen immer andere Verhältnisse ein. Ein richtiges solches Fortsetzen der Entwickelung, wo immer nur das Frühere die Ursache des Späteren ist, ist nur im Mineralreich zu finden, weniger im Pflanzenreich, am wenigsten im Menschenreich. (316, 154)

a) Die Entwicklung bis zum Zahnwechsel

Vom anfänglichen Fortwirken der embryonalen Kräftekonstellation

Nun müssen Sie nur denken, daß namentlich in den ersten Monaten der postembryonalen Entwickelung die Orientierung der Embryonalzeit im wesentlichen fortdauert, daß man in der Tat in den ersten Monaten beim Kinde auch außerhalb des Mutterleibes noch eine starke Ähnlichkeit dieser Entwickelung mit der Entwickelung im Embryonalzustand hat. Das kommt davon her, daß ja die radikale Umänderung, die das Leibeswesen des Kindes erfährt, im Atmungssystem zunächst liegt. Das Kind kommt mit der äußeren Luft in Verbindung, aber diese Verbindung mit der äußeren Luft, die muß sich erst langsam einleben und ergreift erst nach einiger Zeit den ganzen Organismus. Wir wissen, sie beeinflußt ihn ja schon von Anfang an, ergreift aber doch erst nach und nach den ganzen Organismus. (317, 121)

Nun [...] werden wir nicht nur im Beginne unseres Lebens geboren, sondern die Kräfte, die in der Geburt wirken, wirken fort, nur daß sie abgedämpft werden, wenn wir von dem Mutterleib in die äußere Luft getragen werden. Sie werden abgedämpft, aber sie wirken fort, in abgedämpfter Art wirken sie fort. In der Sprachentstehung liegt die allerdeutlichste Fortsetzung desjenigen, was in den Embryonalkräften auch in bezug auf den übrigen Organismus vorhanden ist. (343, 179)

Über die Arbeit des Ichs an der Ausbildung des Gehirnes

Die physische Hülle des Gehirns wird fortwährend umgebildet. Da haben wir fortwährend das Ich an der Arbeit. Es kann nicht bewußt werden, weil es eine ganz andere Aufgabe hat: es muß erst das Werkzeug des Bewußtseins formen.

Dasselbe, was uns später bewußt wird, arbeitet erst an unserem physischen Gehirn in den ersten Lebensjahren. Es ist sozusagen nur eine Änderung der Aufgabe des Ich. Erst arbeitet es *an* uns, dann *in* uns. Es ist wirklich ein Plastiker zuerst, dieses Ich, und es ist unsagbar, was dieses Ich an der Formung selbst dieses physischen Gehirns leistet. Ein gewaltiger Künstler ist dieses Ich. Aber wer gibt ihm die Kraft? Diese Kraft hat es aus dem Grunde, weil in das Ich in den ersten drei Lebensjahren die Kräfte der nächsthöheren Hierarchie, der Engel einströmen. In der Tat arbeitet – das ist kein Bild, das ist kein Gleichnis, sondern tatsächlich eine Wahrheit – im Menschen durch das Ich des Menschen Engel, das heißt eine Wesenheit der nächsthöheren Hierarchie. Diese Wesenheit arbeitet in dem Ich und durch das Ich an dem Menschen, ihn plastisch ausgestaltend. Es ist, wie wenn der Mensch den ganzen Strom des spirituellen Lebens hätte, als ob er zu den höheren Hierarchien hinaufflösse und da die Kräfte der höheren Hierarchien auf ihn hereinströmten. Und in dem Augenblick, wo er lernt Ich zu sagen, ist es so, als ob etwas von der Kraft abgetrennt würde, wie wenn er dazu berufen würde, etwas zu tun von dem, was der Engel vorher tat. (127, 62f.)

Wenn wir einen kindlichen Menschen vor uns haben und ihn hellseherisch betrachten, so ist sein Ich als Ich-Aura wohl da, aber von dieser Ich-Aura gehen die Strömungen zu den höheren Hierarchien, zu den Engeln, Erzengeln und so weiter, und herein strömen die Kräfte der Hierarchien. Wenn daher im naiven Bewußtsein gesagt wird, daß Kind ist von seinem Engel beschützt, so ist dies eine sehr reale Wahrheit. Später hört dieser engere Zusammenschluß auf: das Ich erlebt sich mehr in den Nerven und kann seiner selbst bewußt werden. Es ist das eine Art Abschnürung. (127, 88)

Über die Ausbildung von Gehirn und Nervensystem aus dem Flüssigen

Eigentlich sind wir alle für die Hydrozephalie veranlagt, und sie muß auch dasein. Würde sie nicht da sein, so würden wir niemals zu einer ordentlichen Ausbildung unseres Gehirnes und Nervensystems kommen können. Denn das muß gewissermaßen aus dem im Menschen befindlichen flüssigen Elemente herausgeholt werden. So daß wir im kindlichen Alter immer einen Kampf anschauen können zwischen der Hydrozephalie und zwischen dem, was die Hydrozephalie bekämpft, was eintritt in die menschliche Organisation, um die Hydrozephalie zu bekämpfen. Man sollte eigentlich nicht allein von einer Hydrozephalie sprechen, sondern man sollte auch von dem Gegenteil sprechen, von einem zu starken Schwinden des Wassers im Gehirn. Das ist eine Krankheit, die man vielleicht zu wenig beachtet und die eigentlich nur der notwendig zu beachtende Gegenpol der Hydrozephalie ist. Wir pendeln als kleine Kinder eigentlich immer hin und her zwischen diesen beiden Extremen, der Hydrozephalie und ihrem Gegenteil später. (312, 143)

Zur Entwicklung der kindlichen Sinnestätigkeiten und Lebensvollzüge

Das Kind ist ganz Sinnesorgan. Sein Blut wird noch in einer viel lebendigeren Weise durch seinen ganzen Körper getrieben, als es später der Fall ist. Und wir merken gerade durch eine feine Physiologie, worauf die Ausbildung unserer Sinnesorgane, zum Beispiel des Auges beruht.
Das Auge entwickelt sich dadurch, daß in ihm zuerst das Blut präponderiert, die Blutzirkulation, in den allerersten Lebensjahren des Menschen. Dann überwiegt später immer mehr und mehr das Nervenleben in den Sinnen, und eine Entwickelung von Blutzirkulation zum Nervenleben hin ist die Entwikkelung des Sinneslebens im Menschen. (305, 17f.)

Wir haben einen Gleichgewichtssinn, durch den wir uns in der uns als Menschen angemessenen Raumeslage erfühlen und dadurch mit dem Willen darinnen arbeiten können. Wir haben einen Bewegungssinn, durch den wir wissen, auch wenn wir im Dunkeln uns bewegen, durch inneres Erfühlen, daß wir uns bewegen, nicht bloß, daß wir etwa unsere eigenen Bewegungen an den andern Gegenständen wahrnehmen, an denen wir vorbeigehen. Wir haben einen Bewegungssinn. Und wir haben einen Lebenssinn, durch den wir unser Gesamtbefinden, unsere gewissermaßen innere Lebenssituation fortwährend im wechselnden Zustande wahrnehmen. Diese drei inneren Sinne, die arbeiten zusammen mit dem Willen gerade in den ersten sieben Lebensjahren des Menschen. Er richtet sich nach dem Gleichgewichtssinn, wird von einem Wesen, das nicht gehen kann, das später nur kriechen kann, ein Wesen, das aufrecht stehen und gehen kann. Das ist ein von dem Gleichgewichtssinne vermitteltes Bewirken des aufrechten Ganges, das ist ein Hineinstellen in die Welt durch den Gleichgewichtssinn. Ebenso bilden wir uns zum vollen Menschentum aus durch den Bewegungssinn, durch den Lebenssinn. Wer nun beobachten kann mit derselben Objektivität, wie man im Laboratorium, im physikalischen Kabinett beobachtet, wie der Mensch sein Geistig-Seelisches und Physisches entwickelt, der wird schon sehen, daß dasjenige, was da den Menschen durchorganisiert hat, und was vorzugsweise lebte in den ersten sieben Lebensjahren durchorganisierend in ihm, daß sich das emanzipiert und daß es später schon von der Zeit des Zahnwechsels an eine etwas andere Gestalt annimmt. Da ist der Mensch nicht mehr, ich möchte sagen, so intensiv mit seinem Inneren verbunden wie das Kind. Das Kind ist intensiv mit seinem Inneren, mit dem menschlichen Gleichgewicht, mit der menschlichen Bewegung, mit dem menschlichen Leben verbunden. Aber es entwickelt sich gleichzeitig mit diesem Emanzipieren von Gleichgewicht, Bewegung, Leben noch etwas anderes. Es entwickelt sich eine gewisse Einstellung von drei andern Sinnen, von dem Sinn des Geruchs, von dem Sinn des Geschmacks und von dem Sinn des Tastens. Es ist außerordentlich interessant, in allen Einzelheiten zu beobachten, wie sich das Kind – das geschieht allerdings in einem früheren Lebensalter deutlich, aber es ist später auch noch für den, der sich dazu schult, deutlich genug wahrzunehmen –, wie sich das Kind allmählich hineinfindet in das Leben, orientiert durch den Geruchssinn, den Geschmackssinn, den Tastsinn, und wie in einer gewissen Weise, während der Mensch aus sich herausschiebt Gleichgewicht, Bewegung, Leben, er aber mehr in sich hineinzieht all das, was die Qualitäten des Geruchssinnes, des Geschmackssinnes, des Tastsinnes sind. Das eine wird gewissermaßen ausgeatmet, das andere wird eingeatmet in einer längeren Lebensepoche, so daß sich begegnen in unserem Organismus die von innen nach außen drängenden Kräfte des Gleichgewichts, der Bewegung, des Lebens; die von außen nach innen drängenden Qualitätsorientierungen des Riechens, des Schmeckens, des Tastens. Und das wird dadurch bewirkt, daß ineinander drängen die eine Dreiheit der Sinne, die andere Dreiheit der Sinne. Dadurch, daß sie ineinander drängen, entsteht ein festes Selbstbewußtsein im Menschen, dadurch erfühlt sich der Mensch gewissermaßen erst als ein rechtes Selbst. (322, 117f.)

Wesen und Wirksamkeit der ernährenden Muttermilch

In der Muttermilch ist nicht bloß das, was physisch und chemisch ist, es ist etwas, was geistig verwandt ist mit dem Kinde. Der Geisteswissenschafter sieht da etwas, was aus dem Ätherleib der Mutter herausgeboren ist, und weil der Ätherleib des Kindes noch ungeboren ist, so verträgt er in der ersten Zeit insbesondere nur das, was schon durch einen anderen Ätherleib zubereitet ist. Es besteht ein inniger Kontakt zwischen dem, was das Kind braucht, und dem, was ihm die Mutter selbst reicht. (55, 165f.)

Die ganze Mutter lebt in der Muttermilch. Da haben wir durchaus etwas als Kraft lebend, was eigentlich seine Region nur geändert hat innerhalb der menschlichen Organisation. Bis zur Geburt des Kindes ist das im wesentlichen tätig in derjenigen Region, die hauptsächlich gehört zum Stoffwechsel-Gliedmaßensystem, nach der Geburt ist es hauptsächlich tätig in der Region des rhythmischen Systems. Es wandern also diese Kräfte in der Organisation um eine Etage höher. Indem sie um eine Etage höher wandern, verlieren sie

ihren Ich-Inhalt, der im wesentlichen tätig war während der Embryonalzeit, behalten aber noch ihren astralischen Inhalt. Wenn dieselben Kräfte, die in der Muttermilch wirken, noch eine Etage höher steigen, bis zum Kopf, verlieren sie auch ihren astralischen Inhalt und würden nur in sich wirken haben physische und ätherische Organisation. Darauf beruht aber die schädliche Einwirkung auf die Mutter, wenn diese Kräfte in die höhere Etage steigen. Da sehen wir alle die abnormen Erscheinungen, die bei der Mutter auftreten.
So haben wir bei der Muttermilch noch astral formende Kräfte, die durchaus geistig wirken, und wir müssen nur bedenken, welche Verantwortung sich auf uns legt, wenn wir nun das Kind übergehen lassen zur eigenen Ernährung, wo heute gar nicht mehr ein Bewußtsein vorhanden ist davon, wie in der äußeren Welt eigentlich überall das Geistige wirkt: wie aufsteigend von der Wurzel bis zur Blüte und Frucht die Pflanze immer geistiger und geistiger wird und wirkt. Wenn wir an der Pflanzenwurzel beginnen, so haben wir an ihr dasjenige, was zunächst am Ungeistigsten als Wurzel wirkt. Die Wurzel steht in einer verhältnismäßig stark physischen und ätherischen Relation zu der ganzen Umgebung, aber es beginnt in der Blüte der Pflanze ein Leben, das wie in Sehnsucht sich hinstreckt zu dem Astralischen. Es vergeistigt sich die Pflanze, indem sie nach oben wächst. Und so werden wir uns weiter fragen müssen: Wie verhält sich denn diese Wurzel der Pflanze im Weltzusammenhange? – Ihr Weltzusammenhang ist ihr Eingewachsensein in den Erdboden. Ja, meine lieben Freunde, diese Wurzel ist in den Erdboden so eingewachsen, wie wir mit unserem Kopf in die freie Luft und in das Licht eingewachsen sind, so daß wir sagen können: hier unten haben wir bei der Pflanze das Wahrnehmen, das Kopfmäßige, hier oben haben wir bei der Pflanze das Verdauliche, das Ernährende. **(Abb. 11)**. Hier oben haben wir bei der Pflanze dasjenige, was die von dem Stoffwechsel-Gliedmaßensystem ersehnte Geistigkeit enthält und deshalb auch verwandt ist mit dem menschlichen Stoffwechsel-Gliedmaßensystem. Und wenn wir uns auf der einen Seite die Muttermilch anschauen und auf der andern Seite uns anschauen dasjenige, was da als von der Pflanze ersehntes Astralisches über der Pflanze darüber schwebt, dann ergibt sich für eine okkulte Anschauung eine ungeheuer nahe Verwandtschaft – nicht eine völlige Gleichheit – zwischen derjenigen Astralität, welche mit der Muttermilch aus der Mutter kommt und derjenigen Astralität, die aus dem Kosmos an die Pflanzenblüte heranschwebt. (317, 180f.)

Die Milch entsteht ja im weiblichen Menschen zusammenhängend mit den oberen Gliedmaßen, mit den Armen. Die milcherzeugenden Organe sind gleichsam dasjenige, was sich nach innen von den Gliedmaßen aus fortsetzt. Die Milch ist im Tier- und Menschenreich die einzige Substanz, welche innere

Verwandtschaft hat mit der Gliedmaßenwesenheit, welche gewissermaßen aus der Gliedmaßenwesenheit heraus geboren ist, welche daher auch die Kraft der Gliedmaßenwesenheit in sich enthält. (293, 165)

Wenn das Fett in der menschlichen Milch erscheint, so weist dies auf eine sehr bemerkenswerte Tätigkeit des Organismus hin. Der Körper zehrt dies Fett nicht in sich auf; er läßt es in ein Absonderungsprodukt übergehen. Es geht damit aber auch die Ich-Organisation in *dieses* Fett über. Darauf beruht die bildsame Kraft der Muttermilch. Die Mutter überträgt dadurch ihre eigenen bildsamen Kräfte der Ich-Organisation auf das Kind und fügt damit den Gestaltungskräften, die schon durch die Vererbung übertragen worden sind, noch etwas hinzu. (27, 59)

Wenn der Mensch noch ganz jung ist, [...] so hat er noch nicht die Kraft, das ganz Mineralische zum Wärmeätherischen zu treiben. Es wird ihm vorgearbeitet, indem er die Milch in sich aufzunehmen hat, in der schon eine Verwandlung geschehen ist, wodurch dann dasjenige, was in Wärmeätherisches verwandelt werden muß, leichter verwandelt werden kann, so daß beim Kinde die genossene Milch mit ihren Kräften sich rasch nach dem Haupte ergießt und vom Haupte aus die formbildenden Impulse entwickeln kann, wie sie beim Kinde notwendig sind. Denn die ganze Organisation des Kindes geht vom Haupte aus. (230, 192)

Der Erbkörper des Kindes und die spirituellen Hintergründe der Kinderkrankheiten

Ältere Weltanschauungen haben gesagt: Ursprünglich war der Mensch dazu veranlagt, sich in der Weise auf die Erde hereinzustellen, daß er ebenso wie er seinen Ätherleib aus der allgemeinen kosmischen Äthersubstanz heranzieht, so auch seinen physischen Leib sich bildet aus den Substanzen der Erde. Nur ist der Mensch den luziferischen und ahrimanischen Einflüssen verfallen, und dadurch hat er die Fähigkeit verloren, sich aus seiner Wesenheit heraus einen physischen Leib aufzubauen, und muß ihn aus der Abstammung entnehmen. Diese Art, zu einem physischen Leib zu kommen, ist für den Menschen das Ergebnis der Erbsünde. Das haben ältere Weltanschauungen gesagt, das ist die eigentliche Grundbedeutung der Erbsünde: hinein sich versetzen zu müssen in die Erbverhältnisse.
Für unsere Zeit müssen ja erst wieder die Begriffe herbeigeschafft werden, um erstens solche Fragen ernst zu nehmen, zweitens, um Antworten darauf zu finden. Es ist eben tatsächlich der Mensch innerhalb seiner Erdenentwicke-

lung nicht so stark geblieben, als er veranlagt war, bevor die luziferischen und ahrimanischen Einflüsse da waren. Und so ist der Mensch darauf angewiesen, nicht sogleich beim Hereintreten in die Erdenverhältnisse sich einen physischen Leib von sich aus zu bilden, sondern er braucht eben ein Modell, jenes Modell, welches heranwächst in den ersten sieben Lebensjahren. Da er sich nach diesem Modell richtet, so ist es natürlich, daß von diesem Modell auch im späteren Leben etwas an ihm bleibt, mehr oder weniger. Derjenige, der als Mensch, welcher an sich selbst wirkt, ganz und gar vom Modell abhängig ist, der wird, wenn ich so sagen darf, vergessen, was er eigentlich heruntergebracht hat, und wird sich ganz nach dem Modell richten. Derjenige, der stärkere innere Kraft hat, durch seine früheren Erdenleben erworben, er wird sich weniger nach dem Modell richten, und man wird dann sehen können, wie er sich sehr bedeutend verändert gerade im zweiten Lebensalter zwischen dem Zahnwechsel und der Geschlechtsreife.
[...] Das ursprüngliche Modell löst sich [...] los, schuppt sich ab sozusagen, fällt ab, wie die ersten Zähne abfallen; alles fällt ab. Es handelt sich da wirklich darum, daß von der einen Seite die Formen, die Kräfte das Modell drücken; auf der anderen Seite will der Mensch ausprägen, was er heruntergebracht hat. Das gibt einen Kampf in den ersten sieben Lebensjahren. Vom geistigen Gesichtspunkt aus gesehen, bedeutet dieser Kampf dasjenige, was dann äußerlich symptomatisch in den Kinderkrankheiten zum Ausdruck kommt. Kinderkrankheiten sind der Ausdruck dieses inneren Kampfes. (235, 85f.)

Sie [die Kinderkrankheiten] sind nichts anderes als der Ausdruck dafür, daß das Kind, während es seine Kinderkrankheiten durchmacht, einen gewissen Teil seiner Organe von innen heraus beherrschen lernt und dann für alle folgenden Inkarnationen beherrschen kann. (107, 214)

Daher hat man es zu tun in dieser ersten Lebenszeit des Menschen mit einem fortwährenden Kampf desjenigen, was von uns aus dem vorigen Leben kommt und demjenigen, was aus der Vererbungsentwickelung kommt. Das kämpft miteinander. Der Ausdruck dieses Kampfes sind die Kinderkrankheiten. Und denken Sie nur, wie innig verbunden das ganze menschliche innere seelisch-geistige Sein während der ersten Kindheit mit der physischen Organisation ist. So wie Sie sehen, wenn die zweiten Zähne herauskommen, wie der zweite Zahn den ersten noch abstößt, wie sie miteinander noch wirtschaften, so wirtschaftet der ganze zweite Mensch mit dem ersten. Nur im zweiten Menschen ist der überirdische Mensch darinnen, im ersten ein fremdartiges irdisches Modell. Die arbeiten ineinander. Und wenn Sie das Ineinanderarbeiten in der richtigen Weise beobachten, sehen Sie dann nur einmal, wie der innere

Mensch, der als geistig-seelischer im vorirdischen Dasein da war, wenn der für eine Zeitlang eine zu starke Oberhand hat, wie der besonders stark ins Physische hineinarbeiten, nach dem Modell sich stark richten muß, und wie er dann dieses verletzt, indem er überall anschlägt und sagt: ich will diese Form herauskriegen – dann stellt sich der Kampf als Scharlach heraus. Ist der innere Mensch so zart, daß er fortwährend zurückweicht, daß er die Substanzen, die aufgenommen werden, mehr nach sich formen will, und bekämpft er das Modell, so stellt sich der Kampf als Masern heraus. Und so drückt sich gerade dasjenige, was ein gegenseitiger Kampf ist, in den Kinderkrankheiten aus. Und man versteht auch nur das, was dann später eintritt, in der richtigen Weise, wenn man diese Dinge entsprechend berücksichtigen kann.

Natürlich ist es für den Materialisten furchtbar leicht zu sagen: Ach was, das ist alles dummes Zeug. Denn man sieht ja, daß die Kinder nicht nur ähnlich sind ihren Eltern und Voreltern bis zum Zahnwechsel, sondern später sind sie auch noch ähnlich. Ein Unsinn ist das. Der eine ist eben schwächer, richtet sich mehr nach den Vererbungskräften, macht seinen zweiten Menschen dem Modell ähnlicher, und so sieht das dann natürlich so aus; aber er hat das selber gemacht, indem er sich mehr nach dem Modell richtet. Dagegen haben wir auch Menschen, die nach dem Zahnwechsel sehr unähnlich werden dem, was sie vorher waren. Dann ist das stark, was von dem vorirdischen geistig-seelischen Leben herrührt, und sie halten sich weniger an das Modell. Und so handelt es sich darum, diese Dinge einfach im richtigen Zusammenhang anzuschauen. Man kommt darauf, weil ja alles das, was aufgenommen werden muß, zunächst von dem Kinde so aufgenommen, so innerlich verarbeitet werden muß, daß das Ich und der astralische Leib in einen innigen Kontakt treten mit den Nahrungsmitteln. Das braucht später gar nicht mehr der Fall zu sein. Der Mensch kommt niemals wieder in die Lage, so stark nach einem Modell etwas Selbständiges auszuarbeiten, wie in den ersten sieben Lebensjahren. Da muß er alles, was er aufnimmt, so verarbeiten in seinem Ich und astralischen Leib, daß es dem Modell nachgebildet werden kann. Daher muß man dem entgegenkommen, und die Welt hat es so eingerichtet, indem die Milch möglichst weit bis an die Ätherbildung herantreten kann. Sie ist eine Substantialität, die eigentlich noch einen Ätherleib hat, und weil die Substanz, wenn sie von dem Kinde aufgenommen wird, bis zum Ätherischen hinauf noch organisierend wirkt, da kann der Astralleib die Milch gleich abfangen, da kann die innige Berührung entstehen zwischen dem, was aufgenommen wird und dem, was Astralisches und Ich-Organisation ist. Daher ist eine ganz innige intime Beziehung zwischen den äußeren Nahrungsmitteln und der innerlich geistig-seelischen Organisation beim Kinde vorhanden. Und sehen Sie, jetzt müssen Sie als Mediziner es dahin bringen, das alles, was ich jetzt gesagt habe, dieses

Merkwürdige zu verarbeiten. Man sieht es ja an der ganzen Art, wie das Kind die Milch trinkt, sieht, wie sein astralischer Leib und sein Ich die Milch abfangen. (316, 149f.)

Indem das Kind in die Welt tritt, kommt von der geistigen Welt her der astralische Leib und das Ich, aus der Vererbung von den Voreltern der physische Leib und der Ätherleib. Die müssen sich kämpfend ineinander fügen. Diesen Prozeß des sich kämpfend Ineinanderfügens schauen Sie äußerlich an, in einer äußerlichen Offenbarung, indem Sie die verschiedenen Arten von Kinderkrankheiten anschauen.

Auf die Kinderkrankheiten wird erst das richtige Licht geworfen, wenn man sie so ansieht, daß der ewige Wesenskern des Menschen, die eigentliche spirituelle Grundlage, sich anzupassen hat demjenigen, was durch die Vererbung gegeben ist. Und insbesondere ist es so, daß wenn der ätherische Leib sich schwer anpaßt dem astralischen Leib und der Ich-Organisation, denen er sich doch anpassen muß, aber sich schwer anpaßt, so sehen wir eine Krankheit entstehen, die gerade davon herrührt, daß der ätherische Leib sich prädominierend geltend macht gegenüber dem herandrängenden Ich und der herandrängenden Astralorganisation. Und dieses prädominierende Geltendmachen des ätherischen Leibes, dieses gewissermaßen sich Entgegenstemmen, das drückt sich aus in der Rachitis.

Nun kommt man wiederum darauf, indem man zu dem Physischen das Spirituelle hinzuverfolgt, sich die Frage auf eine besondere Art beantworten zu können: Wie kann ich denn diesem ätherischen Leibe, der sich gewissermaßen stauend entgegenstellt dem astralischen Leibe, wie kann ich dem denn seine entgegenwirkende Kraft nehmen? Was benimmt ihm denn diese Kraft in der normalen Weise, wenn der Mensch aus der geistigen Welt in die physische Welt allmählich herantritt während seiner Embryonalzeit?

Da kommt man dazu, zu studieren, wie der Mensch in der Embryonalzeit hereintritt aus der geistigen Welt in die physische Welt, und da findet man, daß eine besondere Relation besteht zwischen den Kräften, die im Phosphor oder in Phosphorverbindungen vorhanden sind, und denjenigen Kräften, die im Uterus vorhanden sind und im Uterus sich entgegenstellen der Embryonalentwickelung. Wären diese Kräfte im Uterus nicht vorhanden, so würde einfach bei jedem Menschen Rachitis eintreten. Der Uterus ist zu gleicher Zeit ein fortwährender Arzt gegen die Rachitis, indem er Kräfte in sich enthält, die im Organismus von derselben Art sind wie die Kräfte, die in der äußeren Natur in der Mineralsubstanz Phosphor oder in Phosphorverbindungen vorhanden sind.

So enthüllen sich die Mysterien, so daß, wenn man nun dem Menschen, der rachitisch geworden ist, eine Phosphorbehandlung angedeihen läßt, man die mangelnde Phosphorwirkung des Uterus in der Außenwelt nach der Geburt nachholt.
Und so kann man exakt tatsächlich, wenn man die innere spirituelle Natur desjenigen durchschaut, was am Menschen und im Wechselverkehr vom Menschen mit der Natur geschieht, dazu kommen, Krankheitsprozesse, die eben da sind, in der entsprechenden Weise durch ihre Gegenwirkung zu paralysieren. (319, 241f.)

Der Mensch lebt, sagen wir, zwischen dem Tod und einer neuen Geburt beziehungsweise einer neuen Konzeption in der geistigen Welt. In dieser geistigen Welt ist er umgeben von ganz anderen Realitäten, als sie hier in der physischen Welt zu finden sind. Es ist eine ganz andere Welt. Er tritt aus dieser Welt [...] herein in die physische Welt, setzt sein Leben in der physischen Welt mit einem physischen Körper, den er empfängt, fort; aber in dieser physischen Welt wirken, allerdings verborgen durch das menschliche Sinnesanschauen, weiter dieselben Kräfte, die hier sind. Wenn Sie einen Baum anschauen, meine lieben Freunde, so wirken darin dieselben geistigen Kräfte, denen Sie gegenüberstehen zwischen Tod und neuer Geburt, nur sind sie verdeckt, verhüllt durch die physische Materie des Baumes. Überall in der physischen Welt, in der wir sind zwischen Geburt und Tod, wirken die geistigen Kräfte auch im Hintergrund der sinnlich-physischen Entitäten. So daß wir die Wirksamkeit der geistigen Welt uns hinein fortgesetzt denken in die Welt, die wir durchleben zwischen Geburt und Tod. Nun ist es in den ersten sieben Lebensjahren so, daß das Kind nichts anderes in Wahrheit mit seiner vollen Wesenheit vereinigen kann als dieses Geistige, in allen Farben, in allen Formen, in aller Wärme, in aller Kälte. Das Kind nimmt eine Fortsetzung der geistigen Wirksamkeiten völlig wahr, wenn es hereintritt in die physische Welt, dann in immer schwächeren Graden bis zum Zahnwechsel. Eine Sinnesempfindung – man beachtet das nicht – ist etwas ganz anderes für ein Kind als für einen Erwachsenen. Eine Sinnesempfindung ist für ein Kind etwas ganz Geistiges. Daher ist es auch, wenn das Kind – wie ich es in der Pädagogik sage – einen jähzornigen Vater neben sich hat, daß es nicht mit Bewußtsein in die jähzornige Geste sieht, sondern das Moralische drinnen in der Geste, das geht in seinen Leib über. So daß das Kind in der Zeit, in der es mit den Kräften arbeitet, um sich seinen physischen Leib, der jetzt sein eigener ist, nach dem Modell zu erarbeiten, daß es in dieser Zeit im Grunde genommen ganz orientiert ist hin auf die geistigen Untergründe, arbeitet aus der Geistigkeit heraus. Was heißt das aber? Was wirkt denn da, wenn die Geistigkeit wirkt, in Wirklich-

keit? Scheinbar wirken Farben, Formen, Wärme, Kälte, Rauhigkeit und Glätte in den Sinnesempfindungen. Aber was wirkt denn in Wahrheit? In Wahrheit wirkt nur alles dasjenige, was in irgendeiner Art mit einer Ich-Natur etwas zu tun hat. Auf das Kind machen nur einen Eindruck verborgene geistige Wesenheiten, die mit einer Ich-Natur etwas zu tun haben, also vor allen Dingen geistige Wesenheiten der höheren Hierarchien vom Menschen aufwärts, aber auch die Gruppenseelen der Tiere, die Gruppenseelen der Elementarwesen. Das alles wirkt in Wahrheit auf das Kind, und aus diesen geistigen Kräften, aus dieser großartigen geistigen Dynamik heraus formt es sich aus dem Modell seinen zweiten Leib, der nach und nach heranwächst, und der in dem Ausmaß, als der Zahnwechsel sich vollzieht, als zweiter Leib da ist. Das ist erst der Leib, den sich der Mensch nach der Geburt als seinen eigenen ersten Leib aufbaut, und der herausgebaut ist als physischer Leib aus der geistigen Welt.
Sehen Sie, in diesem Lebensalter haben wir also eine ganz besondere Art von Gesetzmäßigkeit in alledem, was im Kinde wirkt, in all der Ungeschicklichkeit, in all der Unorientiertheit, mit denen das Kind seelisch tätig ist, mit denen das Kind sich bewegt, die davon herrühren, daß ein fortwährendes Anpassen stattfinden muß an die physische Welt, da noch halb unbewußt traumhaft um das Kind herum diejenige Welt ist, in der das Kind eigentlich noch darinnen steckt, die geistige Welt. Man wird einmal, wenn die Medizin ihre richtige Spiritualität erlangt haben wird, in diesem Einander-Suchen der geistigen und physischen Welt in den ersten sieben Lebensjahren, die wahren tieferen Ursachen der Kinderkrankheiten sehen, und wir werden manche Aufklärung über dasjenige erhalten, was gerade heute eigentlich, wenn man es nachprüft in den medizinischen Werken, nur Verbalerklärungen hat. Es sind nur Verbalerklärungen, formale Erklärungen, die aber in keine Realität eigentlich hineinführen. (318, 53f.)

Weiteres zur Überwindung des Erbkörpers und zur Bildung des individuellen Leibes

Das, was wir später dem Modell nachgebildet haben, das ordnen wir in Gemäßheit desjenigen, was wir uns als eine unbewußte Kunst, den menschlichen Organismus aus seinen Geheimnissen heraus zu formen, im vorirdischen Dasein erwerben. Zu nichts anderem dient uns der erste Körper bis zum Zahnwechsel, als daß wir uns gemäß unserem Karma den Eltern ähnlich machen. (239, 158)

Mit all diesen Dingen von Vererbung kommt man nicht weiter, wenn man nicht hineinsieht, wie die Dinge sind. Vererbung im eigentlichen Sinne, wie sie die Wissenschaft heute vertritt, gilt nur für die ersten sieben Jahre des Menschen. Wenn er nachher etwas erbt, erbt er es freiwillig, könnte man sagen; er macht es nämlich nach dem Modell. In Wirklichkeit wird das Vererbte mit dem ersten Körper, mit dem Zahnwechsel abgestoßen. (311, 19)

Denken Sie sich, was da für [verschiedene] Möglichkeiten gegeben sind bis zum Zahnwechsel hin für das Kind, weil ja nicht immer vollständig adäquat ist das, was herunterkommt, dem, was vorliegt. Da ist die Möglichkeit vorhanden, daß zum Beispiel ein Kind ein gutes Modell hat, das in der Leber gut ausgebildet ist. Weil aber die Individualität unfähig ist, das zu verstehen, was da drinnen liegt, so wird es in der zweiten Lebensepoche unvollständig nachgebildet, und dann entsteht ein sehr bedeutsamer Willensdefekt. (317, 21)

In den ersten Zähnen liegt ein Vererbtes vor. Sie sehen fast so aus, als ob sie für die Welt äußerlich unbrauchbar wären. Und über jeden vererbten Zahn stülpt sich nach und nach ein anderer darüber. Bei diesem Darüberstülpen wird die Form des ersten Zahnes benützt; aber die Form des zweiten Zahnes, der dann bleibt, wird etwas anders, wird angepaßt der Welt. Was da mit den Zähnen geschieht, das geht mit dem gesamten Organismus des Kindes in diesem Lebensalter vor sich. Der Zahnwechsel ist nur ein Symptom für andere Vorgänge, die allerdings nicht so offen vor Augen liegen. Das Kind wird zur Zeit seines Zahnwechsels aus einem Vererbungswesen ein Weltwesen. Der Mensch trägt, indem er in die Welt hineingeboren wird, einen vererbten Organismus in sich. Er stülpt im Laufe der ersten sieben Lebensjahre einen neuen Organismus darüber. Indem dieser ganze Vorgang physisch ist, ist er zugleich die Wirkung des Geistigen und Seelischen im Kinde. (305, 61f.)

Wir müssen also unterscheiden gerade beim Kinde zwischen dem Erbkörper und dem, was als Folge des Erbkörpers auftritt in dem individuellen Körper. Der bildet sich nach und nach, der individuelle Körper, den man erst den wahren Menschenpersönlichkeitskörper nennen kann. Und sehen Sie, jetzt kriegt man sozusagen im Alter zwischen dem siebenten und vierzehnten Lebensjahre das stärkste Arbeiten, dessen die Individualität fähig ist: entweder obsiegt sie den Erbkräften, dann wird der Mensch, indem er durch den Zahnwechsel hindurchgeht und dadurch bemerken läßt, daß er sich herausarbeitet aus den Vererbungskräften, oder aber [...] es unterliegt die Individualität vollständig den Erbkräften, dem, was im Modell enthalten ist. Dann setzt sich einfach diese Vererbungsähnlichkeit mit den Eltern über das siebente Jahr fort. Das hängt von der Individualität ab und nicht von den Vererbungskräften. (317, 17)

Es bildet der physische Leib für diese ersten sieben Lebensjahre gewissermaßen eine Art Modell, nach dem der im Menschen arbeitende Künstler, der da besteht nun in diesen Jahren aus Ätherleib, Astralleib und Ich, einen neuen physischen Leib ausarbeitet. Da sehen wir ja gerade, wie miteinander arbeiten, ich möchte sagen, in künstlerisch arbeitende Wechselwirkung treten dasjenige, was der Mensch sich hereinbringt aus geistigen Welten: seine Individualität, seine Wesenheit und das, was er vererbt bekommt. Ist der Mensch eine starke Natur in bezug auf seine innere Individualität, bringt er sich eine innerlich intensive, starke Astralität und Ich-Wesenheit mit, die wiederum den ätherischen Leib stark machen, dann werden wir einen Menschen aufsprießen sehen, der aus seinem Inneren heraus sich wenig an das Modell hält, sondern nur in den allgemeinen Formen sich an das Modell hält. Für denjenigen, der für wirkliche Gestaltungen einen Sinn hat, für den wird dann schon hervortreten, daß ja natürlich, weil das allgemein menschliche Modell eingehalten werden muß, weil schon eine Affinität zu der Menschenform vorhanden ist, die man vererbt bekommt – Züge davon bleiben über den Zahnwechsel hinaus –, aber für eine feinere Beobachtung ist es durchaus anschaulich, wie bei innerlich starken Individualitäten nach dem Zahnwechsel wesentliche Veränderungen eintreten, die davon herrühren, daß sich die starke Individualität nur wenig an das Modell, das ihr durch die Vererbung überliefert wird, hält. (318, 51)

Modelleib und individueller Leib – zur Bedeutung der Nachahmungstätigkeiten für den Vollzug der zweiten Leibesbildung

Der ganze Mensch ist [...] von der Geburt bis zum Zahnwechsel, indem in seinem Physischen die Vererbungskräfte walten, wie eine Art Modell, an dem das Geistig-Seelische arbeitet nach den Eindrücken der Umgebung als rein nachahmendes Wesen. Und wenn man sich versetzt in das Gemüt des Kindes in bezug auf sein Verhältnis zur Umgebung, wie das Kind jede Regung des Seelischen auf sein Ganzes hin betrachtet, wie das Kind in jeder Handbewegung, in jeder Miene, in jeglichem Blick des Auges das dahinterstehende Geistige des Erwachsenen wittert und in sich fortrieseln läßt, wenn man das alles beobachtet, dann findet man eben, wie nach dem Modell, das durch die Vererbung dem Menschen übergeben wird, sich nun im Verlaufe der ersten sieben Lebensjahre ein anderes bildet. (308, 28)

Über die Prädominanz der Nerven-Sinnes-Prozesse und die physiologische Implikationen der kindlichen Nachahmungsvorgänge – weiteres zur Problematik des Vererbungsbegriffes

[...] Das Kind bemerkt, sieht, nimmt wahr dasjenige, was in seiner Umgebung vor sich geht. Und durch dieses Wahrnehmen, also durch diese geistige Arbeit des Wahrnehmens, wird das Gehirn ausgebildet. Geradeso wie der Bildhauer sein Holz oder seinen Marmor ausbildet oder seine Bronze, so wird dieses Gehirn bildhauerisch ausgebildet dadurch, daß das Kind sich bewegt. Die Organe, die es bewegt, die pflanzen ihre Bewegung bis ins Gehirn hinein fort. (347, 14f.)

Alle Kräfte der kindlichen Organisation, so sonderbar und paradox das für den heutigen Menschen klingt, gehen aus, gerade beim Kinde, von dem Nerven-Sinnessystem. Weil die Beobachtungsgabe, die Wahrnehmungsgabe des Kindes unbewußt ist, bemerkt man nicht, in welch intensiver Weise, nicht so sehr durch den einzelnen Sinn als durch die allgemeine Sinnlichkeit des Kindes, das, was in der Umgebung ist, in die ganze Organisation untertaucht. Man weiß ja, daß mit dem Zahnwechsel, wenigstens im wesentlichen, die Gehirn- und Nervenbildung des Menschen eigentlich erst abgeschlossen ist. In den ersten sieben Lebensjahren läßt sich die Sinnes-Nervenorganisation in bezug auf ihre Plastizität vergleichen mit Wachs. Nicht nur, daß das Kind die feinsten und intimsten Eindrücke von seiner Umgebung bekommt, sondern durch die energische Wirkungsweise seines Sinnes-Nervensystems strömt ein und fließt ein dasjenige, was es beobachtet, was es wahrnimmt, unbewußt in die ganze Zirkulation des Blutes, in die Festigkeit und Sicherheit des Atmungsprozesses, in das Wachsen der Gewebe, in das Heranbilden der Muskeln, in das Heranbilden des Knochensystems. Der Leib des Kindes wird durch die Vermittlung des Sinnes-Nervensystems ein Abdruck von der Umgebung, insbesondere von der moralischen Umgebung. Und bekommen wir das Kind mit dem Zahnwechsel in die Schule herein, dann haben wir es so, daß wir in seinem Leibe, ich möchte sagen, wie in Siegelabdrücken in der Muskelbildung, in der Gewebebildung, selbst in dem Rhythmus des Atmungs- und Blutsystems, in dem Rhythmus des Verdauungssystems, in der Zuverläßigkeit und Trägheit des Verdauungssystems, kurz in der leiblichen Organisation des Kindes das darin stecken haben, was als moralische Eindrücke in den ersten sieben Jahren auf das Kind gewirkt hat. (304a, 35f.)

Das Kind ist im Ganzen Sinnesorgan. Man kann schon sagen: Wenn wir erwachsen sind, haben wir Geschmack im Munde, auf dem Gaumen, auf der

Zunge. Das Kind fühlt den Geschmack viel tiefer hinunter in seinen Organismus, das Geschmacksorgan dehnt sich sozusagen durch einen großen Teil des Körpers aus. So die anderen Sinne. Die Lichtwirkungen verbinden sich beim Kinde innig mit den Atmungsrhythmen, sie gehen hinunter in die Blutzirkulation. Dasjenige, was der Erwachsene abgesondert im Auge erlebt, erlebt das Kind durch den ganzen Leib hindurch, und ohne daß Überlegung dazwischentritt, kommen die Willensimpulse unmittelbar wie Reflexerscheinungen beim Kinde zutage. (308, 14)

Das Kind lebt religiös, aber eben naturhaft religiös. Es ist nicht die Seele hingegeben, sondern die Zirkulation seines Blutes, sein Atmungsprozeß, die Art und Weise, wie es sich ernährt durch die aufgenommene Nahrung. Alle diese Dinge sind hingegeben an die Umgebung. Die Blutzirkulation, die Atmungstätigkeit, die Ernährungstätigkeit beten an die Umgebung. (308, 30)

Das Kind ist, indem es hingegeben ist an die Umgebung, zu gleicher Zeit ein Wesen, das plastisch an seinem ganzen Menschen arbeitet. Es ist wunderbar zu sehen, dieses innere Geheimnis der menschlichen eigenen Plastik in den ersten sieben Lebensjahren [...] bis zum Zahnwechsel. Dadurch, daß das Kind das Gesehene und Gehörte plastisch umwächst, ist es ganz und gar ein nachahmendes Wissen; es ahmt alles nach, was getan wird. (304, 194f.)

Das Kind ist ganz Sinnesorgan, ganz wirkendes Sinnesorgan. Weil eben das ganze Wesen des Kindes als Sinnesorgan wirkt, wird von dem Kinde nicht nur dasjenige aus seiner Umgebung nachgeahmt und innerlich durchlebt, in träumerischem Zustande, ganz unbewußt, was äußerlich Bewegung, Geste, was Sprachlaut ist, was Gedanke im Sprachlaut ist, sondern es ergibt sich immer – und das ist das Eigentümliche – von diesem Ausgangspunkte: Das nachahmende Kind beobachtet die moralische Bedeutung der Geste, die Vater und Mutter machen. Die moralische Bedeutung zum Beispiel des Gesichtsausdrukkes hat ihre Gegenäußerung im Sinne des Kindes, sie gräbt sich ein in das Kind, in die physische Organisation. Bis in die Gefäße hinein organisiert sich das Kind, indem es mitfühlt, was in seiner Umgebung geschieht. Erst wenn man die Tragweite dessen ins Auge fassen wird, wird man in Wirklichkeit unterscheiden können, was ererbt ist und was in dieser Weise in der ersten kindlichen Lebensepoche nachahmend aus der Umgebung erworben wird. Dann wird man jene wunderbare Wechselwirkung sehen zwischen der Umgebung und dem Kinde, und der wirkliche, für den nüchternen Erkenner mystische Begriff der Wissenschaft von der Vererbung wird auf eine ganz andere Grundlage gestellt werden können. (84, 199f.)

Was man dem Kinde vormacht, das wirkt auf das Kind wie ein äußerer Reiz, der unmittelbar die ganze körperliche Organisation – an der einen Stelle mehr sichtbar, an der anderen Stelle weniger sichtbar – zum Nachahmen des Eindrucks aufruft. Wir brauchen ja, um das zu erhärten, nur die schwerwiegende Tatsache ins Auge zu fassen, daß die Muttersprache vom Kinde ganz und gar durch die Nachahmung errungen wird. Da geht die Nachahmung tief in die menschliche physische und seelische Organisation hinein. Da muß berücksichtigt werden, daß irgendein Laut, der gesprochen wird, in seiner Vibration, in seiner Wellenbewegung von dem Kinde noch viel intensiver empfunden wird als das später im Leben der Fall ist. Und alle Einstellung des Kehlkopfes, alle innere Durchseelung der Organe beruht selbst in der Sprache, wenn die Muttersprache in Betracht kommt, auf Nachahmung; und so alles im Leben des Kindes bis zum Zahnwechsel. (298, 208f.)

Solange bloß das Blut durch die Atmung ins Gehirn hineingestoßen wird, solange kann das Kind bloß schreien. Es fängt an zu reden, wenn nicht bloß das Blut da hineingestoßen wird, sondern wenn nun, sagen wir, vom Auge oder von irgendeinem anderen Organ, vom Ohr namentlich, das Kind etwas bemerkt, wenn es etwas wahrnimmt. Wenn also das Kind am anderen Menschen eine Bewegung bemerkt, macht es die Bewegung in sich nach; dann geht nicht nur der Blutstrom da herauf, sondern dann geht, sagen wir zum Beispiel, vom Ohr ein anderer Strom fortwährend da [in das sich ausbildende Sprachzentrum] herein. Sehen Sie, das ist der andere Strom. Und dieser andere Strom ist der Nervenstrom.

Also in der linken Schläfenwindung, in der sogenannten Sprachwindung, begegnen sich, wie sonst überall im menschlichen Körper, Blutgefäße und Nervenstränge. Auf die Nervenstränge wirkt dasjenige, was man bemerkt, was man wahrnimmt. Die Bewegungen, die das Kind bei den Mitlauten ausführt, pflanzen sich also durch die Nerven in seine linke Sprachwindung hinein fort. Und da wird diese ganz gut ausgebildet, indem immer der Atmungsstoß mit dem Blut zusammenwirkt mit dem, was von dem Ohr oder auch von dem Auge namentlich kommt, und was da allmählich zwischen Blut und Nerven die ganze breiige Gehirnmasse wunderschön gliedert. Also können Sie sehen, daß unser Gehirn eigentlich erst ausgebildet wird – wenigstens in diesem Teil, und dann in anderen Teilen ist es nämlich geradeso –, ausgebildet wird dadurch, daß zusammenwirkt eine Tätigkeit, also das Wahrnehmen, mit einer anderen Tätigkeit, mit diesem Stoß, der das Blut hineintreibt in das Gehirn. (347, 16)

Spirituelle Hintergründe des kindlichen Nachahmungsvermögens

Die Nachahmung ist im Grunde genommen nichts anderes als ein Weiterleben dessen, was in ganz anderer Form vor der Geburt oder Empfängnis in der geistigen Welt vorhanden war, wo das Untertauchen des einen Wesens in das andere vorhanden war; das drückt sich dann in der Nachahmung des Kindes gegenüber seiner Menschenumgebung als Nachklang des geistigen Erlebens aus. (200, 115)

Die Prädominanz der Nerven-Sinnesprozesse und das Wirken leibbildender Gedankenkräfte

Dasjenige, was unsere Denkkraft ausmacht, was das ausmacht, daß wir denken können, daß die Möglichkeit des Gedankens in uns ist, das verdanken wir dem Leben vor unserer Geburt beziehungsweise vor unserer Empfängnis. Es ist im Grunde genommen in dem kleinen Kinde, das uns entgegentritt, schon im Keime all die Gedankenfähigkeit vorhanden, die der Mensch überhaupt in sich entwickelt. Das Kind verwendet die Gedanken nur [...] als Richtkräfte zum Aufbauen seines Leibes. Namentlich in den ersten sieben Lebensjahren, bis zum Zahnwechsel hin, verwendet das Kind die Gedankenkräfte zum Aufbau seines Leibes als Richtkräfte. Dann kommen sie immer mehr und mehr als eigentliche Gedankenkräfte heraus. Aber sie sind eben als Gedankenkräfte durchaus veranlagt im Menschen, wenn er das physische, das irdische Leben betritt. (205, 190)

Dasjenige, was da vom Kopfe aus in den physischen Leib und Ätherleib des ganzen Kindes hineinstrahlt bis in die Finger- und Zehenspitzen, was da hineinstrahlt vom Kopf ins ganze Kind, das ist Seelentätigkeit, trotzdem sie vom physischen Leibe ausgeht; ist dieselbe Seelentätigkeit, die später als Verstand und Gedächtnis in der Seele wirkt. Es ist nur so, daß später nach dem Zahnwechsel das Kind anfängt so zu denken, daß seine Erinnerungen bewußter werden. Die ganze Veränderung, die mit dem Seelenleben des Kindes vor sich geht, zeigt, daß gewisse seelische Kräfte in dem Kinde vom 7. Jahre ab tätig sind als Seelenkräfte, die vorher im Organismus wirksam sind. Die wirken im Organismus. (302a, 26)

Die Prädominanz der Nerven-Sinnesprozesse und der Charakter der Erkrankungs- und Therapiemöglichkeiten im ersten Lebensjahrsiebt

Das Kind ist bis zum Zahnwechsel in seiner Blutbildung abhängig von seiner Kopforganisation. Sehen Sie sich einen Menschen an während seiner Embryonalzeit, wie da die Kopfbildung überwiegt, wie sogar die andere organische Bildung von außen, von dem, was im mütterlichen Leibe vor sich geht, abhängig ist, wie alles dasjenige, was vom Kinde selbst ausgeht, von der kindlichen Kopfbildung ausgeht. Das bleibt, wenn auch abgeschwächt, noch vorhanden in der ersten Lebensepoche des Menschen bis zum Zahnwechsel hin. Da ist in alledem, was im menschlichen Organismus vorgeht, im wesentlichen die Kopfbildung beteiligt. Da wirken Kräfte, die von der Kopfbildung, vom Nerven-Sinnes-System ausgehen, hinein in das motorische System, in das plastische Gestalten. (308, 48)

Man muß ganz durchschauen, wie im ganz kleinen Kinde, ungefähr bis zu seinem 7. Jahre, die Nerven-Sinnestätigkeit, rhythmische, Atmungs- und Zirkulationstätigkeit, Bewegungstätigkeit und Stoffwechseltätigkeit überall ineinander wirken, aber so, daß die Nerven-Sinnestätigkeit das Beherrschende ist. Beim Kinde [in diesem Alter] sind Atmungs-, Blutbewegungsrhythmus, Stoffwechseltätigkeit Vorgänge, die in ihrem Wesen nur durchschaut werden, wenn man in ihnen die Nerven-Sinnestätigkeit fortschwingen sieht. (305, 65)

Bedenken Sie, daß man in den ersten zweieinhalb Jahren sprechen lernt, gehen lernt, dasjenige also, was am intimsten mit der Selbstbehauptung des Menschen für sich und im sozialen Leben zusammenhängt. Dieses Wichtigste eignet man sich an, während die Kräfte des ätherischen Leibes noch am Gehirn arbeiten, hineinstrahlen in den ganzen übrigen Organismus. Wenn sie zu stark in den übrigen Organismus hineinstrahlen, so daß sie dort die noch zarten Stoffwechselverrichtungen oder die noch zarten Atmungsverrichtungen, Blutumlaufverrichtungen zu stark stören, wenn sie also zu stark hinunterrumoren in den kindlichen Organismus, dann gibt es schon im kindlichen Alter gern Scharlach und ähnliche Kinderkrankheiten. (303, 127)

In der Regel hat sogar derselbe äußere Symptomenkomplex beim Kinde einen ganz anderen Ursprung, als er beim Erwachsenen hat, wo er zwar nicht ganz dasselbe, aber ähnlich ist. Beim Kinde entstehen nämlich die charakteristischen Krankheitsformen eigentlich alle vom Kopf herunter nach dem übrigen Organismus, durch eine Art Übererregung des Nerven-Sinnessystems. Bis in die kindlichen Masern und Scharlach hinein ist das so. Und wenn man nun beobachtet, so findet man: in diesem kindlichen Leben, in dem nun getrennt voneinander wirken Gehen, Sprechen, Denken – alle diese Tätigkeiten wirken beim Kinde vom Kopfe aus. Der Kopf ist ja mit dem Zahnwechsel am meisten innerlich plastisch ausgebildet. Er verbreitet dann dasjenige, was innere Kräfte sind, auf den übrigen Organismus. Daher strahlen eben die Kinderkrankheiten auch vom Kopfe aus. Man wird sehen an der Art und Weise, wie Kinderkrankheiten auftreten, daß sie eine Reaktion sind auf Erregungszustände des Nerven-Sinnessystems in erster Linie. Nur dann findet man eine richtige Pathologie der Kinderkrankheiten, wenn man das weiß. Gehen Sie an den Erwachsenen heran, dann werden Sie sehen, daß seine Krankheiten vorzugsweise ausstrahlen vom Unterleibs- und Bewegungssystem, also gerade vom entgegengesetzten Pol des Menschen. (306, 62f.)

Mit alledem hängt [..] das zusammen, daß eigentlich die größte Möglichkeit für den Menschen, krank zu werden, im Grunde in die Lebenszeit fällt bis zum zweiten Zahnen, und zwar so, daß die größte Möglichkeit, krank zu werden, da ist in der allerersten Lebensepoche. Dann, mit dem zweiten Zahnen, hört eigentlich die innere Veranlagung des Menschen zur Krankheit stark auf. [...] Nun ist das Krankwerden in der ersten Lebensepoche bis zum Zahnwechsel hin im Grunde genommen etwas ganz anderes als das Krankwerden nach der Geschlechtsreife. Diese zwei Möglichkeiten des Krankwerdens sind so verschieden, möchte ich sagen, wie das Bekommen der zweiten Zähne von dem Stimmwechsel bei den Knaben verschieden ist. Das ist so, daß während der ersten Lebensepoche bis zum Zahnwechsel beim Kinde alles ausgeht von der Nerven- Sinnesorganisation bis in die äußersten Peripherien des menschlichen Organismus. Es geht eigentlich alles aus von der Nerven-Sinnesorganisation. Die Nerven-Sinnesorganisation, die noch beim Zahnwechsel prädominiert, die ist es, von der auch die pathologischen Erscheinungen in der ersten menschlichen Lebensepoche ausgehen. Und Sie werden über diese pathologischen Erscheinungen ein totales Urteil, wenn ich mich so ausdrücken darf, bekommen, wenn Sie sich die Sache so anschauen, wenn Sie sich sagen: Da zeigt sich doch ganz klar, daß dasjenige, was vom Nieren-Lebersystem ausstrahlt, abgestumpft gewissermaßen wird, plastisch abgestumpft wird vom plastizierenden Prinzip des Nerven-Sinnesmenschen, und in diesem plastizierenden Element des Nerven-Sinnesmenschen wirkt nun vorzugsweise dasjenige, was ich in diesen Vorträgen bezeichnet habe als zusammenhängend mit der Ich-Organisation des Menschen und mit der astralischen Organisation des Menschen.

Sehen Sie, es ist merkwürdig, daß ich früher sagen mußte, daß die Ich-Organisation vom Leber-Gallensystem ausgeht, daß die astralische Organisation vom Nierensystem ausgeht, und daß ich jetzt sagen muß: Von der Kopforganisation her kommt alles dasjenige, was mit der Ich-Organisation und mit der australischen Organisation zusammenhängt. Man kommt nämlich niemals mit der menschlichen Organisation in ihrer ungeheuren Kompliziertheit zurecht, wenn man die Dinge nur so geradlinig beschreibt, daß man also sagt: Ich-

Organisation geht aus vom Leber-Gallensystem, astralische Organisation geht aus vom Leber-Nierensystem, und man bleibt dabei. Man muß sich nämlich darüber klar sein, daß in der ersten Lebensepoche des Menschen bis zum Zahnwechsel diese Ausstrahlungen vom Leber- und vom Nierensystem abgestumpft werden vom Nerven-Sinnessystem her, und daß diese Abstumpfung das Wesentliche ist, daß also dasjenige, was für das Ich und die astralische Organisation des Menschen vom Leber-Gallensystem und vom Nierensystem herkommt, sich kurioserweise zeigt als Gegenstrahlung, nicht in seinem direkten Wege von unten nach oben, sondern es zeigt sich von oben nach unten in seiner Gegenstrahlung. Und wir haben die ganze kindliche Organisation eigentlich so, daß wir uns vorzustellen haben: das Astralische strahlt aus vom Nierensystem, die Ich-Organisation strahlt aus vom Lebersystem, aber diese Ausstrahlungen haben keine Bedeutung, sondern das Lebersystem wird gewissermaßen reflektiert vom Kopfsystem, das Nierensystem wird reflektiert vom Kopfsystem, und erst die Reflexion in den Organismus hinein erscheint als das wirksame Prinzip. So daß Sie sich sagen müssen: Wie betrachte ich in dem Kinde die astralische Organisation? – Ich betrachte in dem Kinde die astralische Organisation so, daß ich die Nierenwirkungen betrachte, aber in ihrer Rückstrahlung vom Kopfsystem. Wie betrachte ich in dem Kinde die Ich-Organisation? – So, daß ich die Leber-Gallenwirkungen betrachte, aber in ihrer Rückwirkung vom Kopfsystem aus. Und das eigentlich physische System und das ätherische System, die wirken von unten nach oben, die physische Organisation mit ihrem Ausgangspunkte im Verdauungssystem, und vom Herz-Lungensystem die ätherische Organisation. Die wirken von unten nach oben und die andern von oben nach unten für die erste Lebensepoche des Menschen; und in die Strahlung von unten nach oben wirkt hinein jener Rhythmus, der sich zu jener Strahlung von oben nach unten verhält wie vier zu eins.

Es ist schade, daß man das so kurz andeuten muß, aber in diesem, was ich jetzt andeute, liegt tatsächlich der Aufschluß über die Vorgänge des kindlichen Lebensalters. So daß, wenn Sie gerade die auffälligsten Kinderkrankheiten studieren wollen, Sie diese in zwei Gruppen teilen können, daß Sie folgendes herausbekommen müssen: Wenn Sie die auffälligsten Kinderkrankheiten studieren, so werden Sie finden, daß sie auf der einen Seite beruhen darauf, daß dem von unten nach oben Strahlenden das von oben nach unten Strahlende entgegenkommt mit dem Rhythmus von vier zu eins, aber daß das zu keinem Ausgleich kommt. Und wenn dasjenige, was den Rhythmus vier hat, was von unten nach oben strahlt, das ist, das sich nicht eingliedern will in die menschliche Individualität, während der vererbte Rhythmus der Kopforganisation mit eins eigentlich in Ordnung ist, dann entstehen alle diejenigen Krankhei-

ten, die wir am kindlichen Organismus haben, und die dennoch eben Stoffwechselkrankheiten sind, aber solche Stoffwechselkrankheiten, die eben aus einer Stauung gegen das Nerven-Sinnessystem entstehen, so daß sich der Stoffwechsel nicht in der entsprechenden Weise anpassen kann dem, was vom Nerven-Sinnessystem ausstrahlt, und wir bekommen zum Beispiel – ich kann nur Beispiele anführen – jene merkwürdige Blutkrankheit bei den Kindern, die zu einer Art eitrigen Blutes führt. Wir bekommen auch alle anderen Kinderkrankheiten auf diese Weise, die wir als Stoffwechselkrankheiten eben bezeichnen können. Ist dagegen der Stoffwechselorganismus der kindlichen Individualität angepaßt, sind namentlich die hygienischen Verhältnisse vernünftig, so daß das Kind ordentlich seiner Umgebung angepaßt ist, das heißt, gibt man ihm ordentlich zu essen, ist aber durch irgendwelche Vererbungsverhältnisse das Nerven-Sinnessystem, das von oben nach unten wirkt und von dessen Wirkungen mitgenommen werden die Ausstrahlungen des Leber-Gallensystems und des Nierensystems, nicht in Ordnung, dann entstehen alle krampfhaften Kinderkrankheiten, von denen wir sagen müssen, sie beruhen darauf, daß die Ich-Organisation und die astralische Organisation nicht ordentlich hineinkönnen in die physische und ätherische Organisation.
Von zwei entgegengesetzten Seiten her also entstehen die Krankheiten des kindlichen Organismus. Aber immer ist es so, daß wir beikommen können diesen Erkrankungen des kindlichen Organismus doch nur dadurch, daß wir nach der Kopf- und der Nerven-Sinnesorganisation hin unser Augenmerk lenken. Denn im Grunde genommen müssen wir auch den Stoffwechsel des Kindes so gestalten, daß er sich nicht nur an die äußeren Verhältnisse anpaßt, sondern daß er sich auch an die Nerven-Sinnesorganisation anpaßt. In diesem ersten Lebensalter des Menschen bis zum Zahnwechsel ist notwendig, daß wir eine gründliche Erkenntnis des Nerven-Sinnessystems eben des Menschen entwickeln, eine praktische Erkenntnis, und daß wir da wirklich darauf sehen, daß beim Kinde alles ausstrahlt von der Kopforganisation, nur eben der Stoffwechsel sich vordrängen kann dadurch, daß er in Ordnung ist und die Kopforganisation durch hereditäre Verhältnisse zu schwach sein könnte. (314, 124ff.)

Wir haben also zu sehen den Ursprung der Kinderkrankheiten durch ein Studium der Wärmeorganisation und Luftorganisation des Menschen. Und die Wirkungen, die nun auftreten, wenn wir herankommen an die Wärmeorganisation und an die Luftorganisation mit den Präparaten, die wir bereiten aus Wurzeln oder Samen, diese Wirkungen rühren daher, daß zwei polare Wirkungsweisen aufeinanderstoßen, wovon die eine die andere erregt. Dasjenige, was wir hineinbringen in den Organismus, was entsteht aus der Samenorgani-

sation und der Wurzelorganisation, erregt eben alles dasjenige, was aus der Wärmeorganisation und aus der Luftorganisation des Menschen hervorkommt. Und damit wollte ich Ihnen nur andeuten, wie wir auf der einen Seite, wenn wir die Wirkungen betrachten, die von oben nach unten gewissermaßen verlaufen, von vornherein im Menschen veranlagt haben eine Wärme-Luftvibration, die in der Kindheit am stärksten ist, obwohl es nicht eine Vibration ist, sondern eine zeitlich verlaufende organische Struktur. [...]
Wir werden ein ungeheuer bedeutsames regulatives Prinzip haben, wenn wir einfach Versuche anstellen über die Wirkung desjenigen, was wir herausbekommen aus namentlich dem Wurzelartigen, auch dem Samenartigen der Pflanze auf die kindliche Organisation bis zum Zahnwechsel. (314, 135/133)

Gehen, Sprechen und Denken – zu den spirituellen Voraussetzungen der frühen Kindheitsentwicklung und zum Wendepunkt des dritten Lebensjahres

Während das, was wir die «kindliche Aura» nennen, in den ersten Lebensjahren wie eine wunderbare, menschlich-übermenschliche Macht das Kind umschwebt – so umschwebt, daß diese kindliche Aura, der eigentliche höhere Teil des Menschen, überall seine Fortsetzung in die geistige Welt hinein hat –, dringt in jenem Zeitpunkt [des ca. dritten Lebensjahres], bis zu welchem der Mensch sich zurückerinnern kann, diese Aura mehr in das Innere des Menschen hinein. Der Mensch kann sich, bis zu diesem Zeitpunkte zurück, als zusammenhängendes Ich empfinden, weil dasjenige, was früher an die höheren Welten angeschlossen war, dann in sein Ich hineingezogen ist. Von da ab stellt das Bewußtsein überall sich selber in Verbindung zu der Außenwelt. Das geschieht im Kindesalter noch nicht. Da waren die Dinge für den Menschen so, als wenn sie wie eine Traumwelt ihn umschwebten. Aus einer Weisheit heraus, die nicht *in ihm* ist, arbeitet der Mensch an sich. Diese Weisheit ist mächtiger, umfassender als alle spätere bewußte Weisheit. Diese höhere Weisheit verdunkelt sich für die menschliche Seele, welche dann dafür die Bewußtheit eintauscht. Sie wirkt aus der geistigen Welt heraus tief in die Körperlichkeit herein, so daß der Mensch durch sie sein Gehirn aus dem Geiste heraus formen kann. [...]
Von dieser [hierarchisch-vorgeburtlichen] Welt strömt noch etwas ein in die kindliche Aura, und der Mensch ist da unmittelbar als einzelnes Wesen unterstehend der Führung der *ganzen* geistigen Welt, zu welcher er gehört. Die geistigen Kräfte aus dieser Welt strömen in das Kind noch ein. Sie hören auf einzuströmen in dem Zeitpunkte, bis zu dem die normale Rückerinnerung geht. Diese Kräfte sind es, die den Menschen fähig machen, sich in ein bestimmtes Verhältnis zur Schwerkraft zu bringen. Sie sind es auch, die seinen

Kehlkopf formen, die sein Gehirn so bilden, daß es ein lebendiges Werkzeug für Gedanken-, Empfindungs- und Willensausdruck wird. (15, 15f.)

Es hat der Mensch in der physischen Welt eine solche Organisation, daß er die unmittelbaren Kräfte der geistigen Welt, welche in den ersten Kindheitsjahren an ihm wirksam sind, nur so lange an sich ertragen kann, als er gleichsam kindlich weich und bildsam ist. Er würde zerbrechen, wenn jene Kräfte, die der Orientierung im Raume, der Formung des Kehlkopfes und des Gehirns zugrunde liegen, auch im späteren Lebensalter noch in unmittelbarer Art wirksam blieben. Die Kräfte sind so gewaltig, daß, wenn sie später noch wirken würden, unser Organismus hinsiechen müßte unter der Heiligkeit dieser Kräfte. (15, 19)

Einzelheiten zur Entwicklung des Gehens, Sprechens und Denkens – Phänomenologie und kosmischer Hintergrund

Zuerst lernt das Kind dasjenige aus seinem Traumesschlafesleben heraus, was wir so einfach als Gehenlernen bezeichnen. Ja, es fällt uns das Gehenlernen am meisten auf. Aber dasjenige, was da mit dem Kinde geschieht, ist etwas Umfassendes, was für den, der eigentlich überall hineinschauen kann, wie die feinsten Partien des Menschenwesens da verändert werden, etwas ungeheuer Großartiges, Gewaltiges darstellt. Das Kind lernt sich in die ganzen Schwereverhältnisse durch Gleichgewichtslage hineinstellen in die Welt. Das Kind hört auf, umzufallen. Es fügt sich, indem es innere Kräfte entfaltet, in die Raumesrichtungen hinein.
Wenn wir das bewußt tun müßten, unseren Organismus aus dem völligen fall- und gleichgewichtslosen Zustand hineinfügen in einen festen Gleichgewichtszustand zu den drei Raumesrichtungen, wobei wir sogar als Kind lernen, diesen Gleichgewichtszustand festzuhalten, indem wir gehenlernend diese Art Pendelbewegungen ausführen mit unseren Beinen, ist das eine so gewaltige mechanische Aufgabe, die da unbewußt das Kind vollführt, weil es sie als Nachklang vollführt dessen, was es durchlebt hat unter Geistern zwischen dem Tod und einer neuen Geburt, ist das etwas so Umfassendes, so Großartiges, daß keine menschliche Wissenschaft des allergrößten Ingenieurs imstande wäre, es auszurechnen. Wie da die Menschenkräfte sich hineinfügen in den Raumzusammenhang der Welt, was da der Mensch unbewußt vollbringt als Kind, das ist das denkbar Großartigste an der Entwickelung mathematisch-mechanisch-physikalischer Kräfte. Wir bezeichnen das mit dem einfachen Ausdruck des Gehenlernens. Allein in diesem Gehenlernen liegt eben etwas ganz Großartiges.

Und mit dem Gehenlernen entwickelt sich auch der richtige Gebrauch der Arme, der Hände. Dieses ganze Sich-Hineinstellen als physisches Wesen in die drei Raumesrichtungen ist wiederum die Grundlage für alles dasjenige, was Sprechenlernen ist. Die Physiologie weiß kaum mehr von diesem Zusammenhang der Geh- und Stehdynamik des Menschen mit dem Sprechenlernen, als daß sie weiß, daß die Sprachwindung bei rechtshändigen Menschen links im Gehirn ist, weil die Gebärden der rechten Hand, die kräftig ausgeführt werden von dem Willen des Menschen, innerlich geheimnisvoll sich fortsetzen in das Gehirn und im Gehirn diejenige Verrichtung vollbringen, die den Menschen dann zum Sprechen bringt. Aber es ist nicht nur dieser Zusammenhang der rechten Hand mit der linken dritten Stirnwindung, der sogenannten Brocaschen Windung im Gehirn, es ist die ganze Bewegungsfähigkeit der Beine und der Arme und der Finger, die ganze Beweglichkeit und Gleichgewichtslage des Menschen, die heraufschießt in das Gehirn, Gehirnbildung wird, von der Gehirnbildung in den Kehlkopf hineinschießt. Und die Sprache entwickelt sich aus dem Boden des Gehens, des Greifens, der Gebärde der Bewegungsorgane heraus.
Wer sich für diese Dinge ein richtiges Anschauungsvermögen entwickelt hat, der weiß, daß ein Kind, das die Tendenz hat, mehr mit den Zehen aufzutreten, auch anders spricht, anders seine Laute nuanciert als ein Kind, das die Tendenz hat, mit den Fersen aufzutreten. Aus dem Geh- und Bewegungsorganismus entwickelt sich der Sprachorganismus, entwickelt sich das Sprechen. Und dieses Sprechen ist wiederum die Nachbildung desjenigen, was ich Ihnen gestern als das Durchgehen durch die Offenbarung zwischen dem Tod und der neuen Geburt gezeigt habe. Indem das Kind sprechen lernt – es versteht noch gar nicht in Gedanken etwa die Worte, es versteht sie nur gefühlsmäßig –, lebt das Kind in der Sprache als in Gefühlen und lernt erst nach dem Sprechen, wenn es sich ganz normal entwickelt, das Vorstellen, das Denken. Die Gedanken entwickeln sich bei dem Kinde aus den Worten in Wirklichkeit. Geradeso wie das Gehen und Greifen, die Geste der Beine und der Hände heraufschießen in den Sprachorganismus, so schießt wiederum dasjenige, was im Sprachorganismus lebt und was gewonnen wird in Anpassung an die Sprache der Umgebung, in die Denkorgane herauf, und das Kind entwickelt auf der dritten Etappe das Denken. (226, 53ff.)

Das [Gehen, Sprechen und Denken] sind die drei irdischen Abbilder desjenigen, was wir zwischen dem Tod und einer neuen Geburt erleben im lebendigen Durchgang durch die Geistwelt, durch die Offenbarung der Geistwelt und durch das Heranholen des Weltenäthers, um unseren Ätherleib auszubilden. Richtig beurteilen kann man dasjenige, was da das Kind ausbildet in diesen drei Etappen, nur, wenn man den erwachsenen Menschen dann beobachtet in seinem Schlafzustande. Da kann man beobachten, wie der Mensch, indem er einschlafend aufhört zu denken – die Gedanken verstummen ja im Einschlafen –, wie der Mensch dann dadurch, daß er aufhört zu denken, die Kraft seiner Gedanken weiter pflegen läßt zwischen dem Einschlafen und Aufwachen von denjenigen Wesen, die wir als Engelwesen, Angeloiwesen kennen. Die treten an den schlafenden Menschen heran und pflegen seine Gedankenkräfte, während er sie selbst nicht pflegt.

Und der Mensch hört ja auch auf zu sprechen. Nur bei abnormen Zuständen, die schon auch verstanden werden können, spricht der Mensch aus dem Schlafe. Aber darüber brauchen wir uns jetzt nicht zu unterhalten. Beim normalen Menschen hört das Sprechen auf, wenn er einschläft. Es wäre auch schrecklich, wenn manche Menschen auch noch während des Schlafes fortwährend uns erzählen würden. Also es hört das Sprechen auf während des Schlafes. Da sind es die Wesenheiten aus der Hierarchie der Archangeloi, welche nun dasjenige am Menschen während des Schlafes pflegen, was in ihm zum Sprechen führt. Und außer den Nachtwandlern, die wiederum in einem abnormen Zustande sind, sind die Menschen auch im Schlafe ruhig, sie gehen nicht, greifen nicht, die Bewegungen hören auf. Dasjenige, was da in dem Menschen als Kräfte im Tagwachen vorhanden ist und was die Bewegungen aus dem Willen herausholt, das pflegen vom Einschlafen bis zum Aufwachen die Wesenheiten, die wir zur Hierarchie der Archai rechnen.

Lernen wir diesen Zusammenhang verstehen, sehen wir wiederum, wie zwischen dem Einschlafen und dem Aufwachen an das Ich und den astralischen Leib, überhaupt an den ganzen Menschen herantreten die Wesen der nächsten Hierarchie, die über dem Menschen steht, Angeloi, Archangeloi, Archai, dann verstehen wir auch, wie es im kleinen Kinde ist, wenn das kleine Kind die drei Betätigungen des Gehens, des Sprechens, des Denkens sich aneignet. Wir lernen schauen, wie, indem das kleine Kind in die Lebensdynamik, in das Gehen und Greifen hineinkommt, es die Archai sind, die dasjenige, was der Mensch zwischen Tod und neuer Geburt im Umgange mit geist-seelischen Wesen erlebt hat, herübertragen und zum Abbild in dem Gehen des Kindes machen. Die Archai, die Urkräfte vermitteln das ganz geistige Sich-Bewegen unter geist-seelischen Wesen zwischen dem Tode und einer neuen Geburt in seinem Abbild hier in der physischen Welt, wenn das Kind gehen lernt.

Und die Archangeloi bringen dasjenige herüber, was der Mensch zwischen Tod und neuer Geburt in der Offenbarung erlebt, und sie wirken, indem das Kind sich das Sprechen aneignet. Und die Angeloi, die Engelwesen, tragen dasjenige herüber, was der Mensch an Kräften entwickelt hat, indem er sich seinen Ätherleib zusammengesammelt hat aus der gesamten Weltäthersubstanz. Sie tragen diese Kräfte herüber, bilden sie aus im Abbilde in den Denkorganen, die plastisch geformt werden, so daß das Kind aus der Sprache heraus das Denken lernt. (226, 55f.)

In dieser Zeit, von der ich jetzt gesprochen habe, lebt das Ich als Geistig-Seelisches unter geistig-seelischen Götterwesen, lebt in der Betätigung, den Menschen als solchen innerlich ganz kennenzulernen für das nächste Erdenleben. Von dem, was da geistig in ungeheurer Majestät und Großartigkeit durchgemacht wird, ist ein Abbild dasjenige, was wunderbar in den einzelnen Betätigungen des Gleichgewichtsuchens beim Kinde auftritt. Es ist sehr interessant zu sehen, wie da die Urkräfte oder Archai herüberwirken aus dem Leben zwischen Tod und neuer Geburt in das ganze Gleichgewichtsuchen des Kindes, in das, was wir trivial das Gehenlernen nennen. Wer in allem Irdischen ein Bild des Geistigen sehen kann, der kann sehen, wie in allen Gehbetätigungen, in den Armgreifbetätigungen und so weiter diese seelisch-geistigen Taten, die wir zwischen Tod und neuer Geburt in dem Suchen eines geistigen Gleichgewichtes als Ich unter höheren Ichen ausführen, ihr Abbild finden in dem irdischen Gehenlernen.
Und wenn wir jene Zustände durchgemacht haben, wo wir ein Geist unter Geistern sind, wo wir das vorbereiten, was in unserem Erdenleben sich auslebt im Körper, in den Gliedmaßen, durch die wir wiederum ein so und so geartetet Mensch werden und unser Karma erleben, wenn wir diese Zustände drüben in der Welt zwischen dem Tod und einer neuen Geburt durchgemacht haben, dann wird es so, daß ein Zustand im vorirdischen Leben kommt, wo wir die einzelnen Geistwesen, mit denen wir so lange zusammengearbeitet haben, nicht mehr unterscheiden können, sondern wo nur ein allgemeines Wahrnehmen des Geistes da ist. Wir wissen dann zwar, daß wir in einer geistigen Welt leben, aber indem wir uns jetzt schon dem Erdenleben nähern, wird der Eindruck, den die geistige Welt auf uns macht, mehr ein einheitlicher, nicht mehr der des speziellen, individuellen Wahrnehmens der geistigen Wesenheiten. Ich kann mich durch einen trivialen Vergleich ausdrücken, damit wir uns verständigen können, aber seien Sie sich nur klar darüber, daß ich damit doch etwas sehr Erhabenes meine. Wenn sehr weit entfernt irgendwo eine kleine Wolke ist, so sagen Sie: Das ist eine kleine Wolke. – Wenn Sie aber näher herangehen, werden Sie gewahr: Das sind ja lauter Mücken! – Da unterscheiden Sie die einzelnen Individualitäten. Nun, in der geistigen Welt zwischen Tod und neuer Geburt ist es umgekehrt. Da unterscheiden Sie zunächst die einzelnen Individualitäten der geistigen Wesenheiten, dann wird es ein allgemeiner Eindruck. Ich möchte sagen, die Offenbarung des Geistigen tritt an die Stelle des Erlebens des Geistigen.

Ja, dieser Zustand, der uns also gewissermaßen von der geistigen Welt entfernt, weil wir schon den Weg zu der Erde herunter wieder suchen, dieser Zustand spiegelt sich nunmehr in dem Inneren, das der menschlichen Sprache zugrunde liegt. Nehmen Sie an, wir sprechen. Beim Kehlkopf sozusagen fängt es an – es ist nicht genau, aber ungefähr –, die andern Sprachorgane werden in Bewegung gesetzt. Aber hinter dem liegt ja das Wesentliche dann noch. Das Wesentliche liegt im Herzen, hinter dem Kehlkopf, liegt in der ganzen Atmung und in allem, was damit zusammenhängt. Das, was der Sprache da zugrunde liegt, ist ebenso ein irdisches Bild dieses Zustandes der Offenbarung, wo wir das Göttlich-Geistige nur mehr verschwommen wahrnehmen, wie das Gehenlernen, das Gleichgewichtsuchen ein irdisches Bild ist des Sich-Bewegens in der geistigen Welt. So erlebt das Kind, indem es sprechen lernt, wiederum einen Zustand, der durchgemacht ist zwischen Tod und neuer Geburt. Und wenn wir unseren Geistkeim des physischen Leibes heruntergeschickt haben, wenn der durch die Empfängnis sich nach und nach vereinigt hat mit dem Leibe der Mutter, dann sind wir noch immer oben. Es ist die letzte Zeit vor der irdischen Verkörperung. Da ziehen wir aus allen Gegenden der Welt den Ätherleib zusammen, und das, was da geschieht in der übersinnlichen Welt im Zusammenziehen des Ätherleibes, das drückt sich in dem kindlichen Denkenlernen aus.

Nun haben Sie die drei aufeinanderfolgenden Zustände: Erleben in der geistigen Welt, sich spiegelnd im Gehenlernen, Offenbarung der geistigen Welt im Sprechenlernen. Daher nennen wir dasjenige, was als Weltenwort zugrunde liegt, den Weltenlogos, das innere Wort. Es ist die Offenbarung des allgemeinen Logos, in dem sich das Geistige ausspricht, wie die Mücke im Mückenschwarm, es liegt dem Sprechen zugrunde. Und was wir dann tun, um unseren Ätherleib auszubilden, der ja eigentlich in uns denkt – wir denken nämlich die ganze Nacht fort, wir sind nur nicht dabei mit unserem Ich und Astralleib –, das ist das letzte, was wir zusammensammeln für uns, bevor wir heruntersteigen auf die Erde, und das ist das, was dann herüberreicht in das Denken. So gliedert das ganz kleine Kind im Gehen–, Sprechen–, Denkenlernen in den physischen Leib das hinein, was es herunterträgt aus dem vorirdischen Dasein. (224, 204ff.)

Weiteres über den Spracherwerb und das Wirken der Archangeloi

Wenn wir [...] mit den Mitteln der Geisteswissenschaft an [den] astralischen Leib des Menschen herantreten, wie er vom physischen und Ätherleib vom Einschlafen bis zum Aufwachen getrennt ist, dann finden wir, daß dieser astralische Leib wesentlich in sich die Kräfte enthält, die zusammenhängen mit dem Sprechenlernen des Menschen. Es ist außerordentlich interessant, das Einschlafen und Aufwachen des Menschen zu beobachten, wenn er als Kind sprechen lernt, und es ist sogar noch interessant bei irgend jemandem, der erst als Erwachsener sprechen lernt, zu beobachten, wie der astralische Leib gerade an dem Sprechenlernen außerordentlich stark beteiligt ist. Denn der astralische Leib trägt in der Zeit, in der der Mensch im Sprechenlernen darinnen ist, und auch später, wenn er sich im Tageslaufe des Sprechens bedient, mit sich das Geistig-Seelische, das in den Worten, das in der Sprache liegt, hinaus aus dem physischen und Ätherleibe.

Können Sie verfolgen, wie der Mensch spricht, wie er seine Worte formt, wie er seinen Worten den eigentümlichen Stimmklang gibt, können Sie verfolgen, wie er in seine Worte die Kraft der Überzeugung seiner Seele hineinlegt, wie er das Seelische, das er erlebt, in seine Worte hineinverlegt, dann können Sie auch weiter verfolgen, wie mit dem Einschlafen der astralische Leib dieses Geistig-Seelische aus dem physischen Leib und dem Ätherleib herausnimmt und im schlafenden Zustande gerade die Nachwirkung des Geistig-Seelischen der Sprache in der geistig-seelischen Welt wie ein Nachschwingen enthält. Sie können die Wortbildungen, die Lautnuancierungen, die Überzeugungskraft, die der Mensch in die Worte hineinzulegen vermag, auch an dem schlafenden astralischen Leibe verfolgen. Da ist natürlich nicht etwas von einer Schwingungskraft vorhanden, die sich der Luft mitteilt; dadurch kommt auch kein physischer Stimmklang der Sprache zustande. Aber dasjenige, was auf den Wellen der Worte als Geistig-Seelisches aus dem menschlichen Munde herauskommt und vom menschlichen Ohre gehört wird, was da auf dem Strom der Sprache sich seelisch vermittelt, das trägt als Seelisch-Geistiges der astralische Leib hinaus in die geistige Welt, wenn der Mensch schläft. Man sieht das nur deutlicher während das Kind oder auch der Erwachsene im Erlernen einer Sprache sich anstrengen, die Sprache sich erst aneignen; aber statt findet es das ganze Leben hindurch, daß dasjenige, was wir bei Tag sprechen, in bezug auf sein Geistig-Seelisches dann in der Nacht vom astralischen Leibe hinausgetragen wird in die geistige Welt. So daß wir sagen können: Namentlich die Gefühlsnuance des Gesprochenen wird durch den astralischen Leib aus dem Menschen hinausgetragen während der Nacht. Das ist eine Eigentümlichkeit des astralischen Leibes.

Aber jetzt beobachten wir, wie das Ich sich vom Einschlafen bis zum Aufwachen verhält. Das Ich ist ebenso zunächst, ich möchte sagen, rein natürlich an das Gliedmaßensystem gebunden. Wie der astralische Leib an die Brust gebunden ist und aus der Brust die Sprache kommt, in eben solcher Weise ist das Ich an alles dasjenige gebunden, was der Mensch mit seinen Gliedern ausführt, was der Mensch vom Aufwachen bis zum Einschlafen tut, indem er diesen

oder jenen Gang macht, indem er dieses oder jenes mit seinen Armen und Händen vollzieht. So wie der astralische Leib in jedes Wort hineinfließt und das Seelische des Wortes sich herausnimmt während des Schlafens, so ist das Ich verbunden mit jeder Bewegung, die wir machen, indem wir in der Welt diesen oder jenen Ort aufsuchen im Wachzustande. Es ist das Ich verbunden mit jeder Handbewegung, mit jedem Ergreifen irgendeines Gegenstandes. Aber während man beim astralischen Leib, weil die Sprache etwas so Seelisches ist, das eigentliche Seelische weniger beachtet, weniger darauf aufmerksam wird, daß in der Sprache eben noch etwas ganz Besonderes seelisch in die Sprache hineinergossen wird, ist man schon bei dem Zusammenhang des Ich mit den Gliedmaßen geneigt, überhaupt nicht mehr darauf Rücksicht zu nehmen, daß damit etwas Seelisch-Geistiges verknüpft ist. Man faßt halt das Gehen, man faßt das Greifen mit den Händen auf wie etwas, ich möchte sagen, was rein in einer Art physischem Mechanismus geschieht, der der menschliche Organismus sein soll. Das ist aber nicht der Fall.
Dasjenige, was in jeder Fingerbewegung während des Tages liegt, was in jedem Schritte liegt, mit dem man einen Ort aufsucht, das enthält auch ein Geistig-Seelisches, so wie das Wort ein Geistig-Seelisches enthält. Und das, was da mit unseren Gliedmaßen verbunden ist, was verbunden ist mit unseren Bewegungen, das nimmt das Ich beim Einschlafen aus unserem physischen und Ätherleib hinaus in die geistige Welt, nur deutlich verbunden jetzt mit einem besonderen Geistig-Seelischen: damit nämlich, daß das Ich in jedem Augenblick zwischen dem Einschlafen und Aufwachen unbewußt zufrieden oder unzufrieden ist – Sie werden das gleich nachher besser verstehen, wenn ich es weiter erläutern werde –, zufrieden ist damit, wenn ich mich zwar deutlich, aber etwas trivial ausdrücken muß, ob die Beine sich nach diesem oder jenem Ort hinbewegt und etwas getan haben, ob die Arme dies oder jenes verrichtet haben. Nicht nur wird der Nachklang der Beinbewegungen und Armbewegungen hinausgenommen in das Schlafen, sondern es wird Zufriedenheit oder Unzufriedenheit hinausgenommen. Es haftet vom Einschlafen bis zum Aufwachen dem Erleben des Ich an: Eigentlich hättest du dahin nicht gehen sollen. Oder: Eigentlich war das recht gut, daß du dahin gegangen bist. Eigentlich war es gut, daß du dies oder jenes mit deinen Armen gemacht hast. Eigentlich war es schlecht, daß du dies oder jenes getan hast. – Das ist das Geistig-Seelische, das das Ich hinzusetzt zu dem, was es aus den Gliedmaßen des Menschen hinausnimmt in den schlafenden Zustand.
Und woher kommt es denn, daß dies so ist? Das kommt davon, daß der astralische Leib, indem er zwischen dem Einschlafen und Aufwachen in die geistige Welt versetzt wird, nach der Weltenordnung beim Menschen eigentlich dazu bestimmt ist, in innigen Kontakt zu kommen zwischen dem Einschlafen und

Aufwachen mit denjenigen Wesenheiten, welche in meiner «Geheimwissenschaft im Umriß» geschildert sind als angehörig der Hierarchie der Archangeloi, der Erzengel. (224, 12ff.)

Weiteres zur Sprachentwicklung und zur Ausbildung des Rhythmischen Systems im ersten Lebensjahrsiebt

Die Sprache, die der Mensch als seine Muttersprache aufnimmt, wurzelt sich ganz tief ein in das Atmungssystem, in das Zirkulationssystem, in den Bau des Gefäßsystems, so daß der Mensch nicht nur nach Geist und Seele, sondern nach Geist und Seele und Körper hingenommen wird von der Art und Weise, wie sich seine Muttersprache in ihm auslebt. (307, 199)

Der Kopf des Menschen ist verhältnismäßig schon weit organisiert, wenn der Mensch geboren ist, denn während der Embryonalzeit ist der Kopf bis zu einem gewissen Grade ausgebildet; fertig ist er erst mit dem Zahnwechsel. Was sich aber erst einrichtet während der Zeit bis zum Zahnwechsel, was eine besondere äußere Organisation sich erwirbt, das ist das rhythmische System des Menschen. Würde man darüber mehr physische, physiologische Beobachtungen anstellen, so würde man sehen, wie wichtig für die ersten 7 Jahre die Einrichtung des Zirkulations- und Atmungssystems ist, was man vor allem dann verderben kann, wenn man nicht in der richtigen Weise das körperliche Leben des Kindes entwickelt. Deshalb muß man in den ersten Lebensjahren damit rechnen: da ist etwas im Zirkulations- und Atmungssystem, das sich da erst in seine Gesetzmäßigkeiten hineinbringt. Das Kind spürt unbewußt, wie da die Lebenskraft am Zirkulations- und Atmungssystem arbeitet. Und gerade so, wie sich ein Körperliches, das Gehirn, in die Gleichgewichtslage hineinbringen muß, so muß sich das Seelische einstellen auf die Entwickelung des Atmungs- und Zirkulationssystems in den ersten Lebensjahren. Das Physische muß sich einstellen in der Erringung der Gleichgewichtslage vom Haupte aus; das Seelische, indem es sich in der richtigen Weise hinzu organisiert, muß sich einstellen zu der sich umwandelnden Zirkulation und Atmung. Und so wie im Zusammenhange mit dem, was im Gehirn zum Ausdruck kommt, der aufrechte Gang und die Orientierung mit den Händen und Armen zum Vorschein kommt, so kommt im Zusammenhange mit der Einrichtung des Zirkulations- und Atmungssystems die Sprache beim Menschen heraus. Indem der Mensch sprechen lernt, richtet er sein Zirkulations- und Atmungssystem eben so ein, wie er sein Gehen und Greifen einrichtet, wenn er den Kopf so aufsetzen lernt, daß vom Gehirn in der richtigen Weise an Gewicht verloren wird. (310, 39f.)

Was mit der Geschlechtsreife auftritt, indem es den ganzen Menschen ergreift, indem es gewissermaßen ein Verhältnis herausbildet des ganzen Menschen zu seiner Umgebung, das wird, ich möchte sagen, in einer anderen Metamorphose vorausgenommen in dem Augenblicke, wo sich sie Sprache in dem Kinde entwickelt. Nur findet das, was eben mit der Geschlechtsreife stattfindet, beim Kinde in der Sprachbildung in einer anderen Metamorphose statt. Da spielt sich das, was mit der Geschlechtsreife den ganzen Menschen ergreift und sich hineinergießt in sein Verhältnis zur Außenwelt, zwischen dem rhythmischen und Gliedmaßenmenschen und der Kopforganisation des Menschen ab. Gewissermaßen dieselben Kräfte, die beim Geschlechtsreifwerden den ganzen Menschen ergreifen und dirigierend wirken auf sein Verhältnis zur Außenwelt, machen sich geltend zwischen dem unteren und oberen Menschen. Und indem der untere Mensch lernt den oberen so empfinden, wie sonst der Mensch im späteren Alter die Außenwelt empfinden lernt, lernt er sprechen. Ein Vorgang, den man äußerlich am Menschen beobachten kann in einem späteren Lebensalter, den muß man in der Lage sein zu verfolgen in seiner Metamorphose bis dahin, wo er als eine innerlich im menschlichen Organismus dich abspielende Metamorphose, im Sprechenlernen eben, erscheint: der Vorgang, der sonst beim ganzen Menschen in der Geschlechtsreife auftritt. (76, 134f.)

Vom Einbilden der Gesamtorganisation in das Haupt im Verlauf des ersten Lebensjahrsiebtes

Wir bemerken, wenn wir das Kind wachsen sehen vom zartesten Alter an bis zum Zahnwechsel hin, wie ein Inneres immer mehr und mehr an die Oberfläche der körperlichen Organisation tritt. Wir können wissen, daß in diesen Jahren ganz besonders die Kopforganisation ihre Ausbildung erfährt. Derjenige, der nun, nicht befangen durch manches, was eine landläufige Wissenschaft sagt, diese Entwickelung beachtet, der wird geradezu eine Strömung von unten nach oben in dem Menschen beobachten können. Indem das Kind aus der Unbeholfenheit des völligen Nicht-gehen-Könnens, Liegen-Müssens, Getragen-werden-Müssens sich zum Gehen entwickelt, ist dasjenige, was sich in diesem Teil des Menschen, in dem Gliedmaßenmenschen regt, was da herauskommt als eine Offenbarung der Willensimpulse, etwas, das nicht bloß in dem äußeren Zappeln und in dem späteren Auftretenkönnen und im Gehen zum Ausdrucke kommt, sondern das ist etwas, was zurückwirkt auf die gesamte menschliche Organisation. Und wenn man einmal diejenigen Dinge, die heute durchaus in der Wissenschaft schon angedeutet sind, in der physiologischen

Wissenschaft eigentlich mit Händen zu greifen sind – man verfolgt nur nicht die richtigen Wege auf diesem Gebiete –, wenn man das einmal studieren wird, wie das Haupt sich ummetamorphosiert, aus dem hilflosen Getragen-werden-Müssen, Liegen-Müssen bis zum Stehen auf seinen Beinen, bis zum Gebrauche seiner Beine zum Gehen, dann wird man finden, wie dasjenige, was da in dem Gliedmaßenmenschen zutage tritt, wie gewissermaßen diese Abbildung der Konfiguration des Gehens sich findet in denjenigen Teilen des Gehirnes, welche die Gehirn-Willensorganisation sind. Man muß durchaus sagen: Indem der Mensch gehen lernt, bildet er von unten nach oben, von seinen Gliedmaßen, gewissermaßen von seiner Peripherie her in sein Zentrum einlaufend seine Willensorganisation im Gehirn aus.

Wenn wir dann den Menschen weiter verfolgen, so ist ja dann die nächste wichtige Etappe diejenige, die er dadurch erlebt, daß er seine Atmungsorganisation kräftigt, daß seine Atmungsorganisation in derselben Weise in eine, ich möchte sagen, persönlichere Konstitution gerät, wie seine Gliedmaßenorganisation durch das Gehen in eine gewisse Konstitution gerät. Und diese Umwandlung des Atmens, diese Kräftigung des Atmens – man kann sie physiologisch verfolgen –, die drückt sich wiederum aus durch alles dasjenige, was der Mensch aufnimmt im Sprechen.

Wiederum ist es ein Strömen der menschlichen Organisation von unten nach oben. Dasjenige, was der Mensch nun durch das Sprechen eingliedert seinem Nervenorganismus, wir können es durchaus verfolgen: wie beim Kinde, indem es sprechen lernt, innerlich herausstrahlt immer mehr und mehr Gefühlsinnigkeit. So wie der Mensch sich eingliedert in seinen Nervenorganismus durch das Gehenlernen in den Willen, so gliedert er sich ein durch das Sprechenlernen das Gefühl.

Und eine letzte Etappe ist dasjenige, was nun am wenigsten nach außen auftritt, was aber dadurch auftritt, daß der Mensch die zweiten Zähne an die Stelle der ersten setzt. Gewisse Kräfte, die bisher in seinem Organismus gespielt haben, die in seiner Organisation gelegen haben, finden ihren Abschluß, denn er bekommt keine weiteren Zähne mehr. Aber dasjenige, was sich im Bekommen der zweiten Zähne ausdrückt, das sind die Kräfte, die im ganzen Organismus wirken, die nur in der Zahnbildung eine Art Abschluß haben. Und so wie wir mit dem Gehenlernen den Willen innerlich konstituiert sehen, wie wir innerlich konstituiert sehen das Gefühl mit dem Sprechenlernen, so sehen wir mit dem Zahnwechsel ungefähr um das siebente Lebensjahr hervortreten beim Kinde die nun mehr oder weniger individualisierte, nicht mehr so wie früher an den Gesamtleib gebundene Vorstellungskraft.

Es sind dies interessante Zusammenhänge, die immer mehr und mehr studiert werden müssen. Es ist die Art und Weise, wie auf den physischen Leib zurückwirkt dasjenige, was ich früher den Ätherleib genannt habe; es ist tatsächlich so, daß der Mensch seine übrige Organisation dem Haupte, der Nervenorganisation einbildet in diesem Lebensalter. (304, 142ff.)

Sehen Sie, in den ersten sieben Jahren sind fortwährende Strömungen, Kräftewirkungen vorhanden von dem übrigen Organismus nach dem Haupte hin. Gewiß sind auch Strömungen vom Kopf nach dem übrigen Organismus, die sind aber in dieser Zeit schwach im Verhältnis zu den starken Strömungen, die von dem Leib nach dem Kopfe gehen. Wenn der Kopf wächst in den ersten sieben Jahren, wenn er sich noch weiter ausbildet, so rührt das davon her, daß der Leib eigentlich seine Kräfte in den Kopf hineinschickt; der Leib drückt sich in den Kopf hinein in den ersten sieben Jahren, und der Kopf paßt sich der Leibesorganisation an. Das ist das Wesentliche in der menschlichen Entwickelung, daß sich der Kopf in den ersten sieben Jahren der Leibesorganisation anpaßt. Daher dieses Eigentümliche, was man beobachten kann, wenn man einen feinen Sinn hat für das Verwandeln des menschlichen Antlitzes in den ersten sieben Lebensjahren, dieses Heraufströmen der übrigen Organisation. (170, 46f.)

Zur physiologischen Kräftedynamik des Zahnwechsels

[...] Der richtige Zahnwechsel muß damit zusammenhängen, daß gerade zusammenwirken das Sinnes-Nervensystem und das Stoffwechsel-Gliedmaßensystem, welches hergeben muß dasjenige, was dem Zahnwechsel zugrunde zu liegen hat. (317, 94)

In dem zweiten Zahnen des Kindes haben wir ein Heraufstoßen des Stoffwechselsystems bis in den Kopf, aber so, daß bei der Begegnung des Stoffwechselsystems mit dem Nerven-Sinnessystem das Nerven-Sinnessystem zunächst überwiegt.
[...] Wir können also sagen: Wenn das Kind so um das siebente Jahr herum seine zweiten Zähne bekommt, so ist das ein Zusammenschlagen des Stoffwechselsystems und des Nerven-Sinnessystems, so aber, daß präponderiert die Wirkung des Nerven-Sinnessystems, und die Resultierende dieses Zusammenstoßes – gewissermaßen sind das die Komponenten, die vom Nerven-Sinnessystem und vom Stoffwechselsystem ausgehen –, die Resultierende ist dasjenige, was dann zu der Entwickelung der zweiten Zähne führt. (314, 122)

Da haben Sie ein ganz reales Zusammenwirken zwischen Seele und Leib, indem sich die Seele mit dem 7. Jahre vom Leib emanzipiert, nicht mehr im

Leibe, sondern für sich wirkt. Da fangen mit dem 7. Jahre diejenigen Kräfte, die nun als Seelenkräfte im Leibe selbst neu entstehen, an wirksam zu werden – und sie wirken ja dann bis in die nächste Inkarnation hinein. Und dann wird zurückgestoßen dasjenige, was vom Leibe aus aufstrahlt, und aufgehalten werden andererseits die Kräfte, die vom Kopfe nach abwärts schießen. So daß in dieser Zeit, wenn die Zähne wechseln, der stärkste Kampf sich abspielt zwischen den Kräften, die von oben nach unten streben, und denjenigen, die von unten nach oben schießende Kräfte sind. Es ist der Zahnwechsel der physische Ausdruck dieses Kampfes jener beiden Kräftearten. [...]
Alles, was in der Zeit bis zum 7. Jahre vom Kopfe aus nach unten geht, das nimmt sich aus gegenüber dem, was ihm von innen entgegenkommt und was aufbaut, wie ein Angriff. Und alles, was von innen heraus wirkt gegen den Kopf hin, was da aufsteigt und der vom Kopf ausgehenden Strömung entgegenwirkt, ist gegenüber dem, was absteigt, wie eine Abwehr. Das andere nimmt sich aus wie ein Angriff; das von innen heraus nimmt sich aus wie eine Abwehr. (302a, 26f./34f.)

Sie brauchen sich nur den Embryo anzuschauen, wie er sich eigentlich aus der Kopfbildung heraus entwickelt und das andere anschließt, so werden Sie auch verstehen, daß die Empfindung der Alten richtig war, die Milchzahnbildung mehr mit dem Kopf, die spätere Zahnbildung mehr mit dem ganzen menschlichen Organismus in Zusammenhang zu bringen. Das ist ein Ergebnis, das sich allerdings heute auch wiederum einstellt, wenn wir sachgemäß die Sache betrachten. Die Milchzähne sind an die Kräfte des menschlichen Hauptes gebunden. Die anderen Zähne sind an die Kräfte gebunden, die aus dem übrigen Organismus in das Haupt hereinschießen. (201, 114f.)

Weiteres über den Zahnwechsel – vom sukzessiven Freiwerden ätherischer Kräfte

Mit dem Zahnwechsel geht eine vollständige Metamorphose bei dem Kinde vor sich. Was vorher in die körperliche Organisation versenkt war und in dieser wirkte, wird selbständiges Seelenwesen und das Körperliche wird mehr seinen eigenen Kräften überlassen. (297a, 167f.)

Das Kind wird ein anderes Wesen in einer gewissen Beziehung dadurch, daß es die zweiten Zähne bekommt. Und worauf beruht diese Umwandelung im Wesen des Kindes? Sie beruht darauf, daß mit dem siebenten Jahre diejenigen Kräfte, die vorher organische Entwickelungskräfte waren, die impulsierend im Atem, im Blutkreislauf, im ganzen Aufbau des Organismus, in Wachstum und Ernährung gewirkt haben, daß diese nun nur einen Rest noch zurücklassen für die organische Tätigkeit und sich metamorphosieren, umwandeln zu einem, wenn ich so sagen darf, metamorphosierten Seelenleben des Kindes. (304a, 96)

[Der] Zahnwechsel bedeutet [...], daß gewisse Kräfte, die im menschlichen Organismus bis zu diesem Zeitpunkt vorhanden waren und an diesem Organismus tätig waren, in einer gewissen Weise frei werden, nicht mehr jene Tätigkeit ausüben, die sie bis zu diesem Zahnwechsel ausübten. Der Mensch ist tatsächlich in dem Augenblick, in dem dieser Zahnwechsel beginnt, und in der Zeit oder durch die Zeit, in der er sich abspielt, im Grunde ein umgewandeltes, ein metamorphosiertes Wesen. Was in dem Erscheinen der zweiten Zähne, in diesem Ausstoßen der zweiten Zähne zum Vorschein kommt, das hat bisher gearbeitet im menschlichen Organismus. Und dann, wenn es zum Vorschein kommt, wenn es gewissermaßen aus dem Organismus heraus sich befreit, dann erscheint es im Gegensatz zu früher als eine mehr seelische Kraft. Wir kommen, indem wir das verfolgen, zu der Anschauung, daß bis zu diesen sieben Jahren hin im Menschen eine seelische Kraft arbeitet, die gewissermaßen den Schlußpunkt ihrer Arbeit am Organismus macht mit dem Zahnwechsel. Wenn wir uns eine gewisse Neigung und Fähigkeit, solche Dinge zu beobachten, angeeignet haben, so können wir sehen, wie die ganze Seelenkonstitution des Kindes in diesem Lebensabschnitt verwandelt wird, wie namentlich von diesem Lebensabschnitt an die Fähigkeit auftritt, konturierte Begriffe zu bilden, wie andere seelische Fähigkeiten auftreten. Diese seelischen Fähigkeiten, wo waren sie denn bis zum Zahnwechsel? Sie waren im Organismus, sie haben am Organismus gearbeitet. Dasjenige, was später Seelisches wird, das arbeitet vorher am Organismus.
Wir kommen da zu einer ganz andern Anschauung über das Zusammenwirken des Seelischen mit dem Leiblichen, als es etwa geschildert wird in all den abstrakten psychologischen Darstellungen, die von einem psycho-physischen Parallelismus oder von einer abstrakten Wechselwirkung zwischen Seele und Leib und dergleichen reden. Wir kommen zu einer wirklichen Anschauung dessen, was in einer wichtigen Weise in den ersten sieben Lebensjahren des Menschen im Organismus arbeitet. Wir sehen gewissermaßen das, was da verborgen ist bis zu diesem Zeitpunkte, dann frei ist, nun als seelische Kraft auftreten. Wir müssen uns nur für solche Dinge eine Beobachtungsgabe aneignen, dann werden wir in diesem Zeitabschnitte des Menschen, eben in den ersten sieben Lebensjahren, ein gewisses Kraftsystem gewissermaßen leiblich arbeiten sehen, und nach diesem Lebenseinschnitt werden wir es hervortreten sehen als Seelisches. Wir wissen also dann, was eigentlich arbeitet im mensch-

lichen Organismus, wenigstens zum Teil, für diese Substantialität; wir wissen dann, was da arbeitet am menschlichen Organismus in den ersten sieben Lebensjahren.
Nun, wenn der Mensch sich in dem Zustande seines Lebens befindet, der da abläuft zwischen dem Einschlafen und dem Aufwachen, dann spielt das, was ich eben beschrieben habe, in zwei aufeinanderfolgenden Zuständen eine bedeutsame Rolle. Man kann auch beobachten, wie das Kind in einer gewissen Weise noch anders schläft als der Mensch, der dann aus dem Kinde wird nach dem Zahnwechsel. Zwar ist der Unterschied nicht so augenfällig, aber er ist da. Das Kind kann nämlich bis zu seinem siebenten Jahre in seinen Schlafzustand – in den Zustand, der da der Seele eigen ist zwischen dem Einschlafen und dem Aufwachen – noch nicht mit derselben Kraft dasjenige hineinsenden, was es später als seelische Kräfte hineinsendet; denn diese Kräfte haben noch zu tun mit Körperlichem, eben mit dem leiblichen Organismus. Daher sendet das Kind noch nicht die scharf konturierten Begriffe in den Schlafzustand hinein. Es sendet in den Schlafzustand hinein noch wenig scharf umrissene Begriffe, noch wenig scharf umrissene Vorstellungen; aber diese weniger scharf umrissenen Vorstellungen haben die Eigentümlichkeit, daß sie das seelisch-geistig Reale in einer besseren Weise umfassen können als die scharf umrissenen Vorstellungen.
Das ist etwas Wichtiges, je schärfer konturiert für das wache Tagesleben unsere Begriffe werden, desto weniger senden wir in den Schlafzustand hinein, um da die Realitäten zu erfassen. Daher ist es, daß das Kind in sehr vielen Fällen tatsächlich sich aus seinem Schlafzustande heraus ein gewisses Wissen bringt von geistiger Realität. Das hört dann auf in demselben Maße, in dem mit dem Zahnwechsel die geschilderten Kräfte frei werden, scharf umrissene Begriffe auftreten und diese dann das Schlafleben beeinflussen. Diese scharf umrissenen Begriffe dämpfen gewissermaßen den Hinblick auf die geistigen Realitäten ab, innerhalb derer wir leben zwischen dem Einschlafen und dem Aufwachen. (206, 96ff.)

[Der] Bildekräfteleib, der ja auf der einen Seite die Kräfte enthält für Wachstum, für Ernährung, aber auch für Gedächtnis, für Erinnerung, für Vorstellungsbildung, dieser Bildekräfteleib wird eigentlich erst mit dem Zahnwechsel in einer ähnlichen Weise aus der ganzen menschlichen Wesenheit heraus geboren, wie der menschliche physische Leib aus der Mutter geboren wird, wenn der Mensch eben ins physische Dasein tritt. Das heißt, die besonderen, nach außen wirkenden Kräfte dieses Bildekräfteleibes, dieses Ätherleibes, werden bis zum Zahnwechsel in ihrem hauptsächlichsten Inhalt in den organischen Wirkungen drinnen zu suchen sein, nachher nur zum großen Teile noch; aber

ein Gebiet wird ihnen entnommen sein und im Vorstellen, in Erinnerungen und in den sonstigen Seelennuancen wirken, welche das Kind mit dem Zahnwechsel entwickelt.
Daß das Kind die zweiten Zähne bekommt, geschieht ja nur einmal; dritte bekommt es nicht mehr. Diejenigen Kräfte im Organismus, die die zweiten Zähne heraustreiben, können da sein, bevor diese zweiten Zähne da sind; nachher werden sie nicht mehr gebraucht im Organismus. Sind die zweiten Zähne einmal herausgetrieben, dann wird diejenige Tätigkeit des Ätherleibes, die gerade so etwas bewirkt wie das Heraustreiben der zweiten Zähne, nicht mehr im Organismus notwendig sein. Dann tritt sie frei heraus. Aber dieser Schlußpunkt des zweiten Zähnebekommens drückt ja nur das ganz deutlich aus, was auch sonst unten an Kräften im Organismus wirkt. Eine ganze Summe von solchen Kräften wird eben am Ende dieses ersten Lebensabschnittes seelisch-geistig frei. Man kann den gesamten menschlichen Lebenslauf in solche Abschnitte gliedern, und der erste, approximativ, ist eben bis zum siebenten Jahre hin. Aber jeder solche Lebensabschnitt gliedert sich wiederum in drei deutlich voneinander unterscheidbare Teile. Und wir können, wenn wir dieses allmähliche Freiwerden gewisser Kräfte des Ätherleibes von der Geburt bis ungefähr zum siebenten Jahr betrachten, sehen, wie durch zweieinhalb Jahre ungefähr von der Geburt an dieser Ätherleib für den Kopf frei wird, wie er dann vom zweieinhalbten Jahre bis gegen das fünfte Jahr zu für die Brust frei wird, und dann für den Stoffwechsel-Gliedmaßenmenschen bis zum Zahnwechsel. So daß wir drei Etappen in diesem Freiwerden gewisser Kräfte des Bildekräfteleibes zu unterscheiden haben. [...]
Bedenken Sie, daß man in den ersten zweieinhalb Jahren sprechen lernt, gehen lernt, dasjenige also, was am intimsten mit der Selbstbehauptung des Menschen für sich und im sozialen Leben zusammenhängt. Dieses Wichtigste eignet man sich an, während die Kräfte des ätherischen Leibes noch am Gehirn arbeiten, hineinstrahlen in den ganzen übrigen Organismus. [...]
Wenn das Kind dann zweieinhalb Jahre alt geworden ist, dann ist seine Kopforganisation so weit, daß der Teil des Bildekräfteleibes, des Ätherleibes, der in den ersten Kinderjahren diese Kopfplastik besorgt, frei wird. Und diese Befreiung trifft dann auf ein weiteres Freiwerden, das nach und nach in bezug auf den Ätherleib der Brust sich vollzieht bis gegen das fünfte Jahr hinein. Das Atmen, der Blutkreislauf werden dann von den in ihnen noch liegenden Ätherkräften bis zu einem gewissen Grade befreit. Und es wirkt also in dem Kinde, das dann sprechen gelernt hat, das gehen gelernt hat, dasjenige zusammen, was als seelisch-geistige Kräfte aus dem Kopforganismus heraus frei geworden ist, und das dann zusammenschwingt mit demjenigen, was sich nach und nach befreit im Brustorganismus. Und das erscheint als die besondere Heran-

bildung dieses lebendigen kindlichen Gedächtnisses, das man ja gerade sich heranentwickeln sieht zwischen dem zweieinhalbten und gegen das fünfte Jahr hin, und namentlich in dem wirkt, was ich Ihnen eben geschildert habe als die Heranbildung, die Heranentwickelung der eigentümlichen kindlichen Phantasie. [...]
Wenn es dann gegen das fünfte Jahr zugeht, dann ist von dem Ätherleib das frei geworden, was die Atmungsorganisation, die Blutzirkulation versorgt. Und es ringt sich allmählich bis zum Zahnwechsel hin dasjenige los, was von dem Bildekräfteleib aus dem Stoffwechsel-Gliedmaßenorganismus heraus frei werden kann. Da werden dann geistig-seelisch allmählich schon diejenigen Kräfte rege, die eigentlich erst voll herauskommen nach dem siebenten Jahre [...]. Aber sie leuchten schon in diesen letzten, den dritten Lebensabschnitt der ersten großen Lebensepoche herein. (303, 126f./132f./136)

Gewissermaßen sehen wir [beim Zahnwechsel] – und Geisteswissenschaft sieht es nicht nur gewissermaßen, sondern in seiner Wirklichkeit –, daß das Ätherische, was wir dem Menschen als Ätherleib zuschreiben, sich mit dem Zahnwechsel zurückzieht auf dasjenige, was nur noch im Rhythmischen des menschlichen Organismus und im Stoffwechsel-Gliedmaßenorganismus lebt, und daß es an der Ausgestaltung des Hauptes, an der plastischen Gestaltung des Hauptes eine freie Tätigkeit entwickelt, an der das Bewußtseinsleben des Menschen im Vorstellen teilnimmt. Es wird gewissermaßen die Kopforganisation in dieser Zeit freigelegt. Und wenn ich mich bildhaft ausdrücken darf über eine Wirklichkeit, die durchaus besteht, so muß ich sagen, was in den zweiten Zähnen aus der ganzen Organisation des Menschen sich an die Oberfläche treibt, das ist dasjenige seelisch-geistige Wirken, das vorher die ganze Körperorganisation durchzieht und dann frei wird. Vorher durchzog es den ganzen Menschen bis in das Haupt hinein. Es zieht sich allmählich vom Haupte zurück; und es zeigt, wie es sich zurückzieht, indem es sein Nicht-mehr-bis-zum-Haupte-Wirken dadurch offenbart, daß es haltmacht und die zweiten Zähne hervorbringt. (76, 132f.)

Man weiß, das Kind hat noch mit den physischen Zähnen gedacht, daher die Zahnkrankheiten so innig mit dem ganzen Leben des Kindes zusammenhängen. Denken Sie nur, was da alles eintritt, wenn das Kind zahnt! Weil das Zahnen so innig mit dem innersten Leben zusammenhängt, weil es mit der innersten Geistigkeit des Kindes denkerisch zusammenhängt, deshalb diese Zahnkrankheiten! Dann emanzipiert sich die Wachstumskraft der Zähne und wird Denkkraft im Menschen, selbständige, freie Denkkraft. Wenn Sie Beobachtungsgabe dafür haben, sehen Sie dieses Selbständigwerden. Man sieht ganz

genau, wie mit dem Zahnwechsel das Denken sich emanzipiert von dem Gebundensein an den Leib.
Und was geschieht nun? Die Zähne werden zunächst Helfer für dasjenige, was die Gedanken durchdringt, für die Sprache. Die Zähne, die zuerst die selbständige Aufgabe hatten, zu wachsen nach der Denkkraft, werden gewissermaßen um eine Stufe heruntergedrückt: das Denken, das jetzt nicht mehr im physischen Leibe, sondern im Ätherleibe ist, rückt eine Stufe herunter – das geschieht ja schon während der ersten Lebensjahre, denn der ganze Vorgang vollzieht sich sukzessiv, hat nur seinen Abschluß beim zweiten Zahnen –, aber die Zähne werden zu Helfern des Denkens, wenn das Denken sich im Sprechen zum Ausdrucke bringen will. (307, 76f.)

Was [...] auf der einen Seite Geburt des Ätherleibes genannt werden kann, ist dasselbe, was auf der anderen Seite genannt werden kann das Emanzipieren der Intelligenz vom physischen Leibe. Es ist nur die zweiseitige Schilderung derselben Tatsache. Sie wird im Grunde genommen erst richtig erfaßt, wenn wir in dieser Weise zwei solche Anschauungen synthetisch zusammenfassen. (302a, 54)

Zur spirituellen Dimension des Zahnwechsels – wirkende Kräfte und Weltordnung

Von den zweiten Zähnen ist es ganz ohne Frage, daß man sie zum Beißen hat. Von den ersten Zähnen aber ist es eine Frage. Die hat man nämlich durch Vererbung. Man hat sie, weil sie die Eltern und die Voreltern gehabt haben; sie sind etwas Vererbtes. Erst wenn man diese abgestoßen hat, entwickelt man die zweiten Zähne. Die sind dann erst eine individuelle Errungenschaft. Die ersten hat man ererbt. Das ist ein Unterschied. Das ist etwas, was nur dann in Betracht kommt, wenn man auf feine Unterschiede acht gibt. Es ist keine besonders wichtige Sache, es können nicht besonders große Fehler gemacht werden, wenn man diese Frage nicht aufwirft. Aber wichtig ist, daß man weiß, daß die ersten Zähne zum Vererbungsimpulse in ganz anderer Beziehung stehen als die zweiten. Die zweiten Zähne wird man in Zusammenhang finden mit der gesamten Gesundheit, mit der ganzen Organisation des Menschen, während die ersten Zähne, namentlich in ihrem Gesundheitswert, viel mehr in Zusammenhang stehen mit der Gesundheit der Eltern und Voreltern. Insofern ist schon ein Unterschied da, den man auf empirischem Felde weiterverfolgen kann. Das sind feine Unterschiede. Aber wenn man in dieser Weise einmal hingelenkt ist auf die Zähnegeschichte, dann stellt sich etwas anderes heraus, und da kommt nun das, was Sie vielleicht sonderbar berühren wird, was aber doch eben wahr ist.

Nehmen Sie an, ein Kind stirbt, bevor es vollständig die zweiten Zähne bekommen hat, oder kurz danach. Da ist merkwürdig, weil es sich für die okkulte Forschung herausstellt, daß sich in der geistigen Welt realisiert, ob das Kind die zweiten Zähne noch nicht oder seit einiger Zeit schon bekommen hat. Angenommen, das Kind sei acht, neun Jahre alt gewesen und dann gestorben. Da entdeckt man, daß da etwas wirkt von den Impulsen, die sonst in die physische Welt hineingehen. Da macht man die Entdeckung, daß das die Kräfte sind, die in die Zähne hätten hineingehen sollen, jetzt aber dem Kinde zur Verfügung stehen. Insbesondere aber merkt man es bei dem Kinde, das früh verstorben ist, das die ersten Zähne verloren, aber die zweiten Zähne noch nicht bekommen hat, oder die zweiten eben erst bekommen hat. Da stellt sich merkwürdigerweise heraus, daß das Kind gewisse Kräfte hat, und daß diese Kräfte von ganz derselben Art sind wie diejenigen, womit auf dem physischen Plane die Zähne befördert werden in ihrem Herauswachsen aus dem ganzen Organismus.
Also, nicht wahr, wenn man hier in der physischen Welt steht, muß man gewisse physische Kräfte entwickeln, um die Zähne herauszuentwickeln aus dem Organismus. Wenn man diese Zähne noch nicht oder erst kaum entwickelt hat und vorher stirbt, so hat man diese Kräfte frei in der geistigen Welt, um mit ihnen hereinzuwirken in diese irdische Welt. Wenn man in der physischen Welt ist, wachsen diese Kräfte in die Zähne hinein, mit denen man dann in der physischen Welt wirkt. (254, 133f.)

Wie können wir einen Zusammenhang des Menschen mit dem äußeren Weltenjahreslaufe finden? Zunächst finden wir, indem der Mensch aus der geistigen Welt heruntersteigt in die physische, daß er durch die Konzeption geht. Dann verweilt er etwa neun Monate im Embryonalzustand. Das sind drei Monate weniger als der Jahreslauf. Wir könnten sagen: Das ist etwas ganz Unregelmäßiges. Der Mensch in seiner Entwickelung zeigt schon im Beginne seines physischen Erdenwerdens, daß er scheinbar sich nicht kümmert um den Lauf des Weltgeschehens draußen. Aber es ist nicht so. Wenn wir Sinn dafür haben, das Kind zu beobachten in den drei ersten Monaten seines Erdenlebens, so ist in der Tat das, was da in den ersten drei Monaten geschieht, im rechten Sinne eine Fortsetzung seines Embryonallebens. Eine solche Fortsetzung ist dasjenige, was mit dem Gehirn geschieht, und auch was sonst geschieht gerade mit dem Kinde. Diese ersten drei Monate, die das Jahr voll machen, können wir in einer gewissen Beziehung hinzurechnen noch zu dem Embryonalleben, so daß wir sagen können: in einer gewissen Beziehung ist das erste Jahr der menschlichen Entwickelung doch in den Jahreslauf hineingestellt.

Dann kommt wiederum ein Jahr, ungefähr ein Jahr. Denn wenn wir den Menschen nach diesem ersten Jahre ansehen, dann wird er – natürlich ist die Sache im Mittel zu nehmen, im arithmetischen Mittel, aber approximativ ist es doch so –, dann wird er ungefähr so weit sein, daß er die Milchzähne bekommt. Wir schauen uns ein Jahr wiederum an, nachdem ein Jahr schon abgeflossen war seit der Konzeption, schauen uns das weitere Jahr an und finden in diesem weiteren Jahre die Entwickelung der ersten Zähne mit dem Jahreslauf im Mittel übereinstimmend. Und jetzt fragen wir uns: Geht das so fort? Nein, das geht nicht so fort. Denn in der Tat, das erste Zahnen scheint ein innermenschlicher Jahreslauf zu sein, ist es auch, so wie das erste Jahr des Menschen ein innerer Jahreslauf des Menschen ist. In dem Bilden der Milchzähne arbeitet im Menschen offenbar das Weltenall. Dann tritt etwas anderes ein. Dann arbeitet in ihm in einem Zeitraume nach der Geburt, der siebenmal größer ist, diejenige Kraft, die aus ihm heraus die zweiten Zähne treibt. Da geht etwas vor sich, was wir jetzt nicht mit dem Weltenlauf in einen Zusammenhang bringen können, sondern was mit etwas zusammenhängt, was sich dem Weltenlaufe entzieht, was aus dem Innern des Menschen heraus wirkt.
Jetzt haben Sie etwas Konkretes. Jetzt haben Sie, ich möchte sagen, den Weltenorganismus mit Bezug auf *eine* Tatsachenreihe in den Menschen hineinprojiziert in seiner Bildung der Milchzähne. Und dann wiederum schauen Sie hin auf das Entstehen der bleibenden Zähne, die aus dem Menschen herauskommen. Dasjenige, was da als bleibende Zähne herauskommt, das stellt eine innere menschliche Weltenordnung in die äußere hinein. Da haben Sie die erste Ankündigung des Freiseins darin zu sehen, daß der Mensch etwas vornimmt, was sich ganz deutlich zeigt in seiner Abhängigkeit vom Weltenall dadurch, daß es den Zeitenlauf des Weltenalls einhält auch im Innern des Menschen, daß der Mensch dann aber das verlangsamt in sich, daß er demselben Prozeß eine andere Geschwindigkeit gibt, eine siebenmal so kleine Geschwindigkeit gibt. Daher dauert sie eben siebenmal länger. Da haben Sie gegenübergestellt das Innere des Menschen und das Äußere des Weltenalls. (201, 44f.)

Der Zahnwechsel und die innere Krankheitstendenz des menschlichen Organismus

Wir haben es richtig zu tun mit dem Zahnwechsel, eigentlich mit dem Beginnen derjenigen Prozesse, die, wenn sie sich einseitig fortentwickeln, zu Krankheitsprozessen werden. Daher auch die begleitenden Krankheitsprozesse beim Zahnwechsel; die sind nichts anderes als davon herrührend. Man kann ganz genau hineinsehen in den kindlichen Organismus, wenn das Kind den Zahnwechsel hat, wenn da herausgesondert wird dieses Leiblich-Seelische und der

Leib sich vereinseitigt, verhärtet, wie da eigentlich dieselben Kräfte, aber in den höheren, normalen Grenzen wirken, die, wenn sie überwuchern, eigentlich in den Krankheitsprozessen wirken. Immer sind in den normalen Prozessen diejenigen vorhanden, die, wenn sie überwuchern, eben ins Kranksein hineinführen. So daß wir sagen: an der Kippe des Krankseins ist der Mensch, wenn er Zähne bekommt, und wir wirken um so gesundender auf das Kind, je mehr wir nun dasjenige, was als Geistig-Seelisches frei wird – wir nennen es in anthroposophischer Terminologie den ätherischen Leib –, je mehr wir das so beschäftigen, daß die Beschäftigung ganz dem Physisch-Leiblichen des Kindes angemessen ist, daß wir gewissermaßen nachbilden in diesem Geistig-Seelischen das Leiblich-Physische. Wir müssen erkennen den zum Kranksein und zum Gesundsein neigenden Leib, denn wir müssen ihn hineinbilden in dasjenige, was da beim Kinde herauskommt. (304, 78f.)

Der Zahnwechsel als Kulmination und Abschluß des menschlichen Formprinzips

Betrachten wir die erste siebenjährige Periode, so finden wir, daß sie mit dem Zahnwechsel aufhört. Mit diesem Hervorbrechen der Zähne ist sozusagen der letzte Akt desjenigen gegeben, was man das Ausleben des Formprinzipes nennen kann. Die formenden Kräfte des Menschen machen ihren letzten Ansatz, wenn sie die Zähne heraustreiben. Das ist gleichsam der Schlußpunkt im Formgeben des Menschen; denn später tritt eigentlich das Prinzip, das die menschliche Gestalt bildet, nicht mehr in Aktion. Mit dem siebenten Jahre ist das formgebende Prinzip abgeschlossen. Was später auftritt, ist nur ein Größerwerden dessen, was der Form nach schon veranlagt ist. Der Mensch bekommt vom siebenten Jahre ab nicht mehr eine besondere Umformung des Gehirns. Es wächst nur, was schon angelegt ist; aber die eigentliche Form ist in dem Menschen durchaus schon gegeben, das andere ist ein Wachstum. Daher werden wir auch sagen können: Was das Formprinzip ist, das entfaltet seine Wirksamkeit in den ersten sieben Lebensjahren des Menschen. (141, 118)

b) Die Entwicklung vom Zahnwechsel bis zur Pubertät

Über die fortgesetzte Bildung des individuellen Leibes

Der Mensch hat einschließlich der sogenannten Milchzähne, wenn er physisch zur Welt kommt, einen Körper, der ein Ergebnis der Vererbungsentwickelung ist. Er hat einen Körper bekommen, der das Ergebnis ist desjenigen, was in der ganzen Reihe der Aszendenten liegt. Daher kommt der physische Körper der ersten sieben Jahre, wenn wir es in Zahlen ausdrücken. Vom siebenten bis vierzehnten Jahre hat der Mensch auch einen Körper, der ist aber nicht hervorgegangen durch eine Umwandlung aus dem ersten, da hat eingegriffen dasjenige, was der Mensch sich mitgebracht hat auf die Erde. (316, 146)

Nun geht der Mensch zwischen dem siebenten und vierzehnten Lebensjahre durch ein Wachstum und ein Werden hindurch, das möglichst stark seine Individualität, die der Mensch heruntergebracht hat, zum Ausdruck bringt. Dadurch ist der Mensch in dieser Zeit gegenüber der Außenwelt relativ abgeschlossen. Man hat gerade in dieser Zeit Gelegenheit, die wunderbare Entfaltung der Individualkräfte ins Auge zu fassen. Und der Mensch würde später, wenn er diese Entwickelung fortsetzen würde, und wenn er nur mit dieser Entfaltung ins spätere Leben hineintreten würde, ein furchtbar abweisendes Wesen sein, er würde stumpf sein gegenüber der Außenwelt. Aber in dieser Zeit baut er sich schon seinen dritten Körper auf, der mit der Geschlechtsreife zum Vorschein kommt. Der wird wiederum unter Berücksichtigung der Kräfte der irdischen Umgebung aufgebaut. (317, 17f.)

Der Mensch gebiert gleichsam mit dem siebenten Jahre einen überirdischen ätherischen Menschen in sich, der frei und lebendig in ihm wirkt.. So wie sein physischer Leib mit der Geburt ins physische Dasein tritt, so tritt jetzt ein ätherischer, ein überirdischer Leib ins Dasein. Und die Folge davon ist, daß sich dasjenige deutlicher darstellt, was in den Gesichtszügen sich ausdrückt. Durch den Ätherleib wird auch das Atmungs- und Zirkulationssystem in einer individuelleren Art beeinflußt. Dadurch aber, daß nunmehr nicht ausschließlich die irdischen Kräfte tätig sind, sondern daß der ätherische Leib in die physische Organisation eingreift und das Außerirdische der Menschennatur eingestaltet, dadurch entwickelt sich erst jene Innerlichkeit, die dann durch das weitere Leben den Menschen begleitet als die leibliche Ausgestaltung seines Gemüts- und Gefühlslebens. (35, 249f.)

In dieser Zeit lebt in denjenigen Regionen des Seelenwesens, die nicht vom Bewußtsein schon durchstrahlt sind, etwas auf – denn das Bewußtsein bildet sich ja erst, und es strahlt fortwährend von der Außenwelt etwas unbewußt in uns hinein –, da lebt jetzt etwas langsam Bewußtwerdendes auf, was schon von der Außenwelt aus, aber von der Geburt an das Kind durchstrahlt hat, was mitgewirkt hat am Aufbau des kindlichen Körpers und in das Kind hineingefahren ist, in die plastischen Kräfte.

Das sind wieder andere Kräfte. Während die plastischen Kräfte in das Haupt von innen hineingehen, kommen diese Kräfte jetzt von außen, gehen dann in den Organismus hinunter. Ich kann diese Kräfte, die da von der Außenwelt durch das Haupt in den Körper hineinwirken – sie schieben sich durch die plastischen Kräfte und wirken mit bei dem, was vom 7. Jahre ab beim Aufbau des kindlichen Körpers geschieht –, ich kann diese Kräfte nicht anders bezeichnen als: es sind dieselben Kräfte, welche in der Sprache und in der Musik wirken. Diese Kräfte sind aus der Welt aufgenommen.
Diejenigen Kräfte, die musikalischer Art sind, sind mehr aus der äußeren Welt, aus der außermenschlichen Welt aufgenommen, aus der Beobachtung der Natur, aus der Beobachtung der Vorgänge in der Natur, vor allem aus der Beobachtung ihrer Regelmäßigkeiten und Unregelmäßigkeiten. Durch alles das, was in der Natur vor sich geht, geht ja eine geheimnisvolle Musik: die irdische Projektion der Sphärenmusik. In jeder Pflanze, in jedem Tier ist eigentlich ein Ton der Sphärenmusik inkorporiert. Das ist auch noch mit Bezug auf den menschlichen Leib der Fall, lebt aber nicht mehr in dem, was menschliche Sprache ist, das heißt nicht in den Seelenäußerungen, wohl aber im Leibe in seinen Formen und so weiter. Alles das nimmt das Kind unbewußt auf, und das macht, daß Kinder in einem so hohen Grade musikalisch sind. Sie nehmen das alles in den Organismus auf. Dasjenige, was sie an Bewegungsformen, an Linienhaftem, an Plastischem erleben, das kommt von innen, vom Kopf aus. Alles dasjenige dagegen, was an Tongefüge, was an Sprachinhalt vom Kinde aufgenommen wird, das kommt von außen. (302a, 28f.)

Es wirkt das Plastisch-Architektonische bis zum 7. Jahre zusammen mit dem Musikalisch-Sprachlichen; es ändert sich das nur im 7. Jahre, so daß von da ab nur das Verhältnis zwischen dem Musikalisch-Sprachlichen auf der einen Seite und dem Plastisch-Architektonischen auf der anderen Seite ein anderes ist. Aber die ganze Zeit hindurch bis zur Geschlechtsreife des Menschen findet ein solches Zusammenwirken statt zwischen dem Plastisch-Architektonischen, das vom Haupte ausgeht und dort seinen Sitz hat, und dem Sprachlich-Musikalischen, das von der Außenwelt ausgeht, das von außen kommt, das Haupt als Durchgangspunkt benützt und sich in den Organismus hinein verbreitet. (302a, 30)

Zur Ausbildung der Rhythmischen Organisation und des Muskel- und Knochensystems

Wenn man das Kind in dem Lebensalter nach dem Zahnwechsel zu erziehen hat, also ungefähr nach dem 7. Jahre, dann überwiegt in ihm nicht mehr das

Nerven-Sinnessystem herrschend wie zuvor. Dieses sondert sich nunmehr von der anderen Körpertätigkeit relativ ab; es wendet sich mehr der Außenwelt zu. Es tritt mehr an die Oberfläche der physischen Organisation. Vom Zahnwechsel bis zur Geschlechtsreife ist im Kinde vorzugsweise das rhythmische System herrschend. (305, 65f.)

[...] Ist zunächst die *Formbildung* da bis zum Zahnwechsel vom Kopfe ausgehend, so ist während der Volksschulzeit da die *Lebensentwickelung*, das heißt, das Wachstum und alles, was damit zusammenhängt bis zur Geschlechtsreife, als gerade während der Volksschulzeit. Die Geschlechtsreife bildet erst den Abschluß der Lebensentwickelung, die von dem Brustmenschen ausgeht. (293, 168)

Zwischendrinnen, zwischen dem kindlichen Alter, das eigentlich an einer Übererregung des Nerven-Sinnessystems leiden kann, und dem erwachsenen Alter nach der Geschlechtsreife liegt eben gerade das schulpflichtige Alter – vom Zahnwechsel bis zur Geschlechtsreife. Da steht mitten drinnen das alles, was ich Ihnen geschildert habe, dieses bildhafte Seelenleben. Das hat zu seiner Außenseite das rhythmische System des Menschen, das Ineinanderwirken von Atmung und Blutzirkulation. Wie Atmung und Blutzirkulation sich innerlich harmonisieren, wie das Kind atmet in der Schule, wie sich die Atmung allmählich der Blutzirkulation anpaßt, das geschieht in der Regel zwischen dem 9. und 10. Jahr. Während zuerst bis zum 9. Jahr die Atmung präponderierend ist, wie dann durch ein innerliches Kämpfen im Organismus sich eine Art Harmonie herausstellt zwischen dem Pulsschlag und den Atemzügen, wie dann die Blutzirkulation präponderierend wird, das ist leiblich auf der einen Seiten vorhanden, das ist seelisch auf der anderen Seite vorhanden. (306, 63)

Während in den ersten Jahren bis zum Zahnwechsel alles eigentlich abhängt von der Kopfbildung und ihren Kräften, wird für das zweite Lebensalter, für das Lebensalter vom Zahnwechsel bis zur Geschlechtsreife, besonders wichtig, wie der Atmungsprozeß mit seinem Rhythmus entgegenkommt der Blutzirkulation, und besonders wichtig wird diese Umwandlung der Kräfte, die da stattfindet an der Grenze zwischen dem Atmungsprozeß und dem Blutzirkulationssystem. So daß für das volksschulpflichtige Alter des Kindes das Wesentliche darin liegt, daß immer eine gewisser Harmonie da sein und durch die Erziehung gefördert werden muß, eine Harmonie zwischen dem Rhythmus, der sich im Atmungssystem herausbildet, und dem Rhythmus, mit dem er sich im Inneren des Organismus berührt, dem Rhythmus, der im Blutzirkulationssystem liegt und der aufschießt aus den äußerlich aufgenommenen Nahrungsmitteln. Der Ausgleich, die Harmonisierung zwischen Blutzirkulationssystem und Atmungssystem, das ist dasjenige, was sich vollzieht zwischen dem Zahnwechsel und der Geschlechtsreife. (308, 49)

Zwischen dem neunten und zehnten Lebensjahre liegt der Lebenspunkt, wo das, was vorher in der Atmung lag, was vorher im oberen Menschen noch verankert war, im wesentlichen übergeht auf die Blutzirkulation, wo innerlich-organisch in dem Kinde jene großartige Richtung ausgeführt wird zwischen eins und vier, zwischen den ungefähr achtzehn Atemzügen in der Minute und den zweiundsiebzig Pulsschlägen. Dieses Verhältnis zwischen Atmung und Blutzirkulation richtet sich in diesem Lebenspunkte ein. Das ist aber nur der Ausdruck für tiefe seelische Vorgänge. (304a, 46)

Dieses Umwenden von innen nach außen [in dieser Zeit], dieses Gewahrwerden, daß man ein Ich ist und draußen die Welt – was man bisher miteinander verflochten hatte –, das ist etwas, was das Kind nicht bewußt erlebt, aber was das Kind erlebt durch innere Zweifel und Unruhe, die auftreten. Im Leibe drückt sich das so aus, daß in diesem Zeitpunkt die Atmung sich eigentlich erst richtig einschaltet in die Blutzirkulation. Das gleicht sich da aus. Es wird das dem Menschen angemessene Verhältnis hergestellt zwischen Puls und Atemzügen. (306, 109f.)

Da wirkt alles Seelisch-Geistige so, daß es eigentlich in physisch-leiblichen Prozessen besteht, und alle physisch-leiblichen Prozesse sind zugleich seelisch-geistige; das Ganze wird beim Kinde in bezug auf die plastische Ausgestaltung des eigenen Leibes vom Kopfe aus dirigiert. Seinen Abschluß findet es, wenn im Kopfe das Hervorstoßen der zweiten Zähne beginnt. Da müssen die Kräfte im Kopfe, die vorher tätig waren, aufhören in einem ausgesprochenen Maße tätig zu sein; da zieht sich die seelisch-geistige Tätigkeit mehr in untere Regionen des Leiblichen hinunter und geht über in den Atmungs- und in den Herzrhythmus. Vorher strömen gewissermaßen die Kräfte von ihrer ausgiebigsten Tätigkeit in der plastischen Gestaltung des Gehirnes immer hinunter in den übrigen Organismus, und sie wirken plastisch gestaltend, sie greifen direkt ein in das Substantielle, in das Stoffliche des Menschen. Sie bewirken dort Stoffprozesse.
Das wird anders mit dem Zahnwechsel. Da werden gewisse Kräfte mehr geistig-seelisch, und sie greifen jetzt nur ein in die Bewegungen, die sich im Herz-, im Atmungsrhythmus äußern. Sie wirken nicht mehr in demselben Maße in den stofflichen Vorgängen wie früher, dagegen abgetrennt von dem Körperlichen in das Atmungs- und Zirkulationssystem. Man kann das auch

leiblich bemerken, indem der Atmungsrhythmus, der Zirkulationsschlag stärker wird in diesem Lebensalter. Das Kind hat in diesem Lebensalter einen inneren Drang, einen inneren Trieb, dasjenige, was es allmählich als selbständiges Geistig-Seelisches hat, zu erleben, allerdings unbewußt, instinktartig, als Rhythmus, als Takt, aber als Rhythmus und Takt, die sich zunächst im eignen Leib abspielen. Und es hat eine Sehnsucht nach diesem Abspielen von Rhythmus und Taktmäßigem in der eigenen Organisation. Es ist notwendig, zu berücksichtigen, daß man alles, was man an das Kind nach dem Zahnwechsel heranbringt, in einer solchen taktmäßigen, rhythmischen Weise gestaltet, damit es sich in dasjenige eingliedert, was das Kind eigentlich haben will. Man muß gewissermaßen als Lehrer und Erziehungskünstler in einem taktmäßigen, rhythmischen Elemente leben können, damit das an das Kind heranschlägt und das Kind sich in seinem Elemente fühlt.
Damit beginnt aber auch ein anderes. Wenn der Atmungs- und Zirkulationsrhythmus in diesem Lebensalter nicht in der richtigen Weise behandelt wird, dann zerstört man ihn in einer gewissen Weise für das ganze spätere Leben, und manche schwachen, krankhaften Zustände, die gerade in den Atmungs- und in den Zirkulationsrhythmus-Organen sich finden, die rühren von einer falschen Erziehung in dem schulpflichtigen Alter her. Das Kind bildet sich ja in dieser Zeit durch die andersartige Wirkung seines Äther- oder Bildekräfteleibes auch so aus, daß sich die Gliedmaßen in dieser Zeit stark verlängern, daß das Muskel- und Knochenleben, das Skelettleben in dieser Zeit eine besondere Rolle spielt und sich dem Atmungs–, dem Zirkulationsleben anpassen will. Das Kind wächst in dieser Zeit so, daß die Muskeln mitvibrieren, zum Teil in besonders hervorragendem Maße mit dem Atmungs–, mit dem Zirkulationsrhythmus, daß das ganze Wesen des Kindes einen musikalischen Charakter annehmen will. Während das Kind vorher plastisch tätig war an seinem eigenen Leibe, fängt es jetzt an, ein Musiker zu werden, ein unbewußter, der nach dem Inneren hineinarbeitet. (303, 157ff.)

In der ersten Lebensperiode, bis etwa zum vollendeten neunten Jahre hin, will das Kind alles, was an es herandringt, in innerlichen Rhythmen, in innerlich Taktmäßigem ausleben, das sich mit seinem Atmungs- und Herzrhythmus zusammenfügt, und dadurch mittelbar wiederum mit dem, wie die Muskeln, wie die Knochen sich gestalten. Und wenn es sich nicht zusammenfügt, wenn das eine gewissermaßen nicht in das andere übergeht, so entwickelt sich der Mensch eben, nicht gleich äußerlich sichtbar, aber doch als eine Art innerlicher Krüppel. Das Kind hat bis zum neunten Jahre hin durchaus das Bestreben, alles rhythmisch, taktmäßig im Inneren auszuleben. (303, 159f.)

Wenn wir das Kind mit einer wirklichen Menschenerkenntnis beobachten, dann zeigt sich, daß von dem Zeitpunkte, der zwischen dem neunten und zehnten Lebensjahre bis gegen das zehnte Lebensjahr hin liegt, das Kind alles das, was es seelisch verarbeitet, so verarbeitet, daß vorzugsweise das Muskelsystem in seinen Wachstumskräften überall mitarbeitet. Es geht in dieser Zeit im Kinde eben nichts anderes vor, als daß mit dem Seelischen das Muskelsystem mitarbeitet, und zwar in seinen intimeren Wachstumskräften mitarbeitet. Das innere Schwellen, Längerwerden der Muskeln, ist im wesentlichen davon abhängig, wie die Seelenkräfte sich entwickeln. Und das Eigentümliche im kindlichen Alter zwischen dem zehnten und zwölften Jahre ist dieses, daß die Muskeln ein intimes Verhältnis zum Atmungs- und Zirkulationssystem haben; sie neigen zum Atmungs- und Zirkulationssystem hinüber. Und an das appellieren wir ja gerade in einer wirklich kunstgemäßen Erziehung. Also wir greifen auf dem Umwege durch das Atmungs- und Zirkulationssystem in das Muskelsystem ein.

Gegen das zwölfte Jahr hin tritt beim Kinde etwas ganz anderes ein. Da wenden sich die Muskeln von ihrem intimen Verhältnis zum Atmungs- und Zirkulationssystem ab und wenden sich zum Knochensystem, zum Skelett hin, entwickeln sich so, daß sie sich von da ab an das Skelett anpassen. Während sie sich vorher in ihren Wachstumsprinzipien an Atmungs- und Blutumlauf angepaßt haben, passen sie sich jetzt an die Dynamik des Skeletts an. Sie machen in ihren Wachstumskräften alles das mit, was wir im Gehen, Greifen, Springen, überhaupt im Gliedmaßensystem, im Knochensystem abwickeln. Der Muskel wendet sich von seiner Intimität zum Atmungs- und Zirkulationssystem herüber zu einer Intimität mit dem Skelett- und Knochensystem. Dadurch paßt sich der ganze Mensch in einer sehr starken Weise an die Außenwelt an, noch in einer stärkeren Weise vom zwölften Jahre ab, als es früher war. Früher war er ja in seinem Muskelsystem nach innen gerichtet. Er ließ seine Muskeln wachsen, wie es das im Inneren abgeschlossene rhythmische System vermag. Er bewegte sich im Appell an das Muskelsystem, und er schleppte die Knochenform bloß mit. Jetzt, gegen das zwölfte Jahr hin, wird es ganz anders; jetzt stellt er sich mit seinem Muskelwachstum in die Mechanik, Dynamik des Knochensystems hinein.

Wer einen wirklichen Blick dafür hat, was da zwischen dem elften und zwölften Jahre mit dem Kinde vor sich geht, wie es bis gegen diese Zeit hin sein Muskelsystem behandelt und die Knochen mitschleppt, wie es dann anfängt, sich in das Knochensystem, also in die äußere Welt sich hineinzuversetzen, der hat einen tiefen Einblick getan in die ganze Entwickelung der menschlichen Natur. (303, 204f.)

Bemerken Sie, wie der Mensch sich eigentlich an die Welt anpaßt: Beim ganz kleinen Kind sitzen die plastizierenden, gestaltenden Kräfte im Gehirn; die strahlen von da aus. Dann geht die Sache an die Muskeln über. Und wenn der Mensch im zwölften Jahr angekommen ist, setzt er seinen ganzen Menschen ins Skelett hinein, und dann geht es heraus in die Welt, dann erst geht es heraus. Der Mensch geht durch sich durch und kommt dann in eine Beziehung zu der ganzen Welt. Zuerst Kräfte des Kopfes; diese Kräfte des Kopfes werden dann später in die Muskeln hineinergossen, dann in die Knochen hinein; der Mensch setzt sich in die Knochen hinein, und wenn er geschlechtsreif geworden ist, setzt er sich in die ganze Welt hinein, Da steht er erst in der Welt in Wirklichkeit drinnen. (303, 205f.)

Jetzt, gegen das zwölfte Jahr hin, beginnt das Kind nicht mehr bloß in Rhythmus und Takt leben zu wollen, sondern das Rhythmus- und Taktgefühl in Abstrakt-Gedankliches auslaufen zu lassen, so wie in dieser Zeit allmählich sich immer mehr und mehr der Teil des Muskels verstärkt, der in die bloße Sehne ausläuft. Vorher ist alles Bewegen mehr auf den Muskel als solchen hingerichtet, nachher auf dasjenige, was in die bloße Sehne ausläuft. Alles, was im Seelisch-Geistigen vor sich geht, findet man im Leiblich-Physischen wieder. Und dieses Einbeziehen des Sehnenlebens, der Verbindung von Knochen und Muskeln, das ist der äußere, physische Ausdruck für das Hineinsegeln aus dem bloß gefühlsmäßigen rhythmischen, taktmäßigen Elemente in dasjenige, was nun logisch ist, was nun nicht mehr Rhythmus und Takt hat. (303, 161)

Beim Kinde also bis gegen das zwölfte Jahr hin äußern sich die Wirkungen nach Maßgabe des eben Geschilderten in den Muskelkräften, die ein intimes Verhältnis zur Atmung und zum Zirkulationssystem haben. Beim Kinde vom zwölften Jahre an bis zur Geschlechtsreife nach denjenigen Kräften hin, die gegen das Skelett gehen. So daß wir also vor dem zwölften Jahre mehr dasjenige, was noch in unseren Muskeln liegt, mit dem sogenannten motorischen Nerv wahrnehmen, nach dem zwölften Jahre nehmen wir mit diesem sogenannten motorischen Nerv mehr dasjenige wahr, was in unseren Muskeln und Knochen vorgeht. Nun, wenn Sie bedenken, daß in allem Denken etwas Willensmäßiges liegt – es ist ja Wille, der da wirkt, wenn ich Vorstellungen synthetisch zusammenfasse oder analytisch trenne, es ist überall Wille darinnen –, so müssen Sie diesen Willen auch im Organismus aufsuchen. Und gerade dieser Wille in der seelischen Funktion des Denkens ins in dieser Art angeschlossen, wie ich es jetzt geschildert habe. Indem wir ins zwölfte Jahr eintreten, lernen wir ein solches Denken, das nach der Willensnatur seine Vorgänge in den Knochen, in der Skelettdynamik hat. Wir machen da den

wichtigen Übergang vom weichen System des Menschen zum ganz harten System, das sich, ich möchte sagen, wie ein objektives Hebelsystem in die Welt hineinstellt.
[...] Wir setzen uns auch mit unserem Denken in das Skelett hinein mit unserem zwölften Jahre. (303, 208ff.)

Zwischen dem 11. und 12. Jahre geht innerlich im Menschen eine große Verwandlung vor sich. Das rhythmische System, Atmungssystem, Blutzirkulationssystem ist das Herrschende, das Dominierende zwischen dem Zahnwechsel und der Geschlechtsreife. Wenn das Kind gegen das 10. Jahr kommt, dann entwickelt sich dasjenige, was im Atmungs- und im Blutzirkulationssystem drinnen waltet; der Takt, der Rhythmus, der da drinnen ist, die entwickeln sich in das Muskelsystem hinein. Die Muskeln werden vom Blut versorgt, und das Blut vibriert in die Muskeln so hinein, wie der Mensch innerlich ist. So daß der Mensch zwischen dem 9. und 11. Jahre sein Muskelsystem so ausbildet, wie es seinen innerlichen rhythmischen Anlagen gemäß ist. Wenn das 11., 12. Jahr herankommt, dann strahlt dasjenige, was im rhythmischen System und im Muskelsystem ist, in das Knochensystem, in das ganze Skelett hinein. Das Skelett ist bis zum 11. Jahre ganz eingeschaltet in das Muskelsystem. Es folgt dem Muskelsystem. Zwischen dem 11. und 12. Jahre wird das Skelett so, daß es sich an die Außenwelt anpaßt, Mechanik, Dynamik, die vom Menschen unabhängig ist, geht in das Skelett hinein. Wir müssen uns bequemen, das Skelett so zu behandeln, wie wenn es objektiv wäre, gar nicht am Menschen wäre.
Wenn Sie Kinder beobachten unter 11 Jahren, Sie werden sehen, daß alle Bewegungen noch aus dem Inneren herauskommen. Wenn Sie Kinder beobachten nach dem 12. Jahre, Sie werden beobachten, daß sie auf ihre Füße so treten, daß sie immer versuchen, das Gleichgewicht zu finden, daß sie das Hebel-Gleichgewicht, das Maschinelle des Skelettsystems innerlich fühlen. Das heißt, zwischen dem 11. und 12. Jahre breitet sich das Geistig-Seelische bis in das Knochensystem hinein aus. Das Geistig-Seelische ist viel innerlicher vorher. Nachher gewinnt der Mensch erst seine völlige Anpassung an die Außenwelt, indem er dasjenige, was er am wenigsten menschlich erlebt, das Knochensystem, erfaßt.
Jetzt wird der Mensch eigentlich erst ein richtiges Weltkind. Jetzt muß er erst mit der Mechanik, mit der Dynamik der Welt rechnen. Jetzt erlebt er erst innerlich dasjenige, was man im Leben die Kausalität nennt. In Wirklichkeit hat der Mensch vor dem 11. Jahre gar kein Verständnis für Ursache und Wirkung. Er hört die Worte. Wir glauben, daß der Mensch ein Verständnis hat. Er hat es nicht, weil er vom Muskelsystem aus sein Knochensystem beherrscht.

Später, nach dem 12. Jahre, beherrscht das Knochensystem, das sich in die äußere Welt hineinstellt, das Muskelsystem und von da aus Geist und Seele. (305, 113f.)

Von der Gesundheitskraft des Atmungssystems und den Erkrankungs- und Therapiemöglichkeiten im zweiten Lebensjahrsiebt

[...] Mit dem zweiten Zahnen hört eigentlich die innere Veranlagung des Menschen zur Krankheit stark auf. [...] Der Mensch ist eigentlich durch seine innere Wesenheit in der zweiten Lebensepoche, vom Zahnwechsel bis zur Geschlechtsreife, am allergesündesten. (314, 125)

Wenn aber das Kind jetzt sieben Jahre alt ist, dann sind auch seine Atmungsorgane so weit, daß nicht mehr der ganze Körper vom Kopf aus die Atmung besorgen muß. Beim ganz kleinen Kind muß der Kopf noch fortwährend die Atmungsorgane in Ordnung bringen. So wie er die Zähne aufbauen muß, so muß er die Atmungsorgane aufbauen. Mit dem siebenten, achten Jahre ist das Kind so weit, daß sie in Ordnung sind. Jetzt kann das Kind ordentlich atmen. Das ist gerade das Allerwichtigste, daß man einsieht: Wenn das Kind die zweiten Zähne gekriegt hat, ist sein Atmungsorganismus in Ordnung gekommen; es hat seine zweiten Lungen bekommen, seine zweiten Bronchien – alles ist aufgebaut. Es atmet nicht mehr mit dem schwachen vererbten Organismus, sondern es atmet mit dem zweiten, aufgebauten Organismus. Dadurch steht es ganz anders da. Jetzt hat es ein Hilfe. Das ist eben die Geschichte. Es ist etwas ganz anderes, ob ich von einem schwachen Vater oder einer schwachen Mutter meinetwillen einen Atmungsorganismus habe, den ich vom Kopf aus dirigieren soll, der aber zu schwach ist, oder ob ich mir als Kind richtig einen zweiten Atmungsorganismus aufgebaut habe, wie ich ihn brauche. Denn der Kopf baut ihn sich ordentlich auf. Und dadurch, daß dieser zweite Atmungsorganismus bei Kindern, die überhaupt so alt werden – die andern sind vorher weggestorben –, in Ordnung ist, dadurch sind diese Kinder zwischen sieben und vierzehn Jahren am allergesündesten, denn bei den Kindern ist es vorzugsweise der Atmungsorganismus, der ganz gesund wird. Das ist das Gute in diesem zweiten Lebensalter, daß der Atmungsorganismus da am allergesündesten wird.

[...] Dieser zweite Atmungsorganismus, der ist von nichts beeinträchtigt, und der kann ganz fein den Sauerstoff überliefern. Der wirkt auf der einen Seite günstig nach dem Kopf hinauf, auf der anderen Seite günstig nach der Verdauung. (348, 50ff.)

Denn es gibt ein großes Geheimnis: Alle heilenden Kräfte liegen nämlich ursprünglich im menschlichen Atmungssystem. Und wer den ganzen Umfang des Atmens wirklich versteht, der kennt aus dem Menschen heraus die heilenden Kräfte. Nicht in den andern Systemen liegen die heilenden Kräfte. Die andern Systeme müssen selbst geheilt werden.
[...] Währenddem die Krankheitsmöglichkeiten in den ersten sieben Lebensjahren groß sind, nach dem vierzehnten Lebensjahre wiederum groß werden, sind sie relativ am geringsten in der Zeit, wo das Atmungssystem durch den menschlichen Leib hindurch mit Hilfe des Ätherleibes durchpulsiert. Es liegt ein geheimnisvolles Heilungsweben gerade im Atmungssystem. Und alle Geheimnisse des Heilens sind zugleich die Geheimnisse des Atmens. (229, 75)

Wenn [...] das Kind zwischen dem Zahnwechsel und der Geschlechtsreife ist, so ist das merkwürdigerweise durch die menschliche Organisation selbst – allerdings für den, der das Menschenleben durchschaut, in ganz begreiflicher Weise – das gesündeste Lebensalter, weil in diesem Lebensalter alle Organisation ausstrahlt vom rhythmischen System, das niemals ermüdet und niemals zuviel erregt wird durch seine eigene innere Wesenheit. Was an Krankheitserscheinungen in diesem Lebensalter auftritt – natürlich muß das nicht in scharfen Begriffskonturen genommen werden, sondern lebensgemäß, wirklichkeitsgemäß –, das kommt durchaus von außen an den Menschen heran [...]. (306, 156f.)

Wenn nun die zweite Lebensepoche des Menschen eintritt, die vom Zahnwechsel bis zur Geschlechtsreife geht, dann ist der rhythmische Organismus derjenige, von dem selbst alles ausstrahlt. Und wesentlich tätig ist dabei die astralische und die ätherische Organisation des Menschen. In die astralische und in die ätherische Organisation des Menschen strahlt zwischen dem Zahnwechsel und der Geschlechtsreife alles dasjenige hinein, was das Atmungssystem und das Zirkulationssystem in ihren Funktionen vollführen. Weil diese Systeme eigentlich von außen in Ordnung gehalten werden können, ist der Mensch in diesem Lebensalter durch seine eigene Organisation am allergesündesten. Wir können Schulkinder im schulpflichtigen Volksschulalter eigentlich sehr wohl gesundheitlich verderben, wenn wir schlechte hygienische, sanitäre Verhältnisse an sie heranbringen, während wir in der ersten Lebensepoche eigentlich nicht in derselben Weise von außen sorgen können. Das ist dasjenige, was einem eine so ungeheure Verantwortung auferlegt mit Bezug auf den medizinischen Teil der Pädagogik, daß man ganz genau wissen kann aus einer wirklichen Menschenerkenntnis heraus: Du hast im Grunde genommen dasjenige verschuldet, was an Krankheitsursachen im wesentlichen auftritt zwischen dem siebenten und vierzehnten Lebensjahre. Also gerade für das volksschulpflichtige Alter, da ist der Mensch nicht eigentlich von sich abhängig, sondern er paßt sich seiner Umgebung an in seiner Atmung, eben durch das Einatmen der Luft und durch dasjenige, was durch den Stoffwechsel in seiner Zirkulation sich ausdrückt. Der Stoffwechsel hängt immer mit der Gliedmaßenorganisation zusammen. Wenn man die Kinder nicht ordentlich turnen läßt, nicht ordentlich sich Bewegung machen läßt, züchtet man äußere Krankheitsursachen. Das ist dasjenige, was die Grundlage bildet für das Studium einer wirklich ordentlichen Volksschulpädagogik. (314, 128f.)

Wir bekommen dann für alles dasjenige, was ähnlich ist dem, was eben von außen akquiriert werden muß – im Grunde genommen müssen alle Krankheiten, die in der Hauptsache zwischen dem Zahnwechsel und der Geschlechtsreife erworben werden, von außen akquiriert werden –, Heilmittel, also wenigstens Mittel, die wirken auf das von außen Kommende, indem wir uns Präparate bereiten aus dem Laubartigen, aus dem Blätterartigen. Das ist das Merkurialische im älteren Sinn, das uns tatsächlich verstärkt vorliegt in dem Merkurius, in dem Quecksilber, aber nicht identisch ist damit. Daß das Quecksilber ein Spezifikum, ein Heilmittel ist für ausgesprochen äußerlich Akquiriertes, also für gewisse Geschlechtskrankheiten, das hängt durchaus damit zusammen. Alles, was als Geschlechtskrankheiten auftritt, ist im Grunde genommen nur die potenzierte Fortsetzung von Erkrankungen, die in der zweiten Lebensepoche in einer außerordentlich milden Form auftreten können. Aber der Art nach sind selbst die Geschlechtskrankheiten nur eine potenzierte Form desjenigen, was von außen akquiriert werden kann vom siebenten bis zum vierzehnten Jahre, gerade bis zur Geschlechtsreife hin. Es werden keine Geschlechtskrankheiten daraus, weil der Mensch bis zu diesem Alter eben noch nicht geschlechtsreif ist. Sonst würde sich gar manches, was an Krankheiten erworben werden kann, gar sehr auf die Geschlechtsorgane abladen. (314, 133f.)

Zu den wirkenden Wesensgliedern

In jenen interessanten Zuständen, die sich abspielen beim Kinde vom Zahnwechsel bis zur Geschlechtsreife, da sehen wir, wie eigentlich in dem werdenden Menschen in starkem Maße ein Kampf vorhanden ist. Es kämpft gewissermaßen in diesem Lebensabschnitte der ätherische Leib, der ja seine besonderen Organisationen durchmacht bis zur Geschlechtsreife, gegen den astralischen Leib. Es ist ein wirklicher Kampfzustand, der in dem Kinde stattfindet. Und wenn wir das physische Korrelat ins Auge fassen, das diesem Kampfzu-

stande entspricht, so können wir sagen: Es ist in diesem Lebensabschnitte des Kindes in ausgesprochenem Maße vorhanden ein Kampf zwischen den Wachstumskräften und denjenigen Kräften, die in uns hereinspielen durch die physische Inspiration, durch die Atmung. – Das ist ein sehr bedeutsamer Prozeß im menschlichen Inneren, ein Prozeß, der, um den Menschen zu kennen, immer mehr und mehr wird studiert werden müssen. Denn das, was zum Teil seelisch frei wird durch den Zahnwechsel, das sind ja die Wachstumskräfte. Es bleibt natürlich ein beträchtlicher Teil dieser Wachstumskräfte noch im Leiblichen zurück und besorgt da das Wachstum; es wird ein Teil frei beim Zahnwechsel, und der tritt als seelische Kräfte auf.
Dasjenige aber, was da als Wachstumskräfte weiter funktioniert im Kinde, das stemmt sich gegen etwas, was in dem Kinde nun im wesentlichen durch den Atmungsprozeß auftritt. Was da durch den Atmungsprozeß auftritt, das konnte früher nicht auftreten. Der Atmungsprozeß ist gewiß beim Kinde auch vorhanden, aber solange das Kind in seinem leiblichen Wachsen und leiblichen Organisieren überhaupt die Kräfte hat, die dann beim Zahnwechsel herauskommen, so lange findet im Organismus des Kindes nichts statt von dem, was eigentlich der Atmungsprozeß im menschlichen Leibe so auffällig, so bedeutsam später bewirkt. Denn ein großer Teil dessen, was wir an Entwickelung durchmachen, hängt ja an diesem Atmungsprozesse. Daher jene orientalischen Übungen, die sich besonders an den Atmungsprozeß halten, weil man mit diesem Einleben in den Atmungsprozeß, das gegeben ist durch diese Übungen, tatsächlich mit etwas in Berührung kommt, was den Menschen durchorganisiert, was den Menschen leiblich in eine innere Beweglichkeit bringt, die etwas zu tun hat mit dem Durchschauen der Geheimnisse der Welt. Wie gesagt, bevor der Zahnwechsel eingetreten ist, kann das, was eigentlich das Atmen mit uns will, nicht zur Tätigkeit kommen im menschlichen Organismus. Dann aber tritt ein Kampf ein der noch Wachstumskräfte gebliebenen Kräfte gegen das Eindringen dessen, was aus dem Atmungsprozesse heraus in den Menschen eindringt. Denn das erste große Bedeutsame, das in leiblicher Beziehung als eine Folge des Atmungsprozesses auftritt, das ist die Geschlechtsreife.
Diesen Zusammenhang zwischen dem Atmen und der Geschlechtsreife durchschaut ja die Naturwissenschaft noch nicht. Er ist aber durchaus vorhanden. Wir atmen eigentlich dasjenige ein, was uns geschlechtsreif macht, was uns aber auch im weiteren Sinne die Möglichkeit gibt, mit der Welt in ein Verhältnis des liebenden Umfangens zu treten. Das atmen wir eigentlich ein. In jedem Naturprozeß liegt ja auch ein Geistiges. Im Atmungsprozesse liegt eben ein Geistiges und ein Geistig-Seelisches. Dieses Geistig-Seelische dringt in uns ein durch den Atmungsprozeß. Es kann erst herein, wenn die Kräfte seelisch ge-

worden sind, die vorher im Organismus gewirkt haben und die mit dem Zahnwechsel aufhören im Organismus zu wirken. Da strömt dann dasjenige in den Menschen herein, was aus dem Atmungsprozeß kommen will.
Dem aber wirkt entgegen – und daher kommt der Kampf – dasjenige, was aus den Wachstumsprozessen kommt, die eben noch Wachstumsprozesse geblieben sind, was aus den Ätherkräften mit andern Worten kommt. Und dieser Kampf ist vorhanden zwischen den Ätherkräften, zwischen den Kräften, die aus unserem Ätherleib aufsteigen und die ihr physisches Korrelat finden in dem Stoffsystem, in dem Stoffwechselsystem, in der Blutzirkulation, und den astralischen Kräften. Da spielt der Stoffwechsel in das Zirkulations–, in das rhythmische System hinein. So daß wir schematisch sagen können **(Abb. 12)**: Wir haben unser Stoffwechselsystem, das aber in unseren Blutrhythmus, in das Blutrhythmussystem hineinspielt; das Stoffwechselsystem, das ich hier schematisch weiß zeichne, das spielt in das Zirkulationssystem hinein *(rot)*. Das ist dasjenige, was von seiten des Ätherleibes gewissermaßen im Menschen nach oben stürmt in dieser Zeit zwischen dem siebenten und vierzehnten Jahre.
Der astralische Leib wirkt dem entgegen. Wir haben dann einströmend dasjenige Rhythmische im körperlichen Korrelat, was vom Atmen herkommt, und es findet dieser Kampf statt zwischen dem Blutzirkulationsrhythmus und dem Atmungsrhythmus *(blau)*. Das ist das, was sich innerlich im Menschen in diesem Lebensabschnitte abspielt.
Und man kann sagen, wenn man ein wenig bildhaft spricht, in einem vielleicht radikal erscheinenden Bilde: Es ist ungefähr zwischen dem neunten und zehnten Lebensjahre, da wird bei jedem Kinde dasjenige, was vorher, ich möchte sagen, im Vortreffen sich abgespielt hat, was in den Scharmützeln vor dem eigentlichen Hauptkampf sich abgespielt hat, übergeführt in den Hauptkampf. Astralischer Leib und Ätherleib führen ihre hauptsächlichste Attacke aus zwischen dem neunten und zehnten Lebensjahre. [...]
Es beruhigt sich in einer gewissen Weise nach und nach so vom zwölften Lebensjahre ab dieser Kampf, den ich geschildert habe, und mit der Geschlechtsreife tritt ja dann der astralische Leib in seine volle Berechtigung in der menschlichen Konstitution ein. (206, 99ff./104)

Über den sukzessiven Aufbau der physiologischen Ich-Organisation und die Wege krankhafter Abweichung

[...] Das Kind hat da, wo es im ersten Lebensabschnitte anfängt, sein Ich deutlich zu erfühlen, das Ich eben erst erfühlt. Daß es einen scharf umrissenen Begriff, mehr oder weniger natürlich scharf umrissenen Begriff mit diesem Ich verbindet, das tritt in diesem Zeitpunkte ein. Das Kind lernt sich erst in diesem Zeitpunkte so recht von der Außenwelt unterscheiden. Und dem entspricht ein ganz bestimmtes Gegeneinanderstürmen des Atmungsrhythmus und des Zirkulationsrhythmus, des astralischen Leibes und des ätherischen Leibes.

Diese Dinge haben ja im Menschen immer zwei Seiten. Die eine Seite stellt sich dar in dem Zustande zwischen dem Aufwachen und Einschlafen. Für diesen Zustand habe ich eben jetzt die Sache geschildert. In dem Zustande zwischen dem Einschlafen und Aufwachen stellt sich die Sache etwas anders dar. Wenn wir eben zur Imagination vorgeschritten sind und dann etwas von Inspiration entwickelt haben, so daß wir beurteilen können, was da durch Inspiration geschieht durch den Atmungsprozeß, der das physische Korrelat ist, so finden wir, daß eigentlich erst in diesem Zeitpunkte – der für das eine Kind etwas früher, für das andere etwas später eintritt, aber im Durchschnitte zwischen dem neunten und zehnten Lebensjahre – so recht eine wirkliche Loslösung des Ich und des astralischen Leibes vom ätherischen Leib und vom physischen Leib im Schlafe stattfindet. Das Kind ist, namentlich mit seinem Ich, sehr innig verbunden mit seinem physischen und mit seinem ätherischen Leib, auch wenn es schläft. Aber von diesem Zeitpunkte an beginnt das Ich wie ein selbständiges Wesen aufzuleuchten, wenn eben Ich und astralischer Leib nicht an den Funktionen des Ätherleibes und des physischen Leibes teilnehmen.

Daher ist es auch so, daß Kinder, die vor diesem Zeitpunkte sterben, im Grunde genommen in dem Leben, das sie da bis zum fünften, sechsten, siebenten, selbst noch bis zum achten, neunten Lebensjahre durchmachen, etwas haben, was sie noch wenig getrennt hat von jener geist-seelischen Welt, die zwischen dem Tod und einer neuen Geburt durchgemacht wird; so daß die Kinder verhältnismäßig leicht wiederum zurückgerissen werden in diese geistig seelische Welt, daß sie gewissermaßen nur etwas anstückeln an das Leben, das sie vollendet haben mit der Empfängnis oder mit der Geburt, daß ein eigentliches Abschnüren eines neuen Lebens, wenn wir dieses Sterben in Betracht ziehen, eigentlich erst da ist, wenn die Kinder nach diesem Zeitpunkte sterben. (206, 102f.)

In das, was da eigentlich [beim Zahnwechsel] frei wird – ob wir es nun Ätherleib oder ob wir es Intelligenz nennen –, in das strömt gewissermaßen das schon mit der Geburt heruntergestiegene Ich ein und durchorganisiert es nach und nach; so daß also in dieser Zeit stattfindet ein Durcheinanderströmen des ewigen Ich mit dem, was sich da bildet: die freiwerdende Intelligenz, der geborenwerdende Ätherleib.

Und wenn wir dann die nächste Zeit betrachten, die Zeit vom 7. bis zum 14. Jahre, also bis zur Geschlechtsreife, so können wir wieder von der einen Seite sagen, ein willensartiges Element, ein musikalisches Element wird gewissermaßen aufgenommen. Der Vorgang wird schon am besten geschildert seiner einen Seite nach, wenn wir sagen: aufgenommen; denn es ist das musikalische Element, das eigentlich in der Außenwelt liegt. Durchvibriert wird allerdings das, was da an Musikalischem, an Tonlichem aufgenommen wird, durch den astralischen Leib. Der wird dadurch von dem Zusammenhange, den er früher gehabt hat mit der ganzen Organisation, emanzipiert. Wir können deshalb von der anderen Seite auch in bezug auf das Kind sagen: Mit der Geschlechtsreife erfolgt die Geburt des astralischen Leibes. – Aber wieder ist es das Ich, das sich jetzt als Ewiges mit dem, was sich da emanzipiert, verbindet; so daß wir von der Geburt bis zur Geschlechtsreife, also bis zum Ende der Volksschulzeit und auch noch darüber hinaus, ein fortwährendes Sichbefestigen des Ich in der ganzen menschlichen Organisation haben. Vom 7. Jahre an befestigt sich das Ich nur noch im Ätherleibe; vorher aber, wenn der Mensch ein Nachahmer ist, befestigt sich gerade durch diese nachahmende Tätigkeit das Ich im physischen Leibe; und dann später, noch nach der Geschlechtsreife, befestigt das Ich sich im astralischen Leibe. Also es ist ein fortwährendes Durchdringen der menschlichen Organisation mit dem Ich, die sich konkret so ausnimmt, wie ich es gesagt habe. (302a, 55f.)

In der Nahrungsaufnahme führen wir uns Stoffe zu, die in der Außenwelt eben auch Stoffe sind. Die müssen im Innern des Menschen verändert werden. Wer bewirkt diese Veränderung, diese gründliche Veränderung der äußeren Substanzen innerhalb des Menschen? Wer bewirkt diese? Die bewirkt in Wahrheit das Ich. Das Ich allein ist mächtig, ich möchte sagen, seine Fühlhörner bis hinunter zu erstrecken in die Kräfte der äußeren Substanzen. Ich möchte sagen, wenn Sie eine äußere Substanz haben [...], so hat diese gewisse Kräfte, die dekombiniert werden müssen, wenn sie im menschlichen Organismus umkombiniert werden sollen. Ätherleib, astralischer Leib, die gehen gewissermaßen um die Substanzen so herum, die haben keine Kraft, in das Innere der Substanzen hineinzudringen, die gehen bloß um die Substanzen herum. Das Ich ist es allein, das nun wirklich etwas zu tun hat mit dem Hinunterdringen, mit dem Hineingehen in die Substanzen selber. Wenn Sie also eine Nahrungssubstanz dem menschlichen Organismus übergeben, so ist zunächst diese Nahrungssubstanz im Menschen drinnen. Das Ich aber übergreift den ganzen menschlichen Organismus und geht direkt in die Nahrungssubstanz hinein. Es entsteht eine Wechselwirkung zwischen den inneren Kräften der Nahrungssubstanz und dem Ich des Menschen. Da übergreifen einander Außenwelt in bezug auf Chemie und Physik und Innenwelt des Menschen in bezug auf Antichemie und Antiphysik. Das ist das Wesentliche.

Nun ist es so, daß beim Kind eigentlich bis in die Zeit hinein, in der die zweiten Zähne sich anzusetzen beginnen, bis in die Zeit also hinein, wo der Zahnwechsel eintritt, von dem Haupte aus dieses Eingreifen in die Substantialität der Stoffe geregelt wird. Das Kind wird so geboren, daß ihm auf dem Umwege seines Hauptes in der Embryonalentwickelung die Kräfte gegeben werden, die da beim Menschen tätig sind, um die Stoffe von innen heraus zu verarbeiten. Aber in der Zeit nach dem Zahnwechsel bis zur Geschlechtsreife hin und mit der Kulmination zwischen dem neunten und zehnten Jahre, da muß nun dasjenige Ich, das vom unteren Menschen aus wirkt, das untere Ich, das muß sich mit dem oberen begegnen. Beim Kinde ist es immer das Ich, das vom oberen Menschen aus wirkt, das noch die Stoffe verarbeitet bis in diese Zeit herein, die ich charakterisiert habe. Natürlich meine ich die Werkzeuge des Ich. Das Ich ist ja schließlich ein Einheitliches. Aber die Werkzeuge des Ich, die Polarität des Ich, also das Untere des Ich, das sich mit dem Oberen begegnet, das setzt sich erst in ein richtiges Verhältnis in der angedeuteten Zeit. Also es muß da beim Menschen das Ich in die Organisation so eintreten, wie beim Sprechenlernen der astralische Leib in die menschliche Organisation eingreifen muß.

Nun beobachten Sie mit diesen Voraussetzungen all die Erscheinungen, die sich bei Kindern zeigen so vom achten, neunten Jahre an gegen das zwölfte, dreizehnte Jahr hin, gerade diejenigen Erscheinungen, die so notwendig sind im Volksschul-Lernalter zu beobachten. Betrachten Sie von diesem Gesichtspunkte aus diese Erscheinungen. Sie finden ihren äußeren Ausdruck in einem Suchen des menschlichen Organismus. Und dieses Suchen besteht darinnen, daß eben gesucht wird ein Einklang, eine erst während des Lebens herzustellende Harmonie zwischen den Stoffen, die aufgenommen werden, und der inneren menschlichen Organisation. Beobachten Sie sorgfältig, wenn der Kopf nicht recht will die inneren Kräfte der Stoffe aufnehmen in dieser Zeit, wenn er sich weigert, wie sich das äußert in den kindlichen Kopfschmerzen um das neunte, zehnte, elfte Jahr herum. Beobachten Sie, wie dann die Begleiterscheinungen auftreten in den Störungen des Stoffwechsels, verhältnismäßig sehr weit nach außen liegende Störungen des Stoffwechsels, in der Absonderung der Magensäure und so weiter, beobachten Sie das alles, und Sie werden sehen, wie es Kinder gibt, die sozusagen fortwährend kränkeln an diesem mangelhaften Einstellen des Ich von unten her und von oben her. Wenn solche Dinge sorgfältig ins Auge gefaßt werden, dann kommt man ihnen bei, und sie verschwinden in der Regel, sie klingen ab nach der Geschlechtsreife, wo eben der astralische Leib dann nachkommt und dasjenige ausgleicht, was da das Ich nicht kann. Das klingt nach und nach ab zwischen dem vierzehnten bis fünfzehnten und zwanzigsten bis einundzwanzigsten Jahre. Es können gerade in dieser Zeit zwischen dem Zahnwechsel und der Geschlechtsreife kränkelnde Kinder nachher außerordentlich gesund werden. Das ist etwas, was sehr lehrreich ist zu beobachten. Sie werden oftmals schon gefunden haben, wie kränkelnde Kinder, namentlich solche, bei denen nach außen sehr stark hervortritt das Kränkelnde in den Verdauungserscheinungen, in der unregelmäßigen Verdauung, wie diese dann, wenn sie sorgfältig behandelt werden, später ganz gesunde Menschen werden. Und von einer ganz besonderen Bedeutung ist bei dieser Behandlung dieses, daß man nun hier mit Bezug auf die Diätvorschriften außerordentlich sorgfältig zu Werke geht. Nach dieser Richtung hin kann Großartiges geleistet werden, wenn die Eltern oder Erzieher solcher Kinder, die nach dieser Richtung kränkeln, nicht fortwährend mit allermöglichen reichlichen Nahrungszufuhr dienen, und mit dem fortwährenden Überreden. Da macht man es fortwährend schlechter. Man muß vielmehr versuchen, zu ergründen, was das Kind ganz besonders gut verdaut, was besonders gut übergeht, und das dann in kleineren Portionen bei öfterer Zufuhr, also beim Verteilen des Essens auf eine größere Anzahl von Mahlzeiten, geben. Darauf muß man sehen, damit kann man solchen Kindern eine große Wohltat erweisen. Dagegen glauben, daß man durch Überfütterung und dergleichen etwas erreicht, ist eine ganz falsche Anschauung. Wenn man dann auch noch dafür sorgt, daß solche Kinder keine übermäßigen Schulaufgaben machen und dadurch fortwährend ihren Zustand verschlechtern, wenn man ihnen also richtig die nötige Ruhe gönnt, tut man noch dasjenige dazu, was nun wiederum diese innerlich notwendige Verdauungstätigkeit nur in kleineren Portionen beigebrachter Nahrung ihrerseits fördert. Es wird kaum gegen etwas so stark gesündigt, als gerade gegen dasjenige, was in diesen Andeutungen enthalten ist. Denn man kann durchaus sagen, wird nun dagegen gesündigt, sorgt man nicht in dieser Richtung für eine gesunde menschliche Entwickelung, dann allerdings bleiben von den kränkenden Dingen in diesem Lebensalter alle möglichen Krankheitsdispositionen für das ganze menschliche Leben zurück.

Nun, die Leute beklagen sich sehr leicht darüber, daß wir in der Waldorfschule mit den Hausaufgaben außerordentlich sparsam sind. Wir haben gute Gründe dazu. Eine wirklichkeitsgemäße Pädagogik sieht eben nicht nur auf die abstrakten Grundsätze und auf die Abstraktionen überhaupt, die heute vielfach im Leben geltend gemacht werden, sondern sie berücksichtigt alles, was in der wirklichen Entwickelung des Menschen eben zu berücksichtigen ist, und dazu gehört vor allen Dingen, daß man die Kinder nicht mit Hausaufgaben traktiert; denn die Hausaufgaben sind im wesentlichen manchmal die sehr, sehr verborgenen Ursachen einer schlechten Verdauung. Diese Dinge äußern

sich immer erst später, aber sie sind eben durchaus sehr wirksam. Es ist das Eigentümliche, daß für die menschliche Entwickelung übersinnliches Beurteilen des Menschen zu gleicher Zeit ein Hinweis darauf ist, daß man dasjenige, was sich in einem früheren Lebensalter für das spätere vorbereitet, eben in seinen Andeutungserscheinungen in einem früheren Lebensalter sehen kann. Nun, die Gefahr, die in diesem – wenn ich so sagen darf – Einkoppeln des Ich in den menschlichen Organismus von unten her besteht, diese Gefahr, sie ist ja wirklich fast für alle Menschen und insbesondere für die Kulturmenschen in unserer Zeit, wenn sie Kinder sind, eine außerordentlich große, und daher muß man eigentlich schon bei jedem Menschen, wenn er nicht gerade aus robustem Bauernblut ist, auf diese Sachen Rücksicht nehmen. Ein gewisser starker Unterschied ist gerade in bezug auf solche Dinge noch vorhanden zwischen dem Bauernblut und, man kann schon sagen, der übrigen Erdenbevölkerung. Denn in dieser Beziehung muß man da den Schnitt machen. Die übrige Erdenbevölkerung neigt sehr stark zu Gefahren hin, die herkommen von diesem mangelhaften Einkoppeln des Ich in den Organismus, der gründlich verdorben wird, bevor dieses Ich sich einkoppeln soll, zu den Gefahren, die bei diesem Einkoppeln des Ich eben auftreten. Vom Atmungssystem aus und auch vom Kopfsystem aus ist gerade das weibliche Geschlecht noch empfänglicher für dieses eigentümliche labile Gleichgewicht, das da ist. Das männliche Geschlecht ist in bezug auf seine Brustorganisation etwas – nicht stabiler – aber robuster noch, also weniger empfindlich. Es können sogar da dieselben Schäden auftreten, aber sie äußern sich weniger. Das weibliche Geschlecht ist gegen alles dasjenige, was da auftritt, empfindlicher, und dasjenige, was ich geschildert habe, was das Suchen nach der richtigen Einkoppelung des Ich ist, das läuft entweder in den gesunden Menschen aus oder in die Bleichsucht. Die Bleichsucht ist die direkte Fortsetzung alles desjenigen, was in anormalerweise auf diese Art in dem Zeitalter vom siebten Jahre an geschieht. Die Bleichsucht macht sich erst später geltend, aber sie ist eben die Verstärkung all desjenigen, was in dieser Richtung noch unbemerkbar ist in der vorigen Lebenszeit.
Dabei müssen wir verweisen auf etwas, was außerordentlich wichtig eben ist zu unterscheiden. Wenn wir das Zirkulationssystem betrachten, so müssen wir die eigentliche Zirkulation, die eine Summe von Bewegungen ist, unterscheiden von demjenigen, was mit dieser Zirkulation sich wiederum innig zusammensetzt, was gewissermaßen sich hineinschiebt in diese Zirkulation: das ist der Stoffwechsel. Es ist im Zirkulationssystem eben durchaus die Ausgleichung zwischen dem Stoffwechselsystem und dem rhythmischen System gegeben, während in dem Atmungsorganismus die Ausgleichung zwischen dem rhythmischen Organismus und dem Nerven-Sinnesorganismus gegeben ist. Wenn Sie also diesen mittleren Menschen, diesen Brustmenschen ins Auge

fassen, so müssen Sie durchaus beachten, daß dieser Brustmensch nach zwei Seiten hin polarisch organisiert ist. Er ist durch die Atmung nach dem Kopf hin organisiert; er ist durch die Zirkulation nach dem Stoffwechsel-Gliedmaßensystem hin organisiert. Alles dasjenige, was im Stoffwechsel selber ist oder in dem, was mit dem Stoffwechsel innig zusammengeht, in der Beweglichkeit des Menschen – was eine große Wichtigkeit besonders in der ersten oder aufsteigenden Lebenshälfte hat – alles das schiebt sich als Stoffwechselkräfte in die Zirkulationskräfte hinein. Und das, also dieses Hinaufschieben, muß dann wiederum vorrücken, so daß wir eigentlich in dem Prozeß, den ich geschildert habe, es zu tun haben mit einem Vorrücken desjenigen, was das Ich im Stoffwechsel und schon in der Aufnahme der Stoffe, dann in seinem Anfassen der inneren Kräfte der Stoffe bewirkt. Mit einem Hinaufwandern durch Zirkulation und Atmung bis in das Kopfsystem haben wir es zu tun, und das muß sich ordentlich organisieren in der angegebenen Zeit zwischen dem Zahnwechsel und der Geschlechtsreife. Es muß das Anfassen des Ich an den Kräften der äußeren Stoffe hinaufwandern durch Zirkulation und Atmung bis in das richtige Eingreifen in das Kopfsystem. Das ist eben dieser sehr komplizierte Vorgang, mit dem man sich da zu befassen hat, und diesen komplizierten Vorgang, man kann ihn eigentlich wirklich so studieren, daß man versucht, seine Beeinflussung schon zu erfassen, ich möchte sagen im äußeren Verdauungstrakt, da wo die Stoffe so sind, daß sie noch dem Äußeren sehr ähnlich sind, wo die Stoffe durch das Innere erst schwach erfaßt sind. Denn was ist die erste Erfassung der äußeren Stoffe? Was macht da das Ich, indem es die äußeren Stoffe zuerst erfaßt?
Die erste Erfassung der äußeren Stoffkräfte durch das Ich geschieht unter Begleiterscheinungen der Schmecksensation, des Schmeckens, des Verarbeitens der äußeren Stoffe, so daß es sich subjektiv im Schmecken äußert. Das ist das erste Erfassen der inneren Kräfte. Dann geht es weiter nach innen. Aber es setzt sich auch das Schmecken nach innen fort. Der innere Verdauungsorganismus, der also jenseits des Darmes liegt, der dann ins Blut hinüberführt, ist noch immer ein sich abschwächendes Schmecken. Und so geht es eigentlich hinauf, bis in dem Kopforganismus das Schmecken bekämpft wird. Da wird das Schmecken abgelähmt. Und darinnen besteht die Tätigkeit des Kopfes gegenüber dem Schmecken. Der Kopf lähmt das Schmecken ab. Er wendet sich gegen das Schmecken. Dieser Prozeß muß eben ordentlich sein. Dann natürlich ergreift, in die Stoffe weiter hineingehend, das Ich diese Stoffe stärker, als es bloß äußerlich subjektiv im Schmecken der Fall ist.
Dieses, was da gewissermaßen im äußeren Verdauungstrakt vor sich geht, das wird stark beeinflußt nun von demjenigen, was mineralisch-salzig ist. Sie können dasjenige, was ich jetzt sage, in jeder einzelnen Partie harmonisieren mit

dem, was ich im vorigen Kurs gesagt habe, Sie werden sehen, es ist im wesentlichen das, was ich jetzt vorbringe, eine Ergänzung des dort Gesagten. Die Sache ist nämlich so. Wenn wir uns fragen: Was ist eigentlich ein Heilmittel aus den äußeren Reichen der Natur, was ist ein Heilmittel? – Es ist schon diese prinzipielle Frage eigentlich eine Grundfrage der Medizin, möchte man sagen. Was ist ein Heilmittel?

Alles das ist kein Heilmittel, was der Organismus in seinem gesunden Zustande verdauen kann. Das ist kein Heilmittel. Das Heilmittel beginnt erst dann, wenn man dem Organismus etwas zuführt, was er im gesunden Zustand nicht verdauen kann, was also erst verdaut werden muß im anormalen menschlichen Organismus. Wir fordern den anormalen menschlichen Organismus heraus, etwas zu verdauen, was im gesunden menschlichen Organismus nicht verdaut wird. Die Heilung ist eigentlich eine fortgesetzte Verdauung, aber eben eine Verdauung, die stufenweise in das Innere des menschlichen Organismus verlegt wird.

Unter den Begleiterscheinungen desjenigen, was dann, sagen wir, in der Bleichsucht in den glanzvollsten Symptomen zum Vorschein kommt, wie vorher angedeutet, sind all diese Symptome: Müdigkeit, Schlaffheit, mangelhaftes Einschlafen, Aufwachen. Wenn alle diese Symptome auftreten, die bei den meisten Kindern in dem heute angedeuteten Lebensalter auftreten können, dann ist es notwendig, daß man es schon zunächst probiert mit dem äußeren Verdauungstrakt. Da muß man Mineralisches, noch nicht vollständig Mineralisches anwenden. Und da wird man sehen, daß man Wirkungen erzielt. Zunächst könnten diese Dinge beobachtet werden durch Symptome, die sich da einstellen. Da wird man zum Beispiel sehen, daß da starke Symptome auftreten, die alle darauf hinweisen, wie das Ich äußerlich die Kräfte der äußeren Stoffe erfängt, und wie es unterstützt wird in dieser Beziehung durch, sagen wir, kohlensaures Eisen. Kohlensaures Eisen, das ist etwas, was wie das Stützende gegenüber dem Lahmen wirkt, wenn das Ich äußerlich angreifen soll.

Gehen wir um eine Stufe weiter und wir haben ein mangelhaftes Eingreifen des Ich in den Zirkulationsorganismus, dann wird es bemerkbar sein, wie dieses mangelhafte Eingreifen des Ich in den Zirkulationsorganismus unterstützt werden kann zum Beispiel durch Ferrum muriaticum, also durch ein schon im reinen Mineralischen gesteigertes Heilmittel.

Gehen wir zu dem, was dann im Atmungsorganismus vorliegt, also steigen wir wiederum um eine Stufe höher, so werden wir eine ganz besondere Unterstützung des Ich gewinnen durch Pflanzensäure. Und gehen wir weiter zum Kopfsystem hinauf, durch die reinen Metalle, die natürlich dann da angewendet werden müssen, wo sie nicht äußerlich reine Metalle sind, denn da haben

sie überhaupt zunächst keinen rechten Bezug zum menschlichen Organismus, sondern zu ihren feinsten Kräften. Deshalb habe ich im vorigen Jahre gesagt, im Grunde genommen läßt der menschliche Organismus gar nicht allopathisch mit sich herummachen in bezug auf die Metalle, sondern der homöopathisiert selber, er zersplittert selber die Metalle, indem er kommt vom Verdauungssystem zum Kopforganismus. Man unterstützt natürlich diesen Organismus, wenn man eben schon die Potenzierung entwickelt.
Sie werden aber sehen – und wir werden darauf zurückkommen von einer anderen Seite her –, daß schon daraus etwas zu entnehmen ist mit Bezug auf das Potenzieren. Denn man muß sich eine Vorstellung verschaffen von dem eigentlichen Zentrum des Mangels. Je tiefer das Zentrum des Mangels liegt, je weniger nahe es der Kopforganisation liegt, desto niedrigere Potenzierungen. Je mehr man konstatieren kann, daß es der Kopforganisation nahe liegt, handelt es sich darum, daß man das höhere Potenzieren anwendet. Natürlich handelt es sich darum, daß nun dasjenige, was der Kopforganisation zu nahe kommt, sich in allem möglichen äußern, ausdrücken kann.
Wenn Sie da von dem Gesichtspunkte aus der Ich-Erfassung des Äußeren richtig ausgehen, dann werden Sie, ich möchte sagen, diejenigen Erscheinungen durchschauen können, die Ihnen symptomatisch entgegentreten. Sehen Sie, wenn Sie auf das rekurrieren, was ich in diesen Tagen gesagt habe, was ich auch sonst schon betont habe – der menschliche Organismus ist einfach nicht das, was wir mit Linien aufzeichnen; das ist ja nur das Feste. Der menschliche Organismus ist im wesentlichen auch organisierte Flüssigkeit, organisierte Luft, organisierte Wärme. Und in diese verschiedenen Glieder der Organisation muß nun auch das Ich eingreifen. Und besonders wichtig und subtil ist auch das Eingreifen des Ich in die Wärmeverhältnisse des Körpers. Das Ich muß in der folgenden Art in die Wärmeverhältnisse des Körpers eingreifen: Wir haben zunächst, wenn der Mensch geboren wird, das Abbild des Ich. Ich habe ja gesagt, das Abbild des Ich ist im Kopfe vorhanden, Wir haben das Abbild des Ich. Das wirkt nun im kindlichen Alter. Dazu muß nun das Ich von unten herauf, ich möchte sagen, das Sein geben; das muß da eingreifen. Und das äußert sich darinnen, daß dieses Abbild des Ich, das wir im Kopfe haben, im kindlichen Alter durchaus den Organismus durchwärmend wirkt. Das hat etwas zu tun mit der Durchwärmung des menschlichen Organismus. Aber diese Durchwärmung ist in absteigender Kurve. Diese Durchwärmung ist am stärksten eben bei der Geburt, insofern die Erwärmung vom Kopfe ausgeht, und ist dann in absteigender Kurve. Und wir sind als Menschen genötigt, im späteren Lebensalter dasjenige, was da an der Wärmekurve sich entwickelt, auf seiner Höhe zu erhalten von unten auf durch dieses Eingreifen des Ich in diese Wärmeverhältnisse. Wir müssen später dieser Kurve die andere entgegensetzen, die

aufsteigend ist, und die im wesentlichen von dem Erfassen der aufsteigenden substantiellen Kräfte über die Nahrung, der Hinüberleitung in die Zirkulation, in das Atmen und dann in das Kopfsystem abhängt.
Nun nehmen Sie an, das geschieht eben nicht ordentlich. Es ist zu schwach, dieses Hinüberleiten der inneren Substanzenkräfte der Außenwelt in den menschlichen Organismus. Nehmen Sie an, das ist zu schwach, das wird nicht in der nötigen Intensität entwickelt, dann führen Sie auf dem Ich-Wege, was ja sein muß, dem Organismus nicht genügend Wärme zu. Der Kopf, der dann die absteigende Kurve nur entwickelt, der läßt den Körper erkalten. Das tritt zuerst an den Peripherien auf. Und bitte, beobachten Sie deshalb, wie diejenigen Personen, die die Fortsetzung haben dieses Erschlaffungszustandes, der eben herrührt von alledem, was ich heute beschrieben habe, das Frösteln an den Händen, das Frösteln an den Zehen haben. Da ist es handgreiflich, denn Sie können es spüren, wie dem Prozeß, der von oben herunter durch das Abbild des Ich sich vollzogen hat in der Kindheit, eben nicht das Notwendige entgegengeführt wird durch das tätige Ich, durch das Ich, das entwickelt werden muß, und das die Wärme bis in die äußerste Peripherie der Glieder bringt. Das ist etwas, was Ihnen zeigen wird, wie man, sobald man sich auf bildhaftes Anschauen verlegt, sobald man darauf Rücksicht nimmt, wie im Menschen ineinanderwirken bis zur Bildhaftigkeit fein die verschiedenen Kräfte oben und untere Kräfte, wie man dann tatsächlich auch in dem, was sich äußert, ich möchte sagen, Bilder hat. In dem Frösteln der Hände, in dem Frösteln der Füße haben Sie Bilder für etwas, was im ganzen menschlichen Organismus vorgeht. Und da tritt es dann auf, daß man lernt, die Symptome so zu verwerten, daß einem herausspringt aus den Symptomen die Erkenntnis des ganzen Menschen. Es ist im tiefsten Sinne darauf hinweisend, daß dieses Ich nicht ordentlich im späteren Lebensalter eingreift, wenn der Mensch fröstelnde Hände und Füße hat. Wenn man nämlich solche Dinge beachtet, wenn man überhaupt nur eingeht auf dasjenige, was die Geisteswissenschaft zu sagen hat aus ihren Voraussetzungen heraus, bekommt man einen Zusammenhang mit dem menschlichen Organismus. Wenn man nicht [darauf] eingeht, dann wird man sehen, wie man durch dieses Nichtbeachten allmählich den Zusammenhang verliert mit einem wirklichen Durchschauen des menschlichen Organismus. Wenn man aber eingeht auf dasjenige, was die Geisteswissenschaft bieten kann, bekommt man einen Zusammenhang mit dem menschlichen Organismus. Man wächst in ihn hinein.
Nehmen Sie zum Beispiel das Folgende. Diese Geisteswissenschaft schärft fortwährend ein: In der Aufrichtekraft des Menschen liegt etwas, aber diese Aufrichtekraft hängt wiederum zusammen mit der Entwickelung des Ich von unten nach oben. Dasjenige, was zuerst geschieht, früher, das ist eine Aufrich-

tekraft, die in einem gewissen Sinne nur äußerlich sich äußert. Sie wird unterstützt von dem, was von oben nach unten strömt. Ist der Zahnwechsel vorüber, hat diese Richtkraft in entsprechender Weise sich verwertet, dann ist Schlußpunkt gemacht mit dieser elementaren Aufrichtekraft, dann geht die Aufrichtekraft gerade an das Innere über, dann muß im Innern der Ausgleich geschaffen werden von unten nach oben und von oben nach unten. Und dann treten in Gegensatz die Kräfte von oben nach unten und von unten nach oben. Und die begegnen sich. In diesem, ich möchte sagen eindimensionalen Begegnen der Kräfte von oben und der Kräfte von unten kann man besonders sehen, was in diesem Lebensalter vor sich geht. (313, 70ff.)

Zur möglichen Pathologie der Wesengliederdynamik am Beispiel der Chorea

Vor allen Dingen wird man sich, wenn wir zum Beispiel das kindliche Lebensalter betrachten, klar sein müssen, daß in diesem kindlichen Lebensalter erst in den Menschen dasjenige eingearbeitet wird, was funktionell liegt in dem eigentlichen Ich und in dem astralischen Leibe, wie wir die Dinge bezeichnen. Dieses Funktionelle wird erst so eingearbeitet in das Organische im kindlichen Alter, daß es dann wirklich arbeiten kann mit der biegsamen und elastischen organischen Substanz. Es ist daher nicht zu verwundern, daß gerade im Kindesalter Störungen auftreten, die zusammenhängen mit dieser Einarbeitung des höheren Menschlichen in das niedere Menschliche, insbesondere in dem Lebensalter vom 7. bis 14., 15., 16. Lebensjahr, wo sich der Ätherleib gegenüber dem physischen Leib seine Stellung erobern muß, damit die Geschlechtsreife eintreten kann. Da ist vielfach eine Möglichkeit vorhanden, daß die Elastizität des physischen Leibes und des Ätherleibes nicht zusammenfallen. Es ist ja im wesentlichen die Aufgabe des astralischen Leibes, den Ausgleich dieser Elastizitäten des physischen Leibes und des Ätherleibes zu bewirken. Wenn sie nicht zusammenarbeiten, so wird der astralische Leib oftmals genötigt, seine Kräfte zu verstärken. Hat er dann nicht genügend Kräfte, so treten eben Krankheitserscheinungen ein, denen zu Hilfe gekommen werden muß durch äußere Maßnahmen. Deshalb werden Sie auch finden, daß im kindlichen Lebensalter Krankheitserscheinungen eintreten, die sich gerade, ich möchte sagen, in physischen Entladungen zeigen, wie zum Beispiel bei der Chorea. Alle Erkrankungen, die auf diesen Symptomenkomplex hinauslaufen, das heißt neben dem, was im Organischen selbst vor sich geht, diese Symptomenkomplexe, also diese psychischen Störungen zeigen, alle diese Erkrankungen mit psychischen Störungen hängen eben zusammen mit der dem Astralleib nicht ganz gewohnten Arbeit, die er in bezug auf die Ausgleichung von Elastizität in bezug auf physischen und ätherischen Leib zu leisten hat. (312, 138f.)

Exkurs über die organ-plastische Entwicklungsphase des Menschen und ihre pathologischen Entgleisungsmöglichkeiten

Wenn wir den Menschen, wie er uns als Ganzes im Leben entgegentritt, mit dem Tiere vergleichen, dann finden wir, daß das Tier, insbesondere das höhere Tier, gleich so geboren wird, daß es die ihm im Leben notwendigen Geschicklichkeiten besitzt. Das auskriechende Hühnchen ist schon ganz seiner Umgebung angepaßt, braucht nicht mehr zu lernen; seine Organe besitzen eine so feststehende Plastizität, wie das betreffende Tier nach seiner besonderen Art sie eben nötig hat. Das ist beim Menschen ja nicht der Fall. Der Mensch wird hilflos geboren, er muß erst durch die Außenwelt seine besondere Geschicklichkeit auf gewissen Gebieten erwerben. Das verdankt der Mensch dem Umstande, daß das Wichtigste in seinem irdischen Lebenslaufe eine mittlere Etappe ist zwischen der Kindheit und dem Greisenalter im weiteren Sinne. Diese mittlere Etappe, diese Zeit der Reife ist für das Leben des Menschen auf der Erde hier das Allerwichtigste. Da paßt er seine Organisation durch Erwerbung der Geschicklichkeit dem äußeren Leben an. Da tritt er mit der äußeren Welt in erfahrungsgemäße Beziehung. Diese mittlere Etappe, in der die Organe noch ihre labile Plastizität haben, fehlt eigentlich dem Tier vollständig. Das Tier wird schon so in das Leben hineingeboren, wie wir Menschen im Grunde erst als Greise werden, wo unsere Formen fest werden, wo unseren Formen eine feststehende Plastizität eigen ist. Will man die Animalität verstehen in ihrer Beziehung zur Welt, so versteht man sie eigentlich nur richtig, wenn man sie mit der menschlichen Greisenhaftigkeit vergleicht.

Es kann aber dann die Frage auftauchen: Äußert sich nicht das Tier auch in seinen seelischen Eigenschaften sogleich in Greisenhaftigkeit? – Das ist nicht der Fall, weil ein anderer Pol noch da ist im Tiere, der diesem Greisigen entgegenwirkt, und das ist die Fortpflanzungsfähigkeit. Die Fortpflanzungsfähigkeit ist zugleich für den Menschen, der sie trägt oder für das Wesen, das sie trägt, ein Verjüngendes. Und indem das Tier auf der einen Seite die Greisenhaftigkeit entwickelt, auf der anderen Seite aber in diese Greisenhaftigkeit die Fortpflanzungsfähigkeit hineinfließt, bleibt es in einer gewissen Weise doch bewahrt vor dem zu frühen Ergreisen, bis es fortpflanzungsfähig wird.

Können Sie aber ein Tier oder eine Tierart unbefangen betrachten, dann werden Sie sich sagen: In dem Momente, wo das Tier bei der Fähigkeit anlangt, Nachkommenschaft zu erzeugen, ist es eigentlich schon in die Greisenhaftigkeit hineingekommen. Das ist gerade das Eigentümliche beim Menschen, daß sowohl Greisenhaftigkeit wie Kindhaftigkeit – denn während der Kindhaftigkeit entwickelt sich langsam die Fortpflanzungsfähigkeit – an die Enden des Lebens gestellt sind, und in der Mitte die organisch-plastische Etappe drinnen liegt, die sich durch die Beziehung mit der Außenwelt an diese Außenwelt anpassen kann. Und man kann es in einem gewissen Sinne das Normale des Menschenlebens nennen, daß diese mittlere Etappe in der richtigen Weise bei dem Menschen vorhanden ist. Dann werden gewissermaßen in der richtigen Zeit die Menschen Kinder sein, aufhören in der richtigen Zeit, Kinder zu sein, ins Reifealter eintreten, und sie werden auch in der richtigen Zeit aus dem Reifealter in das Greisenalter eintreten.

Wenn man diesen ganzen Lebensweg des Menschen mit einem Sich-Hineinversetzen in das Zeitliche betrachtet, dann kommt man gerade von da aus auch zu der Betrachtung der Abnormitäten. Man kann nämlich bei gewissen menschlichen Individuen sehen, wie sie es, wenn ich so sagen darf, nicht verstehen, die Greisenhaftigkeit lange genug zurückzuhalten. Ich denke jetzt gar nicht an diejenige Greisenhaftigkeit, die gleich graue Haare oder frühzeitig kahlen Schädel bekommt, diese Greisenhaftigkeit meine ich nicht, denn man kann lange, wenn man einen kahlen Schädel bekommen hat, noch ein Kindskopf geblieben sein, aber ich meine diejenige Greisenhaftigkeit, die sich mehr innerlich, organisch äußert, und die auch nur einer inneren Lebensbeobachtung, einer intimen Lebensbeobachtung gegenüber sichtbar wird: die seelische, wenn wir sie so nennen dürfen, Greisenhaftigkeit, die dann in das Leben hereinspielt, wenn dieses Leben äußerlich durchaus in der plastischen Etappe ist. Es kann aber auch das Umgekehrte eintreten: der Mensch kann in seinem Lebenslauf nicht in der rechten Zeit die Kindhaftigkeit verlassen. Dann spielt die Kindhaftigkeit in das mittlere Lebensalter hinein; dann trägt er dasjenige, was er eigentlich nur innerlich-seelisch als Kind haben sollte, in das mittlere Alter hinein. Und durch dieses entsteht im menschlichen Lebenslaufe ganz besonders Eigentümliches, das wir heute skizzenhaft zu betrachten haben werden. Betrachtet man das menschliche Leben von diesem Gesichtspunkte aus in seinem zeitlichen Verlaufe, so kann man von dem sogenannten normalen Menschenleben zu den verschiedenen Abnormitäten dieses Menschenlebens kommen. Indem wir als Mensch der Greisenhaftigkeit entgegengehen, verliert ja insbesondere unsere Kopf-, unsere Hauptesorganisation die innere Beweglichkeit, die bewegliche Plastik. Wir werden steifer, unplastischer in bezug auf die Hauptesorganisation, wenn es gegen das Lebensende zugeht. Und alle diejenigen Fähigkeiten, die wir uns im Leben erworben haben, werden im Greisenalter seelischer, geistiger. Aber das geschieht auf Kosten einer Animalisierung unserer Hauptesorganisation. Wir werden physisch so, wie das Tier vom Anfange an ist. Wir werden gewissermaßen animalisiert. Dadurch erkaufen wir uns dasjenige, was wir, wenn die Erziehung richtig ist, vielleicht für das ganze Leben noch haben können an geistig- seelischem Zusammenhang mit dem Leben, wir erkaufen uns das dadurch, daß in diesem späteren Lebensalter ge-

wissermaßen das, was wir geistig-seelisch mit der Welt erleben, nicht mehr so recht in unsere Organisation hineingeht. Der Schädel ist zu steif, plastisch zu fest geworden. Wir hantieren in dem Greisenalter daher mehr mit dem, was uns seelisch-geistig mit der Außenwelt verbindet. Wir nehmen nicht mehr in gleich starkem Maße wie früher dasjenige, was wir an der Außenwelt erfahren, in unsere Innerlichkeit hinein. Eine Animalisierung unserer oberen Organisation tritt ein.
Diese Animalisierung unserer oberen Organisation, die kann nun tatsächlich deplaciert schon in dem frühen Reifealter eintreten, in der innerlichen Weise, wie ich das auseinandergesetzt habe. Weil aber der Mensch selbstverständlich noch immer Mensch bleibt, also auch, wenn er gewissermaßen seiner Kopforganisation nach animalisiert ist, doch Mensch ist, so tritt uns das, was hier in Betracht kommt, nicht in äußerlichen Merkmalen entgegen, sondern eben in innerlich-seelischen Eigentümlichkeiten. Das geschicht so: Wenn diese besondere Art, mit der Außenwelt in Verbindung zu kommen, die der Greis oder die Greisin hat, zu früh eintritt, sie kann sogar schon im Kindesalter eintreten, so tritt diese – weil ja dann doch natürlich die Plastizität im übrigen Menschen noch überwiegt – zurück in die physische Organisation und man erlebt dasjenige, was man in einem gesunden Verhältnis zur Außenwelt erlebt, wenn man verstanden hat, in der richtigen Zeit Greis zu werden, auf innerliche Art früher. Man verbindet es mit seinem Physischen. Man nimmt es auf in seine physische Organisation, und es kommen dadurch Eigenschaften zustande, die dem Animalischen, dem Tierhaften ähnlicher werden, als sie sonst bei normalen Menschen sind. (303, 62ff.)

Aber auch der umgekehrte Fall kann eintreten: es kann das Kindhafte in das spätere, reife Leben des Menschen hineinspielen. Das Kindhafte besteht darinnen, daß nicht nur in instinktiver Weise durch die Kopforganisation die Verhältnisse der Umwelt erlebt werden, sondern die Kopforganisation lebt im Stoffwechsel intensiv dasjenige mit, was sein Verhältnis zur Außenwelt ist. Wenn das Kind Farben sieht, so geschehen in ihm lebhafte Stoffwechselvorgänge. Das Kind konsumiert gewissermaßen die äußeren Eindrücke auch bis in seinen Stoffwechsel hinein. Man kann durchaus sagen, ohne bildlich, sondern ganz real zu sprechen: die Magenfunktion des Kindes richtet sich nicht nur nach den Speisen wegen des Geschmackes und ihrer Verdaulichkeit, sondern auch nach den Farbeneindrücken der Umgebung. Sie richtet sich nach dem, was das Kind aus der Umgebung herein erlebt. So daß man sagen kann: Bei dem Greise haben wir eine Animalisierung des Lebens in physischer Beziehung; bei dem Kinde haben wir das ganze Leben erfüllt von einer Sensitivität des vegetativ-organischen Prozesses.

Der vegetativ-organische Prozeß, nicht der animalisch-organische, sondern der vegetativ- organische Prozeß erlebt bei dem Kinde mit alles, was es in der Außenwelt erfährt. Das geht eben durchaus bis in die seelischen Eigenschaften hinein. So daß wir bei dem Kinde niemals zu einer vollständigen Erkenntnis kommen, wenn wir uns nicht auch fragen: Wie konsumiert das Kind bis in seinen Stoffwechsel hinein seine Eindrücke? – Darin besteht ja das sogenannte normale Menschenleben, daß der Mensch dann im späteren, reifen Alter seinen Stoffwechsel mehr sich selbst überläßt, daß er das Leben mit der Außenwelt wiederum in einer selbständigeren Weise erlebt, daß der Mensch dasjenige, was er seelisch-geistig mit der Außenwelt erlebt, nicht so wie das Kind hinunterläßt in den Stoffwechsel, daß nicht immer von einer so lebendigen, innerlichen Drüsenabsonderung, wie es beim Kinde der Fall ist, alle äußeren Beziehungen zur Außenwelt begleitet werden.
Das Kind konsumiert dasjenige, was es in der Außenwelt erlebt, ich möchte sagen, wie eine Nahrung. Und der spätere, reife Mensch überläßt seinen Stoffwechsel sich selber. Er ist nur dadurch eben ein reifer Mensch im normalen Leben, daß die Dinge nicht so tief in seine vegetativ-organischen Prozesse hineingehen. Aber es kann das bei gewissen Individuen bleiben. Gewisse Individuen können die Kindhaftigkeit in das spätere Leben hineintragen. Dann behalten sie eben diese Eigenschaft, daß sie das äußere Erleben mit ihren organischen Prozessen verbinden, daß sie auch Seelisches noch mit ihren organisch-vegetativen Prozessen verbinden. (303, 67ff.)

c) Die Entwicklung im dritten Jahrsiebt

Vom Wirken der Funktionssysteme und Wesensglieder – zur physiologischen Gesamtsituation

Wiederum in derjenigen Lebensepoche, welche die Geschlechtsreife des Menschen bringt, haben wir ein neuerliches Zusammenstoßen des Stoffwechselsystems und des Nerven-Sinnessystems. Aber so, daß jetzt das Stoffwechselsystem überwiegt, prädominiert, was sich zum Beispiel beim männlichen Geschlechte dadurch ausdrückt, daß selbst die Stimme, die zunächst bis in dieses Lebensalter hinein wesentlich eine Ausdrucksform war des Nerven-Sinnessystems, sich verändert dadurch, daß das Stoffwechselsystem gewissermaßen heraufschlägt und die Stimme dumpfer macht. (314, 122)

Der [Astralleib] kommt zur vollen Tätigkeit eigentlich erst mit der Geschlechtsreife. Da wirkt er erst ganz im menschlichen Organismus drinnen. [...] Während zwischen der Geburt und dem Zahnwechsel der ätherische Leib

gewissermaßen aus dem physischen herausgezogen wird, selbständig wird, zieht man zwischen dem 7. und 14. Jahre den astralischen Leib nun nach und nach an; und wenn er ganz angezogen ist, wenn der astralische Leib nicht mehr bloß lose verbunden ist, sondern den physischen und Ätherleib ganz innig durchdringt, dann ist der Mensch auf dem Lebenspunkt der Geschlechtsreife angelangt.
Beim Knaben sieht man an der Verwandlung der Stimme, daß der astralische Leib nun ganz im Kehlkopf drinnen ist; bei der Frau an der Ausbildung anderer Organe, Brustorgane und so weiter, daß der astralische Leib nun ganz eingezogen ist. Der astralische Leib zieht langsam in den menschlichen Leib hinein von allen Seiten.
Die Linien und die Richtungen, die er verfolgt, das sind die Nerven. Den Nervensträngen nach, von außen nach innen, zieht der Astralleib ein. Er fängt da an, von der Umgebung, von der Haut aus allmählich und dann sich innerlich zusammenzuziehen, den ganzen Körper auszufüllen. Vorher ist er eine lose Wolke, in der das Kind lebt. Dann zieht er sich zusammen, ergreift innig all die Organe, verbindet sich, wenn wir grob sprechen, chemisch mit dem Organismus, mit dem physischen und ätherischen Gewebe. (311, 99)

Man lernt die Sprache in den ersten Lebensjahren von seiner Umgebung. Aber diese Sprache, die man da lernt, die das Kind bis zum 4., 5., 6. Jahre noch spricht, die verhält sich zum ganzen Menschen, wie sich die Milchzähne zum ganzen Menschen verhalten. Und was der Mensch, nachdem er die Geschlechtsreife erlangt hat, nachdem er 14, 15 Jahre alt geworden ist, eigentlich an der Sprache hat, was er da spricht, was da in ihm betätigt wird, indem er spricht: das ist gerade so ein zweites Mal angeeignet, neuerdings angeeignet, erarbeitet vom Menschen, wie das Zahnerhalteprinzip ein zweites Mal erarbeitet ist.
[...] In den ersten Lebensjahren bis zum Zahnwechsel sieht man, wie das Vorstellen sich gleichsam ausspart in dem Zahnwechsel, so daß, wenn der Zahnwechsel sich vollzogen hat, die Vorstellung dann sich gestalten kann! Während da das Vorstellen gewissermaßen sich aus dem Leiblichen zurückzieht und selbständig Seelisches wird, ist es später, zumeist schon vorher sich ankündend, aber namentlich vom Zahnwechsel bis zur Geschlechtsreife, der Wille, das, was wir Wille nennen, was sich zurückzieht aus der ganzen Organisation des Kindes und sich lokalisiert in der Kehlkopf- und Sprachorganisation. Ganz genau so, wie sich nach innen drängt das Vorstellungsleben und selbständig seelisches Element wird, so lokalisiert sich in dem, was aus der Sprache und ihren Organen im 14., 15. Jahre wird – bei manchen Kindern etwas früher natürlich –, das Willenselement. Man kann sehen in dem, was als

Organ-Umgestaltung des Knaben im Kehlkopf eintritt – wir werden noch davon zu reden haben, was dem bei Mädchen entspricht – dasjenige, wohin der Wille kulminiert.
[...] Man lernt erkennen die äußere physische Offenbarung eines Geistig-Seelischen, und man lernt erkennen das Sich-Lokalisieren der Willensnatur in der Kehlkopfnatur, man lernt beobachten das Hineinschießen des Willens in die menschliche Sprache.
[...] Wir erkennen in dieser Willensbildung die Ich-Entwickelung, die man für sich verfolgen muß, und mitten drinnen sehen wir dasjenige, was zwischen Ätherleib und Ich liegt, was gerade in der Sprache zum Ausdrucke kommt [...]. (301, 22ff.)

[...] Unser Haupt, das eigentlich organisiert ist auf das Außerirdische, würde jene starken Kräfte, die von unserem Stoffwechsel aus als Willensträger in das Haupt hineinschießen wollen, nicht ohne weiteres aufnehmen können. Diese Kräfte müssen sich zuerst stauen. [...] Diese Kräfte müssen zuerst haltmachen, bevor sie genügend filtriert, genügend verdünnt, verseelt sind, um im Haupte sich geltend machen zu können. Und diese Etappe machen diese Kräfte durch am Ende des zweiten Lebensjahrsiebents, wenn sich die Kräfte des Willens in der Kehlkopforganisation stauen, wenn sie so in dem Menschen aufschießen, daß sie sich sogar in der männlichen Organisation – in der weiblichen zeigt sich das etwas anders – in der Umwandelung der Stimme geltend machen. Das sind die Willenskräfte, die, bevor sie zum Haupte schießen, Halt machen, so daß wir sagen: am Ende unseres zweiten Lebensjahrsiebents stauen sich die Willenskräfte in unserer Sprachorganisation. Dann sind sie genügend filtriert, genügend verseelt, um nun sich in unserer Hauptesorganisation geltend machen zu können. Dann sind wir so weit, wenn wir geschlechtsreif geworden sind und auch dasjenige haben, was der Geschlechtsreife parallel geht, die Umwandelung des Sprechens, dann sind wir so weit, daß durch unser Haupt zusammenwirken können in unserem irdischen Menschen Vorstellung und Wille. (201, 150)

Ja, was wird denn anders nach der Geschlechtsreife? Es wird anders das ganze Willensleben des Menschen! Versuchen Sie zu vergleichen den neunzehnjährigen mit dem dreizehnjährigen Menschen und den Blick hinzuwenden auf das konkrete Willensleben. Das ganze Willensleben wird anders, es könnte ja sonst nicht das Liebegefühl in das Willensleben hineinkommen. Wiederum solch ein Umschwung im seelischen Leben! Wenn wir geisteswissenschaftlich erforschen, um was es sich handelt, kommen wir auf das Folgende: Wir wachsen immer mehr mit der Außenwelt zusammen, insbesondere in der Zeit vom

Zahnwechsel bis zur Geschlechtsreife; wir ergreifen immer mehr von dieser Außenwelt, unser Wille wird immer orientierter und orientierter, wir lernen unseren Willen in Übereinstimmung bringen mit den Dingen und Vorgängen der Außenwelt. Wenn man den ganzen Komplex, der hier vorliegt, wirklich studiert, dann findet man, daß in dieser Zeit der Mensch sich aneignet, und zwar durch seinen Verkehr mit der äußeren Welt, nicht von innen heraus, das Willenselement. Es war eine tiefe Intuition, als der Dichter sagte: «Es bildet ein Talent sich in der Stille, sich ein Charakter in dem Strom der Welt.» Das Talent sproßt von innen heraus auf, der Charakter, das heißt das Willenselement, bildet sich im Strom der Welt, im Austausch der inneren Kräfte mit äußeren Kräften. Aber der Mensch muß sich wehren gegen das, was ihm von der äußeren Welt kommt; das Innere muß reagieren, das Innere muß dasjenige stauen, was von der Außenwelt kommt. Diesem willensbildenden Element, das von dem Wechselverkehr mit der äußeren Welt an den Menschen herantritt, dem tritt eine innere Kraft entgegen: das staut sich beim Mann im Kehlkopf, beim Weibe in andern Organen, und dieses Stauen, dieses Zusammenprallen des äußeren Willenselementes mit dem inneren Willenselement, das drückt sich aus in der Umwandlung des Kehlkopfes oder ähnlicher Organe. Da sehen Sie auch das Geistige der Außenwelt an dem Menschen arbeiten. (199, 288)

[...] Es ist der Wille, wie es in den ersten sieben Lebensjahren das Vorstellungsleben war, das sich dann zu einem erinnerungsfähigen Gedanken formt, jetzt ist es der Wille, der in den Organismus hineinschießt, der sich dem Organismus eingliedert und von jetzt ab als freier Wille die Sprache durchdringt, während bis dahin das Kind bis zum 14., 15. Jahre in seiner Sprache nicht frei war, sondern – man kann das nachweisen – unter dem Einflusse der Umgebung gestanden hat. So daß wir uns sagen können: In der zweiten Lebensepoche ist dasjenige, was später als Wille auftritt, das Organgestaltende. Und es tritt, im Jünglingsalter dann, im 17., 18. Jahr bis in die Zwanzigerjahre hinein zutage, indem es den Jüngling durchglüht mit Idealen. Es ist frei geworden dasjenige, was gearbeitet hat an dem, was dann als Geschlechtsliebe, als Menschenliebe überhaupt, erscheint. Was da frei geworden ist nach dem 14., 15. Lebensjahr in der Geschlechtsreife, es hat gearbeitet bis zum 7. Jahr; der Wille ist es – erst der Wille, der an das Organ gebunden ist, dann der frei werdende Wille. (334, 237f.)

Ist [...] der Mensch bei der Geschlechtsreife angelangt, dann wird, was in der Sprache gewirkt hat, der astralische Leib, in ihm frei, frei wirksam. Vorher hat er das, was bei der Sprache wirkt, zur Organisation des Leibes innerlich nötig.

Dasjenige, was in der Sprache wirkt, auch in vielem anderen wirkt, in allem Formen, dem plastischen und musikalischen Formen wirkt, das wird jetzt frei. Das lernt der Mensch dann anwenden von der Geschlechtsreife ab; da wird er erst ein intellektualisierendes, logisches Wesen.
Und man kann ja sehen, wie dasjenige, was das Sprechen durchzuckt und durchströmt und durchwellt, noch einen letzten Ruck in den Körper hinein macht und dann frei wird. Schauen Sie sich den Knaben an, hören Sie ihm zu, wie verwandelt in dem Alter die Sprache durch die Geschlechtsreife wird. Das ist ebenso wie das Verwandeln beim Zahnwechsel um das 7. Jahr herum. Da ist noch der letzte Ruck, den der Astralleib hinein in den Körper macht, den also das, was im Sprechen zuckt und wirkt, in den Körper macht, wenn der Kehlkopf aus einem anderen Sprachunterton heraus zu sprechen beginnt. Beim Weiblichen ist es entsprechend auch so, nur in anderer Weise, nicht durch den Kehlkopf, sondern durch andere Organe. Der Mensch ist dann geschlechtsreif geworden.
Dann tritt er eben in dasjenige Lebensalter ein, wo maßgebend, ausschlaggebend für ihn jetzt nicht das ist, was vom Nerven-Sinnessystem in den ganzen Körper ausstrahlt, sondern maßgebend wird jetzt für ihn das Bewegungssystem, das Willenssystem, das innig zusammenhängt mit dem Stoffwechselsystem. Der Stoffwechsel lebt sich in der Bewegung aus. Und jetzt können wir auch an der Pathologie eben sehen, wie beim Erwachsenen vorzugsweise vom Stoffwechselsystem die Krankheit ausstrahlt – sogar die Migräne ist eine Stoffwechselkrankheit –, wie die Krankheiten nicht vom Kopf ausstrahlen, während beim Kinde alles vom Kopf ausstrahlt. Es ist einerlei, wo man die Krankheit bekommt, wissen muß man, von wo die Krankheit ausstrahlt. (306, 68f.)

Die Pubertät als Erdenreife

Was ist am Kinde am regsten? Gerade die Gehirntätigkeit! Von dieser strahlt die plastische Gestaltung des ganzen Leibes aus. Am regsten ist diese bis zum Zahnwechsel. Beim Zahnwechsel überträgt sich diese Bildungsfähigkeit auf das Atmungs-Herzsystem, und bis zur Geschlechtsreife hat man es mit diesem zu tun. [...] Die Muskeln bilden sich so innerlich zwischen dem siebenten und vierzehnten Jahre aus, daß das dem rhythmischen System angepaßt ist. Und wenn das vierzehnte Jahr herannaht, dann erst erfaßt das Seelisch-Geistige den ganzen Menschen, und es ist interessant zu verfolgen, wie vorher die Muskeln sich gerichtet haben nach dem Herzschlag, Pulsschlag und Atmen. So fangen sie dann an, sich durch die Sehnen mit den Knochen zu befreunden, mit dem Skelett, und passen sich den äußeren Bewegungen an. [...] Vom Kopf geht es aus, das Seelische wächst immer weiter und weiter der Oberfläche des

Menschen zu und ergreift zuletzt die Knochen, füllt dann den Menschen ganz aus und verbraucht ihn, befreundet sich immer mehr und mehr mit den Absterbekräften, bis diese Absterbekräfte im Moment des Todes den Sieg davontragen.
Bis in die geringsten Einzelheiten hinein verfolgt anthroposophische Geisteswissenschaft die geistigen Prozesse, wie sie sich in das materielle Leben hinein versenken und wie das Geistig-Seelische vom Kopf aus den ganzen Menschen ergreift. (210, 233f.)

Aber eigentlich muß eingesehen werden, daß der Mensch bis zur Geschlechtsreife als allgemein menschliches Wesen lebt, und daß er dasjenige, was er von der Welt erlebt dadurch, daß er Mann oder Frau ist, erst von dem Eintritt der Geschlechtsreife an erlebt. In dieser Beziehung, in der man ja heute aus unserer allgemeinen intellektuell-naturalistischen Zivilisation heraus nicht sehr einsichtig ist, ergibt sich für denjenigen, der etwas unbefangen gerade für richtige Menschenerkenntnis an die Welt herantritt, erst die wirkliche Einsicht in das Verhältnis der Geschlechter in der Welt und auch in die Bedeutung zum Beispiel der Geschlechtsfrage oder der Frauenfrage in der Gegenwart und für die nächste Zukunft.
Natürlich, wenn gesagt werden muß, daß der Mensch gewissermaßen nur bis zur Geschlechtsreife hin im allgemeinen Mensch ist, so wird das nur vollständig verstanden, wenn man sich klar darüber ist, welche ungeheuer bedeutungsvolle Metamorphose zum Beispiel für das männliche Geschlecht in der Umwandlung der Stimme, der Stimmlage während der Geschlechtsreife stattfindet. Ähnliche Prozesse finden ja auch statt für das weibliche Geschlecht; sie sind nur auf einem etwas anderen Felde gelegen. Dasjenige, was menschliche Stimme im allgemeinen ist mit all ihrer Modulation, mit allem, was sie befähigt zum Laut- und Tongestalten, das rührt von dem Allgemein Menschlichen her, das ist herausgeboren aus dem Geistig Seelischen, wie es in dem Menschen bis zur Geschlechtsreife hin arbeitet. Dasjenige, was der Mensch an Verwandlung seiner Stimmlage aufbringt, ist etwas ihm von außen, von der Welt Aufgedrängtes, das ist etwas, wodurch er sich mit seinem innersten Wesen in die äußere Welt hineinstellt. Es ist einfach, daß nun beim Kehlkopf nicht nur die Weichteile nach der Anlehnung an die Knochen hinarbeiten, sondern es ist ein leises Verknöchertwerden des Kehlkopfes selber, was da auftritt, und im Grunde genommen dadurch ein Herausgehen des Kehlkopfes aus dem bloßen inneren Menschensein in das Weltsein.
Überhaupt ist es so, daß wir dieses Hineintreten in die Welt als etwas viel Allgemeineres ansehen müssen, als es gewöhnlich angesehen wird. Gewöhnlich schildert man das Eintreten des Menschen in die Periode, in welcher bei

ihm die Liebe eine Rolle spielt, so, als ob eben die Liebe, wenn auch im allgemeineren Sinne, nur für das Geschlechtsleben ihre Rolle spielen würde. Es ist nicht so; der Mensch tritt mit dem Durchgang in die Geschlechtsreife in die Kraft des Liebens für alles dasjenige, was in seiner Umgebung ist, ein. Nur eine besondere Nuance, ein Herausgehobenes aus dem allgemeinen Lieben ist die Liebe zwischen Mann und Weib. Nur wenn man sie in dieser Spezialisierung ansieht, dann versteht man sie eigentlich recht, und dann versteht man auch recht ihre Aufgabe in der Welt. (303, 242f.)

Dasjenige, was [in der Pubertätszeit] als Beziehung der Geschlechter auftritt, ist nicht das Ganze; das Überschätzen in dieser Beziehung ist nur eine Folge unserer materialistischen Anschauungen. In Wirklichkeit sind alle Beziehungen zur Außenwelt, die mit der Geschlechtsreife auftreten, im Grunde genommen gleichgeartet. Man sollte daher im Grunde sprechen von einer Erdenreife, nicht von einer Geschlechtsreife, und sollte unter die Erdenreife stellen die Sinnesreife, Atemreife, und eine Unterabteilung sollte auch sein die Geschlechtsreife. So ist der Tatbestand wirklich. Da wird der Mensch erdenreif, da nimmt der Mensch das Fremde wieder in sich hinein, da erlangt er die Fähigkeit, nicht stumpf zu sein gegen die Umgebung. Er wird eindrucksfähig gegenüber der Umgebung, Vorher ist er nicht eindrucksfähig für das andere Geschlecht, aber auch nicht für die übrige Umgebung. Da bildet der Mensch also seinen dritten Leib aus, der wirkt bis zum Beginne der Zwanzigerjahre. (317, 18)

Denn im Grunde genommen hat der ganze Prozeß, der sich im Menschen abspielt mit den freigewordenen geistig-seelischen Kräften vor der Geschlechtsreife, mit dem Geschlechte noch gar nichts zu tun. Er ist etwas nuanciert, aber er hat mit dem Geschlechte in Wirklichkeit noch gar nichts zu tun. Dasjenige, was mit dem Geschlechte zu tun hat, entwickelt sich eben erst, wenn der Mensch seinen Durchbruch in die Welt vollzogen hat, wenn er also mit der Welt in Zusammenhang getreten ist.

Dann aber tritt für sein Seelisch-Leibliches wiederum etwas ähnliches ein wie beim Zahnwechsel. Beim Zahnwechsel sind diejenigen Kräfte freigeworden, die nach dem Denken, Fühlen, Wollen gehen, was sich mehr nach der Erinnerungsseite hin entwickelt. Die Erinnerungskraft wird gewissermaßen frei. Jetzt, bei der Geschlechtsreife, kommt etwas zu freier seelischer Tätigkeit, das vorher in den Rhythmus der Atmung hineingegangen ist, was sich von da aus noch bestrebte, Rhythmus in das Muskelsystem, sogar in das Knochensystem hineinzubringen. Dieses Rhythmische wird nun frei, und das wird frei als Empfänglichkeit des Jünglings oder der Jungfrau für ideale Gebilde, für das

Phantasiemäßige. Die eigentliche Phantasie wird im Grunde mit der Geschlechtsreife erst aus dem Menschen herausgeboren, denn die eigentliche Phantasie kann erst dann geboren werden, wenn der von Zeit und Raum freie astralische Leib geboren wird, der ebenso wie die Träume Vergangenheit, Gegenwart und Zukunft nach inneren Gesichtspunkten durcheinander gruppieren kann.
Was bringt sich denn der Mensch mit, wenn er da gewissermaßen auf dem Umwege durch das Knochensystem durchbricht in die Welt? Er bringt sich das mit, was vorher in seinem Inneren war, was er aus seinem präexistenten Leben in sein Inneres hereingebracht hat. Er wird gewissermaßen mit der Geschlechtsreife tatsächlich aus der geistig-seelischen Welt herausgeworfen. Man kann das ohne Übertreibung sagen, denn es ist die reine Wahrheit: der Mensch wird mit der Geschlechtsreife aus dem geistig-seelischen Leben der Welt herausgeworfen und hineingeworfen in die äußerliche Welt, die er nur mit seinem physischen Leib, mit seinem ätherischen Leib wahrnehmen kann. Und wenn das auch durchaus nicht klar in das Bewußtsein herauftritt, im Unterbewußten spielt es eine um so größere, eine um so intensivere Rolle. Im Unterbewußtsein spielt es eine solche Rolle, daß nun der Mensch – wie gesagt, unterbewußt oder halbbewußt – die Welt, die er betritt, vergleicht mit der Welt, die er früher in sich gehabt hat. Er hat sie früher in sich nicht vollbewußt wahrgenommen, aber er fand die Möglichkeit in sich, mit ihr zu arbeiten. Das Innere des Menschen gibt die Möglichkeit, frei mit einer Überwelt zu arbeiten, frei mit einem Geistig-Seelischen zu arbeiten. Die äußere Welt gibt das nicht. Da gibt es alle möglichen Hemmungen, da gibt es die Wünsche, diese Hemmungen zu überwinden. Da gibt es den ganzen Tumult, der in dem Verkehre zwischen Mensch und Welt zwischen dem vierzehnten und fünfzehnten Jahre und dem Beginn der Zwanzigerjahre eintritt. (303, 238f.)

Der zweite Evolutionsvorgang, der in unserem Leben eintritt, ist derjenige, welcher in aller Stärke sich dann zeigt, wenn der Mensch geschlechtsreif wird, wenn sein physischer Leib und sein Ätherleib zu einer gewissen Entwickelung gekommen sind und der Astralleib beginnt, mit seiner Entwickelung ganz besonders einzusetzen, wenn also das, was in jedem Schlafzustand sich trennt, in einen neuen Zusammenhang kommt. Der Schlafzustand verläuft ja so, daß der physische Leib und der Ätherleib im Bette liegenbleiben, und daß der astralische Leib und das Ich herausgehen. Das menschliche Leben besteht daher in einem innigen Zusammenhang zwischen dem physischen und dem Ätherleib, aber in einem loseren Zusammenhang zunächst zwischen diesen beiden mit dem astralischen Leib und dem Ich. Im Wachzustand durchdringen sich diese vier [Glieder], im Schlafzustand aber sind astralischer Leib und

Ich aus dem physischen und Ätherleib heraußen, da ist also der Zusammenhang ein loserer. Aber dieser Zusammenhang kommt zu einer gewissen Modifikation, er kommt eigentlich erst zur Reife [im 14., 15., 16. Lebensjahre], es kommt erst [dann] zur richtigen Wechselwirkung mit demjenigen, was wir im Schlafe getrennt haben vom Physisch-Leiblichen, das während des Schlafens im Bette liegen bleibt. Der richtige Zusammenklang tritt eben erst ein im 14., 15., 16. Lebensjahre. Der Mensch wird da von einer inneren Stärke erfaßt, wodurch er sein Physisch-Leibliches durchdringt mit seinem Geistig-Seelischen, das heißt mit seinem Astralischen und mit seinem Ichwesen. Das drückt sich äußerlich aus in dem Geschlechtsreifwerden, was nur die alleräußerste Offenbarung ist einer völligen Verwandlung des ganzen Menschen. Dasjenige also, was da als ein Evolutionsvorgang einsetzt, kann man bezeichnen als Reife. (343, 258)

Da hat man in einer Schule wie der Waldorfschule die Kinder zwischen dem siebenten und dem vierzehnten Lebensjahr: Da ändert sich das, da hat der Mensch ausgebildet seinen zweiten Menschen. Da habe ich ein Kind vor mir, das ist aus dem vorirdischen Dasein hereinmodelliert nach dem Modell, das abgeworfen ist, und jetzt sind in dem Kinde natürlich Vererbungskräfte geblieben. Die sind in das Modell, in die Imitation des Modells hineingefügt. Jetzt ist das Kind viel zu unirdisch. Denn jetzt hat das Außerirdische an dem Kind besonders stark gearbeitet, jetzt ist eigentlich der Schwingungsausschlag nach der entgegengesetzten Seite da. Vorher war das auch äußerlich am Menschen sichtbar, er war ganz Vererbungsprodukt, jetzt ist das, was äußerlich sichtbar ist, eigentlich ganz von innen entstanden. Jetzt muß die äußerliche Welt erworben werden. Jetzt muß dasjenige, was rücksichtslos für die Erdenwelt, nur mit Rücksicht auf das eigene menschliche Modell gearbeitet hat, nach der Außenwelt sich richten. Jetzt kommt in Betracht, daß der Astralleib und die Ich-Organisation zwischen sieben und vierzehn Jahren so arbeiten müssen, daß nun wieder dieses überirdische Wesen angepaßt wird den äußeren Erdenverhältnissen. Dieses hat seinen Abschluß mit der Geschlechtsreife. Da ist der Mensch ganz in die Erdenverhältnisse hereingestellt, da geht er seine Beziehungen zu den Erdenverhältnissen ein, da ist das Erdenmäßige hereingegliedert in den Menschen, und so ist eigentlich die Hauptsache beim Entstehen des zweiten Menschen zwischen dem siebenten und vierzehnten Jahr das, was er sich aus dem vorirdischen Dasein mitbringt, dann wirkt das Irdische herein. Das erreicht einen Abschluß in der Geschlechtsreife und der dritte Mensch wird jetzt ausgebildet. Daher beginnt das eigene Karma erst nach der Geschlechtsreife zu wirken. (316, 152f.)

Die Bildung eines neuen, schicksalsbefähigten Herzensorganismus in der Reifezeit

Das, was zunächst geschieht, bevor der Mensch an seinen physischen Leib, an das Embryonale, an das Keimhafte seines physischen Leibes herankommt, ist, daß er die Kräfte der ätherischen Welt an sich heranzieht. Wir leben hier auf der Erde in der physischen Welt, das ist in derjenigen Welt, die durch alles das charakterisiert ist, was wir durch unsere Sinne sehen und durch unseren irdischen Verstand begreifen. Aber in dieser Welt gibt es nichts, was nicht durchsetzt ist von der ätherischen Welt. Diese physische Welt, die wir sehen, die wir hören und so weiter, ist überall von der ätherischen Welt durchsetzt. An diese ätherische Welt lebt sich der Mensch früher heran als an die physische Welt. Bevor er die Neigung erhält, sich mit der physischen Welt durch den Embryo zu verbinden, zieht er die Kräfte der ätherischen Welt heran. Und er bildet sich, indem er die Kräfte aus der ätherischen Welt heranzieht, seinen Ätherleib.

Damit wir diese Vorstellungen genauer aufnehmen können, wollen wir uns das schematisch auf die Tafel zeichnen **(Abb. 13)**. Nehmen wir an, ich wollte das Geistig-Seelische, was da herankommt aus der geistigen Welt, durch diese Figur charakterisieren (*violett*). Das ist natürlich nur ganz schematisch gemacht. Nur dasjenige, was der Mensch zunächst an sich heranzieht, das wird zu seinem ätherischen Leib. Also er umkleidet sich gewissermaßen, indem er heruntersteigt aus der geistigen Welt, mit seinem ätherischen Leib *(orange schraffiert)*. Aber damit, daß man sagt, «der Mensch umkleidet sich mit seinem ätherischen Leib», ist nicht viel gesagt; man muß da schon ein wenig eingehen auf die Beschaffenheit dieses ätherischen Leibes. Dieser ätherische Leib, der sich da im Menschen heranbildet, ist gewissermaßen eine Welt für sich. Allerdings, man möchte sagen, eine Welt für sich im Bilde. Es ist so, daß dieser ätherische Leib zum Beispiel an seiner Umgebung Sternhaftes zeigt *(gelbe Sterne)*, und daß er in seinem unteren Teile etwas zeigt, was sich mehr oder weniger wie ein Abbild der Erde selber ausnimmt. Ja, er hat sogar eine Art von Abbild des Sonnen- und Mondenhaften in sich.

Das ist außerordentlich bedeutsam, daß, wenn wir so aus der allgemeinen Ätherwelt beim Heruntersteig in die irdische Welt die Ätherkräfte heranziehen, wir in unseren Ätherleib eine Art Abbild des Kosmos mitnehmen. Wenn wir den Ätherleib des Menschen in dem Momente herausnehmen könnten, wo der Mensch sich mit dem physischen Leib verbindet, so würden wir, viel schöner als das jemals mechanisch geformt worden ist, eine Sphäre haben mit den Sternen, mit dem Tierkreis, mit Sonne und Mond.

Diese Konfigurationen des Ätherleibes bleiben noch vorhanden, wenn der

Mensch mit seinem physischen Leib während der Embryonalzeit immer mehr und mehr zusammenwächst. Sie blassen nur etwas ab, aber sie bleiben vorhanden. Und sie bleiben auch vorhanden bis in das siebente Lebensjahr hinein, bis zum Zahnwechsel. Da ist durchaus im kindlichen Ätherleib noch immer diese Weltensphäre zu erkennen. Mit dem siebenten Jahre, mit dem Zahnwechsel, beginnen die Gebilde, die man da drinnen schaut in dem Ätherleib, gewissermaßen strahlig zu werden, während sie vorher mehr sternig waren. Ich zeichne das schematisch für die Zeit von dem siebenten bis ungefähr zum vierzehnten Jahr, vom Zahnwechsel bis zur Geschlechtsreife **(Abb. 14)**. Wie gesagt, es verblaßt während der Embryonalzeit schon und dann immer mehr, aber es ist noch deutlich vorhanden. Vom Zahnwechsel ab jedoch beginnt es ganz zu verblassen, dafür aber Strahliges nach innen zu senden. Ich möchte sagen: die Sterne lösen sich auf im menschlichen Ätherleib, sie werden zu Strahlen, die die Tendenz haben, da im Inneren zusammenzukommen.

Das alles geschieht langsam und allmählich während des ganzen Lebensabschnittes vom Zahnwechsel bis zur Geschlechtsreife. Bei der Geschlechtsreife ist es dann so weit, daß, indem diese Strahlen hier zusammengewachsen sind, sie innerlich eine Art eigenes Gebilde, ein ätherisches Gebilde formen. Man möchte sagen: Dasjenige, was die Umfangssterne waren, das strahlt zuerst nach innen; dann hört es später auf, da werden diese Sterne vollständig blaß. Es bleibt natürlich immer etwas vorhanden, aber es wird ganz blaß. Es werden auch diese Strahlen blaß. Dagegen wird das, was sich in der Mitte gewissermaßen zusammengeballt hat, besonders lebendig. Und in dem, was sich da in der Mitte zusammengeballt hat, in dem hängt in der Zeit, in der auch die Geschlechtsreife eintritt, das physische Herz darinnen. Das ist also an der Stelle des menschlichen Organismus, wo das physische Herz darinnenhängt mit den Adern *(blau)*.

Das ist also das Eigentümliche, daß sich der Stern-Ätherleib nach innen zieht. Er bleibt natürlich als Ätherleib für den ganzen Menschen vorhanden. Er ist nur da dann im Außenraum, also an der Peripherie des Menschen, da ist er später undifferenziert, man kann nicht viel darin unterscheiden. Aber während der Zeit vom Zahnwechsel bis zur Geschlechtsreife, da ist er sehr strahlend von außen nach innen.

Und dann ballt sich das zusammen, und da ist dann deutlich darinnenhängend das physische Herz. Sie dürfen nicht glauben, daß der Mensch etwa nicht vorher auch ein Ätherherz hätte; das hat er schon; aber das bekommt er auf eine andere Art als das, was dann Ätherherz wird. Denn in der Tat wird das, was sich da von der Geschlechtsreife an zusammengeballt hat, das Ätherherz. Bis dahin hat er, wie gesagt, auch ein Ätherherz, aber das hat er bekommen als Erbschaft, das hat er bekommen durch die Kräfte, welche im Embryo drinnen sind. Wenn der Mensch nämlich seinen Ätherleib hat, und sich mit seinem Ätherleib nach dem physischen Organismus hin begibt, so wird auch eine Art Ätherherz, ein stellvertretendes Ätherherz gewissermaßen, durch die Kräfte des physischen Leibes zusammengezogen. Dieses Ätherherz aber, das der Mensch in seinem Kindheitsalter hat, das – es ist der Ausdruck etwas unschön für die Gewohnheiten, die wir haben, aber es trifft ganz genau das, um was es sich handelt – das verfault nach und nach, und an seine Stelle setzt sich, gleichsam immerfort ersetzend das, was da ätherisch faulend herausfällt, jenes Ätherherz, welches eine Zusammenballung der ganzen Weltensphäre ist, das wirklich ein Bild des Kosmos ist, und das wir uns als ein ätherisches Gebilde mitbringen, wenn wir durch Konzeption und Geburt ins irdische Dasein schreiten.

Man kann also wirklich eine deutliche Veränderung des ganzen ätherischen Leibesgebildes verfolgen, das der Mensch während der Zeit von der Geburt oder schon von der Konzeption an bis zu der Geschlechtsreife in sich trägt. Man möchte sagen: Mit der Geschlechtsreife eigentlich erst ist des Menschen eigenes, aus seinem ätherischen Leibe herausgebildetes, nicht durch äußere Kräfte provisorisch gebildetes Ätherherz vorhanden.

Und alle die Ätherkräfte, die im Menschen bis zur Geschlechtsreife tätig sind, tendieren dahin, ihm ein solches frisches Ätherherz zu geben. Es ist wirklich etwas, was sich in bezug auf das Ätherische mit dem Zahnwechsel vergleichen läßt. Nicht wahr, im Zahnwechsel haben wir die vererbten Zähne; die werden ausgestoßen, und die anderen Zähne, die dann unsere eigenen sind, ersetzen sie. Und so wird das vererbte Ätherherz, das wir bis zur Geschlechtsreife haben, ausgestoßen, und wir bekommen unser eigenes Ätherherz. Das ist das Wesentliche, daß wir da unser eigenes Ätherherz bekommen.

Nun aber geht parallel mit diesem etwas anderes, was sich im Menschen vollzieht. Wenn wir den Menschen betrachten so, wie er hereingetreten ist in die physische Welt, also als ganz kleines Kind betrachten, dann finden wir, daß in seinem astralischen Leibe außerordentlich viel einzelne Organe zu unterscheiden sind. Der Mensch setzt sich, wie ich eben geschildert habe, einen Ätherleib zusammen, der ein Abbild der Außenwelt ist. Aber in seinem astralischen Leibe, da bringt er sich ein Abbild dessen mit, was er erlebt hat zwischen dem letzten Tode und dieser Geburt. In diesem astralischen Leibe des Kindes sieht man außerordentlich viel darinnen. Da sind große Geheimnisse eingeschrieben. Da sieht man wirklich viel von dem, was erlebt worden ist zwischen dem letzten Tode und dieser Geburt. Dieser astralische Leib ist außerordentlich differenziert und individuell. Und das Eigentümliche ist, daß in derselben Zeit, in der sich das abspielt, was ich da für den Ätherleib beschrieben habe, der stark differenzierte astralische Leib immer undifferenzierter wird. Ursprünglich ist er ein Gebilde, von dem man, wenn man es verständig anschaut, sagt:

Das ist ein Gebilde aus einer anderen Welt, das ist hereingekommen aus einer Welt, die weder in der physischen Welt noch in der Welt des Äthers ist. Aber alles, was da im astralischen Leib als außerordentlich viele einzelne Gebilde lebt, das schlüpft gewissermaßen bis zu der Geschlechtsreife in die physischen Organe hinein, und zwar nur in diejenigen Organe, die, wenn ich mich annähernd ausdrücken soll – es ist nicht ganz genau –, bis zum Zwerchfell liegen. Es schlüpfen wunderbare Gebilde, die in den ersten Lebenstagen im astralischen Leibe glänzend vorhanden sind, nach und nach in die Gehirnbildung hinein, füllen auch die Sinnesorgane aus. Dann schlüpfen andere hinein in die Atmungsorgane, andere in das Herz und durch das Herz in die Arterien. In den Magen schlüpfen sie nicht direkt hinein, sondern erst durch die Arterien breiten sie sich dann aus bis in die Organe des Unterleibes hinein. Aber nach und nach sieht man gewissermaßen den ganzen astralischen Leib, den sich der Mensch durch die Geburt ins physische Dasein mit hereinbringt, untertauchen in die Organe. Er schlüpft in die Organe hinein. So daß, wenn man das aussprechen will in einem Sinne, der ganz ein eigentlicher Sinn ist, der durchaus die Wirklichkeit mit ergibt – aber es nimmt sich natürlich paradox aus gegenüber den Vorstellungen, die man sich sonst heute in der Welt macht –, man sagen kann: Wenn wir erwachsen sind, haben unsere Organe die einzelnen Gebilde unseres astralischen Leibes in sich eingesperrt. Das ist die intimere Kenntnis der menschlichen Organe, die nur verstanden werden können, wenn man das Astralische des Menschen, das er sich mitbringt, versteht. Man muß wissen, daß jedes einzelne Organ in einer gewissen Weise ein Astralisches als Erbstück trägt, so wie das Ätherherz zunächst auch ein Erbstück ist, daß aber nach und nach dieses vererbte Astralische ganz durchsetzt wird von dem, was der Mensch sich als seinen astralischen Leib selber mitbringt und was Stück für Stück untertaucht in die physischen und ätherischen Organe. Das Herz bildet gewissermaßen eine Ausnahme. Da taucht auch ein Astralisches unter. Im Herzen konzentriert sich das Äthergeschehen ebensowohl wie das astralische Geschehen. Deshalb ist also das Herz dieses ganz besonders wichtige Organ für den Menschen.

Also der astralische Leib wird immer unbestimmter und unbestimmter, weil er seine konkreten Gebilde, die er sich aus einem anderen Leben durch die Geburt auf die Erde mitbringt, hinunterschickt in die physischen Organe, so daß sie da drinnen eben eingesperrt sind. Dadurch wird der astralische Leib mehr oder weniger immer eine bloße Nebelwolke.

Aber das Interessante ist jetzt dieses: der astralische Leib wird von dieser Seite her eine Nebelwolke, aber es treten andere Differenzierungen erst langsam und von der Geschlechtsreife an dann mit voller Regelmäßigkeit immer mehr und mehr ein.

Wenn das Kind mit seinen Beinchen zappelt, so merkt man von diesem Zappeln außerordentlich wenig im astralischen Leib. Wirkungen davon sind in dem astralischen Leib schon vorhanden, aber das, was sich der astralische Leib an Differenzierungen mitgebracht hat, ist so stark, daß sich eigentlich die ganze Sache so verhält: Wenn ich hier den astralischen Leib zeichne, so sind da wunderbare Gebilde darinnen **(Abb. 15)**. Das ist nur schematisch gemeint, aber doch eben der Wirklichkeit entlehnt. Diese Gebilde verschwinden allmählich, sie schlüpfen hinunter in die physischen Organe. Der astralische Leib wird mehr und mehr eine Nebelwolke. Aber, wie gesagt, wenn das Kind nun zappelt, so ist es schon so, daß von den Zappelbewegungen auch allerlei heraufkommt in den astralischen Leib, aber es stößt an das, was schon da ist, reflektiert sich wieder zurück *(rosa)* und verschwindet wiederum. Es ist so, wie wenn Sie in einen elastischen Ball einen Eindruck machen; er gleicht sich sofort wieder aus. Diese Zappelbewegungen des Kindes, wenn sie auch noch so kräftig sind, machen wohl einen Eindruck in den astralischen Leib, aber er bleibt nicht. Nun, in demselben Maße, in dem das Kind dann sprechen lernt und solche Vorstellungen entwickelt, die in der Erinnerung bleiben, also in demselben Maße, in dem das Kind sprechen und die Erinnerungen ausbilden lernt, in dem Maße sieht man immer mehr und mehr, wie in der Tat das nicht zurückgeworfen wird, sondern wie die Bewegungen, die das Kind, nun nicht mehr als Zappelbewegungen, sondern als verständige Bewegungen macht, als Herumgehen und so weiter, auch die Bewegungen der Arme und so weiter, im astralischen Leibe bleiben. Ja, in diesen astralischen Leib kann außerordentlich viel eingeschrieben werden.

Wenn Sie fünfundvierzig Jahre alt sind, dann sind fast alle Bewegungen in Spuren im astralischen Leibe eingeschrieben und auch noch viele andere, wie wir gleich sehen werden. Der astralische Leib kann viel aufnehmen von dem, was sich da abgespielt hat seit dem Sprechen- und Denkenlernen und seitdem er seine eigene Konfiguration aufgelöst hat. So daß also das wunderbare Gebilde, das der astralische Leib des Kindes darstellt, nach und nach undifferenziert wird, weil all das allmählich in die Organe hinein verschwindet. Der astralische Leib wird ein undifferenziertes Gebilde, natürlich nicht ganz, aber verhältnismäßig undifferenziert. In dieses undifferenzierte Gebilde schreibt sich jetzt alles das ein, was wir an Bewegungen der Arme und der Beine ausführen. Aber es schreibt sich auch ein, was wir durch Arme und Beine tun: Wenn wir zum Beispiel eine Feder führen, alles, was wir da in der Außenwelt vollführt haben, schreibt sich ein. Wenn wir Holz hacken, wenn wir jemandem eine Ohrfeige geben, so schreibt sich das ein. Sogar wenn wir etwas nicht selber tun, sondern einem Diener einen Auftrag geben und der es dann ausführt, so schreibt sich durch das Verhältnis unseres Wortinhaltes zu dem, was der Diener tut, das auch ein. Kurz, es schreibt sich die gesamte Tätigkeit eines Menschen, die einen Ausdruck in der Außenwelt findet, jetzt in diesen astralischen Leib ein *(Rosa im Gelb)*. So konfiguriert sich der astralische Leib also in der mannigfaltigsten Weise durch das, was menschliches Tun ist.

Das beginnt, wie gesagt, wenn das Kind sprechen lernt, wenn das Kind in der Sprache Gedanken verkörpern lernt. Mit Bezug auf die Vorstellungen, die das Kind aufnimmt, an die man sich aber später nicht mehr erinnern kann, findet das noch nicht statt; erst von der Zeit an, bis zu der man sich später im gewöhnlichen Bewußtsein zurückerinnert. Dann aber wird sozusagen alles, was der Mensch tut, da aufgeschrieben.

Nun ist das Eigentümliche, daß alles, was da eingeschrieben wird, in einer ähnlichen Weise die Tendenz hat, sich da im Inneren zu treffen, wie auch die Strahlungen des Ätherleibes sich im Ätherherzen treffen. Auch alles, was menschliche Taten sind, trifft sich da. Und dieses Sich-Treffen hat eigentlich nun auch eine Art äußerer Veranlassung. Wir müssen einfach dadurch, daß wir Menschen sind, von Kindheit auf in eine gewisse Tätigkeit hineinkommen. Diese Tätigkeit drückt sich so aus, wie ich es eben angedeutet habe, durch den ganzen astralischen Leib hindurch. Aber auf der anderen Seite ist ein fortwährender Widerstand da. Die Wirkungen, die da auf den Organismus ausgeübt werden, können, man möchte sagen, sich nicht immer bis da hinauf entwikkeln *(oben in der Zeichnung)*. Es ist überall Widerstand da; sie werden hinuntergestoßen. Was wir so tun, wenn wir uns an physische Organe halten, das will bis in den Kopf strömen; aber die menschliche Organisation läßt es da nicht heraufkommen, hält es auf. Und dadurch sammelt sich das auch in einer gewissen Weise hier an *(rosa)* und bildet hier auch eine Art astralischen Mittelpunktes **(Abb. 16)**. So daß wir – und wiederum in der Zeit der Geschlechtsreife, da ist das sehr deutlich ausgebildet – an derselben Stelle, wo sich dieses Ätherherz, das nun unser eigenes ist, gebildet hat, auch ein astralisches Gebilde haben, das unser gesamtes Tun zentralisiert. Und dadurch, daß das von der Zeit der Geschlechtsreife an so ist, dadurch ist ein Mittelpunktsorgan geschaffen, in dem sich unser gesamtes Tun, unsere gesamte menschliche Tätigkeit zentralisiert. Es ist so, daß in derselben Gegend, wo der Mensch das Herz hat, sich nun weder physisch noch ätherisch, aber astralisch seine gesamte Tätigkeit zentralisiert. Und das Wichtige ist, daß in der Zeit, wo die Geschlechtsreife eintritt – es fallen ja die astralischen Ereignisse nicht ganz, sondern nur annähernd mit den physischen Ereignissen zusammen –, dieses Ätherherz so weit vorgebildet ist, daß es die Kräfte aufnehmen kann, die sich hier aus der Tätigkeit in der äußeren Welt entwickeln. Man kann also sagen, und man trifft damit durchaus ein wirkliches Ereignis im Inneren des Menschen: Von der Geschlechtsreife an schaltet sich auf dem Umwege durch den Astralleib die gesamte menschliche Tätigkeit in das Ätherherz ein, in dasjenige Organ, das aus den Abbildern der Sterne, aus den Abbildern des Kosmos geworden ist. Da schaltet sich das alles ein.

Das ist eine außerordentlich bedeutsame Erscheinung, denn wenn Sie dieses alles betrachten, dann haben Sie den Zusammenschluß dessen, was der Mensch in der Welt tut, mit dem Kosmischen. Im Herzen haben Sie, insofern die ätherische Welt in Betracht kommt, einen zusammengezogenen Kosmos; aber zugleich auch, insofern die astralische Welt in Betracht kommt, eine Zusammenziehung desjenigen, was der Mensch tut. Hier schließen sich der Kosmos mit seinem Geschehen und das Karma des Menschen zusammen. Es ist eine so innige Korrespondenz des astralischen Leibes und des ätherischen Leibes mit dem ganzen menschlichen Organismus nur in der Gegend des Herzens vorhanden. Da ist es in der Tat so, daß die ganze Welt, von der sich der Mensch durch die Geburt in seinem Ätherleib ein Abbild hereingebracht hat, daß diese ganze Welt, die da wie in einer Essenz darinnen ist, alles das, was der Mensch tut, in sich aufnimmt, sich damit durchdringt. Und nun ist Gelegenheit durch diese Zusammenschlüsse, durch diese Zusammenschaltung, daß während des ganzen menschlichen Lebens fortwährend das menschliche Tun in die Essenz der Abbilder des Kosmos eingeschaltet wird.

Wenn dann der Mensch durch die Pforte des Todes geht, da ist nun in diesem ätherisch-astralischen Gebilde, in dem das Herz, ich möchte sagen, schwimmt, alles das, was der Mensch, wenn er den physischen Leib und jenes Äthergebilde abgelegt hat, in sein weiteres geistig-seelisches Leben mitnimmt. Und indem er jetzt geistig immer größer und größer wird, kann er – weil ja die Substanz des ganzen Kosmos da drinnen ist, es ist nur zusammengezogen im Herzen im Ätherleib – sein ganzes Karma dem Kosmos übergeben. Dasjenige, was aus dem Kosmos gekommen und zum Äthergebilde geworden ist, was im Herzen sich zusammengezogen hat und Essenz geworden ist, das will wiederum nach dem Kosmos hin. Der Mensch breitet sich im ganzen Kosmos aus und wird dann in die Seelenwelt aufgenommen und macht dasjenige durch, was ich in meiner «Theosophie» als den Durchgang durch die Seelenwelt und dann durch das Geisterland beschrieben habe. Aber es ist tatsächlich so, daß, wenn wir die menschliche Organisation in ihrem Werden betrachten, wir uns sagen können: Es findet in der Gegend des Herzens ein Zusammenschluß des Kosmischen mit dem Irdischen statt, und zwar so, daß das Kosmische in seiner kosmischen Konfiguration in das Ätherische hereingenommen wird und sich da bereitmacht, unsere Taten, alles, was wir tun, aufzunehmen. Und mit dem, was da durch eine innige Durchdringung des Ätherischen mit dem menschlichen Tun sich gebildet hat, gehen wir heraus und treten wiederum ein in ein neues kosmisches Dasein, wenn wir durch die Pforte des Todes gegangen sind.

Damit beschreibt man in der Tat in einer ganz konkreten Gestaltung die Art und Weise, wie der Mensch sich heranlebt an seinen physischen Leib und wie er wiederum sich aus diesem physischen Leib herausziehen kann, weil seine Taten ihm die Kraft geben, zusammenzuhalten, was er aus dem Kosmos nur als eine Essenz herausgebildet hat.

Der physische Leib wird ja innerhalb der physisch-irdischen Welt durch die Vererbungskräfte gebildet, also durch die Kräfte der Embryonalbildung, der Keimesbildung. Mit diesen verbindet sich das, was der Mensch herunterbringt aus der geistigen Welt, nachdem er zunächst seinen Ätherleib herangezogen hat. Mit diesem verbindet sich der Mensch auf der einen Seite. In dem Astralischen, das er sich als ein so wunderbares Gebilde mitgebracht hat, da lebt nun aber auch sein Ich darinnen, das durch viele Erdenleben gegangen ist und überhaupt eine Entwickelung hinter sich hat. Und dieses Ich lebt in einer gewissen Sympathieverbindung – indem ich das Wort gebrauche, bezeichne ich wiederum etwas sehr Wirkliches – mit alledem, was da als Gebilde im astralischen Leibe ist. Und indem diese Gebilde in die Organe des physischen Leibes hineinschlüpfen, so wie ich es beschrieben habe, behält das Ich die Sympathie und entwickelt diese innere Sympathie auch zu den Organen, breitet sich immer mehr und mehr auch in den Organen aus und nimmt Besitz von ihnen. Gewiß, es ist das Ich auch früher schon vom ersten Kindesalter an in einer gewissen Beziehung zu den Organen. Aber da sind eben diese Vererbungsverhältnisse da, von denen ich früher gesprochen habe, da ist die Beziehung des Ich eine äußerliche. Das Ich schlüpft aber nach und nach schon mit seinem astralischen Leibe in die Organe des physischen Leibes hinein, und indem es da hineinschlüpft, geschieht das Folgende: Während vorher das Ich längs des Blutlaufes, ich möchte sagen, äußerlich beim Kinde vorhanden war, verbindet es sich jetzt intensiv innerlich immer mehr und mehr mit dem Blutkreislauf, bis es bei der Geschlechtsreife im vollen Sinne eingetreten ist. Und während Sie hier ein astralisches Gebilde um das ätherische, um das physische Herz herum haben, während Sie hier also ein astralisches Gebilde haben *(rosa?)*, macht das Ich den anderen Weg durch: es schlüpft, sagen wir, in die Organe der Lunge hinein; mit den Adern, die von der Lunge zum Herzen hingehen, nähert sich das Ich immer mehr dem Herzen. Das Ich folgt immer mehr und mehr, innig verbunden mit dem Blutkreislauf, dem Wege dieses Blutkreislaufes. So daß wiederum auf dem Umwege durch diese mit dem Blutkreislaufe laufenden Ich-Kräfte das Ich eingreift in dasjenige, was aus dem Zusammenschluß des ätherischen und des astralischen Herzens gebildet worden ist, wobei überhaupt ein Ätherisches aus dem Kosmos mit einem Astralischen von uns selbst zusammenwächst. Ich sagte vorhin: Dieser astralische Leib enthält nach und nach außerordentlich viel, weil sich alle die Taten in ihm einschreiben. Aber indem das Ich in einer Sympathiebeziehung zu allem steht, was der astralische Leib macht, schreiben sich auch die Absichten, die Ideen ein, aus denen der Mensch heraus seine Handlungen vollzieht. So daß tatsächlich hier ein voller Zusammenschluß des Karmas mit den Gesetzmäßigkeiten des Kosmos stattfindet.

Man weiß von all dem, was da innerlich im Menschen vor sich geht, eigentlich heute, man möchte, da die Verhältnisse so sind, mit Emphase sagen: «herzlich wenig»; denn es bezieht sich alles das, was man nämlich nicht weiß, auf das Herz. Man weiß heute davon «herzlich wenig». Man weiß das, was hier in der physischen Welt geschieht und betrachtet es nach Naturgesetzen; und man weiß das, was der Mensch moralisch vollzieht und betrachtet es nach moralischen Gesetzen. Aber alles das, was im Menschenleben moralisch geschieht, und das, was auf der anderen Seite physisch geschieht, das schließt sich gerade im Menschenherzen zusammen; so daß man diese zwei Dinge, die heute so selbständig nebeneinanderherlaufen beim Menschen, moralisches Geschehen und physisches Geschehen, in ihrem Zusammenschluß findet, wenn man wirklich die Gesamtkonfiguration des menschlichen Herzens verstehen lernt, das heißt, wenn man verstehen lernt, was sich da in diesem Herzen in einer natürlich viel verborgeneren Weise vollzieht, als es sich offen vollzieht beim Zahnwechsel. Wir erben Zähne, und wir bilden dann aus unserem Organismus heraus Zähne. Die ersteren fallen ab, die anderen bleiben uns. Die ersteren haben eine gewisse Tendenz unterzugehen, sie würden sich in sich nicht halten können, wenn sie nicht ausfallen würden. Die bleibenden Zähne werden vorzugsweise durch die äußeren Verhältnisse zerstört, wozu natürlich auch die äußeren Verhältnisse im Organismus selbst gehören. In einer unsichtbaren Weise wird unser ätherisches Herz mit der Geschlechtsreife dem Zerfall übergeben, und eine Art bleibenden Herzens, eine Art Ätherherz, gewinnen wir. Dieses bleibende Ätherherz, das ist aber erst ganz geeignet, unsere Tätigkeit voll aufzunehmen. Deshalb ist es in der Tat etwas ganz anderes, ob der Mensch vor der Geschlechtsreife stirbt oder erst nach der Geschlechtsreife. Wenn der Mensch vor der Geschlechtsreife stirbt, dann ist in ihm nur die Tendenz vorhanden, daß sich dasjenige, was er hier auf der Erde getan hat, karmisch weitervererbt. Es kann sich einzelnes, auch wenn Kinder vor der Geschlechtsreife sterben, dem Karma einverleiben, aber es hat das immer etwas Unbestimmtes und Schillerndes. Das richtige Bilden des Karma geschieht eben erst von dem Momente an, wo das astralische Herz in das ätherische Herz voll eingreift, wo sich diese zusammenschalten. Aber es ist das auch, wenn ich so sagen darf, der Organismus der Karmabildung. Denn mit dem Tode wird das, was da im

Menschen konzentriert ist, was sich da zusammengeschlossen hat, immer mehr und mehr kosmisch und wird dann aus dem Kosmos heraus später beim nächsten Erdenleben dem Menschen wiederum einverleibt, so daß alles, was wir tun, nicht uns selbst allein angeht. Sondern es ist so, daß sich uns etwas einverleibt, was aus dem Kosmos kommt und was auch die Tendenz behält, nach dem Tode unsere Taten dem Kosmos zu übergeben, aus dem heraus aber sich die karmischen Gesetze für die Gestaltung unseres Karmas wirksam erweisen, so daß wir dann dasjenige, was der Kosmos aus unseren Taten macht, in seiner Wirkung wiederum ins Erdenleben hereintragen beim Beginn eines nächsten Erdenlebens.
(212, 113ff.)

Zur unterschiedlichen Entwicklungsdynamik von Mädchen und Jungen in der Reifezeit – seelische Phänomenologie und Wirken der höheren Wesensglieder

Wir konnten schon darauf hinweisen, welche Differenz eintritt zwischen Knaben und Mädchen so gegen das 10. Lebensjahr hin. Da beginnen die Mädchen stärker zu wachsen, namentlich auch stärker in die Höhe zu wachsen. Die Knaben bleiben im Wachstum etwas zurück bis zum Geschlechtsreifealter. Da überholen wiederum die Knaben die Mädchen.
Für denjenigen, der aus einer wirklichen Menschenerkenntnis heraus, die Geist, Seele und Leib umfaßt im innigen Miteinanderwirken, beobachtet, für den bedeutet das sehr viel; denn es ist in dem Wachsen, namentlich in der Überwindung der Schwerkraft der Erde durch das Wachsen etwas Fundamentales aus der Menschennatur gegeben. Und wiederum auf der anderen Seite ist etwas Fundamentales damit gegeben, ob irgend etwas in den Lebenserscheinungen des Menschen in der einen oder in der anderen Lebensepoche eintritt. Es ist deshalb so, daß gewisse kosmische, außermenschliche Wirkungen, die von der Außenwelt in dem Menschen ausgeübt werden, auf den weiblichen Organismus in einer intensiveren Weise zwischen dem 10. und 14. Jahre wirken als auf den männlichen Organismus. Gewissermaßen lebt sich der weibliche Organismus zwischen dem 10. und 14. Jahre in eine übersinnliche Welt auch körperlich hinein.
Ich bitte das als etwas ganz besonders Wichtiges zu betrachten. Es lebt sich der weibliche Organismus zwischen dem 10. und 12., 13., 14. Lebensjahr als Organismus in etwas Geistiges hinein. Er wird durchgeistigt in dieser Zeit. So daß ihm für diese Zeit bei Mädchen etwas ganz besonderes mit der Blutentwickelung gegeben ist. Die Blutzirkulation steht, man möchte sagen, in diesen Lebensjahren der ganzen Welt gegenüber. Sie muß sich gewissermaßen an der

ganzen Welt, an dem Universum regulieren. Und Beobachtungen einfach auch mit äußeren Instrumenten, die etwa feststellen würden, wie sich das Verhältnis zwischen Pulsschlägen und Atemzügen verändert zwischen dem 10. und 14. Jahre, die würden etwas ganz anderes ergeben für die Mädchennatur als für die Knabennatur.

Der Knabe beginnt mit dem 13., 14. Jahre ein anderes Wesen zu zeigen, als er früher gezeigt hat, und da beginnt er auch das Mädchen an Größe zu überwachsen. Er wächst hinaus. Er holt das wiederum nach, was er früher versäumt hat, aber er holt das nach in einem Zustande, in dem der Mensch ganz anders der Welt gegenübersteht, als er in früheren Lebensjahren gegenübergestanden hat. Daher wird beim Knaben jetzt mehr engagiert das Nervensystem als das Blutsystem. Und so ist es beim Knaben leicht der Fall, daß sein Nervensystem gerade in diesen Jahren überreizt wird, wenn man nicht in der richtigen Weise die Eindrücke des Schulwesens an den Knaben heranbringt. Denn in diesen Jahren hat einen ungeheuren Einfluß auf den Knaben dasjenige, was in der Sprache oder in den Sprachen, die er gelernt hat, liegt. Die menschlichen Vorstellungen, die in der Sprache oder in den Sprachen niedergelegt sind, die dringen gewissermaßen, während der Körper schwächer wächst, sie dringen in den Knaben ein. Und so beginnt mit diesem Lebensalter in dem Knaben die Welt zu rumoren, innerlich zu toben, aber die Welt, die auf der Erde die Umgebung bildet.

Man möchte sagen: dem Mädchen wird etwas von dem ganzen Kosmos, von dem Universum eingepflanzt, etwas früher; dem Knaben wird die Umgebung auf der Erde auf dem Umwege durch die Sprache eingepflanzt. Sie können äußerlich an Symptomen das dadurch wahrnehmen, daß der Knabe seine Stimme verändert. Es geht auf diesem Umwege der Stimmbildung mit der ganzen Organisation des Knaben ungeheuer viel vor sich. Beim weiblichen Organismus tritt diese Stimmveränderung nur in leiser Weise hervor. (305, 164ff.)

In dem Knaben, so um das 14., 15. Jahr herum, tritt einem entgegen ein Mensch, in dem die äußere Umgebung rumort. Ich möchte sagen: die Worte mit ihrem bedeutungsvollen Inhalte, die sind in sein Nervensystem unbewußt eingezogen, die rumoren in seinen Nerven. Er weiß mit sich selber nichts anzufangen, der Knabe. Er hat ja etwas in sich aufgenommen, das ihm gerade im 14., 15. Lebensjahr anfängt, fremd zu erscheinen. Er kommt in ein Staunen hinein, in ein Kritisieren, Skeptizieren gegenüber sich selbst; er kommt in eine Haltlosigkeit gegenüber sich selbst. Und wer die Menschennatur versteht, der weiß, daß dieses merkwürdige zweibeinige Wesen, das auf der Erde herumwandelt und das man Anthropos nennt, daß dieses für keinen Philosophen jemals ein so großes Rätsel war, als es oftmals ist für den fünfzehnjährigen

Knaben; denn es umfaßt da das Rätselvolle alle Kräfte der menschlichen Seele. Denn dasjenige, was am meisten entfernt liegt vom gewöhnlichen Bewußtsein, der Wille, der ist es, der förmlich anstürmt gegen das Knaben-Nervensystem im 14., 15. Lebensjahre.
Anders ist es beim Mädchen. Und gerade wenn man das recht anstreben will, was mit Recht in der Gegenwart angestrebt wird, und was in der Zukunft kommen muß, die völlige Gleichheit, die Gleichberechtigung der beiden Geschlechter für die Welt, dann muß man einen klaren, unbefangenen Blick haben für die Differenzierung. Nur dadurch kann die Gleichheit realisiert werden, daß man einen klaren unbefangenen Blick für die Differenzierung hat. Und in demselben Sinne, wie der Knabe sich selber ein Rätsel wird, etwas, das er bestaunt, wird dem Mädchen gerade in diesen Jahren die Außenwelt ein Rätsel. Das Mädchen hat aufgenommen etwas Überirdisches in sich. Es gestaltet sich die ganze Menschenwesenheit unbewußt in dem Mädchen. Dann hat man ein Menschenwesen vor sich mit dem 14., 15. Lebensjahre, das nun vor der Welt erstaunt, das in der Welt die Rätsel findet, das in der Welt vor allen Dingen die Realisierung von Werten finden möchte.
Und so beginnt für das Mädchen gerade mit dieser Lebensepoche an der Außenwelt manches unverständlich zu werden. Beim Knaben wird dann in der Innenwelt viel unverständlich. Beim Mädchen wird in der Außenwelt viel unverständlich. (305, 167f.)

Was sich nun zunächst [in der Pubertät] geltend macht, das ist, daß beim Mädchen der astralische Leib eine größere Bedeutung hat als beim Knaben. Der astralische Leib hat durch das ganze Leben hindurch beim weiblichen Geschlecht eine größere Bedeutung als beim männlichen Geschlecht. Die ganze weibliche Organisation ist ja durch den astralischen Leib mehr nach dem Kosmos hin organisiert. Durch die weibliche Natur enthüllt und offenbart sich vieles, was eigentlich Geheimnisse des Kosmos sind. Der astralische Leib der weiblichen Natur ist in sich differenzierter, wesentlich reicher gegliedert als der astralische Leib des Mannes, der in gewisser Weise ungegliederter, undifferenzierter, gröber ist. Dagegen entwickelt sich das Mädchen zwischen dem 13., 14. und 20., 21. Jahr so, daß sein Ich in einer starken Weise beeinflußt wird von dem, was sich im astralischen Leib gestaltet. Man sieht, wie beim Mädchen das Ich allmählich, man möchte sagen, aufgesogen wird von dem astralischen Leib, so daß dann, wenn das 20., 21. Jahr eintritt, beim Mädchen eigentlich ein starker Gegendruck stattfindet, eine starke Anstrengung, zum Ich zu kommen.
Beim Knaben ist das wesentlich anders. Beim Knaben saugt der astralische Leib das Ich viel weniger ein. Es bleibt das Ich zwar verborgen. Es ist noch

nicht recht wirksam, aber es bleibt doch, ohne daß es stark beeinflußt wird von dem astralischen Leib, zwischen dem 14., 15. und 20. und 21. Jahr bestehen, so daß der Knabe durch dieses Bestehenbleiben des Ich, Nichtaufgesogenwerden des Ich und doch wieder Nichtselbständigsein des Ich viel leichter in diesem Lebensalter ein Duckmäuser wird als das Mädchen. Das Mädchen bekommt viel leichter in diesem Lebensalter etwas Freies, etwas, was auf äußeres Auftreten hingeht, als der Knabe. Und bei eigentlich tieferen Knabennaturen bemerken wir, daß durch dieses besondere Verhältnis des Ich zum astralischen Leib in diesem Lebensalter etwas auftritt, wie oftmals eine Art Sich-Zurückziehen im Leben. (302, 74f.)

Physiologische Kräfteverhältnisse und Charakter der Erkrankungs- und Therapiemöglichkeiten im dritten Lebensjahrsiebt

So daß wir es also zu tun haben beim kindlichen Organismus auf dem Umwege durch das Nerven-Sinnessystem mit der Ich-Organisation und mit der astralischen Organisation; in der Zeit vom Zahnwechsel bis zur Geschlechtsreife vorzugsweise mit einer Wirkung der astralischen und ätherischen Organisation, aber ausgehend vom rhythmischen System. Nach der Geschlechtsreife haben wir es zu tun mit dem Vorherrschen der physischen Organisation und der ätherischen Organisation, ausgehend vom Stoffwechsel-Gliedmaßensystem. Und wir sehen, wie die Pathologie das durchaus bestätigt. Ich brauche nur die typischen Krankheiten anzuführen für das weibliche Geschlecht; wir sehen, wie die eigentlichen Stoffwechselkrankheiten eben nach der Geschlechtsreife aus dem Inneren des Menschen hervorkommen, so daß wir jetzt sagen können: Es prädominiert der Stoffwechsel. Es ist das, was vom Stoffwechsel aus besiegt die Nerven-Sinnesorganisation, statt sich mit ihr in einen richtigen Einklang zu stellen. Nehmen wir also das Kind vor dem Zahnwechsel, so haben wir ein falsches Vorherrschen des Nerven-Sinnessystems, wenn wir Kinderkrankheiten haben, dann die gesunde Epoche zwischen dem Zahnwechsel und der Geschlechtsreife, nach der Geschlechtsreife: Vorherrschen des Stoffwechsel-Gliedmaßenorganismus mit seinem schnelleren Rhythmus. Dieser schnellere Rhythmus drückt sich dann aus in alledem, was eben zusammenhängt mit Ablagerungen des Stoffwechsels, die sich einfach dadurch bilden, daß ihnen nicht in der richtigen Weise die plastische Organisation von seiten des Kopfes entgegenkommt, daß sich also gewissermaßen dasjenige, was vom Stoffwechsel ausgeht, unter allen Umständen vordrängt.
Es tut mir außerordentlich leid, daß ich diese Dinge nur kursorisch, aphoristisch darlegen kann. Aber, was ich möchte, das ist, daß wenigstens die Zielgedanken angegeben werden, daß man tatsächlich daraus sieht, daß das Funk-

tionelle im Menschen als das Primäre anzusehen ist, und daß im Grunde Formationen und Deformationen hervorgeholt werden müssen aus diesem Funktionellen. Äußerlich drückt sich das dadurch aus, daß die plastische Gestaltung im Kinde bis zum siebenten Jahre besonders stark wirkt. Die Organe werden so weit in ihrer Plastik gebildet vom Nerven- Sinnessystem aus, daß wir zum Beispiele sagen können: Dasjenige, was an der Zahnplastik geleistet wird bis zum Zahnwechsel, das wiederholt sich dann überhaupt nicht mehr. Dagegen kommt alles dasjenige, was an Durchdringen des Organismus vom Stoffwechsel aus geleistet wird, eigentlich erst in ein völlig neues Geleise, wenn mit der Geschlechtsreife dasjenige eintritt, daß ein Teil des Stoffwechsels eben abgegeben wird an die Geschlechtsorgane und dadurch der Stoffwechsel überhaupt in eine ganz andere Konstitution hineingebracht wird. (314, 130f.)

[...] Dann, wenn die Geschlechtsreife vorüber ist, strahlt [...] vom Bewegungssystem und Verdauungssystem her das Krankwerden von innen aus. Da werden wir als Menschen den Krankheiten so ausgesetzt, daß von innen her die Krankheitsursachen aufsteigen. (306, 157)

[...] Dann kommen eben diejenigen Krankheiten des Menschen, die ihren hauptsächlichen Sitz im Stoffwechsel haben können, insofern der Stoffwechsel gebunden ist an das physische System des Menschen und an das ätherische System des Menschen, und die im Zusammenhang betrachtet werden müssen mit denjenigen Wirkungen, welche gebunden sind an dasjenige, was in dem eigentlichen Blütenhaften der Pflanze drinnen ist. (314, 134)

Zur Pathologie der Wesengliederdynamik am Beispiel der Polyarthritis

Dagegen werden Sie finden [...], daß Krankheiten, welche hintendieren irgendwie nach der Polyarthritis oder nach irgendwelchen damit verwandten Erscheinungen, ihre wesentliche Erscheinungszeit haben erst vom 14., 15., 16. Lebensjahr bis zum Ende der Zwanzigerjahre. Da hat ja der Astralleib selber sich in das richtige Verhältnis zum physischen Leib und Ätherleib zu versetzen, und wenn er nicht genügend dazu vorbereitet ist, wenn man zum Beispiel im kindlichen Alter nicht das Nötige getan hat, um ihn in der richtigen Weise vorzubereiten, so wird er sein richtiges Verhältnis nicht hervorrufen können, und die Folge davon wird sein, daß entweder schon in diesem Alter Krankheitserscheinungen auftreten oder aber, daß Krankheitserscheinungen in dem folgenden Lebensalter als Gefolge auftreten. (312, 140)

IV. Die physiologische Dreigliederung des menschlichen Organismus

Den gewöhnlichen natürlichen Organismus teilen wir [...] in drei Glieder, in das Kopfsystem, wir können auch sagen Nerven-Sinnessystem, in das Lungen-Herzsystem, wir können auch sagen rhythmisches System, und in das Stoffwechselsystem. Alle Tätigkeit des menschlichen Organismus ist in diesen drei Systemen erschöpft. Was im menschlichen Leibe vorgeht, kann unter eine dieser drei Kategorien gebracht werden. Bemerkenswert ist dabei dieses, daß jedes dieser Systeme eine eigene, für sich bestehende Verbindung mit der Außenwelt hat. Gerade daraus ersieht man, daß es durchaus nicht willkürlich ist, den natürlichen menschlichen Organismus in diese drei Systeme zu gliedern. Das Nerven-Sinnessystem steht durch die Sinne in Verbindung mit der Außenwelt, das Atmungssystem durch die Atmungsorgane, das Stoffwechselsystem durch die Ernährungsorgane. Jedes dieser Systeme steht für sich mit der Außenwelt in einer einer abgesonderten Beziehung. (190, 32f.)

1. Prinzipielle Gesichtspunkte

Physiologische Funktion und seelische Entfaltung

Nun werden Sie unter denjenigen, die auf dem Boden des wahren Okkultismus stehen, niemals einen Widerspruch finden, wenn gesagt wird, daß durch alle solchen Prozesse, die sich in unserem Seelenleben im wachen Tagesbewußtsein abspielen und die unter die Kategorien des Denkerischen, des Gefühlsmäßigen oder des Willensimpulsmäßigen fallen, im Organismus wirklich materielle - sei[en] es belebte oder andere – Vorgänge bewirkt werden, so daß wir überall für ein jegliches, was in unserer Seele vorgeht, die entsprechenden materiellen Prozesse in unserem Organismus finden können. Das ist von allerhöchstem Interesse. Denn erst in unserer Zeit wird es aus gewissen Tendenzen, die erst heute in der Wissenschaft vorhanden sind, in den nächsten Jahrzehnten möglich sein, diese Entsprechungen von Seelenvorgängen und physiologischen Vorgängen im Organismus wirklich herauszufinden und das aus dem Okkultismus Gewonnene zu bestätigen.

Jedem denkerischen Vorgange entspricht ein Vorgang in unserem Organismus, ebenso jedem Gefühlsvorgange und ebenso jedem Vorgange, der mit dem Ausdruck Willensimpuls bezeichnet werden muß. (128, 131f.)

Faßt man [...] zusammen alles dasjenige Seelische, das als Vorstellen erlebt wird und sucht man nach den leiblichen Vorgängen, mit denen dieses Seelische in Beziehung zu setzen ist, so findet man den entsprechenden Zusammenhang, indem man dabei in weitgehendem Maße den Ergebnissen der gegenwärtigen physiologischen Psychologie sich anschließen kann. Die körperlichen Gegenstücke zum Seelischen des Vorstellens hat man in den Vorgängen des Nervensystems mit ihrem Auslaufen in die Sinnesorgane einerseits und in die leibliche Innenorganisation andrerseits zu sehen. So sehr man vom anthroposophischen Gesichtspunkte aus manches wird anders zu denken haben, als es die gegenwärtige Wissenschaft tut: eine Grundlage vorzüglicher Art ist in dieser Wissenschaft vorhanden. Nicht so steht es, wenn man die leiblichen Gegenstücke für das Fühlen und Wollen bestimmen will. In bezug darauf muß man sich innerhalb der Ergebnisse gegenwärtiger Physiologie erst den richtigen Weg bahnen. Ist man auf denselben gelangt, so findet man, daß man wie das Vorstellen zur Nerventätigkeit so das Fühlen in Beziehung bringen muß zu demjenigen Lebensrhythmus, der in der Atmungstätigkeit seine Mitte hat und mit ihr zusammenhängt. Man hat dabei zu berücksichtigen, daß man zu dem angestrebten Ziele den Atmungsrhythmus mit allem, was mit ihm zusammenhängt, bis in die äußersten peripherischen Teile der Organisation verfolgen muß. Um auf diesem Gebiete zu konkreten Ergebnissen zu gelangen, müssen die Erfahrungen der physiologischen Forschung in einer Richtung verfolgt werden, welche heute noch vielfach ungewohnt ist. Erst wenn man dies vollbringt, werden alle Widersprüche verschwinden, die sich zunächst ergeben, wenn Fühlen und Atmungsrhythmus zusammengebracht werden. Was zunächst zum Widerspruch herausfordert, wird bei näherem Eingehen zum Beweise für diese Beziehung. Aus dem weiten Gebiet, das hier verfolgt werden muß, sei nur ein einziges Beispiel herausgehoben. Das Erleben des Musikalischen beruht auf einem Fühlen. Der Inhalt des musikalischen Gebildes aber lebt in dem Vorstellen, das durch die Wahrnehmungen des Gehörs vermittelt wird. Wodurch entsteht das musikalische Gefühls-Erlebnis? Die *Vorstellung* des Tongebildes, die auf Gehörorgan und Nervenvorgang beruht, ist noch nicht dieses musikalische Erlebnis. Das letztere entsteht, indem im Gehirn der Atmungsrhythmus in seiner Fortsetzung bis in dieses Organ hinein, sich begegnet mit dem, was durch Ohr und Nervensystem vollbracht wird. Und die Seele lebt nun nicht in dem bloß Gehörten und Vorgestellten, sondern sie lebt in dem Atmungsrhythmus; sie erlebt dasjenige, was im Atmungsrhythmus ausgelöst wird dadurch, daß gewissermaßen das im Nervensystem Vorgehende heranstößt an dieses rhythmische Leben. Man muß nur die Physiologie des Atmungsrhythmus im rechten Lichte sehen, so wird man umfänglich zur

Anerkennung des Satzes kommen: die Seele erlebt fühlend, indem sie sich dabei ähnlich auf den Atmungsrhythmus stützt wie im Vorstellen auf die Nervenvorgänge. – Und bezüglich des Wollens findet man, daß dieses sich in ähnlicher Art stützt auf Stoffwechselvorgänge. Wieder muß da in Betracht gezogen werden, was alles an Verzweigungen und Ausläufern der Stoffwechselvorgänge im ganzen Organismus in Betracht kommt. Wie dann, wenn etwas «vorgestellt» wird, sich ein Nervenvorgang abspielt, auf Grund dessen die Seele sich ihres Vorgestellten bewußt wird, wie ferner dann, wenn etwas «gefühlt» wird, eine Modifikation des Atmungsrhythmus verläuft, durch die der Seele ein Gefühl auflebt: *so* geht, wenn etwas «gewollt» wird, ein Stoffwechselvorgang vor sich, der die leibliche Grundlage ist für das als Wollen in der Seele Erlebte. – Nun ist in der Seele ein vollbewußtes waches Erleben nur für das vom Nervensystem vermittelte Vorstellen vorhanden. Was durch den Atmungsrhythmus vermittelt wird, das lebt im gewöhnlichen Bewußtsein in jener Stärke, welche die Traumvorstellungen haben. Dazu gehört alles Gefühlsartige, auch alle Affekte, alle Leidenschaften und so weiter. Das Wollen, das auf Stoffwechselvorgänge gestützt ist, wird in keinem höheren Grade bewußt erlebt als in jenem ganz dumpfen, der im Schlafe vorhanden ist. Man wird bei genauer Betrachtung des hier in Frage Kommenden bemerken, daß man das Wollen ganz anders erlebt als das Vorstellen. Das letztere erlebt man wie man etwa eine von Farbe bestrichene Fläche sieht; das Wollen so, wie eine schwarze Fläche innerhalb eines farbigen Feldes. Man «sieht» innerhalb der Fläche, auf der keine Farbe ist, eben deshalb etwas, weil im Gegensatz zu der Umgebung, von der Farben-Eindrücke ausgehen, von dieser Fläche keine solchen Eindrücke kommen: man «stellt das Wollen vor», weil innerhalb der Vorstellungs-Erlebnisse der Seele an gewissen Stellen sich ein Nicht-Vorstellen einfügt, das sich in das vollbewußte Erleben hineinstellt ähnlich wie die im Schlafe zugebrachten Unterbrechungen des Bewußtseins in den bewußten Lebenslauf. Aus diesen verschiedenen Arten des bewußten Erlebens ergibt sich die Mannigfaltigkeit des seelischen Erfahrens in Vorstellen, Fühlen und Wollen. [...] Die unbefangene Seelenbetrachtung erzwingt die Anerkennung des selbständigen Willenlebens; und die sachgemäße Einsicht in die physiologischen Ergebnisse zeigt, daß das Wollen als solches nicht zu Nervenvorgängen, sondern zu Stoffwechselvorgängen in Beziehung gesetzt werden muß. – Wenn man auf diesem Gebiete klare Begriffe schaffen will, dann muß man die physiologischen und psychologischen Ergebnisse in dem Lichte sehen, das durch die Wirklichkeit gefordert wird; nicht aber so, wie es in der gegenwärtigen Physiologie und Psychologie vielfach geschieht, in einer Beleuchtung, welche aus vorgefaßten Meinungen, Definitionen, ja sogar theoretischen Sympathien und Antipathien stammt. Vor allem ist scharf ins Auge zu fassen das

Verhältnis von Nerventätigkeit, Atmungsrhythmus und Stoffwechseltätigkeit. Denn diese Tätigkeitsformen liegen nicht neben–, sondern *ineinander,* durchdringen sich, gehen ineinander über. Stoffwechseltätigkeit ist im ganzen Organismus vorhanden; sie durchdringt die Organe des Rhythmus und diejenigen der Nerventätigkeit. Aber im Rhythmus ist sie *nicht* die leibliche Grundlage des Fühlens, in der Nerventätigkeit *nicht* diejenige des Vorstellens; sondern in beiden ist ihr die den Rhythmus und die Nerven durchdringende Willenswirksamkeit zuzueignen. Was im Nerv als Stoffwechseltätigkeit existiert, kann nur ein materialistisches Vorurteil mit dem Vorstellen in eine Beziehung setzen. Die in der Wirklichkeit wurzelnde Betrachtung sagt etwas ganz anderes. Sie muß anerkennen, daß im Nerv Stoffwechsel vorhanden ist, insofern ihn das Wollen durchdringt. Ebenso ist es in dem leiblichen Apparat für den Rhythmus. Was in ihm Stoffwechseltätigkeit ist, hat mit dem in diesem Organ vorhandenen Wollen zu tun. Man muß mit der Stoffwechseltätigkeit das Wollen, mit dem rhythmischen Geschehen das Fühlen in Zusammenhang bringen, gleichgültig, in welchen Organen sich Stoffwechsel oder Rhythmus offenbaren. In den Nerven aber geht noch etwas ganz anderes vor sich als Stoffwechsel und Rhythmus. Die leiblichen Vorgänge im Nervensystem, welche dem Vorstellen die Grundlage geben, sind physiologisch schwer zu fassen. Denn, wo Nerventätigkeit stattfindet, da ist Vorstellen des gewöhnlichen Bewußtseins vorhanden. Der Satz gilt aber auch umgekehrt: wo nicht vorgestellt wird, da kann nie Nerventätigkeit gefunden werden, sondern nur Stoffwechseltätigkeit im Nerven, und andeutungsweise rhythmisches Geschehen. Die Physiologie wird nie zu Begriffen kommen, die für die Nervenlehre wirklichkeitsgemäß sind, so lange sie nicht einsieht, daß die wahrhaftige Nerventätigkeit überhaupt nicht Gegenstand der physiologischen Sinnesbeobachtung sein kann. Anatomie und Physiologie müssen zu der Erkenntnis kommen, daß sie die Nerventätigkeit nur durch eine *Methode der Ausschließung* finden können. Was im Nervenleben *nicht* sinnlich beobachtbar ist, wovon aber das Sinnesgemäße die Notwendigkeit seines Vorhandenseins ergibt und auch die Eigenheit seiner Wirksamkeit, das ist Nerventätigkeit. Zu einer positiven Vorstellung über die Nerventätigkeit kommt man, wenn man in ihr dasjenige materielle Geschehen sieht, durch das [...] die rein geistig-seelische Wesenhaftigkeit des lebendigen Vorstellungsinhaltes zu dem unlebendigen Vorstellen des gewöhnlichen Bewußtseins herabgelähmt wird. Ohne diesen Begriff, den man in die Physiologie einführen muß, wird in dieser keine Möglichkeit bestehen, zu sagen, was Nerventätigkeit ist. Die Physiologie hat Methoden sich ausgebildet, welche gegenwärtig diesen Begriff eher verdecken als ihn offenbaren. Und auch die Psychologie hat sich auf diesem Gebiete den Weg versperrt. [...] – Der *Leib als Ganzes,* nicht bloß die in ihm eingeschlossene Nerventätigkeit ist physische Grundlage des Seelenlebens. Und wie das letztere für das gewöhnliche Bewußtsein sich umschreiben läßt durch Vorstellen, Fühlen und Wollen, so das leibliche Leben durch Nerventätigkeit, rhythmisches Geschehen und Stoffwechselvorgänge. – Sogleich entsteht da die Frage: wie ordnen sich in den Organismus ein auf der einen Seite die eigentliche Sinneswahrnehmung, in welche die Nerventätigkeit nur ausläuft, und wie die Bewegungsfähigkeit auf der andern Seite, in welche das Wollen mündet? Unbefangene Beobachtung zeigt, daß beides nicht in demselben Sinne zum Organismus gehört wie Nerventätigkeit, rhythmisches Geschehen und Stoffwechselvorgänge. Was im Sinn geschieht ist etwas, das gar nicht unmittelbar dem Organismus angehört. In die Sinne erstreckt sich die Außenwelt wie in Golfen hinein in das Wesen des Organismus. Indem die Seele das im Sinne vor sich gehende Geschehen umspannt, nimmt sie nicht an einem inneren organischen Geschehen teil, sondern an der Fortsetzung des äußeren Geschehens in den Organismus hinein. [...] – Und in einem Bewegungsvorgang hat man es physisch auch nicht mit etwas zu tun, dessen Wesenhaftes innerhalb des Organismus liegt, sondern mit einer Wirksamkeit des Organismus in den Gleichgewichts- und Kräfteverhältnissen, in die der Organismus gegenüber der Außenwelt hineingestellt ist. Innerhalb des Organismus ist dem Wollen nur ein Stoffwechselvorgang zuzueignen; aber das durch diesen Vorgang ausgelöste Geschehen ist zugleich ein Wesenhaftes innerhalb der Gleichgewichts- und Kräfteverhältnisse der Außenwelt; und die Seele übergreift, indem sie sich wollend betätigt, den Bereich des Organismus und lebt mit ihrem Tun das Geschehen der Außenwelt mit. Eine große Verwirrung hat für die Betrachtung aller dieser Dinge die Gliederung der Nerven in Empfindungs- und motorische Nerven angerichtet. So fest verankert diese Gliederung in den gegenwärtigen physiologischen Vorstellungen erscheint: sie ist nicht in der unbefangenen Beobachtung begründet. Was die Physiologie vorbringt auf Grund der Zerschneidung der Nerven, oder der krankhaften Ausschaltung gewisser Nerven beweist *nicht*, was auf Grundlage des Versuches oder der Erfahrung sich ergibt, sondern etwas ganz anderes. Es beweist, daß der Unterschied gar nicht besteht, den man zwischen Empfindungs- und motorischen Nerven annimmt. Beide Nervenarten sind vielmehr *wesensgleich.* Der sogenannte motorische Nerv dient *nicht in dem Sinne* der Bewegung wie die Lehre von dieser Gliederung es annimmt, sondern *als Träger der Nerventätigkeit* dient er der inneren Wahrnehmung desjenigen Stoffwechselvorganges, der dem Wollen zugrunde liegt, geradeso wie der Empfindungsnerv der Wahrnehmung desjenigen dient, was im Sinnesorgan sich abspielt. Bevor nicht die Nervenlehre in dieser Beziehung mit klaren Begriffen arbeitet, wird eine richtige Zuordnung des Seelenlebens zum Leibesleben nicht zustande kommen. (21, 150ff.)

Einen Wert für die Menschenerkenntnis hat nur dasjenige, was man aus der Geisteswissenschaft heraus über den Menschen gewinnt. In dem Augenblicke, in dem man weiß, daß der Mensch mit seinem eigentlichen Ich im Willen wurzelt, daß er mit seinem willenserfüllten Ich zunächst seine eigentliche irdische Geistigkeit darstellt, daß diese im Irdischen ergreift den Stoffwechsel als solchen, hat man zunächst einen Anhaltspunkt, diesen Stoffwechsel im Menschen zu studieren und dann dessen Spezifizierung durch den menschlichen Organismus hindurch. Man kommt vom Geistigen aus zum Ergreifen des Leiblichen im Menschen. Lernt man erkennen das rhythmische System, wie es sich ausprägt in der Gestaltung des Atmungsverlaufes, des Blutsverlaufes, so bricht man mit dem Aberglauben, daß das Herz eine Pumpe sei, die das Blut wie irgendein Gewässer durch den Organismus treibt. Dann lernt man erkennen, daß das Geistige eingreift in die Blutzirkulation, daß also da der Rhythmus den Stoffwechsel ergreift, die Blutzirkulation bewirkt und dann im Verlaufe der menschlichen Entwickelung, schon in der Embryonalentwickelung, das Herz herausplastiziert aus dem, was der Blutkreislauf ist, so daß das Herz aus dem Blutkreislauf heraus, also aus dem Geistigen heraus gebildet ist. Lernt man dann erkennen, wie im Nerven-Sinnessystem das Vorstellungsleben wiederum abträgt den Stoffwechselprozeß, so lernt man den Nerv erkennen als etwas, was zurückgelassen wird vom Vorstellungsleben. Dann durchschaut man den Menschen so, wie man das Tier nicht durchschauen kann, denn beim Tier sind die Dinge noch ganz anders! (203, 151f.)

Über die Autonomie und Durchdringung der drei funktionellen Systeme

Wenn sie in bezug auf die Tätigkeit einfach den dreifachen Menschen betrachten, den Nerven-Sinnes-Menschen, den Menschen, der in gewissen rhythmischen Tätigkeiten lebt, den Menschen, der im Stoffwechsel lebt, dann haben Sie alles, was in der menschlichen Natur, sofern sie ein tätiger Organismus ist, vorhanden ist. Und Sie haben zugleich auf drei selbständige Systeme im menschlichen Organismus hingewiesen. (301, 29)

Alle Tätigkeiten des menschlichen Organismus sind in diesen drei Gliedern enthalten, die aber in sich zentriert sind, und gerade dadurch zu der so gewaltigen Einheit zusammenwirken, daß jedes Glied sein Zentrum in sich hat, und durch das Zentriertsein in sich kommt eben gerade die lebendige Einheit zustande. (329, 185)

[...] Der Mensch ist eine Einheit, aber er ist es gerade dadurch, daß diese drei relativ selbständigen Glieder harmonisch ineinanderwirken. Und würde man an Stelle dieses organischen Zusammenwirkens wünschen, daß der Mensch eine abstrakte Einheit sein soll, so würde man eben etwas Törichtes wünschen. Jedes dieser Glieder hat seine eigenen Öffnungen nach der Außenwelt, die Sinne, die Atmungsöffnungen, die Ernährungsöffnung: relative Selbständigkeit. Und gerade durch diese relative Selbständigkeit wirken die Glieder in der richtigen Weise organisch harmonisch zusammen, indem jedes Glied seine ihm eigene spezifische Kraft entwickelt und dadurch ein Einheitliches entsteht. (79, 254f.)

Ich bin mir klar darüber, daß alles das, was Biologie, Physiologie, was Naturwissenschaft mit Bezug auf den Menschen in der allernächsten Zeit hervorbringen werden, gerade hinführt zu einer solchen Betrachtung des menschlichen Organismus, welche durchschaut, wie diese drei Glieder – Kopfsystem, Zirkulations- oder Brustsystem und Stoffwechselsystem – gerade dadurch den Gesamtvorgang im menschlichen Organismus aufrechterhalten, daß diese Glieder in einer gewissen Selbständigkeit wirken, daß nicht eine absolute Zentralisation des menschlichen Organismus vorliegt, daß auch jedes dieser Systeme ein besonderes, für sich bestehendes Verhältnis zur Außenwelt hat: das Kopfsystem durch die Sinne, das Zirkulationssystem oder rhythmische System durch die Atmung, und das Stoffwechselsystem durch die Ernährungsorgane.
Wir sind mit Bezug auf naturwissenschaftliche Methoden noch nicht ganz so weit, um das, was ich hier angedeutet habe, was aus geisteswissenschaftlichen Untergründen heraus für die Naturwissenschaft von mir zu verwerten gesucht worden ist, um das wirklich schon innerhalb der naturwissenschaftlichen Kreise zur allgemeinen Anerkennung zu bringen, wie das wünschenswert für den Erkenntnisfortschritt erscheinen kann. Das heißt aber: Unsere Denkgewohnheiten, unsere ganze Art, die Welt vorzustellen, ist noch nicht vollständig angemessen dem, was zum Beispiel im menschlichen Organismus sich als die innere Wesenheit des Naturwirkens darstellt. (328, 26f.)

Über die generalisierte Wirksamkeit der drei Systeme

Faßt man diese Differenzierung des Menschen in die Prozesse des Nerven-Sinnessystems, des rhythmischen Systems und des Stoffwechsel-Bewegungssystems ins Auge, so muß man dann finden, wie der Mensch so konstituiert ist, daß diese drei Systeme zwar in bezug auf ihr Funktionieren durchaus voneinander verschieden sind, daß sie aber an jeder Stelle der menschlichen Organisation sich durchdringen. Es ist dies eine unbequemere Betrachtungsweise des Menschen als die gewöhnliche. In der gewöhnlichen Betrachtungsweise nimmt man irgendein Organ oder einen Teil eines Organs, betrachtet es nun eben histologisch oder der Zellenanatomie nach und so weiter.

Hier hat man nötig, bei jedem Organ zu unterscheiden, inwiefern an dem Funktionieren dieses Organs beteiligt ist der Nerven-Sinnesprozeß, der rhythmische Prozeß, der Stoffwechsel-Bewegungsprozeß. Denn alle drei Formen sind nun an jedem Organ des Menschen beteiligt. Nur wenn wir mehr nach den eigentlichen Sinneswerkzeugen des Menschen gehen, dann präponderiert der Nerven-Sinnesprozeß, und es tritt in den Hintergrund der rhythmische Prozeß und der Stoffwechsel-Bewegungsprozeß. Haben wir es aber zu tun wiederum mit dem Stoffwechsel-Bewegungsprozeß, so präponderiert eben eigentlich in ihm nur dieser Stoffwechselprozeß. Aber nichts gibt es im Takt des Stoffwechsel- und Bewegungssystems, das nicht wieder durchzogen ist von den Prozessen des Nerven-Sinnessystems, die hier untergeordnet sind. Und ebenso ist es im rhythmischen System. (319, 41)

Wenn man, von dieser Auffassung ausgehend, die Nerven-Sinnesorganisation studiert, so findet man sie durch den ganzen Organismus ausgebreitet. Nur ist zum Beispiel das Auge oder das Ohr so organisiert, daß es am intensivsten die Nerven-Sinnesorganisation enthält, weniger stark die rhythmische und noch weniger stark die Stoffwechselorganisation. Ein Organ wie zum Beispiel die Niere hat nicht so viel von Nerven-Sinnesorganisation in sich wie das Auge oder das Ohr, aber es hat auch Nerven-Sinnesorganisation, es hat mehr rhythmische, mehr Stoffwechselorganisation, aber es hat alle drei Glieder der menschlichen Organisation in sich. Und man versteht den Menschen nicht, wenn man ihn so schildert, daß man sagt: hier sind Sinne, dort Verdauungsorgane. – So ist es ja nicht. In Wirklichkeit verhält es sich ganz anders. Ein Sinnesorgan ist nur hauptsächlich Sinnesorgan; jedes Sinnesorgan ist auch in einem gewissen Sinne Verdauungsorgan und rhythmisches Organ. Ein Organ wie die Niere oder die Leber ist nur im hauptsächlichsten Sinne Ernährungs- oder Ausscheidungsorgan; in einem untergeordneten Sinne ist es auch Sinnesorgan. Wenn wir daher von der Nerven-Sinnesorganisation – ihrer Realität nach, nicht nach den phantastischen Begriffen, die sich die Physiologie sehr häufig macht – hinschauen auf die ganze Organisation des Menschen mit den einzelnen, spezifizierten Organen, so finden wir, daß der Mensch durch die einzelnen Sinne – Sehsinn, Geruchssinn, Gehörsinn und so weiter – die Außenwelt wahrnimmt; aber wir sehen, wie der Mensch ganz von Sinnesorganisation durchdrungen ist. Die Niere ist zum Beispiel ein Sinnesorgan, das in feiner Weise das wahrnimmt, was im Verdauungs- und Ausscheidungsprozeß sich vollzieht. Ebenso ist die Leber in gewisser Beziehung Sinnesorgan; das Herz ist sogar in einem hohen Grade innerliches Sinnesorgan, und erst dann versteht man es, wenn man es so auffaßt. (319, 170f.)

Wenn Sie den Augennerv nehmen, so gehört er in das Nerven-Sinnessystem; aber der könnte natürlich nicht bestehen, wenn er nicht, namentlich im Schlaf, vom Ernährungssystem aus ernährt würde, wenn also nicht in ihm Ernährungsprozesse vor sich gehen würden und wenn nicht auch fortwährend durch den Rückenmarkskanal die eingeatmete Luft in den Sehnerv ginge und da auch ein Zirkulationsprozeß stattfände. So daß also im menschlichen Organismus irgend etwas eben bloß hauptsächlich dem Sinnes-Nervensystem angehört oder dem Ernährungs- oder dem rhythmischen System.
[...] Aber bei alldem bleibt es doch richtig, daß im wesentlichen das Sinnes-Nervensystem mach dem Kopf zu liegt, und daß die Kopfernährung und Kopfatmung von einer anderen Instanz bewirkt wird.
Gerade dadurch wird im richtigen Sinn dieses Zusammenwirken bestehen, daß diese drei Instanzen geschaffen werden. (341, 86f.)

Die wichtigsten Sinnesorgane, Augen, Ohren, Geruchsorgane, Geschmacksorgane, sind allerdings am Kopfe; aber zum Beispiel der Wärmesinn, der Drucksinn, der Tastsinn, sind über den ganzen Menschen ausgebreitet. Das ist deshalb, weil man nicht räumlich die drei Glieder voneinander unterscheiden soll, sondern nur so, daß die Kopfbildung hauptsächlich im äußerlich gestalteten Kopf erscheint, aber eigentlich den Menschen ganz durchdringt. Und so ist es auch für die übrigen Glieder. Der Kopf ist während des ganzen Erdenlebens auch in der großen Zehe, insofern die große Zehe eine Tastempfindung hat oder eine Wärmeempfindung hat. (235, 99f.)

Wahrnehmen, Verstehen und Erinnern, Denken, Fühlen und Wollen – vom Zusammenwirken der drei Systeme

Nehmen wir einmal an, um davon auszugehen, wir leben in dem Wahrnehmen eines Bildes; wir leben also in dem Wahrnehmen von etwas, was vorzugsweise durch das Sehorgan vermittelt wird, einer Zeichnung, irgendeiner beliebigen Form, die in unserer Umgebung lebt, kurz von irgend etwas, was unser Seeleneigentum dadurch wird, daß wir Augen haben. Da müssen wir nun unterscheiden zwischen drei sehr scharf voneinander zu sondernden inneren Tätigkeiten: erstens dem Wahrnehmen als solchem. Dieses Wahrnehmen als solches spielt sich eigentlich im Sehorgan ab.
Dann haben wir davon zu unterscheiden das Verstehen. Und wir müssen uns hierbei über eines klar sein: alles Verstehen wird vermittelt durch das rhythmische System des Menschen, nicht durch das Nerven-Sinnessystem. Durch das Nerven-Sinnessystem wird lediglich das Wahrnehmen vermittelt; und wir verstehen zum Beispiel irgendeinen Bildvorgang auch nur dadurch, daß sich

der rhythmische Vorgang, der reguliert wird vom Herzen und von der Lunge, durch das Gehirnwasser in das Gehirn hinauf fortpflanzt. Jene Vibrationen im Gehirn, die dort vorgehen und die ihre Erregung im rhythmischen System des Menschen haben, vermitteln in Wahrheit körperlich das Verstehen. Verstehen können wir dadurch, daß wir atmen.
Sie sehen, wie falsch heute vielfach diese Dinge von der Physiologie angesehen werden! Das Verstehen, so glaubt man, hätte etwas zu tun mit dem Nervensystem des Menschen. In Wirklichkeit aber beruht es darauf, daß das rhythmische System dasjenige in Empfang nimmt, was von uns wahrgenommen und vorgestellt wird, und es weiter verarbeitet. Dadurch aber, daß das rhythmische System mit dem Verstehen zusammenhängt, kommt das Verstehen in enge Beziehung zum Fühlen des Menschen. Und wer intime Selbstwahrnehmung pflegt, wird sehen, welche Zusammenhänge bestehen zwischen dem Verstehen und dem eigentlichen Fühlen. Im Grunde genommen müssen wir die Wahrheit eines Verstandenen fühlen, wenn wir uns dazu bekennen wollen. Es treffen da eben in uns zusammen dasjenige, was vom verstehenden Erkennen kommt, mit dem Seelischen des Fühlens durch das rhythmische System.
Dann aber gibt es noch ein Drittes: das ist, die Sache so aufzunehmen, daß das Gedächtnis sie behalten kann. Wir haben also bei jedem solchen Vorgang zu unterscheiden: Wahrnehmen, Verstehen und soweit innerliches Verarbeiten des Verstandenen, daß das Gedächtnis es behalten kann. Und dieses Dritte ist nun verbunden mit dem Stoffwechselsystem. Jene feinsten inneren Stoffwechselvorgänge, die im Organismus vor sich gehen, auf die wir wohl zu achten haben, und die uns namentlich als Erzieher bekannt sein müssen, hängen mit dem Gedächtnis, mit dem Erinnerungsvermögen zusammen. (302a, 43f.)

Wenn das, was im Stoffwechsel-Gliedmaßensystem als dem Träger der Willenserscheinungen vorgeht, heraufwirkt, heraufkraftet in das rhythmische System – wir haben in der menschlichen Organisation unmittelbar den Zusammenhang zwischen Stoffwechselsystem und rhythmischem System gegeben –, dann geht es ins Gefühl über. Wir entwickeln unsere Gefühle in unserem Willen, indem unser Wille sich unmittelbar in den Stoffwechselvorgängen auslebt, unmittelbar. Wir erleben mittelbar im rhythmischen System fühlend den Willen. Und wir machen uns Gedanken über das, was wir wollen, indem Stoffwechselsystem und rhythmisches System heraufkraften in das Nerven-Sinnessystem. (319, 168f.)

Die physiologische Dreigliederung des Menschen und der tierische Organismus

Beim Tier haben wir nicht eine so scharfe Dreigliederung des Organismus wie beim Menschen. Wir haben beim Tiere auch ausgesprochen den Nerven-Sinnes-Organismus und den Stoffwechsel-Gliedmaßenorganismus. Die sind scharf voneinander getrennt, aber der mittlere, der rhythmische Organismus ist bei verschiedenen Tieren verschwommen. Es geht etwas hinein in den rhythmischen Organismus, was noch aus dem Sinnesorganismus stammt, und noch etwas, was aus dem Stoffwechselorganismus stammt, so daß man eigentlich beim Tier anders reden sollte als beim Menschen. Beim Menschen redet man exakt von dieser Dreigliederung des Organismus. Aber beim Tier sollte man sprechen von der im Kopfe vorzugsweise lokalisierten Nerven-Sinnes-Organisation und von der im Hinterleib und in den Gliedmaßen organisierten, aber wiederum den ganzen Organismus durchdringenden Stoffwechsel-Gliedmaßen-Organisation. Und in der Mitte, da wird beim Tier der Stoffwechsel rhythmischer als beim Menschen, und auch die Nerven-Sinnes-Organisation wird rhythmischer und die beiden schwimmen ineinander, so daß das Rhythmische nicht als so stark Selbständiges entsteht beim Tier. Es ist ein mehr undeutliches Ineinanderklingen von den beiden äußersten Polen. Beim Tiere sollte man also eigentlich von einer Zweigliederung des Organismus sprechen, so daß aber die beiden Glieder in der Mitte sich miteinander vermischen und dadurch die sogenannte tierische Organisation entsteht. (327, 197f.)

Das Tier ist nicht ein dreigliedriger Organismus. Das erweist sich besonders dann, wenn wir es anschauen mit imaginativer, inspirierter und intuitiver Erkenntnis. Das Tier ist streng genommen ein zweigliedriger Organismus. Bei dem Tier spielt nämlich der rhythmische Organismus immerfort hinein in den Nerven-Sinnesorganismus, nach der einen Seite. So daß bei dem Kopfpol des Tieres nicht ein so differenzierter Sinnesorganismus vorhanden ist wie beim Menschen. Da ist weniger differenziert, weniger getrennt der Nerven-Sinnesapparat vom rhythmischen Apparat. Es ist ein Nerven-Sinnesapparat, der immerfort durchpulst wird vom rhythmischen Leben. Und der Stoffwechselorganismus ist wiederum durchpulst vom rhythmischen Organismus. Der rhythmische Organismus ist nicht so herausgehoben aus den beiden anderen Systemen wie beim Menschen. Der Mensch hat den Denkorganismus, den Nerven-Sinnesorganismus, dann den rhythmischen Organismus und den Stoffwechselorganismus. Die drei Organsysteme sind verhältnismäßig differenziert voneinander gebildet. Beim Tier ist es so, daß allerdings der Nerven-Sinnesorganismus vorhanden ist, der Stoffwechselorganismus vorhanden ist, aber die bilden unmittelbare Polaritäten. Der rhythmische Organismus ist nicht so streng getrennt, sondern geht mehr in den beiden anderen Systemen auf, so daß man beim Tier eine Art Zweigliederung des Organismus hat. Das Wesentliche in der Bildung des Menschen besteht eigentlich nicht darin, daß sein Kopf zunächst danach tendiert, eine besondere Bildung zu haben, sondern dasjenige, was beim Menschen tendiert, eine besondere Bildung zu haben, ist sein rhythmischer Organismus. Der macht sich selbständig. Dadurch stößt er auf der einen Seite mehr differenziert als beim Tier den Kopforganismus heraus, nach der anderen Seite den Stoffwechselorganismus. So daß nun wiederum im Menschen ein intensiverer Stoffwechsel ist als beim Tier, wo fortwährend in den Stoffwechsel der rhythmische Organismus hineinspielt. (82, 169f.)

Wer wirklich beobachten kann, wie im Tier zum Ausdruck kommt, was – schon nach der Beobachtung – Organ des Vorstellens sein muß, Organ des Wahrnehmens, des Empfindens, also die nach vorn gelegenen Teile der tierischen Organisation, der wird finden, daß das, was sich in der Form ausspricht, sich objektiv ausspricht. Er wird finden, daß alles, was nach der vorderen Seite der tierischen Organisation gelegen ist, zu tun hat mit dem Vorstellungsleben, Wahrnehmungsleben, Fühlen, und wie das, was nach rückwärts gelegen ist, mit dem Willenselement zu tun hat. Die beiden Seiten stehen natürlich wieder in Verbindung. Dadurch, daß das Tier in sein Gleichgewicht hineingestellt ist, gewissermaßen nebeneinander hat, was der Mensch übereinander hat: die Willensorganisation einerseits und die Verstandes- und Instinktorganisation andererseits, dadurch ist ein ganz anderer Zusammenhang im Tier geschaffen zwischen allem Intellektuellen, allem Vorstellungsmäßigen, und allem, was den Willen betrifft. Beim Menschen lagern die Vorstellungsorgane über den Willensorganen. Dadurch ist ein innerer Kontakt geschaffen zwischen Willens- und Vorstellungsorganen. Wer nun das seelische Leben zu beobachten versteht, der wird sehen: dieses menschliche Vorstellungsleben ist dadurch charakterisiert, daß sich da hineinerstreckt der Wille. Studieren Sie die Probleme der Aufmerksamkeit, Sie werden sehen: der Wille kraftet da hinein. Und dadurch entsteht die Fähigkeit des abstrakten Denkens, welches das Tier nicht haben kann, weil sein Vorstellen neben dem Willen und nicht über ihm liegt. Und wieder umgekehrt, es kraften zusammen Wille und Vorstellungsleben, so daß auch wieder der Wille beeinflußt wird von dem Vorstellen. Nur weil die Organe des Willens zu den unterbewußten gehören, kommt der Wille selbst nur wie im Schlafbewußtsein zum Ausdruck. Der Mensch hat den eigentlichen Vorgang des Willens so im Schlafbewußtsein wie die anderen Vorgänge des Schlafbewußtseins. Auch dadurch wird der ganze, dem Menschen eigentümliche Zusammenhang zwischen Vorstellen und Wollen hervorgehoben: es wird durch das Wollen aufgehellt das Vorstellungsleben, das beim Tier immer in einem dumpfen, traumartigen Zustande ist. Und ebenso ist das Wollensleben beim Tier viel inniger zusammenhängend mit dem Vorstellungsleben, es fühlt innerlich viel mehr Zusammenhang mit seinem Wollen. Das bedingt wieder, daß sich beim Menschen das freie Gefühlsleben in einer ganz anderen Weise zum Vorstellungs- und Willensleben verhält, sich viel tiefergehend auslebt als beim Tier. Beim Tier ruht das Gefühlsleben in der Organisation; es ist gewissermaßen nur eine formelle Ausgestaltung des Gedankenlebens. Und auf der andern Seite ist das Gefühlsleben beim Tier nur gehemmtes oder ungehemmtes Willensleben, je nachdem es etwas erreichen oder nicht erreichen kann. Das kommt in seinem ganzen Leben zum Ausdruck. Gerade dadurch ist es mit der ganzen äußeren Welt viel mehr in Zusammenhang. (67, 273ff.)

Über die medizinisch-therapeutische Bedeutung der physiologischen Dreigliederung und ihre Konsequenzen für die ärztliche Ausbildung

Dadurch, daß die moderne Medizin nur mit einer Naturwissenschaft rechnen konnte und auf einer Naturwissenschaft sich aufbauen konnte, welche nicht berücksichtigt den dreigliedrigen Menschen, den Nerven-Sinnesmenschen, den rhythmischen Menschen und den Stoffwechselmenschen, dadurch wurde diese moderne Medizin, die nun etwas Praktisches ist, sowohl als Hygiene wie als Heilungsmethode das Einseitige, das ja heute schon nicht nur sehr viele Menschen, sondern auch schon sehr viele Ärzte, Gott sei Dank, empfinden. Unsere Medizin wird aber niemals auf eine gesunde Grundlage gestellt werden, wenn man sie nicht wird stellen können auf die dreifache Natur des Menschen. Oh, etwas ganz anderes ist der Kopfmensch, der nachgebildet ist dem Kosmos, etwas ganz anderes sind daher diejenigen Unregelmäßigkeiten in der menschlichen Natur, die krankhaften Unregelmäßigkeiten, die kosmischen Ursprungs sind. Etwas anderes sind diejenigen Schädigungen der menschlichen Natur, die tellurischen Ursprunges sind, und die im wesentlichen auf dem Umweg durch den Stoffwechsel kommen, irdischen Ursprunges sind, nicht kosmischen. Etwas anderes ist alles dasjenige, was zusammenhängt mit dem, was zwischen dem Kosmos und der Erde ist, mit dem, was in der Luft und auch im Wasser zum Teile lebt. Das muß in der Zukunft Ausgangspunkt werden eines wirklich frei betriebenen medizinischen Studiums. Denn es ist ja das Eigentümliche, daß man von diesen drei Dingen, die ich jetzt angeführt habe, und die in der wirklich praktischen Medizin auf Grundlage der Dreigliederung des Menschen aufgebaut werden müssen, nur das eine eigentlich, ich möchte sagen, im Offziell-Schulmäßigen lernen kann. Man kann durch diejenigen Methoden, die es heute einzig und allein durch unser, dem griechischen und römischen Leben nachgebildetes Universitäts-Lehrwesen gibt, nur dasjenige studieren, was im Menschen auf dem Stoffwechselsystem beruht. Und eigentlich ist unsere ganze medizinwissenschaftliche Art zu denken, eine Art, auf Grundlage des Stoffwechselsystems zu denken. Denn so wie wir heute Wissenschaft haben, gibt es eigentlich nur die Wissenschaft des Stoffwechsels. Wollen Sie aber die anderen Dinge hinzufügen, dasjenige, was in der menschlichen Natur als Schädigung auftreten kann durch Luft und Wasser, so haben Sie es eigentlich mit lauter Individuellem zu tun. Was im Menschen als Schädigung auftritt aus Luft und Wasser, ist ganz individuell, das kann nur erlernt werden durch den hingebungsvollen Umgang mit älteren Ärzten, die schon Erfahrungen haben auf diesem Gebiet. Das kann nur angeeignet werden dadurch, daß man als junger Mensch sich anschließt an einen alten erfahrenen Arzt, nicht schulmäßig, sondern als Gehilfe, was ja im heutigen klinischen Assistententum geschieht, aber als Karikatur, heruntergedrückt in die Stoffwechselsphäre. Es muß so auftreten, daß ein gewisser ärztlicher Instinkt, eine gewisse ärztliche Intuition, die – bei einem mehr, bei dem anderen weniger – ans Hellsehen grenzen wird, eintritt bei dem, der der Gehilfe eines älteren Arztes ist, und so, daß er gar nicht darauf kommt, nur typisch-schematisch die Dinge zu behandeln, sondern daß er aus Instinkt heraus neues Individuelles und älteres Individuelles, an dem er sich herangebildet hat, das er nicht bloß nachahmt, verbindet. Und dasjenige, was an Schädigungen kommt in den menschlichen Organismus von der Kopfesseite her, was ja, wie ich vorhin gesagt habe, obwohl es den ganzen Menschen durchdringt, nur im Kopfe zentriert ist, das kann überhaupt niemanden gelehrt werden. Es gibt keine Methode, um von außen diejenigen Krankheiten erkennen zu lernen, welche im menschlichen Organismus auftreten vom Kopfe her. Die erkennt man nur durch ursprüngliche Begabung, und diese Begabung muß geweckt werden. Daher ist es notwendig, daß ganz von Anfang an Rücksicht darauf genommen werde, ob solche Anlagen bei einem bestimmten Menschen erweckt werden können. (192, 337ff.)

2. Das Nerven-Sinnessystem

> Wer Sinnes- und Nervenorganisation ohne weiteres zusammenwirft mit der Organisation des übrigen Menschen, der betrachtet den Menschen durchaus nicht so, daß er ihm seiner Wesenheit nach durchschaubar werden könnte. Es ist ein hoher Grad von Selbständigkeit, von Individualisierung in dem, was ich nennen möchte den Nerven-Sinnes-Menschen. Und gerade weil man heute eigentlich den ganzen Menschen wie eine nebulose Einheit nur naturwissenschaftlich betrachtet, kommt man nicht darauf, diese fundamentale Selbständigkeit des Nerven-Sinnes-Menschen ins Auge zu fassen. (301, 28f.)

a) Zum Nervensystem

Über das Wesen der Nervensubstanz

Beim Menschen sind [...] diese Kräfte, die wir [...], ich möchte sagen, als plastische kennenlernen, die [...] unmittelbar Formen aus der Substanz heraus ausbilden, einfach herausgehoben aus den Organen und sind nur in dem, was bei ihm seelisch-geistig ist, vorhanden. Da sind sie nämlich vorhanden. Dadurch, daß sie aus den Organen herausgehoben sind, daß sie nicht Bildungskräfte der Organe geblieben sind, hat sie der Mensch extra. Er hat sie in seinen geistig-seelischen Funktionen. Wenn ich denke oder fühle, so denke ich und fühle ich mit denselben Kräften, die da in dem niederen Tier oder in der Pflanzenwelt plastisch tätig sind. Ich könnte eben nicht denken, wenn ich nicht mit denselben Kräften, die ich aus der Materie herausgezogen habe, das Denken und das Fühlen und das Wollen vollziehen würde. Schaue ich also auf die niederen Organismen hinaus, so muß ich mir sagen: Das, was da drinnen steckt, was die plastischen Kräfte sind, das ist dasselbe, was ich auch in mir trage. Aber ich habe es aus meinen Organen herausgenommen, habe es für sich und denke und fühle und will mit denselben Kräften, die da draußen in der niederen Organismenwelt plastisch tätig sind.
Wer nun ein Psychologe werden will mit Substanz in seinen psychologischen Aufstellungen, nicht mit bloßen Worten, wie man heute Psychologie konstruiert, der müßte eigentlich die Denk- und Fühl- und Willensprozesse so verfolgen, daß er in ihnen aufzeigt, nur eben geistig-seelisch verlaufend, dieselben Vorgänge, die da unten in den plastischen Gestaltungen erscheinen. Sehen Sie nur einmal nach, wie wir innerlich in unserem seelischen Prozeß tatsächlich das ausführen können, was wir im Organismus nicht mehr ausführen können:

Gedankenreihen, die uns verlorengegangen sind, aus anderen heraus zu ergänzen, und wie wir da so ähnlich verfahren, wie ich das hier gesagt habe, daß nicht das unmittelbar Angrenzende, sondern das weit davon Abliegende erscheint. Es besteht ein vollständiger Parallelismus zwischen dem, was wir innerlich-seelisch erleben, und dem, was in der äußeren Welt gestaltende Naturkräfte, gestaltende Naturprinzipien sind. Ein vollständiger Parallelismus besteht da. Auf diesen Parallelismus muß man hinweisen und zeigen, daß der Mensch in der Außenwelt im Grunde genommen als Gestaltungsprinzipien das hat, was er innerlich als sein seelisch-geistiges Leben aus seinem eigenen Organismus herausgenommen hat, was daher bei seinem eigenen Organismus nicht mehr der Materie, der Substanz zugrunde liegt. Aber nun, wir haben es nicht aus allen Teilen des Organismus gleich stark herausgenommen, wir haben es in verschiedener Weise herausgenommen. Und erst, wenn man gewissermaßen ausgerüstet ist mit solch einer Vorkenntnis, wie wir sie jetzt entwickelt haben, kann man an den menschlichen Organismus in entsprechender Weise herantreten. Denn betrachten Sie all dasjenige, was unser Nervensystem zusammensetzt, Sie werden das Eigentümliche finden: gerade was man gewöhnlich als Nervenzellen und dasjenige, was man als Nervengewebe und so weiter bezeichnet, das sind eigentlich Gebilde, verhältnismäßig auf frühen Entwickelungsstadien zurückgeblieben, nicht sehr vorgeschrittene Zellgebilde sind das, so daß man sagen könnte: man müßte eigentlich erwarten, daß gerade diese sogenannten Nervenzellen den Charakter früherer primitiver Zellbildungen zeigen. Das tun sie in anderer Beziehung wiederum ganz und gar nicht, denn sie sind zum Beispiel nicht fortpflanzungsfähig. Nervenzellen, ebenso wie Blutzellen, sind unteilbar, wenn sie ausgebildet sind, sie sind nicht fortpflanzungsfähig. Es ist ihnen also in einem verhältnismäßig frühen Stadium eine Fähigkeit, die den außermenschlichen Zellen zukommt, entzogen; die ist ihnen entzogen. Sie bleiben auf einer frühen Entwickelungsstufe stehen, werden gewissermaßen auf dieser Entwickelungsstufe abgelähmt. Das, was in ihnen abgelähmt wird, das sondert sich ab als Seelisch-Geistiges. So daß wir in der Tat mit unserem seelisch-geistigen Prozesse zurückkehren zu dem, was einmal in der organischen Substanz sich gebildet hat, das wir aber nur dadurch erreichen, daß wir in uns die Nervensubstanz tragen, die wir in einem verhältnismäßig frühen Stadium abtöten, ablähmen wenigstens.
Auf diese Weise kann man sich dem eigentlichen Wesen der Nervensubstanz nähern. (312, 66ff.)

Unser gesamtes Seelisches und Geistiges ist abgerungen dem Körperlichen, wird herausgeholt aus dem Körperlichen. Und wir dürfen nicht anerkennen besondere seelische Organe. Wir können nur sagen: Seelenfunktionen sind solche, welche herausgegliedert werden aus den organischen Wirkungen und besonders angepaßt werden der Seelentätigkeit. Erst wenn wir wirklich ernst machen damit, daß begriffen wird dasjenige, was eigentlich im physischen Organismus des Menschen wirkt, wenn wir nicht in einer so äußerlichen Weise vorgehen, daß wir das ganze Nervensystem nur für eine dem Seelenleben dienende Einlagerung ansehen, dann können wir hoffen, daß wir die menschliche Organisation durchschauen. Aber nur [eine] so durchschaute menschliche Organisation kann auch die Grundlage abgeben für eine im Lichte arbeitende und nicht in der Finsternis rein probierende Physiologie und Therapie. (315, 126)

Über den Aufbau des Nervensystems als Organ menschlicher Vorstellungsprozesse

Derjenige, der als Geisteswissenschafter sich bis zu dem Punkte bringt, den ich angedeutet habe, der lernt erkennen, daß dasjenige, was unserem ganzen Denken zugrunde liegt und was ich [...] die *todbringenden Kräfte* genannt habe, in der Tat *ewige Lebekräfte* sind, aber als ewige Lebekräfte sich nur betätigen können, wenn sie nicht einen Organismus, einen physischen Organismus ergreifen. Wenn sie vor der Geburt oder, sagen wir, vor der Empfängnis, in der rein geistigen Welt vorhanden sind, da sind sie ewige Lebekräfte. Und sie müssen die Form der ewigen Lebekräfte verlieren, sie müssen sich umwandeln in solche Kräfte, die nun zwischen Geburt und Tod das Organ des physischen Denkens aufbauen. Sie haben damit zu tun, daß sie das Organ des physischen Denkens aufbauen. Sie können also erst wiederum sich in ihrem Geistcharakter betätigen, wenn das Organ des physischen Leibes, das Denkorgan, abgebaut ist. [...] Man denkt im physischen Leben – das zeigt insbesondere die Geisteswissenschaft – mit dem Denkorgan. Nicht das Denken ist von dem ewigen Wirken und von den ewigen Kräften der menschlichen Seele geschaffen, sondern das Denkorgan; das muß zunächst immer da sein, damit das Denken sich betätigen kann. Dieses gewöhnliche physische Denken müßte also aufhören, wenn man gerade das anschauen wollte, worauf es ankommt. Nicht das Denken kommt aus den ewigen Kräften, sondern das Denkorgan, das hinter dem Denken verborgen bleibt. Und gerade dieses Denkorgan muß verborgen bleiben, damit das Denken zum Vorschein kommen kann. (65, 69f.)

Wenn wir diese Organisation für das Sinnes-Nervensystem, die hauptsächlich konzentriert, lokalisiert ist im menschlichen Haupte, ins Auge fassen, so finden wir nach dem Gesagten, daß sie im wesentlichen zugrunde liegt dem

Gedankenleben, dem Vorstellungsleben. Aber was ist dasjenige, was der Mensch sein Gedankenleben nennt? Es ist dasjenige, was von der eigentlichen Kraft der Gedanken in das Bewußtsein hereinspielt, und dasjenige, was der Mensch eigentlich so wahrnimmt, daß er ganz instinktiv, unwillkürlich davon spricht, wie eigentlich der Gedanke keine Wirklichkeit ist. Der Gedanke, der erlebt wird, ist kraftlos. Der Gedanke, der erlebt wird, ist im Grunde genommen nur in einem Bilddasein vorhanden.

Dagegen hat dieses Gedankenleben noch eine andere Seite, eine wesentlich andere Seite, und wir können, ich möchte sagen, in einer einfachen Weise uns vor die Seele führen, welche andere Seite dieses Gedankenleben hat, wenn wir daran denken bloß, daß ja diese Erscheinung nach dem Bewußtsein beim ganz kleinen Kinde noch nicht vorhanden ist. Dagegen ist die andere Seite dieses Gedankenlebens bei dem ganz kleinen Kinde sehr wohl vorhanden. Das ist die wirkliche dynamisierende, plastizierende Kraft des Gedankenlebens. Wir haben die eine Seite des Gedankenlebens, die für das gewöhnliche Bewußtsein eben in den Vorstellungen, in den Gedanken, in den Begriffen zur Offenbarung kommt, und wir haben gewissermaßen die nach rückwärts gerichtete Kraft der Gedanken, die identisch ist mit jener plastizierenden Kraft, die ich vorhin erwähnt habe. So daß, wenn wir auf das menschliche Vorstellungsleben sehen in seinem Zusammenhang mit dem ganzen menschlichen Organismus, wir eigentlich sagen müssen: dasjenige, was wir vom Gedankenleben wahrnehmen, unmittelbar erleben, das ist wie ein Spiegelbild im Verhältnis zu einem wirklichen Gegenstand. Das Wirkliche am Gedankenleben sind die nach innen gehenden plastischen Kräfte.

Und diese nach innen gehenden plastischen Kräfte sehen wir am ganz kleinen Kinde, das noch nicht ein bewußtes Gedankenleben hat, ja am stärksten an der Plastik des Gehirns arbeiten. Gerade wenn der Mensch noch ein Kind ist, wird am stärksten an der Ausarbeitung desjenigen Organs gearbeitet, das dann die Grundlage des Vorstellungslebens selber wird.

Wir wagen es, von einer latenten Wärme zu sprechen und von einer Wärme, die erscheint, von einer erscheinenden Wärme. Wir wissen, daß durch gewisse Prozesse eine gebundene Wärme frei gemacht werden kann, herauskommt aus der Substanz, in der sie gebunden war, latent war. Wir wagen es nur heute noch nicht, in derselben Weise davon zu sprechen, daß im Kinde allmählich das bewußte Vorstellungsleben aus dem unbewußten Vorstellungsleben herausgetrieben wird, und daß dieses unbewußte Vorstellungsleben im Kinde am allerlebendigsten an der Plastik des ausgeschiedenen Materiellen arbeitet, um das Nervensystem durch seine plastizierende Kraft zustande zu bringen. Diese plastizierende Kraft dauert dann das ganze menschliche Leben fort, ist am stärksten in der Kindheit. (319, 67ff.)

Prinzipielles zum Wesensglieder- und Kosmosbezug von Wahrnehmen und Denken

Würden wir [...] mit den Stoffe denken, so müßten wir mit der Schwere denken. Wir können aber nicht mit der Schwere, sondern nur mit dem Auftrieb denken. Es ist also ein Unsinn, wenn man glaubt, daß man mit der Schwere denkt. Man denkt mit dem, was nach dem Himmel hinauftrachtet, also man gliedert sich ein in die Kräfte, die hinaufwirken. Wir leben als Menschen in den hinunterziehenden und in den hinaufwirkenden Kräften; unser Inneres steht in den hinaufwirkenden Kräften, unser Äußeres in den hinunterziehenden. Der physische Leib ist schwer, der ätherische Leib ist neutral gegenüber der Schwere, der astralische Leib zieht hinauf und das Ich wird durch den astralischen Leib hinaufgetragen, nicht hinuntergetragen. So gliedert sich der Mensch als äußerer Mensch dem Kosmos ein. (344, 159)

Aus den vorigen Erdenleben bringt sich der Mensch die Fähigkeit mit, das Kosmische aus dem Erden-Umkreis und das im Erdenbereich wirkende vorzustellen. Er nimmt durch die Sinne das auf der Erde wirksame Kosmische wahr, und er denkt durch seine Denkorganisation das aus dem Erden-Umkreis auf die Erde hereinwirkende Kosmische.
So lebt er durch seinen physischen Leib im Wahrnehmen, durch seinen Ätherleib im Denken. (26, 255)

Vorstellungstätigkeit und vorgeburtliches Dasein

Das, was der Mensch als Kraft des Denkens entfaltet, in das muß hineinspielen, wenn auch nur im Nachklang, durch die Seele vermittelt, das, was vorangegangen ist vor seinem Embryonalleben. – Das heißt mit andern Worten: Wenn ich jetzt Vorstellungen hege, so lebt eine gewisse Kraft in meinem Vorstellungsleben, aber diese Kraft, die ist nicht bloß aus dem Leibe heraus entwickelt; im Leibe ist nur ihr Nachbild. Diese Kraft schwingt gewissermaßen nach, sie ist ein Nachschwingen desjenigen Lebens, das ich vor meinem Embryonalleben zwischen dem Tod und einer neuen Geburt zugebracht habe. Dieses Leben muß in mein heutiges hereinspielen. Wenn der gewöhnliche Mensch der heutigen Zeit vorstellt, so ist es in der Tat so, daß in seinem Vorstellen lebt der Nachklang, das Nachschwingen seines vorgeburtlichen Lebens. (205, 17)

Vorstellen ist Bild von all den Erlebnissen, die vorgeburtlich beziehungsweise vor der Empfängnis von uns erlebt sind. Sie kommen nicht anders zu einem wirklichen Begreifen des Vorstellens, als wenn Sie sich darüber klar sind, daß Sie ein Leben vor der Geburt, vor der Empfängnis durchlebt haben. Und so wie die gewöhnlichen Spiegelbilder räumlich als Spiegelbilder entstehen, so spiegelt sich Ihr Leben zwischen Tod und neuer Geburt in dem jetzigen Leben drinnen, und diese Spiegelung ist das Vorstellen. [...] Wenn Sie heute als physische Menschen vorstellen, so stellen Sie nicht mit einer Kraft vor, die in Ihnen ist, sondern mit der Kraft aus der Zeit vor der Geburt, die noch in Ihnen nachwirkt. (293, 32f./36)

Stellen Sie sich den Moment der Konzeption beziehungsweise einen Moment zwischen der Konzeption und der Geburt vor. Es kommt nicht darauf an, daß wir gerade diesen Zeitpunkt genau ins Auge fassen, aber stellen Sie sich irgendeinen Zeitpunkt vor, den der Mensch durchschreitet, indem er aus dem Geistigen ins physische Dasein heruntersteigt, so werden Sie sich sagen; Von diesem Zeitpunkte an gliedert sich physisches Dasein in das Geistig-Seelische des Menschen hinein. Das Geistig-Seelische macht gewissermaßen die Metamorphose durch nach dem Physischen hin. Nun hört aber die Kraft, die uns eigen war zwischen dem Tod und einer neuen Geburt, nicht etwa auf mit diesem Moment, wo wir ins physisch-sinnliche Dasein hereintreten, sondern sie wirkt fort, aber sie wirkt in einer ganz eigentümlichen Weise fort. – Ich möchte das schematisch so darstellen:
Nehmen Sie also die Kraft von dem letzten Tod, die da in der geistigen Welt in Ihnen wirkt, bis – ich will es Geburt nennen – in die gegenwärtige Geburt hinein. Da wirken dann weiter die Kräfte des physischen Leibes, Ätherleibes und so weiter. Das wäre ein neuer Tod **(Abb. 17)**. Aber diese Kraft, die uns da eigen war bis zu der Geburt, die dauert fort, und doch wieder nicht fort, möchte man sagen; denn ihre eigentliche Wesenheit hat sie ergossen in das Leibliche, das sie durchgeistigt. Was hier fortdauert von dieser Kraft, was gleichsam in derselben Richtung läuft, das sind nur Bilder, das ist nur ein Bilddasein. So daß wir zwischen der Geburt und dem Tode in uns lebendig das Bild dessen haben, was wir zwischen dem Tod und einer neuen Geburt hatten. Und dieses Bild ist die Kraft unseres Intellektes. Unser Intellekt ist nämlich gar nicht eine Realität zwischen Geburt und Tod, sondern er ist das Bild unseres Seins zwischen dem Tod und einer neuen Geburt. (205, 92f.)

Das Denken ist etwas ungeheuer Kompliziertes, und nur einen Teil von dem, was da im Denken vor sich geht, nimmt der Mensch in sein Bewußtsein auf. Denn im Gedanken geht vor sich, was einen Zeitenprozeß bedeutet. Indem wir wachen Sinnes wahrnehmen, sind wir zugleich kosmische Menschen. Unser Vorgang des Sehens bewirkt das Leuchten, da sind wir kosmische Raumesmenschen. Durch das, was im Denken sich vollzieht, sind wir kosmische Zeitenmenschen, da wirkt alles mit, was schon vor unserer Geburt geschehen ist, was nach unserem Tode geschieht und so weiter. So nehmen wir durch unser Denken am ganzen kosmischen Prozeß der Zeit teil, durch unser Sinneswahrnehmen am ganzen kosmischen Prozeß des Raumes. (157, 297)

Die Beziehung des Seelisch-Geistigen zum Gehirnorgan und die Spiegelung der Denkprozesse

Gerade, wenn man überblickt, wie das Seelisch-Geistige des vorirdischen Daseins sich verhält zu dem, was man als physischen Leib während des Erdenlebens an sich hat, dann kommt man darauf, zu sehen, wie ein Teil des Geistig-Seelischen – ein Teil, den man auch im vorirdischen Dasein hat – eigentlich sich vollständig umwandelt durch die Empfängnis und Geburt hindurch. Es verschwindet eigentlich dieser eine Teil des seelisch-geistigen Daseins. Er ist noch da im vorirdischen Dasein; es ist derjenige Teil, aus dem sich das Denken entwickelt hat. Er ist da im vorirdischen Dasein, aber er verschwindet als Seelisch-Geistiges in dem Zeitpunkt, in dem man die Erde betritt. Reste sind noch da beim ganz kleinen Kinde, aber allmählich verschwindet dieser Teil des seelisch-geistigen Lebens ganz. Was ist mit ihm geschehen?
Der Teil, der da verschwindet, hat sich umgewandelt in Leben und Form der menschlichen Kopforganisation. Also man verstehe es recht: Es ist nämlich durchaus unrichtig, wenn jemand glaubte, das ganze Seelisch-Geistige des Menschen sei als solches einmal da im vorirdischen Dasein. Dann würde ihm auf der Erde mit dem Leibe, mit dem Körper eine Art Haus gegeben, und dann ziehe das Seelisch-Geistige da hinein und wäre dann dort drinnen. Es ist durchaus unrichtig, für den Teil der Seele, den ich jetzt meine, so zu denken. Dieser Teil klingt ab, verschwindet und verwandelt sich in ein wirklich Physisch-Materielles, das unsere Kopforganisation ist. Leben und Form unserer Kopforganisation ist eine physische Metamorphose eines Geistig Seelischen unseres vorirdischen Daseins. Sehen Sie sich ihre Kopforganisation an – und ich meine jetzt nicht bloß den Kopf, der einem wegkommt, wenn man enthauptet wird, sondern den Kopf mit seinem ganzen inneren Gehalt, mit allen den Nervensträngen, die da hineingehen, auch mit der Blutzirkulation, insofern sie Kopfblutzirkulation ist, das alles ist ein Umwandlungsprodukt eines Teiles des vorirdischen Daseins des Menschen. In diese Kopforganisation hinein verschwindet dieser Teil des vorirdischen seelischen Lebens. Und dadurch, daß wir in unserer Kopforganisation eine richtige Umwandlung dessen haben, was wir in unserem vorirdischen Leben haben, deshalb, weil wir in dem menschlichen Haupt ein richtiges physisches Abbild unseres vorirdischen

Daseins anschauen, deshalb ist dieser Kopf ein richtiger Spiegel, um Gedanken zu reflektieren. Dadurch ist er es geworden, daß er aus den erlebten Gedanken des vorirdischen Daseins heraus sich geformt und belebt hat als Physisches. Dadurch ist er ein Spiegel für diejenigen Gedanken, die wir uns an den Wahrnehmungen bilden. (215, 134f.)

Der physische Leib ist der Spiegel, und der Mensch lernt nicht erkennen, was in seinen Gedanken eigentlich lebt, sondern er lernt nur das erkennen, was ihm der physische Leib von diesen Gedanken zurückspiegelt. Denn würde der Mensch sich hineinleben in diese Gedanken, dann würde er das vorirdische Dasein wahrnehmen können. Das kann er nicht. Der moderne Mensch kann das vorirdische Dasein nicht wahrnehmen, weil er gar nicht in der Substanz seiner Gedanken, sondern nur in den Gedankenspiegelbildern lebt. Sie sind keine Realitäten, diese Gedanken. (216, 57)

Der Mensch nimmt, indem er denkt, eigentlich nur die letzte Phase seiner denkerischen Tätigkeit, seines denkerischen Erlebens wahr. [...] Was Sie als Gedanken zuletzt wahrnehmen, das sind Spiegelbilder; was Sie erst präparieren müssen, damit das betreffende Spiegelbild erscheint, das ist irgendeine Partie des Gehirns. Sie sind es selbst mit Ihrer Seelentätigkeit, der das Gehirn in diejenige Struktur und in die Fähigkeit bringt, um das, was Sie denken, als Gedanke zu spiegeln. Wollen Sie auf die Tätigkeit zurückgehen, die dem Denken zugrunde liegt, so ist es die Tätigkeit, die von der Seele aus ins Gehirn eingreift und sich im Gehirn betätigt.
[...] Zuerst ergreift diese Denkertätigkeit das Gehirn, respektive das Zentralnervensystem irgendwo, übt eine Tätigkeit aus, bewegt, sagen wir, meinetwillen, die atomistischen Teile in irgendeiner Weise, bringt sie in irgendwelche Bewegungen. Dadurch werden sie zum Spiegelapparat, und der Gedanke wird reflektiert und der Seele als solcher Gedanke bewußt. Wir haben also zwei Phasen zu unterscheiden: erst vom Geistig-Seelischen aus die Gehirnarbeit; dann kommt die Wahrnehmung zustande, nachdem für diese Wahrnehmung durch die Seele die vorbereitende Gehirnarbeit getan ist. (151, 73f.)

Intuition ist das im rein Geistigen verlaufende bewußte Erleben eines rein geistigen Inhaltes. Nur durch eine Intuition kann die Wesenheit des Denkens erfaßt werden.
Nur wenn man sich zu der in der unbefangenen Beobachtung gewonnenen Anerkennung dieser Wahrheit über die intuitive Wesenheit des Denkens hindurchgerungen hat, gelingt es, den Weg frei zu bekommen für eine Anschauung der menschlichen leiblich-seelischen Organisation. Man erkennt, daß

diese Organisation an dem *Wesen* des Denkens nichts bewirken kann. Dem *scheint* zunächst der ganz offenbare Tatbestand zu widersprechen. Das menschliche Denken tritt für die gewöhnliche Erfahrung nur an und durch diese Organisation auf. Dieses Auftreten macht sich so stark geltend, daß es in seiner wahren Bedeutung nur von demjenigen durchschaut werden kann, der erkannt hat, wie im Wesenhaften des Denkens nichts von dieser Organisation mitspielt. Einem solchen wird es dann aber auch nicht mehr entgehen können, wie eigentümlich geartet das Verhältnis der menschlichen Organisation zum Denken ist. Diese bewirkt nämlich nichts an dem Wesenhaften des Denkens, sondern sie weicht, wenn die Tätigkeit des Denkens auftritt, zurück; sie hebt ihre eigene Tätigkeit auf, sie macht einen Platz frei; und an dem freigewordenen Platz tritt das Denken auf. Dem Wesenhaften, das im Denken wirkt, obliegt ein Doppeltes: Erstens drängt es die menschliche Organisation in deren eigener Tätigkeit zurück, und zweitens setzt es sich selbst an deren Stelle. Denn auch das erste, die Zurückdrängung der Leibesorganisation, ist Folge der Denktätigkeit. Und zwar desjenigen Teiles derselben, der das *Erscheinen* des Denkens vorbereitet. Man ersieht aus diesem, in welchem Sinne das Denken in der Leibesorganisation sein Gegenbild findet. Und wenn man dieses ersieht, wird man nicht mehr die Bedeutung dieses Gegenbildes für das Denken selbst verkennen können. Wer über einen erweichten Boden geht, dessen Fußspuren graben sich in dem Boden ein. Man wird nicht versucht sein, zu sagen, die Fußspurenformen seien von Kräften des Bodens, von unten herauf, getrieben worden. Man wird *diesen* Kräften keinen Anteil an dem Zustandekommen der Spurenformen zuschreiben. Ebensowenig wird, wer die Wesenheit des Denkens unbefangen beobachtet, den Spuren im Leibesorganismus an dieser Wesenheit einen Anteil zuschreiben, die dadurch entstehen, daß das Denken sein Erscheinen durch den Leib vorbereitet.

Aber eine bedeutungsvolle Frage taucht hier auf: Wenn an dem *Wesen* des Denkens der menschlichen Organisation kein Anteil zukommt, welche Bedeutung hat diese Organisation innerhalb der Gesamtwesenheit des Menschen? Nun, was in dieser Organisation durch das Denken geschieht, hat wohl mit der Wesenheit des Denkens nichts zu tun, wohl aber mit der Entstehung des Ich-Bewußtseins aus diesem Denken heraus. Innerhalb des Eigenwesens des Denkens liegt wohl das wirkliche «Ich», nicht aber das Ich-Bewußtsein. Dies durchschaut derjenige, der eben unbefangen das Denken beobachtet. Das «Ich» ist innerhalb des Denkens zu finden; das «Ich-Bewußtsein» tritt dadurch auf, daß im allgemeinen Bewußtsein sich die Spuren der Denktätigkeit in dem oben gekennzeichneten Sinne eingraben. (Durch die Leibesorganisation entsteht also das Ich-Bewußtsein. Man verwechsele das nicht etwa mit der Behauptung, daß das einmal entstandene Ich-Bewußtsein von der Leibesorganisation abhängig bleibe. Einmal entstanden, wird es in das Denken aufgenommen und teilt fortan dessen geistige Wesenheit.) (4, 146ff.)

Unser Leib ist ganz richtig mit einem Spiegel zu vergleichen, der unsere geistig-seelische Tätigkeit zurückwirft, nur mit dem Unterschiede, daß wir dem Spiegel ganz passiv gegenüberstehen, dem Leib aber so, daß wir erst mit der geistig-seelischen Tätigkeit diesen Leib bearbeiten, diese Tätigkeit in ihn einschreiben, die sich dann für das Bewußtsein ergibt. Der Vergleich – das Spiegelbild, das ich im Spiegel sehe – wäre erst dann richtig, wenn ich von meinem Leibe aus eine Tätigkeit ausüben würde, die im Glase einen Vorgang hervorrufen würde, welcher dann die Spiegelung bewirkte, wenn ich also aktiv vor dem Spiegel stehen und gewisse Strahlungen und so weiter ausgehen lassen würde, welche Kreuzungen und dergleichen entstehen ließen, um dann den Inhalt des alltäglichen Bewußtseins hervorzubringen und so möglich zu machen, daß der Mensch vor sich selber erscheint. (63, 154f.)

Eine genaue, vorurteilslose Betrachtung des Denkens zeigt, daß dieses Denken so zu dem Gehirn als dem Leibeswerkzeug steht, daß dieses Gehirn, dieses Leibeswerkzeug, wie der Spiegel ist; allerdings nicht wie ein toter Spiegel, sondern wie ein lebendiger Spiegel [...]. Denn dasjenige, was als Denken lebt und webt, vollzieht sich nicht da drinnen durch die Vorgänge des Spiegelns, sondern es vollzieht sich in dem seelischen Eigenwesen außerhalb des Leibes, und der Leib ist nur die Gelegenheit, daß mir das zum Bewußtsein kommen kann, was mir sonst nicht als Bild des Denkens zum Bewußtsein kommen würde. Und eine unbefangene Betrachtung dieses Denkens zeigt, daß der Mensch sehr in die Irre geht, wenn er dieses Denken selber als ein Produkt irgendwelcher Vorgänge im Leibe auffaßt. (66, 17f.)

In alledem, was äußere physische Leibesorganisation ist, geht gar nichts vor von dem, was Denken, was Erkennen ist, sondern das geht in dem anschließenden Ätherleib, Astralleib und so weiter vor. Da drinnen sitzen die Gedanken [...]. Und diese Gedanken gehen nicht etwa in das Gehirn hinein – das zu denken wäre ein völliger Unsinn –, sondern sie werden gespiegelt durch die Tätigkeit des Gehirns und wiederum zurückgeworfen in den Ätherleib, den Astralleib und das Ich, und die Spiegelbilder, die wir selbst erzeugen und die uns sichtbar werden durch das Gehirn, die sehen wir, wenn wir als Erdenmenschen gewahr werden, was wir eigentlich treiben in unserem Seelenleben. Da drinnen im Gehirn ist gar nichts von einem Gedanken. So wenig ist im Gehirn etwas von einem Gedanken, wie hinter dem Spiegel etwas von Ihnen ist, wenn Sie sich darin sehen. Aber das Gehirn ist ein sehr komplizierter Spiegel. Der

Spiegel, in dem wir uns da draußen sehen, ist einfach, das Gehirn aber ist ein ungeheuer komplizierter Spiegel, und es muß eine komplizierte Tätigkeit stattfinden, damit das Gehirn das Werkzeug werden kann, um nicht unsere Gedanken zu erzeugen, sondern sie zurückzuspiegeln. Mit anderen Worten, bevor überhaupt von einem Erdenmenschen ein Gedanke zustande kommen konnte, mußt eine Vorbereitung geschehen. Und wir wissen, daß dies geschehen ist durch die alte Saturn–, Sonnen- und Mondenzeit und daß schließlich der heutige physische Leib, also auch das Gehirn, ein Ergebnis der Arbeit vieler geistiger Hierarchien ist. (129, 141f.)

Unser Inneres ist ja wirklich wie ein Spiegel. Wir schauen die Außenwelt an. Hier sind die äußeren Sinneseindrücke. Daran knüpfen wir Vorstellungen. Dann werden diese Vorstellungen von dem Inneren gespiegelt. Wir kommen, indem wir nach dem Inneren hineinschauen, nur zu diesem Spiegel im Inneren **(Abb. 18)**. Wir sehen das, was in dem Erinnerungsspiegel zurückgeworfen wird *(rote Pfeile)*. Wir können mit diesem gewöhnlichen Bewußtsein geradesowenig in das Innere des Menschen hineinschauen, wie man, ohne ihn zu zerbrechen, hinter den Spiegel schauen kann.
Das aber war gerade bewirkt worden durch die Vorbereitung im alten orientalischen Weisheitswesen, daß diese Lehrer und Schüler der nach dem Westen hin getragenen Mysterienkolonien scharf hinter die Erinnerungen in das Innere des Menschen hineinschauen konnten. Und aus dem heraus, was sie da erblickten, sprachen sie diese Worte, die darauf hindeuteten, daß sie eigentlich begreiflich machen wollten, wie man, insbesondere in jenen alten Zeiten, gut vorbereitet sein mußte, wenn man den Blick in dieses Innere des Menschen richten wollte.
Was sieht man denn da im Inneren des Menschen? Da sieht man, wie da allerdings von der Kraft des Wahrnehmens und Denkens, die sich entwickelt vor dem Erinnerungsspiegel, etwas hineindringt bis unter den Erinnerungsspiegel. Die Gedanken dringen unter diesen Erinnerungsspiegel hinunter und wirken in dem menschlichen Ätherleib, in demjenigen Teil des menschlichen Ätherleibes, der dem Wachstum, der aber auch der Entstehung der Willenskräfte zugrunde liegt. Indem wir hinausblicken in den sonnendurchhellten Raum, indem wir überblicken alles das, was uns aus den Sinneseindrücken kommt, strahlt etwas in unser Inneres, das ja allerdings auf der einen Seite zu den Erinnerungsvorstellungen wird, das aber doch durchsickert durch den Erinnerungsspiegel; was uns ebenso durchdringt, wie uns durchdringen, sagen wir, die Vorgänge der Ernährung, des Wachstums und so weiter. Die Gedankenkräfte durchdringen ja zunächst den Ätherleib, und dieser von den Gedankenkräften durchdrungene Ätherleib, der wirkt in einer ganz besonderen Weise

nun auf den physischen Leib. Da entsteht im physischen Leib eine vollständige Umwandelung des materiellen Daseins, das im physischen Leib des Menschen ist. In der Außenwelt wird Materie nirgends vollständig zerstört. Daher sprechen die neuere Philosophie und Naturwissenschaft für die Außenwelt von der Erhaltung der Materie. Aber dieses Gesetz der Erhaltung der Materie gilt nur für die Außenwelt. Im Inneren des Menschen wird Materie vollständig zurückverwandelt in das Nichts. Vollständig wird die Materie da in ihrem Wesen zerstört. Unsere Menschennatur beruht gerade darauf, daß wir in der Lage sind, tiefer als die Erinnerung in ihr gespiegelt wird, die Materie in das Chaos zurückzuwerfen, die Materie vollständig zu zerstören.
Das war es, worauf der Mysterienschüler gewiesen wurde, der vom Oriente in die Mysterienkolonien namentlich Irlands und des Westens überhaupt geführt worden ist: In deinem Inneren, unter dem Erinnerungsvermögen, da trägst du als Mensch etwas in dir, was auf Zerstörung ausgeht, und hättest du das nicht in dir, so hättest du dein Denken nicht entwickeln können, denn du mußt dein Denken dadurch entwickeln, daß die Denkkräfte den Ätherleib durchdringen. Aber ein Ätherleib, der von den Gedankenkräften durchdrungen wird, wirkt auf den physischen Leib so, daß er dessen Materie in das Chaos zurückwirft, zerstört. (207, 19f.)

Die Seele selbst in ihrem geistigen Weben und Leben, sie prägt dasjenige, was sie tut, in das [...] Gehirn ein; das Gehirn strahlt in die Seele, die innerhalb des Leibes ist, dasjenige zurück, was die Seele selbst eingeprägt hat. Und nachdem die Seele eine Prägung gemacht hat ins Gehirn, verwandelt sich das Gehirn in ein spiegelndes Wesen, strahlt zurück die Prägung. Und die Seele, indem sie nur sich selbst lebt, empfindet dieses Prägen als Rot und Blau, oder C oder Cis. Die Seele ist es, die schon am Gehirn gearbeitet hat, bevor sie wahrnimmt. Die ganze Wahrnehmung ist eine Spiegelung, die dadurch zustande kommt, daß die Seele, bevor die Wahrnehmung zustande kommt, bereits am Leibe arbeitete. (66, 32)

Wir können keine Empfindung, keine Vorstellung hegen, ohne daß dasjenige, was sonst sprießt und sproßt, bekämpft wird, zurückgedrängt wird, zerfallen gemacht wird von der Seele. Indem gewissermaßen die Seele das sprießende und sprossende Leben der Nerven zurückdrängt, bewirkt sie dasjenige, was dann spiegelt. Sagen wir, um vielleicht ein Unnötiges auszusprechen: Wenn die Seele Blau sieht, vollführt sie einen Prozeß, der aber eigentlich ein Zerstörungs–, ein Zerfallprozeß ist, in den Nerven. Dieser Prozeß bildet gleichsam die spiegelnde Fläche, die das Blau zurückstrahlt. So muß die Seele fortwährend das Stoffliche auflösen, zerfallen machen, das sich dann aber wieder herstellt entweder im gewöhnlichen Schlafe oder in dem Schlafe, der immer vorhanden ist, der auch das wache Leben begleitet, und wo das immer wieder hergestellt wird. (66, 33)

Der Mensch *denkt* in denselben Kräften, durch die er wächst und lebt. Nur müssen diese Kräfte, damit der Mensch zum Denker wird, ersterben.
Das ist der Punkt, wo ein rechtes Verständnis darüber aufgehen kann, warum der Mensch denkend die Wirklichkeit erfaßt. Er hat in seinen Gedanken das tote Bild dessen, was ihn aus der lebensvollen Wirklichkeit heraus selber bildet. (26, 204)

Über den Spiegelungsprozeß, das ätherische Leben und das Wirken der höheren Wesensglieder

Wenn man in richtiger Weise das Haupt des Menschen ins Auge faßt, so muß man sagen: Es ist dieses Haupt der Herd eines die Materie als solche vernichtenden Prozesses. Das Materielle wird vernichtet, und dadurch gerade wird das Haupt als solches der Träger des besonderen seelischen Lebens. Man kann nur sagen: der Träger des besonderen seelischen Lebens, denn gerade mit Bezug auf die menschliche Hauptesbildung ist die materialistische Anschauung durchaus falsch, so wie sie gewöhnlich auftritt. Indem durch die Anwesenheit des menschlichen Hauptes im Organismus der Mensch der Träger des Gedankenlebens wird, des Vorstellungslebens, beruht dieses ganze Vorstellungsleben darauf, daß eigentlich das materielle Leben zerstäubt. Dadurch aber, daß das materielle Leben zerstäubt, findet ein merkwürdiger Prozeß statt, den ich Ihnen durch ein Bild vor die Seele führen möchte.
Denken Sie sich einmal – wie gesagt, es ist ein Bild, aber es wird Ihnen den sehr subtilen Vorgang, mit dem wir es da zu tun haben, doch etwas vor die Seele rücken –, denken Sie sich einmal ein Gemälde, meinetwillen die Raffaelsche Madonna. Wir haben natürlich, sonst würde das Gemälde in der physischen Welt nicht vorhanden sein können, das, was wir auf der Tafel haben, materiell. Nun denken Sie sich aber, das Materielle der Sixtinischen Madonna würde ganz zerstäubt werden, zu Staub zerfallen, und es würde doch ein feines ätherisches Gewebe bleiben können. Also die Sixtinische Madonna würde materiell zerstäuben, aber alles das, was in dieser Materie gemalt ist, auch mit seiner Farbentingierung, das würde ätherisch verbleiben, und jemand, der das ätherisch wahrnehmen könnte, würde, trotzdem das Materielle jede Bedeutung verliert, er würde wahrnehmen können, was als ätherisches Gebilde zurückbleibt.
So ist der Denkvorgang, so ist der Vorgang in der Gedankenbildung. Wenn Sie sich bewußt werden im gewöhnlichen Bewußtsein eines Gedankens, einer

Vorstellung, so beruht dieses Bewußtwerden der Vorstellung, des Gedankens darauf, daß durch das Herausgehen aus dem ganzen Kosmos, wie wir das gestern und vorgestern gesehen haben, das Materielle jede Bedeutung verliert, der Mensch fortwährend genötigt ist, sein Haupt gewissermaßen neu zu beleben, weil alle Einzelheiten des Hauptes fortwährend im Zerfall, im Ersterben sind. Und während dieses Ersterbens hebt sich das Ätherische des Hauptes heraus, und dieses Herausheben des Ätherischen des Hauptes bedeutet das Fassen von Gedanken. Indem gewissermaßen abstäubt das Materielle und das Ätherische bleibt, wird sich der Mensch bewußt seiner Vorstellung.

Erinnern Sie sich, daß ich gesagt habe: In den Sinnen ist schon mehr oder weniger etwas wie ein physikalischer Apparat vorhanden. Das Auge ist ein physikalischer Apparat, ist eben nur von dem Ätherleib des Menschen durchwebt. Da ist es schon so, wie ich es jetzt beschreibe für das übrige Haupt, für das Nervengewebe. So daß wir folgendes sagen können – ich bitte Sie, diesen Satz, den ich jetzt aussprechen werde, recht genau ins Auge zu fassen: In den Sinnen, also namentlich in den Hauptessinnen, ist abgesondertes ätherisches Wesen während der Wahrnehmung webend. – Also insofern wir in den Sinnen leben, haben wir eine Art freien ätherischen Prozesses, der sich abspielt in der Sinnensphäre.

Nehmen Sie das Auge. Es ist ein physikalischer Apparat, aber es ist durchzogen von dem Ätherischen. Und in diesem Durchziehen eines Unorganischen, eines solchen, welches fortwährend zerfallen will, das eigentlich ein Mechanisches, man möchte sagen, ein Untermechanisches darstellt, in dem lebt frei das ätherische Wesen. So ist es für die Sinnesregion.

Für die Nervenregion, die ja die Fortsetzung der Sinnesregion nach innen ist, ist es so, daß zwar die Nervenregion inniger verbunden hat den Ätherleib mit der Materie, aber fortwährend will unser gesamtes Nervenleben Sinnesleben werden. Also stellen Sie sich vor: Sie sehen, sagen wir, irgendeine farbige Fläche. Da haben Sie zunächst die Sinneswahrnehmung. Da ist es so, daß der Ätherleib frei webt. Indem Sie jetzt absehen von der Sinneswahrnehmung und sich dem Nervenleben überlassen, wird das ganze Nervenwesen Sinneswesen: da ist die Vorstellung in Ihrem Bewußtsein anwesend. Man möchte sagen: Insofern der Mensch Nervenmensch ist, wird er in der Vorstellung durch und durch Sinneswesen.

Dann kommt die Reaktion. Die Sinne, sie sind nach dem Physikalischen hin orientiert. Die vertragen ein fortwährendes Aufnehmen. Der Organismus der Nerven, der nimmt auf in sich, was ihm die Sinne darbieten. Er gestaltet sich um zum Sinneswesen. Aber damit ertötet er sich. Er würde ganz Auge oder ganz Ohr oder so etwas werden. Damit er das nicht wird, durchdringt ihn wiederum das Vitalprinzip, das Lebensprinzip aus dem übrigen Organismus.

Der Mensch läßt gewissermaßen die Vorstellung hinschwinden. So daß wir sagen können: Nach dem Kopfende hin vernichtet der Mensch seine Vergangenheit. Dadurch wird er als Nerven-Sinnesmensch der Träger von Bildern, hat er ein Bild-Erleben; ein Bild-Erleben, das im Ätherischen webt. [...]
So daß wir sagen können: In den Sinnen ist abgesondertes ätherisches Wesen während der Wahrnehmung webend. In dem Nervenorganismus ist dem Leibe verbundenes, abgeschwächtes Sinnenleben webend. (208, 103ff./106)

In dem Nervengewebe zerfällt die Eiweißsubstanz. Aber sie wird in diesem Gewebe nicht wie im Eikeim, oder in anderen Gebilden dadurch wieder aufgebaut, daß sie in den Bereich der auf die Erde einstrahlenden Wirkungen gelangt, sondern sie zerfällt einfach. Dadurch können die Ätherwirkungen, die von den Dingen und Vorgängen der äußeren Umgebung durch die Sinne einstrahlen, und diejenigen, die sich bilden, indem die Bewegungsorgane gebraucht werden, die Nerven als Organe benützen, längs welcher sie sich durch den ganzen Körper fortleiten. (27, 45)

[...] Diese Gedanken, die wir aus dem allgemeinen Weltenäther herausnehmen, die bilden uns vorzugsweise unser Gehirn und im weiteren Sinne unser Nerven-Sinnessystem. Das ist das lebendige Denken, das bildet uns das Gehirn zum Abbauorgan, zu dem Organ, das gewissermaßen in der folgenden Art die Materie behandelt.
Wenn wir hinausschauen auf die Umgebung, da haben wir die Substanz des Irdischen um uns herum, in ihren verschiedenen Prozessen und Wirkungsarten. Diese Prozesse, die da in der Natur leben, die werden stufenweise abgebaut von der Tätigkeit des lebendigen Denkens, so daß fortwährend hier abgebaut wird, das heißt, die Prozesse gestoppt werden, die die Naturprozesse sind. Also im Gehirn wird der Anfang damit gemacht, daß die Naturprozesse gestoppt werden und die Materie fortwährend in Absonderung herausfallt. Die herausgefallene Materie, die also ausgeschiedene und unbrauchbar gewordenen Materie: das sind die Nerven. Und diese Nerven bekommen dadurch, daß die in dieser Weise vom lebendigen Denken bearbeitet werden, bekommen dadurch, daß sie fortwährend ertötet werden, eine Fähigkeit, die der Spiegelungsfähigkeit ähnlich ist. Dadurch bekommen sie die Fähigkeit, daß sich durch sie die Gedanken des umliegenden Äthers spiegeln, und dadurch entsteht das subjektive Denken, das oberflächliche Denken, das nur in Spiegelbildern besteht, das wir in uns tragen zwischen Geburt und Tod. Wir werden also dadurch, daß wir das lebendige Denken in uns wirkend tragen, fähig gemacht, der Welt unser Sinnes- und Nervensystem entgegenzustellen, die Eindrücke, die im umliegenden Äther leben, in Spiegelbildern zu erzeugen und in

unser Bewußtsein zu schmeißen. So daß also dieses Denken und Vorstellen des oberflächlichen Seelenlebens nichts anderes ist, als der Reflex der im Weltenäther lebenden Gedanken. [...]
Wodurch kann nun ein verrückter, ein querköpfiger Gedanke kommen? Dadurch, daß der Spiegel, all dasjenige, was entstanden ist im Aufbau des Gehirns, nicht in Ordnung ist. (317, 30f.)

Derjenige, welcher sich mit der Seele dem Charakter des Denkens ganz hinzugeben vermag, der weiß, daß es nur dadurch unabhängige, logische Gesetze geben kann, weil das gesunde Denken im natürlichen Menschen unabhängig ist von der Körperlichkeit. Erst wenn der Mensch anfängt pathologisch zu denken, wenn in sein Denken Krankhaftes hineinkommt, wird er abhängig von dem Körperlichen. Was heißt das aber? Das heißt nichts anderes als: Solange das Denken gesund ist, hält es sich außerhalb des Körperlichen; es taucht erst in den Körper unter, wird erst in das Unbewußte aufgenommen, indem es in den Körper aufgenommen wird, wenn es krank wird. (84, 269)

Das Tier hat [...] nur Traumvorstellungen, nicht Bildvorstellungen, wie sie der Mensch hat. Und Traumvorstellungen sind etwas, was hervorsprießt aus dem Vitalprinzip des Organismus, während die Bildvorstellungen rein herausgehoben sind ins freie ätherische Leben, das nicht mehr mit dem physischen Leib verbunden ist. Es muß durchaus betont werden, daß durch die Organisation des Menschen, durch das Herausheben seines Kopfendes aus den Tierkreisbildern und aus dem Planetenweben, daß dadurch im Menschen ein freies ätherisches Leben nach dem Kopfende hin entsteht; daß dieses freie ätherische Leben in dem Kopf dann erst von dem astralischen Leib durchzogen ist, von dem Ich durchzogen ist, die dadurch teilnehmen an dem Gedanken- und Vorstellungsweben des ätherischen Leibes. (208, 106f.)

Denn die wache Tätigkeit des menschlichen Denkens, überhaupt der Kopfverrichtungen, beruht gerade darauf, daß auch im Wachen das Ich und der Astralleib gegenüber den Kopforganen ein solches Verhältnis haben, daß sie nicht vollständig – also der Ichteil des Kopfes, der Astralteil des Kopfes – mit dem physischen und dem ätherischen Teile des Kopfes sich verbinden können, sondern immer gewissermaßen ein Eigenleben außerhalb des physischen und des ätherischen Teiles des Kopfes erleben. Nur dann findet eine innigere Verbindung noch statt zwischen dem astralischen Kopfleib und zwischen dem physischen, wenn man Kopfschmerzen hat. Und wenn man recht starke Kopfschmerzen hat, dann ist am allermeisten Verbindung zwischen dem astralischen Teil des Kopfes und dem physischen Teil des Kopfes. Dann kann man gerade am schlechtesten denken, wenn man Kopfschmerzen hat. Das rührt davon her, weil dann eine zu starke Verbindung eintritt zwischen dem astralischen, dem physischen und dem ätherischen Teile des Kopfes. Nun beruht aber unser waches Denken und auch das übrige wache Seelenleben eben gerade darauf, daß in einer gewissen Beziehung das Ich und der Astralleib des Kopfes außerhalb des physischen und Ätherleibes sind und sich gerade dadurch in dem physischen und ätherischen Leibe des Kopfes spiegeln; wie wir uns ja auch nur im Spiegel sehen können, wenn wir außerhalb sind. Diese Spiegelung gibt ja die Bilder unseres Alltagsbewußtseins. Das sind Spiegelbilder, die wir im Alltagsleben erleben, erkennend wahrnehmen. Und durch dieses Außerhalb-des-Kopfes-Leben, durch dieses Schlafen des Kopfes, und durch die durch die Härte des Schädels bewirkte Zurückwerfung der Tätigkeit des Ich und Astralleibes wird gemacht, daß wir eben das Innere des Ich und das Innere des Astralleibes empfinden als unser eigenes. Würde so, wie es bei den anderen Teilen des Organismus der Fall ist, die Tätigkeit des Ich und Astralleibes noch mehr hineinarbeiten in die Tätigkeit des physischen und Ätherleibes, dann würden wir verdauungsorganische Tätigkeit, vielleicht auch rhythmische Tätigkeit wie im Herzen, im Kopfe wahrnehmen, vielleicht auch nicht wahrnehmen – aber von einer Denktätigkeit würde nicht die Rede sein können, denn diese beruht darauf, daß diese Tätigkeit nicht aufgenommen, sondern zurückgestrahlt wird. Das Herz, die anderen Organe, welche absorbieren, die nehmen die Tätigkeit des Ich und Astralleibes auf. Die Kopforgane nehmen sie nicht auf, sie strahlen sie vielmehr zurück; daher kann sie dann erlebt werden im seelischen Innern. (157, 194f.)

Die Gedanken haben ihren eigentlichen Sitz im ätherischen Leib des Menschen. Aber da sind sie lebendig-wesenhafte Kräfte. Sie prägen sich dem physischen Leibe ein. Und als solche «eingeprägten Gedanken» haben sie die schattenhafte Art, in der sie das gewöhnliche Bewußtsein kennt.
Was in den Gedanken als Fühlen lebt, das kommt vom astralischen Leib, was als Wollen, vom «Ich» her. (26, 75)

Über das wesenhafte Denken, seine Spiegelung an der Leibesorganisation und die Abbauprozesse im Nervensystem

Ich weiß alles, was eingewendet werden kann gegen die Sätze, die ich in diesem Augenblick ausspreche, aber das intuitive Erkennen führt dahin in bezug auf das Materielle, einzusehen, daß dort, wo das Denken sich entwickelt, ein Nichts vom Materiellen zu erblicken ist. Es führt dahin, zu sagen: Indem ich denke, bin ich nicht, wenn ich das materielle Sein, das man sonst als das maß-

gebende anerkennt, als einziges Sein gelten lasse. Es muß erst die Materie sich zurückziehen im Organismus und Platz machen dem Denken, dem Vorstellen; dann sieht dieses Denken, dieses Vorstellen, die Möglichkeit seiner Entfaltung im Menschen. Dort also, wo wir das Denken in seiner Wirklichkeit wahrnehmen, nehmen wir Abbau, Vernichtung des materiellen Daseins wahr. Wir schauen hinein, wie die Materie ins Nichts übergeht.
[...] Niemals kann irgend jemand die Wesenheit des Denkens unbefangen an der Stelle, wo Materie sich selbst vernichtet, durchschauen, der das Gesetz von der Erhaltung des Stoffes als ein absolutes anerkennt, der nicht weiß, daß es gilt im Bereich dessen, was wir äußerlich überschauen im physischen, im chemischen Felde und so weiter, daß es aber nicht gilt dort, wo unser Denken auf dem Schauplatze unserer eigenen menschlichen Organisation auftritt. (78, 142f.)

Das ist der größte Fehler der heutigen Weltanschauung, daß sie diese eigentümliche Art von negativer Stofflichkeit – wenn ich mich so ausdrücken darf – nicht kennt, daß sie nur die Leerheit kennt und die Erfüllung, und nicht dasjenige, was weniger ist als die Leerheit. Denn dadurch, daß das heutige Wissen, die heutige Weltanschauung das, was weniger ist als die Leerheit, nicht kennt, dadurch wird diese heutige Weltanschauung mehr oder weniger im Materialismus festgehalten, richtig im Materialismus festgehalten, ich möchte sagen: gebannt in den Materialismus. Denn es gibt auch im Menschen, wenn ich mich so ausdrücken darf, einen Ort, welcher leerer ist als leer; nicht in seiner Gänze, aber welcher eingelagert hat Teile, die leerer sind als leer. Im ganzen ist ja der Mensch – ich meine der physische Mensch – ein Wesen, welches einen Raum materiell ausfüllt; aber ein gewisses Glied der menschlichen Natur, von den dreien, die ich angeführt habe, hat tatsächlich etwas in sich, was sonnenähnlich ist, leerer ist als leer. Das ist – ja, Sie müssen es schon hinnehmen – der Kopf. Und gerade darauf, daß der Mensch so organisiert ist, daß sein Kopf sich immer entleeren kann und in gewissen Gliedern leerer sein kann als leer, dadurch hat dieser Kopf die Möglichkeit, das Geistige sich einzulagern. Stellen Sie sich einmal die Sache vor, wie sie eigentlich ist. Natürlich muß man die Dinge sich schematisch vorstellen; aber denken Sie sich, alles dasjenige, was materiell Ihren Kopf ausfüllt, würde ich schematisch durch das Folgende zeichnen **(Abb. 19)**. Das wäre schematisch Ihr Kopf *(rot)*. Nun aber muß ich, wenn ich ihn vollständig zeichnen will, in diesem Kopf leere Stellen lassen. Das ist natürlich jetzt nicht so groß, aber drinnen sind leere Stellen. In diese leeren Stellen kann dasjenige hinein, was ich Ihnen den jungen Geist genannt habe in diesen Tagen. In die leeren Stellen hinein muß der junge Geist, gewissermaßen in seinen Strahlen, gezeichnet werden *(gelb)*.

Ja, die Materialisten sagen: Das Gehirn ist das Werkzeug des Seelenlebens, des Denkens. – Das Umgekehrte ist wahr: Die Löcher im Gehirn, ja sogar dasjenige, was mehr ist als Löcher, oder ich könnte auch sagen, weniger ist als Löcher, was leerer ist als leer, das ist das Werkzeug des Seelenlebens. Und da, wo das Seelenleben nicht ist, wo das Seelenleben fortwährend aufstößt, wo der Raum unseres Schädels mit Gehirnmasse ausgefüllt ist, da wird nichts gedacht, da wird nichts seelisch erlebt. Wir brauchen unser physisches Gehirn nicht zum Seelenleben, sondern wir brauchen es nur, damit wir das Seelenleben einfangen, physisch einfangen. Wenn da nicht das Seelenleben, das in den Löchern des Gehirnes eigentlich lebt, überall aufstoßen würde, so würde es verfliegen; es käme uns nicht zum Bewußtsein. Aber es lebt in den Löchern des Gehirns, die leerer sind als leer.
So müssen wir uns die Begriffe allmählich korrigieren. Wir nehmen, wenn wir vor dem Spiegel stehen, nicht uns wahr, sondern unser Spiegelbild. Uns können wir vergessen. Wir sehen uns im Spiegel drinnen. So erlebt der Mensch auch nicht sich, indem er durch sein Gehirn dasjenige zusammenhält, was in den Löchern des Gehirnes liegt; er erlebt, wie sich überall sein Seelenleben spiegelt, indem es an die Gehirnmasse anstößt. Es spiegelt sich überall; das erlebt der Mensch. Er erlebt eigentlich sein Spiegelbild. Das aber, was da in die Löcher hereingeschlüpft ist, das ist dasjenige, was dann, wenn der Mensch durch die Pforte des Todes geht, ohne die Widerlage des Gehirnes seiner selbst bewußt wird, weil es dann in entgegengesetzter Weise mit Bewußtsein durchsetzt wird. (183, 100ff.)

[...] Das Nervensystem hat zum Geiste eine eigentümliche Beziehung. Es ist ein Organsystem, das durch die Funktionen des Leibes fortwährend die Tendenz hat zu verwesen, mineralisch zu werden. Wenn Sie beim lebenden Menschen sein Nervensystem von der übrigen Drüsen-Muskel Blutwesenheit und Knochenwesenheit loslösen könnten – das Knochensystem könnten Sie sogar beim Nervensystem dabei lassen –, so wäre das beim lebenden Menschen schon Leichnam, fortwährend Leichnam. Im Nervensystem geht fortwährend das Sterben des Menschen vor sich. Das Nervensystem ist das einzige System, welches gar keine unmittelbare Beziehung zum Geistig-Seelischen hat. Blut, Muskeln und so weiter haben immer direkte Beziehungen zum Geistig-Seelischen, das nervöse System hat unmittelbar dazu gar keine Beziehungen; es hat nur dadurch Beziehungen zum Geistig-Seelischen, daß es sich fortwährend aus der menschlichen Organisation ausschaltet, daß es nicht da ist, weil es fortwährend verwest. Die anderen Glieder leben; deshalb bilden sie direkte Beziehungen aus zum Geistig-Seelischen. Das Nervensystem stirbt fortwährend ab; es sagt fortwährend zum Menschen: Du kannst dich entwickeln, weil ich dir kein Hindernis biete, weil ich mache, daß ich gar nicht da bin mit meinem Leben! – Das ist das Eigenartige. In der Psychologie und Physiologie finden Sie dargestellt: das vermittelnde Organ des Empfindens, des Denkens, des Geistig-Seelischen überhaupt ist das Nervensystem. Wodurch ist es aber dieses vermittelnde Organ? Nur dadurch, daß es sich fortwährend aus dem Leben herausdrückt, daß es dem Denken und Empfinden gar keine Hindernisse bietet, daß es gar keine Beziehungen zum Denken und Empfinden anstiftet, daß es den Menschen leer sein läßt in bezug auf das Geistig-Seelische da, wo es ist. Für das Geistig-Seelische sind einfach dort, wo die Nerven sind, Hohlräume. [...] Die Physiologen sagen: Die Organe des Denkens sind die Nerven, insbesondere das Gehirn. – Wahr ist, daß Gehirn- und Nervensystem gerade nur dadurch mit dem denkenden Erkennen etwas zu tun haben, weil sie sich immerfort aus der Organisation des Menschen ausschließen und weil dadurch das denkende Erkennen sich entfalten kann. (293, 115f.)

Der Nerv entsteht immer, wenn vom Geiste durch das Leben getriebene Materie in sich selbst zusammenfällt und im lebendigen Organismus drinnen abstirbt. Deshalb ist der Nerv im lebendigen Organismus drinnen abgestorbene Materie, so daß sich also das Leben verschiebt, sich in sich selbst staut, Materie abbröckelt, zusammenfällt. So entstehen Kanäle im Menschen, die überall hingehen, die ausgefüllt sind von erstorbener Materie: die Nerven; da kann dann das Geistig-Seelische zurücksprudeln in den Menschen. Längs der Nerven sprudelt das Geistig-Seelische durch den Menschen durch, weil das Geistig-Seelische die zerfallende Materie braucht. Es läßt die Materie an der Oberfläche des Menschen zerfallen, bringt sie zum Abschuppen. Dieses Geistig-Seelische läßt sich nur darauf ein, den Menschen zu erfüllen, wenn in ihm die Materie zuerst erstirbt. Längs der materiell erstorbenen Nervenbahnen bewegt sich im Inneren das Geistig-Seelische des Menschen. (293, 187f.)

Nur dadurch, daß fortwährend der Tod durch unser Haupt zieht, daß eine fortwährende Rückentwickelung da ist, daß die organischen Prozesse fortwährend zurückgenommen werden, dadurch greift in unserem Haupt das Denken und das sinnliche Wahrnehmen Platz. [...] Das Organische muß erst abgetragen, muß erst zerstört werden, dann erhebt sich über dem organischen Zerstörungsprozeß der Denkprozeß. (194, 32)

Wenn einmal – und alle Anzeichen sind dafür da, daß es in Bälde geschehen wird – unsere tief bewunderungswürdigen naturwissenschaftlichen Untersuchungen auf dem Wege weiterschreiten, auf dem sie schon sind, dann wird es sich zeigen, daß im Nervenprinzip nicht ein Aufbauendes das Wesentliche ist;

das Aufbauende in der Nervenorganisation ist nur dazu da, damit die Nerven überhaupt bestehen können. Aber der Nervenvorgang ist in einer fortwährenden, wenn auch langsamen Auflösung begriffen; es ist das, was in einem Abbau ist und dadurch gewissermaßen, indem das Physische sich auflöst, dem Geistig-Seelischen den Platz freimacht. (319, 163)

Ich weiß, daß ich mit diesen Ausführungen sehr dem widersprechen muß, was die Naturforscher heute sagen; aber ich weiß, daß der, welcher das richtig betrachtet, was die Naturforscher entdeckt haben, in aller Physiologie und Biologie nur lautere Bestätigung dessen finden wird, was ich jetzt nur andeutend sagen kann. (67, 340)

Weiteres über die Abbauprozesse im Nervensystem – «Gehirnhunger», Absonderungs- und Ausscheideprozesse

[...] Das Eigentliche im Vorstellen hängt mit Vorgängen zusammen, die nichts zu tun haben mit dem Stoffwechsel, im Gegenteil, die zu tun haben mit einem Abbau des Stoffwechsels, die zu tun haben mit etwas in den Nerven, ja, was sich vergleichen läßt [...] nicht mit dem Stoffwechsel, sondern viel eher mit dem Zurückziehen des Stoffwechsels, mit der Entstehung des Hungers. (72, 134)

[...] Wissen Sie, was vorgeht im Haupt, im Kopfe, während wir das gewöhnliche Bewußtsein entwickeln? Ein Hungerprozeß geht vor. Darin besteht das wache Vorstellungsleben, daß unser Haupt hungert. Die falschen Asketen und falschen Mystiker haben das instinktiv eingesehen. Daher haben sie den ganzen Leib hungern lassen. Normal ist das aber nicht, daß geistige Erlebnisse dadurch auftreten, daß der ganze Leib hungert. Das ist immer falsch. Die Hungeraskese, die zu mystischen Verzückungen führen soll, ist eine Einseitigkeit, eine ungesunde Richtung. Aber normalerweise ist das Gleichgewichtsverhältnis unseres Leibes so eingerichtet, daß vom Morgen bis zum Abend, vom äußeren Aufwachen bis zum Einschlafen, nicht der ganze Leib, aber das Haupt in einem fortwährenden Hungerprozeß ist. Es ist immer das Haupt unterernährt. Das ist so etwas, was zur Rückentwickelung gehört. Und durch die Unterernährung des Hauptes sind wir imstande, Platz zu machen für das vorstellende Geistesleben. (174a, 257)

Diesem Instinkt [gewisser Mystikern], durch Hungererlebnisse Geisterlebnisse zu haben, dem liegt durch Übertreibung der wahren Grundtatsachen zugrunde, daß eigentlich das normale Bewußtseinsleben im Vorstellen und Denken auf einem Hungergefühl, auf einem Hungervorgang des Kopfes beruht. Und wie gesagt, entdeckt man dieses in innerer Anschauung, dann kommt man darauf, daß dieser rückentwickelnde Prozeß vorhanden ist, daß tatsächlich Abbau zugrunde liegt, und das Denken nicht als eine auf der Fortentwikkelung beruhende Tatsache auftritt, sondern gerade auf dem Zurückdrängen des organischen Lebens, an dessen Stelle es sich setzt. (67, 344)

Könnten wir nicht Gehirnhunger entwickeln, das heißt Abbauprozesse, Zersetzungsprozesse, Zerstörungsprozesse in uns, wir könnten keine gescheiten Menschen sein, sondern könnten nur hintaumelnde Menschen sein, schlafende, träumende Menschen. Gescheite Menschen sind wir durch die Abbauprozesse in unserem Gehirn. (185, 68)

So stellt es sich ungefähr der Materialist vor: hier sei ein Nerv und dieser Nerv bewirke irgend etwas als Vorstellung. – Nein, so ist es nicht in Wirklichkeit; sondern in Wirklichkeit ist es so, daß das Vorstellungsleben verläuft, und während das Vorstellungsleben verläuft, zerstört es die organische Materie, schafft gewissermaßen eine Bahn des Unrates in der Ausdehnung des Nervs. Das ist Ablagerung, was das Vorstellungsleben schafft, etwas, was Ausscheidung aus dem Organismus ist. Und der Nerv ist Ausscheidungsorgan für das Vorstellungsleben. (203, 152)

Die Nervenprozesse, die [...] in unserem Organismus vor sich gehen, wenn wir eine moralische Kraft in uns entwickeln, verhalten sich zu dem, was fruchtbar für uns ist, was wirklich in uns als eigentliches Menschenwesen ist, wie Absonderungen, richtig wie Absonderungsprozesse. Wenn wir einen bestimmten moralischen Impuls in der Seele geltend machen, dann ist das verbunden mit einem Absonderungsprozeß. Dieser Absonderungsprozeß, das was herausfällt, was wir sozusagen als Abfall in uns erzeugen müssen, das ist der Nervenprozeß. Und dieser Nervenprozeß verhält sich zu dem, was wir eigentlich tun, genau so, wie sich der Absonderungsprozeß bei der Verdauung verhält zu dem Aneignungsprozeß der Nahrungsmittel. (157, 121)

[...] Könnten wir im Gehirn nicht ausscheiden, so könnten wir nicht denken. Würden wir im Gehirn nur aufbauen, so würden wir instinktiv dumpf dahinleben, könnten es höchstens bis zu einem ganz dumpfen Träumen bringen. Zum hellen, klaren Denken bringen wir es gerade dadurch, daß das Gehirn absondert, ausscheidet. Und das Denken ist überhaupt nur zur Parallelisierung von Ausscheidungsprozessen. Indem sich im menschlichen Organismus dasjenige herauslöst, was für ihn unbrauchbar ist, kann sich das Denken festsetzen aus geistigen Welten heraus. (199, 248f.)

Und in der Tat, wenn Sie einen Gedanken hineinstopfen in das Leibliche, wirkt dies in gewissem Sinne ertötend; indem Sie einen Gedanken fassen in Ihrem physischen Leib, ertöten Sie eigentlich etwas in Ihrem Nervensystem. «Ertöten» ist sogar das richtige Wort dafür.

Wir denken jetzt etwas – und nach einiger Zeit besinnen wir uns, was denn da in uns ist. So viele Nervenleichen als wir Gedanken gehegt haben, sind jetzt in uns. Das, was zurückbleibt, wenn wir etwas gedacht haben, sind wirklich lauter Leichen, so daß wir, wenn wir abends einschlafen, unseren physischen Leib aus dem Grunde sich selbst überlassen müssen, damit er die Gedankenleichen wieder fortschaffen kann, die wir während des Tages durch unser Denken geschaffen haben.

Müssen denn diese Gedankenleichen da sein? Ja, die müssen da sein, denn diese Gedankenleichen sind eigentlich die Abdrücke des Denkens; und wenn wir nicht diese Gedankenleichen bilden könnten, so würden wir bei Tage geradesowenig bewußt einen Gedanken fassen können wie in der Nacht. In der Nacht stehen wir im Gedankenweben in der geistigen Welt darinnen. Da steht uns kein physischer Leib zur Verfügung, in den wir Gedankenleichen eindrücken könnten. In der Nacht geht der Gedanke gleich fort und löst sich auf in dem Allgedankenleben. Das ist der Unterschied, bewußt wir bei Tage die Gedanken dadurch festhalten können, daß sie zu Leichen werden, die wir dem physischen Leibe eingraben. Da verhärtet sich das Gedankenleben, und dieses Verhärten bewirkt, daß wir das Gedankenleben bewußt haben können.

Das ist der genauere Prozeß. Da haben Sie wieder etwas von der Art, an der man zeigen kann, wie der Materialismus eigentlich daneben haut. Der Materialist glaubt, bewußt er in dem, was dadrinnen vor sich geht, im Leichenprozeß, die Ursache des Denkens suchen müsse. Aber was da sich vollzieht, das sind in Wirklichkeit Absonderungsprozesse des Denkens, Leichenprozesse; und das Nervensystem ist dazu da, damit durch die Tätigkeit des Denkens der Absonderungsprozeß erzeugt werden kann. Was das Denken übrig läßt, was es nicht brauchen kann, was es ausstößt, das untersucht die physische Physiologie. Dadurch aber bildet sich während des wachen Tageslebens etwas, was man nennen kann das Ersterben des Denkens im physischen Leibe darinnen. Die Gedankenkräfte, die man entwickelt, werden verwendet, um gleichsam Abklatsche, Abdrücke von sich zu erzeugen. Da gehen die Kräfte hinein in diese Abklatsche. Während der Nacht gehen sie nicht in solche Abklatsche hinein, da leben wir gleichsam im allgemeinen Meere des geistigen Seins. Aber weil wir da keine Abklatsche bilden können im normalen Leben ohne Initiation, lösen sich auch die Gedanken gleich in diesem allgemeinen Meere auf. Wenn wir sie fassen wollen am Morgen, dann sind sie eben aufgelöst; da kann sie nicht einmal die Erinnerung festhalten.

Wenn wir also den Prozeß ganz genau fassen, so können wir sagen: Irgendein Gedankenprozeß entwickelt sich. Indem er in unseren Leib hineindringt, erzeugt er jene Absonderungsprodukte in den Nerven. Aber bevor er diese Absonderungsprodukte erzeugt, spiegelt er sich. Bevor er übergeht in den Leib und die leibliche Tätigkeit, spiegelt er sich zunächst; das Hervorrufen dieser Tätigkeit ist ein Spiegeln.
Denken Sie sich einmal, Sie schauen durch das Auge einen Gegenstand an, oder hören durch das Ohr ein Geräusch oder Töne zusammenklingen. Draußen ist der Tonzusammenklang. Dieser Tonzusammenklang dringt in das Ohr hinein. In den Gehörnerven entsteht ein Prozeß, eben diese Leichnamsbildung und -absonderung. Und das, was Sie hören, ist daher der zurückgeworfene Ton, eigentlich ein inneres Echo.
Auf diese Art sind wir in unserem alltäglichen Erleben ganz in einer Spiegelbilderwelt, und unser eigenes Sein ist in diese Spiegelbilderwelt hineinverwoben. (156, 159ff.)

[...] Sehen Sie, wenn ein Mensch so recht einmal gedacht hat, Schwieriges gedacht hat – ich kann Ihnen das leider nur in den Ergebnissen schildern, ich müßte viele Vorträge halten, wenn ich es Ihnen aus der Physiologie heraus schildern würde, kann aber nur Ergebnisse hinstellen –, wenn ein Mensch so recht viel gedacht hat, dann ist im Inneren sein Gehirn ein recht merkwürdiges Gebilde geworden. Dann ist es überall durchsetzt mit Ablagerungen, namentlich mit Phosphorverbindungen, die so herumliegen im Gehirn. Das hat sich abgesondert während des Denkens. Gerade wenn man aus sich selber nachdenkt und selber die Ideen bildet, dann ist das Gehirn – verzeihen Sie das harte Wort – voller Unrat, voller Absonderungsprodukte, namentlich Phosphorsäureverbindungen; die schmieren sich dann so durch das Gehirn. Diese Schmierprodukte, diese Absonderungsprodukte, die müssen nun erst durch Schlaf, dasjenige, was der Mensch an Ruhe hat, wiederum weggeführt werden aus dem Organismus. (305, 172f.)

Weiteres zu den Abbauvorgängen des Nervensystems als Skleroseprozesse – Nerventätigkeit, Mineralisation und Entmineralisation

Unser Denken besteht darinnen, das wir im fortlaufenden Zeitprozesse durch unsere eigene innere Aktivität dasjenige vollziehen, wozu das Tier von Anfang an angelegt ist: den Sklerotisierungs-, den Verknöcherungsprozeß, den Todesprozeß, den wir hineintragen in unseren Organismus. (334, 260f.)

Aber während wir, wenn wir tiefer hineinsteigen in den unteren Menschen, aus der Darmflora bildenden Kraft in die Darmfauna bildende Kraft hinuntersteigen, kommen wir, wenn wir mehr hinaufsteigen in den Menschen, aus der Region, wo bekämpft wird die innere Flora, in das Gebiet, wo bekämpft werden muß fortwährend das Mineralischwerden des Menschen, ich möchte sagen, das Sklerotischwerden des Menschen. Sie können da, ich möchte sagen, schon äußerlich an der stärkeren Verknöcherung des Hauptes studieren, wie der Mensch, je mehr er sich nach oben entwickelt, durch seine Organisation eben zum Mineralischwerden neigt.

[...] Dasjenige, was Kopf ist, dehnt sich wiederum über den ganzen Menschen aus, ist nur hauptsächlich im Kopfe. Ebenso ist es mit den anderen [Systemen], Zirkulation, Gliedmaßen und Stoffwechsel, es dehnt sich immer über den ganzen Menschen aus. So daß selbstverständlich dasjenige, was für den Kopf- oder Hauptesmenschen vorhanden sein muß, als Anlage im ganzen Menschen vorhanden ist, und diese Anlage des Mineralischwerdens im ganzen Menschen bekämpft werden muß. (312, 91f.)

[...] Wir sehen, daß die Wirkung der Gedanken auf den physischen Leib des Menschen die ist, daß die physischen Substanzen aufgelöst werden, eigentlich in einem gewissen Sinne in nichts zerfallen. [...] Ich muß mich in Anbetracht der Natur der Sache etwas populär ausdrücken. Es kann aber verständlich sein, daß eigentlich das, was in den Menschen als rein Mineralisches eingegliedert wird, was er als rein Mineralisches in sich trägt, daß das in ihm sein muß, weil es aufgelöst werden muß durch die Gedanken. Die Gedanken könnten nicht da sein – denn das ist ihre Lebensbedingung –, wenn sie nicht mineralische, irdische Substanzen – wie man in früheren, mehr ahnungsvollen Geisteswissenschaften auch sagt – auflösen würden. Dieses Auflösen, gewissermaßen dieses Fällen physischer Substanzen, das ist das, was die physische Vermittlung des Denkens ist.

Man lernt jetzt erkennen, indem man mit seinem gefühls- und willensmäßigen Menschen, also mit dem eigenen menschlichen Inneren in seinem physischen und in seinem ätherischen Leibe ist, und durchdrungen ist von dem Denken, daß dieses Denken dann abläuft dadurch, daß fortwährend mineralische, physische Substanz vernichtet wird. Man lernt jetzt erkennen, wie eigentlich unser gewöhnliches Bewußtsein verläuft. Es verläuft nicht in der Weise, daß die Wachstumskräfte, die sich im sonstigen Organismus mit Hilfe der Nahrungsaufnahme entwickeln, in uns walten. In demselben Sinne, in dem die Wachstumskräfte rege werden in uns, wird ja gerade das Denken abgedämpft. Im Aufwachen muß das Denken, ich möchte sagen, freie Betätigung darin erlangen, die physische Materie aufzulösen, auszuscheiden aus dem physischen Leib. Und das Nervensystem ist für anthroposophische Geisteswissenschaft

dasjenige Organ, welches durch den ganzen Körper hindurch die Abscheidung des Mineralisch-Physischen vermittelt.
[...] Wenn man in dieser Weise den physischen und den ätherischen Leib des Menschen, ich möchte sagen, durchleuchtet, dann lernt man den langsam verlaufenden Tod, das heißt das Abscheiden von mineralisch-physischer Substanz – und das Sterben ist ja nichts anderes, als daß man die mineralisch-physische Substanz auf einmal abscheidet –, man lernt das fortwährend dauernde Abscheiden eines Leichnamhaften in uns kennen. Man lernt erkennen, daß man eigentlich von der Geburt an partiell immer stirbt, und nur dann, wenn wir mit dem ganzen Leib dasselbe machen, was wir sonst nur durch das Nervensystem in einem kleinen Teil des Leibes machen durch das ganze Leben hindurch, dann sterben wir. (79, 149ff.)

Der organische Prozeß, der in uns vorgeht, verläuft ja so, daß unser Organismus sich Stoffe aneignet und auch Stoffe abscheidet. Aber nicht allein diejenigen Stoffe, welche sich aus dem organischen Prozesse unseres Leibes heraussondern, werden durch die Abscheidungsorgane nach außen gestoßen, sondern es lagern sich fortwährend in uns selber solche Stoffe ab. Die bleiben gewissermaßen längs unserer Nervenbahn und an sonstigen Orten unseres Organismus liegen; die werden ausgestoßen aus dem Lebensprozeß. Wir haben es fortwährend in unserem Lebensprozeß damit zu tun, daß sich Lebloses aussondert. Wer im Genauen verfolgen kann den menschlichen Lebensprozeß, der wird wahrnehmen können, daß sich überall im Organismus unorganische Stoffe ablagern. Die groben Massen werden ausgeschieden; aber in feiner Weise lagern sich überall Stoffe ab. So daß wir sagen können: Der menschliche Organismus lebt so, daß er zunächst den organischen Prozeß in sich trägt, den ich Ihnen hier mit weißer Kreide schematisch darstellen will **(Abb. 20)**. Aber innerhalb dieses organischen Prozesses sehen wir überall unorganische, leblose Stoffe, die nicht ausgeschieden werden, sondern sich überall ablagern, die ich hier mit roter Kreide schematisch einzeichnen will. Ich zeichnete oben die roten Punkte besonders dicht, weil hauptsächlich diese sich nicht ausscheidenden leblosen Stoffe in dem Kopforgan des Menschen sich absondern, wo sie liegen bleiben. Nun ist der ganze menschliche Organismus von dem Ich durchdrungen.
Ich zeichne mit grüner Kreide dieses Ich in die schematische Zeichnung ein. Es kommt innerhalb unseres Organismus das Ich mit den leblos ausgeschiedenen Stoffen in Berührung. Es durchdringt sie. Es gibt also in unserem Organismus etwas, das sich so ausnimmt, daß auf der einen Seite das Ich durchdringt den organischen Prozeß, den Prozeß, innerhalb welchem die Stoffe als lebendige Stoffe enthalten sind, daß aber das Ich auch durchdringt dasjenige,

was Lebloses, ich möchte sagen, Mineralisiertes in unserem Organismus ist. Wenn wir denken, so geht fortwährend das vor sich, daß, angeregt durch die äußeren Sinneswahrnehmungen oder auch durch die Erinnerungen, das Ich gewissermaßen sich bemächtigt dieser leblosen Stoffe und sie im Sinne der äußeren Sinnesanregungen oder der Anregung durch die Erinnerungen aufpendelt, mit ihnen in uns, ich darf schon sagen, zeichnet. Denn es ist keine bildliche Vorstellung, sondern es entspricht durchaus der Realität, daß das Ich diese unorganischen Stoffe wirklich so verwendet, wie wenn ich etwa jetzt, vergleichsweise gesprochen, mir hier Kreide pulverisieren würde und dann mit dem Finger das Kreidepulver nehmen würde und dann mit diesem bekreideten Finger allerlei Figuren hinzeichnete. Es ist so, daß tatsächlich das Ich diese leblosen Stoffe aufpendelt, sich ihrer bemächtigt und in uns Figuren einzeichnet, die allerdings den Figuren, die wir gewöhnlich äußerlich aufzeichnen, nicht ganz ähnlich sehen. Aber es wird in uns durch das Ich mit Hilfe des leblosen Stoffes tatsächlich gezeichnet, kristallisiert, wenn auch nicht in den Kristallgestalten, die wir im mineralischen Reiche finden *(siehe Schema, rot).* Dasjenige, was sich so abspielt zwischen dem Ich und dem, was in uns mineralisch geworden ist, und zwar sich als sogar fein-feste, mineralisierte Substanzen absondert, das ist dasjenige, was als Materielles unserem Denken zugrunde liegt. Der inspirierten Erkenntnis ergibt sich also der Denkprozeß, der Vorstellungsprozeß tatsächlich als eine Behandlung des Mineralisierten im menschlichen Organismus durch das Ich. Das Ist die genauere Schilderung desjenigen, was ich oftmals abstrakt charakterisiert habe, wenn ich sagte: Indem wir denken, sterben wir fortwährend ab. Das in uns Ersterbende, das sich aus dem Leben Heraushebende, das sich Mineralisierende ist dasjenige, mit dem das Ich in uns zeichnet, und mit dem das Ich tatsächlich die Summe unserer Gedanken zeichnet. Es ist ein Wirken und Weben des Ich im mineralischen Reiche, in jenem mineralischen Reiche, das in uns erst *wird*, das wir als unser Denken haben. [...]
Das Ich kann sich hineinversenken in dasjenige, was in uns mineralisiert wird. (209, 128ff.)

Die Grundlage des Vorstellens ist ein Abbauprozeß. Die Materie muß erst zerstört und die Zerstörung plastisch geformt werden, damit sie die Grundlage angeben können für das Funktionieren des Geistigen in uns, für die Gedanken. (319, 64)

Weiteres über die Nerventätigkeit als Todesprozeß des Organismus

Bis zu dem Punkte, bis zu dem man sich im Leben zurückerinnert, verläuft [...] im Menschen ein Prozeß, und zwar zuerst vorgeburtlich, vor der Empfängnis, in der rein geistigen Welt. Es verläuft ein Prozeß, der hinzielt auf Verrichtungen, die den Organismus gewissermaßen aufbauen, die in der Lebensrichtung des Organismus liegen. In dem Augenblick, bis zu dem wir uns im Leben zurückerinnern, da tritt das sein, daß diese innerliche Kräftebetätigung, welche die noch nicht denkende Denkwesenheit, Denkkraft ist, aufhört am Menschen aufzubauen. Von diesem Augenblicke an baut sie im Menschen ab, übt eigentlich fortwährend Zerstörungsprozesse aus, die sich dann summieren und die endlich den äußeren physischen Tod des Menschen herbeiführen, die den Leib des Menschen hinwegnehmen von seiner Seele und seinem Geiste. So daß wir gerade, wenn wir das Denken geisteswissenschaftlich durchforschen, es leiblich gebunden fühlen an einen Abbauprozeß, an einen Prozeß, der, indem das Denken so verläuft wie im gewöhnlichen Leben, abbaut. Es muß der Abbau dann immer wiederum ersetzt werden, indem das Denken stillesteht im Schlafe. Aber der Abbauprozeß ist stärker, ist intensiver und führt endlich langsam den Tod herbei, insofern er mit jenen Prozessen des Organismus zusammenhängt, die eben in dem Organismus des Denkens verankert sind. (65, 163)

Nehmen Sie sich die wirklichen Erscheinungen der modernen Physiologie einmal heran, und Sie werden sehen, nichts kann klarer belegt werden aus all dem, was man kennt über Gehirnphysiologie und dergleichen, also daß man es bei den eigentlich seelisch-geistigen Prozessen, die bewußt verlaufen, nicht zu tun hat mit irgendwelchen Wachstumskräften, mit irgendwelchen Kräften der Nahrungsaufnahme, sondern man hat es zu tun mit Ausscheidungsprozessen, durch das Nervensystem mit Abbauprozessen, daß man es zu tun hat mit einem fortwährenden langsamen Ersterben. Es ist der Tod, der in uns wirkt, indem wir uns hingeben an dasjenige, was geistig eigentlich in unserem Bewußtsein wirkt. (314, 30)

In der Kopforganisation vollzieht sich [...] während des Wachzustandes eine zweifache Tätigkeit: eine aufbauende durch den ätherischen Organismus und eine abbauende, das ist eine solche, welche die physische Organisation zerstört. Diese Zerstörung wird durch den astralischen Organismus bewirkt. Durch diese astralische Tätigkeit hat der Mensch den Tod während des Erdendaseins dauernd in sich. Dieser Tod wird nur jeden Tag durch die ihm entgegenwirkenden Kräfte besiegt. Aber den fortwährend sich vollziehenden Todeswirkungen verdankt man das gewöhnliche Bewußtsein. Denn in dem ersterbenden Leben der Kopforganisation liegt dasjenige, was geeignet wird, die Seelentätigkeit als Gedanken-Erleben zu reflektieren. Eine zum Leben drängende organisch-sprossende Tätigkeit kann kein Gedankenweben hervorbrin-

gen. Dazu ist eine nach dem Sterben hin tendierende notwendig. Die organisch-sprossende Tätigkeit dämpft das Gedankenweben zur Betäubung oder Bewußtlosigkeit herab.
Was sich im physischen Tode einmal mit dem ganzen menschlichen Organismus vollzieht, das begleitet das menschliche Dasein während des Erdenlebens als eine Anlage, ja als ein sich fortwährend bildender Anfang des Sterbens immer fort. Und diesem Ersterben in sich verdankt der Mensch sein gewöhnliches Bewußtsein. (25, 72f.)

So sehen Sie, daß der Mensch – im Erdendasein aus einem Wachbewußtsein – in seiner Kopforganisation fortwährend den latenten Tod trägt. Die Tendenz zum Sterben ist fortwährend in der Kopforganisation vorhanden. Der astralische Organismus will die Kopforganisation fortwährend in das Geistige umsetzen. Er will sie zu einem planetarischen Bewegungsorgan machen, will sie zu einem Abbild der Sternkonstellationen machen; er ist ein fortwährender Zerstörer der physischen Kopforganisation. (215, 148)

Der Mensch stirbt eigentlich immer in sein Nervensystem hinein ab. – Der Nervenprozeß ist ein solcher, daß er sich auf das Nervensystem beschränken muß. Denn würde er sich ausdehnen über den ganzen Organismus, würde dasselbe vorgehen im ganzen Organismus, was in den Nerven vorgeht, so würde dies den Tod des Menschen in jedem Augenblick bedeuten. (179, 122f.)

[...] Nur dadurch, daß das Nervensystem so in uns eingelagert ist, daß es von dem übrigen Organismus immer wieder aufgefrischt wird, kann die abbauende, die auflösende, die zerstörende Tätigkeit, die vom Denken aus eingreift in unser Nervensystem, immer wieder ausgeglichen werden. Abbauende Tätigkeit ist da, Tätigkeit, welche ganz genau qualitativ dieselbe ist wie diejenige, die der Mensch auf einmal durchmacht, wenn er stirbt, wenn der Organismus ganz aufgelöst wird. Der Tod lebt fortwährend in uns, indem wir vorstellen. Ich möchte sagen, atomistisch geteilt lebt der Tod fortwährend in uns; und der einmalige Tod, der uns ergreift, er ist nur summiert dasjenige, was fortwährend abbauend in uns arbeitet, allerdings wiederum ausgeglichen wird, nur sind die Ausgleiche so, daß eben zuletzt auch der spontane Tod hervorgerufen wird.
Man muß den Tod begreifen als eine Kraft, die im Organismus wirkt, so wie man die Lebenskräfte begreift. (178, 27)

Wir besiegen als Menschen fortwährend den Tod, der von unserem Haupte nach unserer übrigen Organisation gewissermaßen hinströmt. Unser übrige

Organisation wirkt diesem Tode entgegen. Und erst wenn unsere übrige Organisation erlahmt, erlahmt durch das Alter oder erlahmt durch irgendeine andere Schädigung, so daß diese andere Organisation nicht den todbringenden Kräften des menschlichen Hauptes entgegenwirken kann, erst dann tritt für den ganzen Organismus der Tod ein. (204, 40)

[...] Dasjenige, was am Ende des physischen Lebens auftritt, der einmalige Moment des Sterbens, ist [...] nur die synthetische Zusammenfassung desjenigen, was im kleinen immer geschieht. Wir sterben von unserer Sinnes-Nervenorganisation aus fortwährend; nur wird dieses Sterben fortwährend aufgehoben. Erst wenn der übrige Organismus, nicht bloß der Organismus des Kopfes, nicht mehr die Fähigkeit hat, das Sterben aufzuheben, erst dann sterben wir wirklich. Der Tod ist nicht etwas, was eben nur einmal an den Menschen herantritt, der Tod ist ein dauernder Prozeß. Und diesem Tode verdanken wir das Denken. Dadurch, daß wir durch das Denken den Tod in uns eingliedern, dadurch ist erstens dieses Denken überhaupt nur in uns vorhanden, zweitens aber lernen wir erkennen, was das Tote eigentlich substantiell ist. (334, 261)

Über den physiologischen Ausgleich der zentralnervösen Abbau-, Sklerose- und Todesprozesse – von den Heilungskräften des übrigen Gesamtorganismus

Das, was im Haupte ist, wird fortwährend neu belebt vom übrigen Organismus aus. Daß das Haupt auch teilnimmt am allgemeinen Leben des Organismus, das verdankt es dem übrigen Leben des Organismus. Würde sich das Haupt nur denjenigen Kräften überlassen können, für die es organisiert ist, den sinnlichen Wahrnehmungskräften und den Vorstellungskräften, so würde das Haupt fortwährend absterben. Das Haupt hat fortwährend die Tendenz zu sterben, es muß fortwährend neu belebt werden. (194, 32)

Unsere Nerven-Sinnesprozesse sind Prozesse, welche ganz gleichwertig sind mit dem, was in unserem Organismus vorgeht, wenn er ein Leichnam ist. Nur, solange wir leben, wird dieses fortdauernde Sterben unseres Nerven-Sinnesorganismus paralysiert, von den anderen Lebensprozessen in unserem Organismus ausgeglichen. Wir müssen gewissermaßen in jedem Augenblick von unserem Rumpf- und Gliedmaßenorganismus aus zum Leben erweckt werden. Denn würde unsere Organisation nur den Kräften unseres Hauptes folgen, dann würden wir fortwährend sterben beziehungsweise zum Sterben geeignet sein. (196, 25)

Was im menschlichen Haupt ein ganzer Mensch werden will, das wird, wenn es ausgestaltet wird zum ganzen Menschen, verknöchert, verhärtet. Das ist das, was wir fortwährend überwinden müssen in uns, was wir tatsächlich überwinden, indem wir zu den Impulsen, die wir durch unser Haupt in uns tragen, diejenigen hinzu wirksam haben, die aus dem übrigen Organismus heraus dieses Verhärtende frisch erhalten. Das was Haupt ist, müssen wir überwinden durch das, was aus dem Blut des Herzensorganismus stammt. (271, 121)

[...] Dieses Sterben wird nur fortwährend ausgeglichen dadurch, daß wiederum aus der übrigen Organisation, aus der Blut- und Herzorganisation, in den zum fortwährenden Sterben neigenden Kopf heraufschießen die belebenden Kräfte. (334, 261)

Wir können denken nur aus dem Grunde, weil wir fortwährend das Todesprinzip in uns tragen. Das ist dieses große Geheimnis der Menschen, daß gewissermaßen von den Sinnen aus – wenn ich das Auge nehme als den Repräsentanten der Sinne – fortwährend strömt durch dasjenige, was man als Nerv auffaßt, Zerstörendes in den Menschen hinein. Es ist, wie wenn der Mensch von den Sinnen aus durch die Nervenstränge mit einem sich zerbröckelnden Materiellen ausgefüllt würde. Wenn Sie sehen, wenn Sie hören, oder auch, wenn Sie nur Warmes fühlen, es ist wie ein von den Sinnen nach innen sich zerbröckelndes Materielles. Dieses sich zerbröckelnde Materielle, das muß erfaßt werden von demjenigen, was aus dem Inneren ausströmt. Es muß gewissermaßen verbrannt werden. Wir müssen fortwährend, indem wir denken, gegen den in uns waltenden Tod kämpfen. Der Mensch weiß heute eben nicht, weil er sich nur bewußt ist seines Denkens als Spiegelbilder, daß er im Grunde genommen nur lebt mit dem, was nicht Kopf ist, daß der Kopf eigentlich nur ein fortwährend absterbendes Organ ist. Wir wären fortwährend der Gefahr des Sterbens ausgesetzt, wenn nur das geschehen würde, was in unserem Kopfe ist. Dieses fortwährende Sterben wird nur verhindert dadurch, daß der Kopf mit dem anderen Organismus verbunden ist und die Vitalität des anderen Organismus das Sterben verhindert. [...]
Mit dieser Vitalität, mit diesem Leben ist eben im Zusammenhange das Heilungsprinzip. Wir sterben zwar nicht dadurch, daß unser Kopf sterben will, aber wir tragen fortwährend Krankheitskeime in uns durch unseren Kopf dadurch, daß er das Organ unseres Denkens ist, und haben fortwährend nötig, den Tribut abzutragen an unser Denken, der darin besteht, daß wir dem krankmachenden Kopf entgegensetzen die Heilungskräfte des übrigen Organismus. Heute wird es noch wenig bemerkt, allein es werden auftreten Krankheitsformen – Sie wissen ja, daß sie sich ändern –, bei denen man den Ausgang aus dem menschlichen Haupte besser bemerken wird, als man das für viele Krankheiten

der Gegenwart bemerkt. Dann wird man einsehen, daß im Grunde genommen der ganze gesunde Prozeß des Menschen, der in ihm verläuft, ein Heilungsvorgang ist gegen die Schädigung unseres Intellektlebens. (198, 31ff.)

Es gibt in den Nerven zweierlei Vorgänge: das Zerfallen der Eiweißsubstanz und das Durchströmen dieser zerfallenden Substanz mit Äthersubstanz, die zu ihrer Strömung durch Säuren, Salze, Phosphoriges und Schwefeliges angefacht wird. Das Gleichgewicht zwischen den beiden Vorgängen vermitteln die Fette und das Wasser.
Dem Wesen nach angesehen sind diese Vorgänge fortdauernd den Organismus durchsetzende Krankheitsprozesse. Sie müssen durch ebenso fortwirkende Heilungsprozesse ausgeglichen werden. (27, 45)

Der zentralnervöse Abbauprozeß, die reaktive Gegenarbeit des Ich und der Tod des Menschen

[...] Dasjenige, was da vom Menschenhaupte eingeleitet wird und von da aus durch den ganzen Organismus strahlt, das ist der rein physische Prozeß, der im Moment, wo der Tod eintritt, sich in den ganzen Organismus ergießt. Dieser Moment, der ist im menschlichen Haupte, wenigstens von ihm zentralisierend ausgehend, immer vorhanden. Er wird nur paralysiert durch den Vitalisierungsprozeß vom anderen Organismus aus. Der Mensch trägt tatsächlich die Kräfte, die ihn auch zum Sterben bringen, fortwährend in sich, und er wäre kein Ich, wenn er nicht die Kräfte des Sterbens in sich tragen würde. [...]
Aber sagen muß man, daß demjenigen, was im Menschen als physischer Prozeß wirkt, was ihn als physischer Prozeß durchsetzt, daß dem entgegengearbeitet wird so lange wie möglich von dem Ich, das aber an diese Gegenarbeit, an diese reaktive Wirkung gebunden ist. Es wird dem so lange entgegengearbeitet, als dieser physische Prozeß nicht zu stark wird. Dieser physische Prozeß ist dasjenige, was das Sterben immer im menschlichen Organismus hat, was im Sterben zuletzt auch liegt. Wenn nämlich der physische Prozeß gewissermaßen hypertrophiert, so daß er von dem Ich nicht mehr beherrscht werden kann, dann muß sich das Ich von dem physischen Leib trennen, was natürlich auch dadurch eintreten kann, daß eine übermäßige physische Wirkung an irgendeiner Stelle des Körpers auftaucht und die anderen im früheren Lebensalter mit sich reißt. (313, 39/40)

Die zentralnervösen Abbauprozesse und die menschliche Willenswirksamkeit

Würde unser ganzer Organismus [...] dieselbe Organisation haben wie unser Haupt, so würden wir fortwährend sterben müssen. Wir leben nur durch dasjenige, was in unserem übrigen Organismus Vitalkraft ist und immer heraufgeschickt wird in das Haupt. Die Kräfte, durch die wir zuletzt sterben, sind in unserem Haupte waltend, sind in unserem Haupte. Das Haupt ist ein fortwährend absterbendes Wesen, es ist in rückläufiger Entwickelung. Deshalb kann im Haupte auch das Seelisch-Geistige seiner Entwickelung gewinnen. Denn wenn Sie sich schematisch das Haupt vorstellen, so müssen Sie sich vorstellen: seine aufsteigende Entwickelung ist bereits in eine rückwärtige Entwickelung übergegangen; hier ist eine Leere **(Abb. 21)**. Und in das Leere, in das fortwährend Zerstörtwerdende geht Seele und Geist hinein. Das ist buchstäblich wahr. Wir tragen durch unser Haupt Seele und Geist aus dem Grunde, weil unser Haupt bereits in absterbender Entwickelung ist. Das heißt, in unserem Haupte sterben wir fortwährend. Und der Unterton von Wollen, der unserem Denken eignet, der liegt in unserem Haupte. Aber dieser Unterton von Wollen, der ist ein fortwährender Antrieb, ein fortwährender Impuls zum Sterben, zum Überwinden der Materie. (194, 208f.)

Wir haben das oft auseinandergesetzt. Würden in unserem Gehirne nur vor sich gehen aufbauende Prozesse, würde da nur das vor sich gehen, was zum Beispiel zunächst die von den Lebenskräften aufgenommene Ernährung bewirkt, so würden wir ein Seelen- und Geistesleben durch das Werkzeug unserer Nerven, unseres Gehirnes nicht entwickeln können; nur dadurch, daß fortwährend in unserem Gehirn abgebaut wird, daß fortwährend Zerstörungsprozesse da sind, greift Platz in dem sich Zerstörenden das Seelische und Geistige. Darinnen aber wirkt gerade der Wille. Der Wille des Menschen ist im wesentlichen etwas, was während unseres physischen Lebens schon teilweise für den Tod des Menschen wirkt. In bezug auf unsere Kopforganisation sterben wir fortwährend; in jedem Augenblick sterben wir. Nur dadurch, daß von unserer übrigen Organisation entgegengearbeitet wird diesem fortwährenden Kopfsterben, dadurch leben wir. Tätig aber ist vor allen Dingen in diesem Kopfsterben der Wille. In unserem Haupte findet fortwährend schon dasselbe statt, was, abgesehen von uns, objektiv in der Welt draußen vorgeht, wenn wir durch den physischen Tod gegangen sind.
Unser Leichnam geht uns ja, insofern wir Menschenindividualitäten sind und in die seelisch-geistigen Welten durch die Pforte des Todes eintreten, eigentlich nichts an; aber das Weltall geht er sehr viel an, dieser Leichnam; denn dieser Leichnam wird auf irgendeine Weise – es kommt auf diese jetzt nicht an, durch Verbrennung oder Beerdigung – den Elementen der Erde überliefert; da setzt er in seiner Art dasselbe fort, was unser menschlicher Wille partiell in unserem Nervensystem, in unserem Sinnensystem tut während des Lebens zwischen Geburt und Tod. Wir stellen vor, wir denken dadurch, daß

unser Wille in uns etwas zerstört. Wir übergeben unseren Leichnam der Erde und mit Hilfe des sich auflösenden Leichnams, der nur denselben Prozeß fortsetzt, den wir partiell im Leben ausführen, «denkt und stellt vor» die ganze Erde. Dasjenige – ich habe es von anderen Gesichtspunkten aus Ihnen einmal in früheren Monaten charakterisiert –, was in der Erde sich fortwährend abspielt durch die Wechselwirkung zwischen dem ursprünglich Irdischen und dem, was in der Erde stattfindet durch die Vereinigung mit den abgestorbenen menschlichen Leibern, das ist eine Tätigkeit, die ganz gleich ist der Art nach derjenigen Willenstätigkeit, die in uns fortwährend unbewußt ausgeübt wird, indem abgebaut, zerstört wird, leichenhaft gearbeitet wird zwischen Geburt und Tod in unserem Nerven- und Sinnessystem. Zwischen Geburt und Tod arbeitet durch die Zerstörung, indem er sich mit unserem Ich verbindet, derselbe Wille innerhalb der Grenzen unserer Haut, der da arbeitet kosmisch durch unseren Leichnam nach unserem Tode im Denken und Vorstellen der ganzen Erde, wenn wir eben diesen Leichnam der Erde übergeben haben. So sind wir kosmisch verbunden mit dem, was man den seelisch-geistigen Prozeß des ganzen Erdenseins nennen könnte. Diese Vorstellung ist eine schwerwiegende; denn diese Vorstellung ordnet den Menschen konkret ein in das Kosmische unseres Erdendaseins. Das zeigt, wie verwandt der menschliche Wille ist mit demjenigen, was Todeskräfte in unserem Erdendasein bewirken; es zeigt die Verwandtschaft des menschlichen Willens mit der Art und Weise, wie der allgemeine Weltenwille wirkt innerhalb des Erdendaseins in der Zerstörung, im Herbeiführen der Todesverhältnisse. (195, 47f.)

Zur grauen und weißen Gehirnsubstanz

Es ist ja eine ganz, man möchte schon fast sagen, alberne Ansicht, daß in der grauen Hirnsubstanz im wesentlichen die Denksubstanz gegeben ist, denn das ist nicht der Fall. Die graue Hirnsubstanz ist im wesentlichen zur Ernährung des Gehirnes da und ist eigentlich eine Kolonie der Verdauungswerkzeuge zur Ernährung des Gehirnes, während gerade dasjenige, was weiße Gehirnsubstanz ist, von einer großen Bedeutung als Denksubstanz ist. Daher werden Sie auch in der anatomischen Beschaffenheit der grauen Hirnsubstanz schon etwas finden, was viel mehr zusammenhängt mit einer totalen Tätigkeit als mit dem, was ihr gewöhnlich zugeschrieben wird. (312, 113)

Ja, der kunstvollere Bau, die äußere Hirnrinde, ist gewissermaßen schon eine Rückbildung; da ist der komplizierte Bau schon in Rückbildung begriffen; es ist vielmehr schon ein Ernährungssystem im Gehirnmantel vorliegend. So daß der Mensch, wenn man das so vergleichsweise ausdrücken will, sich auf seinen

Gehirnmantel gar nichts Besonderes einzubilden braucht; der ist ein Zurückgehen des komplizierteren Gehirns in ein mehr ernährendes Gehirn. Wir haben den Gehirnmantel mit dazu, daß die Nerven, die mit dem Erkennen zusammenhängen, ordentlich mit Nahrung versorgt werden. Und daß wir das über das tierische Gehirn hinausgehende bessere Gehirn haben, das ist nur aus dem Grunde, weil wir die Gehirnnerven besser ernähren. Nur dadurch haben wir die Möglichkeit, unser höheres Erkennen zu entfalten, daß wir die Gehirnnerven besser ernähren, als Tiere es können. (293, 42)

Die Kopforganisation ist so beschaffen, daß der nach innen gelegene, gräulich-weißliche Gehirnteil das physisch am weitesten vorgeschrittene Glied der menschlichen Organisation ist. Es enthält eine die übrigen Sinne zusammenfassende Sinnestätigkeit, in die das Ich und der Astralleib hineinwirken. Er nimmt Anteil an dem rhythmischen System des Organismus, in das der Astralleib und der Ätherleib hineinwirken, und er nimmt auch Anteil, aber in sehr geringem Maße, an dem Stoffwechsel-Gliedmaßensystem, in welches der physische und Ätherleib hineinwirken. Dieser Gehirnteil unterscheidet sich von dem ihn umschließenden peripherischen Gehirn, das in seiner physischen Organisation viel mehr vom Stoffwechsel-Gliedmaßensystem, etwas mehr vom rhythmischen System, aber am wenigsten vom Nerven-Sinnessystem enthält. (27, 128)

Zur Funktion und Bedeutung des autonomen Nervensystems

Nun, genau ebenso wie unser Gehirn-Rückenmark-Nervensystem dazu bestimmt ist, die äußeren Eindrücke, die wir durch unsere Sinne erhalten, bis zum Blute hinzuleiten, das heißt, die Impressionen von äußeren Vorgängen in unser Blut, in das Werkzeug des Ich, aufzunehmen, ebenso wie also das Gehirn-Rückenmark-Nervensystem dazu bestimmt ist, im normalen Bewußtsein dem Ich zu dienen, gerade so ist das sympathische Nervensystem, das sich mit seinen Knoten und Verzweigungen dem inneren Weltsystem gleichsam vorlagert, dazu ausersehen, die Vorgänge, die sich im Innern des Organismus abspielen, *nicht* an das Blut, das Werkzeug des Ich, heranzulassen, sondern sie vom Blut zurückzuhalten.
So sehen Sie, daß das sympathische Nervensystem eine entgegengesetzte Aufgabe hat wie das Gehirn-Rückenmark-Nervensystem, und hier haben wir eine Erklärung für den Unterschied in Bau und Beschaffenheit dieser beiden Systeme. Während das Gehirn-Rückenmark-Nervensystem sich anstrengen muß, um möglichst gut die äußeren Eindrücke zum Blut überzuleiten, muß durch das entgegengesetzt wirkende sympathische Nervensystem vom Blut – als dem

Werkzeug des Ich – fortwährend zurückgestaut werden die Eigenregsamkeit der aufgenommenen Stoffe. Wenn wir den Verdauungsprozeß betrachten, so haben wir zuerst das Aufnehmen der äußeren Nahrungsstoffe, dann das Zurückstauen der Eigenregsamkeit der Nahrungsstoffe und dann die Umwandlung dieser Regsamkeiten durch das innere Weltsystem des Menschen. Damit wir nicht fortwährend, wie wir so dastehen in der Welt, alles das wahrnehmen, was in unseren inneren Organen bewirkt wird, muß der ganze Strom der Vorgänge durch das sympathische Nervensystem zurückgestaut werden vom Blut, geradeso wie durch das Gehirn-Rückenmark-Nervensystem das zum Blute hingetragen wird, was von außen aufgenommen wird. Da haben Sie die Aufgabe des sympathischen Nervensystems: unsere inneren Vorgänge in uns zu halten, sie nicht bis zum Blut, dem Werkzeug des Ich, hinaufdringen zu lassen, um das Eintreten dieser inneren Vorgänge in das Ichbewußtsein zu verhindern. (128, 106f.)

Gehirnnervensystem, Rückenmarksnervensystem und autonomes Nervensystem – zur Frage der wirkenden Wesensglieder

[Das] Nervensystem des Gehirnes hängt im wesentlichen zusammen mit der ganzen Organisation unseres Ätherleibes. Selbstverständlich sind überall weitere Beziehungen vorhanden, so daß natürlich unser ganzes Gehirnsystem auch Beziehungen zum astralischen Leib oder zum Ich hat, aber dies sind sekundäre Beziehungen. Die primären, die ursprünglichen Beziehungen sind zwischen unserem Gehirnnervensystem und zwischen unserem Ätherleib. Das hat nichts zu tun mit der Anschauungsweise, die ich einmal auseinandergesetzt habe, daß das ganze Nervensystem mit Hilfe des astralischen Leibes zustande gebracht worden ist; das ist etwas ganz anderes, das muß man durchaus unterscheiden. Das ist zustande gebracht worden in seiner ursprünglichen Veranlagung während der Mondenzeit, aber das hat sich weiterentwickelt und andere Beziehungen sind eingeleitet worden seit der ersten Bildung, so daß in der Tat unser Gehirnnervensystem innigste und bedeutsamste Beziehungen hat zu unserem Ätherleib. Das Rückenmarkssystem hat die innigsten und primärsten Beziehungen zu unserem Astralleib, so wie wir ihn jetzt als Menschen an uns tragen, und das Gangliensystem zu dem Ich, zu dem eigentlichen Ich. Das sind die primären Beziehungen, wie wir sie jetzt haben. (172, 58)

Nervenprozeß, Elektrophysiologie und wirkende Wesenheiten

Wenn der Mensch durch die Geburt ins irdische Dasein hereintritt, dann hat er, indem er seinen physischen Leib hat, nicht nur die Möglichkeit, seiner eigenen Seele ihr Dasein zu geben – ich bitte Sie, das wohl zu berücksichtigen –, sondern dieser physische Leib, ihn kennt ja der Mensch durchaus nicht ganz, was gehen da alles für Dinge vor im physischen Leib, von denen der Mensch nichts weiß! Er lernt ja allmählich erst kennen, und zwar noch dazu auf eine recht unzukömmliche Weise, durch Anatomie, Physiologie das, was in diesem Leib vorgeht. Wenn man warten müßte mit der Ernährung, bis man den Ernährungsvorgang begriffen hätte, man könnte nicht einmal sagen, die Menschen müßten verhungern; denn das ist gar nicht denkbar, daß man etwas weiß von dem, was die Organe zu tun haben, um die Nahrung zuzubereiten für den Organismus. Also der Mensch kommt recht sehr mit seinem Organismus, mit dem er sich bekleidet, in diese Welt herein, ohne daß er mit seiner Seele hinunterlangt in diesen Organismus. Dafür ist aber auch Gelegenheit vorhanden, daß kurze Zeit bevor wir geboren werden – nicht sehr lange bevor wir geboren werden –, außer unserer Seele noch ein anderes geistiges Wesen Besitz ergreift von unserem Leib, von dem unterbewußten Teil unseres Leibes. Das ist schon mal so: kurze Zeit bevor wir geboren werden, durchsetzt uns ein anderes, wir würden nach unserer Terminologie heute sagen, ein ahrimanisches Geisteswesen. Das ist ebenso in uns wie unsere eigene Seele. Diese Wesenheiten, welche ihr Leben gerade dadurch zubringen, daß sie die Menschen selber dazu benützen, um da sein zu können in der Sphäre, in der sie da sein wollen, diese Wesenheiten haben eine außerordentlich hohe Intelligenz und einen ganz bedeutsam entwickelten Willen, aber gar kein Gemüt, nicht das, was man menschliches Gemüt nennt. – Und wir schreiten schon so durch unser Leben, daß wir unsere Seele haben und einen solchen Doppelgänger, der viel gescheiter ist, sehr viel gescheiter ist als wir, sehr intelligent ist, aber eine mephistophelische Intelligenz hat, eine ahrimanische Intelligenz hat, und dazu einen ahrimanischen Willen, einen sehr starken Willen, einen Willen, der den Naturkräften viel näher steht als unser menschlicher Wille, der durch das Gemüt reguliert wird.

Im 19. Jahrhundert hat die Naturwissenschaft entdeckt, daß das Nervensystem von elektrischen Kräften durchsetzt ist. Sie hatte recht, diese Naturwissenschaft. Aber wenn sie glaubte, wenn die Naturforscher glauben, daß die Nervenkraft, die zu uns gehört, die für unser Vorstellungsleben die Grundlage ist, irgendwie mit elektrischen Strömen zu tun hat, welche durch unsere Nerven gehen, so haben sie eben unrecht. Denn die elektrischen Ströme, das sind diejenigen Kräfte, die von dem Wesen, das ich eben jetzt geschildert habe, in unser Wesen hineingelegt werden, die gehören unserem Wesen gar nicht an: wir tragen schon auch elektrische Ströme in uns, aber sie sind rein ahrimanischer Natur. (178, 57ff.)

b) Zum Sinnessystem

Wenn man nun die menschlichen Sinne betrachtet, dann kommt man als Anthroposoph schon ins Gehege mit der Anthropologie, denn Anthroposophie muß immer ausgehen von dem, was sinnlich wirklich ist, aber sie muß sich klar sein, daß der Geist von oben hereinwirkt. Die Anthropologie geht nur ein auf das, was sie unten erforschen kann und wirft alles durcheinander. Gerade in dem Kapitel über die menschlichen Sinne ist alles in der äußeren Anthropologie durcheinandergeworfen, und wichtige Dinge sind gerade außer Betracht gelassen, weil die Menschen keinen Leitfaden haben, um die entsprechenden Tatsachen wirklich und richtig zu finden. Wenn der Faden fehlt, der durch das Labyrinth der Tatsachen führen soll, dann ist es nicht möglich, aus diesem Labyrinth herauszukommen. [...] Unzählige Irrtümer haben sich auf diese Verkennung des Wesens der Sinne aufgebaut. (115, 26/34)

Über die menschliche Sinnestätigkeit zwischen Organismus und Umwelt

Durch die [...] geistig-imaginative Anschauung zeigt sich, daß der Mensch im Grunde sein Sinnessystem gar nicht intensiv mit sich verbunden hat. Es lebt eigentlich nicht *er* in diesem Sinnessystem, sondern die Umwelt. Diese hat *sich* mit ihrem Wesen in die Sinnesorganisation hineingebaut.

Und der imaginativ-schauende Mensch betrachtet deshalb auch die Sinnesorganisation als ein Stück Außenwelt. Ein Stück Außenwelt, das ihm allerdings näher steht als die natürliche Umwelt, das aber doch Außenwelt ist. Es unterscheidet sich von der übrigen Außenwelt nur dadurch, daß der Mensch in diese nicht anders als durch die Sinneswahrnehmung erkennend untertauchen kann. In seine Sinnesorganisation taucht er aber erlebend unter. Die Sinnesorganisation ist Außenwelt, aber der Mensch streckt in diese Außenwelt sein geistig-seelisches Wesen hinein, das er beim Betreten des Erdendaseins aus der Geist-Welt mitbringt.

Mit Ausnahme der Tatsache, daß der Mensch seine Sinnesorganisation mit seinem geistig-seelischen Wesen erfüllt, ist diese Organisation Außenwelt, wie es die um ihn sich ausbreitende Pflanzenwelt ist. Das Auge gehört letzten Endes der Welt, nicht dem Menschen, wie die Rose, die der Mensch wahrnimmt, nicht ihm, sondern der Welt gehört.

In dem Zeitalter, das der Mensch in der kosmischen Entwickelung eben durchgemacht hat, traten Erkennende auf, die da sagten: Farbe, Ton, Wärme-Eindrücke seien eigentlich nicht in der Welt, sondern im Menschen. Die «rote Farbe», so sagten sie, sei nichts da draußen in der menschlichen Weltumgebung, sondern nur die Wirkung von etwas Unbekanntem auf den Menschen.

– Aber die Wahrheit ist das gerade Gegenteil von dieser Anschauung. Nicht die Farbe gehört mit dem Auge dem Menschenwesen an, sondern das Auge gehört mit der Farbe der Welt an. Der Mensch läßt während seines Erdenlebens nicht die irdische Umgebung in sich hereinströmen, sondern *er wächst* zwischen Geburt und Tod in diese Außenwelt *hinaus.* (26, 231ff.)

Die sinnliche Außenwelt setzt sich durch unsere Sinnesorgane in unsere eigenen Organe hinein fort. Was da draußen durch Licht und Farbe geschieht, oder besser gesagt, in Licht und Farbe vorgeht, das setzt sich durch unser Auge so in unseren Organismus hinein fort, daß das Leben unseres Organismus zunächst nicht daran teilnimmt. Also Licht und Farbe kommen so in unser Auge, daß das Leben des Organismus, ich möchte sagen, das Hereindringen dessen, was draußen geschieht, nicht hindert. Dadurch dringt wie in einer Anzahl von Golfen der Fluß des äußeren Geschehens durch unsere Sinne bis zu einem gewissen Teile in unseren Organismus ein. Nun nimmt an dem, was da eindringt, zunächst teil die Seele, indem sie das, was von außen unlebendig eindringt, selbst erst belebt. Dies ist eine außerordentlich wichtige Wahrheit, die durch die Geisteswissenschaft zutage tritt. Indem wir sinnlich wahrnehmen, üben wir fortwährend Belebung desjenigen, was aus dem Fluß der äußeren Ereignisse in unseren Leib hinein sich fortsetzt. Die Sinnesempfindung ist ein wirkliches lebendiges Durchdringen, ja sogar Beleben desjenigen, was als Totes sich in unsere Organisation herein fortsetzt. Dadurch aber haben wir in der Sinnesempfindung wirklich die objektive Welt unmittelbar in uns, und indem wir seelisch sie verarbeiten, erleben wir sie. Dies ist der wirkliche Vorgang, und das ist außerordentlich wichtig. Denn mit Bezug auf die Sinnesempfindung läßt sich nicht sagen, daß sie nur ein Eindruck ist, daß sie nur eine Wirkung von außen ist; dasjenige, was äußerlich vorgeht, geht wirklich bis in unser Inneres herein, leiblich, wird in die Seele aufgenommen und mit Leben durchdrungen. In den Sinnesorganen haben wir etwas, worinnen die Seele lebt, ohne daß im Grunde unser eigener Leib darinnen unmittelbar lebt. Man wird einmal auch naturwissenschaftlich den Vorstellungen, die ich jetzt entwickelt habe, näher kommen, wenn man vergleichend sich richtige Anschauungen bilden wird über die Tatsache, daß bei gewissen Tierarten in den Augen – und das wird man auf alle Sinne ausdehnen können – gewisse Organe sind, die beim Menschen nicht mehr sind. Das menschliche Auge ist einfacher als die Augen niederer Tiere, ja sogar ihm sehr nahestehender Tiere. Wenn man einmal sich fragen wird: Warum haben zum Beispiel gewisse Tiere noch den sogenannten Fächer im Auge, ein besonderes Organ aus Blutgefäßen, warum haben andere den sogenannten Schwertfortsatz, wiederum ein Organ aus Blutgefäßen? dann wird man darauf kommen, daß im tierischen

Organismus, indem diese Organe in die Sinne hereinragen, das unmittelbare Leibesleben noch teilnimmt an dem, was in den Sinnen sich abspielt als Fortsetzung der Außenwelt. Daher ist die Sinneswahrnehmung des Tieres durchaus nicht so, daß man sagen kann, das Seelische erlebt unmittelbar die hereinragende Außenwelt. Denn das Seelische in seinem Werkzeuge, dem Leib, durchdringt da noch das Sinnesorgan; das leibliche Leben durchsetzt das Sinnesorgan. Gerade dadurch aber, daß die menschlichen Sinne so gestaltet sind, daß sie seelisch belebt werden, ist für denjenigen, der die Sinnesempfindung wirklich in ihrer Wesenheit erfaßt, klar, daß wir in der Sinnesempfindung äußere Wirklichkeit haben. Dagegen kommt aller Kantianismus, Schopenhauerianismus, alle moderne Physiologie nicht auf, weil diese Wissenschaften noch gar nicht dazu geeignet sind, ihre Begriffe bis zu einer regelrechten Auffassung der Sinnesempfindung vordringen zu lassen. Erst indem das, was sich im Sinnesorgan abspielt, in das tiefere Nervensystem, das Gehirnsystem, aufgenommen wird, erst dadurch geht es über in dasjenige, wo das Leibesleben unmittelbar eindringt, und daher inneres Geschehen vor sich geht. So daß der Mensch den Sinnenbezirk äußerlich hat, und innerhalb dieses Sinnenbezirkes gleichsam die Zone gegenüber der Außenwelt, wo diese Außenwelt rein an ihn herantreten kann, insofern sie eben auf die Sinne wirken kann. Denn nichts anderes geht vor sich. Dann aber, wenn aus der Sinnesempfindung Vorstellung wird, dann stehen wir innerhalb des tiefer liegenden Nervensystems, dann entspricht jedem Vorstellungsvorgang ein nervenmechanischer Vorgang; dann spielt sich immer, wenn wir eine Vorstellung bilden, die von der Sinnesanschauung hergenommen ist, etwas ab, was im menschlichen Nervenorganismus vorgeht. (66, 125ff.)

In der Umgebung des Menschen, wo die Sinnessphäre ist, geschehen reale Vorgänge, die sich immerfort hineinstellen in das Weltgeschehen. Nehmen Sie an, Licht wirke auf den Menschen durch das Auge. Im Auge, das heißt in der Sinnessphäre, geschieht ein realer Vorgang, es geschieht etwas, ein physisch-chemischer Vorgang. Der setzt sich fort in das Innere des menschlichen Leibes, und er kommt dann auch bis in jenes Innere hinein, wo wiederum physisch-chemische Vorgänge vor sich gehen. Jetzt denken Sie sich, Sie stehen einer beleuchteten Fläche gegenüber, und Lichtstrahlen fallen von dieser beleuchteten Fläche aus in Ihr Auge. Dort entstehen wieder physisch-chemische Vorgänge, die sich fortsetzen in die Muskel-Blutnatur im Inneren des Menschen. Dazwischen bleibt eine leere Zone. In dieser leeren Zone, die durch das nervöse Organ leer gelassen ist, entwickeln sich keine solchen Vorgänge wie im Auge oder im Inneren des Menschen, die selbständige Vorgänge sind, sondern da hinein setzt sich fort, was draußen ist: die Natur des Lichtes, die Natur der Farben selber und so weiter. Wir haben also an unserer Körperoberfläche, wo die Sinne sind, reale Vorgänge, welche vom Auge, vom Ohr, vom Wärmeaufnahmeorgan und so weiter abhängen. Ähnliche Vorgänge sind auch im Inneren des Menschen. Aber dazwischen nicht, wo die Nerven sich eigentlich ausbreiten; die machen den Raum frei, dort können wir leben mit dem, was draußen ist. Das Auge verändert Ihnen Licht und Farbe. Dort aber, wo Sie Nerven haben, wo Sie hohl sind in bezug auf das Leben, da verändern sich Licht und Farbe nicht, da leben Sie Licht und Farbe mit. Sie sind nur in bezug auf die Sinnessphäre abgesondert von einer äußeren Welt, aber innen leben Sie wie in einer Schale die Außenvorgänge mit. Da werden Sie selbst zum Licht, da werden Sie selbst zum Ton, da breiten sich die Vorgänge aus, weil die Nerven dafür kein Hindernis sind wie das Blut und der Muskel. (293, 116f.)

Zu den spirituellen Hintergrunden der Sinnestätigkeit – Sinnesleben und höhere Hierarchien

Sie wissen, wir haben in Wirklichkeit zwölf Sinne; diese zwölf Sinne sind also zwölf verschiedene Arten des Hereinragens der Außenwelt in unseren Leib. Was ragt da eigentlich herein? Das ist die große Frage. Was ragt in unseren Leib eigentlich herein?

Wir sehen eigentlich von dem, was hereinragt, nur die eine Seite; wir können uns ohne Hellsehen nicht wenden und von der andern Seite schauen. Der Mensch empfängt mit seinem Ätherleib den hereinfallenden Lichtstrahl oder die hereinfallende Tonschwingung. Aber er läuft nicht von außen dem Tone nach ins Ohr hinein; er läuft nicht dem Lichtstrahle nach von außen ins Auge hinein. Würde er das tun, würde der Mensch mit der Tonwelle, mit dem Lichtstrahl, mit der Wärmeevolution von außen in seine Sinnesapparate hineinlaufen, so weit, als die Sinne von außen hineinragen, so würde der Mensch bei diesem Laufen in einem bestimmten Gebiete sein. Und dieses Gebiet ist das Gebiet der Exusiai, der Geister der Form.

Also wenn Sie sich so wenden könnten, daß Sie mit dem, was hier hereinragt in den Sinnen, mitlaufen könnten, so würden Sie im Gebiete der Exusiai, der Geister der Form sein. Sie sehen das innige Ineinandergreifen der Weltenwesen. Wir schreiten hin als Menschen durch die Welt, öffnen unsere Sinne und tragen eigentlich in uns die Exusiai, die Geister der Form, die sich uns offenbaren, indem wir unsere Sinne der Außenwelt erschließen. Diese Welt der Exusiai, die geistige Welt, verbirgt sich also hinter dem Schleier der Sinneswelt.

Aber diese Welt der Exusiai, die sich hinter dem Schleier der Sinneswelt verbirgt, die sich in den Menschen heineinoffenbarende Welt, sie hat, indem sie den Kosmos durchdringt, auch ihre universelle kosmische Seite. Dasjenige, was in unsere Sinne eindringt, das vibriert, das wellt in dem ganzen Kosmos. So daß wir sagen können, dieses Gebiet, das da in unsere Sinne hineinragt, das ist nicht nur da bei den Sinnen, sondern das hat auch seine Ausgestaltung draußen in der Welt. Was ist es denn da? Da sind es die Planeten, die zu unserem Sonnensystem gehören.

Wahrhaftig, der Zusammenhang der Planeten unseres Sonnensystems bildet einen Körper, der zu einem Geistwesen gehört, und dieses Geistwesen schließt die Exusiai ein, die sich eben in den Offenbarungen unserer Sinne kundgeben und die ihre objektive Seite draußen im Universum haben, in den Planeten. Und eingebettet in alles das, was so nun ist, eingebettet also gleichsam in diesen ganzen Strom des Exusiai-Wirkens sind andere Wesen. Die liegen hinter diesen Exusiai. Ich möchte sagen, nicht so weit, wie die Exusiai vordringen, dringen andere Wesen vor. Die sind da draußen in demselben Gebiete, aber sie kommen nicht an uns heran: das sind die Wesen der Hierarchie der Archai, der Archangeloi, der Angeloi.

Die sind schon alle auch in dem drinnen, was sich in unseren Sinnen offenbart, aber der Mensch kann das nicht in sein Bewußtsein aufnehmen. Es wirkt auf ihn, aber er kann es nicht in sein Bewußtsein aufnehmen. So daß Sie sagen können: Wir stoßen durch unsere Sinne an eine Welt – das Gebiet der Exusiai mit dem Planetensystem – und in dieses ganze Gebiet ist auch eingebettet die Hierarchie der Archai, der Archangeloi, der Angeloi. Diese sind gewissermaßen die Diener der Exusiai. Aber der Mensch nimmt von alledem nur die Außenseite wahr; er nimmt eben nur den vor ihm ausgebreiteten Sinnesteppich wahr. (180, 96ff.)

Menschliche Sinnestätigkeit, Ich-Aktivität und Ich-Bewußtsein

[...] Unser Ich-Bewußtsein haben wir dadurch, daß wir im physischen Leibe untergetaucht sind. Dieses Ich-Bewußtsein im wachen Erdenzustand müssen wir uns nur seinem Wesen nach ganz klarmachen. Sie können es sich am besten so klarmachen: Denken Sie sich, Sie bewegen sich durch einen Raum. Zunächst spüren Sie nichts; jetzt stoßen Sie an etwas. Die Außenwelt stößt an Sie, aber Sie werden *sich* gewahr. Sie werden den Stoß, der Ihnen die Außenwelt versetzt, in sich gewahr, Sie werden sich an der Außenwelt gewahr, Sie spüren sich, der an die Außenwelt anstößt.

In der Tat haben wir unser Ich-Bewußtsein in der physischen Welt dadurch, daß wir überall an die Außenwelt stoßen. Natürlich nicht nur mit dem Tastsinn, sondern wenn wir die Augen aufmachen, stoßen wir auch an, das heißt, wir stoßen auf das äußere Licht; wenn Töne an unser Ohr dringen, so werden wir uns gewahr, indem unser Ohr an die Töne anstößt.

So aber werden wir uns auch selbst gewahr dadurch, daß wir jeden Morgen aus der geistigen Welt herauskommen und untertauchen in die physische Welt. Dieses Untertauchen in unseren physischen Leib, das heißt dieses Zusammenstoßen unseres Ich und Astralleibes mit dem Ätherleibe und physischen Leibe, das erzeugt unser Ich-Bewußtsein. Daher in der Regel das Fehlen des Ich-Bewußtseins in der Traumeswelt: weil wir zum Ich-Bewußtsein eben dieses Zusammenstoßen mit dem physischen Leibe und dem Ätherleibe brauchen. Zum klaren, deutlichen, wachen Ich-Bewußtsein brauchen wir dieses Zusammenstoßen. (174b, 98)

Man kann schon bemerken, daß das Ich-Bewußtsein, so wie es im Tagwachen waltet, wesentlich geknüpft ist an die Anwesenheit von Sinnesinhalt. So daß wir sagen können: Wir erleben zu gleicher Zeit mit dem Sinnesinhalt unser Ich. Wir erleben eigentlich für das alltägliche Bewußtsein nicht anders unser Ich als mit dem Sinnesinhalt. So weit der Sinnesinhalt reicht, ist Ich-Bewußtsein vorhanden, und so weit – wenigstens eben für das gewöhnliche Leben – Ich-Bewußtsein vorhanden ist, so weit reicht der Sinnesinhalt. Es ist durchaus zunächst gerechtfertigt, wenn man vom Standpunkte dieses alltäglichen Bewußtseins ausgeht, das Ich nicht zu trennen von dem Sinnesinhalt, sondern sich zu sagen: Indem Rot, indem dieser oder jener Ton, indem diese oder jene Wärmeempfindung, Tastempfindung, diese oder jene Geschmacks-, Geruchsempfindung vorhanden ist, ist auch das Ich vorhanden, und insofern diese Empfindungen nicht vorhanden sind, ist auch das Ich, wie es im gewöhnlichen Wachzustand erlebt wird, nicht vorhanden. (206, 118f.)

Geradeso wie wir die Sinneserlebnisse von außen herein erfahren, so erfahren wir unser Ich selber von außen herein. Es ist also eigentlich eine Illusion, davon zu sprechen, daß unser Ich in uns drinnen ist. Wir atmen gewissermaßen, wenn ich mich so ausdrücken darf, das Ich mit den Sinneswahrnehmungen ein, wenn wir uns das Ergreifen der Sinneswahrnehmungen als ein feineres Atmen denken. So daß wir uns schon sagen müssen: Dieses Ich, das lebt eigentlich in der Außenwelt und erfüllt uns durch die Sinneswahrnehmungen, erfüllt uns dann weiter, indem sich an die Sinneswahrnehmungen, vordringend bis zum astralischen Leibe, nun angliedern die Vorstellungen. [...] Wir geben uns gewöhnlich der Illusion hin, daß unser Ich innerhalb desjenigen liegt, was wir unseren physischen Organismus nennen. Aber das Ich ist eigentlich im Verhältnis zu diesem physischen Organismus in der Außenwelt gelegen und streckt gewissermaßen seine Fangarme nach unserem Inneren vor, zunächst im Vorstellen, nach dem astralischen Leibe oder bis zum astralischen Leibe. (206, 135f.)

Man wird [...] zu einer besseren Vorstellung über das «Ich» erkenntnistheoretisch gelangen, wenn man es nicht innerhalb der Leibesorganisation befindlich vorstellt, und die Eindrücke ihm «von außen» geben läßt; sondern wenn man das «Ich» in die Gesetzmäßigkeit der Dinge selbst verlegt, und in der Leibesorganisation nur etwas wie einen Spiegel sieht, welcher das außer dem Leibe liegende Weben des Ich im Transzendenten dem Ich durch die organische Leibestätigkeit zurückspiegelt.
[...] Das Ich – mit dem ganzen menschlichen Wesenskern – kann angesehen werden als eine Wesenheit, welche ihre Beziehung zu der objektiven Welt innerhalb dieser selbst erlebt, und die ihre Erlebnisse als Spiegelbilder des Vorstellungslebens aus der Leibesorganisation empfängt. Die Absonderung des menschlichen Wesenskernes von der Leibesorganisation darf naturgemäß nicht räumlich gedacht werden, sondern muß als relatives dynamisches Losgelöstsein gelten. (35, 139/142f.)

Das Auge selbst als solches hat nichts zu tun mit den Vorgängen, die die Sehvorgänge sind. Viel weniger sind die Sehvorgänge an das Werkzeug des Auges gebunden als die intelligenten Vorgänge an das Werkzeug des Gehirns. Das, was das Auge zu tun hat mit dem Sehen, das ist nämlich etwas ganz anderes. Die Vorgänge, die in unserem Bewußtsein auftreten als Inhalt beim Sehen, diese Vorgänge haben mit dem Auge nichts zu tun. Was im Auge vorgeht, das bewirkt lediglich, daß wir mit unserem Bewußtsein, mit unserem Ich bei den Sehvorgängen dabei sind. Bitte, beachten Sie wohl diesen fundamentalen, aber nicht leicht zu fassenden Unterschied.
Nehmen Sie zum Beispiel einen Menschen, der beide Augen durch irgendeine Krankheit verloren hat. Dadurch hat er nicht eingebüßt den Sehvorgang als solchen, sondern er hat eingebüßt die Wahrnehmung desjenigen, was der Sehvorgang ist, durch sein Ich. Sein Ich weiß nichts von dem, was der Sehvorgang ist. Es ist einfach das Ich ausgeschaltet vom Sehvorgang. [...] Höhere Sinnesorgane sind nicht dazu da, die Sinnesvorgänge zu vermitteln, sondern dazu, daß ein Ich von den Sinnesvorgängen weiß. (196, 200f.)

Sinnestätigkeit als Begegnung von astralischem Leib und Atemrhythmus

Was geschieht denn eigentlich in unseren Sinnen? Wir können es durchschauen, wenn wir in dieser Weise das Innere der Sinne beobachten, während wir nicht wahrnehmen. Geradeso wie wir eine Erinnerung haben können von dem, was wir vor Jahren erlebt haben, trotzdem es jetzt gegenwärtig nicht da ist, können wir, wenn wir die Sinne beobachten können, ohne daß sie wahrnehmen, auch in dem, was wir da beobachten, eine Erkenntnis gewinnen. Es ist nicht Erinnerung zu nennen, weil das einen sehr ungenauen Begriff gäbe, aber wir können dennoch in dem, was wir da wahrnehmen, auch das mitwahrnehmen, was wir durch die Außenwelt in den Sinnen als Vorgänge haben, wenn wir der ganzen farbigen und tönenden und riechenden und schmeckenden, tastbaren Welt und so weiter gegenüberstehen.

Wir können auf diese Weise in etwas eindringen, was sonst dem Menschen immer unbewußt bleibt: die Tätigkeit seiner eigenen Sinne, während seine Tätigkeit ihm die Außenwelt vermittelt. Und da werden wir gewahr, daß der Atmungsprozeß, das Einatmen der Luft, das Verteilen der Luft im menschlichen Organismus, das Wiederausatmen, in einer außerordentlichen Art durch den ganzen Organismus wirkt. Wenn wir einatmen, geht zum Beispiel die eingeatmete Luft bis in die feinsten Verzweigungen der Sinne. Und in diesen feinsten Verzweigungen der Sinne begegnet sich der Atmungsrhythmus mit dem, was wir in der Geisteswissenschaft den astralischen Leib des Menschen nennen. Das, was in den Sinnen vorgeht, beruht darauf, daß der astralische Leib des Menschen den Atmungsrhythmus spürt. Hören Sie also einen Ton, so geschieht das, weil in Ihrem Gehörorgan der astralische Leib mit der schwingenden Luft in eine Berührung kommen kann. Das kann er nicht zum Beispiel in irgendeinem andern Organ des menschlichen Organismus, das kann er nur in den Sinnen. Die Sinne sind überhaupt im Menschen da, damit sich der astralische Leib mit demjenigen begegnen kann, was durch den Atmungsrhythmus in dem menschlichen Leibe entsteht. Und das geschieht nicht etwa nur im Gehörorgan, das geschieht in jedem Sinnesorgan. In jedem, auch in dem über den ganzen Organismus ausgebreiteten Tast- oder Gefühlssinn ist es so, daß sich der astralische Leib mit dem Atmungsrhythmus begegnet, also mit den Taten der Luft in unserem Organismus.

Gerade wenn man so etwas betrachtet, merkt man ganz besonders, wie sehr man nötig hat, zur Betrachtung des ganzen Menschen ins Auge zu fassen, daß der Mensch nicht nur ein Gebilde im festen Aggregatzustande ist, er ist zu fast neunzig Prozent eine Wassersäule, und er hat fortwährend den Wechsel der Luft in seinen inneren Vorgängen, er ist also auch ein Luftorganismus. Und dieser Luftorganismus, der ein Webend-Lebendes darstellt, begegnet sich in dem Sinnesorgan mit dem astralischen Leib des Menschen. Das geschieht allerdings in den Sinnesorganen in der mannigfaltigsten Weise, aber im allgemeinen kann man sagen, daß diese Begegnung das Wesentliche des Sinnesvorganges ist. [...]

Der astralische Leib, der in den Sinnen tätig ist, berührt die feinen Verzweigungen des Atmungsvorganges, greift gewissermaßen in die feinen Rhythmen ein, in denen sich der Atmungsvorgang in die Sinnesgebiete fortsetzt. Der beim Aufwachen aus der Außenwelt in den physischen und Ätherleib hereinziehende Astralleib ergreift den ganzen Atmungsprozeß, der sich zwischen dem Einschlafen und Aufwachen selbst überlassen ist. Auf den Bahnen der Atmungsprozesse, der Atmungsbewegungen, kommt der astralische Leib hinein in den physischen und Ätherleib, breitet sich aus, wie sich der Atem selbst ausbreitet. (219, 106f./112f.)

Menschliche Sinnestätigkeit als ätherische Selbstbegegnung des Makrokosmos

Das Merkwürdige bei den Sinnen ist [...] das, daß in diesen rein physikalischen Apparat, und er ist ein rein physikalischer Apparat, hineinragt der Ätherleib. Wir haben es bei allen Sinnen zu tun mit etwas, das vom Organismus ausgespart ist, und das nur durchlebt wird vom Ätherleib. Sie würden nicht das, was in Ihrem Auge durch das Hereinfallen des Lichtes bewirkt wird, mit Ihrem Bewußtsein vereinigen können, wenn Sie nicht den Sinn des Auges, und so auch die andern Sinne, durchziehen würden mit Ihrem Ätherleib.
Ein Lichtstrahl fällt in das Auge. Dieser Lichtstrahl wirkt im Auge genau ebenso physikalisch, wie der Lichtstrahl wirkt in einer Camera obscura, in einem photographischen Apparat. Und nur dadurch kommt Ihnen das zum Bewußtsein, was da vorgeht in dieser Naturkamera des Auges, daß Ihr Ätherleib auskleidet das Auge und auffängt das, was im bloßen physikalischen Apparat nicht aufgefangen wird durch einen Ätherleib. Im bloßen physikalischen Apparat, im bloßen photographischen Apparat geht eben nur der physische Vorgang vor sich; so daß der Mensch in der Gesamtheit seiner Sinne wirklich eine Art Fortsetzung hat der Außenwelt. Als physikalische Apparate sind die aufnehmenden Sinne, wenigstens die größte Zahl der aufnehmenden Sinne, mehr zur Außenwelt gehörig als zum Menschen. [...]
Die Außenwelt ragt durch Sinne, Auge und so weiter herein, und von innen kommen wir nur mit dem Ätherleib entgegen und durchziehen das, was uns die Außenwelt hineinschickt, mit unserem Ätherleib. Er nimmt dadurch Teil an der Außenwelt. Dadurch sind wir darauf angewiesen, dasjenige, was die Außenwelt uns hereinschickt, mit unserem Ätherleib innerlich gewissermaßen zu übergreifen.[...]
Der Ätherleib [...] faßt das, was man sinnliche Außenwelt nennt, bei einem Zipfel an. Aber was ist der Ätherleib zuletzt? Der Ätherleib ist zuletzt dasjenige, was der Mensch nun hereinbekommt aus dem Kosmos, aus dem Makrokosmos. So daß, indem der Mensch seinen Ätherleib aus dem makrokosmischen Verhältnisse abschnürt, der Makrokosmos in dem Menschen durch die Sinne sich selbst ergreift. Wir können uns fühlen als Sohn des Makrokosmos, indem wir ein Ätherleib sind, und ergreifen die irdische Sinneswelt mit unserem makrokosmischen Teil. (180, 92ff.)

Die Nerven-Sinnestätigkeit als geistiger Atmungsprozeß – weiteres zur Aufnahme und Umwandlung ätherischer Qualitäten

Der Mensch tritt nicht bloß mit der Außenwelt unmittelbar stofflich in Berührung durch die Atemluft, indem diese Berührung hereinwirkt bis auf sein Blut, sondern er tritt durch die Sinnesorgane mit der Außenwelt auch so in Berührung, daß diese Berührung eine nichtstoffliche ist, wie sie in dem Prozeß der Wahrnehmung stattfindet, den die Seele entfaltet, wenn sie zur Umwelt in Beziehung tritt. Da haben wir etwas, was sich als ein höherer Prozeß hinzufügt zum Atmungsprozeß, wir haben etwas wie einen vergeistigten Atmungsprozeß. Während wir durch den Atmungsprozeß die Außenwelt stofflich aufnehmen, nehmen wir im Wahrnehmungsprozeß – und ich meine jetzt mit «Wahrnehmung» alles, was der Mensch an äußeren Impressionen verarbeitet – etwas durch einen vergeistigten Atmungsprozeß in unseren Organismus auf. (128, 80)

[Der Nerven-Sinnesmensch] ist doch viel bedeutender für das Gesamtleben des Menschen, als man gewöhnlich glaubt. Dadurch, daß man die Wissenschaft zu einer solchen Abstraktion erhoben hat, hat man gar nicht die Möglichkeit gehabt, das in der entsprechenden Weise zu berücksichtigen, daß dieser Nerven-Sinnesmensch, durch den zum Beispiel das Licht und die mit ihm verbundene Wärme eigentlich doch eindringt, mit dem inneren Leben innig zusammenhängt, weil die Imponderabilien, die da mit dem Lichte eindringen, in den Organen metamorphosiert werden müssen und die Imponderabilien ebenso organbildend sind wie dasjenige, was in dem ponderablen Reiche existiert. Man hat gar nicht berücksichtigt, daß der Nerven-Sinnesmensch für die Organisation des Menschen von besonderer Bedeutung ist. (312, 91)

Die Sinnesempfindung besteht darin – ich kann dies heute nur als Ergebnis anführen –, daß, indem die äußere Umgebung das Ätherische aus dem Materiellen in unsere Sinnesorgane hineinsendet, jene Golfe macht, von denen ich [...] sprach, so daß das, was draußen ist, innerhalb unseres Sinnenbereiches auch innerlich wird, wir zum Beispiel einen Ton haben gewissermaßen zwischen Sinnesleben und Außenwelt. Dann wird dadurch, daß der äußere Äther eindringt in unsere Sinnesorgane, dieser äußere Äther abgetötet. Und indem der äußere Äther abgetötet in unsere Sinnesorgane hereinkommt, wird er, indem der innere Äther vom ätherischen Leibe ihm entgegenwirkt, wieder belebt. Darin haben wir das Wesen der Sinnesempfindung. Wie Ertötung und Belebung im Atmungsprozeß entsteht, indem wir den Sauerstoff einatmen, und ausatmen die Kohlensäure, so besteht eine Wechselwirkung zwischen

gewissermaßen erstorbenem Äther und belebtem Äther in der Sinnesempfindung.
Das ist eine außerordentliche wichtige Tatsache, die sich der Geisteswissenschaft ergibt. [...] Sinnesempfindung kann so erkannt werden als eine feine Wechselwirkung zwischen äußerem und innerem Äther; als Belebung des im Sinnesorgan ertöteten Äthers vom inneren Ätherleibe aus. So daß dasjenige, was die Sinne uns aus der Umgebung abtöten, innerlich durch den Ätherleib wieder belebt wird, und wir dadurch zu dem kommen, was eben Wahrnehmung der Außenwelt ist. (66, 166f.)

Sehen Sie, wenn wir bloß hingegeben wären an die Welt der Wahrnehmungen, dann lebten wir eigentlich als Menschen in unserem ätherischen Leibe und mit dem ätherischen Leibe in einer ätherischen Welt. Sie brauchen sich nur vorzustellen, wie Sie, hingegeben durch die Augen an die Farbenwelt, in einer wogenden, ätherisch wogenden Farbenwelt leben würden, wie Sie, hingegeben durch Ihre Ohren an die tönende Welt, in einem wogenden Tonmeer leben würden, das allerdings nicht ätherisch zunächst ist, aber es würde ätherisch sein, wenn Sie nicht den Gegenstoß durch die Ideen liefern würden. Nämlich so, wie die Töne zunächst für uns Menschen sind, so sind sie das Ätherische. Wir schwimmen im Luftmeere und dadurch im verdichteten Ätherischen. Es ist also Ätherisches, das nur bis zur Luft materiell verdichtet ist; die Töne sind nur der luftförmig-materielle Ausdruck wiederum vom Ätherischen. Und so ist es mit den Wärmequalitäten, mit den Geschmacks–, mit den Geruchsqualitäten, mit allen Sinnesqualitäten. Denken Sie sich also weg den Gegenstoß der Ideenwelt von innen, denken Sie sich, Sie lebten in einem ätherischen Meere als ätherische Wesenheit, Sie würden niemals zu jener menschlichen Konsistenz kommen, mit der Sie eigentlich zwischen Geburt und Tod in der Welt dastehen. Wodurch nur können Sie zu dieser Konsistenz kommen? Dadurch, daß Sie darauf hinorganisiert sind, dieses Ätherische abzutöten, abzulähmen. Und wodurch lähmen wir es ab? Wodurch töten wir es ab? Durch den Gegenstoß der Ideen! Es ist wirklich so: Es käme gewissermaßen von außen her – wenn ich schematisch zeichne soll – die Welt des Wahrnehmungsinhaltes in lebendiger Ätherität, und wir würden als ätherische Wesen schwimmen in lebendiger Ätherität, wenn wir nicht hineinsenden würden von innen den Gegenstoß der Ideenwelt, die so, wie sie zwischen Geburt und Tod Ideenwelt ist, das Ätherische ertötet und uns die Welt als physische Welt erscheinen läßt. Wir hätten eine ätherische Welt um uns, wenn wir nicht durch die Ideenwelt ertöteten dieses Ätherische, es herunterbrächten zur physischen Gestaltlichkeit. Diese Ideenwelt, so wie wir sie als Mensch haben, sie verbindet sich in unseren Gesamtorganen mit den Sinnesqualitäten, lähmt diese Sinnesqualitäten ab und bringt sie herunter zu dem, was wir eben als physische Welt erleben. Das ist der Tatbestand. (198, 218f.)

Der Lichtstrahl, der in unser Auge dringt, muß [...] sterben, und wir würden nichts in der Welt von Lichtstrahlen haben, wenn unser Auge sich nicht, wie unsere Lunge der Luft, dem Lichtstrahl entgegenstellte. Und jedes Licht, das in unser Auge dringt, stirbt in unserem Auge, und vom Todes des Lichtes in unserem Auge haben wir es, daß wir sehen können. So stirbt dasjenige, was im Lichte lebendig ist, indem es in unser Auge eindringt. In unserem Auge wird der Lichtstrahl getötet. Wir morden ihn, damit wir die Wahrnehmungen des Auges haben. Wir sind so angefüllt mit demjenigen, was in uns ersterben muß, damit wir unser menschliches Erdenbewußtsein haben. (155, 197)

Eine richtige Einsicht in das Verhältnis zwischen Geburt und Tod bekommt man nur, wenn man die spezifische Eigentümlichkeit des menschlichen Bewußtseins, die zusammenhängt mit dem besonderen Erleben in der Sinneszone, zusammenbringt mit dem viel vitaleren Erleben in der Sinneszone, die das Tier hat, so daß dem tierischen Bewußtsein *nicht* dasjenige eigentlich, wenn ich so sagen darf, beigemischt ist, was dem menschlichen Bewußtsein beigemischt ist als immerfort in ihm Tod wirkendes. (73, 157)

Zur humanphysiologischen Eigenart der Sinnesprozesse – Autonomie der Sinnessphäre und Willenswirksamkeit

Äußerlich drückt sich [der Unterschied zwischen der tierischen und menschlichen Sinnesorganisation] so aus, daß die Organisation der Sinne bei den Tieren in einem sehr ausgesprochenen Lebenszusammenhang steht mit der gesamten Organisation des Leibes. Die Organisation des Leibes erstreckt sich beim Tier sehr bedeutsam noch in den Sinn hinein.
Nehmen Sie das Auge. Es ist den Naturwissenschaftlern durchaus bekannt, daß Augen niederer Tiere Organe in sich haben, zum Beispiel den Fächer oder Schwertfortsatz, welche bluterfüllt sind, welche lebendig einen Zusammenhang zwischen dem Augeninneren und der ganzen Organisation herstellen, während das menschliche Auge diese Organisation nicht hat, sondern viel selbständiger ist. Dieses Selbständigerwerden der Sinne, dieses Emanzipieren der Sinne von der Gesamtorganisation, das ist etwas, was erst beim Menschen eintritt. Dadurch aber ist beim Menschen die ganze Welt der Sinne viel mehr im Zusammenhang mit dem Willen als beim Tier. [...] Beim Menschen ist unmittelbar der Wille, der Willensorganismus in den Kopforganismus eingeschaltet und das Ganze im Erdradius. Dadurch werden die Sinne gewisserma-

ßen durchflossen von dem Willen, und das ist das Charakteristische beim Menschen. Dadurch unterscheidet er sich in Wirklichkeit von dem Tiere, daß die Sinne von dem Willen durchflossen werden. Beim Tiere werden die Sinne nicht vom Willen, sondern von einem tieferen Elemente durchflossen; daher auch der innigere Zusammenhang der Organisation der Sinne mit dem Gesamtorganismus. Der Mensch lebt viel mehr in der Außenwelt, das Tier lebt viel mehr in seiner eigenen inneren Welt. Indem der Mensch sich seiner sinnlichen Werkzeuge bedient, lebt er viel mehr in der Außenwelt. (188, 24ff.)

Die menschliche Nerven-Sinnesorganisation ist in die Ich-Organisation eingespannt; die tierische ist nur in den astralischen Leib eingespannt. Das Sinnesleben des Menschen ist ein ganz anderes als das des Tieres. Wenn das Tier irgendwie durch sein Auge etwas wahrnimmt – Sie können das an einem genaueren Studium der Struktur des Auges erkennen –, so geht im Tiere etwas vor, was sozusagen durch den ganzen Leib des Tieres geht; es spielt sich das nicht so ab wie beim Menschen. Beim Menschen bleibt die Sinneswahrnehmung viel peripherischer, viel mehr an der Oberfläche konzentriert. Das können Sie daraus entnehmen, daß im Tiere feine Organisationen vorhanden sind, die bei höheren Tieren meist nur im Ätherischen da sind. Bei gewissen niederen Tieren aber finden Sie zum Beispiel den Schwertfortsatz, den aber ätherisch auch höhere Tiere haben, oder Sie finden den Fächer im Auge. Das sind Organe, die in der Art, wie sie vom Blut durchdrungen sind, zeigen, daß das Auge an der Gesamtorganisation des Tieres teilnimmt und ein Leben im Umkreis der Umwelt vermittelt. Beim Menschen dagegen sehen wir, wie er mit seiner Nerven-Sinnesorganisation ganz anders zusammenhängt und daher auch in einem viel höheren Sinne als das Tier mit der seinigen in der Außenwelt lebt, während das Tier mehr in sich lebt. (319, 171)

Zur humanphysiologischen Eigenart der Sinnesprozesse – von der ätherischen Dominanz der menschlichen Hauptesorganisation

Der Mensch ist eigentlich viel mehr so organisiert, daß er seinen Tastsinn in einer loseren Verbindung hat mit dem Gesichtssinn zum Beispiel als das Tier. Beim Tier ist ein inniger Kontakt des Tastsinnes und des Gesichtssinnes. Wenn das Tier etwas sieht, so hat es unmittelbar das Gefühl, daß es auch das, was es sieht, tastet. Die Tastorgane fühlen sich erregt auch durch das Sehen. Diese Erregung der Tastorgane, die kommt dann zusammen, namentlich mit dem Strom, der von rückwärts nach vorne geht. Beim Menschen ist das Haupt herausgehoben und rein hingegeben der äußeren Welt. Das drückt sich insbesondere beim Gesichtssinn aus. Der Gesichtssinn des Menschen ist, man möchte sagen, eine Art ätherischer Sinn. Wir lernen ja nur allmählich durch das Urteil abschätzen, was in der physischen Welt zum Beispiel Distanzen sind oder dergleichen. Wir sehen vorzugsweise als Menschen dasjenige, was im Farbigen und in den Abtönungen des Farbigen sich ausdrückt.

Bedenken Sie nur, daß der Mensch erst in derjenigen Zeit, in welcher der Intellektualismus geboren worden ist, auch zu der Perspektive im Malen übergegangen ist. Bei den älteren Malern finden Sie ja keine Raumperspektive, weil erst in dieser Zeit, auf dem Umwege durch das Urteil, durch den Intellektualismus, die Augen sich gewöhnt haben, dasjenige Wirkliche zu sehen, was sich in der Perspektive, also in Distanzierungen ausdrückt.

Für das Auge ist vorzugsweise Farbiges, Helldunkel, Abstufung des Helldunkels da. Das aber – indem es über die Gegenstände ausgebreitet ist – stammt ja eigentlich aus dem Weltenraum. Die Sonne sendet das Licht, und indem das Licht, das aus dem Weltenraume kommt, auf die Dinge der Erde fällt und zurückgeworfen wird, schaut das Auge eigentlich die Dinge nicht mit Hilfe der irdischen Kräfte, sondern mit Hilfe der kosmischen, der Weltenkräfte.

Das ist aber überhaupt symptomatisch für das menschliche Haupt. Es ist mehr hingegeben dem Ätherischen der Welt als dem Physischen. Der Mensch findet sich in die physische Welt eigentlich dadurch hinein, daß er in ihr herumgeht, daß er sie betastet. Aber er findet sich in die physische Welt weniger hinein durch das, was die Sinne seines Hauptes sind.

Denken Sie nur einmal, wie gespenstig die Welt wäre, wie ätherisch-gespenstig, wenn wir nicht durch den Tastsinn die Räumlichkeiten erfaßten, sondern wenn wir nur dasjenige von der Räumlichkeit erfaßten, was uns das Auge überliefert! Die tierische Organisation in bezug auf das Haupt ist eben durchaus anders als die menschliche Organisation. Die tierische Organisation hängt mit der physischen Wirklichkeit durch das Haupt viel mehr zusammen als die menschliche Organisation. Wenn der Mensch die Wahrnehmungen seines Hauptes nimmt, so hat er darin etwas Idealisches, weil Ätherisches. Er lebt eigentlich ganz in der Ätherwelt durch sein Haupt.

Nun ist ja auch das Haupt äußerlich – und das ist nicht etwas bloß Oberflächliches, was ich da erwähne –, sondern es ist auch das Haupt äußerlich beim Menschen nachgebildet dem Kosmos. Nehmen Sie die einzelnen tierischen Kopfgestaltungen. Sie sind unmittelbar ein Ausdruck der eigenen tierischen Körperlichkeit. Sie können jenes kosmisch Gerundete der Hauptesbildung beim Menschen nicht bei den Tieren finden. Der Mensch ist tatsächlich in seinem Haupte ein Abbild des Kosmisch-Sphärischen, und er ringt sich auf zu dieser Abbildlichkeit des Kosmisch-Sphärischen dadurch, daß er eben zu seiner Körperlinie nicht die Horizontale hat wie beim Tier, sondern die Vertikale; daß er sich heraushebt aus der Horizontalen in die Vertikale.

Das drückt sich aber insbesondere aus, wenn man die ganze Organisation des Menschen ins Auge faßt. Die physische Organisation des menschlichen Hauptes ist an eine ätherische Organisation gebunden, die wirklich ganz die Reinheit des Kosmos in sich spiegelt. Die Organisation des menschlichen Hauptes im ätherischen Leibe ist durch das ganze Erdenleben des Menschen hindurch etwas, was wenig berührt wird von dem Irdischen, was gerade in seinem Ätherischen und noch mehr in seinem Astralischen durchaus kosmisch bleibt. Es ist ja auch so, daß, wenn der Mensch von einem Erdenleben zu dem nächsten übergeht, die Organisation, die außerhalb seines Hauptes liegt, also das, was unterhalb seines Kopfes ist – der Kopf verliert sich ja als Kraftsystem nach dem Tode –, sich umwandelt, natürlich nicht die physische Materie, sondern der Kraftzusammenhang, sich metamorphosiert und zum Haupt in der nächsten Inkarnation, im nächsten Erdenleben wird. Es muß also die menschliche Organisation, um Hauptesorganisation zu werden, erst durch den Kosmos hindurchgehen. Auf Erden kann die menschliche Hauptesorganisation sich gar nicht ausbilden. Durch sein Haupt ist der Mensch durchaus hingegeben an das Kosmische, nur durch seine übrige Organisation ist der Mensch an das Irdische gebunden. Daher können wir sagen: Beim Tiere geht die ganze Konfiguration des Kopfes aus seiner übrigen Organisation hervor, beim Menschen hebt sich der Kopf mit einer gewissen Selbständigkeit aus der übrigen Organisation heraus. (221, 112ff.)

Zur Beziehung zwischen Sinnestätigkeit und Sinnesorgan

Die materiellen Organe für die Sinne sind nur gewissermaßen die Hauptstädte in dem Reich der Sinne. Die betreffenden Reiche der Sinne breiten sich viel mehr aus. Und ich denke, daß zum Beispiel ein jeder, der nur einige Selbstbeobachtung hat für den Gehörsinn, wissen wird, daß gehört wird nicht nur eigentlich mit dem Ohre, sondern mit einem viel weiteren Bezirke des Organismus. Der Ton lebt in einem viel weiteren Bezirke des Organismus als nur im Ohr, ebenso leben die anderen Sinne in einem viel weiteren Bezirke. Der Geschmacks- und der ihm verwandte Geruchssinn leben zum Beispiel deutlich vernehmbar in Leber und Milz; sie breiten sich also weiter aus, als man gewöhnlich in der materialistischen Wissenschaft meint. (170, 122f.)

Wenn der Mensch hört, so sind alle seine Organe in Mitschwingung mit den Schwingungen der Luft, nicht etwa nur die inneren Hörorgane. Der ganze Mensch schwingt mit, wenn auch leise, und das Ohr ist nicht deshalb Hörorgan, weil es schwingt, sondern weil es das, was im übrigen Organismus ist, durch seine innere Organisation zum Bewußtsein bringt. Es ist das ein großer, aber auch ein feiner Unterschied, ob man sagt, der Mensch hört durch das Ohr, oder der Mensch bringt sich durch das Ohr das Gehörte zum Bewußtsein. (316, 95)

Das Zusammenspiel von Willens- und Erkenntnisvorgängen, Blut- und Nervenprozessen im Sinnesorgan am Beispiel des Auges

Nun stellen Sie sich vor, Sie haben meinetwillen das Auge oder irgendein anderes Sinnesorgan. Von dem gehen die Nerven aus. Die endigen im Auge drinnen, haben irgendwo Enden. Nun betrachten wir diesen wachendenden Zustand. Wir leben intim mit unserem Denken zusammen, das heißt im physischen Leib mit dem Nerv. Mit diesem Nerv leben wir da zusammen. Aber wir leben nicht nur im Denken, wir leben in dem Sinneseindruck. Der Nerv strahlt gewissermaßen in dasjenige, was das Sinnesbild ist, hinein. Man kann es auch physiologisch ausdrücken: Der Nerv berührt sich mit der Blutzirkulation, und dadurch kommt er ins Sinnesbild hinein. Da nehmen wir wahr die Außenwelt. (84, 64)

In jedem Sinnesorgan schafft das Willensmäßige das innere Bild. Das Sinnesorgan, passiv, hat zunächst nur die Aufgabe, sich oder den Menschen der Außenwelt zu exponieren, aber es findet in jedem Sinnesorgan eine innere Aktivität statt, und die ist willensartiger Natur. (306, 96)

Dadurch, daß sich die Nerven in das menschliche Auge hinein fortsetzen, strömt die Gedanken–, die Erkenntnistätigkeit ins Auge hinein; dadurch, daß sich die Blutbahnen ins Auge fortsetzen, strömt die Willensbetätigung in das Auge ein. So ist bis in die Peripherie der Sinnesbetätigungen auch im Leibe Willensgemäßes und Vorstellungs- oder Erkenntnisgemäßes miteinander verbunden. [...] Sie üben Antipathie aus, indem Sie einen Gegenstand ansehen. Würde in Ihrem Auge nur Nerventätigkeit sein, so würde Ihnen jeder Gegenstand, den Sie mit Ihren Augen ansehen, zum Ekel sein, er wäre Ihnen antipathisch. Nur dadurch, daß sich in die Augentätigkeit hinein auch die Willenstätigkeit ergießt, die in Sympathie besteht, dadurch daß sich leiblich in Ihr Auge hineinerstreckt das Blutmäßige, nur dadurch wird für Ihr Bewußtsein die Empfindung der Antipathie im sinnlichen Anschauen ausgelöscht, und es wird durch einen Ausgleich zwischen Sympathie und Antipathie der objektive, gleichgültige Akt des Sehens hervorgerufen. Er wird da hervorgerufen, indem Sympathie und Antipathie sich ins Gleichgewicht stellen und uns dieses Ineinanderspielen von Sympathie und Antipathie gar nicht bewußt wird. (293, 79f.)

Wenn wir einem farbigen Gegenstande gegenüberstehen, so wirkt dieser gewiß auf uns. Aber was da zwischen dem farbigen Gegenstande und dem menschlichen Organismus sich abspielt, ist ein Zerstörungsprozeß im menschlichen Organismus [...], ist in gewisser Weise ein Tod im Kleinen, und das Nervensystem ist das Organ für fortdauernde Zerstörungsprozesse. Diese durch die Einwirkung der Außenwelt auf unseren eigenen Organismus fortwährend vorkommenden Zerstörungen werden aber wieder wettgemacht durch die Einwirkung des Blutes. Es findet im menschlichen Organismus fortwährend ein Wechselprozeß statt zwischen Blut und Nerv. Dieser Wechselprozeß besteht darin, daß das Blut einen belebenden Prozeß abgibt, der Nerv eine Art Todesprozeß, eine Art Zerstörendes. (181, 182)

Betrachten Sie nun das Auge. Da drinnen haben Sie Nerven und Blut. Wenn das Auge auf das Rote schaut, also sagen wir auf die Morgenröte oder überhaupt auf etwas Rotes schaut, was erlebt da das Auge? Sehen Sie, wenn das Auge auf das Rote schaut, dann werden im Auge diese ganz feinen Blutäderchen von dem roten Licht durchzogen. Und dieses rote Licht hat die Eigentümlichkeit, daß es das Blut immer ein bißchen zerstört. Es zerstört aber den Nerv mit, denn der Nerv kann auch nur leben, wenn er vom Blut durchzogen ist. Wenn das Auge dem Rot gegenübersteht, wenn das Rot hereinkommt, dann wird immer das Blut im Auge etwas zerstört, der Nerv mit zerstört. Der Stier empfindet einfach, wenn er dem Rot gegenübersteht: Donnerwetter, da wird mir ja mein ganzes Blut zerstört im Kopf! Da muß ich mich wehren dagegen! – Da wird er wild, weil er sich sein Blut nicht zerstören lassen will. Nun, dies ist aber sehr gut, wenn nicht gerade beim Stier, aber beim Menschen und bei anderen Tieren. Denn wenn wir nun ins Rote schauen und unser Blut etwas zerstört wird, dann wirkt auf der anderen Seite der ganze Körper so, daß wir wieder besser den Sauerstoff ins Auge hineinleiten, damit das Blut wieder hergestellt werden kann.

Bedenken Sie, was da für ein wunderbarer Vorgang geschieht: Wenn Licht durch Dunkelheit, also Rot, gesehen wird, so wird zunächst Blut zerstört, Sauerstoff aus dem Körper gesogen und das Auge belebt durch den Sauerstoff. Und jetzt wissen wir an unserem eigenen Lebhaftwerden im Auge: da ist Rot draußen. Aber damit wir dieses Rot wahrnehmen können, muß uns zuerst im Auge ein bißchen das Blut zerstört werden, der Nerv zerstört werden. Wir müssen ins Auge Leben hineinschicken, das heißt Sauerstoff hineinschicken. Und an unserem eigenen Aufleben des Auges an diesem Aufwachen des Auges merken wir: da draußen ist Rot.

Nun, sehen Sie, dadurch, daß der Mensch also richtig das gerötete Licht wahrnimmt, daß der Mensch immer richtig das gerötete Licht aufnehmen kann, darauf beruht ja eigentlich auch seine Gesundheit. Denn der Sauerstoff, der da aus dem Körper aufgenommen wird, der belebt dann den ganzen Körper, und der Mensch selber bekommt eine gesunde Gesichtsfarbe. Er kann richtig sich beleben.

Das ist nicht nur bei dem der Fall, dessen Auge gesund ist und der sieht, sondern das ist auch bei dem der Fall, dessen Auge nicht gesund ist und der nicht sieht; denn das Licht wirkt durch die hellen Farben; dann wird er belebt im Kopfe, und diese Belebung, die wirkt wiederum auf den ganzen Organismus und gibt ihm eine gesunde Farbe. So daß wir, wenn wir im Lichte leben und richtig das Licht aufnehmen können, dann die gesunde Farbe kriegen.

Es ist also schon sehr wichtig, daß der Mensch nicht in finsteren Räumen aufgezogen wird, wo er tot und demütig werden könnte, sondern daß der Mensch in hellen, rötlichen oder gelblichen Räumen aufgezogen wird, wo er den Sauerstoff, den er im Inneren hat, auch wirklich durch das Licht richtig verarbeitet. Daraus sehen Sie aber, daß alles, was mit dem Roten zusammenhängt, beim Menschen eigentlich mit der Entwickelung des Blutes zusammenhängt. Der Nerv wird eigentlich, wenn wir Rot wahrnehmen, zerstört.

Jetzt denken Sie sich, wir sehen Finsternis durch Licht, also Blau. Die Finsternis zerstört uns das Blut nicht; die Finsternis läßt uns das Blut unzerstört. Der Nerv bleibt also auch unzerstört, weil sein Blut in Ordnung bleibt. Die Folge davon ist, daß der Mensch sich innerlich so recht wohl fühlt. Weil das Blut und der Nerv nicht angegriffen werden vom Blau, fühlt sich der Mensch innerlich so recht wohl. Und beim Demütigmachen, da ist eigentlich etwas Raffiniertes dabei. Wenn nämlich, sagen wir, da oben am Altare die Priester in den blauen Gewändern oder in den schwarzen Gewändern sind und unten die Leute sitzen, dann werden ihnen durch die blauen Gewänder, wenn sie immer hingucken, die Blutadern und die Nerven in dem Auge nicht zerstört, und natürlich fühlen sie sich furchtbar wohl darinnen. Es ist eigentlich auf das Wohlbefinden der Leute berechnet. Glauben Sie nur nicht, daß man das nicht weiß! Denn die haben ja noch die alte Wissenschaft. Die neuere Wissenschaft ist ja erst bei den aufgeklärten Menschen entstanden, bei solchen aufgeklärten Menschen wie zum Beispiel Newton.

Und so können wir sagen: Das Blau ist dasjenige, was dem Menschen innerliches Wohlbehagen bereitet, wo er sich sagt – das ist alles unbewußt, aber innerlich sagt er sich: Da kann ich leicht leben, in dem Blau. Da fühlt sich der Mensch innerlich, während er bei dem Roten fühlt, als ob in ihn etwas eindringen würde. Man könnte sagen beim Blau: Der Nerv bleibt unzerstört, und der Körper schickt sein Wohlgefühl ins Auge und dadurch in den ganzen Körper. Sehen Sie, das ist der Unterschied zwischen den blauen Farben und den roten Farben. Und Gelb ist ja nur eine Abstufung des Roten, und Grün ist eine

Abstufung des Blauen. So daß man sagen kann: Je nachdem Nerv oder Blut im Menschen tätig ist, je nachdem empfindet er mehr rot, oder er empfindet mehr blau. (349, 40ff.)

Im Auge breitet sich der Sehnerv einerseits aus, auf der anderen Seite aber Blutgefäße. Dadurch, daß sich Blutgefäße ausbreiten, haben Sie den Stoffwechsel-Gliedmaßenorganismus im Auge. Dadurch, daß sich der Sehnerv ausbreitet, haben Sie den Sinnes-Nervenorganismus im Auge. Jetzt schauen Sie ins Auge hinein. Da besteht nämlich ein Verhältnis von eins zu vier im Auge zwischen den Vorgängen im Sehnerv, in der Netzhaut, und dem Blutschlagtempo. Im Auge vibriert fortwährend etwas ineinander, dessen Rhythmen sich verhalten wie eins zu vier. Und auf diesem Ineinandervibrieren zweier verschiedener Rhythmen beruhen die inneren Vorgänge des Auges. Und das, was in der Aderhaut des Auges sich abspielt, das will schon im Auge auflösen dasjenige, was sich im Nerv des Auges konsolidieren will. Der Nerv des Auges möchte fortwährend konturierte Gebilde im Auge schaffen. Die Aderhaut mit dem Blute, das da fließt, will das fortwährend auflösen.
Es ist ja nicht so grob, wie man sich das gewöhnlich vorstellt, sondern es ist ja tatsächlich so, daß die Arterien des Auges einen eigenen Verlauf haben und dann die Venen sich wiederum eingliedern, so daß nicht das eine sich auch an das andere anschließt. Gerade im Auge ist es so, daß eigentlich die Arterie so fließt, daß das Blut gewissermaßen ausströmt und dann erst wiederum von der Vene aufgesogen wird; so daß da ein leises Verfließen und Wiederaufgesogenwerden im Auge entsteht. Es ist nur eine ganz falsche und grobe Ansicht, wenn man glaubt, daß das Arterienblut unmittelbar da in das Venenblut übergeht. Es ist nicht so. Es entsteht da ein feines Ausfließen und wiederum ein Aufsaugen. Und in diesem, was da entsteht als ein solches Ausfließen, da vibriert der Zirkulationsrhythmus, und in dem Nerv, der daran grenzt, in dem vibriert eben der Atmungsrhythmus, und die gehen da ineinander im Auge. So daß das Sehen eigentlich darin besteht, daß diese zwei Rhythmen im Auge aufeinanderprallen. Denken Sie sich, diese zwei Rhythmen wären gleich: dann würden wir nicht sehen.
Nehmen Sie einmal an, Sie laufen neben einem Wagen her. Wenn Sie gerade so schnell laufen wie der Wagen, dann werden Sie nichts spüren vom Wagen. Wenn Sie aber viermal langsamer gehen und doch den Wagen halten, dann werden Sie einen Zug verspüren. Der Wagen, der wird weitergehen, und Sie werden zurückhalten müssen, wenn Sie ihn verlangsamen wollen. Und so ist es im Auge drinnen. Dasjenige, was Funktion des Sehnerven ist, das will aufhalten diesen Rhythmus, der viermal schneller ist. Und in diesem Aufhalten, da bildet sich das, was dann die Wahrnehmung ist, die als Gesichtswahrneh-

mung auftritt, so wie Sie den Wagen spüren, wenn Sie viermal langsamer laufen; wenn Sie gleich schnell mit ihm laufen, spüren Sie ihn nicht. (218, 63ff.)

Zum Aktivitäts- und Passivitätspol der Sinnesbereiche am Beispiel des Hörens und Sehens

Das Wort ist ja für die heutige Wissenschaft eigentlich etwas Mysteriöses, etwas Geheimnisvolles; denn das Wort, das der Mensch äußert, es wird ja zugleich auch vom Menschen durch das Gehör wahrgenommen. Im Menschen ist der Anlaß vorhanden für das, was im Worte liegt, er bringt das Wort hervor, aber zugleich hört er sich auch selber. Im Auge, im Sehvermögen, ist dieser Prozeß, das aktive und das passive Element, ganz zusammengedrängt, aber er ist auch da vorhanden, nur analysiert ihn heute noch keine Physiologie. Eigentlich ist er bei allen Sinnen vorhanden, aber in bezug auf das Hören und Sprechen sind die beiden Elemente, das Aktive und das Passive, deutlich voneinander getrennt. (343, 37f.)

Die Rose, die ich abreiße vom Rosenstock, ist keine Realität, denn sie kann nicht so für sich bestehen, sie kann nur ein Dasein erlangen durch ihren Zusammenhang mit dem Rosenstock. Sie ist in Wahrheit eine Abstraktion, wenn ich über sie als bloße Rose nachdenke. Ich muß zu der Totalität vorschreiten, zum ganzen Rosenstock mindestens. So ist beim Hören das Ohr überhaupt keine Realität, das Ohr, das man gewöhnlich vorführt. Denn dasjenige, was da von außen durch das Ohr sich fortpflanzt nach dem Inneren, das muß erst gewissermaßen eine Wechselwirkung eingehen mit demjenigen, was als innerer Rhythmus abläuft und sich zeigt in dem Auf- und Absteigen des Gehirnwassers, so daß wir fortsetzen dasjenige, was im Ohr geschieht, zu demjenigen, was innerhalb dieser rhythmischen Bewegungen des Gehirnwassers geschieht. Aber da sind wir immer noch nicht fertig. Denn dasjenige, was als Rhythmus verläuft und das Gehirn gewissermaßen in seinen Wirkungsbereich einbezieht, das liegt menschlich wesenhaft wiederum zugrunde demjenigen, was auf einer ganz anderen Seite unseres Organismus zum Vorschein kommt durch den Kehlkopf und seine Nachbarorgane beim Sprechen. Sie können ebensogut Ihr aktives Sprechen, das ja einfach seinen Werkzeugen nach eingeschaltet ist in den Atmungsprozeß, der auch zugrunde liegt diesem rhythmischen Prozeß des auf- und absteigenden Gehirnwassers, Sie können einfach Ihren Sprechprozeß auf der einen Seite einschalten in alles das, was als Rhythmus entsteht in Ihnen beim Atmen, und das Hören können Sie auf der anderen Seite einschalten, und Sie haben ein Ganzes, das nur auf der einen Seite mehr intellektiv im Hören, auf der anderen Seite mehr willensmäßig zum Vorschein kommt. Sie haben nur ein Ganzes, wenn Sie zusammennehmen das Willensmäßige, das durch den Kehlkopf pulsiert, und das mehr Intellektiv-Sensuelle, das durch das Ohr geht. Das gehört zusammen, das muß man als etwas durchschauen, was einfach ein Tatbestand ist. Denn das Herauslösen des Ohres auf der einen Seite und des Kehlkopfes auf der anderen ist nur eine Abstrahierung, da kommt man nie auf eine Ganzheit, wenn man diese Dinge, die zusammengehören, voneinander abtrennt. Derjenige, der als physiologischer Physiker und als physikalischer Physiologe das Ohr und den Kehlkopf, jedes einzeln, betrachtet, der verfährt in bezug auf seinen Forschungsprozeß genau so, wie wenn Sie, um einen Menschen besser zum Leben zu bringen, ihn zerschneiden, statt die Dinge in lebendiger Wechselwirkung zu betrachten.

Wenn man dann richtig erfaßt hat, um was es sich da eigentlich handelt, ja, dann kommt man eben auf etwas anderes, auf das Folgende: Wenn man beobachtet alles das, was hier noch vorhanden ist im Auge, wenn ich weggenommen habe den Glaskörper, weggenommen haben würde aber auch alles dasjenige oder einen Teil dessen, was sich hier ausbreitet als Netzhaut, wenn ich das auch noch herausschieben könnte, so würde etwas bleiben: Der Ziliarmuskel, die Linse, die äußere Flüssigkeit hier würden bleiben. Und was wäre dann das für ein Organ? Das wäre ein Organ, das ich niemals vergleichen dürfte, wenn ich real vorgehe, mit dem Ohr, sondern das ich immer vergleichen müßte mit dem Kehlkopf. Das ist nicht eine Metamorphose des Ohres, das ist richtig eine Metamorphose des Kehlkopfes. Geradeso wie die Kehlkopfmuskeln – um Ihnen nur das Gröbste anzudeuten – die Stimmbänder ergreifen und eine weitere oder engere Spalte machen, so machen es hier die Ziliarmuskeln. Sie ergreifen die Linse, die innerlich beweglich ist. Ich habe herausgeschält dasjenige, was gewissermaßen für das Ätherische kehlkopfmäßig ist, so wie für die Luft kehlkopfmäßig unser Kehlkopf ist. Und wenn ich wieder einsetze zuerst die Netzhaut und dann den Glaskörper – und für gewisse Tiere müßte ich jetzt hineinsetzen gewisse Organe wie den Fächer, der für den Menschen nur ätherisch vorhanden ist, oder den Schwertfortsatz; bei gewissen niederen Tieren sind diese wie Blutorgane hineinverlängert –, wenn ich das alles nehme, so darf ich das allein mit dem Ohr vergleichen. Solche Dinge, wie diese sich ausbreitenden Teile des Fächers, darf ich vergleichen mit demjenigen, was sich im Ohr ausbreitet im Labyrinth und so weiter. Und ich habe also in dem menschlichen Organismus auf der einen Stufe das Auge, das da innerlich ein metamorphosiertes Ohr ist, äußerlich umschlossen wird von einem metamorphosierten Kehlkopf. Nehmen wir andererseits als ein Ganzes Kehlkopf und Ohr zusammen, dann haben wir auf einer anderen Stufe ein metamorphosiertes Auge.

Ich habe Ihnen angedeutet etwas, was auf einen sehr wichtigen Weg führt.

Denn man kann einfach über diese Dinge gar nichts wissen, wenn man sie in ganz falscher Weise miteinander vergleicht, wenn man einfach Auge und Ohr nebeneinander stellt, während ich mit dem Ohr nur vergleichen darf dasjenige, was hinter der Linse im Auge liegt, was mehr vitalistisch im Innern ist, während ich vergleichen muß dasjenige, was sich da vorschiebt und mehr muskelmäßig ist, mit dem menschlichen Kehlkopf. Das macht natürlich das Schwierige der Metamorphosenlehre, daß man nicht in grober Weise die Metamorphosen aufsuchen kann, sondern daß man auf das innerliche Dynamische, Reale, Wirkliche, eingehen muß. Wenn das aber so ist, so zwingt das dazu, nun nicht einfach dasjenige, was bei den Ton- und Schallerscheinungen vorgeht, so ohne weiteres zu parallelisieren mit den Lichterscheinungen. Wenn man schon von der falschen Voraussetzung ausgeht: Das Auge ist ein Sinnesorgan und das Ohr ist ein Sinnesorgan, – dann wird man das, was aus dieser Beziehung hervorgeht, ganz falsch betrachten. Wenn ich sehe, so ist das etwas ganz anderes, als wenn ich höre. Wenn ich sehe, so geschieht im Auge dasselbe, wie wenn ich höre und zu gleicher Zeit spreche. Auf einem höheren Gebiete begleitet eine Tätigkeit, die ich nur mit dem Sprechen vergleichen kann, die eigentlich rezeptive, die aufnehmende Tätigkeit beim Auge. Überhaupt ist erst dann auf diesem Gebiete etwas zu erzielen, wenn man sich bemüht, die Realitäten eben zu erfassen. Denn wenn man gewahr wird, daß hier im Auge zweierlei vereinigt ist, was sonst beim Hören, beim Schall, auf scheinbar ganz verschiedene Körperorgane verlegt ist, dann wird man sich klar darüber, daß beim Sehen, beim Auge, so etwas vorhanden ist wie eine Art Verständigung mit sich selbst. Das Auge verfährt immer so, wie Sie verfahren, wenn Sie etwas hören, aber es erst, um es zu verstehen, nachsprechen. Die Tätigkeit des Auges ist wirklich so, wie wenn Sie zuhören, aber jetzt noch nicht das Richtige haben würden. Wenn der andere sagt: «Er schreibt», sind Sie noch nicht klar. «Er schreibt», sagen Sie nach. Dann erst ist die ganze Sache vollzogen. So ist es beim Auge mit den Lichterscheinungen. Das, was durch die eigentümlichen Zusammenhänge in unser Bewußtsein eintritt, daß wir den vitalen Teil des Auges haben, das wird erst zum vollen Erlebnis des Gesichtes dadurch, daß wir es wiedergeben in demjenigen Teil des Auges, der dem Kehlkopf entspricht und der vorne liegt. Wir reden da ätherisch mit uns selbst, indem wir sehen. Es ist ein Selbstgespräch, das das Auge ausführt. (320, 140ff.)

Über das Zusammenwirken der Einzelsinne

Nun liegt, wenn der Mensch einem Sinnes-Objekte gegenübersteht, die Sache so, daß er niemals bloß durch *einen* Sinn einen Eindruck erhält, sondern außerdem immer noch durch *wenigstens einen andern* aus der Reihe der [...]

[zwölf Sinne]. Die Beziehung zu *einem* Sinne tritt mit besonderer Schärfe in das gewöhnliche Bewußtsein; die andere bleibt *dumpfer*. Es besteht aber zwischen den Sinnen der Unterschied, daß eine Anzahl der selben die Beziehung zur Außenwelt mehr als eine äußerliche erleben läßt; die andere mehr als etwas, was mit dem Eigen-Sein in engster Verknüpfung ist. Sinne, die mit dem Eigensein in engster Verknüpfung sich befinden, sind zum Beispiel der Gleichgewichtssinn, der Bewegungssinn, der Lebenssinn, ja auch der Tastsinn. In den Wahrnehmungen solcher Sinne gegenüber der Außenwelt wird stets das eigene Sein dumpf mitempfunden. Ja, man kann sagen, es tritt eine Dumpfheit des bewußten Wahrnehmens eben deshalb ein, weil die Beziehung nach außen von dem Erleben des Eigen-Seins übertönt wird. Ereignet sich zum Beispiel, daß ein Gegenstand *gesehen* wird, und zugleich der Gleichgewichtssinn einen Eindruck vermittelt, so wird scharf wahrgenommen das Gesehene. Dieses Gesehene führt zu der Vorstellung des Gegenstandes. Das Erlebnis durch den Gleichgewichtssinn bleibt als Wahrnehmung dumpf; jedoch es lebt auf in dem Urteile: «das Gesehene ist» oder «es ist das Gesehene». – Im Wirklichen stehen die Dinge nicht in abstrakten Unterschieden nebeneinander, sondern sie gehen mit ihren Merkmalen in einander über. So kommt es, daß in der vollständigen Reihe der «Sinne» solche sind, die weniger die Beziehung zur Außenwelt, sondern mehr das Erleben des Eigen-Seins vermitteln. Diese letzteren tauchen mehr in das innere seelische Leben ein als zum Beispiel Auge und Ohr; dadurch erscheint das Ergebnis ihrer Wahrnehmungs-Vermittelung als inneres seelisches Erlebnis. (21, 147ff.)

Über die Zusammenarbeit lateraler Sinnesorgane bei symmetrisch aufgebauten Sinnesfeldern

Wir teilen gewissermaßen unseren Organismus in eine linke und rechte Hälfte, weil wir immer mit dem linken Sinnesorgan eigentlich etwas anderes verrichten als mit dem rechten. Wie Sie mit dem linken Sinnesorgan etwas anderes verrichten als mit dem rechten, das können Sie ja daran ermessen, daß Sie eigentlich immer mit dem linken Sinnesorgan etwas tun, was auch im Denken wie ein Befühlen des Gegenstandes ist. Mit dem rechten Sinnesorgan befühlen Sie gewissermaßen wiederum Ihr Befühlen. Dadurch wird es erst Ihr Eigentum. Sie würden ja niemals zu der Ich-Vorstellung kommen können, wenn Sie nicht dasjenige, was Sie links erleben, wiederum wahrnehmen könnten mit dem, was Sie rechts erleben. Indem Sie einfach Ihre Hände übereinander legen, ist das ein Bild des Ich-Vorstellens. (201, 22f.)

Zur Problematik einer «allgemeinen Sinnesphysiologie»

[...] Nichts hat, ich möchte sagen, so verführend in der Betrachtungsweise des 19. Jahrhunderts gewirkt, als überall schematisch zu vereinheitlichen. Sie finden überall in den Physiologien eine «Sinnesphysiologie». Als ob es so etwas überhaupt gäbe! Als ob es etwas gäbe, wo man einheitlich sagen kann, es gilt für das Ohr wie das Auge oder gar für den Gefühls- oder Wärmesinn. Es ist ein Unding, von einer Sinnesphysiologie zu sprechen und zu sagen, eine Sinneswahrnehmung ist dies oder jenes. Man kann nur sprechen von der isolierten Wahrnehmung des Auges, von der isolierten Wahrnehmung des Ohres, von der isolierten Wahrnehmung unseres Organismus als Wärmeorgan und so weiter. Das sind ganz verschiedene Dinge, und man kann nur wesenlose Abstraktionen aufstellen, wenn man von einem einheitlichen Sinnesvorgang spricht. (321, 23f.)

Es ist notwendig, den Unterschied der einzelnen Sinnesgebiete genau festzuhalten. Bei jedem Sinn ist das Verhältnis, in das der Mensch zu einem äußeren Gegenstande tritt, ein anderes als bei den übrigen Sinnen. (45, 31f.)

Übersicht über die zwölf Einzelsinne

In anthroposophischer Beleuchtung darf alles dasjenige ein menschlicher Sinn genannt werden, was den Menschen dazu veranlaßt, das Dasein eines Gegenstandes, Wesens oder Vorganges so anzuerkennen, daß er dieses Dasein in die physische Welt zu versetzen berechtigt ist. (45, 23)

Man muß unterscheiden: den Sinn für die «Ich-Wahrnehmung» des andern Menschen, den Sinn für «Gedanken-Erfassung»; den Sinn für «Vernehmen von Worten»; den Gehörsinn; den Wärmesinn; den Sehsinn; den Geschmackssinn; den Geruchsinn; den Gleichgewichtssinn (das wahrnehmende Erleben des sich in einer gewissen Gleichgewichtslage-Befindens gegenüber der Außenwelt); den Bewegungssin (das wahrnehmende Erleben der Ruhe und Bewegung der eigenen Glieder einerseits, oder des Ruhens oder sich Bewegens gegenüber der Außenwelt andrerseits); den Lebenssinn (das Erleben der Verfassung im Organismus; Gefühl von dem subjektiven Sich-Befinden); den Tastsinn. Alle diese «Sinne» tragen die Merkmale in sich, wegen deren man «Auge» und «Ohr» in Wahrheit «Sinne» nennt. (21, 147)

Zum Lebenssinn

Der Mensch bemerkt das Dasein dieses Sinnes eigentlich nur dann recht, wenn durch ihn etwas wahrgenommen wird, was in der Leiblichkeit die Ordnung durchbricht. Der Mensch fühlt Mattigkeit, Ermüdung in sich. Er hört nicht die Ermüdung, die Mattigkeit; er riecht sie nicht; aber er nimmt sie in demselben Sinne wahr, wie er einen Geruch, einen Ton wahrnimmt. Solche Wahrnehmung, die sich auf die eigene Leiblichkeit bezieht, soll dem Lebenssinn zugeschrieben werden. Sie ist im Grunde beim wachenden Menschen immer vorhanden, wenn sie auch nur bei einer Störung recht bemerkbar wird. Durch sie empfindet sich der Mensch als ein den Raum erfüllendes, leibliches Selbst. (45, 23f.)

Die erste menschliche Eigenwahrnehmung wird durch den Lebenssinn gegeben, durch den der Mensch als ein Ganzes sich seiner Körperlichkeit nach bewußt wird. Das ist der erste wirkliche Sinn [...]. Niemand kann die Sinne verstehen, der nicht weiß, daß es eine Möglichkeit gibt, sich als ein Ganzes innerlich zu fühlen, sich als einer innerlich geschlossenen, körperlichen Gesamtheit bewußt zu werden. (115, 27f.)

Zum Eigenbewegungssinn

Sie würden kein menschliches Wesen sein, wenn Sie nicht Ihre eigenen Bewegungen wahrnehmen könnten. Eine Maschine nimmt ihre Eigenbewegung nicht wahr, das kann nur ein lebendiges Wesen, vermöge eines wirklichen Sinnes. Der Sinn dafür, was wir in uns selber bewegen, vom Augenzwinkern bis zur Bewegung der Beine, ist ein wirklicher zweiter Sinn, der Eigenbewegungssinn. (115, 28)

Der Unterschied dieses Sinnes gegenüber dem ersten ergibt sich, wenn man bedenkt, daß man durch den Lebenssinn nur etwas wahrnimmt, was in der inneren Leiblichkeit vorhanden ist, ohne daß man selbst etwas dazu tut. Der Eigenbewegungssinn nimmt solches wahr, wozu eine Tätigkeit, eine Regsamkeit vorausgesetzt ist. (45, 24)

Zum Gleichgewichtssinn

[Die Eigentümlichkeit dieses Sinnes] ergibt sich, wenn man bedenkt, daß man eine Wahrnehmung der Lage haben muß, wenn man sich als bewußtes Wesen in ihr erhalten soll. Wirkt der Gleichgewichtssinn nicht, so befällt den Menschen Schwindel; er sinkt um. Ein nicht bewußter Gegenstand wird ohne Wahrnehmung seiner Lage in derselben erhalten. Ein solcher kann nicht von Schwindel befallen werden. (45, 24)

Durch den Lebenssinn erlangt [der Mensch] allgemeine Empfindungen über seine Leiblichkeit; durch den Eigenbewegungssinn nimmt er Veränderungen an dieser seiner Leiblichkeit wahr; durch den Gleichgewichtssinn nimmt er sein Verhältnis zur räumlichen Außenwelt wahr. Er erhält diese Wahrnehmung jedoch so, daß sie ihm als ein Zustand der eigenen Leiblichkeit, als seine eigene Lageempfindung sich offenbart. – Der Mensch erlangt durch diese drei Sinne die Empfindung der eigenen Leiblichkeit als eines Ganzen, welche die Grundlage ist für sein Selbstbewußtsein als physisches Wesen. Man kann sagen, die Seele öffnet durch Lebenssinn, Eigenbewegungssinn und Gleichgewichtssinn ihre Tore gegenüber der eigenen Leiblichkeit und empfindet diese als die ihr zunächst stehende physische Außenwelt. (45, 25)

Eine Sinneswahrnehmung von innen gibt sich kund bei Gleichgewichts-, Eigenbewegungs- und Lebenssinn. Durch sie erlebt das Ich seine innere physische Erfüllung. (45, 64)

Zum Tastsinn

Der Tatsinn ist eigentlich im Grunde ein innerer Sinn. Denn wenn Sie etwas antasten, etwa den Tisch, so übt das auf Sie einen Druck aus; aber das, was Sie wahrnehmen, ist eigentlich ein inneres Erlebnis. Das, was in Ihnen bewirkt wird beim Anstoß, das ist das, was eigentlich das Wahrnehme-Erlebnis ist. Was Sie da erleben, bleibt ganz in Ihrem Inneren beim Tastsinn. Es ist also der Tastsinn doch etwas, was im Grunde genommen nur bis zu der äußersten Peripherie der Haut geht; und weil die Außenwelt an diese Peripherie der Haut stößt, und wir nach diesem Anstoßen oder nach anderen Berührungen mit der Außenwelt Innenerlebnisse haben, haben wir die Erlebnisse des Tastsinns. Der Tastsinn ist also der am meisten peripherische Sinn und doch im Grunde ein innerer Sinn. (170, 219f.)

[Der Tastsinn] muß so wirken, daß der Mensch in den berührten Gegenständen sich gewissermaßen in sich zurückzieht, sich in inneren Leibeserlebnissen verschließt vor den Gebieten dieses Sinnes. Man wird also in den über die ganze Leibesoberfläche ausgebreiteten Gebilden, welche man als Tastorgane ansieht, etwas anerkennen müssen, was im wesentlichen mit einem Zurückziehen der Leibesoberfläche von der berührten Außenwelt zu tun hat. Die Tastorgane sind also eigentlich gestaltend für das Innere der menschlichen Leibesform; sie geben dem Leibe die Gestalt, durch welche er sich in sich abschließt von der ihn von allen Seiten berührenden Außenwelt. (An den Stellen, an welchen die Tastorgane eine größere Empfindlichkeit zeigen, verhält sich der Mensch anders zur Außenwelt als an den Stellen von geringerer Empfindlichkeit. Er schiebt sich in dem einen oder anderen Falle gleichsam mehr oder weniger vor gegen die Außenwelt. Man merkt daraus, daß die Leibesgestalt in gewisser Beziehung ein Ergebnis ist der Eigenart des Tastorganes an den verschiedenen Stellen der Leibesoberfläche.) (45, 41f.)

Es ist immer eine Veränderung in der ganzen organischen Struktur, wenn wir wirklich tasten. Unsere Reaktion ist eine organische Veränderung in unserem Inneren. (206, 17)

Das Ich strahlt gewissermaßen seine eigene Wesenheit bis zu der Berührungsstelle mit dem äußeren Gegenstande und läßt nach Maßgabe der Berührung dann diese eigene Wesenheit in sich zurückkehren. Die zurückstrahlende eigene Wesenheit bildet den Inhalt der Tastwahrnehmung. Warum erkennt nicht sofort das Ich die Tastwahrnehmung als den eigenen Inhalt? Weil dieser Inhalt von der anderen Seite, von außen her, einen Gegenstoß erhalten hat und nun so zurückkehrt, wie ihn dieser Anstoß der Außenwelt geprägt hat. Der Ich-Inhalt kehrt also zurück mit dem Gepräge, das er von außen erhalten hat. Das Ich empfängt somit in der Beschaffenheit seines eigenen Inhaltes eine gewisse Eigenheit der Außenwelt. (45, 62)

Zum Geruchssinn

Eine nahe Berührung mit dem Stofflichen lassen nur gas- oder luftförmige Körper zu. Und diese wird durch den Geruchssinn vermittelt. Ohne daß ein Stoff in der feinsten Art zerteilt ist und so luftartig sich verbreitet, kann er nicht durch den Geruchssinn wahrgenommen werden. (45, 25)

Was geschieht nun aber beim Geruchssinn? Da ergreift den menschlichen Organismus etwas, das unserem Bewußtsein schon näher liegt, nämlich die Bewußtseinsseele selber. Was in der Geisteswissenschaft Bewußtseinsseele genannt wird, tritt in Aktion, wenn gerochen wird. Sie bewirkt an einer bestimmten Stelle des Organismus, daß nicht bloß Ausdehnung, Verdünnung eintritt, sondern daß hier der astralische Leib seine Wirkung nach außen sendet und diese Wirkung also über den Organismus hinaustritt. Während beim Riechen die luftförmige Substanz in die Schleimhaut der Nase dringt, drängt sich in dem gleichen Maße die astralische Substanz nach außen. Immer verläßt diese astralische Substanz beim Riechen den Organismus, taucht hinein in das Ding und erlebt etwas nicht nur in sich, sondern in diesem Dinge, das wir als Wohlgeruch, Duft, Gestank oder dergleichen benennen und erleben. Es ist wie ein Fühler des astralischen Leibes, was durch die Bewußtseinsseele entsteht.

[...] Was im Astralleib beim Riechen vor sich geht, ist von ganz besonderer Natur. Was strömt denn da aus dem astralischen Leibe heraus, wenn gerochen wird? Das ist nichts anderes als willensartiger Natur. Was wir innerlich als Willensimpuls fühlen, das quillt beim Riechen der einströmenden Materie entgegen. Der Vorgang des Riechens ist ein Sich-Wehren, ein Zurückdrängen-Wollen von einströmender Substanz. Die geistige Forschung kann sagen, daß jene einströmende Substanz nicht nur eine luftartige Substanz ist – das ist nur Maja, Täuschung –, sondern das ist von außen einströmender Wille. (115, 41f.)

Zum Geschmackssinn

Die nächste Stufe der Sinnesempfindung ist dann diejenige, durch welche nicht mehr bloß der Stoff als solcher, sondern Wirkungen (Taten) des Stofflichen wahrgenommen werden. Es geschieht dies durch den *Geschmackssinn.* Durch diesen Sinn kann nur ein wässeriger Körper wahrgenommen werden, oder ein solcher, welcher, um geschmeckt zu werden, in der Flüssigkeit des Mundes aufgelöst wird. Es dringt durch den Geschmackssinn der Mensch um einen Grad tiefer in die äußere Stofflichkeit ein als durch den Geruchssinn. Bei dem letzteren ist es der Stoff selbst, der an den Menschen herantritt und sich in seiner Eigenart kundgibt; beim Geschmackssinn ist das, was empfunden wird, die Wirkung des Stoffes auf den Menschen. Man kann diesen Unterschied am besten dadurch empfinden, daß man sich vor Augen hält, wie beim Geruchssinn die gasförmige Art des Stoffes fertig an den Menschen herantreten muß, damit er sie, so wie sie ist, wahrnehmen kann; beim Geschmackssinn nimmt der Mensch durch seine eigene Flüssigkeit die Auflösung des Stoffes, also eine Veränderung mit diesem vor, um in jene Eigentümlichkeiten dieses Stoffes einzudringen, welche ihm dieser nicht von selbst offenbart. So ist der Geruchssinn geeignet, die Außenseite des Stofflichen zu empfinden; der Geschmackssinn dringt schon mehr in das Innere der stofflichen Dinge. Und dieses Innere muß der Mensch erst dadurch zur Offenbarung veranlassen, daß er die Außenseite verändert. (45, 25f.)

Wie beim Geruchssinn willensartig ist, was sich hinausergießt, ist das, was beim Geschmackssinn, der Nahrung entgegen, herausströmt, gefühlsartiger Natur, und auch das Hereinströmende ist gefühlsartiger Natur. Hier, beim

Schmecken, gelangt also Gefühl mit Gefühl in Wechselwirkung. Alles andere daran ist bloß Maja, bloß äußeres Zeichen. Hier zeigt sich eine Gefühlswirkung als Sinn, nämlich das Schmecken wird als angenehm, unangenehm, widrig und so weiter empfunden. Allerdings nicht mit dem Gefühl selber hat man es da zu tun, sondern nur mit entsprechenden Wechselwirkungen von Gefühlen. (115, 42f.)

Die wenigsten Menschen können noch im Magen die verschiedenen Speisen schmecken. Sie schmecken sie gerade noch in den übrigen Organen. Aber wenn sie einmal im Magen sind, dann ist es den meisten Menschen ganz einerlei, wie sie sind, trotzdem unterbewußt der Geschmackssinn sich durch den ganzen Verdauungstrakt in sehr deutlicher Weise fortsetzt. Der ganze Mensch schmeckt im Grunde genommen dasjenige, was er zu sich nimmt, aber er stumpft sehr bald ab, wenn sich das Gegessene dem Körper mitteilt. [Auch] der ganze Mensch entwickelt durch seinen Organismus hindurch den Geruchssinn, das passive Verhalten zu den riechenden Körpern. Dieses konzentriert sich wiederum nur, ich möchte sagen, auf das alleroberflächlichste, während eigentlich der ganze Mensch ergriffen wird von einer riechenden Blume oder von irgendeinem andern riechenden Stoff und so weiter. Gerade wenn man dieses weiß, wie der Geschmackssinn und der Geruchssinn den ganzen Menschen durchdringen, dann weiß man auch, was in diesem Erlebnis des Riechens, des Schmeckens enthalten ist, wie sich das fortsetzt nach dem Inneren des Menschen, und man kommt ganz ab von jeder Art materialistischer Auffassung, wenn man weiß, was Schmecken zum Beispiel heißt. Und ist man sich klar darüber, daß dieser Schmeckensvorgang durch den ganzen Organismus geht, dann ist man nicht mehr imstande, so bloß chemiehaft den weiteren Verdauungsweg zu schildern, wie er von der heutigen materialistischen Wissenschaft geschildert wird. (206, 19f.)

Zum Seh-/Gesichtssinn

Noch tiefer in das Innere der physischen Außenwelt dringt der Mensch durch den nächsten Sinn. Es ist der *Gesichtssinn.* Ob der Mensch einen Körper rot oder blau sieht, das verrät ihm mehr von dem Innern dieses Körpers, als in der Wirkung enthalten ist, die durch den Geschmackssinn vermittelt wird. Es hängt von dem Wesen eines Körpers ab, ob er sich zu dem farblosen Sonnenlicht so verhält, daß er unter dem Einflusse desselben rot oder blau erscheint. – Die Farbe gibt sich als Oberfläche eines Körpers kund. Aber man kann sagen, wie da der Körper in seiner Oberfläche sich offenbart, das ist ein Zutagetreten seiner inneren Wesenheit durch das Mittel des Lichtes. (45, 26f.)

Hier ist es so, daß das, was jetzt den Ätherleib bearbeitet und sich in ihn ergießt, die Empfindungsseele ist. Das Geschehen ist hier von gedankenartiger Natur. Ein denkerisches Prinzip waltet da. Die Empfindungsseele hat schon in sich, was in der Bewußtseinsseele bewußt wird; allerdings ist der Gedanke in ihr noch unterbewußt. Es ist ein Denken in der Empfindungsseele, das da hinausströmt durch die Augen. Hier strömt also richtige Gedankensubstanz hinaus. Sie hat eine weit größere Elastizität als die andern beiden Substanzen, die beim Geruchs- und Geschmackssinn ausströmen, und sie reicht deshalb auch viel weiter. Es ist so, daß wirklich von dem Menschen Astralisches ausströmt und zu den Dingen hinströmt. Nicht etwa begeben sich Ätherwellen des Lichts ins Auge, das dann das empfangene Bild nach außen projiziert! Da müßte doch jemand dadrinnen sitzen, der diese Projektionsarbeit besorgt. Dies wäre doch eine greulich abergläubische Vorstellung, dieses Etwas, was da projiziert. Die Wissenschaft, die so stolz ist auf ihren Naturalismus, läßt sich im gegebenen Fall in grotesker Weise aushelfen durch die vielgeschmähte Phantasie. Also dem Ding strömt ein Astralisches als Gedankensubstanz zu und dringt so weit, bis ihm irgendwo in der Ferne Widerstand geboten wird und sich ihm ein anderes Astralisches entgegensetzt. Der sich draußen so abspielende Widerstreit von Astralischem und Astralischem bildet die Farbe, die wir an den Dingen empfinden. Die Farbe entsteht an der Grenze der Dinge, wo das aus dem Menschen ausströmende Astralische mit dem Astralischen der Dinge zusammentrifft. An der Grenze des äußeren und inneren Astralischen entsteht die Farbe.

Es ist sehr merkwürdig, wenn man zum Beispiel in Betracht zieht, daß eigentlich schon in der Empfindungsseele unterbewußt ein Denken ist, das erst in der Verstandesseele zum Vorschein kommt und uns erst in der Bewußtseinsseele bewußt wird. Was in der Tat, wenn wir die Dinge mit den beiden Augen anschauen, als zwei Eindrücke erscheint, das wird bewirkt durch ein Gedankliches, das zunächst nicht ins Bewußtsein gelangt. Wenn dieses ins Bewußtsein treten soll, müssen beide Gedankenmomente zusammenarbeiten; sie müssen den Weg machen von der Empfindungsseele herauf in die Bewußtseinsseele hinein. Diesen Weg können wir uns gut durch ein Gleichnis veranschaulichen: Hier sind die beiden Hände. Jede Hand kann empfinden für sich, aber nur wenn die beiden Hände sich kreuzen, kommt diese Empfindung, daß die eine Hand die andere empfindet, einem zum Bewußtsein, wie ein äußerer Gegenstand erst durch die Berührung einem ins wirkliche Bewußtsein gehoben wird. Sollen die Eindrücke, die durch Gedankenarbeit in der Empfindungsseele gewonnen werden, ins Bewußtsein des Menschen treten, dann müssen sie gekreuzt werden. Das ist beim Sehen die Folge davon, daß die beiden Sehnerven im Gehirn sich kreuzen. Diese Kreuzung der Sehnerven hat ihren Grund darin, daß eine im Unterbewußten, in der Empfindungsseele geleistete Denkarbeit durch die Kreuzung in die Bewußtseinsseele heraufgehoben wird, dadurch, daß nun die eine Arbeit an der andern empfunden werden kann. (115, 43f.)

Zum Wärmesinn

Noch tiefer, gewissermaßen unter die Oberfläche der Körper, dringt der *Wärmesinn*. Befühlt man ein Stück Eis oder einen warmen Gegenstand, dann ist man sich darüber klar, daß die Kälte oder die Wärme etwas sind, was nicht nur an der Oberfläche nach außen erscheint wie die Farbe, sondern was den Körper ganz durchdringt. (45, 27)

Wenn wir Wärme beobachten, subjektiv, so ist dasjenige, was Empfindungsorgan bei uns ist, was Auffassungsorgan ist, unser ganzer Organismus. Unser ganzer Organismus entspricht da unserem Auge. Er ist nicht ein isoliertes Organ. Wir setzen uns als Ganzes dem Wärmezustand aus. Indem wir mit einem Glied, zum Beispiel mit einem Finger, uns der Wärme aussetzen, ist das nichts anderes als wie ein Teil des Auges gegenüber dem ganzen Auge. Während also das Auge ein isoliertes Organ ist und dadurch sich für uns die Welt des Lichtes in den Farben verobjektiviert, ist bei der Wärme ein solches nicht der Fall. Wir sind gleichsam ganz Wärmeorgan. Aber dadurch tritt uns auch nicht so isoliert von draußen entgegen dasjenige, was die Wärme macht, wie uns isoliert entgegentritt dasjenige, was das Licht macht. Unser Auge ist objektiviert in unserem Organismus. Was die Wärme Analoges macht – weil wir es selbst sind, können wir es nicht erleben. Denken Sie einmal, Sie würden mit dem Auge keine Farben sehen, sondern nur Helligkeit unterscheiden, und die Farben als solche würden ganz subjektiv bleiben, bloß Gefühle bleiben: Sie würden niemals Farben sehen. Sie würden von Hell-Dunkel reden, aber die Farben würden nichts in Ihnen bewirken. So ist es bei der Wahrnehmung der Wärme. Jene Differenzierungen, die Sie beim Licht wegen der Isolierung des Auges wahrnehmen, die nehmen Sie in der Welt der Wärme nicht mehr wahr. Die leben aber in Ihnen. Wenn Sie also von Blau und Rot sprechen bei der Farbe, so haben Sie dieses Blau und Rot außen. Wenn Sie von dem Analogen bei der Wärme sprechen, so haben Sie, weil Sie das Wärmeorgan selbst sind, das, was analog bei der Wärme blau und rot wäre, in sich, Sie sind es selbst. Daher sprechen Sie nicht davon. Und das macht, daß für die Betrachtung des objektiven Wärmewesens eine ganz andere Methode notwendig ist als für die Betrachtung des objektiven Lichtwesens. (321, 23)

Hier ist wiederum etwas, das durch seine Wirkung im Menschen den Wärmesinn vermittelt. Dies ist der Empfindungsleib selber, der seine astralische Substanz in Wirksamkeit bringt und nach außen strömen läßt, wenn ein Wärmeerlebnis eintreten soll. Dies tritt dann ein, wenn der Mensch wirklich imstande ist, seine astralische Substanz nach außen zu senden, ohne daran gehindert zu sein. Im Bade fühlen wir uns nicht erwärmt, wenn es ebenso warm ist wie wir, wenn also Gleichgewicht besteht zwischen uns und unserer Umgebung und von uns nichts aufgenommen wird. Nur wenn von uns Wärme ausströmt oder solche in uns einfließen kann, empfinden wir Wärme oder Kälte. Ist die äußere Umgebung wärmearm, so lassen wir Wärme in sie ausströmen. Sind wir wärmearm, so lassen wir Wärme in uns einströmen. Hier hat man es wieder handgreiflich, daß ein Aus- und Einströmen stattfindet. Beim Ausgeglichensein jedoch von außen und innen wird die Wärme nicht empfunden. Das Wärmeerlebnis hat immer zu tun mit der Wirkung des menschlichen Empfindungsleibes. Dieser wird, wenn wir einen Gegenstand berühren, der immer wärmer und wärmer wird, immer stärker ausströmen. Es drängt sich uns immer mehr auf von dem, was hinein will, und der Empfindungsleib muß dann entsprechend mehr ausströmen. Dies geht aber nur bis zu einer bestimmten Grenze. Wenn nicht mehr die Möglichkeit besteht, aus dem Empfindungsleib Kraft ausströmen zu lassen, dann ertragen wir die Hitze nicht mehr und wir verbrennen uns. Es müßte auch so sein, daß wir jedesmal ein Verbrennen empfinden, wenn wir nicht mehr Substanz aus unserem Empfindungsleib ausströmen können beim Berühren von etwas sehr Kaltem. Fassen wir einen sehr kalten Körper an, der uns verhindert, Substanz aus dem Empfindungsleib ausströmen zu lassen, weil er nichts an uns abgibt, so erscheint uns die übermäßige Kälte auch als ein Brennen und erzeugt Blasen. Beides beruht auf derselben Wirkung. (115, 44f.)

Zum Gehörsinn

Ein weiterer Fortschritt in diesem Untertauchen [des sinnlich wahrnehmenden Menschen in die Außenwelt] ist mit dem *Gehörsinn* gegeben. Er führt in weit höherem Grade in das Innere der Körper als der Wärmesinn. Der Ton bringt die Innerlichkeit der Körper ins Erzittern. Es ist mehr als ein bloßes Bild, wenn man davon spricht, daß die Seele eines Körpers durch den Ton zur Offenbarung gebracht wird. Durch die Wärme, die ein Körper in sich trägt, erfährt man etwas über seinen Unterschied gegenüber der Umgebung; durch den Ton tritt die Eigennatur, das Individuelle des Körpers nach außen und teilt sich der Empfindung mit. (45, 27)

Die Gehörknöchelchen, Hammer, Amboß, Steigbügel und ovales Fenster, sind als Glied aufzufassen, als Arm oder Bein, das das Trommelfell abtastet. Ein Abtastorgan zum Verstehen des Tones. Die Schnecke, die mit Flüssigkeit gefüllt ist, ist ein höheres, metamorphosiertes Gedärm des Ohres; in ihr lebt das Gefühl des Tones. Die eustachische Trompete, darin wirkt das, was man selber im Sprachverständnis an sich trägt, was als Wille dem Verstehen entgegenkommt. In den drei Bogen, den drei halbzirkelförmigen Kanälen, wird der Ton im wesentlichen behalten; das ist das Gedächtnis für den Ton. Jeder Sinn ist eigentlich ein ganzer Mensch. (300b, 201f.)

Zum Sprach-/Wortsinn

Es ist gewiß selbstverständlich, daß in der Auffassung eines Gesprochenen eine komplizierte Urteilstätigkeit, daß dabei umfassende Seelenverrichtungen in Betracht kommen, welche durchaus nicht mit dem Worte «Sinn» belegt werden können. Aber es gibt auf diesem Gebiete auch ein Einfaches, Unmittelbares, das genau so *vor* allem Urteilen eine Empfindung darstellt, wie eine Farbe, ein Wärmegrad eine solche ist. Ein Laut wird nicht bloß seinem Tonwert nach empfunden, sondern es wird mit ihm etwas viel Innerlicheres aufgefaßt, als es der Ton ist. Wenn man sagt, im Tone lebt die Seele eines Körpers, so kann man auch sagen, im Laut offenbart sich dieses Seelische so, daß es losgelöst, befreit vom Körperlichen, mit einer gewissen Selbständigkeit in die Erscheinung tritt. Weil die Lautempfindung vor dem Urteilen liegt, darum lernt das Kind früher die Lautbedeutungen der Worte empfinden, als es zum Gebrauche des Urteils kommt. An der Sprache lernt das Kind urteilen. Es ist durchaus gerechtfertigt, von einem besonderen *Lautsinn* oder *Sprachsinn* zu reden. Die Anerkennung dieses Sinnes macht nur aus dem Grunde Schwierigkeiten, weil zu der unmittelbaren Empfindung dessen, was im Laute sich offenbart, in der Regel die mannigfaltigste Urteilsbetätigung hinzutritt. Doch zeigt eine genaue Selbstbesinnung, daß allem Hören des in Lauten Gegebenen doch zum Grunde liegt ein ebensolch unmittelbares, urteilsfreies Verhältnis zu dem Wesen, von dem der Laut ausgeht, wie es der Fall ist, wenn ein Farbeneindruck wahrgenommen wird. Man erleichtert sich die Einsicht in diese Tatsache, wenn man sich vergegenwärtigt, wie ein Schmerzenslaut uns unmittelbar mitleben läßt den Schmerz eines Wesens, ohne daß sich erst irgendeine Überlegung oder dergleichen in die Wahrnehmung einmischt. – In Betracht kommt, daß der hörbare Laut nicht das einzige ist, wodurch sich dem Menschen eine solche Innerlichkeit offenbart, wie es beim Sprachlaut der Fall ist. Auch die Geste, Mimik, das Physiognomische führt zuletzt auf ein Einfaches, Unmittelbares, das ebenso in das Gebiet des Sprachsinnes gerechnet werden muß wie der Inhalt des hörbaren Lautes. (45, 28f.)

Geradeso wie wir einen Gehörsinn haben, ebenso haben wir einen Sprachsinn. [...] Damit ist gemeint jener Sinn, der uns ebenso befähigt, die Sprachwahrnehmung zu verstehen, wie uns der Sinn des Ohres befähigt, die Töne als solche wahrzunehmen. Und wird man einmal eine vollständige Physiologie haben, dann wird man wissen, daß dieser Sprachsinn durchaus analog ist dem andern Sinn, daß er mit Recht als ein eigener Sinn angesprochen werden kann. Er ist nur mehr verbreitet innerhalb der menschlichen Organisation als manche andere, mehr lokalisierte Sinne. Aber er ist ein scharf zu umgrenzender Sinn. (322, 93f.)

Das Sprechen stammt aus dem Seelischen, wird angefacht durch den Willen im Seelischen. Ohne daß wir wollen, also einen Willensimpuls entwickeln, kommt natürlich kein gesprochenes Wort zustande. Beobachtet man nun geisteswissenschaftlich den Menschen, wenn er spricht, so geschieht etwas ähnliches in ihm, wie da geschieht, wenn er das Gesprochene versteht. Aber das, was geschieht, wenn der Mensch selber spricht, umfaßt einen viel kleineren Teil des Organismus, viel weniger vom Bewegungsorganismus. Das heißt, der ganze Bewegungsorganismus kommt in Betracht als Sprachsinn, als Wortesinn; der ganze Bewegungsorganismus ist Sprachsinn zugleich. Ein Teil ist herausgehoben und wird in Bewegung versetzt durch die Seele, wenn wir sprechen, – ein Teil dieses Bewegungsorganismus. Und dieser herausgegriffene Teil des Bewegungsorganismus, der hat eben sein hauptsächlichstes Organ im Kehlkopf, und das Sprechen ist Erregung der Bewegungen im Kehlkopf durch die Impulse des Willens. Was im Kehlkopf vorgeht beim eigenen Sprechen, kommt so zustande, daß aus dem Seelischen heraus die Willensimpulse kommen und den im Kehlkopfsystem konzentrierten Bewegungsorganismus in Bewegung versetzen, während unser gesamter Bewegungsorganismus Sinnesorganismus ist für die Wortewahrnehmung. Nur, daß wir diesen Bewegungsorganismus, indem wir Worte wahrnehmen, in Ruhe halten. Gerade dadurch, daß wir ihn in Ruhe halten, gerade dadurch nehmen wir die Worte wahr und verstehen die Worte. (170, 245)

[...] Insofern wir Kraft haben, uns zu bewegen, ausführen zu können alles das, was wir durch unser Inneres an Bewegungen haben, zum Beispiel wenn wir die Hände bewegen, wenn wir das Haupt drehen oder von oben nach unten bewegen, fuhren wir von innen heraus Bewegungen aus. Also insofern wir diese Kräfte haben, den Körper in Bewegung zu versetzen, liegt dieser Beweglichkeit in uns ein physischer Organismus zugrunde. Das ist nicht der physische Organismus des Lebens, das ist der physische Organismus der Bewegungsfähigkeit. Der ist nun zugleich das Wahrnehmungsorgan für die Sprache, für die Worte, die uns der andere zusendet. Wir könnten keine Worte verstehen, wenn wir nicht in uns einen physischen Bewegungsapparat hätten. Wahrhaftig, insofern von unserem Zentralnervensystem die Nerven zu unserem gesamten Bewegungsvorgang ausgehen, liegt darinnen auch der Sinnesapparat für die Worte, die zu uns gesprochen werden. (170, 243)

Zum Gedankensinn

Und wiederum ein anderes ist es, innerhalb der Worte, innerhalb der Wortgestaltungen und innerhalb der Wortzusammenhänge, namentlich den *Gedanken* des andern wahrzunehmen. Und wiederum müssen wir unterscheiden zwischen dem Wahrnehmen des Gedankens des andern und dem eigentlichen Denken. Nur eben die grobe Art, wie heute Seelenerscheinungen betrachtet werden, die kommt nicht dazu, in dieser feineren Weise zu analysieren zwischen dem Denken, das wir als eine innere Tätigkeit unseres Seelenlebens entfalten, und der nach außen gerichteten Tätigkeit, die im Gedankenwahrnehmen des andern liegt. Gewiß, wir müssen, wenn der Gedanke des andern wahrgenommen wird, um diesen Gedanken zu verstehen, um diesen Gedanken mit andern Gedanken, die wir auch schon gehegt haben, in Beziehung zu bringen, dann denken. Aber dieses Denken ist etwas völlig anderes als das Wahrnehmen des Gedanken des andern. (206, 10)

Beim Hören menschlicher Worte und deren Verstehen als Gedanken kommt eine dreifache Tätigkeit in Betracht. Und jedes Glied dieser dreifachen Tätigkeit muß für sich betrachtet werden, wenn eine berechtigte wissenschaftliche Auffassung zustande kommen soll. Das «Hören» ist die eine Tätigkeit. Allein das «Hören» ist für sich ebenso wenig ein «Vernehmen von Worten» wie das «Tasten» ein «Sehen» ist. Und wie man sachgemäß unterscheiden muß zwischen dem Sinn des «Tastens» und demjenigen des «Sehens», so zwischen dem des «Hörens» und dem des «Vernehmens von Worten» und dem weiteren des «Erfassens von Gedanken». Es führt zu einer mangelhaften Psychologie und auch zu einer mangelhaften Erkenntnistheorie, wenn man das «Erfassen von Gedanken» nicht scharf von der Denktätigkeit absondert und den sinnesgemäßen Charakter des ersteren erkennt. Man begeht diesen Fehler nur deshalb, weil das Organ des «Vernehmens von Worten» und dasjenige des «Erfassens von Gedanken» nicht so äußerlich wahrnehmbar sind als das Ohr für das «Hören». In Wirklichkeit sind für die beiden Wahrnehmungstätigkeiten ebenso «Organe» vorhanden, wie für das «Hören» das Ohr. (21, 146)

Und [so] haben wir einen Sinn, der sich allerdings fast über unsere ganze

Körperlichkeit ausdehnt, zur Wahrnehmung der Gedanken des andern. Denn dasjenige, was wir in Worte wahrnehmen, ist noch nicht der Gedanke. Wir brauchen andere Organe, eine andere Organisation als die bloße Wort-Wahrnehmungsorganisation, wenn wir durch das Wort hindurch verstehen wollen den Gedanken, den uns der andere mitteilt. (322, 94)

Was ist Wahrnehmungsorgan für die Gedanken des anderen? Wahrnehmungsorgan für die Gedanken des anderen ist alles dasjenige, was wir sind, insoferne wir in uns Regsamkeit, Leben verspüren. Wenn Sie sich also denken, daß Sie in Ihrem ganzen Organismus Leben haben und dieses Leben eine Einheit ist – also nicht insoferne Sie gestaltet sind, sondern insoferne Sie Leben in sich tragen –, so ist dieses in Ihnen getragene Leben des gesamten Organismus, insoferne es sich ausdrückt im Physischen, Organ für die Gedanken, die uns von außen entgegenkommen. [...] Würden wir nicht so belebt sein, wie wir sind, könnten wir nicht die Gedanken des andern wahrnehmen. Das ist nicht der Lebenssinn, von dem ich hier spreche. Nicht daß wir unsere Gesamtlebensverfassung innerlich wahrnehmen, ist hier die Frage – das gehört zum Lebenssinn –, sondern insofern wir das Leben in uns tragen. Und dieses Lebendige in uns, alles das, was in uns physischer Organismus des Lebens ist, das ist Wahrnehmungsorgan für die Gedanken, die der andere uns zuwendet. (170, 242f.)

Zukünftig wird das, was ich jetzt sage, als eine ganz exakte wissenschaftliche Tatsache in der Welt dastehen, wenn man die notwendigen Verhältnisse durchschauen wird. Bei Ein- und Ausatmung, da ist ein gewisses Gleichgewicht zunächst vorhanden. Dieses Gleichgewicht, das da vorhanden ist, das könnte man bildhaft darstellen wie ein Pendel, das hin- und hergeht. Es geht auf der einen Seite ebenso hoch hinauf wie auf der anderen Seite. Es schwingt hin und her. So ist auch ein Gleichgewicht vorhanden zwischen Einatmung und Ausatmung, Einatmen und Ausatmen und so weiter (**Abb. 22**).
Wenn nun der Mensch nicht mit anderen Menschen geistig-seelisch zusammenleben würde, wenn der Mensch einsam wäre und nur die Natur beobachten könnte, also nur in ein Wechselverhältnis zur Natur treten könnte, die Natur anschauen und sie innerlich zu Vorstellungen verarbeiten könnte, dann würde etwas ganz Besonderes mit dem Menschen geschehen. Wie gesagt, heute erscheint das den Menschen höchst paradox, aber es ist doch so: es würde nämlich sein Kopf zu leicht werden. Indem wir die Natur beobachten, ist ja eine Tätigkeit vorhanden. Wir tun nicht nichts, indem wir die Natur beobachten; da ist alles in uns in einer gewissen Tätigkeit. Diese Tätigkeit, die ist gewissermaßen eine am Menschenhaupte saugende Tätigkeit – nicht am ganzen Organismus, aber am Menschenhaupt saugende Tätigkeit. Und diese saugen-

de Tätigkeit muß ausgeglichen werden, sonst würde unser Kopf zu leicht werden; wir würden ohnmächtig werden. Sie wird dadurch ausgeglichen, daß gewissermaßen der zu leicht gewordene Kopf wiederum einen Stoffwechsel durchmacht, Blut – Ernährung, und das alles schießt zum Kopfe hin. Und so haben wir, indem wir die Natur beobachten, fortwährend ein Zuleichtwerden des Kopfes und ein wiederum Schwerwerden dadurch, daß die Verdauungstätigkeit in den Kopf hinaufgeht **(Abb. 23)**.

Dieser Ausgleich muß stattfinden. Es ist eine höhere rhythmische Tätigkeit. Aber diese Tätigkeit würde höchst einseitig werden, wenn der Mensch nur der Natur gegenüberstünde. Der Mensch würde in der Tat zu leicht werden in seinem Kopfe, wenn er nur außen der Natur gegenüberstünde; er würde nicht von innen genügend ausgleichende Stoffwechseltätigkeit in den Kopf hinaufsenden. Das tut er in ausreichendem Maße, wenn er mit seinen Mitmenschen in ein Verhältnis tritt.

Daher, sehen Sie, kommt es, daß Sie ein gewisses Wohlgefallen fühlen, wenn Sie mit Ihren Mitmenschen in ein Verhältnis treten, in Gedanken- oder Ideenaustausch treten oder wenn sie belehrt werden von ihnen oder dergleichen. Es ist etwas anderes, ob man durch die kalte Natur geht oder ob man einem Menschen gegenübersteht, der einem seine Ideen äußert. Wenn man einem Menschen gegenübersteht, der einem seine Ideen äußert – man soll das nur einmal in sorgfältiger Selbstbeobachtung sich vorlegen –, dann hat man ein gewisses Wohlgefühl. Und der, der dieses Wohlgefühl analysieren kann, der findet eine Ähnlichkeit zwischen diesem Wohlgefühl und dem Gefühl, das er hat, wenn er verdaut. Es ist eine große Ähnlichkeit, nur geht das eine Gefühl nach dem Magen hin, das andere geht nach dem Kopf hinauf. Sehen Sie, das ist gerade das Eigentümliche des Materialismus: Diese feinen materiellen Vorgänge im Menschenleibe bleiben dem Materialismus verschlossen. Daß da eine verborgene Verdauungstätigkeit nach dem Kopfe gerade dadurch stattfindet, daß man einem Menschen gegenübersitzt, mit dem man redet, mit dem man Ideen austauscht, das merken die Menschen durch die heutige grobe Wissenschaft nicht. (337b, 64ff)

Zum Ich-Sinn

Wahrhaftig, so unmittelbar wie wir eine Farbe wahrnehmen, nehmen wir das Ich des anderen wahr, indem wir ihm entgegentreten. Zu glauben, daß wir erst aus der körperlichen Wahrnehmung auf das Ich schließen, ist eigentlich vollständig stumpfsinnig, weil es abstumpft gegen die wahre Tatsache, daß im Menschen ein tiefer Sinn vorhanden ist, das andere Ich aufzufassen. So wie durch das Auge Hell und Dunkel und Farben wahrgenommen werden, so werden durch den Ichsinn die anderen Iche unmittelbar wahrgenommen. Es ist ein Sinnenverhältnis zu dem anderen Ich. (170, 111f.)

Was habe ich denn zunächst vor mir, wenn ich einer andern Persönlichkeit gegenüberstehe? Ich sehe auf das nächste. Es ist die mir als Wahrnehmung gegebene sinnliche Leibeserscheinung der andern Person; dann noch etwa die Gehörwahrnehmung dessen, was sie sagt, und so weiter. Alles dies starre ich nicht bloß an, sondern es setzt meine denkende Tätigkeit in Bewegung. Indem ich denkend vor der andern Persönlichkeit stehe, kennzeichnet sich mir die Wahrnehmung gewissermaßen als seelisch durchsichtig. Ich bin genötigt, im denkenden Ergreifen der Wahrnehmung mir zu sagen, daß sie dasjenige gar nicht ist, als was sie den äußeren Sinnen erscheint. Die Sinneserscheinung offenbart in dem, was sie unmittelbar ist, ein anderes, was sie mittelbar ist. Ihr Sich-vor-mich-Hinstellen ist zugleich ihr Auslöschen als bloße Sinneserscheinung. Aber was sie in diesem Auslöschen zur Erscheinung bringt, das zwingt mich als denkendes Wesen, mein Denken für die Zeit ihres Wirkens auszulöschen und an dessen Stelle *ihr* Denken zu setzen. Dieses *ihr* Denken aber ergreife ich in meinem Denken als Erlebnis wie mein eigenes. Ich habe das Denken des andern wirklich wahrgenommen. Denn die als Sinneserscheinung sich auslöschende unmittelbare Wahrnehmung wird von meinem Denken ergriffen, und es ist ein vollkommen *in* meinem Bewußtsein liegender Vorgang, der darin besteht, daß sich an die Stelle meines Denkens das andere Denken setzt. Durch das Sich-Auslöschen der Sinneserscheinung wird die Trennung zwischen den beiden Bewußtseinssphären tatsächlich aufgehoben. Das repräsentiert sich in meinem Bewußtsein dadurch, daß ich im Erleben des andern Bewußtseinsinhaltes mein eigenes Bewußtsein ebenso wenig erlebe, wie ich es im traumlosen Schlafe erlebe. Wie in diesem mein Tagesbewußtsein ausgeschaltet ist, so im Wahrnehmen des fremden Bewußtseinsinhaltes der eigene. Die Täuschung, als ob dies nicht so sei, rührt nur davon her, daß im Wahrnehmen der andern Person erstens an die Stelle der Auslöschung des eigenen Bewußtseinsinhaltes nicht Bewußtlosigkeit tritt wie im Schlafe, sondern der andere Bewußtseinsinhalt, und zweitens, daß die Wechselzustände zwischen Auslöschen und Wieder-Aufleuchten des Bewußtseins von mir selbst zu schnell aufeinander folgen, um für gewöhnlich bemerkt zu werden. (4, 260f.)

Stehen Sie einem Menschen gegenüber, dann verläuft das folgendermaßen: Sie nehmen den Menschen wahr eine kurze Zeit; da macht er auf Sie einen Eindruck. Dieser Eindruck stört Sie im Inneren: Sie fühlen, daß der Mensch, der eigentlich ein gleiches Wesen ist wie Sie, auf Sie einen Eindruck macht wie eine Attacke. Die Folge davon ist, daß Sie sich innerlich wehren, daß Sie sich dieser

Attacke widersetzen, daß Sie gegen ihn innerlich aggressiv werden. Sie erlahmen im Aggressiven, das Aggressive hört wieder auf; daher kann er nun auf Sie wieder einen Eindruck machen. Dadurch haben Sie Zeit, Ihre Aggressivkraft wieder zu erhöhen, und Sie führen nun wieder eine Aggression aus. Sie erlahmen darin wieder, der andere macht wiederum einen Eindruck auf Sie und so weiter. Das ist das Verhältnis, das besteht, wenn ein Mensch dem anderen, das Ich wahrnehmend, gegenübersteht: Hingabe an den Menschen – innerliches Wehren; Hingabe an den anderen – innerliches Wehren; Sympathie – Antipathie; Sympathie – Antipathie. Ich rede jetzt nicht von dem gefühlsmäßigen Leben, sondern nur von dem wahrnehmenden Gegenüberstehen. Da vibriert die Seele; es vibrieren: Sympathie – Antipathie, Sympathie – Antipathie, Sympathie – Antipathie. [...]

Aber es ist noch etwas anderes der Fall. Indem die Sympathie sich entwickelt, schlafen Sie in den anderen Menschen hinein; indem die Antipathie sich entwickelt, wachen Sie auf und so weiter. Das ist ein sehr kurz dauerndes Abwechseln zwischen Wachen und Schlafen in Vibrationen, wenn wir dem anderen Menschen gegenüberstehen. Daß es ausgeführt werden kann, verdanken wir dem Organ des Ich-Sinnes.

Dieses Organ des Ich-Sinnes ist also so organisiert, daß es nicht in seinem wachenden, sondern in einem schlafenden Willen das Ich des anderen erkundet – und dann rasch diese Erkundung, die schlafend vollzogen wird, in die Erkenntnis hinüberleitet, das heißt, in das Nervensystem hinüberleitet. So ist, wenn man die Sache richtig betrachtet, die Hauptsache beim Wahrnehmen des anderen doch der Wille, aber eben gerade der Wille, wie er sich nicht wachend, sondern schlafend entwickelt; denn wir spinnen fortwährend schlafende Augenblicke in den Wahrnehmungsakt des anderen Ich ein. Und was dazwischen liegt, ist schon Erkenntnis; das wird rasch abgeschoben in die Gegend, wo das Nervensystem haust, so daß ich nennen kann die Wahrnehmung des anderen wirklich einen Erkenntnisvorgang, aber wissen muß, daß dieser Erkenntnisvorgang nur eine Metamorphose eines schlafenden Willensvorganges ist. So ist also auch dieser Sinnesvorgang ein Willensvorgang, nur erkennen wir ihn nicht als solchen. Wir leben nicht bewußt alles Erkennen, das wir im Schlafe erleben. (293, 126f.)

Was nimmt das Ich des andern wahr? Die Ich-Wahrnehmung hat ebenso [...] ihr Organ, wie die Sehwahrnehmung oder die Tonwahrnehmung. Nur ist das Organ der Ich-Wahrnehmung gewissermaßen so gestaltet, daß sein Ausgangspunkt im Haupte liegt, aber das ganze Gebiet des übrigen Leibes, insoferne es vom Haupte abhängig ist, Organ bildet für die Ich-Wahrnehmung des andern. Wirklich, der ganze Mensch als Wahrnehmungsorgan gefaßt, insoferne er hier sinnlich-physisch gestaltet ist, ist Wahrnehmungsorgan für das Ich des andern. Gewissermaßen könnte man auch sagen: Wahrnehmungsorgan für das Ich des andern ist der Kopf, insoferne er den ganzen Menschen an sich anhängen hat und seine Wahrnehmungsfähigkeit für das Ich durch den ganzen Menschen durchstrahlt. Der Mensch, insofern er ruhig ist, insoferne er die ruhige Menschengestalt ist gewissermaßen mit dem Kopf als Mittelpunkt, ist Wahrnehmungsorgan für das Ich des andern Menschen. So ist das Wahrnehmungsorgan für das Ich des andern Menschen das größte Wahrnehmungsorgan, das wir haben, und wir sind selbst als physischer Mensch das größte Wahrnehmungsorgan, das wir haben. (170, 242)

So spezialisieren sich die Sinnesorgane. Der ganze Mensch: Sinnesorgan für das Ich; das Lebendige, das dem Physischen zugrunde liegt: Sinnesorgan für das Denken; der in sich bewegbare Mensch: Sinnesorgan für die Worte. (170, 243)

Willens-, Gefühls- und Erkenntnissinne – vom Zusammenwirken der Einzelsinne

Da haben wir zunächst vier Sinne: Tastsinn, Lebenssinn, Bewegungssinn, Gleichgewichtssinn. Diese Sinne sind hauptsächlich durchdrungen von Willenstätigkeit. Der Wille wirkt hinein in das Wahrnehmen durch diese Sinne. Fühlen Sie doch, wie in das Wahrnehmen von Bewegungen, selbst wenn Sie diese Bewegungen im Stehen ausführen, der Wille hineinwirkt! Der ruhende Wille wirkt auch in die Wahrnehmung Ihres Gleichgewichtes hinein. In den Lebenssinn wirkt er ja sehr stark hinein, und in das Tasten wirkt er auch hinein: denn wenn Sie irgend etwas betasten, so ist das im Grunde genommen eine Auseinandersetzung zwischen Ihrem Willen und der Umgebung. Kurz, Sie können sagen: Gleichgewichtssinn, Bewegungssinn, Lebenssinn und Tastsinn sind Willenssinne im engeren Sinne. Beim Tastsinn sieht der Mensch äußerlich, daß er zum Beispiel seine Hand bewegt, wenn er etwas betastet: daher ist es für ihn offenbar, daß dieser Sinn für ihn vorhanden ist. Beim Lebenssinn, Bewegungssinn und Gleichgewichtssinn ist es nicht so offenbar, daß diese Sinne vorhanden sind. Da sie aber im besonderen Sinne Willenssinne sind, so verschläft der Mensch diese Sinne, weil er ja im Willen schläft. Und in den meisten Psychologien finden Sie diese Sinne gar nicht angeführt, weil die Wissenschaft in bezug auf viele Dinge den Schlaf des äußeren Menschen behaglich mitschläft.

Die nächsten Sinne: Geruchssinn, Geschmackssinn, Sehsinn, Wärmesinn, sind hauptsächlich Gefühlssinne. Das naive Bewußtsein empfindet ja ganz besonders beim Riechen und Schmecken die Verwandtschaft mit dem Fühlen. Daß

man es beim Sehen und der Wärme nicht so empfindet, hat eben seine besonderen Gründe. Beim Wärmesinn beachtet man nicht, daß er mit dem Gefühl sehr nahe verwandt ist, sondern wirft ihn mit dem Tastsinn zusammen. Man konfundiert zugleich unrichtig und unterscheidet zugleich unrichtig. Der Tastsinn ist in Wahrheit viel mehr willensmäßig, während der Wärmesinn nur gefühlsmäßig ist. Daß der Sehsinn auch Gefühlssinn ist, dahinter kommen die Menschen deshalb nicht, weil sie nicht solche Betrachtungen anstellen, wie sie in Goethes Farbenlehre zu finden sind. Dort haben Sie alles Verwandte der Farben mit dem Gefühl, was zuletzt dann sogar zu Willensimpulsen führt, deutlich ausgesprochen. Aber warum merkt dann der Mensch so wenig, daß beim Sehsinn hauptsächlich eigentlich ein Fühlen vorhanden ist?
Wir sehen ja im Grunde genommen die Dinge fast immer so, daß sie uns, indem sie uns die Farben zuordnen, auch die Grenzen der Farben zeigen: Linien, Formen. Wir werden aber gewöhnlich nicht darauf aufmerksam, wie wir da eigentlich wahrnehmen, wenn wir zugleich Farbiges und Formen wahrnehmen. Wenn der Mensch einen farbigen Kreis wahrnimmt, sagt er grob: Ich sehe die Farbe, ich sehe auch die Rundung des Kreises, die Kreisform. Da werden aber doch zwei ganz verschiedene Dinge durcheinandergeworfen. Durch die eigentliche Tätigkeit des Auges, durch die abgesonderte Tätigkeit des Auges sehen Sie zunächst überhaupt nur die Farbe. Die Kreisform sehen Sie, indem Sie sich in Ihrem Unterbewußtsein des Bewegungssinnes bedienen und unbewußt im Ätherleib, im astralischen Leibe eine Kreiswindung ausführen und dies dann in die Erkenntnis hinaufheben. Und indem der Kreis, den Sie durch Ihren Bewegungssinn aufgenommen haben, in die Erkenntnis heraufkommt, verbindet sich der erkannte Kreis erst mit der wahrgenommenen Farbe. Sie holen also die Form aus Ihrem ganzen Leibe heraus, indem Sie appellieren an den über den ganzen Leib ausgebreiteten Bewegungssinn. Das kleiden Sie in etwas, was ich schon auseinandergesetzt habe, wo ich sagte: Der Mensch vollzieht eigentlich die Formen der Geometrie im Kosmos und hebt sie dann in die Erkenntnis hinauf.
Zu so feiner Art des Beobachtens, daß der Unterschied herauskommt zwischen dem Farbensehen und dem Formenwahrnehmen mit Hilfe des Bewegungssinnes, schwingt sich heute die offizielle Wissenschaft überhaupt nicht auf, sondern sie wirft alles durcheinander. Erziehen wird man aber in der Zukunft nicht können durch solches Durcheinanderwerfen. Denn wie soll man erziehen zum Sehen, wenn man nicht weiß, daß in den Sehakt hinein der ganze Mensch mit seinem Wesen auf dem Umwege durch den Bewegungssinn sich ergießt? Aber jetzt kommt etwas anderes zum Vorschein. Sie betrachten den Sehakt, indem Sie farbige Formen wahrnehmen. Es ist ein komplizierter Akt, dieser Sehakt, das Wahrnehmen farbiger Formen. Aber indem Sie ein

einheitlicher Mensch sind, können Sie das, was Sie auf den zwei Umwegen wahrnehmen, auf dem Wege durch das Auge und auf dem Wege durch den Bewegungssinn, wieder in sich vereinigen. Sie würden stumpf hinschauen auf einen roten Kreis, wenn Sie nicht auf einem ganz anderen Wege das Rote und auf einem ganz anderen Wege das Kreisförmige wahrnehmen würden. Aber Sie schauen nicht stumpf hin, weil Sie von zwei Seiten her – die Farbe durch das Auge, die Form mit Hilfe des Bewegungssinnes – wahrnehmen und im Leben innerlich genötigt sind, diese beiden Dinge zusammenzufügen. Da urteilen Sie. Und jetzt begreifen Sie das Urteilen als einen lebendigen Vorgang in Ihrem eigenen Leibe, der dadurch zustande kommt, daß die Sinne Ihnen die Welt analysiert in Gliedern entgegenbringen. In zwölf verschiedenen Gliedern bringt Ihnen die Welt das entgegen, was Sie erleben, und in Ihrem Urteilen fügen Sie die Dinge zusammen, weil das einzelne nicht bestehen will als einzelnes. Die Kreisform läßt es sich zunächst nicht gefallen, bloß Kreisform zu sein nach der Art, wie sie in den Bewegungssinn gekommen ist; die Farbe läßt es sich nicht gefallen, bloß Farbe zu sein, wie sie im Auge wahrgenommen wird. Die Dinge zwingen Sie innerlich, sie zu verbinden, und Sie erklären sich innerlich bereit, sie zu verbinden. Da wird die Urteilsfunktion zu einer Äußerung Ihres ganzen Menschen.

Sie sehen jetzt hinein in den tieferen Sinn unseres Verhältnisses zur Welt. Hätten wir nicht zwölf Sinne, so würden wir wie Stumpflinge auf unsere Umgebung hinschauen, würden nicht innerlich das Urteilen erleben können. Da wir aber zwölf Sinne haben, so haben wir damit eine ziemlich große Anzahl von Möglichkeiten, das Getrennte zu verbinden. Was der Ich-Sinn erlebt, können wir mit den elf anderen Sinnen verbinden, und das gilt so für jeden Sinn. Wir bekommen dadurch eine große Anzahl von Permutationen für die Zusammenhänge der Sinne. Aber außerdem bekommen wir auch noch eine große Anzahl von Möglichkeiten in dieser Beziehung, indem wir zum Beispiel den Ich-Sinn mit dem Gedankensinn und dem Sprachsinn zusammen verbinden und so weiter. Da sehen wir, in wie geheimnisvoller Weise der Mensch mit der Welt verbunden ist. Durch seine zwölf Sinne zerlegen sich die Dinge in ihre Bestandteile, und der Mensch muß in die Lage kommen können, daß er sich die Dinge aus den Bestandteilen wieder zusammensetzt. Dadurch nimmt er teil an dem inneren Leben der Dinge. Daher werden Sie begreifen, wie unendlich wichtig es ist, daß der Mensch so erzogen werde, daß vieles in gleichmäßiger Pflege in dem einen Sinn entwickelt wird wie in dem anderen Sinn, da dann ganz bewußt systematisch die Beziehungen zwischen den Sinnen, den Wahrnehmungen, aufgesucht werden.

Ich habe noch hinzuzufügen, daß Ich-Sinn, Gedankensinn, Hörsinn und Sprachsinn mehr Erkenntnissinne sind, weil der Wille darin eben der schlafende Wille ist, der wirklich schlafende Wille, der in seinen Äußerungen mitvibriert mit einer Erkenntnistätigkeit. So lebt schon in der Ich-Zone des Menschen Wille, Gefühl und Erkenntnis, und sie leben mit Hilfe von Wachen und Schlafen. (293, 128ff.)

Bei allem, was Ihr Ichsinn, Ihr Gedankensinn, Ihr Wortesinn und Ihr Gehörsinn Ihnen vermitteln, indem diese Vermittelungen zum Seelenleben werden, bekommen Sie ja im eminentesten Sinne alles dasjenige, was vorstellungsverwandt ist. In eben demselben Sinne ist alles, was Wärmesinn, Sehsinn, Geschmacks–, Geruchssinn betrifft, gefühlsverwandt. Bei einigem ist es nicht ganz auffällig, wie beim Sehsinn. Beim Geschmacks–, Geruchs- und Wärmesinn ist es auffällig, aber beim Sehsinn wird derjenige, der genauer darauf eingeht, das auch finden. Dagegen alles das, was mit Gleichgewichtssinn, Bewegungssinn, Lebenssinn zusammenhängt und auch mit dem Tastsinn, obwohl es da schwerer zu bemerken ist, weil der Tastsinn sich ins Innere zurückzieht, alles das ist willensverwandt **(Abb. 24).** (206, 24)

3. Das Stoffwechsel-Gliedmaßensystem

Zum Begriff des Stoffwechsel-Gliedmaßensystems

Ich spreche von Gliedmaßen-Stoffwechselorganisation, weil der Stoffwechsel dann charakteristisch hervortritt, wenn der Mensch durch seine Gliedmaßen in Tätigkeit ist. Der Stoffwechsel ist ja auch morphologisch gewissermaßen die Fortsetzung nicht des ruhenden, sondern des bewegten Menschen nach innen; daher ist er reger, wenn der Mensch bewegt ist. Es ist ein innerer Zusammenhang, den man auch ganz im einzelnen nachweisen kann – ich will ihn hier nur andeuten – zwischen dem Gliedmaßenorganismus und dem Stoffwechselorganismus, so daß ich da zunächst von einer Einheit spreche: Gliedmaßen-Stoffwechselorganismus. Aber an sich stellen diese beiden einander entgegengesetzte Organisationen dar. (303, 104f.)

Es sind immer Stoffwechselvorgänge, die als die eigentlichen organischen Funktionen den Bewegungen der Gliedmaßen zugrunde liegen. Verbrauch von Stoffen, das ist es, worauf wir zuletzt kommen, was uns das eigentliche organische Funktionieren dabei darstellt. (323, 99)

Das Gliedmaßensystem des Menschen ist Bewegungssystem, und alle Bewegung des Menschen ist im Grunde genommen nur ein Ausdruck seines Stoffwechsels. Wenn man einmal des Näheren wird untersuchen können, was eigentlich im Stoffwechsel vor sich geht, wenn der Mensch in Bewegung ist, dann wird man diesen innigen Zusammenhang zwischen dem menschlichen Gliedmaßensystem und dem Stoffwechselsystem erkennen. (204, 35)

Der Stoffwechsel ist nur eine Fortsetzung nach innen desjenigen, was in den Gliedmaßen vor sich geht. Der Stoffwechsel ist der Träger des Willenselementes. Das hat mit dem Nervensystem nichts zu tun, sondern lediglich mit den Vorgängen des Stoffwechsels. (82, 166)

a) Das Stoffwechselsystem

> Dieser Stoffwechselprozeß ist eigentlich im Grunde genommen das Geheimnisvollste im Menschen. [...] Die Veränderungen, die dasjenige durchmacht, was ich materiell auf die Zunge bekomme, bis zu dem Punkte, sagen wir, wo es etwas bewirkt in meiner Gehirnzelle, diese Veränderungen sind schlechterdings niemals zu verfolgen mit bloßer empirischer Forschung, sondern die sind nicht anders zu verfolgen als mit intuitiver Erkenntnis. Durch dieses intuitive Erkenntnis dringen wir vom bloßen Anschauen des Objektes in das Objekt selber hinein. (314, 92)

Der selbsttätige Organismus und die Bedeutung der Fremdprozesse

Der menschliche Organismus entfaltet durch alle seine Glieder hindurch Tätigkeiten, die ihre Impulse allein in ihm selber haben können. Was er von außen aufnimmt, muß entweder bloß die Veranlassung dazu sein, daß er eine eigene Tätigkeit entwickeln kann; oder es muß so im Körper wirken, daß die Fremdtätigkeit sich nicht von einer inneren Tätigkeit des Körpers unterscheidet, sobald sie in diesen eingedrungen ist. (27, 49)

Man kommt nicht zum Verständnis des gesunden und kranken menschlichen Organismus, wenn man sich vorstellt, daß sich die Wirkungsart irgendeines mit der Nahrung aufgenommenen Stoffes aus der äußeren Natur in das Innere des Organismus einfach fortsetzt. Nicht um eine solche Fortsetzung der Wirkung, die man an dem Stoffe außerhalb des menschlichen Organismus beobachtet, handelt es sich, sondern um deren Überwindung. (27, 25)

Was im menschlichen Organismus vor sich geht, ist immer so: Wenn man irgendeinen fremdartigen Prozeß in ihn hineinbringt, so wird er innerlich sogleich in den entgegengesetzten verwandelt. Essen Sie irgend etwas, so hat das Nahrungsmittel gewisse chemische Kräfte in sich. Indem der Organismus sie aufnimmt, verwandelt er sie sogleich innerlich in die entgegengesetzten. Und das muß möglich sein. Denn behält zum Beispiel ein Nahrungsmittel, nachdem es aufgenommen wird, zu lange seine äußere Beschaffenheit, dann geht es eben an den Abbauprozeß heran, und das bewirkt äußere, im Menschen zerstörende, todbringende Abbauprozesse. Es muß gewissermaßen dasjenige, was mit den Nahrungsmitteln in den Menschen hineinkommt, sogleich durch innere Prozesse in Empfang genommen und in sein Gegenteil verwandelt werden. (221, 86)

Das Wesentliche für das Verdauungssystem ist die Tätigkeit, die nun hervorgerufen wird, wenn in den Körper die äußeren Stoffe hineinversetzt werden. Dasjenige, was der Organismus genötigt ist deshalb zu tun, weil ein Fremdkörper in ihn hineinkommt, den er umgestalten, den er metamorphosieren muß [...]. (319, 60f.)

Die Reaktion in unserem Inneren gegen die Nahrungsmittel ist es eigentlich, was wir dann als dasjenige empfinden, was uns anregt und was unser Leben unterhält. Daher dürfen wir nicht immer bloß fragen: Müssen wir von diesem oder jenem Stoff so und so viel zufügen? – sondern vor allen Dingen: Was tut der Organismus oftmals mit den kleinsten Mengen von irgendeinem Stoff? Wie reagiert er darauf? – Der Organismus hat eben diese Kräfte notwendig, die Widerstände gegen die äußeren Naturprozesse entwickeln. (303, 277)

Wir essen [...] nicht, damit wir diese oder jene Speise in uns bekommen, sondern wir essen aus dem Grunde, damit wir die Kräfte innerlich entwickeln, die diese Speise überwinden. Wir essen, um Widerstand zu leisten gegen die Kräfte dieser Erde, und wir leben auf dieser Erde dadurch, daß wir Widerstand leisten. (218, 98)

[...] Wir essen, damit die verschiedenen Stoffe, die in uns gelangen, besondere Kraftäußerungen vollziehen, und gegen diese Kraftäußerungen wehrt sich unser Organismus, und zu diesem Wehren müssen wir den Anstoß haben durch das Essen. Sie können sich bildlich vorstellen: Indem Sie die Nahrungsmittel in sich aufnehmen, verursachen diese Nahrungsmittel in Ihnen kleine Explosionen; diese Explosionen brauchen Sie, weil Sie sie wiederum zerstören müssen, wiederum ablähmen, vernichten müssen, und in diesem Vernichten entwickelt sich eigentliche Ihre innere Kraft. Der Mensch braucht Anstoß, Anregung, und im wesentlichen ist das, was uns die Nahrung ist, Anregung. Denn dasjenige, was wir als Mensch sind, das bekommen wir in der Tat auf geheimnisvolle Weise ganz woanders her. (188, 174)

[...] Das Wesentliche unseres Leibes besteht nicht darinnen, daß wir die Nahrungsstoffe aufnehmen, sondern daß wir sie wieder herausschaffen. Manches schaffen wir sehr rasch heraus, manches aber erst im Laufe von sieben, acht Jahren. Aber nichts von dem, was Sie heute gegessen haben, tragen Sie nach acht Jahren noch bei sich. Denn das ist alles ausgetauscht, und die Tätigkeit Ihres Leibes besteht im Herausschaffen, nicht im Aufnehmen. [...] Sie essen nicht, um die Nahrungsmittel mit sich zu vereinigen, sondern Sie essen, um die Tätigkeit vermitteln zu können, die zum Herausschaffen der Nahrungsmittel notwendig ist. Denn in der Tätigkeit des Herausschaffens der Nahrungsmittel besteht Ihre Menschenwesenheit. Und so wenig, wie Sie den Fußboden zu der Sohle Ihres Fußes rechnen dürfen, so wenig dürfen Sie dasjenige, was in dem Nahrungsmittel ist, soweit es irgendwie in der Außenwelt vorhanden ist, zu Ihrer Menschlichkeit rechnen, wenn Sie die Wahrheit denken wollen. Der Mensch ist im ganzen nichts weiter als eine Reaktion gegen dasjenige, was seine Umwelt ist. Eine Reaktion ist der Mensch, durchaus eine Reaktion. Denn der Mensch ist im Grunde genommen durch und durch Tätigkeit. (194, 146f.)

Unsere Physiologie betrachtet die Ernährung ja durchaus falsch. Unsere Physiologie meint, wir nehmen die Nahrung zu uns. Wir sondern aus der Nahrung dasjenige aus, was für uns geeignet ist und stoßen das andere ab. So ist es aber nicht. Daß wir das Substantielle aufnehmen, ist bloß Begleiterscheinung. Der Lebensprozeß besteht durchaus darin, daß wir uns eigentlich fortwährend gegen dasjenige wehren, was durch die Einnahme eines Nahrungsmittels in uns bewirkt wird. Wir essen, wir trinken – dadurch geschieht etwas, was wahrhaftig sehr tief unter unserem Bewußtsein, unter unserem bewußten Seelenleben liegt. Dasjenige, was da geschieht, ist ein fortwährendes Abwehren. Und in diesem physisch-physiologischen Prozeß des Abwehrens liegt der eigentliche Lebensprozeß der Ernährung. Der Lebensprozeß der Ernährung ist ein Abwehrprozeß. Erst wenn man einsehen wird, wie der Organismus darauf hinorganisiert ist, die Anregung zu einer Abwehr zu erhalten – damit er die Abwehr haben kann, muß natürlich die Anregung dazu da sein –, erst wenn man einsehen wird, daß in der Abwehr einer von außen kommenden [Substanz die] Anregung zu dem Lebensprozeß der Ernährung liegt, wird man die Ernährung richtig verstehen können. Man hat es beim Ernähren mit einem Abwehrprozeß zu tun, bei dem das Aufnehmen von Substanzen nur als eine Begleiterscheinung [anzusehen ist], durch die in die feinsten Verfaserungen des Wesens des Menschen von außen die Anregungen zu Widerständen geleitet werden, damit bis in die äußeren Peripheriegebiete [des Organismus] diese Abwehr Platz greifen kann. Erst in diesem Abwehren liegt der wirkliche Lebensprozeß der Ernährung, so daß dasjenige, was der gewöhnliche irdische Ernährungsprozeß des Menschen ist, eigentlich ein Abwehren des Irdischen ist. Das Irdische dringt als Nahrungsmittel in den Menschen ein, der Mensch muß es aufnehmen, aber es ist dies ein Prozeß des Abwehrens.
Das ist die Wirklichkeit, aber so sieht der Mensch in der Wissenschaft das Ganze eigentlich nicht an. Was geschieht aber in diesem Abwehren? Da geschieht etwas, was ganz außerhalb des menschlichen Bewußtseins liegt. Wenn nämlich der Mensch die Nahrung aufnimmt, so ist ja die Nahrung eigentlich ein Prozeß [der Außenwelt]. Jeder Stoff ist eigentlich ein konzentrierter, ge-

drosselter Weltenprozeß. Prozesse der Außenwelt nehmen wir in uns auf, wir wehren sie ab, aber indem wir sie abwehren, entsteht ja der Gegenprozeß: Der Prozeß der Außenwelt wird in etwas ganz anderes verwandelt und dieses Verwandeln geschieht in uns. Das äußere Materielle wird in uns verwandelt. Und was wird daraus? Es wird in uns ein Geistiges. Das ist es, was gewöhnlich nicht gesehen wird, daß der Mensch eigentlich in seinem Verdauungsprozeß in der Verwandlung der Außenwelt bis zu der Vergeistigung der äußeren materiellen Prozesse geht. In der äußeren Natur spielen sich eben die Weltenprozesse ab, es spielen sich die Weltenprozesse im Fragment ab, sagen wir, bis zur Entstehung des Kornes, bis zur Entstehung der anderen Dinge, die als Nahrungsmittel aufgenommen werden. Dasjenige, was da in der Außenwelt entsteht, das wird erst verwandelt im Innern des Menschen, das ist dadurch auf dem Wege nach dem Geistigen hin. In der Außenwelt kann es sich nicht bis zum Geistigen hin verwandeln, erst im Innern des Menschen kann es sich bis zum Geistigen hin verwandeln. Das ist einfach eine objektive Tatsache, die ich Ihnen hier erzähle, nichts anderes. [...]
Dasjenige, was da im Menschen als objektiver Vorgang geschieht, das vollzieht sich, ich möchte sagen, nur durch einen dünnen Schleier von unserem Bewußtsein getrennt, hinter unserem Bewußtsein. Denn von dieser Seite her wird in jedem Augenblick unseres Lebens unser Ich angefacht. Wir tauchen unter in diese verwandelte Materie, und indem wir die Stoffe der Außenwelt aufnehmen und unser Lebensprozeß darin besteht, sie zu verwandeln, indem wir mit unserem Geistig-Seelischen untertauchen in diese Verwandlung der Außenwelt, hat unser Ich fortwährend Nahrung, wird unserem Ich fortwährend nahegelegt die Vereinigung mit der durch diesen Prozeß verwandelten Substanz. Die Vereinigung mit der Substanz nach ihrer Verwandlung stellt die Ichwerdung des uns im Menschen zugänglichen Geistigen dar. (343, 12f./45)

Vegetarische und animalische Ernährung im Hinblick auf die substantielle Umwandlungskraft des Menschen

Sie müssen sich klar sein darüber, daß einfach nur derjenige Gedanke über den menschlichen Organismus der richtige ist, der die im Menschen auftretenden Ernährungs- und Wachstumskräfte ansieht wie in einer Art Reservoir befindlich. Das ist eine Frage, die tief in die okkulte Physiologie hineinführt, wie man sich dieses Reservoir vorzustellen hat. Eigentlich muß man denken an ein Reservoir, das angelegt wird, und aus dem die Kräfte der Ernährung und Verdauung und der rhythmischen Vorgänge kommen.
Sie verstehen das am besten, wenn ich Sie aufmerksam mache auf den Unterschied der vegetarischen und der Fleischnahrung. Wenn Sie die Pflanze be-

trachten, so führt die Pflanze den mineralischen und vegetabilischen Prozeß bis zu einer gewissen Stufe, so daß man als Mensch weiter fortzuführen hat, was aus der irdischen Substanz geworden ist von der Stufe, die es erlangt hat im Pflanzensein, bis zur metamorphosischen Substanzumgestaltung, die es haben muß im menschlichen Körper. Also vom Ende des Pflanzenseins bis zum Menschsein muß die Pflanze ummetamorphosiert werden, wenn ich sie aufnehme. Diese Kräfte sind im menschlichen Organismus verfügbar nach verschiedenen Richtungen hin, indem Zuckerbildner da sind, Fettwandler da sind, und Eiweißumbildner da sind, und die Salze in einer gewissen, nahezu physisch-chemischen Weise im Organismus verwendet werden. Diese Kräfte sind da.

Esse ich Fleisch, so habe ich da den mineralisch-vegetabilischen Prozeß fortgesetzt über die Stufe des Pflanzenseins bis zum Tier, und ich brauche dem Fleisch das nicht zukommen zu lassen, was ich der Pflanze zukommen lassen muß, weil das Fleisch es schon im Tier an sich erfahren hat. Das Fleisch ist schon umgewandelt im Tiere bis zur Stufe, die ich selbst hervorbringen muß, wenn ich das vom Pflanzensein aus besorgen muß. Wenn ich Ochsenfleisch esse, so muß ich dasjenige, was sonst – wenn ich also, sagen wir, Gras, Kohl oder so etwas esse, so muß ich dasjenige, was sonst der Ochse tut, das muß ich der Pflanzennahrung angedeihen lassen. Wenn ich Ochsenfleisch esse, so nimmt mir der Ochse diese innerliche Arbeit ab. Ich lasse in meinem Kraftreservoir die Ochsenarbeit drin. Dadurch schoppe ich mich an mit unverwendeten Kräften. Diese unverwendeten Kräfte lasse ich in mir zurück. An denen trage ich eigentlich.

Es soll das kein fanatisches Reden für den Vegetarismus sein. Es kann durchaus in den Vererbungsverhältnissen liegen. Im wesentlichen aber ist das richtig, daß der Mensch seine innere Organisation nicht voll ausnutzt, wenn er Fleisch ißt. Er verurteilt sich leichter zu gichtischen Zuständen, als wenn er seinen Organismus so weit trainiert, daß er Vegetarier sein kann.

Früchte sind unter Umständen so, daß sogar die Arbeit, die man für sie verrichten muß, weil man sie zurückverwandeln muß, eine noch größere ist. Bringt man es zustande, diese Rückverwandlung, so ruft man mehr Kräfte wach im Organismus. Man soll nicht glauben, daß das Wachrufen von Kräften das Ermüdende ist; es ist unter Umständen das Brachliegenlassen von Kräften das viel Ermüdendere, weil es anschoppt die Kräfte. Da werden Sie verstehen, daß wir wie aus einem Reservoir das Vollmaß der Kräfte nehmen oder Kräfte unbenützt lassen. Nun, das sagte ich nur, um gewissermaßen die Kräftefunktionen im Organismus auseinanderzusetzen. (300b, 285f.)

Man versteht das Verhältnis des Menschen zu seinen Nahrungsmitteln dann recht, wenn man das Verhältnis des Menschen zu den übrigen Naturreichen, zunächst zum Pflanzenreich ins Auge faßt. Das Pflanzenreich, als ein Reich des Lebens, führt die anorganischen Stoffe, die leblosen Stoffe bis zu einer gewissen Organisation herauf. Daß die lebendige Pflanze werde, das setzt voraus, daß die leblosen Stoffe in einer gewissen Weise – wie eben in einem lebendigen Laboratorium – verarbeitet werden bis zu einer gewissen Stufe der Organisation herauf. So daß wir in der Pflanze ein Lebewesen vor uns haben, welches die leblosen Naturprodukte bis zu einer gewissen Stufe der Organisation bringt. Der Mensch ist nun so organisiert als physischer Organismus, daß er in der Lage ist, den Organisationsprozeß da aufzunehmen, bis wohin die Pflanze ihn gebracht hat, und dann ihn von dem Punkte an weiterzuführen, so daß der höhere Menschenorganismus entsteht, wenn der Mensch das, was die Pflanze bis zu einem gewissen Grade organisiert hat, weiterorganisiert. Es verhalten sich die Dinge ganz genau so, daß dann eigentlich eine vollständige Kontinuation da ist, wenn der Mensch einen Apfel oder ein Baumblatt abpflückt und ißt. Das ist die vollständigste Kontinuation. Würden alle Dinge so vorliegen, daß immer das Allernatürlichste könnte getan werden, so würde man sagen können: Das Natürlichste wäre, daß der Mensch einfach den Organisationsprozeß da fortsetzt, wo ihn die Pflanze stehengelassen hat, das heißt die Pflanzenorgane so nimmt, wie sie sich draußen darbieten, und von da aus in sich selber weiterorganisiert. Das würde eine gerade Linie der Organisation geben, die nirgends irgendwie durchbrochen wäre: von der leblosen Substanz bis zur Pflanze, bis zu einem gewissen Punkt der Organisation, und von diesem Punkt bis zum menschlichen Organismus hindurch.

Nehmen wir nun gleich das Gröbste: der Mensch genießt das Tier. Im Tier haben wir ein Lebewesen vor uns, welches den Organisationsprozeß auch schon weiterführt als die Pflanze, bis zu einem gewissen Punkte über die Pflanzenorganisation hinausführt. So daß wir von dem Tiere sagen können, es setzt den Organisationsprozeß der Pflanze fort. Nehmen wir nun an, der Mensch ißt das Tier. Da tritt in einer gewissen Weise das Folgende ein: der Mensch hat jetzt nicht nötig, das an inneren Kräften anzuwenden, was er hätte anwenden müssen bei der Pflanze. Hätte er da angefangen, die Nahrungsmittel organisieren zu müssen, wo die Pflanze aufgehört hat, dann hätte er eine gewisse Summe von Kräften anwenden müssen. Die bleibt nun ungenützt, wenn er das Tier ißt; denn das Tier hat die Organisation der Pflanze schon bis zu einem gewissen höheren Punkte heraufgeführt; erst da braucht der Mensch jetzt anzufangen. Wir können also sagen: Der Mensch setzt nicht die Organisation da fort, wo er sie fortsetzen könnte, sondern er läßt Kräfte, die in ihm sind, ungenützt und setzt später die Organisation fort; er läßt sich von dem Tiere einen Teil der Arbeit abnehmen, den er leisten müßte, wenn er die Pflanze genießen würde. Nun besteht das Wohlsein eines Organismus nicht darin, daß er möglichst wenig leistet, sondern darin, daß er alle seine Kräfte wirklich in Tätigkeit bringt. Wenn der Mensch tierische Nahrung zu sich nimmt, so macht er mit denjenigen Kräften, welche organische Tätigkeiten entwickeln würden, wenn er nur Pflanzen äße, etwas ähnliches, wie wenn er auf seinen linken Arm verzichten würde, ihn anbinden würde, so daß er nicht benützt werden kann. So bindet der Mensch, wenn er Tiere ißt, innere Kräfte an, die er sonst aufrufen würde, wenn er nur Pflanzen äße. Er verurteilt also eine gewisse Summe von Kräften in sich zur Untätigkeit. Alles, was so zur Untätigkeit im menschlichen Organismus verurteilt wird, bewirkt zugleich, daß die betreffenden Organisationen, welche sonst tätig wären, brachgelegt werden, gelähmt, verhärtet werden. So daß der Mensch einen Teil seines Organismus tötet oder wenigstens lähmt, wenn er das Tier genießt. Diesen Teil seines Organismus, den der Mensch so in sich verhärtet, den trägt er dann mit durch das Leben wie einen Fremdkörper. (145, 17ff.)

Wenn wir uns bloß durch Pflanzliches nähren, so müssen wir selber als Menschen den ganzen Prozeß übernehmen, den uns das Tier abnimmt, indem es das Pflanzliche schon um eine Strecke weitergeführt hat. Wir können gewissermaßen sagen: Der Prozeß, den die Pflanze schon bis zu einem gewissen Punkte gebracht hat, wird vom Tiere weitergeführt, so daß der Tierbildungsprozeß, der in Betracht kommt, hier hält, während er bei der Pflanze hier hält **(Abb. 25)**. Derjenige, der nun Fleisch ißt, der verrichtet diesen Prozeß hier nicht, den Prozeß, den das Tier verrichtet; den läßt er sich eben von dem Tiere abnehmen. Er entwickelt also diese Kräfte in sich gar nicht, die entwickelt werden müssen, wenn er nur Pflanzliches aufnimmt, das er selber um diese Strecke weiterführen muß. Das heißt: der Organismus muß aus seinem Schoße, wenn er Pflanzenesser ist, ganz andere Kräfte heraufholen, als wenn er Fleischesser ist. Diese Kräfte sind aber da, die zum Überwinden des Pflanzlichen bis zum Tierischen hin gebraucht werden. Die gehen gewissermaßen durch einen Rückschlag wiederum in den Organismus zurück und arbeiten dann in ihm.
Sie arbeiten dann so, daß sie auf den Menschen im wesentlichen sehr stark ermüdend und störend wirken. So daß man immerhin betonen muß, scharf betonen muß, daß doch eine Entlastung in bezug auf die Ermüdung durch die vegetarische Diät ganz wesentlich eintritt, daß der Mensch arbeitsfähiger wird dadurch, weil er gewöhnt ist, Kräfte aus seinem Inneren heraufzuholen, die er nicht heraufholt, sondern die er geradezu als die Störungskräfte des Organismus aufwendet, wenn er Fleisch ißt. Aber wie gesagt, ich agitiere nicht. Ich weiß, daß mir auch homöopathische Ärzte immer wieder und wieder erwidert

haben: Ja, aber man züchtet doch den Leuten die Schwindsucht an, wenn man ihnen das Fleisch abgewöhnt, und dergleichen. Ja gewiß, das kann alles sein, aber dasjenige, was ich jetzt gesagt habe als reine Tatsache, das besteht eben; da ist nichts darüber zu sagen, das besteht. Ich will aber ganz gerne zugeben selbstverständlich, daß es einfach Organismen in der Gegenwart gibt, die bloße Pflanzenkost nicht vertragen können, die durchaus Fleischkost haben müssen. Das ist dann eine Sache des individuellen Falles. (312, 196f.)

Wenn man [...] das Erlebnis sozusagen der Milchnahrung nimmt, so zeigt sich die Milchnahrung vor dem Blick, vor dem Erlebnis des Okkultisten so, daß sie für den Menschenleib – wir wollen bei dem Menschen bleiben – dasjenige bedeutet, was ihn sozusagen an die Erde, an unseren Planeten fesselt, was ihn zusammenbringt mit dem Menschengeschlecht auf der Erde als zu einer gemeinsamen Gattung mit diesem Menschengeschlecht gehörig. Daß die Menschen ein Ganzes ausmachen auch in bezug auf das physische Hüllensystem, das wird mit befördert dadurch, daß Lebendiges Nahrung für Lebendiges im tierischen Sinn bereitet. Und man kann sagen: Alles das, was durch die Milchnahrung dem menschlichen Organismus zugeführt wird, das bereitet ihn dazu, ein menschliches Erdengeschöpf zu sein, bringt ihn zusammen mit den Verhältnissen der Erde, aber es fesselt ihn nicht eigentlich an die Erde. Es macht ihn zum Erdenbürger und hindert ihn nicht, ein Bürger des ganzen Sonnensystems zu sein.
Anders ist es bei der Fleischnahrung. Die Fleischnahrung, die entnommen ist dem Reich, das spezifisch irdisch ist, und die entnommen ist nicht so wie die Milch dem unmittelbaren Lebensprozeß des menschlichen oder tierischen Lebewesens, sondern die entnommen ist demjenigen Teil der tierischen Substanz, die schon zubereitet ist für das Tier, diese Fleischnahrung fesselt den Menschen speziell an die Erde, macht ihn zum Erdengeschöpf so, daß man sagen muß: So viel der Mensch seinen eigenen Organismus durchdringt mit den Wirkungen der Fleischnahrung, so viel entzieht er sich an Kräften, um überhaupt von der Erde loszukommen. Er verbindet sich durch die Fleischnahrung im eminentesten Sinn mit dem Erdenplaneten. Während ihn die Milchnahrung fähig macht, sozusagen der Erde anzugehören wie einem Durchgangsorte seiner Entwicklung, verurteilt den Menschen die Fleischnahrung dazu, wenn er nicht durch anderes erhoben wird, den Erdenaufenthalt wie zu einem dauernden zu gestalten, zu einem solchen, an den er sich völlig anpaßt. Und der Entschluß, Milchnahrung zu sich zu nehmen, bedeutet gleichsam: Ich will mich auf der Erde aufhalten, auf der Erde meine Mission erfüllen können, aber nicht ausschließlich für die Erde da sein. Der Wille zur Fleischnahrung bedeutet: Mir sagt das Erdendasein so zu, daß ich auf alle

Himmel verzichte und am liebsten ganz und gar aufgehen würde in den Verhältnissen des Erdendaseins.
Die Pflanzennahrung ist eine solche, daß sie in dem Organismus jene Kräfte rege macht, welche den Menschen in eine Art kosmische Verbindung bringen mit dem ganzen planetarischen System. Das, was der Mensch zu vollbringen hat, wenn er die Pflanzennahrung in seinem eigenen Organismus weiterverarbeitet, das regt Kräfte an, die im ganzen Sonnensystem enthalten sind, so daß der Mensch in seiner physischen Hülle ein Anteilnehmer an den Kräften des ganzen Sonnensystems wird, also sich ihnen nicht fremd macht, sich aus ihnen nicht herausreißt. Das ist etwas, was in gewisser Beziehung wirklich nach und nach die Seele, die sich anthroposophisch oder esoterisch entwickelt, an sich erleben kann, daß sie in gewisser Beziehung mit der Pflanzennahrung etwas nicht Erdenschweres, sondern etwas der Sonne, das heißt dem Zentralkörper des ganzen Planetensystems Eigenes in sich aufnimmt. Die Leichtigkeit des Organismus, die er erhält durch die Pflanzennahrung, die hebt über die Erdenschwere hinweg, die macht eine gewisse innere – man möchte sagen – nach und nach wie zur Geschmacksempfindung sich ausbildende Erlebnisfähigkeit im menschlichen Organismus möglich: daß es ihm ist, diesem Organismus, wie wenn er mit den Pflanzen in der Tat in einer gewissen Weise das Sonnenlicht, das in den Pflanzen ja so viel Arbeit leistet, wirklich mitgenießen würde. (145, 28f.)

Die Überwindung der «Antiappetite» in ihrer organbildenden Kraft

[...] Wenn der Mensch sich selbst überlassen ist, ich meine jetzt nicht bloß in bezug auf das, was ihm bewußt ist, sondern in bezug auf alles das, was organisch in ihm wirkt, so bekommt er eigentlich alle möglichen Appetite und Antiaappetite. Es ist gar nicht so sehr wichtig für den Menschen, in dem Sinne auf diese Appetite und Antiappetite hinzuschauen, wie man das gewöhnlich tut. Denn wenn – ich meine jetzt nicht nur dem subjektiven Appetit gegenüber, sondern der ganzen Konstitution nach – der Mensch es dahin gebracht hat, etwas, was er eigentlich nicht verträgt, ertragen zu lernen, wenn er also überwindet einen Antiappetit im weitesten Sinne – ich meine das ganz auf das Organsystem ausgedehnt –, dann hat er mehr für seine Organisation gewonnen, als wenn Sie noch so lange dasjenige, was seinem Antiappetit entspricht, von ihm abhalten. In der Überwindung von etwas, das man nicht erträgt, und in dem Überwundenhaben liegt geradezu – nicht einmal bloß vergleichsweise gesprochen, sondern ganz richtig gesprochen – die Aufrichtung eines entweder zerstörten, oder, wenn wir auf das Ätherische hinschauen, sogar neuen Organes. Die organbildende Kraft liegt nämlich in nichts anderem als in der

Überwindung der Antiappetite. Durch das Den-Appetiten-Frönen von einem gewissen Punkte an dient man nicht den Organen, sondern hypertrophiert sie, man bringt sie zur Entartung, so daß, wenn man zu weit geht im Nachgeben gegenüber dem, was der Organismus durch seine Schädigungen von sich fernhalten will, man den Organismus schädigt. Wenn man aber versucht, den Menschen nach und nach an das zu gewöhnen, was ihm nicht geeignet erscheint, stärkt man immer die Organisation.
[...] Sympathie und Antipathie sind nicht nur auf der Zunge oder im Auge, sondern von Sympathie und Antipathie ist der ganze Organismus durchtönt. Jedes Organ hat seine Sympathien und Antipathien. Ein Organ bekommt eine Antipathie gegen dasjenige, was es aufgebaut hat in einem gewissen Zustande. Es verdankt nämlich dem, wogegen es, wenn es fertig ist, eine Antipathie bekommt, gerade seinen Aufbau. Das ist etwas, was viel mehr hinunterführen würde in die Phylogenie, wenn man das berücksichtigen würde, wie die Außenwelt zunächst so wirkt, daß sich das Innere dagegen wehrt, in Antipathie entlädt und daß gerade dadurch die immer weitergehende Vervollkommnung der Organisation zustande kommt. [...]
Sie sehen [...] im organbildenden Prozesse selber ein fortwährendes Hinundherpendeln zwischen Sympathie und Antipathie. Die Genesis der Organisation hängt im wesentlichen mit dem Bilden von Sympathie und Antipathie zusammen und von dem Wechselspiel zwischen Sympathie und Antipathie. (312, 321f.)

Die Verdauung als fortgesetzter Geschmacksprozeß

Bis zu dem Punkte, wo die Nahrungsstoffe abgegeben werden von der Darmtätigkeit an die lymph- und blutbildende Tätigkeit, und noch sogar im Übergang zu diesem Punkte ist im Grunde genommen alles metamorphosierte, umgewandelte Sinnestätigkeit, die, je niedriger sie selbst ist, um so mehr organisch wirkt. So daß wir eigentlich in dem Verdauungsvorgang bis zu dem Punkte, den ich eben charakterisiert habe, eine fortgesetzte Geschmacksempfindung zu erkennen haben. (312, 364f.)

Was wir erleben, wenn wir eine Geschmacksempfindung haben, das ist ein Erlebnis des Ich, insofern dieses Geschmackserlebnis eben bewußt für uns abläuft. Also, wenn wir eine Speise in unseren Mund bringen und ein Geschmackserlebnis haben, so ist dieses Geschmackserlebnis ein Erlebnis unseres Ich. Die mannigfaltigen Geschmackserlebnisse sind eben mannigfaltige Erlebnisse des Ich.
Nun können wir gerade an den Geschmackserlebnissen in interessanter Weise

gleichsam den Übergang vom Ich in den Astralleib studieren, von den bewußten Erlebnissen in die unterbewußten Erlebnisse. Es ist ja nicht schwierig zu konstatieren, daß die Geschmackserlebnisse gewissermaßen ersterben, wenn der Nahrungsstoff einen gewissen Weg durchgemacht hat. Für das bewußte Leben ersterben dann die Geschmackserlebnisse, aber das ist nur scheinbar. In Wirklichkeit geht, im groben Sinn gesprochen, das Geschmackserleben des Mundes über in das Geschmackserleben des ganzen Organismus; und der ganze Organismus ist im Grunde genommen durchsetzt von Geschmackserlebnissen im Laufe des Eindringens der Nahrungsmittel in unseren Leib, im Laufe der Verdauung und so weiter; und das, was wir bewußt schmecken, ist nur ein kleiner Teil jenes allgemeinen Schmeckens, das unser ganzer Leib erlebt.

Nicht nur die Nervenapparate unseres Mundes schmecken, sondern unser ganzer Verdauungskanal schmeckt, und beim Übergang der Nahrungsstoffe in den Organismus, in das Blut und so weiter, schmeckt der ganze Organismus wieder dasjenige, was die Verdauungsorgane für ihn zubereitet haben. Man könnte sagen, der ganze Organismus ist von Geschmacksempfindungen durchdrungen. Und dieser Organismus ist so von Geschmacksempfindungen durchdrungen und durchlebt, daß man von differenzierten Geschmäcken sprechen kann. Man kann sprechen von Organgeschmäcken. Jedes Organ hat sein bestimmtes, spezifisches Geschmackserlebnis; der Magen hat sein bestimmtes Geschmackserlebnis, Leber, Lunge, das Herz haben ihre besonderen Geschmackserlebnisse. Es differenziert sich das allgemeine Schmecken in das Organschmecken.

Da sehen wir, wie die Sphäre der Ich-Erlebnisse untertaucht in die Sphäre der astralischen Erlebnisse. Denn diese differenzierten Organgeschmäcke sind unterbewußt; sie kommen dem Menschen nicht zum Bewußtsein, und dennoch sind sie unendlich bedeutsam. Denn es beruht auf der normalen Entwikkelung dieser Organgeschmäcke überhaupt die normale Entwickelung des Menschenlebens, und das Altern besteht zum Teil darin, daß der Astralleib allmählich gegenüber der Gewohnheit des Schmeckens sich abstumpft. Verstehen Sie mich wohl. Der Astralleib stumpft sich in bezug auf die Gewohnheit des Schmeckens ab; das Wort «Gewohnheit» aber in dem Sinne gebraucht, wie ich es gestern gebraucht habe; nach und nach stumpft er sich ab. Wenn aber nicht mehr der Reiz auf den Astralleib und dadurch auch auf den Ätherleib und den physischen Leib ausgeübt wird, was seinen Ausdruck darin findet, daß geschmeckt wird, dann findet überhaupt die Möglichkeit nicht mehr statt, daß der Astralleib durch Geschmackserlebnisse die Lebensgeschehnisse des Ätherleibes und des physischen Leibes durchdringt. Darauf, daß der Astralleib sich abstumpft gegenüber dem Schmecken, beruht ein gutes Stück dessen, was wir das Altern nennen, und darauf, daß ein einzelnes menschliches Organ die frische Fähigkeit des Schmeckens verliert, das heißt, von seinem Astralleib nicht in der entsprechenden Weise durchzogen ist, entstehen die Organerkrankungen. (156, 132ff.)

Der sukzessive Abbau der Fremdprozesse im Verdauungsvorgang

Solange man [...] die Anschauung hat, daß [die] Nahrungsmittel tote Stoffe seien oder höchstens von dem Leben erfüllt, das man in den Pflanzen voraussetzt, solange man dies annimmt, könnte es allerdings scheinen, als ob der äußere Stoff, der da als Nahrung aufgenommen wird in den Organismus, durch das verarbeitet wird, was man im weitesten Sinne die Verdauung nennt. Gewiß stellen sich ja auch viele Menschen die Sache so vor, daß man es mit einem bestimmungslosen Stoff zu tun hat, den wir als unsere Nahrung aufnehmen, mit einem Stoff, der ganz gleichgültig ist gegen uns selbst und der nur darauf wartet, wenn wir ihn aufgenommen haben, daß wir ihn auch verarbeiten können. So ist es aber nicht. Die Nahrungsstoffe sind doch nicht wie Ziegelsteine, die es sich gefallen lassen müssen, in jeder Art als Bausteine an einem Bau zu dienen, der eben aufgeführt werden soll. Die Ziegelsteine lassen es sich gefallen, in beliebiger Weise nach dem Plan des Architekten einem Bau eingefügt zu werden, weil sie eine in sich ungefügte, leblose Masse darstellen, wenigstens in bezug auf den Bau. So ist es aber nicht bei den Nahrungsmitteln in bezug auf den Menschen. Denn ein jedes Substantielle, das wir in unserer Umgebung haben, hat gewisse innere Kräfte, hat eine innere Gesetzmäßigkeit. Und das ist das Wesentliche eines Stoffes, daß er innere Gesetzmäßigkeiten, innere Regsamkeiten hat. Wenn wir also die äußeren Nahrungsstoffe in unseren Organismus hineinbringen, sie sozusagen unserer eigenen inneren Regsamkeit einfügen wollen, so lassen sie sich das nicht ohne weiteres gefallen, sondern legen es zunächst darauf an, ihre eigenen Gesetze, ihre eigenen Rhythmen und ihre eigenen inneren Bewegungsformen zu behalten. Und will der menschliche Organismus sie für seine Zwecke gebrauchen, so muß er zunächst die eigene Regsamkeit dieser Stoffe vernichten, er muß sie aufheben. Er muß nicht bloß ein gleichgültiges Material verarbeiten, sondern er muß der eigenen Gesetzmäßigkeit der Stoffe entgegenarbeiten. Daß diese Stoffe eine Eigengesetzmäßigkeit haben, das kann der Mensch zum Beispiel bald spüren, wenn er ein starkes Gift zu sich nimmt. Da wird er bald sehen, daß die Eigengesetzmäßigkeit des Giftes sich geltend macht und Herr über ihn wird. So wie aber ein Gift eine innere Gesetzmäßigkeit hat, durch die es eine Attacke auf den Organismus ausführt, so ist es mit jedem Nahrungsstoff, den wir zu uns nehmen. Er ist nicht etwas Gleichgültiges, sondern er macht sich in seiner eigenen

Natur, in seiner eigenen Wesenheit geltend; er hat seinen eigenen Rhythmus. Und diesem Rhythmus muß vom Menschen entgegengearbeitet werden, so daß nicht nur gleichgültige Baumaterialien zu verarbeiten sind in der inneren Organisation des Menschen, sondern es muß zuerst die eigene Natur dieser Baumaterialien überwunden werden.
So können wir sagen, daß wir in den Organen, denen unsere Nahrungsstoffe im Inneren des Menschen zuerst entgegentreten, die Werkzeuge haben, um demjenigen entgegenzuarbeiten, was Eigenleben der Nahrungsstoffe ist – jetzt «Leben» im weitesten Sinne aufgefaßt. Nicht nur das, was wir durch unregelmäßigen Rhythmus in der Ernährung selber bewirken, sondern auch das, was die Nahrungsstoffe an eigenem Rhythmus in sich haben, welcher dem menschlichen Rhythmus widerspricht, das muß umrhythmisiert werden. Von den Organen, die dies bewirken, ist die Milz das äußerste Organ. Aber an diesem Umrhythmisieren, an diesem Umgestalten und Abwehren arbeiten die anderen genannten Organe wesentlich mit, so daß wir in Milz, Leber und Galle ein zusammenwirkendes Organsystem haben, welches im wesentlichen dazu bestimmt ist, bei der Aufnahme der Nahrungsmittel in den Organismus dasjenige zurückzuschieben, was Eigennatur dieser Nahrungsmittel ist. Alle Tätigkeit, welche im Magen entfaltet wird, oder auch schon, bevor die Speise in den Magen gelangt, ferner das, was dann bewirkt wird durch die Absonderung der Galle, was dann weiter durch die Tätigkeit von Leber und Milz geschieht, das alles gibt eben diese Abwehr der Eigennatur der äußeren Nahrungsstoffe. Daher sind also unsere Nahrungsmittel erst dann dem inneren Rhythmus des menschlichen Organismus angepaßt, wenn ihnen die Wirksamkeiten dieser Organe entgegengetreten sind. Und erst dann, wenn wir die in uns aufgenommenen Nahrungsmittel den Wirksamkeiten dieser Organe ausgesetzt und sie umgewandelt haben, haben wir dasjenige in uns, was fähig ist, in jenes Organsystem aufgenommen zu werden, das der Träger, das Werkzeug unseres Ich ist, in das Blut. Bevor irgendein äußerer Nahrungsstoff in unser Blut aufgenommen werden kann, so daß dieses unser Blut die Fähigkeit erhält, Werkzeug zu sein für unser Ich, müssen all die Eigengesetzlichkeiten der Außenwelt abgestreift sein, und das Blut muß die Nahrungsstoffe in einer solchen Gestalt empfangen, die der eigenen Natur des menschlichen Organismus entspricht. Daher können wir sagen: In Milz, Leber und Galle und in ihrem Zurückwirken auf den Magen haben wir diejenigen Organe, welche die Gesetze der äußeren Welt, aus der wir unsere Nahrung entnehmen, anpassen der inneren Organisation, dem inneren Rhythmus des Menschen. (128, 71ff.)

Das ist schon das Allerwichtigste, was man verstehen muß, daß der Mensch die Nahrung, die er aufnimmt, zuerst abtöten muß und nachher wiederum beleben muß. Das äußere Leben, unmittelbar vom Menschen aufgenommen, ist im menschlichen Leibe drinnen nicht brauchbar. Der Mensch muß alles, was er aufnimmt, durch seine eigene Tätigkeit ertöten und dann wieder beleben. Das muß er nur wissen. Das weiß die gewöhnliche Wissenschaft nicht, und daher weiß sie nicht, daß der Mensch die Kraft des Lebens in sich hat. Geradeso wie er Muskeln und Knochen und Nerven in sich hat, so hat er eine belebende Kraft, einen Lebensleib in sich. (347, 84)

Nicht wahr, jedes Nahrungsmittel hat seine eigene Gesetzmäßigkeit in sich, es muß in einem bestimmten Stadium der Verdauung übergehen, jedes Nahrungsmittel muß übergehen in den unorganischen Zustand. Das ist etwas, was man in der äußeren Wissenschaft nicht weiß, daß zum Beispiel das genossene Eiweiß, das wir als pflanzliches oder tierisches Eiweiß aufnehmen, durchaus desorganisiert werden muß, ins Mineralische übergeführt und dann zurückverwandelt wird in menschliches Eiweiß. Es findet der ganze Vorgang im Status nascendi statt, aber er findet statt. Diese Umsetzung muß stattfinden, sonst verläuft der Prozeß nicht als menschlicher, sondern als fremder. So kann man sagen, daß innerhalb der menschlichen Haut, grob gesprochen, außer der Anwesenheit von direkten Salzen nichts sein darf, was außerhalb des menschlichen Organismus vorkommt. Es gibt nichts innerhalb der menschlichen Haut, was außerhalb ist, außer Salz. Alles übrige wird ummetamorphosiert. (314, 289)

Alles, was wir an Mineralischem aufnehmen, muß im Menschen so weit getrieben werden, daß folgendes Geltung hat. Sie wissen, wir haben eine Eigenwärme; wir haben in unserer Blutwärme beim gesunden Menschen ungefähr siebenunddreißig Grad. Wir haben in unserer Blutwärme etwas, was die äußere Wärme im Mittel überragt. Alles, was wir mineralisch aufnehmen, muß aber in unserem Organismus so verwandelt, so metamorphosiert werden, daß das, was in unserer Blutwärme über die mittlere Wärme der äußeren Umgebung geht, was höher ist als die mittlere Wärme der äußeren Umgebung, daß das wohlgefällig das Mineralische aufnimmt. Wenn Sie ein Bröselchen Kochsalz genießen, so muß dieses Kochsalz von Ihrer Eigenwärme, nicht von der Wärme, die Sie mit der äußeren Welt gemein haben, sondern von Ihrer eigenen Wärme aufgesogen werden, muß wohlgefällig aufgenommen werden. Alles Mineralische muß sich in Wärmeather verwandeln. Und in dem Augenblicke, wo der Mensch in seinem Organismus etwas hat, was irgendein Mineral verhindert, daß es sich in Wärmeäther verwandelt, in dem Augenblicke ist er krank. Gehen wir weiter, gehen wir zu dem Pflanzlichen, das der Mensch aufnimmt. Das Pflanzliche nimmt der Mensch auf; er selber gehört der Welt an, indem er

das Pflanzliche auch in sich entwickelt. Der Mensch enthält Mineralisches, das aber hinneigt, fortwährend hintendiert, Wärmeäther zu werden. Das Pflanzliche tendiert fortwährend hin im Menschen, luftig zu werden, gasartig zu werden. So daß der Mensch das Pflanzliche in sich hat als Luftreich. Alles, was im Menschen von Pflanzen hineinkommt, oder was er selbst als innere Pflanzenorganisation entwickelt, muß luftig werden, muß in ihm Luftgestalt annehmen können. Wenn es nicht Luftgestalt annimmt, wenn seine Organisation so ist, daß sie ihn verhindert, alles, was pflanzlich sein will in ihm, in Luftgestalt übergehen zu lassen, ist er krank. Alles Tierische, das der Mensch aufnimmt, oder das er selber in sich ausbildet als Tierisches, alles das muß im Menschen, wenigstens zu irgendeiner Zeit, die flüssige, die wäßrige Form annehmen. Der Mensch darf nichts in sich haben von Tierischem, nicht von innerlich erzeugtem Tierischen, nicht von aufgenommenem Tierischen, das nicht in ihm den Vorgang durchmacht, daß es einmal in ihm flüssig wird. Ist der Mensch nicht imstande, sein eigenes Tierisches oder fremdes Tierisches flüssig zu machen, um es dann wiederum in Festes überzuführen, dann ist er krank. Nur das, was im Menschen die rein menschliche Form gebiert, was beim Menschen davon herkommt, daß er ein aufrecht gehendes Wesen ist, daß er in sich Impulse zum Sprechen und Denken hat, nur das, was ihn zum eigentlichen Menschen macht, was ihn über das Tier hinaushebt, das darf in das feste Irdische – und das macht nur zehn Prozent unserer Gesamtorganisation höchstens aus –, das darf in das Feste, in das Festgestaltete, in die Form hineingehen. Geht irgend etwas vom Tierischen oder Pflanzlichen in die menschliche feste Form hinein, so ist der Mensch krank.
Alles Mineralische muß im Mensch einmal Wärmeäther werden. Alles Pflanzliche muß im Menschen das Durchgangsstadium des Luftartigen durchmachen. Alles Tierische muß im Menschen das Durchgangsstadium des Wäßrigen durchmachen. Alles Menschliche darf allein die irdisch-feste Form in ihm immer behalten. Das ist eines der Geheimnisse der menschlichen Organisation. (230, 163f.)

Über die physiologischen Stufen der Substanzüberwindung und Substanzverinnerlichung – zur prinzipiellen Wirksamkeit der Wesensglieder im Verdauungsprozeß

Der menschliche Organismus ist [...] so, daß er zunächst in einem bestimmten Gebiete, das, grob gesprochen, etwa vom Mund bis zum Magen reicht, zwar gegenüber der Außenwelt schon etwas modifizierte Prozesse hat, aber doch solche, welche sich mit den Prozessen der Außenwelt noch vergleichen lassen. Dann hat er in all den Prozessen, die sich an die Magenprozesse anschließen, solche Prozesse, die schon stark verschieden sind von denjenigen, die sich in der Außenwelt vollziehen. Und er hat dann in seiner Kopforganisation Prozesse, die das genaue Gegenteil von dem darstellen, was die Naturprozesse in der Außenwelt sind. (303, 278)

Wenn man auf das hinschaut, was da vorzugsweise stattfindet auf diesem [zweiten] Verdauungsgebiet, so haben wir es zu tun im wesentlichen mit einer Aufnahme der zugeführten Nahrungsstoffe durch die innerlichen körperlichen Flüssigkeitsabsonderungen. Das ist das Wesentliche. Alles das, was da in Betracht kommt, reduziert sich eigentlich mehr oder weniger auf diese auflösende Wirkung der Körperflüssigkeit auf die Nahrungsmittel. Diese Auflösewirkung, die hat ihre Gegenwirkung. Die Gegenwirkung besteht in der Leber- und Milztätigkeit. Deshalb mußten wir auch die Leber- und Milztätigkeit zuordnen im wesentlichen der Wassertätigkeit, der Flüssigkeitstätigkeit. Aber im Gegensatz zu der Auflösungswirkung im ersten Gebiet der Verdauung hat die Lebertätigkeit die Wirkung des Einhüllenden, des Umhüllenden, des wiederum Zurückverwandelnden dessen, was im ersten Teile des Prozesses getan wird. Es ist im wesentlichen ein Bild zu gewinnen für das, was da vorliegt, wenn man einfach nebeneinander sieht die Tätigkeit, die ausgeübt wird, wenn ich Salz in warmes Wasser werfe. Das Salz verteilt sich lösend im warmen Wasser: Bild der Tätigkeit bis zur Aufnahme der Nahrungsmittel in die Lymph- und Blutgefäße. Ich lege daneben ein paar sich rundende Quecksilbertröpfchen mit ihrem Bestreben, zu runden, Abschließendes zu machen, zu organisieren, zu gestalten: Bild alles desjenigen, was beginnt von der Aufnahme der Nahrungsmittel an in die Lymph- und Blutgefäße und was dirigiert wird von der Leber aus mit all ihrer Beziehung zu dem astralischen Leib des Menschen. (312, 365f.)

[Die] Tätigkeit der Ernährung kann gar nicht vor sich gehen, ohne daß in jedem einzelnen Teil dieser Ernährungstätigkeit das astralische Wesen des Menschen eingreift. Das astralische Wesen des Menschen muß jeden Prozeß durchdringen, der sich als Ernährung abspielt. Bei der Tätigkeit [...] des Gehens, Greifens und so weiter, da haben wir im wesentlichen damit zu tun, daß dieselben Kräfte von dem Menschen benützt werden, die wir auch physikalisch konstatieren, nur daß der Mensch den ätherischen Organismus in Bewegung setzt und durch dessen Vermittlung das zustande kommt, was wir als eine Hebelbewegung beim Greifen oder Gehen konstatieren. Wenn wir die Geh–, die Greiftätigkeit ins Auge fassen, brauchen wir nur das, was wir in der physischen Welt haben als eingespannt in die Ätherwirkung, zu berücksichtigen, dann haben wir das, was im Menschen geschieht. Das haben wir aber niemals, wenn wir die Ernährungstätigkeit ins Auge fassen. Die kann nur zustande kommen, wenn der Astralleib in die Prozesse eingreift, die wir sonst in der Retorte haben. Da müssen vor allem die astralischen Kräfte wirken; und was da am wenigsten berücksichtigt wird, das ist, daß da nicht mehr die physischen Kräfte mitspielen dürfen. Das ist außerordentlich interessant, weil man immer glaubt, daß zum Beispiel bei der Ernährung die physischen Kräfte mitspielen. Sobald der Mensch nicht mehr in Beziehung zur Außenwelt ist, hören die physischen Kräfte auf, ihre Bedeutung zu haben. Sie sind nicht mehr tätig, nicht mehr wirksam. In der Ernährungstätigkeit haben wir eine Verarbeitung der physischen Substanzen mit Astralischem und Ätherischem. Das, was ein Stück Schwefel oder ein Stück Salz als physische Wirkung außerhalb des Körpers haben, das hat innerhalb des Körpers keine Bedeutung; nur das, was es astralisch als Bedeutung hat, das wird vom Astralischen erfaßt und dann ist das Ätherisch-Astralische das eigentlich Tätige in der Ernährung. (302a, 126f.)

Und auf diese Weise geht regelmäßig die gesunde Tätigkeit des Menschen vor sich, daß sein Astralleib Gelegenheit hat, richtig zu arbeiten, richtig die Nahrungsmittel zu zerstören, aufzulösen, das, was brauchbar ist, in den Körper hineinzuschieben, das, was nicht brauchbar ist, auszustoßen. (348, 162)

Zunächst begegnet dem Nahrungsstrom, also der aufgenommenen Außenwelt, der Ätherleib, der die Nahrungsstoffe umwandelt im Verdauungssystem; dann tritt ihm entgegen der Astralleib des Menschen, wandelt die Nahrungsstoffe weiter um und gliedert sie so ein, daß sie immer mehr und mehr der inneren Regsamkeit des Organismus angepaßt werden. In seinem weiteren Verlauf muß der Nahrungsstrom auch erfaßt werden von den Kräften des Ich, des Blutes selber. Das heißt, es muß das Werkzeug des Ich mit seinem Wirken herunterreichen bis dahin, wo der Ernährungsstrom aufgenommen wird. Tut dies das Blut? Bewahrheitet sich das, was wir aus der okkulten Anschauung heraus sagen müssen?
Ja, das Blut wird heruntergetrieben in die Ernährungsorgane ebenso wie in alle anderen Organe. Es macht in den Ernährungsorganen einen Prozeß durch, durch den es erst das vollständige Werkzeug des menschlichen Ich in der physischen Welt sein kann. Wir wissen, daß das Blut als Werkzeug des menschlichen Ich den Übergang durchmachen muß von dem sogenannten roten in blaues Blut. Das Ich wirkt mit seinem Werkzeuge, dem Blut, bis herunter zu den Anfängen der Verdauungs- und Ernährungsprozesse. Da haben wir es nun auch wieder mit einem Widerstand zu tun.

Wie geschieht das? Das geschieht, indem das Blut durch das Pfortadersystem in die Leber eintritt und dort aus sozusagen verändertem Blut die Galle bereitet wird und die Galle sich wiederum unmittelbar dem Nahrungsstrom entgegenstellt. Hier in der Galle haben wir eine wunderbare Verbindung der beiden Enden der inneren menschlichen Organisation. Auf der einen Seite stellt der vom Verdauungskanal aufgenommene Nahrungsstrom das äußerste Materielle dar, was in unseren physischen Organismus hineingelangt, auf der anderen Seite steht das Ich, das Edelste, was der Mensch innerhalb der Erdenwelt haben kann, mit seinem Werkzeug, dem Blut. Das Ich stellt eine unmittelbare Verbindung her mit dem äußersten Materiellen, indem es am Ende des Blutprozesses auf dem Umwege über die Leber die Galle bereitet, und in der Galle stemmt sich – in dem umgewandelten, veränderten Blut – dem Nahrungsstrom entgegen das Ich.
Da sehen wir das Ich hinunterwirken bis in das gröbste Materielle und dann wieder hochorganisierte Stoffe wie die Galle aus sich heraussetzen. Und wer diese intimen Vorgänge zwischen Blut, Galle und Ernährungsprozeß verstehen will, der kann gerade in diesen Tatsachen etwas finden, was ihm viele Geheimnisse des menschlichen Organismus klarer erscheinen läßt [...] (128, 160f.)

Wer bewirkt diese [...] gründliche Veränderung der äußeren Substanzen innerhalb des Menschen? Wer bewirkt diese? Die bewirkt in Wahrheit das Ich. Das Ich allein ist mächtig, ich möchte sagen, seine Fühlhörner bis hinunter zu erstrecken in die Kräfte der äußeren Substanzen. Ich möchte sagen, wenn Sie eine äußere Substanz haben [...], so hat diese gewisse Kräfte, die dekombiniert werden müssen, wenn sie im menschlichen Organismus umkombiniert werden sollen. Ätherleib, astralischer Leib, die gehen gewissermaßen um die Substanzen so herum, die haben keine Kraft, in das Innere der Substanzen hineinzudringen, die gehen bloß um die Substanzen herum. Das Ich ist es allein, das nun wirklich etwas zu tun hat mit dem Hinunterdringen, mit dem Hineingehen in die Substanzen selber. Wenn Sie also eine Nahrungssubstanz dem menschlichen Organismus übergeben, so ist zunächst diese Nahrungssubstanz im Menschen drinnen. Das Ich aber übergreift den ganzen menschlichen Organismus und geht direkt in die Nahrungssubstanz hinein. Es entsteht eine Wechselwirkung zwischen den inneren Kräften der Nahrungssubstanz und dem Ich des Menschen. (313, 70)

Die geregelte Verdauungstätigkeit ist beim Menschen im eminentesten Sinne von der normalen Ich-Organisation abhängig. (27, 100)

Zur organologischen Wesensglieder-Wirksamkeit im Verdauungsprozeß

Der Vorgang, der [...] stattfindet innerhalb des menschlichen Organismus während der Nahrungsaufnahme, ist der, daß durch die Aufnahme in die verschiedenen Drüsenprodukte im wesentlichen jede Spur dieses Ursprunges getilgt wird. Man könnte sogar sagen, daß dasjenige, was es uns möglich macht, eine rein naturwissenschaftliche, unorganische Betrachtungsweise eintreten zu lassen, etwas ist, wofür uns die menschliche Organisation zu Hilfe kommt. In der Tat: Möglichst nahe kommt den äußeren physischen Prozessen der menschliche Nahrungsbrei in dem Momente, wo er vom Darm in die Lymph- und Blutbahn übergeführt wird. Der Mensch tilgt das, was der Speisebrei äußerlich hat, noch aus. Er will ihn möglichst ähnlich haben unorganischer Organisation. Das braucht er, und dadurch unterscheidet er sich wiederum vom Tierreiche. Wenn Sie das Tierreich anatomisch-physiologisch verfolgen, so werden Sie finden, daß das Tier nicht in demselben Grade die Konstitution desjenigen tilgt, was in den Körper übergeht; für das, was Absonderungsprodukte sind, ist es etwas anderes. Was in den Körper übergeht, das bleibt beim Tiere noch ähnlicher der äußeren Organisation als beim Menschen, ähnlicher also dem Vegetativen und Animalischen, setzt sich noch gemäß seiner äußeren Konstitution in die Blutbahn hinein fort in seiner inneren Gesetzmäßigkeit. Beim Menschen ist die Organisation eben so weit fortgeschritten, daß der Mensch eigentlich, wenn er durchläßt seinen Speisebrei durch die Darmwand, ihn möglichst unorganisch gemacht hat. Da ist eigentlich tatsächlich der rein physische Mensch vorhanden in dem Gebiet, wo übergeht der Speisebrei aus dem Darm in die Herz-Lungenorganisation, wenn ich mich so ausdrücken darf.

[...] Wenn Sie jetzt den ganzen Herz-Lungentrakt nehmen – also das Gefäßsystem –, wenn Sie diesen ganzen Trakt nehmen, so ist er eigentlich dasjenige, was nun überführt die, wenn ich mich so ausdrücken darf, ganz unorganisch gewordene Nahrung in Lebendiges. Die menschliche Organisation kann nicht bestehen, ohne daß sie ihr Lebendiges sich selber gibt. Es findet da nur in umfänglicherem Sinne – wir brauchen uns wieder nicht auf die innere Wesenheit einzulassen, sondern nur auf dasjenige, wovon wir in der Physiologie fortwährend reden – etwas Ähnliches statt wie in dem Momente, wo wir die unorganischen Partien, sagen wir des Eiweißes, in organisches, in lebendiges Eiweiß umgewandelt finden, totes Eiweiß in lebendiges Eiweiß. Wir können uns bei dem heutigen theoretischen Stande der Wissenschaft in der Kürze der Zeit nicht darauf einlassen, zu betrachten, wie die Pflanze lebendiges Eiweiß hervorbringt, aber tatsächlich findet dasjenige, was da geschieht, um das Eiweiß in lebendiges umzuwandeln, im Menschen statt, nachdem der Speisebrei möglichst unorganisch gemacht worden ist, durch das Herz-Lungensystem, natürlich mit all seinen Anhängseln. So daß man sagen kann: Das Herz-Lungensystem ist da, um dasjenige, was physisches System ist, aufzufangen in die ätherische Organisation. Also wir haben ein Herz-Lungensystem als Menschen – beim Tiere ist es nicht in diesem Grade der Fall, da ist das viel verwischter –, beim Menschen ist es tatsächlich so, daß ein Vitalisieren stattfindet, ein Einfangen des Unorganischen in das Organische, ein Einfangen in das Vitale durch den Prozeß, der sich im Herz-Lungensystem abspielt. Dieser Prozeß hätte durchaus keine Möglichkeit, in unserer physischen Welt sich abzuspielen, wenn nicht gewisse Bedingungen erfüllt wären in der menschlichen Organisation. Sehen Sie, dasjenige, was ich Ihnen jetzt erzähle als Umwandlung des Speisebreies in eine ätherische Organisation, als ein Einfangen in eine ätherische Organisation, das kann sich eigentlich innerhalb der Gesetzmäßigkeit der Erde nicht ohne weiteres abspielen. Engel können das ausführen, aber wenn es ausgeführt würde, so müßten die Wesen, die das vollführen, es so vollführen, daß sie herumfliegen, daß sie bloß einen Mund hätten, eine Speiseröhre, und dann schließlich Magen- und Darmsystem, dann würde das aufhören und ins Ätherische verschwinden. Also es würden so Verdauungstrakte herumpendeln, und die würden getragen werden von unsichtbaren ätherischen Engelwesen. Dasjenige, was ich Ihnen schildere, könnte zunächst überhaupt in der physischen Welt gar nicht sich vollziehen, das wäre unmöglich. Es wird nur möglich gemacht dadurch, daß das ganze ätherische System nun heruntergerissen wird gewissermaßen in das Physische, eingegliedert wird in das Physische, und das geschieht durch die Aufnahme des Sauerstoffs in der Atmung. So daß der Mensch nicht jetzt ein Engel ist, sondern hier auf der Erde physisch wandeln kann, darauf herumgehen kann dadurch, daß sein Engelhaftes verphysiziert wird durch die Aufnahme des Sauerstoffs. Der projiziert das Ganze – aber real projiziert er es – in die physische Welt herein, und das Ganze vollzieht sich als physisches System; nämlich als Herz-Lungensystem vollzieht sich das, was sonst nur rein übersinnlicher Natur sein könnte.

So kommen wir dazu, einzusehen, daß so, wie der tierischen, pflanzlichen, menschlichen Organisation zugrunde liegt – auch der menschlichen Organisation, nur nicht so fest wie bei der Pflanze – der Kohlenstoff, indem er die eigentliche physische Organisation fixiert, ebenso zusammenhängt mit der ätherischen Organisation, insofern sie sich im Physischen ausdrückt, der Sauerstoff. Jetzt haben wir die zwei Stoffe, welche im wesentlichen zunächst das geformte, das vitalistisch geformte Eiweiß konstituieren. Aber wir haben eine solche Betrachtung angestellt, welche man ebensogut anstellen könnte mit der Eiweißzelle, mit der Zelle selber. Wir dehnen nur jene Betrachtung, die an der Zelle angestellt werden könnte, die eigentlich erst beginnen müßte, dadurch aus, daß wir statt der mikroskopischen Betrachtung im Menschen eine makroskopische Betrachtung anstellen dadurch, daß wir so die Vorgänge betrachten, die den Zusammenhang bilden zwischen Verdauungstrakt und Herz-Lungentrakt, daß wir sie innerlich durchschauen, wie sie zusammenhängen, wie eine ätherische Organisation eingreift, und diese physisch fixiert wird durch die Aufnahme von Sauerstoff.

Nun, sehen Sie, damit würden wir aber erst bekommen ein Wesen, welches nun wiederum so in der physischen Welt existieren würde, daß es eine Verdauungsorganisation und eine Herz-Lungenorganisation hätte. Bis zu dem, daß es ein beseeltes Wesen ist, sind wir noch nicht gekommen. Das würde dennoch sich wieder erst im Übersinnlichen abspielen können, und wir haben noch die Aufgabe, darauf hinzuweisen, wie sich eingliedert diesem Ganzen, wodurch der Mensch schon ein festes und ein flüssiges Wesen ist, dasjenige, wodurch der Mensch ein empfindendes Wesen wird, wodurch also seine feste und flüssige Organisation so durchsetzt wird, daß er ein empfindendes, durchseeltes Wesen ist. Erst wenn wir das Beseelte verfolgen können, können wir den Menschen als beseeltes Wesen überschauen. Dadurch, daß wir die ätherische Organisation im physischen Leib an den Sauerstoff knüpfen, haben wir die ganze Organisation, in der der Sauerstoff eine Rolle spielt, nun drinnen im Menschen.

Die beseelte Organisation kann nicht zustande kommen, ohne daß ein gewisser unmittelbarer Angriffspunkt da ist für den gasförmigen Menschen und dann sich weiter fortsetzt auf die physische Organisation. Da hat man etwas, was für die heutige Denkweise wirklich noch sehr entfernt liegt. Denn denken Sie sich nur einmal – ich muß Sie jetzt darauf aufmerksam machen –, wie durch Lungen- und Herzorganisation der Sauerstoff eingreift in das Ätherische, so greift von einem anderen Organsystem aus das Astralische ein in die menschliche Organisation. Dieses Astralische braucht ja unmittelbar auch ein physisches Organsystem. Wenn ich also dieses physische Organsystem schematisch zeichne, so geht dasjenige, was ich zunächst meine, nicht von diesen physischen Organen aus, sondern von dem, was nicht nur flüssig, sondern was gasförmig mit diesen physischen Organen in Zusammenhang steht, also von der gasigen Organisation, die in Verbindung ist mit diesen festen Organen. Von dieser gasigen Organisation strahlt nun aus die astralisch-organische Kräfteentfaltung im menschlichen Organismus. Und das physische Organ ist selbst erst durch die eigene Ausstrahlung auf dem Rückmarsch gebildet; es strahlt zunächst die gasige Organisation aus, macht den Menschen zu einem beseelten Organismus, durchseelt alle Organe, und strahlt dann erst auf einem Umwege wieder zurück, so daß [es] dann auch ein physisches Organ wird dadurch, daß es nun an der physischen Organisation des Menschen teilnimmt.

Das ist das Nierensystem, das ja in der Hauptsache gewöhnlich betrachtet wird als ein Apparat für die Absonderungen. Das ist aber ein Absonderungsapparat im sekundären Sinn, wie ich es noch heute oder morgen auseinandersetzen werde; ich werde über die Beziehung der Nierenabsonderungen zu der höheren Nierenfunktion noch zu sprechen haben. Aber neben dem, daß die Niere als physisches Organ ein Absonderungsorgan ist – natürlich ist sie auch eingereiht in die Vitalität –, ist sie in ihrer gasigen Grundlage das Ausstrahlungsorgan für den astralischen Organismus, der nun das Gasige durchsetzt und von da aus unmittelbar das Flüssige und Feste im menschlichen Organismus. So daß wir im Nierensystem dasjenige haben, was uns von der organischen Grundlage aus durchsetzt mit Empfindungsfähigkeit, mit Beseeltheit und so weiter, was uns also durchsetzt mit einem astralischen Organismus. Ich mache Sie darauf aufmerksam, daß, wenn Sie die durchaus überall heute in der sinnlich-empirischen Wissenschaft vorhandenen Angaben über Nierenfunktion kennen – es ist allerdings immer schwer, wenn man die Sache bloß aus Büchern kennt, sich eine deutliche Vorstellung zu machen – und wenn Sie dasjenige, was Sie gesehen und beobachtet haben an solchen Funktionen, mit einem gewissen instinktmäßigen innerlichen Anschauen durchdringen, Sie heute überall die Möglichkeit gegeben haben, die Beziehungen zu finden zwischen dem innerlichen empfindungsgemäßen Erleben und den Nierenfunktionen; nur daß die Absonderungen nur sekundäre Andeutungen sind desjenigen, wovon sie sich absondern. Wovon sie sich absondern, das ist durch die Funktionen der Nieren entstanden. Insoferne sie dem Empfindungssystem zugrunde liegen, drückt sich das auch noch aus in der verschiedenen Art der Absonderung.

Wenn Sie da eine Erweiterung der Wissenschaft brauchen, dann empfehle ich Ihnen: Versuchen Sie nur einmal bei Menschen, die etwas empfindsamer sind und die Ihnen verraten können bei der Untersuchung gewisse Dinge, möglichst zu verfolgen, wie, wenn der Mensch denkt, die Nierenabsonderung sich wesentlich ändert, ob er in einem kalten oder warmen Zimmer denkt. Also schon aus solchen rein empirischen Tatbeständen, die Sie entsprechend, wie es die heutige Wissenschaft macht, variieren müssen, werden Sie sehen, was sich ergibt. Wenn Sie nur darüber strenge systematische Untersuchungen anstellen, werden Sie sehen, was für ein Unterschied in der Nierenabsonderung ist zwischen dem Denken in einem kalten oder warmen Zimmer. Sie können den Versuch auch so machen, daß Sie jemanden denken lassen, gegenständlich denken lassen – Sie müssen nur die Versuchsbedingungen dazu ordentlich herstellen –, indem Sie ihm ein warmes Tuch auf den Kopf legen. Untersuchen Sie dabei die Nierenabsonderung und dann, wenn er dieselben Sachen denkt, wenn Sie ihm kalte Umschläge auf die Füße auflegen. Also Sie können ganz

sinnenfällig streng empirisch solche Untersuchungen machen, die Ihnen das belegen.
Daß wir heute mit solchen Untersuchungen zu wenig versorgt sind, rührt davon her, daß man eine Aversion hat, auf diese Dinge einzugehen. Man geht ja auch nicht ein, sagen wir, wenn man die Zellteilung untersucht, also bei der Keimesuntersuchung, auf die Allantois und das Amnion. Es werden ja auch durchsucht die Organe, die dann abfallen, aber um die gesamte menschliche Entwickelung kennenzulernen, müßte man während der Embryonalentwikkelung die Anhangsorgane viel genauer untersuchen als die Vorgänge selbst, die sich aus der Spaltung der Keimzelle ergeben. Es handelt sich also auch hier darum, daß wir überall erst begründen müssen die Ausgangspunkte für eine sachgemäße Untersuchung. Die aber gibt etwas ungeheuer Bedeutungsvolles, denn sie führt uns erst auf den Weg, den wir einschlagen müssen, um den Menschen wirklich so zu durchschauen, daß wir zwar nicht eine sichtbare, aber eine unsichtbare Riesenzelle vor uns haben. Und das, was wir vom Menschen beschreiben, das beschreiben wir von der Zelle heute nicht, weil uns die Mikroskopie nicht dazu führt. Es ist nämlich das Eigentümliche, wenn man mit diesen Methoden, von denen ich hier spreche, ins Mikroskopische geht, daß alle die schönen Dinge herauskommen, die zum Beispiel von der Hertwigschen Schule gemacht werden. Man kommt bis zu einem gewissen Punkt, bis zu dem man durch das Mikroskopieren die Zelle verfolgen kann; da kann man nicht weiter, um die komplizierten Lebensvorgänge zu untersuchen. Nun hört man mit der gewöhnlichen empirisch-sinnenfälligen Wissenschaft auf, aber mit der Geisteswissenschaft können Sie die Sache fortsetzen. Sie schauen jetzt den ganzen Menschen an, und der kleine Zellpunkt, der setzt sich Ihnen für den ganzen Menschen fort, und Sie kriegen heraus, wie eingreift, ich möchte sagen, die rein physische Organisation in alles dasjenige, was mit der Struktur des Kohlenstoffes zusammenhängt, wie dann der Übergang in die ätherische Organisation zusammenhängt mit der Struktur des Sauerstoffes. Jetzt, wenn Sie zum Nierensystem übergehen in exakten Versuchsreihen, so bekommen Sie ebenso einen Zusammenhang mit dem Stickstoff, und Sie haben jetzt schon aufgenommen in Ihre Betrachtung: Kohlenstoff, Sauerstoff, Stickstoff. Und die Spur von all den Rollen, die der Stickstoff spielt bei der Durchastralisierung des Organismus, brauchen Sie einfach zu verfolgen bei den Metamorphosen von Harnsäure und Harnstoff, die nur in ganz exakten Versuchsreihen durchforscht werden müssen. So daß Sie in alledem, was sich Ihnen ergeben wird in exakten Versuchsreihen in bezug auf die sekundären Absonderungen von Harnsäure und Harnstoff, bestätigt finden werden, daß das durchaus hindeutet auf ganz bestimmte Dinge, die einem zeigen, wie der Mensch durchastralisiert ist von dem Nierensystem aus. Das wird sich auch

ergeben aus anderen Dingen, die in der Nierentätigkeit bis in die pathologischen Zustände hinein [...] eine Rolle spielen, wenn sich, sagen wir, diese oder jene Blutkörperchen im Harn finden. Das Nierensystem strahlt einfach die astralische Organisation in den menschlichen Organismus hinein. Wir dürfen nicht die physische Organisation ins Auge fassen, sondern dasjenige, was mit ihr verbunden ist als gasförmige Organisation, und der Stickstoff spielt wiederum die Rolle, daß ja das Ganze übersinnlich wäre, so wie wir ätherisch wären, wenn nicht der Sauerstoff eingreifen würde. Der Stickstoff macht das Ganze so, daß der Mensch auf der Erde wandeln kann, daß er ein Erdenmensch ist. Der Stickstoff ist dasjenige, was sich zu dritt damit verbindet.
Damit ist man fortwährend genötigt, aus den Prinzipien der Geisteswissenschaft heraus auf eine Fortsetzung der Methoden in der Anatomie und Physiologie hinzuarbeiten. Das geschieht durchaus nicht aus einer phantastischen Sache heraus. Daß sie nicht phantastisch ist, das ersehen Sie aus dem, bei dem man zunächst ankommt. Man fordert strikte: Gehe heran an das Nierensystem, untersuche so exakt wie möglich – exakter, als man es heute irgend untersucht – unter verschiedenen astralischen Voraussetzungen Harnstoff- und Harnsäureabsonderungen und so weiter, untersuche das Ganze systematisch, und du wirst alles Stück für Stück belegt finden, was in dieser Weise gesagt wird. Dadurch aber wirst du erst hineinschauen in die Konstitution des menschlichen Organismus.
So können wir sagen: Durch das Nierensystem wird alles dasjenige, was der Mensch durch die Nahrungsaufnahme in sich hereinbekommt, in den astralischen Organismus hereingefangen. Nun haben wir es noch in die Ich-Organisation hineinzubringen. In die Ich-Organisation wird alles aufgenommen zunächst durch das Leber-Gallensystem. Dasjenige, was in der Wärmestruktur und in alledem, was im Leber-Gallensystem als Wärmestruktur vorhanden ist, strahlt so aus, daß der Mensch durchzogen ist mit dem, was Ich-Organisation ist, die gebunden ist überhaupt an die Wärmedifferenzierungen im gesamten Organismus. (314, 106ff.)

[...] Indem [...] die Nahrungsmittel herankommen an diejenigen drüsigen Organe, welche dann überleiten die Nahrungsmittel von dem Darm in die Lymphgefäße und in die Blutgefäße, da muß auf diesem Wege zurück eine Belebung der Nahrungsmittel stattfinden. Die Nahrungsmittel müssen zunächst tot werden in uns und müssen dann wiederum belebt werden. Wir könnten nicht in unserem menschlichen Organismus eine Fortsetzung desjenigen Lebens vertragen, das im Tiere, dem wir die Nahrungsmittel entnehmen, vorhanden ist, oder das in der Pflanze vorhanden ist. Wir können höchstens die unorganische Natur so aufnehmen, daß sie uns unsere eigenen Gesetze darbietet. Wir könnten nicht, sagen wir, Kohl essen, könnten ihn nicht bei der Verdauung an unsere Darmzotten so herankommen lassen, daß da drinnen noch dieselben ätherischen Kräfte vorhanden wären, die der Kohl hat, indem er einer Pflanze angehört. Das Ätherische, das Astralische, das die Nahrungsmittel haben, das muß erst weggemacht sein. Und dann muß von unserem eigenen Ätherleib aufgenommen und wieder belebt werden können dasjenige, was wir also aufnehmen. Das Leben der Nahrungsmittel in uns muß von uns kommen. Und das geschieht auf dem Wege von der Darmorganisation durch die Gefäße zum Herzen hin. So daß wir also sagen können: indem die Nahrungsmittel in das Blut gelangen, das Blut das Herz durchsetzt, wird von unserem Ätherleib dasjenige aufgenommen, was an erst ertöteten Nahrungsmitteln in uns hineinversetzt wird. So daß Sie sich also vorstellen können **(Abb. 26)**: Wenn die Nahrungsmittel vom Mund in den Darm dann gelangen, gehen allmählich die letzten Spuren der Außenwelt verloren, aber hier *(rot)* werden sie neu belebt bis zum Herzen hin. Das Neubeleben bedeutet eben, daß sie von unserem eigenen Ätherleib aufgenommen werden. Sie würden nun aber zu wenig den Charakter des Irdischen haben, wenn bloß das geschehen wäre, was ich Ihnen bis jetzt beschrieben habe. Wir würden nämlich Wesen sein müssen, die bis zum Herzen hin bloß Mund- und Verdauungsapparat haben und dann müßten wir anfangen, Engel zu sein, denn es würde unser Ätherleib die Nahrungsmittel aufnehmen und ganz auflösen. Wir würden nicht irdisch sein können. Wir müßten dann so herumfliegende Münder mit anhängenden Schlünden sein, und Magen und Darm und Herz noch haben, und dann, nicht wahr, würde das alles von unserem Ätherleib aufgenommen werden. Aber sonst müßten wir dann Ätherleib sein, und in dem Ätherleib würden dann die Nahrungsmittel sich verflüchtigen. Wir würden nicht Erdenmensch sein können Daß wir es sein können, das wird dadurch bewirkt, daß nun der Sauerstoff der Luft aufgenommen wird. Es wird also in das, was durchdrungen ist an Nahrungsmitteln vom Ätherleib, der Sauerstoff der Luft hereingenommen, und dadurch bleibt weiter für uns die Möglichkeit, daß wir irdische, fleischliche Menschen sind hier auf Erden zwischen Geburt und Tod *(hell)*. Also der Sauerstoff macht wiederum dasjenige, was sich sonst in unserem ätherischen Leib verflüchtigen würde, zu dem Irdisch-Lebendigen. Der Sauerstoff ist derjenige Stoff, der etwas, das sich sonst nur als ein Ätherisches bilden würde, ins Irdische hereinversetzt. Jetzt sind wir bis zu der Verbindung von Herz und Lunge gekommen. Das Herz würde uns noch nicht zum irdischen Menschen machen, sondern es würde uns nur so weit bringen, daß wir nun an das Herz unseren Ätherleib anschließen würden und als solche Engel auf der Erde herumfliegen würden, die also vielleicht manchem wenig schön vorkommende Ingredienzien hätten, wie Mund, Schlund, Gedärme und Gefäße bis zum Herzen hin. Aber dadurch, daß das Herz mit der Lunge in Verbindung ist, den Sauerstoff aufnimmt, wird die Nahrungsaufnahme nicht nur ätherisiert, sondern auch verirdischt.

Jetzt kommt die Notwendigkeit, daß dasjenige, was nun von unserem Ätherleib aufgenommen ist, vom Sauerstoff durchtränkt ist, so daß wir irdische Menschen sein können, dem astralischen Leib eingefügt werden muß. Das ist jetzt noch nicht vom astralischen Leib aufgenommen, das ist erst vom Ätherleib aufgenommen. Es muß jetzt die Tätigkeit entwickelt werden, daß alles das, was sich da bis zur Herz-Lungentätigkeit herausgebildet hat, von dem ganzen Organismus aufgenommen wird, aber so, daß auch der astralische Organismus dabei etwas zu tun hat. Diese Tätigkeit vermittelt das Nierensystem des Menschen, das nun dasjenige absondert, was unbrauchbar ist von den Stoffen, die aufgenommen werden, aber das übrige in den ganzen Organismus auf Wegen leitet, die die heutige Physiologie gar nicht eigentlich beschreibt, die aber vorhanden sind.

Und da wird nun, wenn ich mich so ausdrücken darf, der ganze Brei, der aber jetzt schon lebendig bleibt – er ist nur im Darmkanal ganz ertötet worden, ist dann belebt und von Sauerstoff durchtränkt worden –, durch die Tätigkeit des Nierensystems, das sich über den ganzen Organismus erstreckt und überall hinstrahlt, in den astralischen Leib hineinbefördert, so daß dieser jetzt mitarbeiten kann an der weiteren Gestaltung dessen, was durch die Nahrungsmittel in uns bewirkt wird *(gelb)*.

Dieser astralische Organismus, insofern er vom Nierensystem aus seine Anstöße erfährt, steht jetzt wiederum in Verbindung mit dem Kopf-Sinnessystem, das gewissermaßen wie eine Decke darüber ist. Und Nieren- und Kopfsystem zusammen, die wirken nun fortwährend so, daß dasjenige, was eigentlich durch die Herztätigkeit flüssig, verschwimmend ist, nun zu den besonderen Organen geformt wird. Wir würden, wenn bloß Mund, Magen, Därme, Herz und Lunge da wären, gar nicht feste Organe haben, sondern der Magen selber müßte ein verschwimmendes, ein in sich bewegliches Organ sein, ebenso die Lunge, ebenso das Herz. Das könnte alles nicht fest sein. Gestaltet werden diese Organe von den Nieren aus, und den Nieren kommt zu Hilfe dasjenige, was vom Kopfe ausgeht.

Die Organe müssen nämlich nicht nur während der Kindheit gestaltet werden, sondern fortwährend; denn unsere Organe werden fortwährend zerstört. Im Laufe von sieben bis acht Jahren wird solch ein Organ, wie der Magen zum Beispiel, vollständig vernichtet. Seine Substanz kommt ganz weg und wird immer wieder erneuert. Da müssen immer formgebende Kräfte vorhanden sein, die diese Organe erneuern. In der Kindheit muß noch viel mehr daran gearbeitet werden. Später sind aber diese formgebenden Kräfte auch noch da.

Das geht so vor sich **(Abb. 27)**: Das Nierensystem, das auf der einen Seite diese Kräfte ausstrahlt, würde nur einseitig die Organe zustande bringen. Es würde zum Beispiel einen Lungenflügel so gestalten – von der Seite angesehen –, daß er rückwärts ganz nett begrenzt wäre, aber nach vorne würde er verschwimmen, er würde da herausschwimmen. Nun muß ihm die Kraft vom Kopfe entgegenkommen, so daß die vordere Fläche vom Kopfe aus gebildet wird, so daß immer die einzelnen Formen des Menschen so geformt werden, daß gewissermaßen die Niere die Kräfte ausstrahlt, und vom Kopf dann die Kräfte kommen, welche so eindämmen, daß die Organe Konturen bekommen, gerundet werden. Vom Kopfe aus werden die Flächen äußerlich gebildet. Die Niere aber liefert so eine Art Strahlung in den Organismus hinein. Es ist ungefähr so, sagen wir, wie wenn ich irgend etwas plastisch bilden wollte. Ich nehme in die eine Hand Mörtel oder irgendeine weiche Substanz, und nun lerne ich mir an, mit der einen Hand den Mörtel hinaufzuwerfen und mit der anderen Hand abzuglätten. Das eine, das Hinaufwerfen, seien die Nieren, das könnte ich so machen, daß ich irgendeinen Bottich habe, wo ich die Substanz nehme; das schleudere ich herauf, oben glätte ich ab und bekomme auf diese Weise diese Organe, die eigentlich ausstrahlen und abgeformt sind **(Abb. 28)**. So werden die Organe im Zusammenhang von Nierensystem und Kopfsystem gebildet, und da drinnen wirken die Kräfte des astralischen Leibes. Das ist also etwas, was unter einer außerordentlich starken Veränderung des Stickstoffes vor sich geht. Der Stickstoff ist da schon nicht mehr das, was er äußerlich ist, denn der Stickstoff, der also noch die Ähnlichkeit behält mit dem äußeren Stickstoff, geht dann durch die Harnsäure und den Harnstoff weg. Aber dasjenige, was da ausstrahlt von der Niere und verarbeitet wird, das ist eigentlich ein innerlich bis in die wirksamen Kräfte des astralischen Leibes hinein veränderter Stickstoff. Das ist etwas ganz anderes als der äußere Stickstoff.

Da haben Sie dasjenige, was der Mensch als Nahrungsmittel empfängt, getrieben bis zu dem Punkt, wo es in die Astralität, in den Astralleib des menschlichen Organismus aufgenommen wird. Diese Vorgänge, wie ich sie Ihnen jetzt geschildert habe, etwas verändert, finden auch im Tiere statt. Das Tier hat auch diese, ja sogar bei den höheren Tieren noch weitergehende Vorgänge. Bei den niederen Tieren aber finden höchstens noch Andeutungen desjenigen statt, was jetzt kommt. Die höheren Tiere haben es aber, weil sie von dem Menschengeschlecht abgezweigt sind; sie haben es noch, aber es ist bei ihnen deformiert und degeneriert.

Nun, in all das, was da gebildet wird, strahlt nun noch etwas anderes hinein. Wir haben also zunächst dieses Treiben der Nahrungsmittel bis zur Ertötung. Da kommen wir ungefähr so weit, daß wir die Bauchspeicheldrüse als eine der letzten Drüsen haben, welche die Dinge soweit bringt, daß sie dann, indem sie der Lymphe entgegentreiben, belebt und in den Ätherleib aufgenommen werden können; dann durch die Kommunikation vom Herzen zu den Nieren hin wird das ganze in den astralischen Leib hineingetrieben. Nun muß aber auch noch das Ich engagiert werden. Alles, was in unserem Organismus ist, muß vom Ich in Anspruch genommen werden.

Nun habe ich Ihnen gezeigt, wie das, was sich mit uns vereinigt, von dem ätherischen und astralischen Organismus in Anspruch genommen wird, wie es vom Nierensystem aufgenommen und ins Astralische hineingestrahlt, wie es da mit Hilfe des Stickstoffes zum Irdischen gemacht wird. Wir würden sonst wiederum Engel werden müssen, wenn nicht der Stickstoff in uns wirken würde, der uns wiederum vom Nierensystem aus den astralischen Leib innerhalb des Irdischen erhält. Aber das ganze würde uns nicht so gestalten, daß auch das Ich an dem Ganzen teilnimmt, wenn nun nicht das Lebersystem da wäre *(siehe Abb. 23, blau)*. Das Lebersystem treibt das ganze in das Ich hinein. Sie sehen, es ist die Fortsetzung der Herzwirkung, denn selbst bis in die Därme hinein geht die Herzwirkung.

Das Aufsaugen durch die Lymphgefäße, das ist noch etwas, was zum Herzen gehört. Das Herz ist in der Regel dasjenige Organ, das mit der Lunge zusammen die äußeren Substanzen in unser eigenes Ätherisches hineintreibt. Von da aus ist es dann das Nierensystem, das es in unser Astralisches hineintreibt. Und das Lebersystem mit seiner Gallenabsonderung treibt das ganze erst in unser eigentliches Ich hinein. Das Gallen- und Lebersystem findet sich auch nur im höheren Tierreiche; bei niederen Tieren nicht, nicht einmal Gallensäure wird da in den körperlichen Substanzen gefunden. Das Lebersystem also mit seiner eigentümlichen Konstruktion der Pfortader und so weiter – man kann das auch anatomisch in jedem Stück belegen –, führt nun das ganze so, daß es ergriffen wird von dem Ich. Wenn alles das, was durch die Niere im Körper ausgestrahlt wird, allein vorhanden wäre, so würde es bloß vom Astralleib aufgenommen sein. Dadurch, daß die Leber vorhanden ist, von der Leber die Galle abgesondert wird und dem Speisebrei schon in dem Darm beigemischt ist, und so das ganze schon durchsetzt ist von Lebererzeugnissen *(Abb. 26, blau)*, dadurch wird es dann in den Ich-Organismus hineingetrieben. So also auch beteiligt sich unser Ich-Organismus durch die Leber, die im wesentlichen den Wasserstoff zu ihrem physischen Repräsentanten hat, an dem ganzen Aufbau der menschlichen Organisation. Der Mensch hat eigentlich von außen nichts Lebendiges, nichts Astralisches aufzunehmen; was er von außen aufnimmt, das hat er erst in seinem eigenen Organsystem alles so umzubilden, daß es in sein eigenes Astralisches und in sein eigenes Ätherisches und in sein Ich-System aufgenommen werden kann. (218, 70ff.)

Wir sind im Grunde genommen ein in lebhafter Bewegung fortwährend begriffenes lebendiges, aber großes Zellenhaftes; denn wir haben den Kohlenstoff in uns, wir bekommen den Sauerstoff, indem die Nahrungsmittel ätherisiert werden, wir bekommen den Stickstoff, indem die Nahrungsmittel durchstrahlt werden von der Nierentätigkeit, wir bekommen den Wasserstoff, indem die Leberfunktion hineinspielt im Zusammenhange mit der Sinnestätigkeit, wir bekommen auf diesem Wege schon auch den Schwefel, entweder den unangemessenen, der heute [im Zusammenhang mit der pathologischen Milztätigkeit] zumeist geredet wird, oder den ordentlichen Schwefel. Aber wir bekommen schon dasjenige, was notwendig ist, damit wir ein lebendiges Wesen sind, das aus Eiweiß, Kohlenstoff, Sauerstoff, Stickstoff besteht, und auch aus Schwefel, aber wie gesagt, es muß eben ordentlicher Schwefel sein. (218, 87)

Zur Physiologie und Pathologie der Eiweißverdauung

Das aufgenommene Eiweiß ist zunächst, wenn es als Nahrungsmittel aufgenommen wird, ein Fremdkörper des menschlichen Organismus. Es enthält die Nachwirkungen der Äthervorgänge desjenigen Lebewesens, aus dem es entnommen wird. Diese müssen ganz von ihm entfernt werden. Es muß in die Ätherwirkungen des menschlichen Organismus aufgenommen werden.

Man hat es daher im Verlaufe des menschlichen Verdauungsvorganges mit zweierlei Eiweißsubstanzen zu tun. Im Beginne dieses Vorganges ist das Eiweiß etwas dem menschlichen Organismus Fremdes. Am Ende ist es dem Organismus Eigenes. Dazwischen liegt ein Zustand, in dem das aufgenommene Nahrungseiweiß die vorigen Ätherwirkungen noch nicht ganz abgegeben, die neuen noch nicht ganz aufgenommen hat. Da ist es fast ganz unorganisch geworden. Es ist da allein unter der Einwirkung des menschlichen physischen Leibes. Dieser, der in seiner Form ein Ergebnis der menschlichen Ich-Organisation ist, trägt in sich unorganische Wirkungskräfte. Er wirkt dadurch auf das Lebendige ertötend. Alles, was in den Bereich der Ich-Organisation kommt, erstirbt. Daher gliedert sich die Ich-Organisation im physischen Leib rein unorganische Substanzen ein. Diese wirken im menschlichen physischen Organismus nicht so wie in der leblosen Natur außerhalb des Menschen; aber sie wirken doch eben unorganisch, d. h. ertötend. Diese ertötende Wirkung wird auf das Eiweiß da ausgeübt, wo in der Verdauungsregion das Trypsin tätig ist, ein Bestandteil des Pankreassaftes. –

Daß in der Wirkungsart des Trypsins Unorganisches im Spiele ist, kann auch daraus entnommen werden, daß diese Substanz unter Beihilfe von Alkalischem ihre Tätigkeit entfaltet.

Bis zur Begegnung mit dem Trypsin des Bauchspeichels lebt die Eiweiß-Nahrung auf fremde Art; auf die Art des Organismus, aus dem sie genommen ist. Bei der Begegnung mit dem Trypsin wird das Eiweiß leblos. Man möchte sagen, es wird nur für einen Augenblick im menschlichen Organismus leblos. Da wird es aufgenommen in den physischen Leib gemäß der Ich-Organisation. Diese muß nun die Kraft haben, das, was aus der Eiweißsubstanz geworden ist, in den Bereich des menschlichen Ätherleibes überzuführen. Das Nahrungs-Eiweiß wird damit Bildestoff für den menschlichen Organismus. Die ätherischen Fremdwirkungen, die ihm vorher anhafteten, treten aus dem Menschen aus.
Es ist nun notwendig, daß der Mensch, um das Nahrungs-Eiweiß gesund zu verdauen, eine so starke Ich-Organisation habe, daß alles für den menschlichen Organismus notwendige Eiweiß in den Bereich des menschlichen Ätherleibes übergehen kann. Ist das nicht der Fall, so entsteht eine überschüssige Tätigkeit dieses Ätherleibes. Der erhält nicht genug von der Ich-Organisation vorbereitete Eiweißsubstanz für seine Tätigkeit. Die Folge davon ist, daß die auf die Belebung des von der Ich-Organisation aufgenommenen Eiweißes orientierte Tätigkeit sich des Eiweißes bemächtigt, das noch fremde Ätherwirkungen enthält. Der Mensch erhält in seinem eigenen Ätherleibe eine Summe von Wirkungen, die nicht hineingehören. Diese müssen auf unregelmäßige Art ausgeschieden werden. Es entsteht eine krankhafte Ausscheidung.
Diese krankhafte Ausscheidung tritt in der *Albuminurie* zu Tage. Es wird da Eiweiß ausgeschieden, das in den Bereich des Ätherleibes aufgenommen werden sollte. Es ist solches Eiweiß, das durch die Schwäche der Ich-Organisation nicht den Durchgangszustand des fast Leblosen hat annehmen können.
Nun sind die Kräfte, die im Menschen die Ausscheidung bewirken, an den Bereich des astralischen Leibes gebunden. Indem dieser bei der Albuminurie gezwungen ist, eine Tätigkeit auszuführen, auf die hin er nicht orientiert ist, verkümmert seine Tätigkeit für diejenigen Stellen des menschlichen Organismus, an denen sie sich entfalten sollte. Das ist in den Nierenepithelien. In der Schädigung der Nierenepithelien ist ein Symptom vorhanden für die Ablenkung der für sie bestimmten Tätigkeit des astralischen Leibes.
Man sieht aus diesem Zusammenhange, wo die Heilung bei der Albuminurie einsetzen muß. Es ist die Kraft der Ich-Organisation in der Pankreasdrüse, die zu schwach ist, zu verstarken. (27, 55ff.)

Die Bedeutung der Ernährung für den organismischen Eiweißprozeß – Atmungsorgane, Eiweißprozesse und Gesamtorganisation des Menschen

Man muß wissen, daß [...] Salze vorzugsweise auf den Kopf wirken, daß

Kohlehydrate, wie sie [...] in unseren Hauptnahrungsmitteln, in Brot und in den Kartoffeln sind, mehr auf das Lungensystem und auf das Halssystem – Lunge, Hals, Gaumen und so weiter – wirken, daß Fette vorzugsweise wirken auf Herz und Blutgefäße, Arterien und Venen, und daß das Eiweiß vorzugsweise wirkt auf die Unterleibsorgane. Der Kopf hat überhaupt nichts besonderes vom Eiweiß. Das Eiweiß, das im Kopfe ist [...], das Eiweiß muß sich der Mensch auch selber bilden. (354, 111)

Alle diejenigen menschlichen Organe, welche eine solche Gestaltung haben, wie Gehirn, Lunge, Leber, sind zugleich Atmungsorgane. Aber indem sie Atmungsorgane sind, haben sie nach außen den Drang zu atmen. Sie sondern also auch nach außen ab Kohlensäure. Diese Kohlensäure-Absonderung nach außen ist das Wesentliche des Atmens. Sie nehmen Sauerstoff auf, und diese Sauerstoff-Aufnahme und Kohlensäure-Abgabe, die nicht nur für die Lunge gilt, sondern für den ganzen Organismus, für jedes Organ gilt, ist im wesentlichen eine Tätigkeit des astralischen Leibes, der seine Tätigkeit in Sympathie und Antipathie entfaltet. Die Sympathie ist dasjenige, was als Kraft dem Einatmen entspricht, die Antipathie ist dasjenige, was als Kraft dem Ausatmen des astralischen Leibes entspricht. Und wenn Sie in meiner «Theosophie» beschrieben finden den astralischen Leib, so werden Sie ihn beschrieben finden als durchdrungen von den Kräften der Antipathie und Sympathie. Er arbeitet im Menschen in der Gesamtatmung nach Antipathie und Sympathie. Das ist dasjenige, was man nun als die innere Tätigkeit des astralischen Leibes ansehen muß.

Und damit kommen Sie dann zu dem letzten Punkt, möchte ich sagen, dieser Betrachtungen, der Ihnen sagt, daß dasjenige, was im Menschen überhaupt an Eiweißkörpern vorhanden ist, im wesentlichen, insofern es solchen Organen angehört wie den beschriebenen, auf die Atmung angelegt ist, sich äußert nach außen durch die Atmung. Aber alles dasjenige, was sich nach außen offenbart, äußert sich auch nach innen. Wenn ich schematisch zeichnen soll, so möchte ich das so zeichnen **(Abb. 29)**: Wenn Sie irgendein eiweißhaltiges Organ im Menschen haben, das dieser organischen Gruppe angehört, die ich genannt habe, so äußert es sich nach außen dadurch, daß es die Atmungstätigkeit entwickelt. Aber indem es nach außen atmet, entfaltet es nach innen eine andere Tätigkeit, die polarische Tätigkeit zum Atmen, die geistbefreiende Tätigkeit, seelenbefreiende Tätigkeit. Seelenbefreiende Tätigkeit: indem Sie nach außen atmen, indem Sie das Atmen nach außen entwickeln, entwickeln Sie nach innen eine geistig-seelische Tätigkeit, die natürlich keinen Raum braucht, im Gegenteil sogar, man könnte den Ausdruck gebrauchen: in den Raum hinein fortwährend verschwindet, aus dem dreidimensionalen Raum fortwährend herausgeht. Aber diese Tätigkeit äußert sich im Innern, nach innen zu, und es ist im wesentlichen die Eigenschaft des menschlichen Eiweißes vorzugsweise, daß es diese Tätigkeit nach innen entwickelt. Im Kopfe wird dasjenige, was da als innere Tätigkeit funktioniert, von außen durch die Sinne hineingeleitet. Daher sind die Kopforgane die wenigst geistenthaltenden Organe. Sie nehmen den Geist von außen auf, indem sie durch die Sinne sich ihn erarbeiten. Der Kopf ist das ungeistigste Organ des Menschen.

Dagegen fängt des Menschen Geistigkeit – namentlich mit seiner Entwickelung im Leibe fängt das an, das Entwickeln des Geistes nach innen, des realen, nicht des abstrakten Geistes –, im Lungensystem an und arbeitet von außen nach innen, entgegen der Atmung. Und die geistigsten Organe sind diejenigen, die zum Lebersystem gehören. Sie sind diejenigen Organe, welche nach innen zu am meisten geistige Tätigkeit entwickeln. Es ist das ja auch die Erklärung dafür, warum die Kopfmenschen materialistisch werden, weil mit dem Kopf eben nur die äußere Geistigkeit verarbeitet werden kann und man dadurch zu dem Glauben verführt wird, als ob alles von außen aus der Sinnenwelt aufgenommen würde, was an Geist entwickelt wird. Deshalb wird man, wenn man ein rechter Intellektualist ist, auch zu gleicher Zeit Materialist. Je mehr Denker man ist, Kopfdenker, desto mehr Geneigtheit hat man, Materialist zu werden. Dagegen wenn der volle Mensch, wenn der ganze Mensch sich zu der Erkenntnis hinaufringt, wenn der Mensch anfängt, ein Bewußtsein darüber zu entwickeln, wie sein ganzer Mensch mit den nach rückwärts gelegenen Organen denkt, dann hört der Materialismus auf, für das Bewußtsein seine Berechtigung zu haben.

Die Tätigkeit, welche sich in der Atmung äußert, die zeigt sich nach außen hin auch, und zwar in der Absonderung von Kohlenstoff in der Kohlensäure. Die Tätigkeit aber, welche dabei nach innen ausgeübt wird, die Tätigkeit der Vergeistigung, die ist an den Stickstoff gebunden. Und der Stickstoff wird, wenn er verbraucht ist, eben zur Vergeistigung ausgeschieden. Das Maß der Ausscheidung des Stickstoffes ist ein Maß für das innere Arbeiten der menschlichen Organe nach der Geistigkeit hin. Sie können daraus entnehmen, daß derjenige, der an eine solche Geistigkeit nicht glaubt, selbstverständlich auch über die Aufnahme des Stickstoffes im menschlichen Organismus nur im Unklaren bleiben kann. Erst wenn man dieses weiß, wie in jeder Eiweißbildung, in jeder Eiweißgestaltung eine nach außen gehende und eine nach innen gehende Tätigkeit sich entfaltet, erst dann kann man sich eigentlich darüber klar werden, welche Rolle die Ernährung spielt. Wenn Sie diesen Prozeß, der ja im wesentlichen ein Atmungsprozeß mit seinen polarischen Gegenseiten ist, ins Auge fassen, dann werden Sie sagen: Überall grenzt dasjenige, was Ernährung und Verdauung ist, an die Atmungsprozesse an, überall wird entgegengebracht der Ernährung und Verdauung der Prozeß des Atmens und Vergeistigens. In diesem Prozeß des Vergeistigens, also in der anderen Seite der Atmung, da liegt dasjenige, was gestaltende, eigentlich plastische Kräfte in der Eiweißbildung sind, da liegt alles dasjenige, was den Menschen gestaltet. Daraus werden Sie auch das Folgende entnehmen können: Es ist im wesentlichen dasjenige, was da wirkt, hinweisend auf eine Wechselwirkung zwischen dem astralischen Leib und dem Ätherleib. Der astralische Leib wirkt in der Atmung durch Sympathie und Antipathie; der Ätherleib wirkt, indem er mit seinem Wirken auf die Sympathien und Antipathien des astralischen Leibes stößt. Überall stößt der Ätherleib mit seinen Wirkungen auf die Atmung im menschlichen Organismus. Die Ätherwirkungen haben ihren Hauptangriffspunkt beim Menschen in den flüssigen Bestandteilen. Der Mensch ist ja zu zwei Dritteln wenigstens aus Wasser bestehend. In diesem Wasserorganismus, wo der Ätherleib vorzugsweise tätig ist, in diesem Wasserorganismus äußern sich physisch die Ätherkräfte. Im anderen Organismus, der ein Luftorganismus ist, der aus der Luft heraus eingebaut wird dem Menschen, äußern sich die Kräfte der Atmung. Und so können wir auch dasjenige ansehen, was zwischen astralischem Leib und Ätherleib vor sich geht als eine Wechselwirkung der Wasserkräfte mit den Luftkräften. Diese Wechselwirkung der Wasserkräfte mit den Luftkräften findet im menschlichen Organismus fortwährend statt. Natürlich ist auf keiner Seite das andere vollständig unterdrückt. Daher atmet der Mensch auch immer mit der Luft Spuren von Wasserdämpfen ein. Da schlägt auf die Seite des Atmens die Ätherität hinüber. Ebenso schlägt in die eigentlichen Verdauungs- und Ernährungsorgane die Atmungstätigkeit hinüber. Sie sind, insofern sie auch aus Eiweiß gebildet sind, auch Atmer. Also es schlägt immer das eine in das andere hinüber, und wir haben es eigentlich nie mit etwas anderem zu tun als mit einem Prädominieren der einen oder der anderen Tätigkeit in irgendeinem Organ. Wir haben es niemals zu tun mit dem, was wir nur in einseitiger Weise beschreiben können. Wenn wir von irgendeinem Organ behaupten, es sei ausschließlich Atmungsorgan etwa, wenn wir das von der Lunge behaupten, dann sagen wir etwas Falsches. Es ist immer auch, wenn auch in geringerem Grade, die andere Tätigkeit darinnen. Die Ernährung verläuft vorzugsweise nun durch eine Tätigkeit, die sich ausprägt im Ätherisch-Flüssigen und im Physisch-Festen. Also das Hauptsächlichste der Ernährungs- und Verdauungstätigkeit wickelt sich ab im Ätherisch-Flüssigen und im Physisch-Festen, das Hauptsächlichste der Atmungstätigkeit wickelt sich ab im Astralisch-Luftförmigen, und das Hauptsächlichste der Ich-Tätigkeit, der eigentlichen geistigen Tätigkeit, wickelt sich ab in den Wärmeverhältnissen im Zusammenhange eben mit dem Ich. Die geistige Tätigkeit ist im physischen Organismus ein Zusammenwirken des Ich mit den Wärmeverhältnissen, mit all denjenigen Organisationen, wo in das Physische die Wärme hineinwirken kann. Das Ich muß es immer mit der Wärme halten, muß immer von der Wärme aus wirken. Wenn wir einen Kranken ins Bett legen und ihn zudecken, so bedeutet das eben nichts anderes, als daß wir einen Appell an das Ich richten, der darin sich ausdrückt, sich der zustande gekommenen Erwärmung in entsprechender Weise zu bedienen.

Das aber wirft zugleich ein Schlaglicht auf die Ernährung des Menschen überhaupt. Diese Ernährung ist eine Wechselwirkung zwischen der Gewebeflüssigkeit, also dem Wässerigen, indem sich die Ernährung und Ausscheidung vorzugsweise abspielt, und zwischen dem, was in relativer Beziehung außerordentlich stabil bleibt, was in einer gewissen Beziehung nur in der Wachstumsperiode labil ist, dann stabil wird und höchstens in der zweiten Hälfte des Lebens eine Art Abbau erfährt, dem eigentlichen Eiweißorganismus des Menschen. In der Gewebeflüssigkeit findet ein fortwährendes Aufnehmen und Zerstören des in der Nahrung befindlichen Eiweißes statt. Und in dieser Tätigkeit liegen die Attacken, welche ausgeführt werden auf dasjenige, was stabil in der Eiweißbildung bleiben will: die menschlichen inneren Eiweißorgane überhaupt. Die wollen stabil bleiben. Sie wollen deshalb stabil bleiben, weil sie nach innen geistig-seelische Tätigkeit absondern wollen, befreien wollen. In diesem fortwährenden Wechselwirken zwischen dem lebhaften Aufnehmen und Zerstören von Eiweißigem und dem Kräftespiel, was da entsteht, in diesem Wechselwirken zwischen diesem Kräftespiel, das außerordentlich beweglich ist, und dem nach Ruhe strebenden Kräftespiel, was da in diesem Wechselspiel des inneren menschlichen Eiweißes entsteht, beruht eigentlich dasjenige, was durch den Ernährungsprozeß bewirkt wird. Es ist daher zum Teil ein Aberglaube, zum Teil etwas Richtiges darin enthalten, wenn man sagt: Der Mensch baut sich durch die von ihm aufgenommenen Nahrungsstoffe auf. – Es ist ein Aberglaube, weil die aufbauenden Kräfte von vornherein dadurch, daß der Mensch überhaupt Mensch ist, in seinen Eiweißkörpern enthalten sind, und der Mensch auf der anderen Seite, auf dem anderen Pol eine Tätigkeit entfaltet, die eigentlich eine fortwährende Attacke ausführt auf diese Stabilität seiner eigenen Eiweißgestaltung, so daß man sagen kann: Es ist nicht richtig, wenn man glaubt, daß nur die Zufuhr der Nahrungsmittel es ist, die das menschliche Leben unterhält. Es ist einfach nicht richtig, sondern es ist das andere ebenso richtig: daß der Unterhalt des lebendigen Kräftespieles in der Gewebeflüssigkeit das Leben unterhält. Wenn Sie also Speisen so gestalten, daß sie anregend wirken auf diese Tätigkeit in der Gewebeflüssigkeit, so unterhalten Sie dadurch das Leben, aber nicht dadurch, daß Sie dem Körper Nahrungsstoffe zuführen, sondern dadurch, daß Sie den Anprall auf die stabilen Kräfte seiner eigenen Eiweißkörper ausführen. Es ist in einem Prozeß, den

Sie anregen durch die Nahrungsaufnahme, das Allerwesentlichste der Lebensunterhaltung vorhanden. (313, 101ff.)

Über die Bedeutung der Absonderungs- und Ausscheidungsprozesse im Stoffwechselsystem

[Die astralische] Tätigkeit lebt sich aus in Absonderungen, die in der Bildung des Organismus nach der Richtung seiner höheren Glieder hin ihre Verwendung finden. Man hat eine so gerichtete Absonderung in den Drüsenerzeugnissen zu sehen, die in der Ökonomie der Organismuswirksamkeit ihre Rolle spielen. Man hat dann neben diesen Absonderungen nach dem Innern des Organismus diejenigen, die eigentliche Abscheidungen nach außen sind. Man irrt, wenn man in diesen nichts weiter sieht als dasjenige, was der Organismus von den aufgenommenen Nahrungsstoffen nicht brauchen kann und deshalb nach außen wirft. Es kommt nämlich nicht darauf an, daß der Organismus Stoffe nach außen absondert, sondern daß er diejenigen Tätigkeiten vollzieht, die zu den Ausscheidungen führen. In der Verrichtung dieser Tätigkeiten liegt etwas, das der Organismus für seinen Bestand *braucht. Diese* Tätigkeit ist ebenso notwendig wie diejenige, die Stoffe in den Organismus aufnimmt oder in ihm ablagert. Denn in dem gesunden Verhältnis der *beiden* Tätigkeiten liegt das Wesen der organischen Wirksamkeit.
So erscheint in den Ausscheidungen nach außen das Ergebnis der astral orientierten Tätigkeit. Und sind Stoffe in die Ausscheidungen eingelagert, die bis zum Unorganischen getrieben sind, dann lebt in diesen auch die Ich-Organisation. Und *dieses* Leben der Ich-Organisation ist sogar von ganz besonderer Wichtigkeit. Denn die Kraft, die auf solche Ausscheidungen verwendet wird, erzeugt gewissermaßen einen Gegendruck nach innen. Und dieser ist für das gesunde Sein des Organismus notwendig. Die Harnsäure [beispielsweise], die durch den Harn abgesondert wird, erzeugt als solchen Gegendruck nach innen die richtige Neigung des Organismus für den Schlaf. Zu wenig Harnsäure im Harn und zuviel im Blut erzeugt einen so kurzen Schlaf, daß dieser für die Gesundheit des Organismus nicht hinreicht. (27, 69f.)

Der Stoffwechsel- und Lebensprozeß des Menschen

Die Tätigkeit Ihrer Ich-Organisation besteht gerade darin, die Nahrungsmittel umzuformen, die Sie aufnehmen. Wenn Sie nicht mehr im physischen Leibe die Möglichkeit haben, Nahrungsmittel aufzunehmen, dann hat das Ich keine Aufgabe mehr, so wie Sie keine Aufgabe mehr haben, wenn niemand einen neuen Erdhaufen mehr hinschaufelt. Dann tritt gerade durch die Un-

fähigkeit, Nahrung aufzunehmen, für das Ich die Unmöglichkeit ein, im physischen Leibe zu arbeiten von den Wärmeverhältnissen aus. Man kann sagen, dasjenige, was die Unmöglichkeit herbeiführt, die äußeren Substanzen so umzuwandeln, daß sie nichts mehr von dem haben, was solche äußeren Substanzen haben, sondern ganz im Dienste der Ich-Organisation sind, führt den Tod herbei.
Was tut die Ich-Organisation eigentlich mit dem physischen Leibe? Sie zerstört ihn fortwährend, sie tut dasselbe, was der Tod tut, nur wird dies immer ausgeglichen dadurch, daß der physische Leib fähig ist, äußere Substanzen als Nahrung aufzunehmen, so daß Sie den polarischen Gegensatz haben zwischen Ich-Organisation und Ernährung. Aber die Ich-Organisation bedeutet für den Menschen ganz dasselbe, nur in fortlaufender, kontinuierlicher Tätigkeit, was der Tod auf einmal, gewissermaßen zusammengefaßt, bedeutet. Sie sterben durch Ihre Ich-Organisation fortwährend; das heißt, Sie zerstören Ihren physischen Leib nach innen, während sonst die äußere Natur, wenn Sie durch den Tod gehen, Ihren physischen Leib von außen zerstört. Nach zwei verschiedenen Richtungen ist der physische Leib zerstörungsfähig, und die Ich-Organisation ist einfach die Summe der Zerstörungskräfte nach innen. Man kann schon sagen, die Ich-Organisation hat die Aufgabe, den Tod herbeizuführen – wir werden später schon sehen, warum das ist –, aber zunächst erscheint es uns wirklich so, als ob sie gar keine andere Aufgabe habe, diese Ich-Organisation, als fortwährend im menschlichen Wesen den Tod herbeizuführen, der immer nur dadurch verhindert wird, daß neuer Nachschub geschieht, und immer diese Tätigkeit, den Tod herbeizuführen, nur angefangen wird, so daß wir haben: Ich-Organisation ist eigentlich qualitativ identisch mit Tod, und physische Organisation ist eigentlich identisch mit Ernährung. (316, 30f.)

Nun, da muß ich allerdings zunächst sagen, ganz konkret angesehen tritt der Tod des Menschen dann ein, wenn seine ganze innere Organisation so ins Physische übergegangen ist, daß kein Ernährungsprozeß, kein durchgreifender Ernährungsprozeß mehr eingeleitet werden kann. Das ist der Alterstod. Der Alterstod ist eigentlich das Unfähigwerden, die Stoffe im Organismus aufzunehmen. Im Grunde genommen ist diese Erscheinung, die deshalb so wenig beobachtet werden kann, weil gewöhnlich durch andere Ursachen der Mensch früher stirbt, als der eigentliche Marasmus in seiner Vollblüte oder eigentlich Unblüte eintritt, noch nicht ganz beobachtet. Aber es ist tatsächlich ein Versagen der Ernährung. Der Körper kann nicht mehr die Ernährung voll durchführen; er ist dazu zu physisch geworden, so daß der polarische Gegensatz des Todes die Ernährung ist [...]. Die Dinge wirken wiederum zurück. Die Ernährung, die im physischen Leib sich vollzieht, wirkt zurück auf den

Ätherleib, hat daher auch wiederum etwas mit der gesundenden Wirkung zu tun. Und das ist wieder etwas, was als Reaktion zurückwirkt auf dasjenige, was [krankmachend] vom Astralleib ausgeht. (313, 42f.)

Stoffwechselvorgänge und Willensprozesse – zum Rhythmusbezug der menschlichen Stoffwechseltätigkeit

Was ist eigentlich, jetzt am lebendigen Menschen betrachtet, die Verdauungstätigkeit? Sie ist Stoffwechseltätigkeit, die nach dem Rhythmischen hin stößt, nach dem Rhythmischen hin sich entfaltet. Verdauungstätigkeit ist Stoffwechsel, der gewissermaßen aufgefangen wird von dem Rhythmus der Zirkulationsorgane. Es spielt sich ja fortwährend ein Prozeß ab, der eine Zusammensetzung ist aus der Stoffwechseltätigkeit in der Gewebeflüssigkeit. [...] Dasjenige, was sich abspielt als Stoffwechseltätigkeit in der Gewebeflüssigkeit, das wird, indem der Rhythmus heranschlägt, selber von diesem Rhythmus der Zirkulationsorgane mitgenommen, mitgerissen, und es geht die mehr chaotische Tätigkeit, das Chaos, das stattfindet in den Regungen der Gewebeflüssigkeit, über in den Rhythmus des Zirkulationssystems. Und in so etwas, wo das Chaos der Gewebeflüssigkeit übergeht in die regelmäßige rhythmische Betätigung des Zirkulationssystems, in dem lebt sich ja physisch aus dasjenige, was menschliche Willenstätigkeit ist. Willenstätigkeit – die man wiederum jetzt genau unterscheiden muß vom äußeren Tun, obwohl sie sich in dieses äußere Tun ergießt –, die besteht darinnen, daß ein fortwährender Übergang stattfindet zwischen chaotischer Regsamkeit in der Gewebeflüssigkeit und rhythmisch-regelmäßiger Tätigkeit, auch harmonisierender Tätigkeit in dem Zirkulationswesen. Dadurch aber, daß dieser stattfindet, harmonisiert sich die Innenwelt des Menschen, das innerhalb der Haut Gelegene, mit dem äußeren Wesen des Menschen. Der Mensch gliedert sich gewissermaßen, indem er sein Eigenwesen herabsetzt, in das Wesen der Außenwelt ein. (315, 87)

Stoffwechselvorgänge und Willensprozesse – von der zerstörenden Kraft des menschlichen Willens

Welcher Zusammenhang ist denn [...] eigentlich für die heutige Menschheit [...] zwischen den Willenskräften des Menschen, die in seinem Schwerpunkt konzentriert sind, und zwischen den äußerlichen physikalischen und chemischen Kräften? – Bei dem normalen Leben äußert sich diese Beziehung nur in den menschlichen Stoffwechselvorgängen. Wenn der Mensch in sich aufnimmt die Stoffe der Außenwelt, so ist es eigentlich sein Wille, der diese Stoffe verdaut, verarbeitet. Und wenn nichts anderes wirken würde als dieser Wille, dann würde dasjenige, was von außen aufgenommen wird in den Menschen, bloß zersetzt werden. Der menschliche Wille hat die Kraft, alle übrigen Stoffe und Kräfte zu zersetzen, aufzulösen, und der Zusammenhang zwischen dem Menschen und der übrigen mineralischen, pflanzlichen und tierischen Natur ist heute ein solcher, daß sein Wille zusammenhängt mit den auflösenden Kräften unseres Planeten, mit den zerstörenden Kräften unseres Planeten. Wir leben allerdings von dieser Zerstörung; aber eine Zerstörung ist es! Wir könnten nicht leben, wenn wir diese Zerstörung nicht bewirken würden. Das ist durchaus festzuhalten. [...] Wir hängen durch unseren Willen eben durchaus mit den Untergangskräften unseres Erdplaneten zusammen. Und würden wir als Menschen der Gegenwart nichts anders haben als Willenskräfte, dann würde unsere Erde durch uns Menschen, durch die Menschheit dazu verurteilt sein, bloß zerstört zu werden. (191, 231f.)

b) Das Gliedmaßensystem

Zum inversen Verhältnis von Verdauungs- und Gliedmaßenbewegung

Dann aber ist wiederum ganz wichtig, daß überhaupt umgekehrt gerichtet ist zur menschlichen Bewegung, zur Fortbewegung des Menschen, zur Fähigkeit, sich vorwärts zu bewegen, die Bewegung, die in den Verdauungsprozeß hineingelegt wird. In dem ist ungeheuer viel gelegen für den Aufbau des Menschen. Daß der Mensch vorwärts gehen kann, und daß rückwärts die Anregung zu seiner Verdauung vor sich geht, daran ist ungeheuer viel gelegen. (312, 370)

Ich-geführte Willenswirksamkeit im Stoffwechsel – zur Frage des «motorischen Nerven»

Wenn das rechte Bein gehoben wird durch den Willen, so geschieht von der Ich-Wesenheit des Menschen, von der wirklichen Ich-Wesenheit ein unmittelbarer Einfluß auf das Bein, und das Bein wird unmittelbar durch die Ich-Wesenheit gehoben. Nur verläuft das alles so, wie die Tätigkeit des Schlafens. Das Bewußtsein weiß nichts davon. Daß hier Nerven eingeschaltet sind, die dann zum Zentralorgan gehen, das unterrichtet uns bloß davon, daß wir ein Bein haben, das unterrichtet uns von der Anwesenheit dieses Beines. Dieser Nerv hat als solcher nichts zu tun mit der Wirkung des Ich auf das Bein. Es ist eine unmittelbare Korrespondenz zwischen dem Beim und dem Willen, der beim Menschen verknüpft ist mit der Ich-Wesenheit, beim Tiere verknüpft ist mit dem astralischen Leib. Alles, was die Physiologie zu sagen hat zum Beispiel auch mit Bezug auf die Fortpflanzungsgeschwindigkeit des sogenannten

Willens, das müßte umgedacht werden dahingehend, daß man es zu tun hat mit der Fortpflanzungsgeschwindigkeit, die sich bezieht auf die Wahrnehmung des betreffenden Gliedes. (201, 134f.)

Es wird gar nicht viel Zeit dazu gehören, so werden die Menschen es einsehen, daß der Muskel allerdings nicht in Bewegung gebracht wird durch die Nerven, sondern daß es Bewegung kommt durch unsern astralischen Leib, und zwar durch das in unserem Astralleibe, was in diesem zunächst nicht unmittelbar so wahrgenommen wird, wie es ist. Denn das ist ein Gesetz, daß das, was wirken soll, nicht unmittelbar wahrgenommen wird. Was den Muskel in Bewegung bringt, was irgendeine Bewegung des Muskels hervorruft, das hängt zusammen mit dem Astralleib, und zwar so, daß im Astralleib selber zur Bewegung des Muskels eine Art Tonentwickelung, eine Art Schallentwickelung stattfindet. Etwas wie eine Art Musikalisches durchdringt unseren Astralleib, und der Ausdruck dieser Tonentwickelung ist die Muskelbewegung. Es ist wirklich so, wie wenn wir bei den bekannten Chladnischen Klangfiguren leicht beweglichen Staub auf eine Metallplatte bringen und diese dann mit einem Violinbogen streichen: da bekommen wir eine Figur. Von lauter solchen Figuren – die aber Tonfiguren sind – ist auch unser Astralleib durchzogen, die zusammen bewirken, daß unser Astralleib eine bestimmte Lage annimmt. Das ist eingeprägt in den Astralleib. Ganz trivial können sich die Menschen davon überzeugen, wenn sie den Bizeps, den Oberarmmuskel, recht anspannen und ihn dann ans Ohr bringen: wenn sie sich einige Übung dafür aneignen, nur den Muskel recht anspannen und den Daumen anlegen, dann können sie den Ton hören. Es soll das kein Beweis sein, sondern nur etwas, wodurch man trivial illustrieren kann, was damit gemeint ist. – So sind wir musikalisch durchdrungen und leben es aus in unsern Muskelbewegungen. Und daß wir etwas von unsern Muskelbewegungen kennen, dazu haben wir die motorischen Nerven, wie man sie unrichtig nennt. (124, 162f.)

Nun, der Willensimpuls [...], ganz gleichgültig, ob er ein unmittelbarer oder ob er ein Willensimpuls ist, der auf Grundlage eines Gedankens erfolgt, der Willensimpuls geht im tätigen Menschen immer von den oberen Gliedern der menschlichen Wesenheit aus, von dem vereinigten Wirken von Ich und astralischem Leib. Wenn man nun den Willensimpuls und seine Gesamtbetätigung in der menschlichen Wesenheit verfolgt, kommt man durchaus für diesen Willensimpuls nicht auf die Nerven, sondern der Willensimpuls als solcher greift unmittelbar in den Stoffwechsel des Menschen ein, und zwar in alle Glieder des Stoffwechsels. Der Unterschied der Erklärung, die hier gegeben werden muß auf Grundlage der anthroposophischen Forschung von der ge-

wöhnlich anerkannten, besteht darinnen, daß die gewöhnlich anerkannte Forschung annimmt, daß der Willensimpuls zunächst durch den Nerv vermittelt wird und dann sich erst auf die betreffenden Organe überträgt, die dann etwa die Bewegungen ausführen.
So ist es in Wirklichkeit nicht, sondern es ist eine unmittelbare Wirkung des seelischen Willensimpulses auf Stoffwechselprozesse im Organismus vorhanden. [...] Die sogenannten sensitiven Nerven sind [...] Wahrnehmungsorgane, die nach außen in die Sinne hineinerstreckt werden.
Die sogenannten motorischen Nerven sind Nerven, die nach innen hineinerstreckt werden, um wahrzunehmen, was da der Wille tut, damit ein Bewußtsein vorhanden sein kann von demjenigen, was der Wille unmittelbar durch den Stoffwechselprozeß vollbringt. Wir haben es also nur zu tun mit Sensation nach außen und mit Sensation nach innen hinein. Wenn ich also einen sogenannten motorischen Nerv habe, so ist das ein ganz gleichartiger Nerv wie der sensitive Nerv; der eine ist nur da, um den Prozeß im Sinnesorgan als Gedankenprozeß zu vermitteln, und der andere ist da, um den Prozeß in meinem Inneren, physischen Inneren als Gedankenprozeß zu vermitteln. (303, 341ff.)

Ich will ganz absehen davon, daß ja schließlich die sensitiven von den motorischen Nerven anatomisch fast gar nicht zu unterscheiden sind; die einen sind höchstens etwas dicker als die anderen; aber in bezug auf die Struktur ist wirklich ein wesentlicher Unterschied nicht vorhanden. Was anthroposophische Forschung in dieser Beziehung lehrt – ich kann das nur andeuten, nur Ergebnisse mitteilen, ich müßte sonst anthroposophische Physiologie vortragen –, das ist dieses, daß die Nerven durchaus einheitliche Organe sind, daß es ein Unding ist, von zweierlei Nerven, von sensitiven und motorischen Nerven zu sprechen. Da im Seelischen das Willensmäßige und Empfindungsmäßige überall durchgebildet ist, stelle ich es jedem frei, motorisch oder sensitiv zu sagen, aber er muß einheitlich werden, denn sie sind absolut einheitlich, es gibt keinen Unterschied. Der Unterschied liegt nämlich nur in der Richtung der Funktion. (303, 207)

Motorische Nerven sind innere Sinnesnerven zur Wahrnehmung meiner eigenen Willensentschlüsse. Damit ich das Äußere, was sich in meinem Sinnesapparat abspielt, wahrnehme, dazu sind die sensitiven Nerven da; und damit ich mir nicht ein unbekanntes Wesen bleibe, indem ich selber gehe, schlage oder greife, ohne daß ich etwas davon weiß, dazu sind die sogenannten motorischen Nerven da, also nicht zur Anspannung des Willens, sondern zur Wahrnehmung dessen, was der Wille in uns tut. (192, 153f.)

Sie sind dazu da, sagen wir, wenn ich zum Beispiel einen Finger bewege, daß eine unmittelbare Beziehung zwischen dem Willensentschluß und dem Stoffwechsel des Fingers zustande kommt, daß der unmittelbare Einfluß, der vom Willen ausgeübt wird, den Stoffwechsel des Fingers ergreift. Diese Stoffwechseländerung, dieser Stoffwechselvorgang wird durch den sogenannten motorischen Nerv wahrgenommen. Und wenn ich den Stoffwechselvorgang nicht wahrnehme, dann erfolgt auch kein Willensentschluß, weil der Mensch darauf angewiesen ist, dasjenige, was in ihm vorgeht, ebenso wahrzunehmen, wenn er dadurch etwas wissen soll, sich beteiligen soll daran, wie irgend etwas in der äußeren Welt wahrzunehmen ist, wenn er daran beteiligt sein soll.
[...] In Wahrheit ist bei einem Willensakt zunächst durchaus ein unmittelbarer Zusammenhang zwischen dem, was der seelische Willensimpuls ist, und irgendeinem Prozeß des Stoffwechsels. Der Nerv ist eben nur dazu da, um die Wahrnehmung dieses Prozesses zu vermitteln. (301, 31f.)

Die sogenannten motorischen Nerven sind keine motorischen Nerven, die sind bloß dasjenige, was die Äußerungen, den Impuls des Willens wahrnimmt.
[...]
Beim Kinde [...] bis gegen das zwölfte Jahr hin äußern sich die Wirkungen nach Maßgabe des eben Geschilderten in den Muskelkräften, die ein intimes Verhältnis zur Atmung und zum Zirkulationssystem haben. Beim Kinde vom zwölften Jahre an bis zur Geschlechtsreife nach denjenigen Kräften hin, die gegen das Skelett gehen. So daß wir also vor dem zwölften Jahre mehr dasjenige, was noch in unseren Muskeln liegt, mit dem sogenannten motorischen Nerv wahrnehmen, nach dem zwölften Jahre nehmen wir mit diesem sogenannten motorischen Nerv mehr dasjenige wahr, was in unseren Muskeln und Knochen vorgeht. (303, 208f.)

[...] Die motorischen Nerven dienen im wesentlichen zu nichts anderem als dazu, in dem Augenblick, wo wir uns bewegen sollen, das bewegende Organ und den Bewegungsvorgang selbst wahrzunehmen. (302a, 42)

Was da Bewegungsnerv genannt wird, ist als physisches Gebilde wirklich vorhanden, aber nicht um die Bewegung zu erregen, sondern um die Bewegung selber wahrzunehmen, um die Bewegungen zu kontrollieren, um ein Bewußtsein von der eigenen Bewegung zu haben. Geradeso wie wir Nerven haben, mit denen wir einen äußeren Farbeindruck empfangen, so haben wir auch Nerven, die es uns ermöglichen, das, was wir tun, zu kontrollieren, um es dem Bewußtsein zu überliefern. Dieser wissenschaftliche Denkfehler ist ein Kapitalfehler, der im weitesten Umkreise heute grassiert und die ganze Physiologie, wie sie heute getrieben wird, und auch die ganze Psychologie verdorben hat. (115, 119)

Derjenige, der sich Gewohnheiten aneignet in bezug auf das seelisch-leibliche Erleben, weiß, daß es sich zum Beispiel bei dem, was wir eine Übung nennen, bei Klavierspiel und dergleichen, um etwas ganz anderes handelt als um das, was man heute «Ausschleifen der motorischen Nervenbahn» nennt; darum handelt es sich nicht. Denn bei alledem, was wir vollziehen an Bewegungen aus unserem Willen heraus, kommt zunächst überhaupt als Leibesvorgang nichts in Betracht als ein Stoffwechselvorgang. Seiner Entstehung nach ist dasjenige, was aus dem Willensimpuls heraus kommt, aus dem Stoffwechsel heraus. Bewege ich einen Arm, so kommt zunächst nicht das Nervensystem in Betracht, sondern der Wille selbst, den die Physiologen, wie Sie gesehen haben, gerade leugnen; und der Nerv hat nichts anderes damit zu tun, als daß das, was als Stoffwechselvorgang infolge des Willensimpulses stattfindet, wahrgenommen wird durch den motorischen Nerv, der in Wirklichkeit ein sensitiver Nerv ist. Wir haben es mit Stoffwechselvorgängen in unserem ganzen Organismus zu tun als leiblichen Erregern derjenigen Vorgänge, die dem Willen entsprechen. Weil alle Systeme im Organismus ineinander greifen, sind natürlich diese Stoffwechselvorgänge auch im Gehirn und mit Gehirnvorgängen verbunden. Der Wille aber hat in Stoffwechselvorgängen seine leiblichen Ausgestaltungen; Nervenvorgänge als solche haben in Wirklichkeit damit nur zu tun dadurch, daß sie die Wahrnehmung der Willensvorgänge vermitteln. Das alles wird auch die Naturwissenschaft in Zukunft zeigen. Wenn wir aber den Menschen auf der einen Seite als Nervenmenschen betrachten, auf der anderen Seite als Atmungsmenschen und alles, was damit zusammengehört, und als drittes ihn betrachten als Stoffwechselmenschen – wenn ich den Ausdruck gebrauchen darf –, dann haben wir den ganzen Menschen. Denn alle Bewegungsorgane, alles, was sich im menschlichen Leib bewegen kann, hängt in seiner Bewegung selbst mit Stoffwechselvorgängen zusammen. Und auf die Stoffwechselvorgänge wirkt der Wille unmittelbar. Der Nerv ist nur da, um sie wahrzunehmen.
Es ist in einer gewissen Weise mißlich, wenn man in dieser Art einer, wie es scheint, so gut begründeten Anschauung, wie der von den beiderlei Nerven, widersprechen muß; allein dabei steht einem ja wenigstens das zu, daß bis jetzt weder mit Bezug auf die Reaktion noch mit Bezug auf den anatomischen Bau irgend jemand einen Unterschied gefunden hat, der erheblich wäre zwischen einem sensitiven und einem motorischen Nerven. Sie sind mit Bezug auf alles gleich. Wenn wir uns Übung in irgend etwas aneignen, dann eignen wir uns diese Übung dadurch an, daß wir lernen, durch unseren Willen die Stoffwech-

selvorgänge zu beherrschen. Das ist dasjenige, was das Kind lernt, nachdem es zuerst nach allen Richtungen zappelt und keine geregelte Willensbewegung ausführt: die Stoffwechselvorgänge, wie sie sich in ihren feineren Gliederungen abspielen, zu beherrschen. Und wenn wir zum Beispiel Klavier spielen oder ähnliche Fähigkeiten haben, dann lernen wir, die Finger in einer gewissen Weise bewegen, die entsprechenden feineren Stoffwechselvorgänge mit dem Willen beherrschen. Die sensitiven Nerven, die aber die sonst sogenannten motorischen Nerven sind, die merken es immer mehr und mehr, welches der richtige Griff und die richtige Bewegung ist, denn diese Nerven sind nur dazu da, um das, was im Stoffwechsel geschieht, nachzufühlen. Ich möchte einmal jemand, der wirklich seelisch-leiblich beobachten kann, fragen, ob er nicht bei einer genaueren Selbstschau nach dieser Richtung fühlt, wie er nicht motorische Nervenbahnen ausschleift, sondern wie er lernt, die feineren Vibrationen seines Organismus, die er durch den Willen hervorbringt, zu fühlen, wahrzunehmen, dumpf vorzustellen. Es ist wirklich Selbstwahrnehmung, die wir da üben. Wir haben es zu tun im ganzen Bereich mit sensitiven Nerven. Es soll nur jemand einmal nach dieser Richtung das Sprechen beobachten, wie es sich aus dem Lallen beim Kinde entwickelt. Es beruht durchaus darauf, daß der Wille in einen Sprechorganismus lernt einzugreifen. Und was das Nervensystem lernt, ist nur die feinere Wahrnehmung desjenigen, was als feinere Stoffwechselvorgänge vorgeht. (66, 137ff.)

Die sogenannten motorischen Nerven sind nur da, damit die Bewegung wahrgenommen werden kann; sie sind auch Wahrnehmungsnerven, indem innerlich gelegene Wahrnehmungsnerven sich nach der Peripherie des Körpers hin erstrecken, um wahrzunehmen. Doch, wie gesagt, das wird man erst nach und nach erkennen; und dann erst wird man das Verhältnis einsehen können, in dem die Moralität zum Willen und unmittelbar zum ganzen Menschen steht, weil die Moralität wirklich unmittelbar auf das wirkt, was wir das Ich nennen. Von da aus wirkt es dann herunter in den Astralleib, in den Ätherleib, und von da in den physischen Leib. Wenn also aus Moralität eine Handlung begangen wird, so strahlt gewissermaßen der Moralitätsimpuls in das Ich, von da in den Astralleib, von da in den Ätherleib, von da in den physischen Leib. Da wird er Bewegung, da wird er dasjenige, was der Mensch äußerlich tut, was erst wahrgenommen werden kann durch die sogenannten motorischen Nerven. (170, 65f.)

Zur physiologischen Bedeutung der Nervenunterbrechungen

Wir haben [...] in der leiblichen Offenbarung einen dreifachen Ausdruck dieser Sympathie und Antipathie. Gewissermaßen drei Herde haben wir, wo

Sympathie und Antipathie ineinanderspielen. Zunächst haben wir in unserem Kopf einen solchen Herd, im Zusammenwirken von Blut und Nerven, wodurch das Gedächtnis entsteht. Überall, wo die Nerventätigkeit unterbrochen ist, überall, wo ein Sprung ist, da ist ein solcher Herd, wo Sympathie und Antipathie ineinanderspielen. Ein weiterer solcher Sprung findet sich im Rükkenmark, zum Beispiel, wenn ein Nerv nach dem hinteren [«sensiblen»] Stachel des Rückenwirbels hingeht, ein anderer Nerv von dem vorderen [«motorischen»] Stachel ausgeht. Dann ist wieder ein solcher Sprung in den Ganglienhäufchen, die in die sympathischen Nerven eingebettet sind. Wir sind gar nicht so unkomplizierte Wesen, wie es scheinen mag. An drei Stellen unseres Organismus, im Kopf, in der Brust und im Unterleib, spielt das hinein, da sind Grenzen, an denen sich Antipathie und Sympathie begegnen. Es ist mit Wahrnehmen und Wollen nicht so, daß sich etwas umleitet von einem sensitiven Nerven zu einem motorischen, sondern ein gerader Strom springt über von einem Nerv auf den anderen, und dadurch wird in uns das Seelische berührt: in Gehirn und Rückenmark. An diesen Stellen, wo die Nerven unterbrochen sind, sind wir eingeschaltet mit unserer Sympathie und Antipathie in das Leibliche [...]. (293, 40)

Beim [eurythmischen] E, da ist eigentlich das vorhanden, daß der Mensch sich innerlich fassen will, sich innerlich zusammenziehen will. Daher ist ja auch in der Eurythmie das Berühren seiner selbst, dieses Gewahrwerden seiner selbst: Sie nehmen sich einfach wahr, wenn Sie den rechten Arm über den linken legen. Geradeso, wie wenn Sie einen Gegenstand draußen empfinden, wenn Sie ihn angreifen, so nehmen Sie sich selbst wahr. Noch deutlicher wäre das also ausgedrückt, wenn Sie einfach mit der linken Hand den rechten Arm umfassen würden – in der Kunst müssen die Dinge alle angedeutet werden – aber wenn Sie hier das einfach fassen würden, so betasten Sie sich selber. Und dieses Betasten, dieses Sich-selber-Betasten, das ist in dem eurythmischen E besonders zum Ausdruck gekommen, Und dieses Sich-Betasten, das ist ja durch den ganzen menschlichen Organismus durchgeführt. Und Sie können es studieren, dieses Sich-selber-Betasten, wenn Sie einfach das Verhältnis studieren, indem am Rücken des Menschen sich äußern diejenigen Nervenverläufe, die in der gewöhnlichen Physiologie irrtümlich die motorischen, und diejenigen, die die sensitiven genannt werden. Da, wo dieses Motorische, das aber im Grunde genommen auch ein Sensitives ist, da, wo dieses Motorische mit dem Sensitiven zusammenkommt, entsteht eine solche Art des Umfassens. Es ist so, daß tatsächlich die Nervenstränge fortwährend am menschlichen Rücken ein E bilden, und daß in diesem E-Bilden wirklich auch das Zustandekommen des Sichinnerlich-Fühlens des Menschen liegt, was dann nur im Gehirn differenziert zur Tatsache wird. (315, 51f.)

Diese Durchbrechung [der Nervenleitung] ist nicht deshalb da, damit durch die eine Hälfte, wenn ich so sagen darf, von der Außenwelt etwas zum Zentralorgan geleitet wird und dann vom Zentralorgan durch die andere Hälfte, nachdem sie in einen Willen umgewandelt worden ist, weitergeleitet würde. Diese Unterbrechung ist aus einem ganz andern Grunde da. Daß wir unser Nervensystem so gebaut haben, daß es in dieser Regelmäßigkeit durchbrochen ist, hat seinen Grund darin: An der Stelle, wo unsere Nerven durchbrochen sind, da liegt im Abbilde im Menschen – allerdings nur im körperlichen Abbilde einer komplizierten geistigen Wirklichkeit – die Grenze zwischen physischem und geistigem Erfahren, physischem und geistigem Erleben. Sie ist allerdings im Menschen auf eine merkwürdige Weise enthalten. Sie ist so enthalten, daß der Mensch mit der ihm zunächstliegenden physischen Welt in eine solche Beziehung tritt, daß mit dieser Beziehung der Teil des Nervenstranges, der bis zu jener Unterbrechung geht, etwas zu tun hat. Aber der Mensch muß auch als seelisches Wesen eine Beziehung haben zu seinem eigenen physischen Leib. Diese Beziehung, die er zu seinem eigenen physischen Leib hat, ist durch den andern Teil vermittelt. Wenn ich eine Hand bewege, dadurch veranlaßt, daß ein äußerer Sinneseindruck auf mich gemacht worden ist, dann liegt der Impuls, daß diese Hand bewegt wird, vereinigt von der Seele mit dem Sinneseindruck, schematisch dargestellt, schon bereits hier **(Abb. 30)** *(a)*. Und dasjenige, was geleitet wird, wird auf den ganzen sensitiven Nerven und den sogenannten motorischen Nerven entlang geleitet von a bis zu b. Das ist nicht so, daß der Sinneseindruck erst bis zu c geht und dann von da aus ein Befehl geht, damit b dazu veranlaßt werde – nein, wenn ein Willensimpuls stattfindet, lebt das Seelische schon völlig bei a und geht durch den ganzen unterbrochenen Nervenweg durch.

Es ist keine Rede davon, daß solche kindische Vorstellung, als ob die Seele da irgendwo säße zwischen den sensitiven und motorischen Nerven und wie ein Telegraphist die Eindrücke der Außenwelt empfangen und dann den Befehl aussenden würde, es ist keine Rede davon, daß diese kindische Vorstellung irgendeiner auch wie immer gearteten Wirklichkeit entsprechen würde. Diese kindische Vorstellung, die wir immer hören, nimmt sich recht sonderbar komisch aus neben der Forderung, man solle ja in der Naturwissenschaft nicht anthropomorphistisch sein! Da fordern nun die Leute, man solle ja nicht anthropomorphistisch sein und merken nicht, wie anthropomorphistisch sie sind, wenn sie Worte gebrauchen wie: Ein Eindruck wird empfangen, ein Befehl wird ausgegeben und so weiter. – Sie reden darauf los, ohne auch nur

eine Ahnung davon zu haben, was sie alles für mythologische Wesen – wenn sie die Worte ernst nehmen würden – hineinträumen in den menschlichen Organismus.
Nun entsteht aber die Frage: Warum ist der Nervenstrang unterbrochen? – Er ist unterbrochen aus dem Grunde, weil wir, wenn er nicht unterbrochen wäre, nicht eingeschaltet wären in den ganzen Vorgang. Nur dadurch, daß gewissermaßen der Impuls hier an der Unterbrechungsstelle überspringt – der gleiche Impuls, wenn es ein Willensimpuls ist, geht schon von a aus –, dadurch sind wir selbst drinnen in der Welt, dadurch sind wir bei diesem Impuls dabei. Würde er einheitlich sein, würde hier nicht eine Unterbrechung sein, so wäre das ganze ein Naturvorgang, ohne daß wir dabei wären.
Stellen Sie sich denselben Vorgang, den Sie bei einer sogenannten Reflexbewegung haben, vor: Eine Fliege setzt sich Ihnen irgendwo hin, der ganze Vorgang kommt Ihnen gar nicht voll zum Bewußtsein, aber Sie wehren die Fliege ab. Dieser ganze Vorgang hat sein Analogon, sein ganz gerechtfertigtes Analogon auf physikalischem Gebiete. Insofern dieser Vorgang physikalische Erklärung herausfordert, muß diese Erklärung nur etwas komplizierter sein als ein anderer physikalischer Vorgang. Nehmen Sie an, Sie haben hier einen Kautschukball, Sie stoßen hinein, Sie deformieren den Kautschukball: das geht wieder heraus, richtet sich wieder her. Sie stoßen nochmals hinein; er stößt wieder heraus. Das ist der einfache physikalische Vorgang: eine Reflexbewegung **(Abb. 31)**. Nur ist kein Wahrnehmungsorgan eingeschaltet, nichts Geistiges ist eingeschaltet. Schalten Sie hier etwas Geistiges ein *(Abb. 31, innerer Kreis)* und unterbrechen Sie hier *(Abb. 31, Zentrum)*, dann fühlt sich die Kautschukkugel als ein Eigenwesen. Die Kautschukkugel müßte dann allerdings, um sowohl die Welt wie sich zu empfinden, ein Nervensystem einschalten. Aber das Nervensystem ist immer da, um die Welt in sich zu empfinden, niemals irgendwie da, um auf der einen Seite des Drahtes eine Sensation zu leiten und auf der andern Seite des Drahtes einen motorischen Impuls zu leiten.
Ich deute dieses an aus dem Grunde, weil dies, wenn es weiter verfolgt wird, auf einen der zahlreichen Punkte hinführt, wo Naturwissenschaft korrigiert werden muß, wenn sie zu Vorstellungen führen soll, die einigermaßen der Wirklichkeit gewachsen sind. Die Vorstellungen, die heute herrschen, sind eben weiter nichts als solche Vorstellungen, die den Impulsen der Geister der Finsternis dienen. Im Menschen selber ist die Grenze zwischen dem physischen Erleben und dem geistigen Erleben.
Dieses Stück des Nervs, das ich rot gezeichnet habe **(Abb. 30)**, dient im wesentlichen dazu, um uns hineinzustellen in die physische Welt, um uns Empfindung zu vermitteln innerhalb der physischen Welt. Das andere Stück des Nervs, das ich blau bezeichnet habe, dient im wesentlichen dazu, um uns selbst

uns empfinden zu lassen als Leib. Und es ist kein wesentlicher Unterschied, ob wir eine Farbe außen bewußt erleben durch den Strang a–c, oder ob wir innerlich ein Organ oder eine Organlage oder dergleichen erleben durch den Strang d–b; das ist im wesentlichen dasselbe. Das eine Mal erleben wir ein Physisches, das nicht in uns zu sein scheint, das andere Mal erleben wir ein Physisches, das in uns ist, das heißt innerhalb unserer Haut. Dadurch aber sind wir eingeschaltet, daß wir bei einem Willensvorgang alles das erleben können, was nicht nur außen ist, sondern auch was innerlich an uns ist. Aber die Stärke der Wahrnehmung ist verschieden vermittelt durch den Strang a–c und durch den Strang d–b. Dasjenige, was eintritt, ist allerdings eine wesentliche Abschwächung der Intensität. Wenn wir eine Vorstellung mit einem Willensimpuls zusammen formen in a, so wird dieser Impuls von a aus weitergeleitet. Indem er von c auf d überspringt, schwächt sich das Ganze so ab für unser Bewußtsein, für unser bewußtes Erleben, daß wir das weitere, was wir nun in uns erleben, die Hebung der Hand und so weiter, nur mit der geringen Intensität des Bewußtseins erleben, die wir sonst auch im Schlafe haben. Wir sehen das Wollen erst wiederum, wenn die Hand sich bewegt, wenn wir wieder von einer andern Seite her eine Sensation haben.

Der Schlaf dehnt sich in der Tat anatomisch, physiologisch in das wache Leben fortwährend hinein. Wir stehen mit der äußeren physischen Welt in Verbindung und wachen eigentlich immer nur mit demjenigen Teil unseres Wesens, welcher bis zu der Unterbrechung der Nerven geht. Was jenseits der Unterbrechung der Nerven in uns selber liegt, das verschlafen wir auch am Tage. Das ist aber ein Vorgang, der noch nicht physisch ist in der jetzigen Phase der Erdenentwickelung, sondern noch in einer gewissen geistigen Höhe vor sich geht, wenn das auch vielfach zu tun hat mit den niederen Eigenschaften der Menschennatur. Aber ich habe hier schon öfter von dem Geheimnis gesprochen, daß, was im Menschen niedere Natur ist, gerade zusammenhängt mit den höheren Äußerungen gewisser geistiger Wesenheiten.

Würde man im Menschen alle diejenigen Stellen sammeln, wo Nervenunterbrechungen sind, und würde man das aufzeichnen, dann würde man zeichnungsgemäß die Grenze bekommen zwischen dem Erleben in der physischen Welt und dem Erleben aus einer höheren Welt heraus. Daher kann ich auch folgendes Schema gebrauchen. Nehmen Sie einmal an – ich zeichne hier alle Nervenunterbrechungen schematisch auf –, nehmen Sie an, da wäre der Kopf und da wäre ein Bein **(Abb. 32)**. Nun nehmen wir an, von hier aus ginge ein sogenannter Eindruck, und hier wäre die Nervenunterbrechungsstelle «Gehen» erfolgt. Was real ist, ist dann dieses: hier ist alles dasjenige, was der Mensch durch den Nerv erlebt, wachend bei Tag erlebt; hier ist das, was der Mensch erlebt als einen unterbewußten Willen, auch im Wachen schlafend erlebt. Und alles dasjenige, was nun unter der Nervenunterbrechungsstelle liegt, wird von der geistigen Welt heraus direkt gebildet, geschaffen. (179, 13ff.)

Nun, über diesen Unsinn, daß es sensitive und motorische Nerven gibt, habe ich des öfteren schon gesprochen. Aber das Wichtige ist, daß eigentlich jede ganze Nervenbahn an dem Umfang des Menschen entspringt und wiederum zum Umfang zurückgeht, aber irgendwo unterbrochen ist; wie ein elektrischer Draht, wenn er einen Funken überspringen läßt, so ist eine Art Überspringen, ein sensitives Fluidum von dem sogenannten sensitiven bis zu dem sogenannten motorischen Nervenanfang. Und an der Stelle – also solche Stellen sind unzählige, wenigstens sehr viele, in unserem Rückenmark zum Beispiel, in anderen Partien unseres Leibes – an diesen Stellen sind auch die Raumesstellen, wo der Mensch sich nicht allein selber angehört, wo er dem Weltenall angehört. Wenn Sie alle diese Orte miteinander verbinden, dazu auch die Ganglien des Sympathikus nehmen, dann bekommen Sie diese Grenze, auch leiblich-physiologisch diese Grenze. (194, 144f.)

Zerstörungs- und Aufbauprozesse im Willensvollzug – weiteres zur Physiologie willentlicher Handlungen

[...] So paradox das für den heutigen Menschen auch erscheint, es ist doch so, daß derjenige, der in dieser [spirituellen] Weise das Denken erlebt, weiß, daß in der Entfaltung des Denkens etwas liegt, was in dem menschlichen Organismus – es ist in der Tierheit ganz anders – in einer Konsolidierung des Materiellen gewissermaßen einen Prozeß darstellt, der im wesentlichen ein Nervenprozeß ist, der in seinem Zusammenhang mit dem Denken bis in sein Physisches hinein geschaut werden kann. Es ist ein Prozeß, den man vergleichen kann mit einem Konsolidieren der Materie, mit dem, was eintritt, wenn sich irgendein Stoff, der in einem anderen aufgelöst ist, absetzt. Dieses materielle Konsolidieren, dieses Dichterwerden des Materiellen, dieses Sich-Heraussondern des Materiellen aus einem Medium, das ist dasjenige, was nun tatsächlich erlebt wird.

Die andere Seite, die Ausbildung des Willens, sie wird anders erlebt, wenn das Erleben bis in das Physisch-Organische hineingeführt wird. Man erlebt nun: Jeder wirkliche Willensakt, alles, was dem Willen entspricht, das wirkt im Organischen so, daß es etwas darstellt, was sich vergleichen läßt mit einer Art von Auflösung, von Zerstäubung des Materiellen. Man könnte auch sagen: Es ist etwas, was sich in einer Art materiellem Vorgang auslebt, der mit dem Erwärmen beginnt und in einen Prozeß hineinläuft, der beim Erwärmen an-

fängt und der dann eben allmählich hineinläuft in dasjenige, was auch im gewöhnlichen Leben unsere Willensentfaltung mehr oder weniger bewußt darstellt. Während im gewöhnlichen Leben das Vollbewußte damit verknüpft ist, daß innerlich ganz feine Konsolidierungen der Materie vor sich gehen, gehen Auflösungen des Materiellen vor sich, wenn mehr oder weniger unbewußte Willensakte im gewöhnlichen Leben sich abspielen [...].
Man lernt, wie der Wille wirkt, wie der Wille gewissermaßen zur Dissoziation der Materie führt, wie der Wille einen Wärmeprozeß einleitet, der dann in etwas anderes übergeht. Daran lernt man erkennen, wie das Geistige sich dem Materiellen entringt, wie das Geistige als Willensmäßiges dem Materiellen sich entringt. Und das ist wiederum vergleichbar demjenigen Vorgang, der uns entgegentritt, wenn der Mensch stirbt, wenn das willensartig Geistige sich losringt aus dem physischen Leibe. Man lernt diesen vollständigen Vorgang des Durchgehens durch den Tod, des Hinübergehens des Unsterblichen des Menschen in eine geistige Welt, erkennen. (77a, 144f./147)

[...] Der Wille ist es im wesentlichen, der zuletzt, wenn er ganz kraftvoll geworden ist, die Auflösung des Leibes herbeiführt. Der Wille ist auch dasjenige im Menschen, was fortwährend nach der Auflösung hindrängt, was abbaut, was geistig nichts anderes ist als eine Jugendform des Denkens, die sich, wenn wir physisch altern, anschickt, sich weiter zu entwickeln. Sie kann sich weiter entwickeln, wenn der Mensch hinausgeht aus dem physischen Dasein, zwischen dem Tod und einer neuen Geburt. (342, 190)

Der Wille stößt sozusagen mit dem äußeren Leben zusammen und wird sich nur bewußt, indem er mit diesem äußeren Leben zusammenstößt. Und hier können wir, was sich schon im Seelenleben zeigt, in dem Gesamtleben verfolgen, auch in der körperlichen Organisation: Was der Mensch geworden ist, was ihm die Anlagen für seine Fähigkeiten gegeben hat, das muß der Wille, der da erst wird in diesem Leben, zerbrechen, zerstören können, denn dieser Wille würde sich sonst nie zur Geltung bringen können.
Wie der Mensch überhaupt nur durch den Zusammenstoß mit der Realität sich bewußt werden kann, so kann er sich als fortschreitenden Prozeß nur erleben, indem durch den Willen das gesamte physische Leben in ihm ebenso zerstört wird, wie durch das Vorstellungsleben das Gehirn zerstört wird. Aber während das Letztere durch den Schlaf wieder ausgeglichen werden kann, kann ein Neuwerden des Willens nicht wieder ausgebessert werden, sondern es muß in der Tat durch die Impulsivität des Willens ein fortlaufender Zerstörungsprozeß in jedem Leben eintreten. Da sehen wir, daß der Mensch seinen Organismus zerstören muß und sehen so für den Menschen erst die Notwen-

digkeit des wirklichen Todes. Wie wir für das Vorstellungsleben die Notwendigkeit des Schlafes einsehen, so sehen wir jetzt für das Willensleben die Notwendigkeit eines Todes ein. Denn nur dadurch, daß der Mensch seine physische Organisation seinem Willen entgegenstehend hat, erkennt sich der Wille in sich selber, verstärkt sich in sich selber und geht dann durch die Pforte des Todes in ein Leben in der geistigen Welt, wo er sich die Kräfte aneignet, um in einer zukünftigen Verkörperung dasjenige aufzubauen, was er in dieser Leiblichkeit nicht mehr erreicht hat.
[...] Dadurch, daß wir nur durch die Zerstörung dieses einen Lebens das gewinnen können, was im neuen Erdenleben auftritt und dadurch erst zur wirklichen Vervollkommnung des gesamten Menschenlebens führt, ist auch das gegeben, daß der Wille des Menschen, um sich in der Gesamtverfassung seiner selbst bewußt zu werden, das Hinsterben des physischen Leibes braucht, und daß im Grunde genommen für den richtigen Willensimpuls das Erlebnis nur dann da ist, das er braucht, wenn wir durch die Pforte des Todes gehen, wenn er das allmähliche Siechwerden und Hinsterben der äußeren Organisation miterlebt. Denn an dem Widerstande, den er an der äußeren Organisation verspürt, wächst der Wille, wird immer stärker und stärker und bereitet sich vor, das zu werden, was für die Ewigkeit lebt. (61, 410ff.)

Man wird [naturwissenschaftlich] finden – die Ansätze sind überall schon dazu gemacht –, daß sich bei jedem Willensakt gewisse Gifte ergeben durch die menschliche Organisation selber, daß der Willensvorgang, «körperlich erfaßt», eigentlich ein toxischer Prozeß ist. Und dadurch wird die Brücke gebaut werden zwischen dem Willensakt, der eigentlich [ein] embryonaler Tod ist, weil er ein toxischer Prozeß, eine Art Vergiftung ist, und dem Tode selbst, der nur ein vergrößerter Willensakt ist.
[...] Dieselben Kräfte, welche im Todesmoment den Menschen aus der Sinneswelt herausführen, die sind, noch unausgebildet, gewissermaßen embryonal wirksam im menschlichen Willensakte. Jedesmal wenn wir etwas wollen, wenn wir unser Wollen in Handlung umsetzen, so gestalten wir etwas, was sich zum Sterben geradeso verhält, wie sich das Kind zum Greis verhält in bezug auf das Menschsein. (73, 290/279)

[Der Mensch] weiß nichts davon, was geschieht zwischen der Absicht, die er für die Handlung einer Handbewegung hat, und dem Heben der Hand. Er weiß nicht, wie die Absicht, die im Gedanken lebt, hineinschießt in die Muskeln und dann die Hand zum Heben bringt. Er sieht erst wiederum die Entfaltung in der sich bewegenden Hand. Aber was dazwischen liegt, ist ein verbrennungsähnlicher Prozeß. Nur haben wir innerhalb des menschlichen

Organismus nicht die Möglichkeit, so zu sprechen, wenn wir durch ein höheres Geistiges diesen Verbrennungsprozeß anschauen, der der materielle Prozeß ist für die menschliche Willensentfaltung. Wenn wir diesen Verbrennungsprozeß verfolgen, haben wir nicht die Möglichkeit, da festzustellen, daß nur Materie umgewandelt wird, sondern es kommt dabei auf die Vernichtung derjenigen Prozesse an, die erst angefacht werden, indem der Mensch sich der gewöhnlichen Ernährung unterzieht. Alle diejenigen physischen verbrennungsähnlichen Prozesse, welche sich abspielen als die Grundlage der Willensentfaltungen, alle diese Prozesse, die eben, wie gesagt, verbrennungsähnlich sind, spielen sich ab zwischen der Fortsetzung des Ernährungsvorganges und der Blutbildung.
Wo wir das Blut sich bilden sehen, sehen wir in diese verbrennungsähnlichen Prozesse hinein. Da sehen wir aber auch hinein, wie innerhalb dieser verbrennungsähnlichen Prozesse der menschliche Wille sprüht und kraftet. Wir sehen in einen absteigenden materiellen Prozeß hinein. Da sehen wir, zunächst populär gesprochen, wie Materie verschwindet. (84, 124f.)

Ein wirklicher Wille ist immer verbunden auch mit einem organischen Prozeß, ich könnte auch sagen einem Verbrennungsprozeß. (82, 137)

Es ist wesentlich, die feinen Stoffwechselprozesse zu kennen, die immer vor sich gehen als eine Art von Verbrennungsprozeß im Menschen, wenn Willenstätigkeit sich entwickelt. (305, 53f.)

Wenn wir uns überhaupt bewegen, dann geht immer von uns etwas zugrunde. Wenn ich hier stehe und nur bis dorthin gehe und nachher meinen Körper untersuchen würde, so würde ich, nachdem ich gegangen bin, mehr Asche in meinem Körper finden, als vorher drinnen war, weil mittlerweile Stoffe drinnen verbrannt sind. Ich kann mich gar nicht bewegen, kann gar nicht das Gleichgewicht, die Schwerkraft mit mir in Zusammenhang bringen, wenn ich nicht irgend etwas in mir verbrenne. Also ich muß eine Verbrennung in mir bewirken, wenn ich dasjenige im Leben benütze, was ich durch das Gehen und durch das richtige Bewegen überhaupt mir erwerbe. Wenn ich aber nur fortwährend tätig wäre und fortwährend also in mir verbrennen würde, ja, da würde ich bald zugrunde gehen daran. Ich muß fortwährend auch wiederum dasjenige herstellen, was ich verbrannt habe. [...] Wenn wir schlafen, dann bessert fortwährend unser Ätherleib dasjenige wieder aus, was bei Tag die Verbrennungsprozesse gemacht haben. (349, 88f.)

Wenn ich mich anschaulich ausdrücken soll, so ist folgendes der Fall. Ich habe den Gedanken, meinen Arm aufzuheben. Dieser Gedanke schießt aus der

Kopforganisation in die Armorganisation hinein, bewirkt dort einen Abbau, einen Zerstörungsprozeß. Man kann ihn eine Verbrennung nennen. Da wird im Laufe meiner Armorganisation etwas zerstört. Derjenige Teil des astralischen Organismus, der dem Willensteil der Seele entspricht, flutet nach, stellt wiederum her, was abgebaut ist, baut es wieder auf. Und in diesem Aufbauen vollzieht sich das Heben meines Armes. Es wird also das, was verbrannt ist, wiederum hergestellt, und in dieser Wiederherstellung vollzieht sich der eigentliche Willensakt.
Nun ist in dem Teil des astralischen Organismus, der den Willensimpulsen der menschlichen Seele zugrunde liegt, auch die eigentliche Ich-Wesenheit enthalten, so daß immer, wenn eine Willensentfaltung geschieht, auch eine Entfaltung der Ich-Wesenheit vor sich geht. (215, 163)

Die Beziehung des denkenden Seelenteiles zur Kopforganisation ist ein Hingegebensein des Geistig-Seelischen an das Physische. Die Beziehung der fühlenden Seele an die rhythmische Organisation ist ein abwechselndes Hingegebensein und Sich-wieder-Zurückziehen. Der Willensteil aber steht zum Physischen in einer Beziehung, die er zunächst als ein unbewußtes Seelisches erlebt. Es ist ein unbewußtes Begehren nach dem physischen und ätherischen Geschehen. Dieser Willensteil geht durch seine eigene Wesenheit nicht in die physische Tätigkeit auf. Er hält sich von ihr zurück und bleibt seelisch-geistig lebend.
Nur wenn der denkende Seelenteil seine Tätigkeit in die Stoffwechsel- und Gliedmaßen-Organisation hinein erstreckt, dann wird der Willensteil angeregt, sich an die physische und ätherische Organisation hinzugeben und in ihr tätig zu sein.
Dem denkenden Seelenteil liegt eine abbauende Tätigkeit des physischen Organismus zugrunde. Im Bilden von Gedanken erstreckt sich dieser Abbau nur auf die Kopforganisation. Wenn ein Willensmäßiges entstehen soll, so ergreift die abbauende Tätigkeit die Stoffwechsel- und die Gliedmaßen-Organisation. Die Gedankenkraft strömt in den Rumpf- und Gliedmaßen-Organismus ein, in denen ihr eine abbauende Tätigkeit des physischen Organismus entspricht. Das regt den Willensteil der Seele an, dem Abbau einen Aufbau, der auflösenden organischen Tätigkeit eine bildende, gestaltende entgegenzusetzen.
Tod und Leben kämpfen so im Menschenwesen. Im Denken offenbart sich eine stets im Absterben begriffene organische Tätigkeit; im Wollen offenbart sich ein Leben-Weckendes, Leben-Erschaffendes. (25, 79f.)

Hat man zuerst erkannt, daß das reine Denken ein Abbauen der Materie ist, überhaupt mit den ertötenden, als Rückentwickelung wirkenden Prozessen zusammenhängt, so kommt man dazu, einzusehen, wie alles, was seelisch-willenshaft auftritt, mit den Aufbauprozessen, mit den Wachstumsprozessen zusammenhängt. Die Wachstums-, die Aufbauprozesse, die Organisations- und Reproduktionsprozesse in uns dämpfen unser gewöhnliches Bewußtsein für die Tiefen der Menschenorganisation herunter, und der Wille steigt aus solchen Tiefen des Menschenwesens herauf, bis zu welchen das gewöhnliche Bewußtsein nicht hinuntergelangt. So wie das Denken im Ertötenden lebt, so lebt das Willenshafte im Wachsenden, im Gedeihenden, im Fruchtenden. (78, 145f.)

Betrachten wir auf der andern Seite jene Lebensprozesse, in denen eben die nichtmineralisierten, die im lebendigen Prozesse befindlichen Stoffe sind, dann kommen wir, ich möchte sagen, auf das Materielle der Willenswirkungen. Im Schlafe ist ja das Ich aus dem physischen Leibe heraus. Im Wollen ist das Ich aus gewissen Orten unseres Organismus heraus. Das ist dadurch der Fall, daß an diesem Orte sich in gewissen Zeitaugenblicken eben nichts mineralisiert, sondern daß da alles lebt. Aus denjenigen Stellen unseres Organismus, in denen alles lebt, in denen in dem entsprechenden Augenblicke nichts Mineralisiertes sich ablöst, abscheidet, da entfalten sich die Willensimpulse. Da wird aber das Ich ausgestoßen. In das Mineralische wird das Ich hineingezogen. Mit dem Mineralischen kann es hantieren; mit demjenigen, was lebendig ist, kann es nicht hantieren. Aus dem wird es herausgetrieben, wie in der Nacht, wenn wir schlafen, dieses Ich aus dem ganzen physischen Leibe herausgetrieben wird. Nun ist aber dann das Ich außerhalb des Leibes. Durch das Mineralisieren wird das Ich in den Leib hineingetrieben. Durch das Vitalisieren wird das Ich aus Teilen des Leibes herausgetrieben. Es ist dann gerade so außerhalb dieser Teile, wie es im Schlafe ganz außerhalb des physischen Leibes ist. Und wir können daher sagen: bei einer Willensbetätigung sind immer Teile des Ich außerhalb derjenigen Orte des physischen Leibes, denen sie eigentlich zugeteilt sind. Und wo sind dann diese Teile des Ich, die außerhalb der ihnen entsprechenden Teile des physischen Leibes sind? Nun, sie sind eben außerhalb, im übrigen Raume. Sie sind eingegliedert in die Kräfte, welche diesen Raum durchweben. Wir sind, indem wir unseren Willen betätigen, mit einem Teil unseres Ich außerhalb unser. Wir gliedern uns Kräfte ein, die durch die Welt gelegt sind. Wenn ich einen Arm bewege, so bewege ich ihn nicht durch etwas, was im Inneren des Organismus entspringt, sondern durch eine Kraft, die außerhalb meines Armes ist, und in die das Ich hineinkommt dadurch, daß es aus gewissen Orten meines Armes herausgetrieben wird. Im Wollen komme ich außerhalb meines Leibes, und durch Kräfte, die außerhalb meiner liegen, bewege ich mich. Man hebt das Bein nicht durch Kräfte, die im Inneren sind, sondern man hebt das Bein durch Kräfte, die tatsächlich von außerhalb wirken; ebenso den Arm. Während man also im Denken nach innen getrieben wird durch das Verhältnis des Ich zu dem mineralisierten Teil des menschlichen Organismus, wird man im Wollen geradeso wie im Schlafe nach außen getrieben. Und niemand versteht das Wollen, der nicht den Menschen als kosmisches Wesen auffaßt, der nicht hinausgeht aus den Grenzen des menschlichen Leibes, der nicht weiß, daß der Mensch im Wollen sich außerhalb seines Leibes liegende Kräfte eingliedert. Wir versenken uns in die Welt, wir geben uns an die Welt hin, indem wir wollen. So daß wir sagen können: Die materielle Begleiterscheinung des Denkens ist ein mineralischer Prozeß in uns, ein Zeichnen des Ich in mineralisierte Teile des menschlichen Organismus. Das Wollen in uns stellt dar ein Vitalisieren, ein Herausbreiten des Ich, ein Eingliedern des Ich in die geistige Außenwelt, und ein Wirken auf den Leib vom Ich aus, aus der geistigen Außenwelt herein. (209, 131f.)

Weiteres über die Beziehung zwischen Willensprozessen und ätherischem Geschehen

Was wir unseren Willen nennen, das ist in jeder einzelnen Tätigkeit eine Abstraktion. Dieser Wille verläuft ja gar nicht abgesondert für sich. Es ist immer in uns ein Stoffwechselprozeß, ein Wachstums–, ein Ernährungsprozeß oder ein Ent-Ernährungsprozeß vorhanden, indem der Wille sich entfaltet. Es ist in einer geringeren Art dasselbe vorhanden, was eben, sagen wir, bei besonders gesteigertem Wachstums- oder Lebensprozeß das Bewußtsein auslöscht. Daher wird auch unser Bewußtsein in der eigentlichen Willensregion ausgelöscht. Diese Willensregion, die ist da, wo die Wachstumswucherung ist; daher ist sie im Unbewußten. Wir müssen also als Mensch in uns unterscheiden ein Gebiet [...], wo die Wachstumswucherung ist, und in dieser Wachstumswucherung, die nun nicht ins gewöhnliche Bewußtsein hereinfällt, wurzelt der Wille. (206, 155f.)

Indem der Willensimpuls sich im Stoffwechsel auslebt, lebt er nicht bloß in dem äußeren physischen Stoffwechsel, sondern da überall der ganze Mensch ist innerhalb der Grenzen seiner Wesenheit, so lebt auch das Ätherische in dem, was sich als Stoffwechsel ausgestaltet, wenn ein Willensimpuls vorgeht. Nun zeigt die Geisteswissenschaft, daß im Willensimpuls gerade das Umgekehrte vorliegt von der Sinneswahrnehmung. Während bei der Sinneswahrnehmung gerade der äußere Äther gewissermaßen belebt wird durch den inneren Äther, also der innere Äther sich in den toten Äther hinein ergießt, ist es beim Willensimpuls so, daß, wenn er aus dem Seelisch-Geistigen heraus ent-

springt, dann immer durch den Stoffwechsel und alles das, was damit zusammenhängt, der Ätherleib herausgelockert, herausgetrieben wird aus dem physischen Leibe für diejenigen Gebiete, in denen sich der Stoffwechsel abspielt. Wir haben also hier das Umgekehrte: der Ätherleib zieht sich gewissermaßen zurück von den physischen Vorgängen. Und darin liegt das Wesentliche der Willenshandlungen, daß sich bei ihnen der Ätherleib zurückzieht vom physischen Leib. [...]
Dringt ein Willensimpuls ursprünglich aus dem Seelisch-Geistigen heraus, so findet er sich mit dem Ätherischen, und die Folge ist, daß dieses Ätherische zurückgezogen wird aus irgendeinem Stoffwechsel-Gebiet des Physisch-Leiblichen. Und aus diesem Wirken des Geistig-Seelischen durch das Ätherische auf das Leibliche entsteht das, was man nennen kann den Übergang eines Willensimpulses zu irgendeiner leiblichen Bewegung, zu einer leiblichen Hantierung. (66, 170f.)

Weiteres über die Verbrennungsprozesse im Stoffwechsel-Gliedmaßensystem

Nun gehen ja in uns auch nicht fortwährend bloß äußere Verbrennungsprozesse vor sich, sondern wenn Sie etwas essen, so muß das zunächst durch den Mund in den Magen gehen. Da muß es verarbeitet werden. Dann muß es in den ganzen Körper übergehen. Das ist eine innere Arbeit; die verbrennt auch den physischen Leib. Wenn der Ätherleib einen Augenblick nicht tätig wäre, ja, dann wäre es aus mit dem Menschen. Dann würde er fortwährend durch seine eigenen Verbrennungsprozesse sich töten. Was der Mensch eigentlich tut in der irdischen Welt, ist alles auf das Töten abgestimmt.
[...] Wenn einer seine Herztätigkeit unterbricht, das heißt wenn die Verbrennung, die durch die Herztätigkeit hervorgerufen wird, nicht gleich wiederum durch den Ätherleib gutgemacht wird, würde das Herz stillstehen. (349, 90f.)

Ein Ganzes in der gewöhnlichen Sprache bilden Atmung und Gedanke. Ebenso aber können ein Ganzes bilden der Rhythmus, welcher in der Blutzirkulation lebt, und die Bewegungen der menschlichen Glieder. Wie sich im einen Pol des Menschen Atmung und Gedanke zueinander verhalten, so verhalten sich im anderen Pol die Blutzirkulation, welche das Stoffliche auflöst, verbrennt, zu der Bewegung der Glieder. Und während wir, wenn wir durch die Verbindung von Gedanken und Atmung in der Sprache uns offenbaren, mehr dasjenige zum Ausdruck bringen, was zwischen Mensch und Mensch lebt, so können wir, wenn wir jene geheimnisvollen inneren Vorgänge, welche sich im Zusammenhange zwischen der Bewegungsgebärde und dem innerlichen Verbrauch abspielen, der im Menschen in der Blutzirkulation wellenden und webenden Substanz, mehr dasjenige offenbaren, was der Mensch in seinem Verhältnisse zum Kosmos, zur ganzen Welt erlebt, erlebt allerdings im gewöhnlichen Bewußtsein oftmals auf unbewußte Art. (277, 358f.)

Zur generellen Frage von Verbrennungsprozessen im menschlichen Organismus

Man beschreibt außen die Verbrennung als die Verbindung irgendeiner Substanz mit dem Sauerstoff, setzt dann, wenn man von menschlicher innerer Tätigkeit spricht, die Gedanken in den Menschen hinein fort, die man so gewonnen hat, spricht auch im menschlichen Inneren von Verbrennung, während man wissen sollte, daß dafür gar keine Möglichkeit besteht. Denn gerade so, wie sich ein Lebendiges zu einem Toten verhält, so verhält sich der Vorgang, der im Inneren des Menschen als einer Verbrennung ähnlich beschrieben werden kann, zu einer äußeren Verbrennung. Äußere Verbrennung ist unorganisch, äußere Verbrennung ist lebenslos. Im Inneren haben wir es mit einer lebendigen Verbrennung zu tun, mit einer lebendig gewordenen Verbrennung. Das hat auch für die übrige Wissenschaft große Folgen, bedeutsame Folgen. Denn sehen Sie, die äußere Verbrennung unterliegt ja mit Bezug auf die Substanz, die sie ergreift, ganz bestimmten, sagen wir Wärmeverhältnissen. Wir können uns nur vorstellen nach unserer Wissenschaft, daß sich eine gewisse Entzündungstemperatur ergibt, Verbrennungswärme da ist für diese äußeren Verhältnisse. Das ist durchaus nicht etwas, was sich ins Innere des menschlichen Organismus in derselben Weise fortsetzt. Unter bestimmten Temperaturgraden kann sich äußerlich irgendeine Substanz mit dem Sauerstoff verbinden, eine Verbrennung ist da. Nicht bei derselben Temperatur braucht sich das im Inneren zu verbinden, da herrschen andere Gesetze. (318, 94f.)

Es ist kein wirklicher Verbrennungsprozeß, was da im Menschen vorgeht, sondern es ist ein Verbrennungsprozeß – beachten Sie das wohl –, dem der Anfang und das Ende fehlt. Es ist bloß die mittlere Stufe des Verbrennungsprozesses; es fehlt ihm der Anfang und das Ende. Im menschlichen Leibe darf niemals Anfang und Ende des Verbrennungsprozesses vor sich gehen, sondern nur das Mittelstück des Verbrennungsprozesses. (293, 178)

Zur Beziehung zwischen Willensentfaltung und Wärmeprozessen

Das Ich ist ja zunächst dasjenige im Menschen, welches den Willen in Tätigkeit versetzt, Willensimpulse verleiht. Wie verleiht das Ich Willensimpulse? [...] Das geschieht, indem der Wille zunächst in dem Wärmeorganismus des

Menschen wirkt. Indem das Ich einen Willensimpuls hat, wirkt dieser Willensimpuls zunächst auf den menschlichen Wärmeorganismus. [...] Das, was da drinnen [im menschlichen Wärmeorganismus] wirtschaftet in dieser Wärme, was diese Wärme so macht, daß sie in Strömung, daß sie in innerlicher Bewegung ist, daß sie eben ein Organismus ist, das ist das Ich.
[...] So wie der Mensch nun einmal ist als Erdenmensch, bewirkt sein Ich durch den Wärmeorganismus das, was sich dann äußert, wenn der Mensch als Willenswesen in die Welt tritt. (202, 170f.)

Der Erwärmungsprozeß ist [...] das Höchste, in diesen greift unsere Ich-Seelentätigkeit unmittelbar ein. Deshalb fühlen wir auch etwas wie eine Verwandlung unserer Ich-Seelentätigkeit in ein inneres Warmwerden, das bis zum physischen Warmwerden im Blutprozeß gehen kann. Wir sehen also, wie das Geistig-Seelische von oben nach unten gehend durch den Erwärmungsprozeß eingreift in das Organische, das Physiologische, und wir könnten noch an vielen anderen Tatsachen zeigen, wie das Geistig-Seelische sich in Erwärmungsprozessen berührt mit dem Organischen. (128, 176)

Willensentfaltung, Verbrennungsprozesse und Schicksal des Menschen

Wenn man [...] mit den Methoden der anthroposophischen Forschung in diejenige Region hinunterleuchtet, wo der Wille pulsiert, da findet man zunächst das Folgende. Wenn wir die Absicht haben, irgendeinen Willensentschluß auszuführen, dann ist das zunächst ein Gedanke, eine Vorstellung. In dem Momente, wo diese Absicht in den Organismus hineinströmt, entsteht im Organismus dasjenige, was man einen inneren Verbrennungsprozeß nennen kann. Jedes mal wird im Organismus ein Verbrennungsprozeß entstehen längs des ganzen Weges, den der Willensentschluß macht. Durch das Verbrennen von Stoffwechselprodukten, die Sie in sich haben, wird alles das bewirkt, was den Arm bewegt, um einen Willensentschluß auszuführen, so daß eigentlich ein wollender Mensch im physischen Sinne in einem verbrennungsartigen Verzehren seiner Stoffwechselprodukte sich befindet. Eigentlich müssen wir immer deshalb die Stoffwechselprodukte erneuern, weil durch den Willen diese Stoffwechselprodukte fortwährend verzehrt, verbrannt werden.
Das ist anders beim Vorstellen. Beim Vorstellen findet ein fortwährendes Ablagern von salzartigen Bestandteilen statt. Erdige, salzartige, aschenartige Bestandteile sondern sich aus dem Organismus ab, so daß, physisch gesprochen, das Denken, das Vorstellen ein Salzablagern ist. Das Wollen ist ein Verbrennen. Und dem Anschauen, dem geistigen Anschauen stellt sich das menschliche Leben als ein fortwährendes Salzablagern von oben und als ein

Verbrennen von unten herauf dar. Dieses Verbrennen, das macht, daß wir, wenn ich mich so ausdrücken darf, im Feuer des eigenen Leibes mit dem gewöhnlichen Bewußtsein nicht wahrnehmen können, was der Wille eigentlich ist. Dieses Verbrennen bewirkt, daß wir den Willen, alles Wollen fortwährend verschlafen.

Aber was wird uns denn da unsichtbar für das gewöhnliche Bewußtsein, wenn wir den Willen verschlafen? Wenn man nun in dieses organische Feuer, das fortwährend durch den Willen entsteht, mit den Mitteln der Geistesanschauung hineinleuchtet, dann nimmt man wahr, daß in diesem Feuer die Wirkungen unseres moralischen Verhaltens in dem vorhergehenden Erdenleben leben. Da drinnen lebt dasjenige, was man menschliches Schicksal, menschliches Karma nennen kann. (226, 61f.)

4. Das Rhythmische System

> [...] Alles Forschen nach der sogenannten groben Materie ist überhaupt ziemlich unsinnig. Wird man einmal aufgeben – und die Menschheit wird es vor dem 4. Jahrtausend tun – das Suchen nach dem Grobsinnlichen als der Natur zugrunde liegend, dann wird man auf etwas ganz anderes kommen, dann wird man überall in der Natur Rhythmen finden, rhythmische Ordnungen. Diese rhythmischen Ordnungen sind vorhanden, nur macht sich die heutige materialistische Wissenschaft über diese rhythmischen Ordnungen in der Regel lustig. [...] Rhythmisch wächst an der Pflanze ein Blatt nach dem andern; rhythmisch sind die Blumenblätter angeordnet, rhythmisch ist alles angeordnet. Rhythmisch tritt das Fieber ein bei einer Krankheit, flutet wieder ab; rhythmisch ist das ganze Leben. Das Durchdringen der Naturrhythmen, das wird wahre Naturwissenschaft sein. (184, 295)

Zum Begriff des Rhythmischen Systems

Jedes Schlafen führt den Menschen nicht nur, wie man oftmals sagt, außerhalb seines physischen Leibes, sondern es führt ihn außerhalb des gewöhnlichen Raumes. Es führt ihn in eine Welt, die überhaupt nicht verwechselt werden darf mit der Welt, die sinnlich angeschaut werden kann. Aus dieser Welt heraus ist aber alle Gesetzmäßigkeit, welche zugrunde liegt dem rhythmischen Menschen, jenem Menschen, der sein Flüssigkeitselement und auch sein Luftelement mit Rhythmus durchorganisiert. Der Rhythmus erscheint im Raume, aber der Quell des Rhythmus, die Gesetzmäßigkeit, welche den Rhythmus hervorbringt, die strömt in jedem Punkte des Raumes aus außerräumlichen Tiefen hervor. Die wird überall reguliert von einer realen Welt, die jenseits des Sinnesraumes ist. Und stehen wir gegenüber jenem wunderbaren Wechselspiel, das sich abspielt im innermenschlichen Rhythmus durch die Atemzüge und durch den Puls, dann nehmen wir eigentlich in diesem Rhythmus etwas wahr, was aus geistigen, außerräumlichen Untergründen hineinreguliert wird in die Welt, in der sich der Mensch auch als physischer Mensch befindet. (205, 71f.)

Wesen des Rhythmus und Funktion des Rhythmischen Systems im Organismus

Rhythmische Vorgänge sind weder in der Natur, noch im Menschen etwas Physisches. Man könnte sie halbgeistig nennen. Das Physische als Ding verschwindet im rhythmischen Vorgang. (26, 221)

[...] Das rhythmische System sieht man nicht, alles, was mit physischer Substanz ausgefüllt ist, gehört zum Stoffwechsel-Gliedmaßensystem [...]. (317, 15)

Man lernt [...] erkennen dasjenige, was innerlich im menschlichen Wesen als Rhythmus lebt. Da wird zwar nicht in gleicher Weise wie im Denkvorgang die Materie ertötet, aber es wird das Leben abgelähmt, so daß es sich immer neu anfachen muß. Und dem gewöhnlichen, rein mechanischen Atmungsrhythmus liegt zugrunde dieses Beleben und Ablähmen eines inneren Rhythmus, der sich gewissermaßen dualistisch in den physischen Atmungsvorgang und in den seelischen Gefühlsvorgang spaltet. (78, 144)

Das rhythmische System ist halb Kopf, halb Stoffwechsel-Gliedmaßensystem. Wenn wir einatmen, ist es mehr Stoffwechsel-Gliedmaßensystem, wenn wir ausatmen ist es mehr Kopfsystem. So daß zwischen Systole und Diastole die Sache so verläuft, daß man sagen kann: Kopfsystem–Gliedmaßensystem = Ausatmung–Einatmung. Nun sehen Sie also, daß wir, vermittelt durch den mittleren Teil des rhythmischen Organismus, eigentlich zwei vollständig polarisch entgegengesetzte Wesenheiten in uns tragen. (317, 78f.)

[...] Der Rhythmus, den wir im Grunde genommen nur als das Physisch-Sekundäre im Organismus wahrnehmen, der ist eigentlich immer ein Rhythmus, der sich im tieferen Sinne abspielt zwischen dem Astralleib und dem Ätherleib. Und letzten Endes kann man sagen: Mit dem astralischen Leib atmen wir ein, mit dem Ätherleib schaffen wir die Ausatmungsluft wieder heraus, so daß also in Wahrheit eine rhythmische Wechselwirkung stattfindet zwischen astralischem Leib und Ätherleib. (283, 62)

Schauen wir [...] hin auf das rhythmische System, das in direktem Zusammenhang, wie ich gesagt habe, mit dem Gefühlsleben des Menschen steht, so sehen wir da ein Höheres in diesem rhythmischen System tätig, und wir sehen in dem rhythmischen System nicht nur gewissermaßen ein ätherisch Plastisches wirksam, sondern ein ätherisch Plastisches, das durchseelt ist. Und im Innersten ist der Rhythmus gerade dieses merkwürdige Ineinanderarbeiten des Prozesses, den wir auf der einen Seite gesehen haben im Verdauungs-Bewegungssystem, im Stoffwechsel-Bewegungssystem, wo bis zu einem gewissen Punkte die Evolution des Stoffprozesses gebracht wird, wo dann der Stoffprozeß ausscheiden will, während er im Nervenprozeß innerlich ausscheidet.
Stellen wir uns nun den ganzen Prozeß so vor, daß er gewissermaßen geführt wird als Stoffwechselprozeß bis zu einem gewissen Punkte, dann die Aus-

scheidung entsteht, aber sofort zurückgebildet wird, so daß fortwährend der ganze Prozeß hin- und herpendelt zwischen einem Stoffwechselprozeß und einem abbauenden Nervenprozeß, dann haben Sie den Grundtypus jenes rhythmischen Prozesses, der allen rhythmischen Prozessen zugrunde liegt. Er hängt zusammen mit einer Tätigkeit des Menschen, des übersinnlichen, des spirituellen Menschen, die ausgeht von dem beseelten ätherischen Prozesse, von dem beseelten Ätherleben gewissermaßen.
Und schauen wir auf die Atmung, auf die Blutzirkulation, irgend etwas, das sich gerade in der Sphäre der rhythmischen Prozesse abspielt, so haben wir dieses gewissermaßen gegenüber dem bloßen ätherischen Prozesse höhere Wirken eines durchseelten ätherischen Prozesses in unseren rhythmischen Vorgängen. Die lassen sich nun wiederum im Zusammenhange mit den Vorgängen im Kosmos beurteilen. (319, 69f.)

[Die] Atmungsfunktion verhält sich zur Sinnesfunktion im umgekehrten Verhältnis, wie sich verhält das Blutzirkulationssystem zu der Verdauungsfunktion. Also die Verdauungsfunktion ist, wenn ich mich grob ausdrücken soll, gewissermaßen eine verdichtete Blutzirkulation. Oder umgekehrt: was im Blut zirkuliert, ist ein verfeinerter Verdauungsprozeß. Und der Sinnesprozeß ist ein verfeinerter Atmunsgprozeß. Ich könnte auch sagen: der Atmungsprozeß ist ein vergröberter sinnlicher Wahrnehmungsprozeß. Diese beiden Prozesse unterscheiden sich quantitativ, nicht qualitativ. (319, 112)

Es ist das Atmen durchaus ein Mittelstadium zwischen dem eigentlichen Stoffwechsel und dem Sinneswahrnehmungsprozeß, dem ganz bewußten Erleben der äußeren Welt. (201, 56)

Wir haben ja drei Beziehungen eigentlich zur Außenwelt: die durch die Sinne in der Wahrnehmung, die durch die Atmung und die durch die Ernährung. Alles übrige ist auf diese zurückzuführen. Die Atmung steht aber eigentlich zwischen der Wahrnehmung und der Ernährung mitten drinnen, denn man könnte sagen, die Atmung ist halb Wahrnehmung und halb Ernährung. Es ist nicht zu leugnen, der Atmungsprozeß steht zwischen Wahrnehmungs- und Ernährungsprozeß drinnen. Sie sehen, er ist zugleich mit dem Wahrnehmungs- und mit dem Ernährungsprozeß verbunden. Die Atmung ist die Synthese zwischen Wahrnehmung und Ernährung. (343, 42)

Geradeso wie im Hochsommer entgegengesetzte Naturwirkungen im Verhältnisse zum Tiefwinter vorhanden sind, so verteilen sich auch auf den menschlichen Organismus entgegengesetzte Wirkungen, die aber einander das Gleich-

gewicht halten. Wir werden aber nur dann richtig über diese einander entgegengesetzten, einander das Gleichgewicht haltenden Wirkungen denken, wenn wir den Menschen noch in folgender Weise gliedern **(Abb. 33)**. Wenn wir sein mittleres System, sein rhythmisches System in zwei Teile gliedern, so unterscheiden wir im wesentlichen – es ist nicht ganz genau, aber im wesentlichen – den Atmungsrhythmus und den Blutzirkulationsrhythmus, und dann sprechen wir von einem oberen mittleren rhythmischen System und einem unteren mittleren rhythmischen System. Dann aber ist in der Mitte dieses rhythmischen Systems zwischen dem Oben und Unten diejenige Partie des Menschen, die am meisten zum Gleichgewicht strebt, weil sie von oben und unten in entgegengesetzter Weise von Naturwirkungen durchzogen, beeinflußt, beeindruckt wird.
Will ich daher in meine schematische Zeichnung hier diesen Tatbestand von den entgegengesetzten Naturwirkungen im Menschen einfügen, so muß ich diese schematische Zeichnung in der folgenden Weise *(rot)* ergänzen: ich habe in dem oberen Teil dieser Achterlinie schematisch umgrenzt die Naturwirkungen, welche in entgegengesetzter Art gerichtet sind als diejenigen Naturwirkungen, die ich umgrenzt habe mit dem unteren Teil der Achterlinie.
So zerfällt der Mensch gewissermaßen in zwei Hälften, in ein Oberes und in ein Unteres. Das Obere umfaßt das Nerven-Sinnessystem, das sich natürlich über den ganzen Menschen ausdehnt. Die Zeichnung ist schematisch. Manchmal muß man hier das «Oben» in der großen Zehe suchen, weil dort auch Nerven-Sinnesorgane sind. Also die Zeichnung ist schematisch, aber Sie werden sich leicht diese schematische Zeichnung auf die Wirklichkeit angewendet denken können. Ich habe also mir vorzustellen, wie auf der einen Seite das Nerven-Sinnessystem und dazugehörig im wesentlichen das Atmungssystem, auf der andern Seite das Blutzirkulationssystem und das Stoffwechsel-Gliedmaßensystem entgegengesetzte Naturwirkungen haben. Die heben sich gegenseitig auf.
Dasjenige Organ im Menschen, in dem der Ausgleich stattfindet, in dem eigentlich von unten nach oben und von oben nach unten fortwährend nach Gleichgewicht gestrebt wird, das ist das menschliche Herz, das nicht etwa im Sinne der heutigen Physiologie eine Pumpe ist, die das Blut durch den Leib pumpt, sondern welches darstellt das Gleichgewichtsorgan für das obere und untere System des Menschen. (219, 181f.)

Wenn wir das Zirkulationssystem betrachten, so müssen wir die eigentliche Zirkulation, die eine Summe von Bewegungen ist, unterscheiden von demjenigen, was mit dieser Zirkulation sich wiederum innig zusammensetzt, was gewissermaßen sich hineinschiebt in diese Zirkulation: das ist der Stoffwechsel.

Es ist im Zirkulationssystem eben durchaus die Ausgleichung zwischen dem Stoffwechselsystem und dem rhythmischen System gegeben, während in dem Atmungsorganismus die Ausgleichung zwischen dem rhythmischen Organismus und dem Nerven-Sinnesorganismus gegeben ist. Wenn Sie also diesen mittleren Menschen, diesen Brustmenschen ins Auge fassen, so müssen Sie durchaus beachten, daß dieser Brustmensch nach zwei Seiten hin polarisch organisiert ist. Er ist durch die Atmung nach dem Kopf hin organisiert; er ist durch die Zirkulation nach dem Stoffwechsel-Gliedmaßensystem hin organisiert. Alles dasjenige, was im Stoffwechsel selber ist oder in dem, was mit dem Stoffwechsel innig zusammengeht, in der Beweglichkeit des Menschen – was eine große Wichtigkeit besonders in der ersten oder aufsteigenden Lebenshälfte hat –, alles das schiebt sich als Stoffwechselkräfte in die Zirkulationskräfte hinein. (313, 74f.)

Schauen wir aber hin auf das rhythmische System, das in direktem Zusammenhang, wie ich gesagt habe, mit dem Gefühlsleben des Menschen steht, so sehen wir da ein Höheres in diesem rhythmischen System tätig, und wir sehen in dem rhythmischen System nicht nur gewissermaßen ein ätherisch Plastisches wirksam, sondern ein ätherisch Plastisches, das durchseelt ist. Und im Innersten ist der Rhythmus gerade dieses merkwürdige Ineinanderarbeiten des Prozesses, den wir auf der einen Seite gesehen haben im Verdauungs-Bewegungssystem, im Stoffwechsel-Bewegungssystem, wo bis zu einem gewissen Punkte die Evolution des Stoffprozesses gebracht wird, wo dann der Stoffprozeß ausscheiden will, während er im Nervenprozeß innerlich ausscheidet.
Stellen wir uns nun den ganzen Prozeß so vor, daß er gewissermaßen geführt wird als Stoffwechselprozeß bis zu einem gewissen Punkte, dann die Ausscheidung entsteht, aber sofort zurückgebildet wird, so daß fortwährend der ganze Prozeß hin- und herpendelt zwischen einem Stoffwechselprozeß und einem abbauenden Nervenprozeß, dann haben Sie den Grundtypus jenes rhythmischen Prozesses, der allen rhythmischen Prozessen zugrunde liegt. Er hängt zusammen mit einer Tätigkeit des Menschen, des übersinnlichen, des spirituellen Menschen, die ausgeht von dem beseelten ätherischen Prozesse, von dem beseelten Ätherleben gewissermaßen.
Und schauen wir auf die Atmung, auf die Blutzirkulation, irgend etwas, das sich gerade in der Sphäre der rhythmischen Prozesse abspielt, so haben wir dieses gewissermaßen gegenüber dem bloßen ätherischen Prozesse höhere Wirken eines durchseelten ätherischen Prozesses in unseren rhythmischen Vorgängen. Die lassen sich nun wiederum im Zusammenhange mit den Vorgängen im Kosmos beurteilen. (319, 69f.)

Wenn der Vorgang, der sich abspielt zwischen Puls und Atem, in Ordnung ist, dann ist der untere Mensch mit dem oberen Menschen in einer richtigen Verbindung, und dann muß eigentlich der Mensch, wenigstens innerlich, wenn nicht äußere Verletzungen an ihn herantreten, im Grunde gesund sein. (221, 80)

Weiteres über das Verhältnis von Puls und Atmung in Bezug auf die menschliche Gesamtorganisation

Diese rhythmische Organisation des Menschen ist es gerade, welche sehr häufig in bezug auf eine ganz bestimmte Eigenschaft nicht richtig gewürdigt wird: das ist das Verhältnis, das sich herausstellt zwischen dem Rhythmus der Blutzirkulation und dem Rhythmus des Atmens. Beim erwachsenen Menschen ist ja dieses Verhältnis nahezu dasjenige von vier zu eins. Es ist das natürlich nur ein approximatives, ein Durchschnittsverhältnis, und gerade darin, wie sich dieses ganze Verhältnis spezialisiert für die einzelne menschliche Individualität, drückt sich etwas aus von dem Maße von Gesundheit und Krankheit, die im menschlichen Organismus sind. Und dasjenige, was uns in diesem rhythmischen Menschen als ein Verhältnis von vier zu eins erscheint, das setzt sich eigentlich fort für den gesamten Menschen. Und wir haben – wir können das durchaus wiederum, wie ich heute morgen für andere Dinge sagte, durch sinnenfällig-empirische Tatsachenreihen verifizieren – durchaus ein Verhältnis von vier zu eins mit Bezug auf die Entwickelung des Stoffwechselmenschen, zu dem dann der Gliedmaßenmensch gehört – ich sage der Einfachheit wegen des Stoffwechselmenschen –, zu dem Nerven-Sinnesmenschen. Dieses Verhältnis geht so weit, daß wir in der Tat sagen können: Alles, was zusammenhängt mit dem menschlichen Stoffwechsel, spielt sich in seinen Prozessen ungefähr mit viermal so großer Schnelligkeit ab, als alles dasjenige, was für das Wachstum des Menschen folgt aus der Nerven-Sinnesorganisation. Wir können geradezu sagen: Wir haben mit dem zweiten Zahnen des Kindes, mit dem Erhalten der zweiten Zähne beim Kinde, einen Ausdruck desjenigen, was im Stoffwechselsystem des Menschen vor sich geht gewissermaßen dadurch, daß dieses Stoffwechselsystem des Menschen fortwährend anschlägt an das Nerven-Sinnessystem, aber daß alles dasjenige, was aus dem Stoffwechselsystem des Menschen sich dann fortsetzt nach dem mittleren, nach dem rhythmischen System, zu dem, was sich fortsetzt aus dem Nerven-Sinnessystem in das rhythmische System, sich verhält im Tempo wie vier zu eins. Genau gesprochen ist das so: Wir können in dem Atmungssystem die rhythmische Fortsetzung des Nerven-Sinnessystems sehen, und wir können in dem Zirkulationssystem die rhythmische Fortsetzung des Stoffwechselsystems sehen. Wir können sagen:

Das Stoffwechselsystem sendet gewissermaßen seine Wirkungen herauf in den rhythmischen Menschen, also das dritte Glied der menschlichen Organisation in das zweite Glied hinein, was sich ausdrückt durch den Rhythmus der Blutzirkulation im täglichen Leben. Das Nerven-Sinnessystem schickt seine Wirkungen in das Atmungssystem hinein, und das drückt sich aus durch den Rhythmus des Atmens. So daß wir im rhythmischen Menschen, in dem wir das Verhältnis von vier zu eins beobachten können – etliche siebzig Pulsschläge zu achtzehn Atemzügen –, gewissermaßen das Aufeinanderstoßen des Nerven-Sinnessystems und des Stoffwechselsystems haben in dem Verhältnis der Rhythmen, und das, wie gesagt, können wir noch beobachten in irgendeiner Lebensepoche des Menschen, wenn wir das Verhältnis alles desjenigen, was überhaupt in den menschlichen Vorgängen vom Stoffwechsel kommt, in seinem Zusammenstoß betrachten mit demjenigen, was ausgeht vom Kopfsystem, vom Nerven-Sinnessystem. Das ist ein außerordentlich wichtiges Verhältnis. (314, 120ff.)

Über die vermittelnde Tätigkeit des Rhythmischen Systems und die Bedeutung der Liquorbewegungen

So steht gewissermaßen in der Mitte der menschlichen Natur die rhythmische Organisation in Atmungsrhythmus, in Zirkulationsrhythmus. Wenn man nun versucht, seine Menschenerkenntnis nicht so bequem auszugestalten, daß man sie nach den ruhenden Organen richtet, und diese möglichst in scharfen Konturen aufzeichnen will, sondern wenn man seine Menschenerkenntnis innerlich beweglich macht, so wird man vor allen Dingen von der Beziehung, dem Verhältnis gefangengenommen werden, das zwischen den drei angeführten Gliedern der menschlichen Natur besteht. Man wird sehen, wenn man den Blick zu der rhythmischen Atmungstätigkeit hinwendet, wie beim Einatmen gewissermaßen der Atmungsstoß bis zu jener Flüssigkeit geführt wird, die den Rückenmarkskanal ausfüllt. Diese Flüssigkeit setzt, indem sie den Atmungsrhythmus empfängt, diesen Atmungsrhythmus bis in die Flüssigkeit des Gehirns hinein fort, welche die verschiedenen Hirnhöhlen ausfüllt, und durch das Anschlagen dieser Atmung an das Gehirn wird fortwährend dasjenige aus der Atmung heraus angeregt, was den Menschen bereit macht, durch seine Nerven-Sinnesorganisation, durch die Kopforganisation zu wirken. Es ist wie eine Umsetzung des Atmungsprozesses durch den Rückenmarkskanal mit Hilfe der Rückenmarks- und Gehirnflüssigkeit in den Kopf hinein, was von diesem mittleren Gliede, von dem Atmungsgliede an Reizen fortwährend in den Kopf hinein will.

Und wiederum, wenn wir nach unten gehen, wenn wir sehen, wie der Atmungsrhythmus sich gewissermaßen mehr erregt zum Pulsrhythmus, wie er in den Zirkulationsrhythmus übergeht, so lernen wir darauf blicken, wie nun wiederum bei der Ausatmung, wenn die Gehirnflüssigkeit und Rückenmarksflüssigkeit nach unten stößt, der Zirkulationsrhythmus auf die Stoffwechseltätigkeit wirkt [...]. (303, 108)

Über das Zusammenwirken von Rhythmischem System und Nerven-Sinnessystem als Grundlage der Gehirnbildung und -funktionalität

Indem wir einatmen, bringen wir den Atmungsdruck bis zu unserem Rückenmarkskanal; dadurch bewegt sich dieser Druck nach dem Gehirn zu und wirkt formend auf das Gehirnwasser. Im Atmungsprozeß liegt also dasjenige, was, von der Außenwelt her in uns einströmend, an uns selbst gestaltet. Die Atemluft ist zunächst draußen, sie dringt in uns, sie wirkt gestaltend auf unser Gehirnwasser und formt dadurch auch mit die halbfesten Teile des Gehirns. Wir begreifen das Gehirn nur so [richtig], wenn wir es nicht nur ansehen als im Menschen gewachsen, sondern es sehen in fortwährendem Verkehr mit der Außenwelt. (343, 38)

Nehmen Sie den Vorgang ganz konkret: Sie atmen ein, die Luft geht die Ihnen bekannten Wege durch die Lunge. Dadurch aber, daß Sie eingeatmet haben, schlägt in den Raum, in dem das Rückenmark, aber auch die Rückenmarksflüssigkeit eingebettet ist, die Einatmungsluft hinein; durch den Arachnoidealraum wird dieses Wasser, das das Rückenmark umgibt, gegen das Gehirn hin rhythmisch geworfen. Das Gehirnwasser kommt in Tätigkeit. Diese Tätigkeit, in die das Gehirnwasser kommt, das ist die Tätigkeit des Gedankens. In Wirklichkeit wellt der Gedanke auf dem Atemzuge, der sich dem Gehirnwasser überträgt, und dieses Gehirnwasser, in dem das Gehirn schwimmt, das überträgt seinen rhythmischen Schlag nun auf das Gehirn selbst. Im Gehirn leben die Eindrücke der Sinne, die Eindrücke der Augen, der Ohren durch die Nerven-Sinnesbetätigung. Mit dem, was da von den Sinnen her im Gehirn lebt, schlägt der Atemrhythmus zusammen, und in diesem Zusammenschlagen entwickelt sich jenes Wechselspiel zwischen Sinnesempfinden und jener Gedankentätigkeit, jener formalen Gedankentätigkeit, [...] die dasjenige ist, was der Atmungsrhythmus bewirkt, indem er sich unserem Gehirnwasser im Arachnoidealraum mitteilt und dann dasjenige umspielt, was im Gehirn durch die Sinne lebt. Da lebt alles dasjenige drinnen, was nun ideell in uns zur Tätigkeit gelangt aus dem Rhythmus heraus. (205, 75)

Das Blut, respektive die Kraft des Blutes, der Atemstoß, steigt [...] durch das

Rückenmark in das Gehirn hinein und verbindet sich dort mit demjenigen, was die Gehirntätigkeit ist. (347, 26)

Wir haben eigentlich niemals, wenn wir im gewöhnlichen Denken leben, bloße Nerven-Sinnesvorgänge, sondern immer Nerven-Sinnesvorgänge, die durchströmt sind von unserem Atmungsrhythmus. Eine Verbindung, ein Ineinanderwirken, ein Sich-Harmonisieren der Nerven-Sinnesvorgänge und der Atmungsrhythmus-Vorgänge, die finden immer statt, wenn wir unser Gedankenleben ablaufen lassen. (83, 28)

So wie sich das Zwerchfell bei der Atmung auf und ab bewegt, so wie überhaupt die Ein- und Ausatmung vor sich geht, so bewegt sich rhythmisch dieses Gehirnwasser, in dem das Gehirn schwimmt und die Atmung mitmacht auf diese Weise. Und der ganze Gedankenprozeß, insofern das Gehirn sein Werkzeug ist, hat darin seinen physischen Zusammenhang mit dem Atmungsprozeß. Dadurch ist das Gehirn zu gleicher Zeit ein außerordentlich feines Empfindungsorgan für dasjenige, was im Irdischen als fortwährende Kräfte wirkt. (163, 104)

Sehen Sie, wenn man wirklich ganz so wissenschaftlich [...] den Kopf betrachtet, dann ist es beim Kopf so, daß er eigentlich immer sich bemüht, die Atmung etwas zurückzuweisen. Die Atmung geht ja auch in den Kopf. Der Kopf will nämlich so atmen, daß er nur einen Atemzug im Tag bekommt, und er verlangsamt unser Atmen fortwährend. (350, 223)

Unser gewöhnlicher Kopf, der mehr oder weniger denkerische Kopf, unser gewöhnlich Kopf, der hat die Eigentümlichkeit, dasjenige, was als Rhythmisches in ihn heraufschlägt, namentlich durch den Arachnoidalraum, was eine Fortsetzung der Atmung ist, was da in ihn heraufschlägt, das zur Ruhe zu bringen, das in Ruhe zu verwandeln. Dadurch, daß das in Ruhe verwandelt wird, was unten Bewegung ist im rhythmischen System, daß also Gleichgewichtslage entsteht, Statisches entsteht aus dem Bewegten, sich gegenseitig in der Bewegung Bedingenden, aus dem Dynamischen, daß also Statisches entsteht in unserem Haupt aus dem Dynamischen, dadurch ist das Denken bedingt.
Und umgekehrt wiederum, umgekehrt ist es so, daß dasjenige, was wir in der Ruhe des Hauptes entwickeln, in der Statik des Hauptes entwickeln, daß das zurückwirkt auf die Dynamik des rhythmischen Menschen und zwar im wesentlichen zunächst verlangsamend. Es ist in der Tat so, daß unnatürliche Anstrengung des Seelisch-Geistigen durch das Haupt verlangsamend wirkt auf

die Zirkulation. Und eine weitere Folge davon ist, daß chaotisches Denken, schlampiges Denken, daß das die Rhythmie in Arhythmie verwandelt, den natürlichen Rhythmus, der sich im rhythmischen System des Menschen abspielen soll, in Arhythmisches verwandelt, sogar dann, wenn es ausartet, eben in Antirhythmisches. Und beobachten muß man den Zusammenhang, wenn man den Menschen verstehen will, zwischen dem Zirkulations- und Atmungssystem und dem schlampigen, chaotischen Denken und auch dem logischen Denken. Denn das logische Denken als solches hat in sich die Tendenz, den Rhythmus zu verlangsamen, träge zu machen. Das logischen Denken hat den Eigensinn, aus dem Rhythmus herauszufallen. (315, 19f.)

Weiteres über das Zusammenwirken von Rhythmischem System und Nerven-Sinnessystem – von der Bedeutung der Nervenprozesse für die Gefühlswahrnehmung

Ebenso ist der Nerv [wie für die lediglich indirekte, d. h. wahrnehmende Ermöglichung der Willensprozesse] nur dazu da, um jene Wahrnehmung zu vermitteln, welche bestehen muß für den Menschen, wenn zwischen seinem Fühlen und irgendeinem solchen Vorgang, der sich ausdrückt in Zirkulation, eine Beziehung entsteht. Das ist immer der Fall, wenn wir fühlen. Da liegt zunächst nicht zugrunde irgendein nervöser Prozeß, sondern es liegt zugrunde eine Modifikation unseres Zirkulationswesens. Bei irgendeinem Gefühl liegt immer ein Vorgang im, jetzt nicht Stoffwechsel, sondern im rhythmischen Gange der Zirkulationsprozesse vor. Und das, was vorgeht, was im Blute, in der Lymphbildung vorgeht, in dem Sauerstoffwechsel, was aber nicht ein wirklicher Stoffwechsel ist – der Sauerstoffwechsel ist schon ein Stoffwechsel, insofern gehört er aber zu den Willensvermittlern –, aber insofern wir es zu tun haben mit einem rhythmischen Prozesse der Atmung, gehört das zum Fühlen. Alles Fühlen ist direkt zugeordnet dem rhythmischen Prozesse. Und wiederum sind die Nerven nur dazu da, um dasjenige wahrzunehmen, was sich da unmittelbar abspielt zwischen dem seelischen Fühlen und dem rhythmischen Prozesse im Organismus. Nerven sind also auch da wiederum nur Wahrnehmungsorgane. (301, 32f.)

Entstehung des Gefühls, in alledem, was da vorliegt vom Affekt bis hinauf zum leisen Fühlen, das hängt leiblich zusammen mit alledem, was sich abspielt im Menschen als Atmungsprozeß, und dem, was dazugehört, was seine Fortsetzung nach der einen oder anderen Richtung im menschlichen Organismus ist. Man wird ganz anders denken über das, was Fühlen leiblich charakterisiert, wenn man einmal durchschauen wird, wie man nicht sagen kann: Von irgendeinem Zentralorgan, von dem Gehirn, gehen gewisse Strömungen aus, die erregen die Atmungsvorgänge, sondern umgekehrt ist es eben der Fall. Die Atmungsvorgänge sind da, sie werden wahrgenommen durch gewisse Nerven; dadurch kommen sie mit ihnen in eine Beziehung. (66, 132)

Über die Musikalität des Zusammenwirkens von Nerven-Sinnessystem, Rhythmischem System und Stoffwechsel-Gliedmaßensystem und über die Musikwahrnehmung des Menschen

Die Art und Weise, wie das Musikalische in den Organismus eingreift, ist so, daß das Musikalische gerade in der richtigen Weise einschleift, möchte man sagen, die Art und Weise, wie die Nervenfluktuation in die Atmungsströmung hineinwirkt, wie diese wieder zurückwirkt auf die Funktion des Nervensystems, wie dann die Atmungsrhythmen hinüberwirken in die Zirkulationsrhythmen, wie der Zirkulationsrhythmus eingreift in den Schlafens- und Wachensrhythmus. Das ist überhaupt etwas, was zu dem Wunderbarsten gehört, was man gerade durch anthroposophische Forschung durchschauen kann, wie das Musikalische innerlich menschenschöpferisch ist. Man lernt erkennen, wie in der Ausstrahlung der Nerven vom verlängerten Mark, von dem ganzen Rückenmarksystem, wie in diesem Auslaufen der Nerven ein ungeheuer feines musikalisches Instrument gegeben ist. [...] Es ist ja ein feines Musikinstrument, was sich da entfaltet in der Wechselwirkung zwischen den Nerven-Sinnesorganen mit ihren Funktionen und den Bewegungsfunktionen des Menschen im Zusammenhang mit dem Rhythmus der Verdauung, dem Rhythmus des Schlafens und Wachsens. Der obere Mensch will auf dem unteren Menschen spielen. (306, 170)

Was dem Musikempfinden zugrunde liegt, läßt sich so darstellen: Jedesmal wenn wir ausatmen, wird das Gehirn, der Kopfraum, der Innenraum des Hauptes, durch das Atmen veranlaßt, sein Gehirnwasser herabsteigen zu lassen durch den Rückenmarksack bis in die Zwerchfellgegend; ein Herabsteigen wird veranlaßt. Dem Einatmen entspricht wieder der umgekehrte Vorgang: Das Gehirnwasser wird gegen das Gehirn getrieben. Es ist ein fortwährendes rhythmisches Auf- und Abwogen des Gehirnwassers vorhanden. Wäre das nicht so, dann würde das Gehirn nicht so viel von seinem Gewichte verlieren, als notwendig ist, damit es die darunterliegenden Blutadern nicht zerdrückt; würde es nicht so viel von seinem Gewicht verlieren, würde es unsere Blutadern zerdrücken. Dieses Gehirnwasser wogt auf und ab im Arachnoidealraum, in Ausweitungen, die elastisch und weniger elastisch sind, so daß beim Herauf- und Herabsteigen das Gehirnwasser über die weniger elastischen

Ausweitungen, über manches mehr oder weniger sich Ausweitendes fließt. Das gibt eine ganz wundersame Art des Wirkens innerhalb eines Rhythmus. Der ganze menschliche Organismus, abgesehen vom Haupt und den Gliedern, drückt sich aus in diesem inneren Rhythmus. Was durch das Ohr einströmt, was als Tonvorstellung in uns lebt, wird zur Musik, indem es sich begegnet mit der inneren Musik, die betrieben wird dadurch, daß der ganze Organismus ein merkwürdiges Musikinstrument ist, wie ich eben beschrieben habe. (271, 177f.)

Indem wir irgendeiner Folge von Tönen gegenüberstehen, stehen wir ihr als atmende Menschen gegenüber. Fortwährend wird das Wasser aufwärts und abwärts getrieben. Und indem wir hören, schlägt innerlich der Rhythmus des auf- und absteigenden Wassers an dasjenige an, was da durch die Töne in uns im Gehörorgan als Sinneswahrnehmung figuriert, und ein fortwährendes Zusammenschlagen der innerlichen Vibrationsmusik unseres Atmens findet statt mit dem, was als Wahrnehmungsvorgang an unser Ohr schlägt. Darinnen besteht eigentlich das musikalische Erlebnis, in diesem Ausgleich zwischen der Gehörwahrnehmung und dem rhythmischen Atmungsprozeß. Und der schildert ganz falsch, der etwa das musikalische Wahrnehmen, das ja überall im wesentlichen durchzogen ist vom Fühlen, nur in Beziehung bringen möchte direkt mit den Nervenvorgängen. Die sind eigentlich beim musikalischen Wahrnehmen nur dazu da, daß wir dasjenige, was eigentlich vorgeht, tiefer mit unserem Ich verbinden, daß wir es so recht wahrnehmen, daß wir es ins Vorstellen umsetzen. (301, 34f.)

Das musikalische Erlebnis betrifft nämlich den ganzen Menschen, und das Ohr hat eine ganz andere Funktion im musikalischen Erlebnis, als man gewöhnlich annimmt. Nichts ist falscher, als einfach zu sagen: Ich höre den Ton, oder ich höre eine Melodie mit dem Ohr. – Das ist ganz falsch. Der Ton oder eine Melodie oder irgendeine Harmonie wird eigentlich mit dem ganzen Menschen erlebt. Und dieses Erlebnis kommt mit dem Ohr auf eine ganz eigentümliche Weise zum Bewußtsein. Nicht wahr, die Töne, mit denen wir gewöhnlich rechnen, die haben ja zu ihrem Medium die Luft. Auch wenn wir irgendein anderes Instrument verwenden als gerade ein Blasinstrument, so ist doch dasjenige, als Element, worin der Ton lebt, die Luft. Aber das, was wir im Ton erleben, hat nämlich gar nichts mehr zu tun mit der Luft. Und die Sache ist diese, daß das Ohr dasjenige Organ ist, welches erst vor einem Tonerlebnis das Luftartige vom Ton absondert, so daß wir den Ton, indem wir ihn erleben als solchen, eigentlich empfangen als Resonanz, als Reflexion. Das Ohr ist eigentlich dasjenige Organ, das uns den in der Luft lebenden Ton ins Innere unseres Menschen zurückwirft, aber so, daß das Luftelement abgesondert ist, und dann der Ton, indem wir ihn hören, im Ätherelemente lebt. Also das Ohr ist eigentlich dazu da, um, wenn ich mich so ausdrücken darf, das Tönen des Tones in der Luft zu überwinden und uns das reine Äthererlebnis des Tones ins Innere zurückzuwerfen. Es ist ein Reflexionsapparat für das Tonempfinden.

Nun handelt es sich darum, tiefer zu verstehen, wie das ganze Tonerlebnis im Menschen geartet ist. Es ist so geartet, ich muß es noch einmal sagen, daß eigentlich dem Tonerlebnis gegenüber alle Begriffe in Verwirrung kommen. Nicht wahr, wir reden so hin: Der Mensch ist ein dreigliedriges Wesen, Nerven-Sinnesmensch, rhythmischer Mensch, Gliedmaßen-Stoffwechselmensch. – Ja, das ist für alle übrigen Verhältnisse eigentlich so wahr als irgend möglich. Aber für das Tonerlebnis, für das musikalische Erlebnis ist es nämlich nicht ganz richtig. Für das musikalische Erlebnis ist eigentlich nicht in demselben Sinne das Sinneserlebnis vorhanden wie für die anderen Erlebnisse. Das Sinneserlebnis ist beim musikalischen Erlebnis schon ein wesentlich verinnerlichteres als für die anderen Erlebnisse, weil für das musikalische Erlebnis das Ohr eigentlich nur Reflexionsorgan ist, das Ohr eigentlich nicht in derselben Weise den Menschen mit der Außenwelt in Zusammenhang bringt wie zum Beispiel das Auge. Das Auge bringt den Menschen in Zusammenhang mit der Außenwelt für alle Formen des Sehbaren, auch für die künstlerischen Formen des Sehbaren. Das Auge kommt auch für den Maler in Betracht, nicht bloß für den die Natur Schauenden. Das Ohr kommt für den Musiker nur insofern in Betracht, als es in der Lage ist, zu erleben, ohne mit der Außenwelt in solcher Verbindung zu stehen wie zum Beispiel das Auge. Das Ohr kommt für das Musikalische dadurch in Betracht, daß es lediglich ein Reflexionsapparat ist. So daß wir eigentlich sagen müssen: Für das musikalische Erlebnis müssen wir den Menschen betrachten zunächst als Nervenmenschen. Denn es kommt nicht das Ohr als unmittelbares Sinnesorgan in Betracht, sondern nur als Vermittler nach innen, nicht als Verbinder mit der Außenwelt – das Wahrnehmen der Instrumentalmusik ist ein sehr komplizierter Vorgang, über den werden wir noch zu sprechen haben –, aber als Sinnesorgan kommt das Ohr nicht unmittelbar in Betracht, sondern als Reflexionsorgan.

Und wiederum, wenn wir weitergehen, so kommt für das musikalische Erleben sehr wohl dasjenige in Betracht, was mit den Gliedmaßen des Menschen zusammenhängt, daher auch das Musikalische in das Tanzartige übergehen kann. Aber nicht in derselben Weise wie für die übrige Welt kommt dabei der Stoffwechselmensch in Betracht, so daß wir eigentlich schon die Gliederung des Menschen verschoben haben für den Menschen, wenn wir vom musikalischen Erlebnis sprechen.

Für das musikalische Erleben müssen wir sagen: Nervenmensch, rhythmischer Mensch, Gliedmaßenmensch. Die Sinneswahrnehmungen schalten als Begleiterscheinungen aus. Sie sind da, weil der Mensch Sinneswesen ist, und sein Ohr hat auch als Sinnesorgan eine Bedeutung, aber es hat nicht die Bedeutung, die wir ihm für andere Verhältnisse der Welt zuschreiben müssen. Der Stoffwechsel ist nicht in derselben Weise vorhanden, er ist Begleiterscheinung; es treten Stoffwechselerscheinungen auf, aber sie haben gar keine Bedeutung. Dagegen hat eine Bedeutung alles dasjenige, was als Bewegungsmöglichkeit in den Gliedmaßen lebt. Das hat eine ungeheuer große Bedeutung für das musikalische Erleben, weil wir mit dem musikalischen Erlebnis die Tanzbewegungen verknüpfen. Und ein gutes Stück des musikalischen Erlebens beruht darauf, daß man an sich halten muß, die Bewegungen zurückhalten muß. Das weist Sie aber darauf hin, daß eigentlich das musikalische Erlebnis ein Erlebnis des ganzen Menschen ist. (283, 121ff.)

Der Sprachorganismus des Rhythmischen Systems

Wir müssen uns [...] klar sein, daß beim menschlichen Sprechen zwei Komponenten zusammenwirken. Die eine Komponente geht aus von einer gewissen Benützung des plastischen Apparates – ich darf von diesem plastischen Apparate im Menschen sprechen nach den vorangehenden Vorträgen –, von einer weiter nach innen gelagerten Schichte, möchte ich sagen, des Nervensystems. Da spielt das Vorstellungsmäßige hinein. Im wesentlichen setzt sich der Vorstellungsapparat im Sprechapparate allerdings in einer etwas komplizierten Weise bis in den Bau des Nervensystems fort, und das ergibt dann eben in der weiteren Ausstrahlung, möchte ich sagen, die eine Komponente, die im Sprechen wirkt. Die andere Komponente kommt eigentlich aus dem Stoffwechselorganismus des Menschen herauf. Und wir haben in einer gewissen Weise ein Sich-Begegnen von einer Dynamik, die aus dem Stoffwechselsystem des Menschen kommt, und einer Dynamik, welche aus dem Nerven-Sinnessystem des Menschen kommt.

Die beiden treffen sich so, daß das Stoffwechselsystem sich zunächst metamorphosiert in den Zirkulationsvorgängen, und das Vorstellungsgemäße, das aus dem Nerven-Sinnessystem kommt, sie metamorphosiert im Atmungssystem. Im Atmungssystem und Zirkulationssystem stoßen dann die beiden dynamischen Systeme zusammen, und indem das Ganze mit Hilfe des Sprachorganismus auf die Luft übertragen wird, ist auch der astralische menschliche Organismus imstande, sich hineinzuergießen in dasjenige, was da als Luftbewegungen erzeugt wird. Und die Sprache kommt zustande, wenn wir gewissermaßen die äußerste Peripherie des menschlichen Organismus betrachten, durch eine Verkörperung des Vorstellungsgemäßen auf der einen Seite und des Stoffwechselgemäßen auf der andern Seite, was eigentlich, seelisch ausgedrückt, das Willensgemäße ist. Wir haben also alles dasjenige, was seelisch seinen Ausdruck im Willen, körperlich seinen Ausdruck im Stoffwechselsystem findet, insofern das Nervensystem am Willen beteiligt ist: es ist ja beteiligt, insofern Stoffwechsel im Nervensystem stattfindet, nicht als Nerven-Sinnesfunktion. Also das Willensmäßige, das seinen körperlichen Ausdruck findet im Stoffwechselsystem, und das Vorstellungsgemäße, das seinen körperlichen Ausdruck findet, ich möchte sagen, in einer Sektion, in einer Schichte des Nerven-Sinnesmäßigen, die gliedern sich gewissermaßen zu einer Resultierenden zusammen. (315, 110f.)

Der Mensch ist so eingerichtet, daß er im Sprechen und Singen den übrigen Organismus in einem gewissen Sinne ungenützt läßt und nur einen Teil des rhythmischen, des Atmungs- und Herzorganismus wie eine Grundlage benützt, die ihre Kräfte in den Kopforganismus hineinsendet. Der Kopforganismus ist dann der hauptsächlichste Impulsator desjenigen, was im Worte oder in der Stimme des Gesanges lebt. Und alles, was aus dem menschlichen Herzen kommt, muß beim Gesang und bei der Lautsprache sich so in dasjenige, was wir offenbaren, ergießen, daß nur die Reflexion, das Echo des Herzerlebens und damit des Gemütserlebens in Sprache und Gesang sich ergießt. Das muß aus dem Grunde so sein, weil zuletzt der ganze menschliche Organismus als Kopforganismus darauf hinorganisiert ist, daß sich das durch den Kopf Geäußerte dem irdischen Leben anpaßt. Der Mensch, welcher eigentlich ein Kind des Kosmos zugleich ist, reißt sich aus dem Kosmischen heraus, indem sein Kopforganismus dem Irdischen völlig angepaßt wird. Da aber wiederum der Kopforganismus weiterlebt in Sprache und Gesang, gewissermaßen nur von unten aus impulsiert wird durch dasjenige, was vom Rhythmischen ausgeht, ist der Mensch, indem er sich sprachlich oder gesanglich äußert, im wesentlichen das irdische Wesen, welches er zwischen Geburt und Tod ist. (277, 374f.)

In der Brust des Menschen ist in der Tat ebensoviel Kopf- wie Gliedmaßennatur. Gliedmaßennatur und Kopfnatur vermischen sich miteinander in der Brustnatur. Die Brust hat nach oben hin fortwährend die Anlage, Kopf zu werden und nach unten hin fortwährend die Anlage, den entgegengestreckten Gliedmaßen, der Außenwelt, sich anzuorganisieren, sich anzupassen, also, mit anderen Worten, Gliedmaßennatur zu werden. Der obere Teil der Brustnatur hat fortwährend die Tendenz, Kopf zu werden, der untere Teil hat fortwährend die Tendenz, Gliedmaßenmensch zu werden. Also der obere Teil des menschlichen Rumpfes will fortwährend Kopf werden, er kann es nur nicht.

Der andere Kopf verhindert ihn daran. Daher bringt er nur fortwährend ein Abbild des Kopfes hervor, man möchte sagen, etwas, was ausmacht den Beginn der Kopfbildung. Können wir nicht deutlich erkennen, wie im oberen Teil der Brustbildung der Ansatz gemacht wird zur Kopfbildung? Ja, da ist der Kehlkopf da, der ja aus der naiven Sprache heraus sogar Kehlkopf genannt wird. Der Kehlkopf des Menschen ist ganz und gar ein verkümmertes Haupt des Menschen, ein Kopf, der nicht ganz Kopf werden kann und der daher seine Kopfesnatur auslebt in der menschlichen Sprache. Die menschliche Sprache ist der fortwährend vom Kehlkopf in der Luft unternommene Versuch, Kopf zu werden. Wenn der Kehlkopf versucht, der oberste Teil des Kopfes zu werden, da kommen zum Vorschein diejenigen Laute, welche deutlich zeigen, daß sie am stärksten von der menschlichen Natur zurückgehalten werden. Wenn der menschliche Kehlkopf versucht, Nase zu werden, da kann er nicht Nase werden, weil ihn die wirklich vorhandene Nase daran verhindert. Aber er bringt hervor in der Luft den Versuch, Nase zu werden, in den Nasenlauten. Die vorhandene Nase staut also die Luftnase, die da entstehen will, in den Nasenlauten. Es ist außerordentlich bedeutungsvoll, wie der Mensch, indem er spricht, fortwährend in der Luft den Versuch macht, Stücke von einem Kopf hervorzubringen, und wie sich wiederum diese Stücke von dem Kopf in welligen Bewegungen fortsetzen, die sich dann stauen an dem leiblich ausgebildeten Kopf. Da haben Sie dasjenige, was die menschliche Sprache ist. (293, 197f.)

Nerven- und Blutprozesse, Gedanken- und Willenstätigkeiten im mittigen Sprachorganismus

[...] Während beim bloßen sinnenden, gedanklichen Betrachten der Welt der Nerv im Menschen die Hauptrolle spielt und das Blut nur insoweit die seinige, als es in ganz feinen Strömungen als Träger der Willensnatur den Nerv durchwebt und durchlebt, ist beim Sprechen und beim Singen Bluttätigkeit und Nerventätigkeit gleichmäßig beteiligt, gewissermaßen innerlich sich die Waage haltend. Der Nerv äußert sich, indem er in den Atmungsprozeß hineinwirkt und die Luft mit Hilfe der Sprach- und Gesangsorgane in Bewegung bringt. Das Blut äußert sich, indem es als eine noch undifferenzierte lebendige Körperäußerung beteiligt ist an diesem ganzen In-Bewegung-Setzen der Luft durch die Sprach- und Gesangsorgane. Da ist Nerv und Blut in gleicher Weise beteiligt. Da ist dasjenige, was wir von außen empfangen, in dem Konsonantischen nachgebildet. Da ist dasjenige, wie der Wille, wie das Gemüt im Inneren sich regt, in dem Vokalischen so, daß es das Nachgebildete durchdringt und gewissermaßen das Menschliche hinzutut zu dem, was der Mensch aufnimmt durch die Welt, indem er das Konsonantische in Sprache und Gesang zum Ausdrucke bringt. Da begegnen sich in Sprache und Gesang im Gefühle Vorstellen und Wollen in der Seele. (277, 317)

Wir müssen uns klar darüber sein, daß in Wirklichkeit eigentlich auch das gewöhnliche Sprechen eine Art Mimik ist, ein Mimisches, ein Gestenhaftes. Nur kommen die Gesten nicht, sagen wir, durch die Bewegungen der Arme und Hände oder anderer Glieder des Organismus zustande, sondern die Geste bildet sich aus dem Atmungs-Luftstrom. Und man kann nun genau unterscheiden in dem Atmungs-Luftstrom das, was von der einen Seite des menschlichen Organismus herkommt, aus dem ganzen Menschen heraus als Willensäußerung. Das wird geformt durch den Kehlkopf und die anderen Sprachorgane, strahlt gewissermaßen als Geformtes in Gesten aus in den Raum, und man kann dann genau unterscheiden, ob sich eine solche durch den Willen bewirkte Luftgeste gewissermaßen spitz hineinbohrt in den umgebenden Luftraum oder ob sie sich verbreitert und so weiter. In dasjenige aber, was da durch den Willen in die menschliche Umgebung getrieben wird als Ausdruck des Seelischen, strömt dann ein, was von dem anderen Pol der menschlichen Organisation kommt, von dem Nervenpol, von dem Gehirn-Sinnespol, was von der Seite des Gedankens herkommt.
Wenn wir sprechen, wird der ausstrahlende Teil unserer Luftgeste von der Willensbetätigung gebildet. Und es wird dasjenige, was dann immer auf der radialen Richtung, auf der Ausstrahlungsrichtung senkrecht sich wölbt, und was bewirkt, daß die Luft in Schwingungen kommt und das Gesprochene dann gehört werden kann durch die Vermittlung der Luftschwingung, dieses, was die Wellung der Luft bewirkt, wird von dem Gedankenpol bewirkt. So haben wir zusammenströmend in demjenigen, was als Luftgeste zustande kommt, ein Willensartiges und ein Gedankenartiges. (277, 326f.)

Über den Sprachorganismus und das Wirken der Wesensglieder

Darum handelt es sich also, daß vor allen Dingen erkannt wird der Sprachorganismus als solcher. Dieser Sprachorganismus, der ist im Grunde genommen so, daß er unmittelbar im Laufe der Menschheitsentwickelung erflossen ist aus der durch das Ich modifizierten Gestaltung des astralischen Menschenleibes. Da kommt die Sprache heraus. Nur so, daß man dabei berücksichtigen muß: der Astralleib stößt nach unten an den Ätherleib, nach oben an das Ich, so wie der Mensch im Wachen ist. Und im Schlafen reden wir ja nicht im normalen Zustande.
Der astralische Leib stößt zunächst an den Ätherleib. Was tut er dabei? Er wendet sich an dasjenige, wovon der Mensch eigentlich im gewöhnlichen Le-

ben sehr wenig weiß; denn mit was hat es der Ätherleib zu tun? Der Ätherleib hat es zunächst damit zu tun, daß er in Empfang nimmt schon dann, wenn wir im Munde das Nahrungsmittel aufgenommen haben, dieses Nahrungsmittel und es allmählich umwandelt, so wie es der menschliche Organismus braucht, besser gesagt, so wie der menschliche Organismus seine Kraft braucht.
Der ätherische Organismus ist derjenige, welcher das Wachstum besorgt hat von der Kindheit bis in den erwachsenen Zustand. Der Ätherleib ist aber auch seelisch beteiligt, er ist dasjenige, was das Gedächtnis besorgt und so weiter. Aber dieser Ätherleib hat Verrichtungen, von denen der Mensch im Grunde genommen sehr wenig weiß. Daher weiß der Mensch kaum, wenn er auch weiß von den Ergebnissen, weiß, ob er satt ist oder Hunger hat, so doch nicht, wie der Ätherleib diese Zustände macht. Die Tätigkeit des Ätherleibes bleibt für den Menschen eigentlich ziemlich unbewußt.
Nun aber spielt sich im Sprechen zwischen dem astralischen Leib und dem Ätherleib alles dasjenige ab, was für die Sprache das Vokalisieren ist. Der Vokal entsteht dadurch, daß der Impuls des Sprechens beim Menschen vom astralischen Leib, wo er urständet, übergeht an den Ätherleib. Der Vokal ist daher etwas, was sich tief im Inneren der Menschennatur abspielt. Unbewußter wird der Vokal gestaltet, als die Sprache im allgemeinen gestaltet wird. Daher handelt es sich gerade bei der Vokalisierung um außerordentlich starke Intimitäten des Sprechens, um dasjenige, was im tiefsten Inneren des Menschen mit der ganzen menschlichen Wesenheit zusammenhängt. So daß wir es also zu tun haben bei der Wirkung des Sprachimpetus auf den Ätherleib mit dem Vokalisieren.
Nach der anderen Seite stößt der astralische Leib an das Ich. Das Ich ist dasjenige, das in der Form, wie es schon einmal im Erdenmenschen ist, jeder Mensch kennt. Denn das Ich ist es, wodurch wir unsere Sinneswahrnehmungen haben. Das Ich ist es, wodurch wir im wesentlichen auch denken. Dasjenige, was wir als bewußte Tätigkeit ausführen, spielt sich im Ich ab. Weil der astralische Leib daran beteiligt ist, kann das, was sich in der Sprache abspielt, nicht ganz bewußt sich so abspielen wie irgendeine bewußte Willenstätigkeit, aber ein Stück Bewußtsein kommt im gewöhnlichen Sprechen durchaus in das Konsonantisieren hinein, denn das Konsonantisieren spielt sich ab zwischen dem astralischen Leib und dem Ich (282, 62f.)

Atmungssystem, Sprachorganismus und Leibesbildung

In der Atmung steht der Mensch ganz und gar mit dem Kosmos in Verbindung. Die Luft, die ich jetzt in mich eingeatmet habe, war vorher noch ein Bestandteil des Kosmos und wird danach wiederum ein Bestandteil des Kosmos werden. Ich nehme den Kosmos in seiner Substantialität in mich herein, gebe das, was eine kurze Weile mein war, wiederum dem Kosmos zurück, indem ich atme. Derjenige, der empfindend erkennen kann diese Atmung, für den ist sie eines der wunderbarsten Geheimnisse in der ganzen Gestaltung der Welt. Aber das, was sich da abspielt zwischen Mensch und Welt, findet seine innere Ausgestaltung in der ja eng an den Atmungsrhythmus gebundenen Blutzirkulation, in dem Rhythmus der Blutzirkulation. Und es ist beim erwachsenen Menschen approximativ, durchschnittlich das Verhältnis von eins zu vier, das sich ausdrückt zwischen dem Atemzuge und dem Pulsschlag: achtzehn Atemzüge, ungefähr achtzehn Atemzüge in der Minute, zweiundsiebzig Pulsschläge. Zwischen beiden wird jene innerliche Harmonie herbeigeführt, die das ganze innerlich schaffende, sich musikalisch erschaffende Menschenleben ausmacht. (281, 148f.)

Wir sind uns in unserem heutigen Zeitalter gar nicht klar darüber, daß außer der groben Stofflichkeit, die wir in der Luft suchen, wenn wir einatmen, noch alle möglichen Stoffe, aber in einer außerordentlich feinen Verteilung vorhanden sind. Auch die Stoffe, die wir sonst bei unserem jetzigen Erdendasein in einem festen, mineralischen Zustand auf der Erde antreffen, sind in ganz feiner Weise durch den Luftkreis verbreitet und der Mensch atmet sie ein. Nur haben diese Stoffe in ihrer sehr feinen Verteilung im Luftkreise die eigentümliche Tendenz, Formen zu bilden. Gewiß, auch innerhalb der Erdensubstanz bilden ja die Stoffe Formen. Wir kennen diese Formen als die Kristalle der Mineralien. Aber diese Kristalle meine ich jetzt nicht. Ich meine diejenigen Stoffe, die fein verteilt im Luftkreise, wir können auch sagen im Luftäther sind, insofern dieser den Luftkreis durchspielt. Diese Stoffe bilden auch Formen, aber diese Formen sind nicht wie die mineralischen Formen, sondern sie sind den Formen der menschlichen Organe ähnlich. Das ist eine Eigentümlichkeit des die Luft durchsetzenden Äthers. Wenn wir ihn beobachten können, wie er die Luft durchspielt und wie er uns für das imaginative Erkenntnisleben erscheinen kann, so nehmen wir wahr, daß in diesem Äther gewissermaßen feine, eben ätherische Gebilde umherfliegen, welche Lungenform, Leber- oder Magenform, jedenfalls die Formen innerer menschlicher Organe haben. Wir können, wenn wir in ätherischer Betrachtung geschult sind, alle menschlichen Formen draußen im Weltenäther beobachten. Nur sind in der Regel diese Organformen im Verhältnis zu den physischen Organen, die wir in uns tragen, riesig groß. Wir sehen mächtige ätherische Leberformen, Lungenformen den Raum, der uns im Kosmos umgibt, durchsetzen.
Was da im Raume draußen gewissermaßen als Formen herumfliegt, das atmet der Mensch ein. Und es ist gut, daß er es einatmen kann, denn indem er es

einatmet, wirken diese Formen, die mit der Luft gewissermaßen in uns hineinkommen, immer ausbessernd, gesundend auf unsere Organe. Unsere Organe werden im Verlaufe des Lebens immer schlechter und schlechter. Und gewissermaßen werden sie, wenn ich es etwas grob ausdrücken darf, durch das, was da eingeatmet wird, wiederum ausgeflickt. Wir wissen, wie schwierig es der Therapie ist, menschliche Organe auszuflicken. Aber diese hier gemeinte Therapie muß eigentlich fortwährend auf den Menschen wirken und wirkt auch. (216, 42f.)

Wenn wir nun aufsteigen von der Imagination zur Inspiration, dann kommen wir nun schon an den luftförmigen Menschen, an dasjenige, was im Menschen luftförmig ist. Und wir kommen, indem wir an die Inspiration herankommen, an eine Auffassungsweise, die sehr ähnlich ist dem Hören musikalischer Töne, Harmonien, Melodien, sehr ähnlich ist dem musikalischen Hören. Die Inspiration hat nichts mehr mit etwas Begriffsmäßigem zu tun, sondern mit etwas, was auch in der Auffassung eine Art Musikalisches ist. Das Musikalische muß nicht immer gehört werden, es kann auch, indem es geistig ist, empfunden werden. Aber im Grunde genommen hat alle Inspiration etwas Musikalisches. Nun ist das Eigentümliche hier vorhanden, daß die Form der menschlichen inneren Organe, derjenigen Organe, die eigentlich die werdende Organisation während des Lebens besorgen in der Ernährung, in der Atmung und so weiter, also die Organe, die dem zugrunde liegen, daß alle diese Organformen nicht erklärbar sind etwa aus irgendwelchen mechanischen Gesetzen. Aber nicht einmal imaginativ sind sie zu erklären. Es ist einfach ein Unding, ein Nonsens, wenn man die Form des Lungenorganes, des Leberorganes etwa nur erklären wollte aus Lageverhältnissen, wie da die Zellen liegen, oder aus Gewichtsverhältnissen. Versuchen Sie darüber nachzuforschen, ob das schon irgend jemandem gelungen ist, die Leber- oder Lungenform als Form zu erklären. Es ist niemandem gelungen. Denn diese Organe, die das werdende Leben während des Erdendaseins versorgen, die sind in ihren Anlagen trotzdem sehr früh vorhanden, wenn auch sehr stark metamorphosiert. Alle kommen sie heraus aus den Gestaltungskräften des Luftförmigen. Der heutige wissenschaftliche Mensch sagt: Luft ist Sauerstoff, Stickstoff, einiges andere ist darin, und das ist so eine mehr oder weniger gleichmäßige, nur durch innere mechanische Bewegung, die im Winde sich darstellt, differenzierte luftförmige Substanz. Aber solche Luft, wie sie heute der Physiker beschreibt, die gibt es nicht, sondern es gibt nur die konkrete Luft, die unsere Erde umgibt. Aber, meine lieben Freunde, die Luft, die unsere Erde umgibt, die ist überall durchdrungen von lauter Gestaltungskräften. Diese Gestaltungskräfte atmen wir mit der physischen Substanz der Luft ein. Wenn unsere Organe fertig sind, wenn wir eine fertige

Lunge haben, dann geschieht das, daß die Gestaltungskräfte, die wir da einatmen mit der Substanz der Luft, sozusagen zusammenfallen mit der Form der Lunge, daß sie dann, wenn wir geboren sind, keine große Bedeutung mehr haben, nur zum Wachstum. Aber während der Embryonalzeit, während der physischen Absonderung von der Außenluft, da wirken zuerst durch den mütterlichen Leib die Gestaltungskräfte der Luft. Die bauen die Lunge auf, wie alle Organe des Menschen daraus auferbaut werden, mit Ausnahme der Muskeln und der Knochen. Alle inneren Organe, die das werdende Leben erhalten, sind auferbaut aus den gestaltenden Kräften der Luft. Was da geschieht, kann man vergleichen, aber es ist ein grober Vergleich, mit der Entstehung der Chladnischen Klangfiguren. Also Platten, die mit Staub belegt sind, werden an einem Punkt befestigt, mit dem Violinbogen in bestimmter Weise gestrichen, dann gestaltet sich dieser Staub in gewisse Formen, je nachdem man den Bogen ansetzt. Da werden aus den Gestaltungskräften, die man in der Luft hervorruft, die Staubfiguren gebildet. So werden aus den allgemeinen Gestaltungskräften der Luft die inneren Organe des Menschen gebildet. Die sind herausgebildet aus den Gestaltungskräften der Luft. Die Lunge ist tatsächlich aus den Atmungskräften gebildet, aber ebenso die andern Organe. Nur sind es die andern Organe mehr oder weniger auf Umwegen, während die Lunge direkt gebildet ist. Aber dies, was da vorliegt, daß die Organe des Menschen herausgebildet werden aus den sich gestaltenden Schwingungen der Luft, das ist nur durch Inspiration zu begreifen. Das, was sich herausgestaltet aus dem Luftförmigen, eben Geformtes, das ist in der Auffassung gleich dem Musikalischen, wie den Klangfiguren auch ein Musikalisches zugrunde liegt. (316, 93ff.)

Der Mensch hat, auch wenn er als Kind noch nicht sprechen kann, die Möglichkeit zu sprechen. Daraufhin sind seine Atmungsorgane schon zubereitet. Sie sind anders als die Atmungsorgane des Tieres. Durch diese Form der Atmungsorgane kann die Luft in einer Weise eingehen, daß nun nicht nur ein astralischer Leib, sondern ein Ich den Menschen auskleiden kann, von dem Menschen Besitz nehmen kann.
Wer das durchschaut, der lernt allerdings die Wahrheit kennen: Das Tier wird von seinen Atmungsorganen im weitesten Sinne zu seiner Gestalt gebildet, der Mensch aber wird von der zur Sprache, zum Worte modifizierten Atmung zu seiner Gestalt gebildet. In dem Menschen wird das Wort im buchstäblichen Sinne Fleisch, seine Gestalt ist ein Ergebnis des Wortes. Ich habe vorhin geschildert, wie die menschlichen Seelen sich zwischen den Wesenheiten der übersinnlichen Welten bewegen. Die menschlichen Seelen gehören ja zwischen dem Tod und einer neuen Geburt, zwischen dem Einschlafen und Aufwachen,

diesen selben Welten an wie die höheren geistigen Wesenheiten. Wenn wir diese Menschenseelen betrachten, so ist es tatsächlich so, daß sie sich in einer Weise bewegen, die dann übergehen kann auf die Wogen der Luft, und dasselbe, was der Mensch entfaltet, wenn er spricht, diese Art der Luftbewegung, die er entfaltet, wenn er spricht, die entfaltet sich auch in seinem Einatmen, die gestaltet ihn, wenn sie in ihn hineingeht. Man kann tatsächlich, gewissermaßen auf den Luftwogen schwimmend, die menschlichen Seelen auf diese Art erblicken. Das rührt davon her, daß das Ich nicht bloß die Luft erfaßt. Bei dem Tiere ist der Astralleib da, der erfaßt die Luft, und erfaßt die Luft mit ihren Wärmezuständen. Der menschliche Astralleib erfaßt die Luft, vermag sich auf den Wellen der Luft zu bewegen, aber er erfaßt extra die Wärme, den Wärmeäther. Indem also das Ich auf den Wellen des Wärmeäthers noch extra durch die Welt hinströmt, tingiert es die Atmung, wird von innen nach außen zur Sprache, von außen nach innen zur Menschengestalt. Erfaßt man das Konkrete des Sprachlebens, dann lernt man in dem Sprachleben, in dem kosmischen Bilden der Worte erkennen, was gestaltenbildend in den Menschen eintritt, was plastisch wirkt namentlich im Embryo und dann im Kinde, indem der Mensch sich durch innerliche Kräfte, plastisch wirkend, seine Gestalt gibt. Und dieser Zusammenhang zwischen dem Worte und der menschlichen Gestalt ist etwas, wovon man als einem durchaus Realen sprechen kann, weil man es in der Weise, wie ich es Ihnen jetzt geschildert habe, erschaut. (211, 21f.)

Wenn ein physischer Mensch auf Erden entsteht, entsteht er, wenn überhaupt die Entstehung den allgemeinen Entwickelungsmöglichkeiten entsprechen soll, als ganzer Mensch. Er kommt, dieser ganze Mensch, aus demjenigen Organe des mütterlichen Organismus, das man den Uterus nennt. Da entsteht ein physischer Mensch mit seiner physischen Gestalt.
In dem, was entstehen würde von a bis z, würde ein ätherischer Mensch, nur in der Luft ausgeprägt, da sein, aus dem menschlichen Kehlkopf und seinen Nachbarorganen herausgestaltet.
Ebenso müssen wir sagen, wenn das Kind in die Welt gesetzt wird, wenn das Kind, wie man sagt, das Licht der Welt erblickt: aus dem Uterus und seinen Nachbarorganen entsteht der physische Mensch.
Nun wirkt der Kehlkopf nicht so wie das andere Mutterorgan, sondern er wirkt in fortwährendem Schaffen. So daß in den Worten Fragmente des Menschlichen entstehen, und daß eigentlich, wenn man umfassen würde alle Worte der Sprache – was ja nicht einmal der Fall ist bei so wortreichen Dichtern wie Shakespeare, aber nahezu der Fall ist –, in dem schaffenden Kehlkopf würde man eben den ganzen ätherischen Menschen in Luftgestalt formen, aber in Aufeinanderfolge, im Werden: eine Geburt, die sich während des Sprechens

fortwährend vollzieht. Das Sprechen ist immer Teil von dieser Geburt des ätherischen Menschen.
Und wiederum, der physische Kehlkopf ist nur die äußere Schale jenes wunderbarsten Organes, das im Ätherleib vorhanden ist, das gewissermaßen die Gebärmutter des Wortes ist. Und da haben wir jene wunderbare Metamorphose vor uns, auf die ich hindeutete, indem ich von der Metamorphose sprach. Alles, was im Menschen ist, ist Metamorphose von gewissen Grundformen. Der ätherische Kehlkopf und seine Schale, der physische Kehlkopf, sind eine Metamorphose des mütterlichen Uterus. Mit einer Menschenschöpfung haben wir es zu tun, wenn gesprochen wird, mit einer ätherischen Menschenschöpfung. (279, 50f.)

Atmungsprozeß, Menschwerdung und Schicksalsbildung

[...] Man muß [...] aufsteigen dazu, dasjenige, was äußerlich am Menschen sich als Vorgänge darstellt, gewissermaßen von dem Geistigen abfangen zu lassen, ins Geistige einzugliedern. Dann kommt man doch gut zurecht, gerade wenn man ganz fest steht in der Physiologie des Atmungsvorganges, in der Physiologie des Zirkulationsvorganges, in bezug auf dasjenige, was man schon wissen kann auch durch die Mittel der heutigen Naturwissenschaft, wenn man versucht, gerade vom Atmungs- und Zirkulationsvorgange aus zu begreifen, wie das physische Leben mit dem Geistigen zusammenhängt.
Denn sehen Sie, wenn wir zunächst den Prozeß der Einatmung des Menschen ins Auge fassen: dieser Prozeß der Einatmung im Menschen, er besteht darin, daß äußeres Luftförmiges aufgenommen wird von dem Menschen. Dieses äußere Luftförmige ist aber nicht eben ein bloß Passives, das von der fertigen Menschennatur aufgenommen wird und darinnen weiter so verarbeitet wird, daß sich der Sauerstoffaufnahmeprozeß in einen Kohlensäurebildenden Prozeß verwandelt und so einfach die Einatmung in die Ausatmung übergeht, sondern dieser Einatmungsprozeß stellt sich in Wirklichkeit als ein fortwährender Erzeuger der menschlichen Wesenheit dar. Er arbeitet fortwährend an dem Aufbau der menschlichen Wesenheit von außen herein mit. Von der Welt herein wird im Einatmungsprozeß der Mensch fortwährend aufgebaut, und der Mensch nimmt wirklich nicht bloß den amorphen Sauerstoff auf, sondern in dem Sauerstoff, den er irrtümlich als amorph ansieht, in dem nimmt er auf Gestaltungskräfte, die seinem eigenen Wesen entsprechen. Wenn wir Atemnot haben, so sitzt wirklich in den Atmungswegen eine fremde elementarische Wesenheit drinnen. Aber das ist in dem abnorm gestalteten Atmungsprozeß. In dem normal gestalteten Atmungsprozeß, meine lieben Freunde, sitzt fortwährend ein entstehender Mensch. Fortdauernd geht aus dem Makrokosmos

eine werdende Menschengeburt, eine Luftmenschengeburt in den Menschen hinein. Der ganze Prozeß, der sich da abspielt, der steht unter der Aktivität des astralischen Leibes, so daß man sich die Sache so vorstellen muß: Wir atmen ein; die Einatmungstätigkeit ist aktiviert durch den astralischen Leib. Der ganze Prozeß, der sich da abspielt, der fortdauernd eine Menschenwerdung ist, dieser Prozeß spielt sich im Element der Luft ab, in alledem, was im Menschen luftförmig mitarbeitet, spielt sich dieser Prozeß ab, so daß wir da ein fortwährendes Menschwerden haben im Einatmungsprozeß in dem Element des Luftförmigen.

Aber sehen Sie, nun atmen wir wieder aus. Wir atmen aus und atmen ja im wesentlichen Kohlensäure aus. Es wird im Anschluß an andere organische Vorgänge der Kohlenstoff gewissermaßen für die Ausatmung gesammelt. Man stellt sich das vor nun wiederum als eine Art passiven Reaktionsprozesses oder so etwas Ähnlichem. Man hat überhaupt keine klare Vorstellung über diese Dinge. Man untersucht eben einfach dasjenige, was man mit physischen Mitteln nach dieser Richtung untersuchen kann, aber man macht sich keine klaren Vorstellungen. Nun sehen Sie, diese Ausatmung aber ist wieder aktiviert, in ihr ist nicht bloß ein passiver Prozeß enthalten in bezug auf den Menschen, sondern es ist Aktivität darinnen, eine Aktivität, die ja die Aktivität des Ätherleibes ist. Das ganze geht in dem Elemente des Flüssigen vor sich, in demjenigen Elemente, das man früher eben Wasser genannt hat, wo alles Flüssige Wasser war. Wir können den Ausdruck weiter gebrauchen. Das geht im Elemente des Wassers vor sich.

Nun entsteht da eine wichtige Frage, die Ihnen natürlich allen auf der Zunge liegen muß. Die Frage: Ja, wie ist es nun im Schlaf? Denn im Schlaf ist zunächst der Ätherleib drinnen, für die Ausatmung gibt uns das also keine Skrupel. Aber wie können wir im Schlaf einatmen, da doch der astralische Leib draußen ist? – Ja, sehen Sie, da ist es eben so, daß in der Tat im Schlafe nur der mikrokosmische Teil des astralischen Leibes herausgeht und um so tätiger wird das astralische des Makrokosmos während des Schlafes. Da tritt die ganze Astralität des Makrokosmos ein während des Schlafes, da wird die Atmungstätigkeit, die ja gerade dadurch etwas Verschiedenes ist von der wachenden Atmungstätigkeit, geregelt durch die Tätigkeit des Makrokosmos. Sie sehen also hier einen bedeutenden Unterschied auftreten zwischen der Einatmung im Wachen und der im Schlaf. Die Einatmung im Schlafen wird geregelt von außen her im Menschen. Die Einatmung im Wachen regelt er selber von innen heraus mit seinem astralischen Leib, während die Astralität des Kosmos für ihn eintritt im Schlaf. Da haben Sie schon einen bedeutsamen Anhaltspunkt, um in die Einsicht des Pathologischen zu kommen. Der Kosmos hat die Merkwürdigkeit, daß er mit Bezug auf irdische Verhältnisse, so wie wir über die Erde eine Strecke weit hinauskommen, gesund ist. In der Nähe der Erde sind allerlei sich durch Klimatisches und sonstiges ausdrückende Prozesse, die die Astralität des Kosmos abnorm machen können. Ebenso kann durch andere Prozesse, die wir noch kennenlernen werden, die innere Astralität des Menschen abnorm sein. Hier haben wir die Quelle des Pathologischen auf einem bestimmten Gebiete, aber wir sehen die Quelle des Pathologischen bis hinein ins Geistig-Seelische gehen, und das ist das Wesentliche.

Nun gehen wir weiter. Sehen Sie, der Atmungsprozeß ist ein verhältnismäßig, relativ also, grober. Wir atmen Luftförmiges ein, atmen Luftförmiges aus. Der ganze Atmungsprozeß hat etwas Grobes, wenn wir ihn vergleichen mit all den Vorgängen, die ja sowohl in uns fluten, wie im äußeren Makrokosmos fluten, wenn wir ihn vergleichen mit den Vorgängen in der Fluktuation der Wärme, im Wärmeelemente innen und außer dem Menschen. Im Inneren des Menschen sind ja Wärmedifferenzierungen, außen sind Wärmedifferenzierungen. Wir können uns wegdenken Luft, Wasser, Erde, wir können vor uns hinstellen nur diese Wärmedifferenzen. Für den Physiker hat das keinen Sinn, weil er die Wärmedifferenzen nur für Zustände der Materie ansieht. Die Geisteswissenschaft weiß, daß man es bei der Wärme mit einem Element zu tun hat. Wir dürfen also von einem Element sprechen, es als selbständig und aktiv ansprechen, das, was im Wärmeelement enthalten ist. Nun liegt dem ganzen menschlichen Leben gegenüber dem Atmungsprozeß ein feinerer Prozeß der Aufnahmen durch den Wärmeprozeß zugrunde. Und wir können sprechen: Kommen wir hinauf bis in die Lungengegend des Menschen – fassen Sie aber das, was ich grob äußerlich sage, recht innerlich auf –, kommen wir hinauf bis zur Lungenorganisation, so haben wir es mit dem groben Atmungsprozeß in der Luft zu tun. Kommen wir aber hinauf in die Regionen, die vorzugsweise vom Haupt geregelt werden, aber im ganzen Menschen in Abschwächung vorhanden sind, haben wir einen verfeinerten Atmungsprozeß, der sich aber nicht im Luftelement, sondern im Wärmeelement abspielt. So daß wir sagen können: Wir kommen hinauf zu einem verfeinerten Prozeß, der besteht in einer außerordentlich feinen Aufnahme von Wärme aus dem Makrokosmos, Einatmung von Wärme und Ausatmung von Wärme. – Aber die Sache ist jetzt so, wenn wir die grobe Ein- und Ausatmung verfolgen, dann steht der Mensch mit der Außenwelt in Wechselwirkung: Einatmung–Ausatmung, Einatmung–Ausatmung, herein–heraus, herein–heraus, so ist der Prozeß. Hier ist es nicht so; hier ist zwar herein, aber jetzt nicht in demselben Sinne heraus wie bei der gewöhnlichen Atmung, sondern die Ausatmung geht in den Menschen selber hinein, wird zum innerlichen Prozeß. Dasjenige, was nun vom Nerven-Sinnessystem ausgeatmet wird, verbindet sich dem Prozeß der Einatmung, der durch die Lunge vermittelten Einatmung. So daß wir haben nach dem Sinnes-

Nervensystem hin einen Prozeß, den wir als einen verfeinerten Atmungsprozeß bezeichnen können, und der in seiner Einatmung richtig eine Aufnahme von außen ist; aber abgegeben wird dasjenige, was da hereinkommt, nicht wieder nach außen, sondern es wird übertragen an den gröberen Atmungsprozeß, geht an die Einatmung über, geht auf dem Einatmungsweg weiter in den Organismus hinein.

Aber Sie haben jetzt das, daß Sie sagen können: Die Wärme des Makrokosmos geht auf diesem Wege durch die Atmung in den menschlichen Organismus hinein, aber nicht bloß die Wärme, sondern die Wärme trägt mit: Licht, makrokosmischen Chemismus, makrokosmische Vitalität, makrokosmisches Leben. – Lichtäther, chemischer Äther des Makrokosmos, Lebensäther des Makrokosmos wird auf dem Wege der Wärmeeinatmung hineingetragen, geht über in den menschlichen Organismus. Das Wärmeelement trägt das Licht verankert, trägt das chemische Element, trägt das vitale Element in den Menschen hinein, gibt es an den Einatmungsprozeß ab. Das ganze, was da oberhalb des Atmungsprozesses liegt, was sich da darstellt als ein verfeinerter Atmungsprozeß, aber auch als ein metamorphosierter Atmungsprozeß, das studiert man ja nicht im eigentlichen Sinne heute, das fällt ganz aus der Physiologie heraus, nur fällt dadurch etwas in die Physiologie hinein, was dann in ihr wie ein Fremdkörper wirkt. Das ist ein Punkt, wo man absolut nicht zurechtkommt, wenn man auf der einen Seite vom Geistigen, auf der anderen Seite von der Natur ausgeht. Da fällt wie ein Fremdkörper hinein die Sinnesphysiologie, was sich differenziert in Sehen, Hören, Wärmeempfindung abspielt. Es sind wie Glieder, äußere Ranken dieses Prozesses, der anfänglich Aufnahme von Wärme ist, beladen mit Licht, Chemismus, Vitalität. Das differenziert sich mit dem Sinnesprozeß hinaus. Aber nun kennt der Mensch im Sinnesvorgang nur das Peripherische, nicht das Zentrale, daher ist ihm die Sinnesphysiologie etwas wie ein völliger Fremdkörper. Da plätschert in den einzelnen Sinnen der Physiologe herum, dann dilettiert der Psychologe. Da wird Hypothese über Hypothese geschmiedet. Natürlich muß das sein, weil man die einzelnen ganz spezifischen Prozesse des Sehens, des Hörens vor sich hat, aber ihren Zusammenfluß, ihren Zusammenlauf nach dem Inneren gar nicht überschaut. Man sieht nicht, wie das alles zusammenfließt in der Wärmeaufnahme, die in sich trägt Licht, Chemismus, Vitalität aus dem Makrokosmos herein, da kommt man dann an die Atmung heran, und erst dann wird es eine wirkliche Sinnesphysiologie geben, wenn der Sinnesphysiologe wird sagen können: Ach, da gehe ich von den Vorgängen, von den physiologisch-physischen Vorgängen des Auges aus, gehe in den Nerven hinein, der das nach innen fortsetzt, komme allmählich in die Atmungswege hinein, aus den Sinneswegen, den Verstandeswegen in die Atmung hinein. [...]

[Die Naturwissenschaft] braucht nicht abgelehnt zu werden, man soll die Baumaterialien Stück für Stück benützen, sie sind sehr brauchbar, man kriegt etwas sehr Schönes heraus, wenn man das benützt, was heute in der Sinnesphysiologie gegeben ist, die als solche ein Wall ist. Und so können Sie sagen: Wir schauen hinauf von dem, was da in der Atmung als fortwährend gegenwärtige Menschenbildung herantritt zu dem verfeinerten Atmungsprozeß, der sich im Wärmeelement abspielt, aber in den die ganze ätherische Welt des Makrokosmos hineinspielt. Da schauen wir hinauf, wenn wir zum oberen Menschen kommen.

Wir können aber auch hinunterschauen zum unteren Menschen, vom Atmungsprozeß aus. Da kommen wir dann, wie wir nach oben gegenüber dem Einatmungsprozeß zu einer Verfeinerung kommen, so kommen wir gegenüber dem Ausatmungsprozeß nach unten zu einer stärkeren Vergröberung, und wir treten allmählich von dem Prozeß, der sich innerlich abspielt in der Kohlensäurebildung, über, nach unten zu dem Prozeß, der sich abspielt in der Verdauung. So wie wir nach oben den Einatmungsprozeß verbinden müssen mit diesem feinen Nerven-Sinnesprozeß, der ins Geistige übergeht, müssen wir nach unten den Ausatmungsprozeß verbinden mit dem Prozeß der Verdauung, wo die menschliche Tätigkeit allmählich ins Physische übergeht, so daß wir nach unten kommen in dasjenige, wo durch den physischen Leib vollzogen wird Stoffwechseltätigkeit, modifizierte Ausatmung. Gewissermaßen was an Tätigkeit, an Aktivität die Ausatmung im Inneren zurückläßt, das macht den Stoffwechsel, so wie das, was die Atmung aufnimmt von der Nerven-Sinnes-Geistestätigkeit in innere Tätigkeit übergeht, so ist das, was von der Ausatmung an Aktivität im Inneren des Menschen zurückbleibt, die Summe der Kräfte, die den Stoffwechsel formen, der nun in dem Element vor sich geht, das früher Erde genannt wurde in alledem, was in dem menschlichen Organismus an die Festigkeit sich anlehnt.

Nun, sehen Sie, betrachten wir den ganzen Prozeß noch etwas intimer, dann haben wir eigentlich einen vierfach geteilten Prozeß im Menschen. Wir haben den Prozeß, den wir da oben charakterisieren konnten, von dem wir sagen können, seine Ausatmung geht eigentlich in den Menschen hinein. Wenn wir nun den äußerlich zu erkennenden Prozeß der Einatmung nehmen, müssen wir in der Einatmung sehen zu gleicher Zeit eine Verbindung des Eingeatmeten mit dem, was von oben herunterkommt. Hier müssen wir das polarisch Entgegengesetzte sagen. Da läßt die Ausatmung die Kräfte für den Stoffwechsel zurück. Es wird nicht etwas aufgenommen von der Ausatmung, sondern es wird etwas abgegeben. Wir haben also innere Ausatmung und außerdem eine innere Einatmung, und dann die Verbindung dieser inneren Einatmung mit demjenigen, was der physische Leib tut, als den eigentlichen Stoffwechsel-Verdauungsprozeß.

Nun, sehen Sie, wenn Sie diese vierfache Differenzierung ins Auge fassen, geht Ihnen ein Licht auf über den Menschen; denn außerdem zeigt sich das Folgende **(Abb. 34)**: Hier, auf diesem Wege, geht das Wärmeelement, das trägt Licht, Chemismus, Vitalität, geht da herein, verbindet sich mit der Atmung, aber es gibt an die Atmung nicht das Licht ab, es behält es; es gibt an die Atmung nur den Chemismus ab und die Vitalität. Das Licht bleibt also hier schon zurück und füllt als inneres Licht den Menschen aus, wird zur Gedankentätigkeit. Beim weiteren Fortgang dieser Einatmung und Ausatmung wird der makrokosmische Chemismus abgegeben und wird im Menschen innerer Chemismus, der die äußere Laboratoriumschemie, die in den Prozessen ist, die wir im äußeren Laboratorium haben, ablöst. Im Menschen ist makrokosmischer Chemismus, der abgelagert wird in ihm, indem dieser innere Atmungsprozeß fortgesetzt wird, so daß wir sagen können: Hier wird Chemismus abgelagert. – Und bis herein in diese Wechselwirkung zwischen Ausatmung und Stoffwechsel geht der Lebensäther und wird vom Menschen aufgenommen. So daß Sie, wenn Sie den Prozeß von oben nach unten verfolgen, haben: Licht hereinkommen auf den Wegen des Wärmeäthers, stopp! Da, wo die Atmung eintritt, ist für das Licht stopp, es breitet sich das Licht aus, es wird nicht weiter aufgenommen von der Organisation des Menschen, kann sich als Licht ausbreiten. Wir tragen einen Lichtorganismus als reinen Lichtorganismus in uns, der denkt. Wir verfolgen den Prozeß bis dahin, wo Einatmung an Ausatmung grenzt, bis dahin trägt der durch den Nerven-Sinnesprozeß hineingetragene Chemismus. Jetzt Chemismus stopp! Innerer Chemismus, ein chemischer Organismus in uns, der fühlt.

Jetzt gehen wir weiter hinunter, da wo die Ausatmung den Verdauungsprozeß zurückläßt, den Stoffwechselprozeß. Der geht nicht hinein bis zu dem äußeren Stoffwechselprozeß in der Nahrungsaufnahme, sondern nur bis zu den inneren Vorgängen des Stoffwechsels. Stopp mit dem Lebensäther. Der Lebensäther bildet wieder eine menschliche Organisation, die will. So kommt Denken, Fühlen und Wollen zustande.

Den ganzen Prozeß können wir nun in seinem physischen Abbild verfolgen. Nehmen wir alles dasjenige, was da oben ist: innerlich zeigt es sich im Denken. Aber das ist sehr verfeinert. Hinter ihm steht alles das, was ich Ihnen jetzt beschrieben habe. Das alles geht auf dem Nervenwege vor sich. Die Nervenwege sind die äußerlichen physischen Leiter für alles das.

Jetzt gehen Sie zu dem nächsten Prozeß. Da haben Sie im nächsten Prozeß: Aufnahme dieses obersten Prozesses im Menschen durch den Atmungsprozeß, und das spielt sich ab in einer physisch-sinnlichen Projektion im arteriel-

len Zirkulationsprozeß. Die arteriellen Zirkulationswege sind die zweiten Wege.
Wir kommen zum dritten Prozeß, der sich abspielt zwischen Ausatmung und Verdauung-Stoffwechsel. Der hat wieder seine Wege, das sind die venösen Zirkulationswege. Wir kommen zum dritten, zu den venösen Zirkulationswegen.
Und wir gehen weiter. Wir kommen noch weiter in den Menschen hinein und müssen suchen, wo da die Wege sind, wie sich der Prozeß, dem nun genommen ist von der Seite des Hereinkommens selbst die Vitalität, der sich seine eigene Vitalität von außen versorgen muß, von unten, von außen versorgen muß. Wir haben da seine physische Projektion im Lymphprozeß und in den Lymphwegen.
Sehen Sie, meine lieben Freunde, jetzt haben Sie die Relation zwischen Äußerem und Innerem. Da liegt vieles hinter dem, was Sinnes-Einatmungsprozeß ist, im Hineinkommen, da liegt es dahinten. Aber in dem, was dahinten liegt, wirkt manches, was dem Menschen heute unbekannt bleibt. Da wirkt mit das Karma, das aus dem früheren Erdenleben kommt. Das strahlt da herein, verschwindet für das Wahrnehmen. Da strahlt das Karma herein. Derjenige, der mit geistigem Auge untersucht die Nervenwege, wie sie sich auf den Sinneswegen hineinbilden, der findet auf diesen Wegen das Karma. Das strömt da ein. Ebenso aber findet man auf der anderen Seite in der Lymphbildung nicht bloß einen physischen Prozeß, sondern indem auf den Lymphwegen die Lymphe in den Organismus hineingeht, sieht man – Johannes Müller, der berühmte Physiologe, hat schon gesagt: Was ist Lymphe? Blut ohne rote Blutkörperchen –; Blut ist Lymphe mit roten Blutkörperchen. Es ist allgemein gesprochen, aber es hat eine gewisse Richtigkeit; man sieht, wie Lymphe ins Blut geht und den gegenwärtigen Menschen dadurch versorgt. Wir sehen aber in der Lymphe alles das, was noch nicht Blut geworden ist, sehen auch noch das Weben und Leben des werdenden Karmas. Da drinnen im Lymphprozeß bildet sich wieder das Karma. Die Lymphwege sind zu gleicher Zeit die Anfänge der Karmawege für die Zukunft *(Abb. 34, rechts).*
So kommen Sie vom Geistigen in den Menschen herein, da, wo Sie das verspüren, daß sich auf Wärmewegen Licht, Chemismus, Vitalität des Makrokosmos hereinziehen, da verspüren Sie immer mehr, je mehr Sie vom Licht herauskommen zu den vitalen Wegen und dann das allgemeine Weltenleben hineinfließen sehen, da verspüren Sie das Hereinfließen des Karmas, das sich nun im menschlichen Erdenleben zwischen Geburt und Tod auslebt. Aber es lebt sich aus, indem es durch die Nerven, auch noch durch den abgeschwächten arteriellen Prozeß geht, zurückgestaut wird vom venösen Prozeß. Da schieben sich auch, wenn es an den venösen Prozeß herankommt, da schieben sich auch die

Nebelwellen des Karmas herein. Und indem der Mensch das venöse Blut bildet, bekommt er in sich zu gleicher Zeit diese Aufstopfungen des Karmas und handelt im Sinne des Karmas.
Umänderung des Blutes kann bloß Zorn andeuten. Das, was sich da aufstopft, weil das Vergangene nicht hinuntergelassen wird in den venösen Prozeß, das führt zum Handeln, das geht in die Ausgestaltung des Karmas über.
Das, was von der Lymphe nicht heraufgelassen wird, was nicht ins Blut übergeht, das sammelt sich tief im Unterbewußtsein an, das bildet tief im Unterbewußtsein einen Kern, das trägt der Mensch, wenn er den materiellen Prozeß abstößt, hinaus durch die Todespforte. Es ist das werdende Karma.
Oberhalb der Atmung schaut man das Karma, das aus der Vergangenheit kommt, unterhalb der Ausatmung, mit der Zirkulation unterhalb der Ausatmung, da, wo die Lymphe noch nicht zu Blut geworden ist, da schaut man das werdende Karma. Das steckt da drinnen, und so kann man sagen: Karma *(Abb. 34, links, gelb)*, es läuft ein in den arteriellen Prozeß, bleibt im Menschen zurück; es bildet sich der venöse Prozeß, Karma entsteht wiederum. Wir haben hier oben die Grenze, wo Karma anfängt sich zu stauen in dem Nerven-Sinnesarteriellen Prozeß.
Wir haben hier unten entsprechend dem Prozeß, der von dem Lymphmäßigen in das Venöse übergeht: wir haben hier das hereinkommende Karma, hier haben wir das herauskommende Karma, wenn wir die noch nicht zu Blut gewordene Lymphe mit dem geistigen Auge betrachten. So haben wir den Zusammenschluß des Physischen und des Geistigen. Oben grenzt der Mensch an das Geistige qualitativ an. Wir sehen ihn angrenzen an sein Karma. Zwischendrinnen staut sich das gegenwärtige Leben. Unten sehen wir, wenn wir die noch nicht zu Blut gewordene Lymphe betrachten, das entstehende Karma. Zwischen vergangenem Karma und werdendem Karma mittendrinnen steht das menschliche Erdenleben, das eine Stauung zwischen beiden darstellt, von diesem Gesichtspunkt aus betrachtet. Aber wir können die Sache hineinverfolgen bis zum physischen Prozeß. (318, 97ff.)

5. Zur Polarität des Nerven-Sinnes- und Stoffwechsel-Gliedmaßensystems

Über die funktionelle Gegensätzlichkeit der beiden Systemen und ihren notwendigen Ausgleich

Dasjenige, was vom Kopfsystem aus in den ganzen Organismus hineinwirkt, wirkt so auf ihn, daß es die Ablagerung von Stoffwechselprodukten fördert, daß es den Menschen mit allerlei salzartigen Produkten durchdringen will. [...] Das Kopfsystem wirkt Salze ablagernd, mineralische Einschläge im Organismus ablagernd. Das Gliedmaßen-Stoffwechselsystem wirkt so auf den Menschen, daß es ihn eigentlich durch Wärme fortwährend auflösen will. Es wirkt nach der entgegengesetzten Richtung [...]. [...] Dasjenige, was der Kopf an uns materialisiert, das wird fortwährend entmaterialisiert durch dasjenige, was in den Kräften des Stoffwechsel-Gliedmaßenmenschen liegt. Dadurch wird in unserem materiellen System das Gleichgewicht hervorgerufen. Und dazwischen liegt dasjenige drinnen, was wie ein in sich selbst gebautes System ist, das rhythmische System, das Atmungssystem, das Zirkulationssystem, wie ein wirklicher Mikrokosmos [...]. (303, 200f./202f.)

Die Aufbauprozesse von unten wirken hinauf in die Abbauprozesse, die Abbauprozesse von oben wirken hinunter in die Aufbauprozesse. Und Sie haben, wenn Sie dieses sinngemäß verfolgen, dann als ausgleichendes System, als Funktionen, die den Ausgleich bewirken, da drinnen zwischen den abbauenden Prozessen und den aufbauenden Prozessen die rhythmischen Prozesse, die den Abbau in den Aufbau, den Aufbau in den Abbau hineintreiben. Und studieren wir der Sache nach, nicht rein äußerlich, studieren wir der Sache nach dasjenige, was in der sogenannten Blutzirkulation des Herzens, in der Durchatmung des menschlichen Leibes vor sich geht, so haben wir überall darinnen, ich möchte sagen, Spezialverläufe, irgendwie unterbrochene. Ich kann nicht eingehen auf dieses Unterbrechen, das hat seinen guten Sinn; aber wir haben überall Spezialisierung dieser Rhythmuskurve, die ich hier aufgezeichnet habe **(Abb 35)**. Der Atmungsverlauf ist ein Spezialfall dieser Kurve, der Prozeß, den Sie hinzeichnen, wenn Sie den Blutgang vom Herzen nach oben, nach dem Haupte oder beziehungsweise nach der Lunge und hinunter nach dem Körper zeichnen, so haben Sie Spezialisierungen dieses Prozesses. [...]

So kommen wir darauf, wie im Grunde genommen fortwährend im menschlichen Organismus eine Wechselwirkung vorhanden ist zwischen den Abbauprozessen, den ertötenden Prozessen und zwischen den Aufbau–, den Wachs-

tumsprozessen, den Wucherungsprozessen und so weiter. Ohne diese Tätigkeit ist die menschliche Organisation nicht zu erfassen.
Aber was ist da eigentlich vorhanden? Sehen Sie sich nur die Sache einmal genauer an. Wenn der Abbauprozeß der Nerven-Sinnesorganisation hineinwirkt durch den Rhythmus in das Stoffwechsel-Gliedmaßensystem, dann ist etwas vorhanden, was entgegenwirkt dem Stoffwechsel-Gliedmaßensystem, was für dieses Stoffwechsel-Gliedmaßensystem Gift ist. Und umgekehrt ist dasjenige, was im Aufbausystem vorhanden ist, wenn es im Rhythmus hineinwirkt in das Kopfsystem, für das Kopfsystem Gift. Und da die Systeme, wie ich angedeutet habe, über den ganzen übrigen Organismus ausgebreitet sind, so hat man es überall im menschlichen Organismus zu tun mit einem fortwährenden Giften und Entgiften, was durch den rhythmischen Prozeß zum Ausgleich gebracht wird. Wir sehen also nicht hinein in einen solchen Naturprozeß, wie man ihn sich gewöhnlich vorstellen möchte, der einseitig – einsichtig möchte ich sagen – verläuft, so daß man die gesunden Prozesse einfach als die normalen bezeichnen kann, sondern wir sehen hinein in zwei einander entgegenwirkende Prozesse, von denen der eine für den anderen durchaus ein kränkender Prozeß ist, und wir können gar nicht leben im physischen Organismus, ohne daß wir unser Gliedmaßen-Stoffwechselsystem fortwährend den Krankheitsursachen des Kopfsystems, und das Kopfsystem den Krankheitsursachen des Stoffwechselsystems aussetzen. [...] Und heilen heißt nichts anderes, als zum Beispiel das Kopfsystem, wenn es zu stark vergiftend wirkt auf das Stoffwechselsystem, seiner vergiftenden Wirkung zu entladen, ihm seine vergiftende Wirkung zu nehmen. Oder umgekehrt, wenn das Gliedmaßen-Stoffwechselsystem zu stark auf das Kopfsystem vergiftend, das heißt wuchernd wirkt, muß ihm seine Giftwirkung genommen werden. (314, 44ff.)

[So] sind die beiden Systeme, das erste und dritte, das Nerven-Sinnessystem und das Gliedmaßen-Stoffwechselsystem, einander eigentlich polarisch entgegengesetzt. Was das eine erzeugt, zerstört das andere; was das andere zerstört, erzeugt das eine. Sie wirken also ganz im entgegengesetzten Sinne. Und das mittlere System, das rhythmische System, stellt die Beziehung zwischen beiden her. Da wird gewissermaßen zwischen beiden hin- und hergependelt, damit ein Einklang zwischen dem Zerstören des einen Systems und dem Aufbauen des anderen Systems immer stattfinden kann. Wenn wir zum Beispiel das Stoffwechselsystem ins Auge fassen, so wirkt das Stoffwechselsystem mit seiner größten Intensität natürlich im menschlichen Unterleibe. Aber dasjenige, was da im menschlichen Unterleibe vor sich geht, das muß eine polarisch entgegengesetzte Tätigkeit hervorrufen im Haupte des Menschen, im Nerven-Sinnessystem, wenn der Mensch gesund sein soll. (319, 14f.)

Das [Nerven-Sinnessystem] ist ein synthetisches System. Es ist synthetisch. Was meine ich damit? Es faßt [...] alle Tätigkeiten des Organismus zusammen. Sehen Sie, im Kopfe ist eigentlich der ganze Mensch in einer gewissen Weise enthalten. Wenn man spricht von der Lebertätigkeit – und man sollte eigentlich nur von der Leber*tätigkeit* sprechen, was ich als Leber sehe, ist der fixierte Leberprozeß –, so ist diese Lebertätigkeit natürlich ganz im unteren Leibe. Aber jedem solchen Funktionenzusammenhang entspricht eine Tätigkeit im menschlichen Haupte. Wenn ich das schematisch zeichne, so ist das so: Hier sei die Lebertätigkeit. Dieser Lebertätigkeit entspricht irgendeine Tätigkeit im menschlichen Kopfe oder Gehirne. Hier im Unterleib ist die Leber relativ abgesondert von den anderen Organen, von Nieren, Magen und so weiter. Im Gehirn fließt alles ineinander, da fließt die Lebertätigkeit mit den anderen Tätigkeiten zusammen, so daß der Kopf der große Zusammenfasser ist alles desjenigen, was im Organismus vor sich geht. Durch diese synthetische Tätigkeit wird ein Abbauprozeß bewirkt. Es fällt das Substantielle heraus. [...] Nun liegt dieses Zusammenfließen – zu gleicher Zeit mit einem fortwährenden Herausfallen der Substanz, wie wenn es regnete –, nun liegt diese synthetische Tätigkeit des Kopfes im wesentlichen aller Denktätigkeit zugrunde. Damit der Mensch denken kann, damit der Mensch herauskommt und in Tätigkeit kommt, muß dasjenige, was aus dem Geistig-Seelischen kommt, nach dem Kopfe hin die zusammenfassende Funktion erhalten, und dadurch die Erbsubstanz synthetisch gliedern. Dadurch kann dann in der synthethisch gegliederten Erbsubstanz ein Spiegel gesehen werden. Sie haben also damit folgendes: wenn im Kopfe das eintritt beim Herunterkommen, daß der Kopf organisiert synthetisch, so wird der Kopf ein Spiegel, und da drinnen spiegelt sich die Außenwelt, und das gibt das Denken, das wir gewöhnlich beobachten. Wir müssen also unterscheiden zwischen zwei Denkfunktionen, derjenigen, die hinter dem Wahrnehmbaren liegt, die das Gehirn aufbaut – die ist das Bleibende –, und der Denkfunktion, die gar nichts Wirkliches ist, die nur gespiegelt ist und fortwährend ausgelöscht wird beim Einschlafen und vergeht, wenn man nicht nachdenkt. [...]
Sie haben gesehen, daß dem Denken, wie es sich äußert im oberflächlichen Seelenleben, eine synthetische Tätigkeit zugrunde liegt, die in dem Erbauen und Durchorganisieren des Gehirns liegt [...].
Gerade wie wir einen synthetischen Prozeß im Haupte haben, haben wir [...] im übrigen Organismus, besonders im Stoffwechsel-Gliedmaßensystem, einen analytischen Prozeß. Da wird alles auseinandergehalten, da wird im Gegensatz zum Kopfe alles auseinandergehalten. Während im Kopfe die Nierentätigkeit mit der Darmtätigkeit zusammen vor sich geht, wird im Gegensatz dazu im übrigen Organismus alles auseinandergehalten [...]. Eine andere Par-

tie dessen, was da aus dem Geistig-Seelischen herunterkommt, baut [...] analytisch das Stoffwechsel-Gliedmaßensystem auf, baut die Organe auf, die auseinanderfallen, die deutlich unterscheidbare Konturen haben. Wenn Sie nun den ganzen Körper betrachten mit seinen deutlich unterscheidbaren einzelnen Konturen, so haben wir darinnen Leber, Lunge, Herz und so weiter, mit denen auch das Gliedmaßen-Stoffwechselsystem zusammenhängt [...]. Nun liegt das, was diese einzelnen analytisch aufgebauten Organe sind, dem gesamten Willensleben des Menschen zugrunde, wie die synthetische Tätigkeit zugrunde liegt dem Denken. So liegt all das, was an Organen da ist, zugrunde dem Willensleben. (317, 14f./28)

Gegensätzlichkeit und reaktive Entsprechung – über das Zusammenwirken der polaren Systeme

Alles, was sich im Kopfe abspielt, ist ein richtiges Spiegelbild dessen, was sich in der Stoffwechsel-Gliedmaßen-Organisation abspielt. Wenn der Mensch zum Beispiel verdaut und sein Nierensystem und sein Lebersystem wirken zusammen, um die Verdauung in der richtigen Weise zu regeln, dann geschieht im Nierensystem, im Lebersystem ein Vorgang, der sich auch in einer Art Spiegelbild im linken Teile des Gehirns abspielt. Es geht niemals bloß unten oder bloß oben etwas vor, sondern es spielen sich stets unten und oben einander entsprechende Prozesse ab. Dadurch ist der Mensch, ebenso wie er äußerlich in den Kosmos der aufsteigenden und absteigenden Kräfte eingesponnen ist, auch innerlich begabt mit diesen Kräften; diejenigen Kräfte, die im linken Teile des Gehirns sind, wirken unten in Leber und Nieren, diejenigen Kräfte, die rechts oben im Gehirn sind, wirken unten im Magen. (344, 159f.)

Gegensätzlichkeit und Entsprechung der Systeme im Hinblick auf Zeit und Raum (Bewegung)

Wenn wir zum Beispiel gehen, so haben wir in unserem Gliedmaßenorganismus eine Bewegung, die sogar eine Bewegung im Raume ist. Dieser Bewegung entspricht in einem gewissen Teil unserer Nerven-Sinnesorganisation, in einem gewissen Teil unserer Kopforganisation eine Ruhe in demselben Maße, in dem die Gliedmaßenorganisation in Bewegung ist. Ich bitte Sie, den Versuch zu machen, die Sache richtig zu verstehen. Ich habe gesagt «in demselben Maße in Ruhe ist». Ruhe nimmt man gewöhnlich als einen absoluten Begriff. Wer sitzt, der sitzt, und man unterscheidet nicht, ob man mit mehr Intensität sitzt oder mit weniger Intensität. Man hat auch für das gewöhnliche Leben in einer

gewissen Beziehung recht damit. Da unterscheiden sich diese Dinge nicht sehr stark voneinander.
Aber mit unserer Nerven-Sinnesorganisation ist es anders. Wenn wir schneller laufen, wenn wir mit unserer Gliedmaßenorganisation schneller laufen, so ist eine gewisse Ruhetendenz in unserer Nerven-Sinnesorganisation, die als Ruhetendenz, als Ruhigbleibenwollen, stärker ist, als wenn wir langsam gehen. Und allem, was mit unserer Gliedmaßenorganisation vor sich geht, auch was mit unserer Stoffwechselorganisation vor sich geht, wenn zum Beispiel die Nahrungssäfte ihren Weg durch die Bewegung der Gedärme machen, entspricht eine Ruhetendenz in unserem Nerven-Sinnesorganismus. [...] Und durch diese ruhige Tendenz ist es möglich, daß wir unsere Bewegungen mit Gedanken, mit Vorstellungen begleiten.
Es ist ganz unrichtig, wenn etwa eine materialistische Weltanschauung meint, Vorstellungen beruhen auf Nervenbewegungen. Sie beruhen im Gegenteil, wenn sie Vorstellungen von irgendeiner Bewegung im Raume sind, auf ruhigen Tendenzen des Nervensystems. Das Nervensystem beruhigt sich, und dadurch, daß sich das Nervensystem beruhigt, sich sogar in seiner Lebenstätigkeit abdämpft, dringen in diese Ruhe die Gedanken ein, werden wirklich. (219, 180f.)

Zur physiologischen Polarität von Denken und Wollen

Wir haben besonders betonen müssen, daß die Tätigkeit, die uns durch die Gedanken zum Bewußtsein kommt, eigentlich verläuft im ätherischen Leibe des Menschen, und daß diese im ätherischen Leib verlaufende Tätigkeit, also die Tätigkeit, die dem Gedankenbilde zugrunde liegt, uns zum Bewußtsein kommt durch ihre Abspiegelung im physischen Leibe. Aber verrichtet wird sie im Seelisch-Geistigen, so daß der Mensch, wenn er in der physischen Welt darinnen steht und nur denkt – aber wirklich denkt –, eine geistige Tätigkeit verrichtet. Man kann sagen, daß sie ihm nur nicht zum Bewußtsein kommt als geistige Tätigkeit. So wie uns, wenn wir vor einem Spiegel stehen, nicht unser Gesicht, sondern dessen Abbild aus dem Spiegel heraus zum Bewußtsein kommt, so kommt uns im alltäglichen Leben nicht das Denken, sondern dessen Spiegelbild, als Gedankeninhalt, von dem physischen Leibesspiegel zurückgestrahlt, zum Bewußtsein. Anders ist es beim Willen.
Also bedenken Sie wohl: Dasjenige, was sich im Denken ausspricht, ist eine Tätigkeit, die eigentlich gar nicht in unseren physischen Organismus hineingeht, die ganz außerhalb unseres physischen Organismus verläuft, die nur zurückgespiegelt wird von unserem physischen Organismus. Bedenken wir, daß wir als Menschen eigentlich immer in unserem geistig-seelischen Wesen

sind. Wenn man es schematisch darstellen wollte, so könnte man es so darstellen **(Abb. 36)**:

Wenn *das (a)* das leibliche Wesen des Menschen darstellt, so verläuft das Denken in Wahrheit außerhalb des leiblichen Wesens des Menschen, und das, was wir als Gedanken wahrnehmen, wird zurückgeworfen. Also mit unserem Denken sind wir stets außerhalb unseres physischen Leibes, und da besteht im Grunde genommen die Geisteserkenntnis nur darinnen, daß wir das einsehen: wir sind mit unserem Denken außerhalb unseres physischen Leibes.

Anders ist es mit dem, was wir als Willenstätigkeit bezeichnen **(Abb. 37)**. Die geht wirklich in den physischen Leib *(a)* hinein. Das, was wir als Willenstätigkeiten bezeichnen, geht überall in unseren physischen Leib hinein und bewirkt darinnen Prozesse, Vorgänge. Und die Wirkung dieser Vorgänge ist dasjenige, was als Bewegung durch den Willen beim Menschen zustande gebracht wird.

Wir können also sagen: indem wir als Mensch in der physischen Welt darinnenstehen, strahlt die Grundkraft des Willens aus der Geistigkeit in unseren Organismus hinein und verrichtet gewisse Tätigkeiten in dem Organismus, der innerhalb der Haut beschlossen ist. Wir sind also in der Zeit zwischen der Geburt und dem Tode von den Willenskräften durchdrungen, während der Gedankeninhalt nicht innerhalb unseres Organismus vor sich geht, sondern außerhalb des Organismus. Daraus können Sie den Schluß ziehen, daß alles, was den Willen betrifft, innig zusammenhängt mit dem, was der Mensch in seiner physischen Existenz zwischen der Geburt und dem Tode durch seine Leibesorganisation ist. Der Wille hängt wirklich innig mit uns zusammen, und alle Äußerungen des Willens sind eng mit unserer Organisation, mit unserem physischen Menschenwesen, solange wir zwischen der Geburt und dem Tode stehen, verbunden. Davon rührt es her, daß das Denken wirklich einen gewissen Charakter des Losgelöstseins vom Menschen hat, einen gewissen selbständigen Charakter gegenüber dem Menschen, den der Wille niemals haben kann.
[...]
Mit dem Willen ist der Mensch intim verbunden, ganz intim verbunden, weil das Wollen hineinstrahlt in den physischen Organismus und unmittelbar zur Persönlichkeit gehörende Prozesse auslöst im menschlichen physischen Organismus. (161, 252ff.)

Konzeption und Tod des Tieres im Verhältnis zum Denken und Wollen des Menschen

Zwei Momente lernt er im tierischen Leben beobachten: den Moment der Konzeption und den des Todes. Sie liegen auseinander wie Anfang und Ende des tierischen Lebens. Der eine hängt zusammen mit der fortschreitenden Entwickelung: die Konzeption, und alles was sich an das Studium der Konzeption anlehnen kann, führt zur Erkenntnis der fortschreitenden Entwickelung. Alles aber, was aus den Verhältnissen des irdischen Lebens heraus den Tod des Tieres bestimmt, hängt zusammen mit der rückschreitenden Entwikkelung, mit der Devolution. Man kommt nur, wenn man die in diesen Vorträgen gemeinte Art von Forschung auf das seelische Leben anwendet, nach und nach darauf, was diese zwei Momente – Konzeption und Tod – für das tierische Wesen, für die ganze tierische Evolution eigentlich sind. Das Tier wird von allem ergriffen, was zusammenhängt mit der Konzeption und der darauffolgenden Produktion. Diese Evolution, diese Entwickelung ist die höchste Entfaltung des organischen Lebens. Es ist genauso wie bei einer Steigerung des organischen Lebens, meinetwillen bei Fieberzuständen, daß der gewöhnliche, für sein Wesen richtige Bewußtseinszustand zurückgedrängt wird. So ist mit der Erregung des organischen Lebens eine Zurückdrängung des Bewußtseins, eine Abdämpfung des Bewußtseins verbunden, und mit allem, was mit der Devolution und rückschreitenden Entwickelung zusammenhängt, ist eine Aufhellung des Bewußtseins, ist der Moment des intensivsten Bewußtseins verbunden. Der Moment der höchsten Aufhellung, des intensivsten Bewußtseins – und als Geistesforscher darf ich sagen: ein Moment, wo das tierische Element nahe herankommt an das menschliche, man versuche nur einmal, Tiere im Sterben zu beobachten! –, das ist der Moment, wo das Tier stirbt. Diese zwei Momente höchster Verdunkelung und höchster Erhellung des Bewußtseins, Konzeption und Tod, sind beim Tier wie zwei auseinanderliegende Punkte, wie Anfang und Ende.

Beim Menschen ist es anders. Dadurch, daß sich das Haupt in der geschilderten Weise heraushebt aus der ganzen übrigen Organisation, ist der Mensch so organisiert, daß er fortwährend das Durcheinanderspielen von Konzeption und Tod erlebt. Das geht durch das ganze menschliche Leben durch. Wir sind so organisiert, daß wir in der Gehirnorganisation, die unserm Denken in seinem Zusammenhange zwischen Wahrnehmen und Wollen zugrunde liegt, fortwährend, ins Geistige umgesetzt, bei jeder Produktion eines Gedankens – aber wie traumhaft schlafend oder gar unterbewußt – das erleben, was sonst vom Tier nur einmal erlebt wird während der Konzeption. Und andererseits spielt dadurch, daß der zum Haupt umgestaltete Organismus eben in dem Haupt seinen Geistesorganismus hat, fortwährend in unser Bewußtsein ein Sterben hinein. Wir sterben in jedem Augenblick. Genauer ausgedrückt: Jedesmal, wenn wir einen Gedanken fassen, wird der menschliche Wille geboren in dem Gedanken, und jedesmal, wenn wir ein Wollen ins Auge fassen, stirbt der Gedanke in den Willen hinein. (67, 278ff.)

Das polare Verhältnis von Stoffwechsel-Gliedmaßen- und Nerven-Sinnessystem zu Leben und Tod, Vergangenheit und Zukunft

Das Vorstellungsleben ist gegensätzlich zum Willen. Der Wille ist aber gebunden – was man durch solche Erwägungen erfahren kann, wie ich sie Ihnen vorgeführt habe – an die Wachstumswucherung. Nun kann man erwägen: Also wird das Vorstellungsleben an das Gegenteil der Wachstumswucherung gebunden sein, an das Absterben. Und in der Tat, dasjenige, was da in uns sich abspielt und was bei der imaginativen Erkenntnis gewissermaßen nach innen wahrnehmend geschaut wird, das ist das Herausfallen des Materiellen als organische Materie aus dem Wachstumswucherungsprozeß.

Es ist schon so, daß wir in uns den Wachstumswucherungsprozeß, also den Stoffwechselprozeß haben, und fortwährend fällt sterbende Materie heraus. Wir werden fortwährend, indem wir denken, mit solcher sterbender Materie angefüllt. Dieses Sterben der Materie nehmen wir eben wahr, wenn wir zur Imagination aufsteigen. Und unser Denken, unser Vorstellen ist an diese sterbende Materie gebunden.

Es ist wirklich so, daß wir Menschen den Stoffwechselprozeß an uns tragen, die Auflösung und die Zusammensetzung der Stoffe und so weiter, daß darinnen lebt das Willensleben, und daß fortwährend in sich selbst stirbt die Materie, das heißt, daß sie Teile ausscheidet, die nicht weiter innerhalb ihrer Organisationskräfte einbezogen sind. Es fällt fortwährend Unorganisches aus dem Organischen heraus, und an dieses Herausfallen ist gebunden das Vorstellungsleben. Überwuchert also der Wachstumsprozeß, der Stoffwechselprozeß, so schwindet unser Vorstellungsleben. Überwiegt dieser Absterbeprozeß, dann werden unsere Vorstellungen immer steifer, pedantischer. Es kann kaum verlangt werden, daß der Mensch ohne okkulte Schulung leicht zu solcher Selbstschau kommt; aber er könnte dazukommen, er kann zu einer Selbstschau kommen, durch die ihm klar wird: Geradeso wie wenn ihm in irgendeiner Weise, sei es auch nur beim Einschlafen, das Bewußtsein entschwindet, so ist da ein Sieg der Wachstums-, der Stoffwechselkräfte über diejenigen Kräfte, die jener inneren Aktivität zugrunde liegen, die die Gedanken beherrscht. Aber man kann ebenso wahrnehmen, wenn man nur unbefangen genug ist, sich solche innere Selbstschau anzueignen, wie ein inneres Ermüden, ein Sich-Absenken von Materie im Inneren stattfindet, indem die Gedanken entwickelt werden, indem man gerade immer bewußter und bewußter in seinem Vorstellungsleben lebt.

Wir tragen in der Tat fortwährend in uns Geburt und Tod. Und was im Beginn des Lebens als Geburt steht, wo zunächst noch am regsten sind die Wachstumskräfte, wo das Bewußtsein noch ganz zurückgetreten ist, das

lebt fortwährend mit uns bis zum Tode und ist im Grunde genommen der Träger unseres Willens, unseres unbewußten Willens, der nur bewußt wird dadurch, daß das Gedankenlicht hineingeworfen wird. Aber durchdrungen ist dasjenige, was da wuchert, von fortwährenden Auflöseprozessen, von einem fortwährenden, kontinuierlichen Sich-Vollziehen desjenigen, was dann in eines zusammengedrängt ist im Momente des Todes, von einem Absterbeprozeß. Und wie der Wachstumswucherungsprozeß das Willenselement nach außen hin offenbart, so der innerliche Absterbeprozeß das Gedanken-, das Vorstellungselement. Wir kommen zum Schluß dazu, wenn wir diese Erkenntnis in uns pflegen, zu wissen, daß wir eigentlich fortwährend geboren werden und fortwährend sterben, und daß das einmalige Geborenwerden im Beginn eines irdischen Lebens nichts anderes ist als eine Summierung desjenigen, was unser ganzes Leben bis zum Tode hin im kleinen durchzieht.
Für Mathematiker könnte man sagen, die wirkliche Geburt ist ein Integral all der Geburtsdifferentiale, die durch das Leben hindurch wirksam sind. Ebenso sind aber auch die Todesdifferentiale wirksam, und der wirkliche Tod, er ist nur das Integral davon. Das heißt, wenn wir innerlich so fortwährend sterben, daß das Sterben beständig aufgehoben wird, daß es schon aufgehoben wird im Momente seines Entstehens, so ist das die materielle Grundlage des Vorstellungslebens. Wenn das Sterben einmal eintritt, wenn also einfach in unbegrenzter Weise das intensiver wird, was fortwährend in uns tätig ist, dann ist der Moment des Todes da, wie bei der wirklichen Geburt dasjenige in unermeßlicher Weise in uns intensiver ist, was fortwährend in uns Wachstumsprozeß ist. So sieht man den geistig-seelischen, den leiblich-materiellen Prozeß in einem. (206, 158ff.)

Dasjenige, was unser Leib in Kraft setzt, indem er seine Bewegungsglieder und was damit zusammenhängt gebraucht, erweist sich als von ganz anderer Organisation als die Hauptesorganisation. Es erweist sich die Gliedmaßennatur des Menschen als diejenige Organisation, welche – im Gegensatz zum Haupte, das, wie ich es charakterisiert habe, in fortwährendem teilweisen Sterben ist –, fortwährend in geistigem Geborenwerden, in fortwährender Erhöhung und Fortentwickelung des Lebens ist. So erlebt man auf der einen Seite durch die Hauptesorganisation ein fortwährendes Absterben, auf der anderen Seite in der Willensnatur, in dem zweiten übersinnlichen Glied der Menschenwesenheit, ein fortwährendes Fortsetzen des Geborenwerdens. Und aus diesem Fortsetzen des Geborenwerdens, aus dieser Erhöhung des Lebens, die aus unserem ganzen Menschen kommen muß, da strahlt uns wieder zurück die wahre, jetzt höhere übersinnliche Natur des Ich und durchsetzt uns dasjenige, was wir hineingeprägt haben in den Leib. Unser Ich steht wie aus einem Grabe des teilweise absterbenden Hauptes immer von neuem auf. (330, 365f.)

Geradeso wie die Magnetnadel aus kosmischen Gründen auf der einen Seite nach Norden, auf der andern Seite nach Süden weist, so weist – jetzt aus zeitlich-kosmischen Gründen – der Mensch mit seinem Haupt nach rückwärts in urferne Vergangenheiten, sogar in Vergangenheiten, in denen sich die Erde selber metamorphosiert hat, und er weist mit seinem Extremitätenorganismus in urferne Zukünfte hin. Er ist zeitlich kosmisch orientiert. (184, 98)

Das Haupt des Menschen weist nach rückwärts, der Gliedmaßen-Stoffwechselmensch weist nach vorwärts und der rhythmische Mensch ist eben das Hinundherpendeln zwischen Vergangenheit und Zukunft. (208, 195)

Das polare Verhältnis von Stoffwechsel-Gliedmaßen- und Nerven-Sinnessystem zu Erde und Kosmos

Wir haben das Nerven-Sinnessystem. Wir fassen es nur dann in der richtigen Weise auf, wenn wir uns dessen bewußt sind, daß eigentlich im Nerven-Sinnessystem eine Gesetzmäßigkeit herrscht, die nicht die physisch-chemische Gesetzmäßigkeit der irdischen Materialität ist, daß sich durch das Nerven-Sinnessystem der Mensch heraushebt aus der Gesetzmäßigkeit der irdischen Materialität. Das Nerven-Sinnessystem ist nämlich in seiner Formung ganz ein Ergebnis des vorirdischen Lebens. Der Mensch hat dasjenige Nerven-Sinnessystem, das er in Gemäßheit seines vorirdischen Lebens mitbekommen hat, so daß, weil eigentlich alle materielle Gesetzmäßigkeit des Nerven-Sinnessystems aus der irdischen Materialität herausgehoben ist, dieses Nerven-Sinnessystem auch geeignet ist, alle Tätigkeit, die sich auf das Seelisch-Geistige bezieht, in Abgesondertheit zu entwickeln.
Das genau Entgegengesetzte ist der Fall beim Gliedmaßen-Stoffwechselsystem. Das Gliedmaßen-Stoffwechselsystem ist von allen drei Systemen des Menschen am meisten darauf angewiesen, die äußeren materiellen Prozesse in sich fortzusetzen, so daß also, wenn man die Prozesse kennen lernt, die auf der Erde sich abspielen durch Physik und Chemie, so lernt man kennen, welche Prozesse sich in den Menschen hinein fortsetzen, insofern er ein Gliedmaßen-Stoffwechselsystem hat; man lernt aber gar nichts kennen über die Gesetze, die in seinem Nerven-Sinnessystem sind.
Das rhythmische System steht zwischen beiden darinnen und gleicht gewissermaßen schon naturgemäß die beiden Extreme aus. (300b, 257f.)

[...] Wenn wir hinschauen auf das, was [die] Sonne und überhaupt der Erdenumkreis, das Kosmische auf der Erde bewirkt von diesem Umkreis herein, so kommen wir darauf, daß das alles seine Wirkung hat auf das Stoffwechsel- und Gliedmaßensystem des Menschen. Das ganze Stoffwechsel- und Gliedmaßensystem wird bereits beeinflußt von dem, was vom Kosmos hereinkommt. All das, was im Kopfe ist, wird beeinflußt von dem, was schon in der Erde konserviert war von den kosmischen Kräften. Der Mensch steht in dieser Beziehung umgekehrt auf der Erde. Es wird sein Stoffwechsel-Gliedmaßensystem beeinflußt von dem, was Außerirdisch und Kosmisch ist. Das aber können Sie ausdehnen auf jeden einzelnen Stoff. (314, 275f.)

Gegensätzlichkeit von Nerven-Sinnes- und Gliedmaßen-Stoffwechselsystem und wirkende Wesenheiten

So wie nur diejenigen Ätherkräfte, die nach dem Luziferischen hin tendieren, durch das Atmen leicht an das Blutsystem herankommen können, so können die Ätherkräfte, welche nach dem [...] Ahrimanischen hin tendieren, nur an das Nervensystem herankommen, aber nicht an das Blutsystem. Ahriman ist es versagt, in das Blut unterzutauchen; er kann fortwährend in den Nerven leben, bis zum Vertrocknen, zur Nüchternheit leben, weil er nicht an die Wärme des Blutes heran kann. Will er aber eine Beziehung zur Menschennatur hin entwickeln, dann wird er lechzen müssen nach einem Tröpfchen Blut, weil er so schwer herankommen kann an das Blut. Ein Abgrund liegt zwischen [Ahriman] und dem Blute. (158, 105)

Die Gesundheits- und Krankheitslehre des Menschen wird erst auf einen gesunden Boden gestellt werden können, wenn diese Polaritäten im physischen Menschen überall werden gesehen werden können. Man wird dann zum Beispiel wissen, daß im Menschen, wenn er dem Zahnwechsel unterliegt um das siebente Jahr herum, nach der Kopfseite hin die ahrimanischen Kräfte wirksam werden; daß, wenn der Mensch bei der Geschlechtsreife seine physische Natur nach der Wärmeseite hin entwickelt, daß dann die luziferischen Kräfte tätig sind und daß der Mensch eigentlich in seinem rhythmischen Wesen fortwährend hin und her Pendelschläge ausführt, auch in physischer Beziehung, zwischen dem luziferischen und ahrimanischen Wesen. (210, 22)

6. Weiterführendes zu den drei physiologischen Systemen

Über die Kräfteherkunft der drei Systeme

[...] Wenn wir die Bildung unseres Hauptes betrachten, die Bildung all dessen betrachten, was zum Haupte gehört, dann müssen wir, selbst wenn wir nur vom physischen Haupte sprechen, uns klar sein darüber, daß die Bildekraft unseres Hauptes und auch die Wesenheiten, die in diesen Bildekräften wirkend und schaffend sind, einer ganz anderen Welt angehören als zum Beispiel die Bildekraft unserer Brust, die Bildekraft all dessen, was zu unserem Herzen gehört, einschließlich der Arme und Hände. Es ist gewissermaßen, wie wenn die Bildekraft zu diesen materiellen Teilen des Menschen einer ganz anderen Welt angehören würde als die Bildekräfte unseres Hauptes. Und wiederum gehören die Unterleibsorgane und die Beine einer ganz anderen Welt an als die beiden anderen Glieder, die genannt worden sind. (161, 155)

[...] Der Mensch ist ja so gebaut, wenn Sie sich das vorstellen schematisch: Stoffwechsel-Gliedmaßensystem, rhythmisches System, Nerven-Sinnessystem. Dann wirkt herüber in das Nerven-Sinnessystem dasjenige, was aus früheren Erdenleben kommt, in sein rhythmisches System dasjenige, was zwischen Tod und neuer Geburt ist, und dasjenige, was auf der Erde ist, wirkt einzig und allein im Stoffwechsel-Gliedmaßensystem. [...] In der Physis des Kopfes haben wir die Nachwirkung des vorigen Erdenlebens, in der Physis des rhythmischen Systems haben wir die Nachwirkung des Lebens zwischen Tod und einer neuen Geburt. (318, 85f.)

Wir sehen, wie der kindliche Hauptesorganismus geboren wird. In ihm haben wir ein Abbild des Kosmos. Nur an der Schädelbasis stemmen sich gewissermaßen die irdischen Kräfte entgegen. (213, 129)

[Die Rumpforganisation] ist ein Zusammenwirken aus Kräften, welche im menschlichen Geistesleben spielen vor der Geburt oder Empfängnis und nach dem Tode, also zwischen dem Tode und der nächsten Geburt. Was also die Seele zwischen dem letzten Tode und dieser Empfängnis oder dieser Geburt umgeben hat, das wirkt zusammen mit dem, was sie umgeben wird zwischen diesem Tode und der nächsten Geburt oder Empfängnis. Das webt sich ineinander. Und dieses Ineinanderweben der Kräfte wirkt im menschlichen Rumpfesorganismus, und zwar so, daß es hauptsächlich anschaulich wird in demjenigen, was ja auch das Hervorragendste in der Betätigung der Rumpfesorganisation ist: im Atmungsprozeß, so daß das Ausatmen vorzugsweise ein Bild [...] dessen ist, was sich mit der Seele abgespielt hat seit dem letzten Tode bis zu dieser Empfängnis; und die Einatmung ist ein Bild desjenigen, was sich an Kräften um und in der Seele abspielen wird zwischen dem Tode, der uns nach dieser Verkörperung treffen wird, und der nächsten Empfängnis oder Geburt. (181, 282)

Von [den] drei Gliedern des Menschen ist nur der Gliedmaßenmensch mit der Fortsetzung nach innen streng eingegliedert in die Kräfte unseres irdischen Planeten – wir fassen die Kräfte ins Auge, nicht die Substanzen, sondern die Kräfte. Der Gliedmaßenmensch ist streng eingegliedert in die Kräfte unseres Planeten, unserer Erde. (201, 28)

Der Mensch verbindet sich mit gewissen Erdenkräften, indem er seinen Organismus in diese Kräfte hineinorientiert. Er lernt aufrecht stehen und gehen, er lernt mit seinen Armen und Händen sich in das Gleichgewicht der irdischen Kräfte hineinstellen.
Nun sind *diese* Kräfte keine solchen, die vom Kosmos hereinwirken, sondern die *bloß* irdisch sind.
In Wirklichkeit ist nichts eine Abstraktion, das der Mensch erlebt. Er durchschaut nur nicht recht, woher das Erlebnis kommt, und so bildet er aus Ideen über Wirklichkeiten Abstraktionen. Der Mensch redet von der mechanischen Gesetzmäßigkeit. Er glaubt, sie aus den Naturzusammenhängen heraus abstrahiert zu haben. Das ist aber nicht der Fall, sondern alles, was der Mensch an rein mechanischen Gesetzen in der Seele erlebt, ist an seinem Orientierungsverhältnis zur Erdenwelt (an seinem Stehen, Gehen usw.) innerlich erfahren.
Damit aber kennzeichnet sich das Mechanische als das rein Irdische. Denn das Naturgesetzmäßige, in Farbe, Ton und so weiter ist im Irdischen aus dem Kosmos zugeflossen. Erst im Erdenbereich wird auch dem Naturgesetzmäßigen das Mechanischen eingepflanzt, wie ihm der Mensch mit seinem eigenen Erleben erst im Erdenbereich gegenübersteht. (26, 256)

Wir haben also in all dem, was wir in unserer Hauptesorganisation tragen, das Ergebnis der Himmelswirkung zu suchen, und wir haben, zu einer Resultierenden damit sich vereinigend, zu suchen in den Wirkungen in unserem Stoffwechsel dasjenige, was zur Erde gehört, was nach dem Erdenmittelpunkt gewissermaßen tendiert. Diese zwei Wirkungsgebiete, sie treten auseinander im Menschen, sie konstituieren gewissermaßen zwei Einseitigkeiten, und es ist die Vermittelung das mittlere Gebiet, das rhythmische Glied, so daß wir im rhythmischen Glied in der Tat etwas haben, was uns eine Wechselwirkung des Irdischen und des Himmlischen, wenn ich mich des Ausdrucks bedienen darf, darstellt. (323, 191)

Man steht im Erdendasein in zwei polarischen Gegensätzen. Oben breiten sich die Sterne. Von da strahlen die Kräfte, die mit allem errechenbaren Regelmäßigen im Erdendasein zusammenhängen. Regelmäßiger Tag- und Nachtwechsel, Jahreszeiten, längere Weltperioden, sie sind die irdische Spiegelung dessen, was Sternen-Geschehen ist.
Der andere Pol strahlt vom Innern der Erde her. Unregelmäßiges lebt in ihm. Wind und Wetter, Donner und Blitz, Erdbeben, Vulkanausbrüche spiegeln dieses innere Erden-Geschehen.
Der Mensch ist ein Abbild dieses Sternen-Erdeseins. In seiner Denkorganisation lebt die Sternen-Ordnung, in seiner Gliedmaßen-Willensorganisation lebt das Erden-Chaos. In der rhythmischen Organisation wird in freiem Ausgleich das irdische Menschenwesen erlebt. (26, 241)

Die drei Systeme und die Werdegestalt der evolutionären Entwicklung

In seiner Nerven-Sinnes-Organisation ist der Mensch heute noch so mit dem Kosmos verbunden, wie er es war, als er noch innerhalb des Göttlich-Geistigen nur keimhaft sich offenbarte.
In seiner rhythmischen Organisation lebt der Mensch heute noch so im Kosmos, wie er lebte, als er als Mensch schon vorhanden, aber nicht losgelöst vom Göttlich-Geistigen war.
In seiner Stoffwechsel-Gliedmaßen-Organisation, als der Grundlage der Willens-Entfaltung, lebt der Mensch so, daß in dieser Organisation alles nachwirkt, was er seit der Zeit der persönlich-individuellen Erdenleben in diesen und in den Leben zwischen Tod und neuer Geburt durchgemacht hat. (26, 180)

Die funktionellen Systeme und das Wirken der planetarischen Kräfte

Wir sind als Menschen auf der einen Seite ein absterbendes Wesen, auf der andern Seite ein fortwährend geborenwerdendes Wesen. Der absterbende Teil, der aber gerade unser Bewußtsein ausmacht, gedeiht vorzugsweise, wenn er denjenigen Kräften ausgesetzt ist, die auf die Erde herunterwirken von der äußeren Planetensphäre: Saturn, Jupiter, Mars. Was den Menschen eingliedert in den Kosmos, bezieht sich natürlich nicht bloß auf den Fixsternhimmel, sondern auch auf unsere Planetensphäre.
Diese sogenannten äußeren Planeten, Saturn, Jupiter, Mars, sie enthalten die

Kräfte, die vorzugsweise nach diesem Bewußtseinspol des Menschen hin wirken; während nach dem Stoffwechsel-Gliedmaßenmenschen hin die Kräfte wirken, die von Venus, Merkur, Mond, den sogenannten inneren Planeten ausgehen. Die Sonne selber steht in der Mitte drinnen und ist vorzugsweise unserem rhythmischen Menschen zugegliedert. Das aber sind ja unsere Lebensstufen, die sieben Lebensstufen. Durch diejenige, die mehr eine Art Abtötung, eine Unterdrückung des Lebens darstellt, damit Bewußtsein sein kann, durch diese sind wir für das Erdenleben dem Himmel ähnlicher, sind zugeordnet dem äußeren, dem ferneren Planetarischen. Durch dasjenige, was in uns eigentlich als Leben wuchert – die Stoffwechselkräfte, die Gliedmaßenbewegungskräfte –, sind wir zugeordnet den näheren Planeten, Merkur, Venus und dem Monde, der ja direkt zusammenhängt mit dem, was am meisten im Menschen als Leben wuchert, mit den Fortpflanzungskräften. Also, wenn wir das Leben studieren, werden wir nach der Planetensphäre geführt. (209, 28f.)

Die drei Systeme und die Elemente

Nun, wenn man sich einmal durchgerungen hat zu einer inneren Anschauung des dreigliedrigen Menschen, dann wird man auch wiederum zu einer Anschauung kommen können über das, was aus dem Kosmos heraus mit diesem dreigliedrigen Menschen zusammenhängt. Wir sind eigentlich als äußere menschliche Wesenheit nur durch unsere Kopforganisation dem Festen oder Irdischen einverleibt. Wir wären niemals ein Wesen, das als Festes, als Irdisches anzusprechen wäre, wenn wir nicht unsere Kopforganisation hätten, die aber ein Nachklang ist der Gliedmaßenorganisation von der vorigen Inkarnation. Daß wir auch feste Bestandteile in den Gliedmaßen, in den Händen, in den Füßen haben, das ist eine Ausstrahlung des Kopfes. Der Kopf ist dasjenige, was uns zum Festen macht. Alles, was fest in uns ist, was irdisch ist, das geht in seinem Kraftverhältnis vom Kopfe aus.

Wir können sagen: Im Kopfe liegt das Feste, die Erde, in uns. Und alles das, was sonst fest in uns ist, das strahlt über den Menschen vom Kopfe hin. Im Kopfe liegt vorzugsweise der Ursprung der Knochen, der festen Knochenbildung. Aber in diesem Kopfe sehen wir auch schon den Übergang zum Flüssigen. Alles das, was feste Bestandteile des Gehirnes sind, ist eingebettet im Gehirnwasser, und im Kopfe findet ein fortwährendes Durcheinandervibrieren der festen Gehirnbestandteile mit dem Gehirnwasser statt, das dann durch den Rückenmarkskanal mit dem übrigen Körper zusammenhängt. So daß wir sagen können: Wenn wir den Nerven-Sinnesmenschen in Betracht ziehen, ist da der Übergang von dem Irdischen zu dem Wässerigen, zu dem Flüssigen. Wir dürfen also sagen, der Nerven-Sinnesmensch lebt in dem erdig-wässeri-

gen Elemente. Und eigentlich besteht unser Gehirn also, dem Organismus nach, in diesem Korrespondieren des Festen mit dem Flüssigen.
Gehen wir dann über zu dem Brustorganismus, zu dem rhythmischen Organismus, so lebt dieser rhythmische Organismus in einem Wechselverhältnis zwischen dem Flüssigen und dem Luftförmigen. Sie sehen daher das Flüssige mit dem Luftförmigen in Berührung treten durch die Lunge. Sie sehen das rhythmische Leben als ein Durcheinanderweben des Flüssigen mit dem Luftförmigen, des Wassers mit der Luft. So daß ich sagen kann: Der rhythmische Mensch lebt im wässerig-luftförmigen Elemente.
[...]Beim rhythmischen Menschen, da geht schon alles hinein ins Bewegte. Da haben Sie es mit dem flüssigen und dem luftförmigen Elemente zu tun. Der rhythmische Mensch ist ein Anfang zwischen dem wässerigen und dem luftförmigen Elemente. Da wogt alles. Und die äußeren festen Bestandteile in unserer Brust sind nur das, was der Kopf hineinstrahlt in diese Wogen. Wollen wir also den rhythmischen Menschen studieren, so müssen wir sagen, in diesem rhythmischen Menschen wogen ineinander wässeriges Element und luftförmiges Element. Und da hinein sendet dann das Haupt, der Kopf die Möglichkeit, daß feste Bestandteile, wie sie in der Lunge und so weiter sind, da drinnen vorhanden sein können. [...]
Und der Stoffwechsel-Gliedmaßenmensch, der lebt dann auf dem Übergang von dem luftförmigen Element in das Wärmeelement, in das feurige Element. Er ist ein fortwährendes Auflösen des Luftförmigen in das Wärmeelement, in das feurige Element, das dann den ganzen Menschen durchsetzt als seine Körperwärme. In Wahrheit ist das, was im Stoffwechsel geschieht und was durch unsere Bewegungen geschieht, ein Heraufforganisieren des luftförmigen Elementes, des gasförmigen Elementes in das Warmeelement, in das feurige Element. Indem wir herumgehen, verbrennen wir fortwährend die luftförmig gewordenen Elemente unserer Nahrungsstoffe, und auch wenn wir nicht herumgehen im gewöhnlichen Leben des Menschen, geschieht es fortwährend, daß, indem die Nahrungsmittel bis zum Luftförmigen getrieben sind, sie verbrennen und in das Wärmeelement übergehen. So daß ich sagen kann, der Gliedmaßen-Stoffwechselmensch lebt im luftförmig-feurigen Elemente.
Dann geht es hinauf ins Ätherische, ins Lichtförmige, in die Ätherbestandteile des Menschen, in den ätherischen Leib. Wenn der Mensch durch seinen Stoffwechsel-Gliedmaßenorganismus alles in die Wärme übergeführt hat, dann geht es in den Ätherleib hinauf. Da schließt sich der Mensch zusammen mit dem Äther, der die ganze Welt ausfüllt, da gliedert er sich an den Kosmos an. (210, 129ff./132)

Die drei Systeme und die makrokosmischen Jahreszeiten

Wenn man den Menschen so auffaßt, dann kommt man dazu, anzuerkennen schon durch eine oberflächliche Anschauung, daß sich alles dasjenige, was als Kälte auftritt im Inneren des Menschen, mit der Tendenz zeigt, nach dem Nerven-Sinnesmenschen hinzugehen. So daß man heute nachweisen kann: alles, was als Kälte wirkt, Winterliches, ist beteiligt an der Kopfbildung des Menschen, an der Sinnes-Nervenorganisation. Alles, was sommerlich ist, alles, was Wärme enthält, ist beteiligt am Stoffwechsel-Gliedmaßensystem des Menschen. Schauen wir auf unseren Stoffwechsel-Gliedmaßenmenschen hin, so tragen wir eigentlich in unserer Organisation alles Sommerliche. Schauen wir auf unsere Nerven-Sinnesfunktionen hin, so tragen wir in ihnen eigentlich alles dasjenige, was wir an Winterlichem aus dem Weltenall in uns aufnehmen. So leben wir mit unserem Kopf alle Winter, mit unserem Stoffwechsel-Gliedmaßenorganismus alle Sommer, und schaffen im Inneren durch den rhythmischen Organismus den Ausgleich, schöpfen hin und her Wärme und Kälte, Wärme und Kälte zwischen Stoffwechselsystem und Kopfsystem und kommen zu dem, was das übrige erst regelt. Die Wärme des Stoffes ist ja erst eine Folge der Wärmevorgänge, und die Kälte des Stoffes ist erst eine Folge der Kältevorgänge. Wir kommen auf ein Spiel des Weltenrhythmus in der menschlichen Oganisation. Wir kommen dazu, uns zu sagen: Winter im Makrokosmos ist das Schöpferische in der menschlichen Kopfes- beziehungsweise Nerven-Sinnesorganisation. Sommer im Makrokosmos ist das Schöpferische im Stoffwechsel-Gliedmaßensystem des Menschen. (318, 143f.)

Die drei Systeme und die Zonen des Erdplaneten

Sehen Sie, wenn man – wie gesagt, ich will zuerst einiges durch Anschauen entwickeln, damit wir zu Begriffen kommen –, wenn man den Dingen zugrunde geht, findet man, daß das polarische Leben auf den Menschen so wirkt, daß das Sonnenleben zunächst stark sich da auslebt. Die Erde entringt sich da dem Sonnenleben, sie läßt ihre Wirkungen nicht von unten herauf in die Vegetation schießen. Der Mensch ist dem eigentlichen Sonnenleben ausgesetzt – Sie müssen nur das Sonnenleben nicht bloß in der Wärme suchen –, und daß er das ist, bezeugt das Aussehen der Vegetation.

Wir haben also ein Überwiegen des solarischen Einflusses in der polarischen Zone. Welches Leben überwiegt in der tropischen Zone? Dort überwiegt das tellurische Leben, das Erdenleben. Das schießt in die Vegetation hinein. Das macht die Vegetation üppig, reich. Das benimmt dem Menschen auch das Gleichmaß seiner Fähigkeiten, aber es kommt von einer anderen Seite her im

Norden wie im Süden. Also, in polarischen Gegenden unterdrückt das Sonnenlicht seine innere Entfaltung; in den tropischen Gegenden unterdrückt dasjenige, was von der Erde aufschießt, seine inneren Fähigkeiten. Und wir sehen einen gewissen Gegensatz, den Gegensatz, der sich zeigt in einem Überwiegen des solarischen Lebens um den Pol herum; in einem Überwiegen des tellurischen Lebens in den tropischen Gegenden, in der Äquatornähe.
Und wenn wir dann hinschauen auf den Menschen und die menschliche Gestalt ins Auge fassen, dann werden wir uns sagen: Dasjenige, was – bitte nehmen Sie zunächst nur als Paradoxie das hin, wenn ich jetzt die menschliche Gestalt in einem gewissen Sinne ernst nehme – in der äußeren Gestalt nachbildet den Weltenraum, die Kugel, die Sphärengestalt des Weltenraumes – das menschliche Haupt –, das ist auch während des Lebens in der polarischen Zone zunächst, ist dem Außerirdischen ausgesetzt. Dasjenige, was Stoffwechselsystem im Zusammenhang mit den Gliedmaßen ist, das ist in der tropischen Zone dem irdischen Leben ausgesetzt. Wir kommen so zu einer besonderen Beziehung des menschlichen Hauptes zum außerirdischen Leben und des menschlichen Stoffwechselsystems zusammen mit dem Gliedmaßensystem zum irdischen Leben. Wir sehen also, daß der Mensch so im Weltenall drinnensteht, daß er mit seinem Haupt, der Nerven- Sinnesorganisation, mehr der außerirdischen Umwelt zugeordnet ist, mit der Stoffwechselorganisation mehr dem irdischen Leben, und wir werden in der gemäßigten Zone eine Art fortwährenden Ausgleichs zu suchen haben zwischen dem Kopfsystem und dem Stoffwechselsystem. Wir werden in der gemäßigten Zone vorzugsweise das rhythmische System im Menschen in Ausbildung begriffen haben.
Jetzt sehen Sie, daß ein gewisser Zusammenhang zwischen dieser Dreigliederung des Menschen – Nerven-Sinnessystem, rhythmisches System, Stoffwechselsystem – und der Außenwelt vorhanden ist. Sie sehen, daß das Kopfsystem mehr der ganzen Umwelt zugeordnet ist, daß das rhythmische System der Ausgleich zwischen der Umwelt und der irdischen Welt ist und das Stoffwechselsystem zugeordnet ist der irdischen Welt. (323, 47ff.)

Die Tätigkeiten im Nerven-Sinnessystem, Rhythmischen System und Stoffwechsel-Gliedmaßensystem als Imagination, Inspiration und Intuition des seelisch-geistigen Lebens

Man kommt nicht zurecht, wenn man das Gehirn geradezu so vorstellt, daß man auf der einen Seite das Gehirn als fertiges Organ hat, und auf der anderen Seite irgendwie das Seelische, das sich nun bedient des Gehirns, um die Gedanken auszugestalten. So ist die Sache doch nicht, sondern sie ist so, daß die Gedanken eine Eigenwesenheit haben. Sie ist nur zu schwach zur Betätigung,

zum Beispiel dann, wenn der Gedankenteil der Seele das Gehirn nicht hat, wie im Schlafe. Aber wenn die Seele das Gehirn ergreift, benützt sie es nicht als fertiges Organ, sondern sie bildet fortwährend in diesem Gehirn das aus, was da im Gehirn als Prozeß sich abspielt. Diese Furchen sind ein immerwährender Prozeß. Das ist zugleich Tätigkeit der Seele. Wenn wir daher das Gehirn untersuchen, kommen wir nur zurecht, wenn wir uns vorstellen, daß das Gehirn ein Bild des seelischen Lebens ist, insofern das seelische Leben ein denkerisches ist. Das ist wichtiger, als man denkt. Nämlich das bestätigt sich unmittelbar, wenn man heute irgendeine Gehirnphysiologie aufschlägt und nun wirklich sieht, wie die Sachen heute schon erforscht sind. Und wenn man die Wirkungen dieser verschiedenen Gehirnpartien sieht, sind sie durchaus nicht so, daß man ihnen ansieht, die Seele könnte sich ihrer bedienen, sondern sie sind so, daß sie eigentlich das seelische Leben abbilden: Sie sind Bilder des seelischen Lebens.
So daß man sagen kann: Das Gehirn ist eigentlich wie eine realisierte, wie eine Stoff-gewordene Imagination des seelischen Lebens. Es ist Bild, während der rhythmische Organismus es nicht bis zum Bild gebracht hat. Am wenigsten hat es der Stoffwechselorganismus dazu gebracht, der durchaus etwas Unplastisches, etwas Unbildhaftes ist. Man bekommt da die Möglichkeit, das Gehirn in seinem Bau zu verstehen, wenn man es begreift als Abbild des seelischen Lebens. Und erst dann wird die Gehirnphysiologie auf einer gesunden Grundlage sein, wenn man einmal auf diese Weise als materialisierte Imaginationen das Gehirn wird aufzufassen in der Lage sein. Hingegen wird man zum Beispiel den rhythmischen Organismus durchaus nicht so auffassen dürfen, daß man eine verstofflichte Imagination vor sich hat, sondern hier hat man eine äußerlich im Prozeß, im Vorgang sich abspielende Inspiration vor sich, wo das Geistige und das Stoffliche fortwährend ineinanderspielen im Rhythmus. Und im Stoffwechsel hat man ein fortwährendes Übergehen beim Menschen vom Stoff in den Geist, vom Geist in den Stoff, nach dem einen und dem anderen Pol vor sich. (82, 166ff.)

Ein Sinnesorgan ist in seinem Wesen am wenigsten Bild, am meisten eine Offenbarung seiner selbst wie das Mineral. Man kann gerade an die Sinnesorgane mit den Naturgesetzen am nächsten heran. Man betrachte nur die wundervolle Einrichtung des menschlichen Auges. Man erfaßt durch Naturgesetze *annähernd* diese Einrichtung. Und bei den andern Sinnesorganen ist es ähnlich, wenn auch die Sache nicht so offen zutage tritt wie beim Auge. Es kommt dies daher, daß die Sinnesorgane in ihrer Bildung eine gewisse Abgeschlossenheit zeigen. Sie sind als *fertige* Bildungen dem Organismus eingegliedert, und als solche vermitteln sie die Wahrnehmungen der Außenwelt.

So aber ist es nicht mit den rhythmischen Vorgängen, die sich im Organismus abspielen. Sie stellen sich nicht als etwas Fertiges dar. In ihnen vollzieht sich ein fortwährendes Entstehen und Vergehen des Organismus. Wären die Sinnesorgane so wie das rhythmische System, so würde der Mensch die Außenwelt in ihrer Art wahrnehmen, daß diese in einem fortwährenden Werden sich befände.
Die Sinnesorgane stellen sich dar wie ein Bild, das an der Wand hängt. Das rhythmische System steht vor uns wie das Geschehen, das sich entfaltet, wenn Leinwand und Maler im Entstehen des Bildes von uns betrachtet werden. Das Bild ist noch nicht da; aber es ist immer da. In dieser Betrachtung hat man es nur mit einem *Entstehen* zu tun. Was entstanden ist. Bleibt zunächst bestehen. In der Betrachtung des menschlichen rhythmischen Systems schließt sich das Vergehen, der Abbau, sogleich an das Entstehen, an den Aufbau an. Im rhythmischen System offenbart sich ein *werdendes* Bild.
Die Tätigkeit, welche die Seele verrichtet, indem sie sich einem ihr Gegenüberstehenden wahrnehmend hingibt, das fertiges Bild ist, kann als *Imagination* bezeichnet werden. Das Erleben, das entfaltet werden muß, um ein werdendes Bild zu erfassen, ist dem gegenüber *Inspiration.*
Noch anders liegt die Sache, wenn man das Stoffwechsel- und das Bewegungssystem des menschlichen Organismus betrachtet. Da ist es, als ob man vor der noch ganz leeren Leinwand, den Farbentöpfen und dem noch nicht malenden Künstler stünde. Will man dem Stoffwechsel- und dem Gliedmaßensystem gegenüber zum Begreifen kommen, so muß man ein Wahrnehmen entwickeln, das mit dem Wahrnehmen dessen, was die Sinne erfassen, nicht mehr zu tun hat als der Anblick von Farbentöpfen, leerer Leinwand und Maler mit dem, was später als Bild des Malers vor unsere Augen tritt. Und die Tätigkeit, in der die Seele rein geistig den Menschen aus dem Stoffwechsel und aus seinen Bewegungen heraus erlebt, ist so, wie wenn man im Anblicke von Maler, leerer Leinwand und Farbentöpfen das später gemalte Bild erlebte. Dem Stoffwechsel- und Gliedmaßensystem gegenüber muß in der Seele die Intuition walten, wenn es zum Begreifen kommen soll. (26, 31ff.)

Vorstellungen haben und Sinneswahrnehmungen haben, heißt [...], nicht im Leibe leben. Es ist durchaus ein Verkennen, wenn man glaubt, erst das imaginative, das inspirierte und das intuitive Erkennen führen den Menschen in die geistige Welt hinein. Nein, der Mensch lebt schon in der geistigen Welt, wenn er Sinneswahrnehmungen hat und wenn er Vorstellungen bildet. Denn wir haben ja gesehen, daß die Sinneswahrnehmungen daran geknüpft sind, daß überhaupt schon tote Materie, rein physische Apparate in unseren Organismus eingelagert sind, die nur vom Ätherleib durchzogen werden; aber sie sind eingelagert. Und indem wir in diesem physischen Apparat erleben, erleben wir die Sinneswahrnehmung. Der physische Apparat wird nicht erlebt; das Geistige, das darinnen vorgeht, wird erlebt. Seinem Wesen nach ist der Inhalt der Sinneswahrnehmung durchaus geistig. Nur, wie wir das letzte Mal gesehen haben, breiten wir im Vorstellen gewissermaßen die Sinnestätigkeit über die Nervenorganisation aus. Die Nerventätigkeit besteht eigentlich in einem Absterben. Es muß die organische Tätigkeit gerade ausgeschaltet werden, wenn wir vorstellen wollen. Daher leben wir, indem wir Sinneswahrnehmungen haben und Vorstellungen haben, durchaus im Geistigen. Aber wir leben als Menschen, die da leben zwischen Geburt und Tod, dieses Leben im Geistigen dadurch, daß wir von ihm, von diesem Leben, nur Bilder haben. Das ist das Eigentümliche, daß uns das Geistige zunächst in den Sinneswahrnehmungen und in den Vorstellungen bewußt wird, aber nur in Bildern. So daß wir sagen können: Sinneswahrnehmungen, Vorstellungen sind geistiges Erleben, aber in Bildern. Bei den Vorstellungen sind wir uns ja bewußt, sie tragen als solche einen abstrakten Charakter, sie sind nicht intensiv gesättigte Bilder. Es wird grau, möchte man sagen, wenn man von den Sinneswahrnehmungen zum Vorstellungsleben zurückgeht. Aber nur für unser Bewußtsein wird es grau. In Wirklichkeit enthalten alle Vorstellungen, die der Mensch entwickelt, Imaginationen.

So daß ich sagen kann: Die Vorstellungen, sie enthalten durchaus Imaginationen, nur kommen diese Imaginationen nicht zum Bewußtsein. Es ist gewissermaßen eine Art von Auszug aus diesen Imaginationen, die man im gewöhnlichen Leben als Vorstellungen hat. Das Imaginieren geht nach rückwärts in das Leibliche hinein, und das, was uns zum Bewußtsein kommt, ist das zurückgeworfene blasse Bild der Vorstellungen. Jedesmal, wenn Sie eine Vorstellung haben, und immerwährend, wenn Sie Vorstellungen haben, so haben Sie auch Imaginationen. Nur daß die Vorstellungen im Bewußtsein bleiben; die Imaginationen schlüpfen Ihnen hinunter und leben in der allgemeinen Vitalität Ihres Organismus, in der allgemeinen Lebenstätigkeit. Also die Imaginationen schlüpfen in die Vitalität, in die allgemeine Lebenstätigkeit hinein. Wenn ich das schematisch zeichnen sollte, so müßte ich so zeichnen **(Abb. 38)**: Wir haben die Sinneswahrnehmung *(rot)*, haben dann die Vorstellungstätigkeit, die wir uns bilden *(blau, grün)* aus der Sinneswahrnehmung und die eigentlich ein Janusgesicht hat. Nach vorn ist sie eben die blasse Vorstellung, die kommt in unser Bewußtsein; nach rückwärts ist sie Imagination, aber die Imagination kommt nicht ins Bewußtsein. Die Imagination geht in dem Organismus unter und bildet da die allgemeine Lebenstätigkeit. Sie geht in alle Organe hinein, diese Imagination, sie lebt im Gehirn, sie lebt im Herzen, sie lebt in der Lunge, sie lebt in den Nieren, sie lebt überall, sie geht in alle Organe hinein, diese Imagination. Sie vereinigt sich mit der allgemeinen Lebenskraft.

Dadurch tritt dieses Eigentümliche ein: Wir haben hier, soweit ich rot, blau gezeichnet habe, den Geist im Bild. Wir haben nichts im Bewußtsein von dem, was da hinunterragt in die Leiblichkeit, aber wir erleben es als seelisch. Der Geist ist also gewissermaßen nach vorn Geist; nach rückwärts, nach dem Organismus hinein *(grün)* ist er Seele. Aber im Seelischen beginnt er gleich unterzutauchen in das Halbbewußte und Unbewußte und vereinigt sich mit dem Leiblichen.

Unterhalb dessen, was wir hier *(s. Abbildung)* haben, haben wir die unbewußte seelische Tätigkeit. Dahinein verschwindet also die Imagination. Und dann haben wir von der anderen Seite die Leiblichkeit. Aber diese Leiblichkeit ist in die Nacht des Bewußtseins, in den Schlaf hineingetaucht und äußert sich nur, indem sie den Willen heraufschickt bis in das Bewußtsein. Dieser Wille ist eben der Gegenstoß; der macht uns robust, der gibt uns Erleben der Wirklichkeit. Aber dieses Erleben der Wirklichkeit stößt höchstens noch als Gefühl herauf. Da träumen wir von dieser Wirklichkeit; aber im wesentlichen haben wir diese Wirklichkeit nicht im wachen Bewußtsein. So daß wir als Menschen zwischen Geburt und Tod unser Sein im Geistigen dadurch erkaufen, daß wir den Geist im Bilde erleben, im Bilde der Sinneswahrnehmungen, im Bilde der Vorstellungen; daß wir die Wirklichkeit zwar erleben, daß sie aber unbewußt hereinspielt in unser Bewußtsein, wie auch die äußere Wirklichkeit unbewußt hereinspielt.

Wir tauchen unter in diese äußere Wirklichkeit, aber sie spielt im Grunde genommen – wie wir von den Schlafzuständen, wo wir draußen sind in der äußeren Wirklichkeit, nichts wissen –, sie spielt auch unbewußt herein. Wir werden gewissermaßen von dem Unbewußten umsponnen, von dem Unbewußten durchdrungen. Da leben wir in der Wirklichkeit. Aber wir leben im Leiblichen oder im Äußerlich-Physischen. Indem wir im Geistigen leben, erleben wir den Geist nur als Bild.

Aber alles Leibliche ist vom Geistigen aufgebaut. Und wenn der Mensch nun seine Imagination ausbildet, so erlebt er schon das imaginative Leben, das da zurückliegt. Er erlebt auch weiter im Seelischen zurückliegend das, was im gewöhnlichen Bewußtsein als Gefühl vorhanden ist. Er erlebt das Gefühl zunächst bewußt. Aber hinter dem Gefühl, da ist die Inspiration.

Jedesmal, wenn Sie ein Gefühl haben, haben Sie auch eine Inspiration. Aber geradeso wie beim Vorstellen einem die Imaginationen hinunterrutschen in die allgemeine Vitalität, so rutscht einem beim Fühlen die Inspiration hinunter in die Leiblichkeit, denn Sie brauchen sie dort unten. Sie brauchen sie zu der Atmungstätigkeit, zu der rhythmischen Tätigkeit. Da, mit der allgemeinen rhythmischen Tätigkeit verbindet sie sich. Also es rutscht in Ihre Atmungsvorgänge die Inspiration von Ihrem Gefühl eben-

so hinein, wie von den Vorstellungen die Imagination in die allgemeine Vitalität hineinrutscht.
So daß ich sagen darf: Wir erleben weiter nach rückwärts in uns die Gefühle, und dadurch, daß wir in die Gefühle weiter eintauchen, haben wir das seelische Erleben, seelisches Erleben, aber träumend – aber wir haben darinnen eine verborgene Inspiration. Eine verborgene Inspiration schlüpft in die Rhythmusbewegung, Rhythmustätigkeit. In Atmen und Blutzirkulation schlüpft das hinunter. Wenn man nachschauen würde, wenn man einen Menschen vor sich hätte, der denkt und fühlt, so könnte man so sagen: Du hast jetzt Vorstellungen, du denkst ja, das weißt du; aber aus deinem Vorstellen tropfen fortwährend durch deinen ganzen Leib die Imaginationen hinunter und erhalten deine Vitalität. Du fühlst; da tropfen fortwährend die Inspirationen in die Atmung und in die Blutzirkulation hinein.
Und darunter liegt dann das Wollen. Das Wollen ist zunächst innerhalb der Lebensbetätigung des Menschen zwischen Geburt und Tod rein leiblich-physische Betätigung, ist leiblich-physisch zu erleben, denn der Geist wird in Anspruch genommen von der Muskeltätigkeit – leiblich-physisches Erleben, aber schlafend, denn bewußt kann man nur den Geist erleben. Hier schläft er. Da drinnen ist aber Intuition. Es ist wirkliche Intuition, was ich das letzte Mal geschildert habe, wo der Mensch seine Seelentätigkeit und damit auch das Geistige, das er erlebt, in Bildern hinübersendet in seine Muskeltätigkeit, so daß er regsam wird, so daß er ein Handelnder, ein Wollender wird. Da intuitiert er wirklich. Da geht er aus seinem Ich-Leben heraus, läßt dieses Ich also in etwas ganz anderes, nämlich in die eigene Muskel-Knochenbewegung hinein. So daß wir sagen können: Die Intuition schlüpft in die Stoffwechsel- und Bewegungstätigkeit. Der Geist aber lebt eben in Imagination, Inspiration, Intuition.

Sinneswahrnehmungen, Vorstellungen:	Geistiges Erleben, aber in *Bildern,* Imaginationen schlüpfen in die Vitalität
Gefühle:	Seelisches Erleben, aber *träumend,* Inspiration schlüpft in die Rhythmustätigkeit
Wollen:	Leiblich-physisches Erleben, aber *schlafend,* Intuition schlüpft in die Stoffwechsel- und Bewegungstätigkeit

Sie sehen, jetzt haben wir den Geist ganz im Leibe drinnen. (208, 123ff.)

Man versteht das physische Menschenwesen nur, wenn man es als *Bild* des Geistig-Seelischen betrachtet. Für sich genommen bleibt der physische Körper des Menschen unverständlich. Aber er ist in seinen verschiedenen Gliedern in verschiedener Art Bild des Geistig-Seelischen. Das Haupt ist dessen vollkommenstes, abgeschlossenes Sinnbild. Alles, was dem Stoffwechsel- und Gliedmaßen-System angehört, ist wie ein Bild, das noch nicht seine Endformen angenommen hat, sondern an dem erst gearbeitet wird. Alles, was zur rhythmischen Organisation des Menschen gehört, steht in bezug auf das Verhältnis des Geistig-Seelischen zum Körperlichen zwischen diesen Gegensätzen.

Wer von diesem Gesichtspunkte aus das menschliche Haupt betrachtet, hat an dieser Betrachtung eine Hilfe zum Verständnis geistiger Imaginationen; denn in den Formen des Hauptes sind imaginative Formen gewissermaßen bis zur physischen Dichte geronnen.

In derselben Art kann man an der Betrachtung des rhythmischen Teiles der Menschenorganisation eine Hilfe haben für das Verständnis von Inspirationen. Der physische Anblick der Lebensrhythmen trägt im Sinnesbilde den Charakter des Inspirierten. Im Stoffwechsel- und Gliedmaßensystem hat man, wenn man diese in voller Aktion, in der Entfaltung ihrer notwendigen oder möglichen Verrichtungen betrachtet, ein sinnlich-übersinnliches Bild des rein übersinnlichen Intuitiven. (26, 29)

7. Die funktionelle Dreigliederung und die Wirksamkeit der Wesensglieder

> Nun sind [...] diese drei Systeme, trotzdem sie ineinandergreifen, streng voneinander unterschieden, so daß wir sagen können: In der Nerven-Sinnesorganisation arbeitet das, was physischer, ätherischer, astralischer Leib und Ich-Organisation ist, ganz anders als zum Beispiel in der rhythmischen Organisation oder in der Stoffwechsel-Gliedmaßenorganisation. Vorhanden sind diese vier Glieder der menschlichen Natur – physischer Leib, ätherischer Leib, astralischer Leib und Ich – in allen drei, gewissermaßen örtlich voneinander getrennten Systemen, aber sie greifen in verschiedenster Weise in jedes dieser Systeme wiederum ein. Und nur wenn man zu sagen vermag, wie zum Beispiel in das Kopfsystem die Ich-Organisation oder der astralische Leib eingreifen, ist man imstande, von gesunden und kranken Menschen in einer exakten, sachgemäßen Weise zu sprechen. (319, 111)

Zur Entwicklungsdynamik der Wesensglieder und Funktionssysteme

Wir haben vorausgehend beim Herunterkommen des Menschen aus der geistigen Welt in die physische Welt ein Heruntersteigen vom Ich, geistig, zum Astralischen, zum Ätherischen. Und indem nun das Ich in das Astralische hineingeht, in das Ätherische hineingeht, kann es dann den physischen Menschen im Embryonalischen ergreifen, bildet darin die Wachstumskräfte und so weiter. So daß also, wenn wir den Menschenkeim betrachten, wir das so haben, daß dieser Menschenkeim durch physische Kräfte erfaßt wird, die aber ihrerseits schon beeinflußt sind, weil das Ich heruntergestiegen ist durch das Astralische und durch das Ätherische in das Physische. Wenn wir den fertigen Menschen, der in der physischen Welt lebt, betrachten, so wirkt zum Beispiel durch sein Auge unmittelbar auf das Physische das Ich geistig ein mit Überspringung zunächst – später im Inneren des menschlichen Organismus gliedert es sich wiederum ein – des Astralischen und Ätherischen. Wir bringen erst von innen aus das Astralische und Ätherische entgegen. So daß wir sagen können: Das Ich lebt auf eine zweifache Weise in uns. Zunächst lebt es in uns, indem wir als Menschen auf der Erde geworden sind und das Ich erst heruntergestiegen ist in die physische Welt und uns dann vom Physischen aus aufgebaut hat mit Einschluß des Ätherischen und Astralischen. Dann aber lebt, indem wir erwachsene Menschen sind, das Ich in uns, indem das Ich durch die Sinne auf uns Einfluß gewinnt, oder indem das Ich auf das Astralische einen Einfluß gewinnt, des Astralischen sich bemächtigt und in unserem Atem Einfluß gewinnt mit Ausschluß der eigentlichen Ich-Sphäre, des Kopfes, wo der physische Leib zum Organ des Ich wird. Nur in unseren Gliedmaßenbewegungen, wenn wir unsere Gliedmaßen heute bewegen, haben wir dieselbe Betätigung der Natur oder der Welt in uns, die wir in uns haben, wenn wir Embryonen sind. Das andere alles ist aufgesetzt. Wenn Sie gehen, so wirkt in Ihnen heute noch – oder wenn Sie tanzen – dieselbe Tätigkeit, die wirkte, wie Sie Embryo waren. Alle anderen Tätigkeiten, insbesondere die Kopftätigkeit, sind hinzugekommen, indem immer die abwärtsgehenden Strömungen weggelassen worden sind. (283, 126f.)

Die menschlichen Wesensglieder und die drei funktionellen Systeme

[...] Durchschaut man das, was im Nerven-Sinnessystem gegeben ist und vergleicht es mit dem, was im Stoffwechsel-Gliedmaßensystem gegeben ist – lassen wir zunächst das rhythmische System zwischen drinnen liegen –, dann findet man einen vollständigen polarischen Gegensatz nach jeder Richtung: Nerven-Sinnessystem und Stoffwechsel-Gliedmaßensystem sind polarisch einander entgegengesetzt; wo das Stoffwechsel-Gliedmaßensystem aufbaut, da baut das Nerven-Sinnessystem ab, und umgekehrt. Dieses und vieles andere erweist sich als polarischer Gegensatz. Erst wenn man in dieser Weise den menschlichen Organismus durchschaut und dann sieht, wie alles das, was Ich-Organisation ist, im engeren Sinne gebunden ist an das Nerven-Sinnessystem; wie alles das, was Ätherleib des menschlichen Organismus ist, gebunden ist im engeren Sinne an das Stoffwechsel-Gliedmaßensystem; wie alles das, was astralischer Leib ist, gebunden ist an das rhythmische System; und wie der physische Leib das ganze durchdringt, aber fortwährend überwunden wird von den drei anderen Gliedern der menschlichen Organisation, dann lernt man eben auch in das Normale oder Abnorme, in die sogenannten normalen oder abnormen Prozesse der menschlichen Organisation hineinschauen. (319, 169)

[...] Wodurch ist der menschliche Kopf, das menschliche Haupt, dieses in sich Abgeschlossene? Dieses in sich Abgeschlossene ist das menschliche Haupt dadurch, daß von allen Gliedern des Menschen dieses menschliche Haupt am meisten angepaßt ist der physischen Welt. So sonderbar Ihnen das scheinen mag, weil Sie ja gewohnt sind, das menschliche Haupt als das edelste Glied des Menschen zu betrachten, so richtig ist es doch, daß dieses menschliche Haupt am meisten angepaßt ist dem physischen Dasein. Das Haupt drückt am meisten vom physischen Dasein aus. So daß man sagen kann: Will man den physischen Leib in der Hauptsache charakterisieren, so muß man nach dem Kopfe hinschauen. In bezug auf den Kopf ist der Mensch am meisten physischer

Leib. In bezug auf die Brustorgane, auf die Rhythmusorgane ist der Mensch am meisten Ätherleib; in bezug auf die Stoffwechselorgane ist der Mensch am meisten astralischer Leib. Und das Ich, das hat überhaupt noch nichts Deutliches in der physischen Welt ausgeprägt.
Hier sind wir bei einem Gesichtspunkte angelangt, der außerordentlich wichtig ist ins Auge zu fassen. Sie müssen sich diesen Gesichtspunkt so zurechtlegen, daß Sie sich sagen: Sehe ich das menschliche Haupt an, also das, was ich weiß gezeichnet habe **(Abb. 39)**, so habe ich das Hauptsächlichste auch vom physischen Leib. Das Haupt bringt am meisten zum Ausdrucke, was im Menschen offenbar ist. Im Brustmenschen, da ist der Ätherleib mehr tätig. Im Kopf ist der Ätherleib am wenigsten tätig, in der Brust ist der Ätherleib viel mehr tätig Daher ist physisch genommen der Brustteil des Menschen unvollkommener als der Kopf. Physisch genommen ist er unvollkommener. Und erst recht unvollkommen ist der Stoffwechselmensch, weil da wiederum der Ätherleib ganz wenig tätig ist und der astralische Leib am meisten tätig ist. Und wie ich oftmals betont habe: Das Ich ist ja noch das Baby, hat noch kaum ein physisches Korrelat.
Also Sie sehen, man kann den Menschen auch so beschreiben, daß man sagt: Der Mensch besteht aus dem physischen Leib. Willst du dir die Frage beantworten: Was ist am ähnlichsten dem physischen Leib des Menschen? so lautet die Antwort: Die Kopfkugel. Der Mensch besteht aus dem Ätherleibe. Was ist am ähnlichsten dem Ätherleibe? Das Brustfragment. Der Mensch besteht aus astralischem Leib. Was ist am ähnlichsten dem astralischen Leib? Der Stoffwechselmensch. Für das Ich hat man kaum auf etwas hinzudeuten im physischen Menschen. So wird jedes der drei Glieder des Menschen, Kopf, Nerven-Sinnes-Mensch, der Brustmensch, der rhythmische Mensch und der Stoffwechselmensch zum Bilde für etwas Dahinterstehendes: der Kopf zum Bilde für den physischen Leib, die Brust zum Bilde für den Ätherleib, der Stoffwechsel zum Bilde für den astralischen Leib. (296, 77ff.)

Der Kopf ist eigentlich vorzugsweise ein Nachbild dessen, was mit dem Menschen geschieht, bevor er aus der geistigen Welt in die physische Welt durch die Geburt oder Empfängnis heruntergestiegen ist. Er ist viel mehr physisch als der übrige Organismus. Der übrige Organismus ist weniger physisch entwickelt als der Kopf, und man könnte sagen: Das Geistige ist eigentlich im Kopfe nur wie ein Bild vorhanden, während es für den übrigen Organismus geistig stark ist. Sie haben einen stark physischen Kopf, plastisch ausgebildet; da ist wenig Geist darinnen im spirituellen Sinne. Und Sie haben einen Organismus, der ist physisch nicht stark ein Nachbild desjenigen, was der Mensch war vor der Geburt, vor dem Heruntersteigen, aber das Geistige ist im übrigen

Organismus stärker. Beim Kopfe ist mehr das Physische, bei dem übrigen Organismus mehr das Geistige ausgebildet. (214, 74)

Der Kopf des Menschen, das Haupt ist so, daß bei ihm am meisten in Betracht kommt das, was wir physischen Leib nennen und Ätherleib; die sind so recht ausgeprägt hier auf dem physischen Plan im Haupte. Wenn ich so ein Haupt auf dem physischen Plan vor mir habe, so muß ich sagen: Ja, das drückt mir aus als Zeichen: physische Form, physischer Leib, Ätherleib; aber Astralleib schon weniger, und Ich – das bleibt fast heraußen, das ist fast ganz bloß seelisch für das Haupt, das kann nicht sehr stark hinein in die Bildekräfte des Hauptes. Also beim Kopf ist das Ich eigentlich sehr seelisch; es durchtränkt, durchkraftet seelisch das Haupt, aber es ist als Seelisches ziemlich selbständig. Beim übrigen Leib ist das nicht so. Da ist eigentlich – so paradox, so sonderbar es klingt, aber wahr ist es doch –, da ist eigentlich das Physische und Ätherische viel weniger anwesend im physischen Leib, da ist mehr das Ich und der astralische Leib wirksam; das Ich in der Zirkulation des Blutes. Alle diese Kräfte, die in der Zirkulation des Blutes regelnd da sind, sind eigentlich ein äußerer Ausdruck des Ich. Und alles, was sonst im Leib lebt, ist sehr stark ein Ausdruck des Astralischen, während eigentlich das, was am physischen Leib physisch ist – ich meine, was von physischen Kräften beherrscht ist, was physischen Kräften unterliegt –, auch das, was von Ätherkräften beherrscht wird, so unmittelbar gar nicht wahrgenommen werden kann. [...]
So daß man wirklich sagen kann: Sehen wir uns den Kopf eines Menschen an, so ist das Hervorstechendste, das Wichtigste das, was herausgepreßt ist in den physischen Leib und in den Ätherleib. Sehen wir uns den übrigen Leib an, so ist das wichtigste das, was in ihm pulsiert und ihn erkraftet, das, was vom Ich kommt und vom astralischen Leib. Also, wenn Sie diesen Gegensatz nehmen, einerseits den Kopf und andererseits den übrigen Leib, so würden wir im Kopf hervorstechend haben: physischen Leib und Ätherleib, und relativ selbständig, das durchflutend, astralischen Leib und Ich. Im übrigen Leib würden wir Ich und astralischen Leib haben, die geradezu in den physischen Vorgängen drinnen wirken; und das übrige liegt eigentlich als unsichtbares Gerüst, als physisches und ätherisches Gerüst, das gewöhnlich gar nicht beachtet wird, zugrunde. (170, 66ff.)

Beim Kopfe ist [...] der ätherische Leib und der astralische Leib verhältnismäßig selbständig, der Kopf ist am meisten physischer Leib. [...] Dagegen bei den Beinen beziehungsweise bei den Gliedmaßen und bei dem Stoffwechsel ist es so, daß der ätherische Leib und der astralische Leib innig verbunden sind mit dem physischen Leib. So daß wir sagen können: Bei den Beinen ist es so,

daß der ätherische Leib und der astralische Leib verbunden sind mit dem physischen Leib; nur das Ich ist relativ frei von den Beinen und nimmt die Beine nur mit, wenn sich die Beine bewegen. Und beim Stoffwechsel ist es auch so: die Stoffwechselorgane sind im wesentlichen mit dem ätherischen und mit dem astralischen Leib verbunden.
Wir können jetzt sagen: Wodurch unterscheidet sich der Kopf des Menschen von dem Stoffwechsel-Gliedmaßenmenschen? – Dadurch, daß der Kopf eigentlich freien Ätherleib, freien Astralleib und freies Ich hat; der Gliedmaßen-Stoffwechselmensch hat nur freies Ich, währenddem der Ätherleib und der Astralleib im Gliedmaßen-Stoffwechselmenschen an den physischen Leib gebunden sind; sie sind nicht frei von ihm. [...]
Sie können also sagen: Der Kopf des Menschen hat freien Ätherleib, freien Astralleib, freies Ich. Der Stoffwechsel-Gliedmaßenmensch hat gebundenen Ätherleib, das heißt, an die physische Materie gebundenen Ätherleib, gebundenen astralischen Leib und nur freies Ich. Und der mittlere Mensch, der rhythmische Mensch, hat gebundenen Ätherleib, freien Astralleib und freies Ich. (205, 220ff.)

Die astralische Wesenheit ist nie ganz in den physischen Organismus eingegliedert. Die Kopforganisation stellt eine völlige Umwandlung dieses astralischen Organismus und der Ich-Wesenheit dar. Aber in allem, was rhythmische Organisation des Menschen ist, in dem Atmungsvorgange, der Blutzirkulation und in den anderen rhythmischen Prozessen leben die astralische Organisation und die Ich-Wesenheit mit einer gewissen Selbständigkeit fort. Deren Tätigkeiten werden durch diese Prozesse nicht so reflektiert wie durch die Kopforganisation. Mit den rhythmischen Vorgängen vereinigen sich die astralische Organisation und die Ich-Wesenheit. Es entsteht da eine geistig-physische Wesenheit, die im gewöhnlichen Bewußtsein als Gefühlsleben zur Erscheinung kommt. (25, 74f.)

[...] Die astralische Organisation des Menschen hat nicht bloße [eine nervensinnesorientierte] Wirkung im Wachleben. Nur ein Teil von ihr hat diese Wirkung. Ein anderer Teil lebt sich mehr in derselben Art, wie er im vorirdischen Dasein tätig ist, auch in das irdische Dasein herein. Dieser Teil des astralischen Organismus des Menschen ist nicht in der Kopforganisation tätig, sondern er ist in alledem tätig, was im Menschen rhythmische Organisation ist, das heißt in denjenigen Organen des physischen Leibes, in denen sich Atmung, Blutzirkulation und die anderen rhythmischen Prozesse abspielen. Dieser Teil des astralischen Leibes, von im ich jetzt spreche, lebt zwar im rhythmischen menschlichen Organismus, aber er verbindet sich nicht so mit diesem physischen rhythmischen Organismus wie der andere Teil, der in der Kopforganisation tätig ist. Dieser andere Teil, der in der Kopforganisation tätig ist, ergreift diese Kopforganisation so stark, daß er sie fortwährend zum Sterben, zum Tode geneigt macht, weil er sie zerklüftet. Jener Teil des astralischen Leibes dagegen, der sich mit dem rhythmischen Organismus im Menschen vermischt, durchsetzt diesen rhythmischen Organismus; er lebt in der Atmung, lebt in der Blutzirkulation, aber weil er nicht in einer so intensiven Weise die Organisation ergreift, läßt er sie auch in einer gewissen Weise unbehelligt. Er greift sie nicht so, daß er sie zerstören will. Dadurch kommt aber auch kein Gedankenleben durch diese Verbindung des astralischen Organismus des Menschen mit der rhythmischen Organisation zustande. Was als Seelisches sich auslebt, das wird reflektiert an dem fortwährend nach dem Sterben hin tendierenden physischen Kopforganismus. Das bewirkt das vollbewußte Denken. Dasjenige aber, was immer im Durcheinanderströmen des Astralischen und der rhythmischen Organisation sich abspielt, das reflektiert sich nicht in derselben Weise, so daß es ein klares Bewußtsein gäbe wie das Gedankenleben; das lebt sich in der unbestimmteren Art des Seelenlebens als das Gefühlsleben des Menschen aus. Das ist das Fühlen. Es entsteht also dadurch, daß der astralische Organismus im Wachleben durchpulst das Atmen, die Blutzirkulation, daß er sie aber nicht zerklüftet, nicht so tief sich in sie hineinsetzt, sondern daß durch seine Wechselwirkung mit der rhythmischen Organisation sich dasjenige entzündet, was das Gefühlsleben des Menschen ist. (215, 149f.)

In dem Haupte des Menschen ist die physische Organisation ein Abdruck der geistigen Individualität. Physischer und ätherischer Teil des Hauptes stehen als abgeschlossene Bilder des Geistigen, und *neben* ihnen in selbständiger seelisch-geistiger Wesenheit stehen der astralische und der Ich-Teil. Man hat es daher im Haupte des Menschen mit einer Nebeneinanderentwickelung des relativ selbständigen Physischen und Ätherischen einserseits, des Astralischen und der Ich-Organisation andererseits zu tun.
In dem Gliedmaßen-Stoffwechselteil des Menschen sind die vier Glieder der Menschenwesenheit innig miteinander verbunden. Ich-Organisation und astralischer Leib sind nicht neben dem physischen und ätherischen Teil. Sie sind *in* diesen; sie beleben sie, wirken in ihrem Wachstum, in ihrer Bewegungsfähigkeit und so weiter. Dadurch aber ist der Gliedmaßen-Stoffwechselteil wie ein Keim, der sich weiter entwickeln will, der fortwährend darnach strebt, Haupt zu werden, und der fortwährend davon während des Erdenlebens zurückgehalten wird.
Die rhythmische Organisation steht in der Mitte. Hier verbinden sich Ich-Organisation und Astralleib abwechselnd mit dem physischen und ätherischen

Teil und lösen sich wieder von diesen. Atmung und Blutzirkulation sind der physische Abdruck dieser Vereinigung und Loslösung. Der Einatmungsvorgang bildet die Verbindung ab; der Ausatmungsvorgang die Loslösung. Die Vorgänge im Arterienblut stellen die Verbindung dar; die Vorgänge im Venenblute die Loslösung. (26, 28)

Zusammengefaßt können Sie sich die Sache vor vorstellen **(Abb. 40)**: Wenn Sie das Haupt haben, so haben Sie im Haupte physischen Leib, ätherischen Leib, astralischen Leib, so daß diese im Physischen ihre Abbildungen haben, daß Sie tatsächlich in den physischen Formen die Abbildungen nachweisen können. Sie verstehen das menschliche Haupt gar nicht anders, als daß Sie tatsächlich diese drei Formen in dem menschlichen Haupte sehen. Noch in einem freien Verhältnis ist das, was das Ich ist.
Gehen wir über zu der übrigen Organisation des Menschen, also zu der Atmungsorganisation zum Beispiel, dann haben wir den physischen und den ätherischen Leib, die ihre Abbilder darinnen haben. Aber der astralische Leib und das Ich haben nicht ihre Abbilder, die sind gewissermaßen frei. Und im menschlichen Stoffwechsel-Gliedmaßenmenschen haben wir den physischen Leib als solchen, und frei haben wir Ich, astralischen Leib und ätherischen Leib, Sie müssen unterscheiden können zwischen dem Vorhandensein und dem Frei- oder Gebundensein, Natürlich ist es nicht so, als ob dem menschlichen Hauote nicht auch ein astralischer Leib und ein Ätherleib zugrunde läge. Die durchsetzen natürlich auch das menschliche Haupt; aber sie sind nicht frei dadrinnen, sondern sie haben in der Organisation ihr Abbild. Dagegen ist der astralische Leib zum Beispiel in der ganzen rhythmischen, namentlich in der Atmungsorganisation frei. Er betätigt sich als solcher. Er füllt das nicht bloß aus, sondern er ist gegenwärtig drinnen tätig. (206, 52f.)

Dreigliederung, Wesensglieder und abbildliche Kräfteorganisationen am Beispiel des Hauptes

Im Haupte können [...] die übersinnlichen Wesensglieder als solche funktionieren in oder durch Denken, Fühlen, Wollen, weil sie im Haupte zuerst ihre Abdrücke haben, also ihren ätherischen Abdruck, ihren astralischen Abdruck und ihren Ich-Abdruck. Dieses sind da. Die sind als Abdrücke da, gewissermaßen als Bilder der übersinnlichen Glieder. Nur der physische Leib hat im Haupte noch keinen Abdruck; den schafft er sich erst während des Lebens. Daher hat der physische Leib, ich möchte sagen, ein reines physisches Wirken in dem Haupte. In den anderen Gliedern gibt es innerhalb der menschlichen Natur kein reines physisches Wirken. [...]

Ich habe [...] darauf hingewiesen, daß sich das Ich abdrückt in den Wärmeverhältnissen des Hauptes, in der Art und Weise also, wie das Haupt differenziert in seinen verschiedenen Organen durchwärmt wird. Das ist Ich-Abdruck. Dieser Ich-Abdruck ist auch der Abdruck in einem Kräftesystem, nur eben in einem Wärmekräfteystem. [...]
Nun handelt es sich darum, daß, wenn etwas Übersinnliches sich einen Abdruck geschaffen hat im Physisch-Sinnlichen, dann dasjenige, was als Abdruck aufgetreten ist, daß das für das betreffende Übersinnliche durchläßig wird. Also sehen Sie, der Äther, der allgemeine Äther schafft sich einen Abdruck in dem wäßerigen Gliede des menschlichen Hauptes. Das, was wir als wässerigen Inhalt des Gehirnes zu betrachten haben, das haben wir ja nicht als undifferenziertes Wasser anzusehen, sondern das ist ebenso innerlich durchorganisiert, wie die festen Glieder organisiert sind. [...]
So daß, wenn ich schematisch zeichne **(Abb. 41)**, ich also etwa das physische Wirken, das ganz besonders am Hinterhaupte ausgebildet ist, so würde zeichnen müssen *(weiß)*. Es durchstrahlt natürlich den ganzen Organismus. Dann würde ich für das Wässerige das Übrige zu zeichnen haben *(gelb)*. Das ist organisiert, durchorganisiert, so daß dieses Wässerige ein Abdruck desjenigen ist, was ätherischer Natur ist. Immer wird nun dasjenige, was ein Abdruck ist, auf diese Weise durchlässig. [...] So daß also gesagt werden kann: Hier kann das Ätherische durch das Haupt durchgehen *(rot)*, ganze ohne daß es irgendwo aufgehalten wird, ohne daß es irgendwie in seinem Durchgang gestört wird, und kann eindringen in den übrigen menschlichen Organismus.
(313, 26ff.)

Dreigliederung, Wesensglieder und spezifische Substanzprozesse

Wenn man das menschliche Haupt studiert, dann studiert man also gewissermaßen dasjenige Glied des menschlichen Organismus, das am meisten Nerven-Sinnesmensch ist. Die Organisation des menschlichen Hauptes, sie unterscheidet sich ganz wesentlich von der Organisation der anderen Glieder des Menschen, auch mit Bezug auf die höhere Gliedform dieser menschlichen Wesenheit. Wenn wir nämlich das Haupt des Menschen vom Gesichtspunkte geisteswissenschaftlicher Betrachtung ins Auge fassen, so ist dieses Haupt eine Art Abdruck, man könnte sogar sagen eine Art Abscheidung des Ich, des astralischen Leibes und des ätherischen Leibes. Und dann kommt noch der physische Leib für das Haupt in Betracht. Aber dieser physische Leib ist gewissermaßen in einer anderen Weise im Haupte vorhanden als dasjenige Physische, das Abdruck ist des Ich, des astralischen Leibes, des ätherischen Leibes. Ich darf wohl auch hier, ich möchte sagen, das Höhere dieser Sache hervorheben, indem ich darauf aufmerksam mache, daß das menschliche Haupt, so wie es zunächst veranlagt ist im menschlichen Embryo, nicht etwa bloß aus den Kräften des elterlichen Organismus heraus sich gestaltet, sondern daß im menschlichen Haupte kosmische Kräfte wirken, daß einfach in den Menschen kosmische Kräfte hineinwirken. In demjenigen, was wir die ätherischen Kräfte nennen, wirkt noch viel von dem elterlichen Organismus, aber schon im Ätherischen wirken kosmische Kräfte aus dem vorgeburtlichen, oder sagen wir vor der Konzeption liegenden geistig-seelischen Leben. Und gar im Astralischen und im Ich wirkt dasjenige nach, was eben vor der Konzeption in der geistigen Welt gelebt hat. Das wirkt so nach, daß es am menschlichen Haupte formt. Das Ich schafft sich seinen Abdruck am menschlichen Haupte, der astralische Leib schafft sich seinen physischen Abdruck, der ätherische Leib schafft sich den physischen Abdruck. Nur der physische Leib, der ja eben erst hier auf der physischen Erde erhalten wird, ist sozusagen ein Primär-Wirksames, der ist nicht Abdruck, sondern der ist ein Primär-Wirksames, so daß ich sagen kann, wenn ich schematisch zeichne, die menschliche Hauptesbildung ist so, daß sie ein Abdruck des Ich ist. Das organisiert sich da drinnen – wir werden von dieser Organisation noch öfter zu sprechen haben –, das organisiert sich in einer gewissen Weise. Es organisiert sich hauptsächlich zunächst dadurch, daß es die Wärmeverhältnisse des Hauptes in sich differenziert. Ferner differenziert da drinnen der astralische Leib, der vorzugsweise in demjenigen organisierend enthalten ist, was das Haupt als gasige, luftartige Prozesse durchdringt. Dann drückt sich ab der ätherische Leib, und dann ist dasjenige, was für das Haupt physischer Leib ist, ein physischer Prozeß, ein wirklich physischer Prozeß. Ich werde ihn dadurch andeuten, daß ich gewissermaßen schematisch in der Zeichnung **(Abb. 42)** hinweise auf denjenigen Teil des Hauptes, der das knöcherige Hinterhaupt ist, wenn da etwa die Augen liegen würden. Aber es erstreckt sich dasjenige, was hier an physischen Kräften konzentriert ist, wiederum über das ganze Haupt. Da, in diesem physischen Teil der menschlichen Hauptesbildung ist ein wirklicher primärer physischer Prozeß. Das ist nicht der Ausdruck von irgend etwas anderem, sondern da ist dasjenige vorhanden, was seinen eigenen Prozeß vollführt. Aber in diesem physischen Hauptesprozeß, da haben wir eigentlich doch eine Dualität darinnen, ein Zusammenwirken von zwei Prozessen. Dasjenige, was da geschieht, ist ein Zusammenwirken von zwei Prozessen, die eigentlich nur zu verstehen sind, wenn man sie nun geistesforscherisch zusammenschaut mit gewissen anderen Prozessen, welche draußen im Universum stattfinden.

Wenn Sie draußen im Universum, im Urgebirge denjenigen Prozeß sehen, der sich in der Schieferbildung ausdrückt, namentlich in alledem, was von der Kieselerde aus in die Schieferbildung führt, dann haben Sie in den Kräften, die da drinnen, in diesem Prozesse, dem von der Kieselerde ausgehenden Schieferbildungsprozesse, wirken, den polarisch entgegengesetzten Prozeß von dem, der sich hier einerseits in der physischen Hauptesbildung abspielt. Es ist dieses ein wichtiger Zusammenhang zwischen dem Menschen und seiner Umgebung. Es ist einmal im menschlichen Haupte dieser Prozeß wiederum drinnen, der sich draußen im Mineralisieren abspielt. Es ist ja heute, ich möchte sagen, schon fast für die Geologie klar, wenn auch noch nicht ganz, daß alles, was der Prozeß der Schieferbildung ist, der Prozeß aller derjenigen Mineralisierung, an der die Kieselerde, Silizium, beteiligt ist, mit dem zusammenhängt, was man Entvegetabilisierung nennen könnte. Wir müssen gewissermaßen mineralisch gewordene Pflanzenwelt in der Schieferbildung suchen, und indem wir dieses Entvegetabilisieren zu erfassen suchen, was gleichbedeutend ist mit der Schieferbildung der Erde, ergreifen wir denjenigen Prozeß, der in einer anderen Weise in seinem polarischen Gegenteil hier im menschlichen Haupte spielt. Mit dem spielt aber ein anderer Prozeß zusammen. Und diesen anderen Prozeß, der mit diesem zusammenspielt, müssen wir wiederum draußen in der Welt suchen. Wir müssen ihn da suchen, wo sich zum Beispiel Kalkgebirge bilden. Und wir haben es wiederum heute schon fast als eine geologische Wahrheit für die äußere Wissenschaft daliegen, daß Kalkgebirge im wesentlichen auf einem Prozeß der Erdbildung, den wir Entanimalisierungsprozeß nennen können, beruhen. Es ist das der entgegengesetzte Prozeß des Tierwerdens. Und wiederum der polarisch entgegengesetzte Prozeß spielt hier drinnen. Wenn wir also dem Silizium und dem Kalzium, die zur Ruhe gekommene Prozesse sind, einen Anteil an der menschlichen physischen Hauptesbildung zuschreiben, so müssen wir uns klar sein, daß dadurch in diese menschliche physische Hauptesbildung etwas hineinspielt, was draußen, in der ganzen Natur unserer Erde wenigstens, eine sehr bedeutsame Rolle spielt. Wir können uns zu gleicher Zeit jetzt schon vorbereitend darüber orientieren, daß, wenn wir hinschauen auf der einen Seite auf die Kieselerde, auf das Silizium, daß das eine wesentliche Verwandtschaft hat mit demjenigen, was gerade im physischen Haupte vor sich geht; wenn ich von Silizium spreche, so ist es eben der zur Ruhe gekommene Prozeß. Dasjenige wiederum, was Kalkbildungsprozeß ist, was im Kalzium zur Ruhe kommt, das hat etwas zu tun mit alledem, was der entgegengesetzte Pol ist, was polarisch mit der anderen Kraft zusammenwirkt im menschlichen physischen Haupte. Diese Prozesse, die wir geradezu heute noch rund um uns herum aufsuchen können, stehen im menschlichen Haupte im Zusammenhange mit anderen Prozessen, die wir auf der Erde nicht finden, die nur im Abdruck vorhanden sind, indem das Haupt eben Abdruck ist von ätherischem Leib, astralischem Leib und Ich.

In bezug auf diese Glieder der menschlichen Natur haben wir eben Prozesse zur Ruhe gebracht, die nicht unmittelbare Erdprozesse sind. Nur dasjenige, was ich Ihnen für das eigentliche physische Haupt gesagt habe, ist im Menschen ein eigentlicher Erdenprozeß. Die andern Prozesse sind nicht eigentliche Erdenprozesse, obwohl wir, wie wir sehen werden, sie mit Erdenprozessen in Zusammenhang finden.

Damit wir zu einer Übersicht kommen, möchte ich gleich sagen, wenn ich nun zu dem zweiten Gliede des menschlichen Organismus übergehe – nennen wir es grob, indem wir lokalisieren, das Brustglied. Es ist dasjenige Glied im menschlichen Organismus, das im wesentlichen den rhythmischen Menschen umfaßt, und wir wollen es gleich schematisch teilen in alles dasjenige, was Atmungsrhythmus umfaßt und in alles dasjenige, was Zirkulationsrhythmus umfaßt. Wenn wir dieses zweite Glied der menschlichen Wesenheit nun als Ganzes ins Auge fassen wollen, müssen wir folgendes sagen. Alles dasjenige, was ich hier **(Abb. 42)** als Organisation des Atmungsrhythmus im weitesten Sinne bezeichnet habe, das ist so, daß es zunächst ein Abdruck von Ich und astralischem Leib ist. Also wie das Haupt ist ein Abdruck von Ich, astralischem Leib und Ätherleib, so ist dasjenige, was hier Atmungsrhythmus ist, Abdruck von Ich und astralischem Leib, und es hat ein nun primär für sich Wirksames, in dem aber zusammenwirken physischer Leib und Ätherleib. Im menschlichen Haupte ist primär für sich wirksam nur der physische Leib. Der Ätherleib ist ja auch Abdruck. In dem Atmungsrhythmussystem ist aber primär ein Ineinanderwirken von physischem und ätherischem Leib wirksam, und Abdruck ist nur Ich und astralischer Leib. Das ist ja im Wesentlichen auch noch vorhanden in der Organisation für den Zirkulationsrhythmus, aber schwächer, weil sich der ganze Stoffwechselorganismus in das Zirkulationssystem hineinschiebt. Aber da beginnt schon dasjenige, was dann auch gültig ist für den Gliedmaßen-Stoffwechselmenschen. Da haben wir es dann zu tun mit dem, daß die Gliedmaßen mit alledem, was als Stoffwechsel hereinragt – mit Ausnahme der eigentlichen Zirkulation, also der Bewegung, die da ist – im wesentlichen ein Abdruck des Ich und ein Zusammenwirken von physischem Leib, Ätherleib und Astralleib sind **(Abb. 42)**, so daß wir sagen können: Wenn wir den Brustmenschen ins Auge fassen, dann haben wir in ihm von Abdrucksorganisation eigentlich nur dasjenige, was sich auf Ich und astralischen Leib bezieht, und wir haben in ihm wirksam eine primäre Organisation, die nun nicht bloß physisch ist, sondern die das Physische vom Ätherischen durchgliedert erscheinen läßt. Das ist stärker der Fall beim Atmungsrhythmus, und beim Zirkulationsorganismus ist es so, daß nun schon das andere vom Stoffwechselsystem hineinspielt.

Das sehen Sie in verschiedener Art für die verschiedenen Glieder des Menschen zusammenspielen. Für diese verschiedenen physischen Glieder, die wir

als Hauptessystem, Brustsystem, Gliedmaßensystem bezeichnen, spielen in verschiedener Weise ineinander diejenigen Glieder, die wir sonst in der Geisteswissenschaft physischen Leib, Ätherleib, astralischen Leib und Ich nennen. Das Haupt des Menschen, so wie es als Prozeß dasteht, ist eigentlich im wesentlichen physischer Leib, denn das, was nicht physischer Leib ist, ist Abdruck von Ich, astralischem Leib und Ätherleib. Dasjenige, was der mittlere Mensch ist, ist im wesentlichen ein Zusammenwirken von physischem Leib und Ätherleib. Dasjenige, was nicht physischer Leib und Ätherleib ist, ist ein Abdruck von Ich und astralischem Leib. Der Gliedmaßen-Stoffwechselmensch vollends – nur geht das ineinander bei den letzten zwei –, ist eigentlich ein Ineinanderwirken von physischem Leib, Ätherleib und astralischem Leib – es geht das nur in die anderen Glieder, wie ich Ihnen auseinandergesetzt habe, über – und ein Abdruck des Ich.
Nun handelt es sich darum, daß wir zunächst ins Auge fassen, was wir für das, was wir zum Beispiel hier für den Anteil jenes Prozesses am Physischen, an der physischen Kopforganisation, den wir in der Kieselerde zur Ruhe gekommen auffassen müssen, im mittleren Menschen finden können. Da liegt das Eigentümliche vor, daß im mittleren Menschen der Prozeß der Kieselerdebildung stärker, verbreiteter wirkt. Er wirkt im Kopfe feiner. Er wirkt hier im mittleren Menschen stärker, verbreiteter, gewissermaßen differenzierter. Und er wirkt am stärksten im Gliedmaßen-Stoffwechselmenschen. Wenn wir also denjenigen Prozeß ins Auge fassen, den wir als gebunden an die Kieselerde aufgefaßt haben, so müssen wir sagen: Dieser Prozeß wirkt am stärksten da, wo er dem Ich zu Hilfe kommen soll – wir werden die Wechselwirkung dann zu anderen Prozessen sehen – in bezug auf die Wirkung des selbständigen Ich, das nur seinen Abdruck hat im physischen Stoffwechselmenschen. Es wirkte dieser Kieselerde erzeugende Prozeß am stärksten da, wo er dem Ich zu Hilfe kommen soll, für die Wirkung dieses Ich auf den Stoffwechsel-Gliedmaßenmenschen. Es wirkt dieser Prozeß, der also durch die Kieselerde charakterisiert werden kann, etwas schwächer da, wo er bloß dem astralischen Leib zu helfen braucht, und er wirkt am schwächsten da, wo er dem ätherischen Leib bloß zu helfen braucht, im Kopfe.
Das könnte auch im umgekehrten Sinne so gesagt werden: Mit Bezug auf dasjenige, was wir als den Prozeß anzusehen haben, der in der Kieselerde zur Ruhe kommt, haben wir zu sagen, in der menschlichen Hauptesorganisation wirkt dieser Prozeß am meisten stofflich. Er wirkt in bezug auf das Dynamische als Kraft am schwächsten. Aber da, wo er am schwächsten als Kraft wirkt, da wirkt er am stärksten, wenn er sich dem nähert, wo er dann im Stoff zur Ruhe kommt. Fassen wir also die Kieselerde auf als den Stoff, der uns vorliegt, so müssen wir sagen: ihre Wirksamkeit ist am stärksten im Kopfe. Fassen wir

sie auf als das äußere Anzeichen eines Prozesses, dann müssen wir sagen: ihre schwächste Wirkung ist im Kopfe. Da wo die stärkste Stoffwirkung ist, ist die schwache dynamische Wirkung. Im mittleren Menschen halten sich gerade mit Bezug auf die Kieselerde die Stoff- und Kraftwirkung ungefähr das Gleichgewicht. Und in bezug auf den Gliedmaßen-Stoffwechselmenschen ist die Kraftwirkung im wesentlichen so, daß sie die Oberhand hat. Da ist die schwächste Stoffwirkung und die stärkste Kraftwirkung, so daß dasjenige, was Kieselerde erzeugender Prozeß ist, eigentlich den ganzen Menschen durchorganisiert. Wenn wir uns nun gefragt haben, wie sich das Wechselverhältnis darstellt zwischen demjenigen, was physische Kopforganisation ist, und der äußeren Umgebung, mit der der Mensch in Wechselwirkung steht, dann können wir uns auch fragen, wie die Wechselwirkung des mittleren Menschen, insofern er die Organisation des Atmungsrhythmus hat, zu der Umgebung draußen beschaffen ist.

Wenn man geisteswissenschaftlich den menschlichen Kopf studieren und verstehen will, dann muß man hinschauen auf die beiden Prozesse in der Erdbildung, auf den kalkbildenden Prozeß und auf den kieselerde- oder meinetwillen auch kieselsäurebildenden Prozeß. Wir werden auf das noch näher eingehen können. Dasjenige nun, was weniger nach außen, weniger peripherisch liegt, was mehr nach dem Inneren hinein liegt beim Menschen, die Organisation für das rhythmische Atmungssystem, die bietet uns, indem sie nun ein Zusammenspielen ist, primär ein Zusammenspielen von Physischem und Ätherischem, in das sich die Abdrücke von Ich und Astralischem hineinverweben, zunächst nirgends etwas in der Umwelt, was direkt als Prozeß schon dasteht, was unmittelbar in der Natur, die wir antreffen, als Prozeß schon dasteht. Wenigstens gewöhnlich ist es so nicht der Fall. Wollen wir da einen charakteristischen Prozeß finden für dasjenige, was da geschieht durch dieses eigentümliche Zusammenwirken von Ich, astralischem Leib – die mehr oder weniger frei sind, weil sie sich Abdrücke geschafft haben – und demjenigen, was primär ein Zusammenwirken von Physischem und Ätherischem ist, wollen wir uns für dieses ganze Ineinanderwirken, wollen wir uns für das irgendeinen Prozeß in der Außenwelt suchen, so müssen wir ihn, damit wir ihn ordentlich haben, eigentlich erst selber erzeugen. Wenn wir Pflanzenstoffe verbrennen und Pflanzenasche bekommen, so ist dasjenige, was sich da als Prozeß abbildet, darstellt in dem Verbrennen und in dem Erzeugen der Asche und in dem dann Zur-Ruhe-Kommen der Asche – wir werden von den einzelnen Aschen reden –, was sich da abbildet im Feuerprozeß und im Aschebildungsprozeß, das ist in einer ähnlichen Weise verwandt mit dem Atmungsprozeß, wie der Kieselerdeprozeß mit dem Prozesse verwandt ist, der sich physisch im Haupte abspielt. Und wenn wir dasjenige wirksam machen wollen, was von

diesem Aschebildungsprozeß sein Korrelat hat im Atmungsrhythmusprozeß, dann können wir es natürlich nicht in den Atem einführen – wir können das niemals im menschlichen Organismus –, sondern wir müssen es in dasjenige einführen, das gewissermaßen der andere Pol des betreffenden ist. Wenn ich dieses hier herauszeichne **(Abb. 43)**, so haben wir hier Atmungsrhythmusprozeß, Zirkulationsrhythmusprozeß: Im Atmungsrhythmusprozeß sind Pflanzenaschen dasjenige, was uns die wirksamen Prozesse charakterisiert. Aber wir müssen diese Pflanzenascheprozesse zur Wirksamkeit bringen auf dem Umwege durch den Stoffwechsel in dem anderen Pol, im Zirkulationsrhythmusorganismus. Wir müssen diese Pflanzenasche, das heißt die Kräfte, dem Zirkulationsrhythmus einverleiben, damit sie dann ihre polarische Gegenwirkung im Atmungsrhythmusprozeß hervorrufen.
Diese Zusammenhänge stellen sich ja wohl gleich für die Anschauung so dar, daß man sieht, für das Verständnis des menschlichen Organismus sind sie im eminentesten Sinne wichtig. Denn wir bekommen jetzt so, wie wir uns sagen mußten, dasjenige, was uns vorliegt im kieselerdebildenden Prozeß, hat mit dem ganzen Menschen etwas zu tun, so bekommen wir, indem wir das anwenden hier jetzt auf den Pflanzenveraschungsprozeß, eine Vorstellung von diesem mittleren Menschen, der sich auch wiederum, weil er eine Atmung und einen Zirkulationsrhythmus hat, gewissermaßen zweigliedert. Wir bekommen eine Vorstellung, indem wir uns sagen: Wenn wir zunächst das Obere, den Atmungsrhythmus ins Auge fassen, so ist der Bau dieser Organe im wesentlichen bedingt durch einen Prozeß, der polarisch entgegengesetzt ist dem Prozeß, der uns erscheint, wenn wir Pflanzliches verbrennen und Asche bekommen. Es ist gewissermaßen ein Kampf im Atmungsrhythmusprozeß, ein fortwährender Kampf gegen das Pflanzenaschebilden, aber ein Kampf, der sich nicht abspielt, ohne daß dasjenige, was das Gegenteil davon ist, wirklich herausfordernd für diesen Prozeß in den Organismus eindringt. Wir sind als Menschen auf die Erde gestellt, in der es Kieselerdeprozesse gibt, Kalkerdeprozesse gibt. Wir würden nicht Menschen sein, wenn diese Prozesse uns erfüllen würden. Wir sind dadurch Menschen, daß wir die polarisch entgegengesetzten Prozesse in uns tragen, daß wir also dem Kieselbildungsprozeß entgegenwirken können und den entgegengesetzten Pol in uns tragen, daß wir dem Kalkbildungsprozeß entgegenwirken, indem wir den entgegengesetzten Pol in uns tragen. Diese Pole tragen wir in uns durch unsere Hauptesbildung, durch den ganzen Menschen dann in jener Abstufung, wie ich es dargestellt habe. Durch unseren Atmungsrhythmus tragen wir den Kampf in uns gegen den Pflanzenveraschungsprozeß. Wir tragen in uns den entgegengesetzten Pol dieses Pflanzenveraschungsprozesses. Es wird, wenn man diese Dinge ins Auge faßt, nicht wunderbar erscheinen, daß gewissermaßen, wenn ich mich grob

ausdrücke, Stoß Gegenstoß hervorruft. Es ist ganz klar, wenn ich den kieselerdebildenden Prozeß im Organismus entsprechend intensiver mache, daß die Gegenwirkung modifiziert wird; und ebensogut ist es klar, daß, wenn ich das Produkt des Verbrennungsprozesses einführe in den Organismus, die Gegenwirkung erzeugt wird und die große Frage entsteht: Wie bekommen wir dieses Wirken und Gegenwirken in unsere Gewalt? – Das ist dasjenige, was ich, wenn ich es abstrakt bezeichne, immer dadurch ausdrücke, daß ich sage, es kommt darauf an, erstens zu erkennen, welches die Prozesse – aber bis ins Ich herauf – im menschlichen Organismus sind, und welches die Prozesse draußen, außerhalb des menschlichen Organismus sind. Diese Prozesse sind differenziert drinnen und draußen. Aber drinnen und draußen sind sie polarisch einander entgegengesetzt. Und in dem Augenblicke, wo irgend etwas, was eigentlich seiner Natur nach außerhalb meiner Haut liegen soll, wo das innerhalb meiner Haut liegt, oder in dem Augenblicke, wo etwas, und sei es nur durch einen leisen Körperdruck, von außen nach dem Innern wirkt, was eigentlich nicht eine Wirkung von außen nach dem Innern sein sollte, entsteht die innere Gegenwirkung, und in dem Augenblicke habe ich die Aufgabe, eine solche innere Gegenwirkung zu irgend etwas zu erzeugen. Wenn ich zum Beispiel konstatiere, daß im Menschen statt des normalen kieselerdeentgegenwirkenden Prozesses eine zu große, eine zu intensive Neigung zu diesem Prozesse besteht, so habe ich das von außen dadurch zu regulieren, daß ich den betreffenden Stoff zuführe und die Gegenwirkung hervorrufe; die kommt schon von selber.

Das ist dasjenige, was einen dazu führt, allmählich diese Wechselwirkung des Menschen und seiner Außenwelt durchschauen zu können. Wenn Sie wirklich dazu kommen zu verstehen, wie dem Ich als Kraftwirkung dasjenige am meisten entgegenkommt, was in dem kieselerdebildenden Prozeß liegt, wenn das Ich wirken will durch Gliedmaßen und Stoffwechsel, wenn Sie ferner wissen, daß dasjenige, was Stoffwirkung ist im kieselerdebildenden Prozeß, am stärksten wirkt im menschlichen Haupte, und sich dann sagen können, daß dasjenige, was Kraftwirkung ist, in einer verminderten Intensität im menschlichen Haupte dem Ich da zu Hilfe kommen muß, dann haben Sie eine Möglichkeit hineinzuschauen, wie dieses Ich abgestuft im Menschen wirkt.

Nun, wenn man das Verhältnis des Ich des Menschen zum Gliedmaßen-Stoffwechselsystem ins Auge faßt, so liegt eigentlich in diesem Verhältnisse der Ursprung des menschlichen Egoismus. Es gehört diesem System des menschlichen Egoismus ja auch das Sexualsystem an. Und das Ich wirkt gerade auch auf dem Umwege durch das Sexualsystem am meisten das menschliche Wesen mit Egoismus durchdringend.

Wenn Sie das erfassen, werden Sie sagen: Dann ist ja ein gewisser Gegensatz vorhanden zwischen der Art, wie sich das Ich der Kieselerde bedient, um auf den Menschen vom Gliedmaßensystem aus zu wirken, zu wirken zu der Art, wie dieses Ich vom menschlichen Haupte aus durch die Kieselerde wirkt. Da wirkt es gewissermaßen egoismusfrei. Und wenn man das geisteswissenschaftlich durchforscht, sieht man, es wirkt differenzierend.
Wenn ich schematisch diese merkwürdige Wirkung darstellen sollte **(Abb. 44)**, so müßte ich so sagen: Dasjenige, was das Ich – also jetzt als wirkliches Organisationselement – im Menschen durch die Kieselerde *(rot)* vom Gliedmaßensystem aus tut, das ist im wesentlichen den Menschen zusammenfassend, gewissermaßen alles, was im Menschen vorhanden ist an Säften in eine undifferenzierte Einheit bindend, so daß es ein undifferenziertes einheitliches Ganzes ist.
Alles dasjenige, was derselbe Prozeß ist, aber mit der in bezug auf das Kraftliche so wenig wie möglich intensiven Kieselerdebildung, das wirkt im entgegengesetzten Sinne *(gelb)*, das wirkt differenzierend, ausstrahlend. Von unten herauf wird der Mensch zusammengefaßt, undifferenziert gemacht durch die Kieselerde, von oben herunter wird er differenziert, auseinanderdifferenziert. Das heißt aber in bezug auf den Menschen, die im Haupte organisch vorhandenen Kräfte werden differenziert für ihre Wirkung auf die einzelnen Organe. Sie werden gewissermaßen angeregt durch den eigentümlichen Kieselerdeprozeß im Hauptesorganismus, ordentlich in ihren Organen zu wirken, sich ordentlich zu verteilen auf Herz, Leber und so weiter. (313, 11ff.)

Dreigliederung und geistige Hierarchien

Wenn wir das menschliche Haupt eines normal funktionierenden Menschen betrachten, so zeigt sich der geistigen Anschauung das Folgende: Während wir wachen, während durch das Wachen fortwährend die Eindrücke der Außenwelt an das menschliche Haupt herantreten, spielt sich für das Bewußtsein alles das ab, was in der Sinnesanschauung lebt. Ich möchte das, was in der Sinnesanschauung lebt, hier dadurch charakterisieren, daß ich zunächst das Auge zeichne **(Abb. 45)**, die Nase, wo sich die Geruchsempfindungen, Gaumen, Mund, wo sich die Geschmackserlebnisse abspielen. Dieser rot angestrichene Teil soll also schematisch alles das darstellen, was der Mensch eigentlich im gewöhnlichen Bewußtsein erlebt. Aber in der Tatsachenwelt, die im Menschen vorgeht, spielt sich nicht nur das ab. Sie wissen ja, daß das Gehirn in der mannigfaltigsten Weise gegliedert ist. Ich will das nur schematisch andeuten *(blau)*. Was hier im Gehirn so kombiniert, gegliedert ist, das ist eben ein Abbild des ganzen Universums, das ist das ganze Universum ins Kleine zusammengezogen und mit Stoffen der Erde ausgekleidet. Dadurch, daß dieses Gehirn in seinem Ich-Teil, seinem astralischen und ätherischen Teil dann mit physischem Erdenstoff ausgekleidet ist, hat die Erde mit ihren Kräften, mit ihren Bestandteilen eben Einfluß auf diesen Teil des Menschen.

Während nun unsere Sinneswahrnehmung stattfindet, während die Farben hereinfluten und innerlich sich zu Vorstellungen formen, während die Gehörimpulse den menschlichen Organismus durchvibrieren und durch die Einrichtung des Gehörorgans sich zu Gehörvorstellungen formen, während ein Ähnliches mit den Geschmacks–, Geruchs- und mit den Tastwahrnehmungen geschieht, während also dieses ganze wache Erleben erhalten wird durch die Einwirkung der äußeren physisch-sinnlichen Welt, lebt sich das als eine Kraft innerhalb der unbewußten Teile der menschlichen Kopforganisation aus. Und während wir eine Farbe wahrnehmen, einen Ton hören oder eine Geschmackswahrnehmung haben, arbeiten wir unbewußt daran, ein Nachbild zu schaffen von dem, wie, sagen wir, Jupiter zur Sonne oder zum Mars steht *(gelb)*. Wir bilden ein kosmisches Verhältnis in unserem eigenen Innern ab. Das ganze wache Leben hindurch geschieht etwas, was wir hinter unserem gewöhnlichen Bewußtsein vollbringen, die Nachbildung der kosmischen Tätigkeit. Was da vollbracht wird hinter dem gewöhnlichen Bewußtsein, das ist nichts anderes als der Nachklang dessen, was wir kosmisch durchmachen zwischen dem Tod und einer neuen Geburt beziehungsweise Empfängnis. Da haben wir es im Großen, im Universellen durchgemacht. Da haben wir es im Geistigen durchgemacht, unbeirrt durch den Erdenstoff. Da brauchten wir nicht den Erdenstoff in feinen Partien auszuziehen, in Spirallinien um Achsen herumzuschlingen und so weiter. Da vollzogen wir alles in einer geistigen Substanz. Da begleiteten uns bei unserer Arbeit die geistig-göttlichen Mächte der höchsten Hierarchien. Was wir da in ihrer Gemeinschaft vollbracht haben, vollbringen wir hier auf eine uns unbewußte Art, indem wir uns nach außen den Sinneswahrnehmungen in unserem Gehirn hingeben, indem wir das, was wir draußen auf geistige Art mit geistigen Wesen vollführt haben, auf irdische Art mit irdischen Stoffen nachbilden. Durch diese Tätigkeit tragen wir unser vorirdisches Leben in unser irdisches Leben bis in unsere körperliche Organisation herein.

Was wir durch Farben schauen, durch Töne hören, durch Gerüche riechen, das ist während des Erdendaseins für uns da. Was sich im Hintergrunde abspielt, das sind Gedanken, die eine ätherische Lebendigkeit haben, die in der Stofflichkeit des Gehirns eben nur ihren physischen Ausdruck haben. Das Wesentliche, worauf es ankommt, ist das, was in der feinsten Substantialität des Gehirns ätherisch webt. Da weben ineinander lebendige Gedanken. Unsere Gedanken sind ja nur Reflexbilder, welche gebildet werden an diesem inneren Kosmos, wo das, was wir von außen empfangen, zurückstrahlt und uns dann bewußt wird. Aber hinter der Gedächtnisebene spielt sich das ab, was ich eben beschrieben habe. Hinter einem gewöhnlichen Spiegel braucht sich nichts abzuspielen; hinter dem Spiegel, der durch unser Gehirn für unser Bewußtsein unsere abstrakten Vorstellungen zurückwirft, spiegelt sich im Kleinen ein ganzes Weltendasein in jedem einzelnen Menschen ab. Und diese lebendigen Gedanken, die wir da entwickeln, sind für die dritte Hierarchie, für die Hierarchie der Angeloi, Archangeloi und Archai, dasselbe, was unsere abstrakt reflektierenden Gedanken für uns sind. Hinter unserem Bewußtsein entfaltet durch unsere Menschlichkeit die dritte Hierarchie ihre Tätigkeit. Da entwickeln die Wesenheiten der Archai, Archangeloi und Angeloi das, was vollbracht werden muß und nur vollbracht werden kann dadurch, daß der Mensch in den Kosmos herein und auf die Erde gestellt wird. In seiner Gehirnbildung bildet er nicht bloß einen Spiegel aus, welcher ihm sein gewöhnliches Erdenbewußtsein, die abstrakten Ideen reflektiert, sondern innerhalb des Kopfes spielt sich etwas ab, was die Hierarchie der Angeloi, Archangeloi, Archai auf Erden und durch das Erdendasein zu vollziehen hat. Das ist ein Geschehen, das ebenso mit dem Erdendasein zusammenhängt wie ein anderes Geschehen.

Sie können das Erdendasein so charakterisieren, daß Sie sagen: Durch die Mineralien geschieht dies und jenes; durch die Pflanzen geschieht es, daß sie blühen, Früchte tragen; durch die Tiere geschieht wieder ein anderes. Durch den Menschen geschieht, daß die Angeloi, Archangeloi und Archai ihre Tätigkeit in die geistige Erdenatmosphäre ausgießen. Das aber geschieht auf dem Umwege durch die unterbewußte Tätigkeit der menschlichen Kopforganisation.

Das Erdendasein ist eben nicht damit erschöpft, daß Pflanzen blühen, daß Tiere herumlaufen, sondern das Erdendasein setzt sich fort in ein geistiges Dasein hinein. Über die Pflanzen, über das Tier, über den Menschen hinaus ist eine Tätigkeit der Engelwelt, der geistigen Welt, der dritten Hierarchie da, und diese Tätigkeit ist möglich durch den Menschenkopf.

Ich konnte Sie ja schon gestern darauf hinweisen, daß über einer Pflanze, wenn sie aus der Erde herauswächst, ein Astralisches ist. Also auch darüber haben wir ein astralisches Gebilde, ein höheres Geistiges, als sich in der Pflanzenblüte selber darstellt. So setzt sich die Tätigkeit des menschlichen Kopfes in das Geistige hinaus fort, und wenn wir suchen, wohinein sie sich fortsetzt, finden wir die Tätigkeit der Wesenheiten der dritten Hierarchie im Zusammenhang mit dem Erdendasein.

Diese Tätigkeit hat aber auch noch eine ganz tiefe Bedeutung in der kosmischen Entwickelung. Im Hintergrunde des eigenen menschlichen Webens auf der Erde, im Hintergrunde dessen, was der Mensch tun muß, ohne daß er es weiß, in seiner organischen Tätigkeit, sind die Wesen der dritten Hierarchie seine Helfer. Der Mensch stirbt im Erdendasein. Wir haben das Sterben betrachtet und zu verstehen gesucht. Was aber für den Menschen das Sterben ist, das ist für die Wesenheiten der dritten Hierarchie das Untertauchen in die Menschennatur. Würden sie nur dieses haben, dieses Untertauchen in die Menschennatur, so würde ihr Bewußtsein herabdämmern; sie würden ihre Wesenheit verlieren. Sie müssen ihre Wesenheit immer wieder und wiederum gewissermaßen ernähren. Es muß der Wesenheit dieser Geschöpfe der dritten Hierarchie aus der Weltensubstanz Nahrung zugeführt werden.

Nun, was da hinter dem menschlichen Bewußtsein gewoben wird, sind, wie ich schon sagte, vorzugsweise ätherische Gebilde. Schon während unseres Erdendaseins besteht nicht eine so scharfe Grenze zwischen dem innerlichen menschlichen Äther und dem äußeren kosmischen Äther, daß nicht fortwährend das, was durch menschliche Gedanken, durch diese menschliche Arbeit am Gehirn hinter den bewußten Gedanken angeschlagen wird, hinausvibrierte in den kosmischen Äther. Der Mensch ist eigentlich um seinen Kopf herum fortwährend umgeben von den Schwingungen, die in den Weltenäther hinaus erzeugt werden durch seine im Vereine mit den Wesenheiten der dritten Hierarchie vollbrachte Kopftätigkeit. Und wenn der Mensch durch die Pforte des Todes geht, dann ist es so, wie ich gestern gesagt habe: daß die Kopftätigkeit zuerst abfällt, auch in bezug auf das Ätherische. In Realität bedeutet dies aber, daß das, was auch als Unterbewußtes im Kopfe sich abspielt, zuerst in schneller Weise sich zerstreut im Weltenäther. Alles, was auf diese Weise durch den Menschen bewirkt wird, das hat sich ausbildende Gestaltungen im Weltenäther, und von denen ernähren sich die Wesenheiten der dritten Hierarchie; so daß die Wesenheiten der dritten Hierarchie auf der einen Seite dem Menschen in bezug auf seine Kopforganisation helfen, auf der andern Seite wiederum ihre eigene Fortentwickelung haben durch das, was innerhalb dieser Kopforganisation vollzogen wird.

Dadurch, daß der Mensch während seines Erdendaseins in die Erdenentwikkelung eingesponnen ist, kommen durch ihn diese Wesenheiten der dritten Hierarchie auch mit dem Erdendasein in Verbindung. Sonst wären diese Wesenheiten der dritten Hierarchie einer Welt angehörig, aus der heraus sie mit dem Erdendasein in gar keine Verbindung kommen könnten. Aber sie müssen aus dem Erdendasein auf die geschilderte Weise ihre Geistesnahrung ziehen. Der Mensch ist also eingeschaltet in eine durch diese Wesenheiten der dritten Hierarchie vermittelte kosmische Tätigkeit. Diese kosmische Tätigkeit geht gewissermaßen durch sein Wesen hindurch. Diese Wesen der dritten Hierarchie sind unter den höheren Wesenheiten, die unmittelbar über dem Menschen stehen, die am wenigsten mächtigen. Sie könnten das, was da vom Menschen hinausvibriert in die Welt und ihre Geistnahrung werden müßte, nicht umbilden, wenn es ihrer Natur ganz fremd wäre. Daher ist es auch so, daß in das, was durch die menschliche Hauptesorganisation an menschlicher Wirkung entsteht, sich möglichst wenig hineinmischt von dem, was der Mensch durch seine andere Wesenheit ist. Unsere Gedanken bleiben logisch, auch dann, wenn der Mensch durch sein Leben viel Böses in bezug auf seine Moralität anhäuft. Die Gedanken bleiben kühl gegenüber der andern menschlichen Wesenheit. Sie bleiben in dem Grade kühl, daß sie eben die erwähnte Nahrung für höhere Wesen werden können.

Wenn alles, was der Mensch in seinen Emotionen hat, auch in diese lebendigen Gedanken übergehen würde, die sich hinter dem Bewußtsein abspielen, dann würden die Engel, Erzengel und so weiter nicht in der Lage sein, das wiederum aufzunehmen. Es wäre für sie eine unbrauchbare Nahrung. In die gewöhnlichen reflektierten Gedanken spielt es allerdings herauf, ob wir moralische oder unmoralische Wesen sind. Aber, wenn ich jetzt die Sache lokalisierend ausdrücke, was ja nur andeutungsweise sein kann: was sich da in unserem Hinterhaupte hinter dem gewöhnlichen Bewußtsein abspielt, das ist etwas, was sozusagen unschuldig bleibt, unberührt von den menschlichen moralischen Verirrungen. Diese menschlichen moralischen Verirrungen üben einen Einfluß auf den kosmischen Äther und auf die kosmische Astralität erst aus, insofern das Seelische des Menschen an die Brustorganisation, an die Atmungsorganisation, an die Blutzirkulationsorganisation gebunden ist. Der Kopf ist in gewissem Sinne ein reines Abbild des Kosmos. Und was als ein Abbild der universellen kosmischen Tätigkeit während des Erdenlebens hinter dem gewöhnlichen Bewußtsein, wo fortwährend Welten gebildet werden, wo fortwährend Welten sich zerstören, was da vor sich geht, das ist gegenüber der sonstigen menschlichen Natur in einer gewissen Reinheit vorhanden. Aber es ist doch so, daß, wenn man gewissermaßen die Augen umdrehen könnte und sie geistig sehend würden und diese in ihrer Höhle umgedrehten und geistig hellsehend gewordenen Augen in das Innere der menschlichen Schädelhöhle zurückschauen könnten, sie da fortwährend Gestirne aufglänzen sehen würden, Gestirne, die in Bewegungen zueinander sind, eine Fixsternwelt. Es würde sichtbar werden ein ganzer kleiner Kosmos.

In der menschlichen Brustorganisation ist es anders als in der menschlichen Kopforganisation. Da, wo sich die Atmung, wo sich die Blutzirkulation als der rhythmische Mensch abspielen, da spielt zwar auch die Nachbildung aus dem Kosmos herein, aber da haben die irdischen Verhältnisse einen viel größeren Einfluß. Sie verändern das, was als Nachbildung aus dem Kosmos hereinspielt, viel mehr. Wenn unsere Lunge in Tätigkeit ist, so könnten wir das, was im Innern der Lunge vorgeht, als einen Stern, als einen Planeten, als eine Sonnen- und Mondenwelt anschauen, wenn wir uns gewissermaßen umwenden könnten und das, was nur von irdischer Materie ausgekleidet ist, in seinem ätherisch-astralischen Bestande schauen würden. Aber fortwährend spielen in dieses innere Dasein die irdischen Verhältnisse herein. Da hat die Erde selbst einen viel größeren Einfluß. Sie müssen bedenken: in die Kopforganisation spielt direkt, unmittelbar für die Gestaltungen, die ich eben beschrieben habe, nur etwas herein, was ebenso fein ist wie das, was die Augen aus der Farbenwelt machen, was aus dem Körper heraus aus der Tonwelt gemacht wird. Das fügt sich der kosmischen Tätigkeit ein. Und hineingeschoben wird nur das, was aus dem übrigen Organismus durch die Atemstöße, durch das auch im Gehirn funktionierende Blut bewirkt wird. Das ist eben der ausfüllende Stoff. Der schiebt sich hinein. Aber die Konfiguration, die Plastik, diese innere Plastik, die sich da abspielt, die ist durchaus ein Nachbild des Kosmischen. Da hat die Erde wenig Einfluß.

Die Brustorganisation ist in einer ganz andern Lage. Die Brustorganisation nimmt die Atemluft auf und verarbeitet sie. Das ist etwas, was in unmittelbarer Umgebung der Erde ist, was nicht in so feiner Weise in den menschlichen Organismus eindringt wie das, was die Augen aus den Farben machen. Die Atemluft ist gröber als das farbige Licht, das in unseren Organismus eindringt. Daher hat die gröbere Atemluft einen viel stärkeren, mehr verändernden Einfluß auf alles, was da an Nachbildung von kosmischen Vorgängen in dem Brustorganismus vorhanden ist. Und gar erst, wenn wir auf die Blutzirkulation sehen! In die Blutzirkulation spielen hinein alle menschlichen Nahrungsmittel. Die werden zuerst als Nahrungsmittel aufgenommen, durch die Verdauungs- und Ernährungstätigkeit verändert und in das zirkulierende Blut hineingeschickt.

Wenn das Blut bis zum Haupte gelangt, so gelangt es in einem außerordentlich verfeinerten Zustande dahin, in einem Zustande, den alte ahnende Hellseherkunst in richtiger Weise einen phosphorigen Zustand genannt hat. Das ist ein außerordentlich verfeinerter Zustand. Da hat die Nachbildung der kosmischen Tätigkeit Gewalt über die Materie, so daß die Materie nicht ihre eigenen Kräfte entfalten kann. Will irgendein Salz, das ins Gehirn hineingeht, seine eigenen Kräfte entfalten, so wird es übertönt, überwuchert von den Richtungen, Betätigungen, die die Nachbildung des Kosmos ausübt in der noch dickeren Blutzirkulation, die in den Brustorganen stattfindet. In den Brustorganen hat das, was von dem Menschen hineinkommt, einen viel größeren Einfluß. Da wird das, was den Kosmos nachbildet, in einer viel stärkeren Weise verändert. Und deshalb, wenn man mit geistigem Blick die menschliche Brustorganisation

betrachtet, stellt sie sich so dar, wie ich sie skizzenhaft etwa in der folgenden Weise charakterisieren kann **(Abb. 46)**.
Man sieht da, wie in der Einatmung wirklich auch ein Nachbild des Kosmos aufleuchtet. Im Gehirn sieht man tatsächlich einen ganzen spielenden Kosmos. Das ist nur im Schlafleben für das Gehirn unterbrochen. Hier unterbricht zwar das Schlafleben nichts, aber die Sache unterbricht sich fortwährend selber. Mit geistigem Blick angeschaut: die Brustorganisation zeigt Sterne, zeigt auch Sternbewegungen, aber gegen rückwärts in Verzerrung und nach vorne ganz undeutlich geworden. Auch in bezug auf seine Brustorganisation ist der Mensch in gewisser Beziehung ein Nachbild des Kosmos, insofern auf unserer Erde Vorgänge sind, die durchaus von dem regelmäßigen Jahres-Monatslauf abhängen. Da kommen die Pflanzen heraus und vergehen wiederum. Da ist Regelmäßigkeit. In den Pflanzenformen leben sich jene Spiralwege aus, die ich beschrieben habe. Da ist mineralische Tendenz, die allerdings über lange Zeiträume verteilt ist, aber auch in einer gewissen Weise in kosmischer Regelmäßigkeit vor sich geht. Da gehen in dem über der Erde befindlichen Luftstrom gewisse Veränderungen vor sich, die wir zum Beispiel in den Metamorphosen des im Laufe des Jahres eintretenden Witterungswechsels beobachten können. Aber dahinein fällt alles das, was an Wolkenbildungen unregelmäßig ist, was tatsächlich sich veränderndes Wetter ist. Dahinein fallen die Launen der Meteorologie. In das Kosmische hinein fallen die Launen der Meteorologie.
So ist in der menschlichen Brust in bezug auf das, was mit dem Rücken zusammengegliedert ist, ein verzerrter Kosmos vorhanden, ein Kosmos, der den Eindruck macht, als ob wir unseren Kosmos, der uns umgibt, einmal in der Nacht nehmen würden, ein Riese auf der einen Seite zerrte, ein anderer Riese auf der andern Seite zerrte, so daß wir statt des gerundeten Kosmos eine in die Länge gezogene Walze bekämen, die in der Mitte etwas verdickt ist. So erscheint vor dem geistigen Blick der Kosmos nach hinten, und nach vorne erscheint er in Verwirrung geraten. Wie das, was über der Erdoberfläche vor sich geht, wetterwendisch ist, so erscheint der Kosmos nach vorne in Verwirrung geraten. Das Ganze ist so, daß der Kosmos bald aufleuchtet, bald wiederum verschwindet: mit der Einatmung leuchtet er auf, mit der Ausatmung verschwindet er. Geradeso wie der Mensch die physischen Vorgänge in sich durch die Atmung bewirkt, so bewirkt das Einatmen das Aufglänzen des verzerrten Kosmos, das Ausatmen wiederum das Verdunkeln des verzerrten Kosmos. [...]
So erleben wir [...] als Brustmenschen den Kosmos noch ein zweites Mal, gewissermaßen aber wie in einem Kampfe gegen das Chaos. Und wir erleben den Kosmos noch ein drittes Mal, und zwar so, daß er eigentlich ganz undeut-

lich erscheint. So nämlich ist er dem Stoffwechselsystem und dem Gliedmaßensystem des Menschen eingegliedert. Da ist kaum zu erkennen, inwiefern das, was da astralisch und der Ich-Wesenheit nach eingegliedert ist, aus dem Kosmos hervorgegangen ist. Deshalb habe ich während der Vorträge, die ich hier gehalten habe, das, was da eingegliedert ist, «embryonal» nennen müssen, denn es ist eigentlich ein werdender Kosmos. Da ist es so, daß nur dann, wenn der Mensch seine Gliedmaßen in Bewegung bringt, oder wenn der Stoffwechsel tätig ist, dasjenige, was sich wie ein werdender Kosmos ausnimmt, sich ganz ähnlich verhält dem, worin es untertaucht. Hebe ich ein Bein, so schlägt gewissermaßen das Geistige dieses dritten menschlichen Gliedes in die Beinbewegung und in die inneren Vorgänge, die im Zusammenhang mit der Beinbewegung entstehen, hinein.

Schematisch muß ich dieses Dritte so zeichnen **(Abb. 47)**, daß da gar nichts mehr von einem solchen Kosmos zu sehen ist, wie er ganz deutlich in der menschlichen Kopforganisation vorhanden ist, wie er in der Verzerrung vorhanden ist, in bezug auf das geistige Licht abgeschwächt, vernebelt, sowohl in der Armorganisation wie in der Beinorganisation und in der Ernährungsorganisation *(rot)*. Da ist alles eigentlich noch wie in einem Weltennebel. Wir können nämlich kosmisch die Weltennebel draußen in den Raumesfernen studieren. Mit geistigem Blick können wir aber auch die Weltennebel im Kleinen, mikrokosmisch studieren, wenn wir den dritten Teil des Menschen betrachten, das Gliedmaßen-Stoffwechselsystem, und wenn wir sehen, wie dieses Nebelgebilde *(bläulich)* in den Sternen *(gelb)* so darinnensteckt, wie wenn sie als Lichtschein entstehen wollten, aber dann im Augenblick des Entstehens gleich wieder verglimmen. Wir können sehen, wie das ganz überwältigt wird von dem, was von der Erde ausgeht. Darinnen spielen die chemischen Affinitäten, die chemischen Kräfte der Erdenstoffe eine große Rolle.

Viel wichtiger ist es während des menschlichen Erdendaseins, wie sich die einzelnen Erdenstoffe in ihren chemischen Kräften zueinander verhalten, als wie sich das verhält, was der Mensch aus dem Kosmos mitgebracht hat. Aber dennoch steht der Mensch auch durch diesen Teil seiner Organisation in Beziehung zu geistigen Welten, und zwar steht er durch seine Brustorganisation dadurch zu geistigen Welten in Beziehung, daß erstens in seine Brustorganisation ebenso eine geistige Hierarchie hereinspielt wie bei der Kopforganisation. Bei dem Kopf ist es die dritte Hierarchie; in die Brustorganisation spielt die zweite Hierarchie herein: die Exusiai, Dynamis und Kyriotetes. Diese entwickeln durch den Erdenmenschen eine kosmische Tätigkeit, bei der sie sich dessen bedienen, was in der menschlichen Brustorganisation vor sich geht. Und ihre Tätigkeit ist eine solche, daß sie viel mehr geistig ist als die Tätigkeit der dritten Hierarchie; diese dritte Hierarchie kann daher das, was sich im stoff-

lichen Abbilde ergibt, ertragen. Daher hat man in der menschlichen Kopfbildung wirklich ein stoffliches Abbild des Kosmos. Hier in der Brustorganisation hat man eine Verzerrung gerade aus dem Grunde, damit der Stoff nicht ein treues Nachbild des Kosmos wird, damit er immer wieder und wiederum zerstört werden, auch aufgelöst werden kann. Die kosmische Bildung wird nicht fertig. Man hat also da Irdisches, das stark hereinspielt, und Kosmisches, das im Menschen nicht fertig wird, was Kosmisches bleibt, so daß den Menschen, insofern er atmet, insofern er eine Zirkulation hat, eine kosmische Tätigkeit durchdringt, in der webend, schwebend die Wesenheiten der zweiten Hierarchie wirken. Und dahinein schiebt der Mensch jene lebendige Photographie, von der ich gestern und in den vorhergehenden Vorträgen gesprochen habe, die ein Abbild seiner moralischen geistigen Qualitäten ist.
Indem der Mensch also eine Lunge hat und die Vorgänge der Lunge sich als die Atmungsvorgänge fortsetzen, indem er eine Zirkulation hat und das, was durch die Zirkulation angeschlagen wird, in den Weltenäther, ja sogar in die Weltenastralität hineinvibriert, ist er eingesponnen in die Tätigkeit der zweiten Hierarchie. Sein Wesen selber schafft kosmische Wirkungen, und in das, was sich kosmisch durch ihn vollbringt, gliedern sich ein die Wesenheiten der zweiten Hierarchie. Aber dahinein schiebt der Mensch immer mehr und mehr, je weiter sein irdischer Lebenslauf geht, das lebendige Abbild seiner moralisch-geistigen Qualitäten, dieses Elementarwesen, von dem ich Ihnen gesagt habe, daß es vom Menschen während seines irdischen Lebenslaufes erzeugt wird. Jede Nacht übrigens schiebt sich dieses Elementarwesen etwas aus dem Menschen heraus, und man kann darin überwiegen sehen die Tätigkeit, die von der zweiten Hierarchie ausgeübt wird. Beim Tagwachen schiebt es sich wiederum in den Menschen zurück, und die wache Tätigkeit durchsetzt es weiter mit den moralisch-geistigen Bewertungen der Menschenqualität.
Mit derjenigen Tätigkeit, die im Stoffwechsel-Gliedmaßenmenschen vor sich geht, hat nun die erste Hierarchie einen Zusammenhang. Den Zusammenhang haben damit in erster Linie Seraphim, Cherubim und Throne. Hier ist der Mensch am meisten physisch, am meisten den physischen Kräften hingegeben. Das Kosmische spielt in ihn nur wie nebelhaft hinein. Aber in dieses, was in ihm nebelhaft als leise kosmische Tätigkeit vorhanden ist, was durchsetzt ist von einer starken, intensiven Stofftätigkeit im Chemismus, im physikalischen Wirken, in das hinein flammt und wellt und stößt die Tätigkeit der Seraphim, Cherubim und Throne. Denn diese bewältigen durch ihre Geistigkeit das stärkste Stoffliche, und es werden die Wesenheiten dieser Hierarchie sein, welche die irdischen Vorgänge des Chemismus, des Physikalischen selbst einmal überführen von der Erdenform in die Jupiterform, wie ich es in meiner

«Geheimwissenschaft im Umriß» beschrieben habe. Aber in diese Tätigkeit, die sich eigentlich im Kosmischen abspielt, wird während des Erdenlebens fein eingeschrieben das, was durchzuckt ist von dem Willensteil der Seele, wie ich es in den andern Vorträgen ausgeführt habe, und in dem leise kosmische Vorgänge in losen Zusammensetzungen mit dem eigentlich Irdischen und das Kosmische überwältigende chemische, physikalische Vorgänge stecken.
Da, im Gliedmaßen-Stoffwechselsystem, ist die Erde, ich möchte sagen, in ihrem vollen Besitze vom Menschen. In diesem Teil überwiegt während des irdischen Lebenslaufes das Irdische das Kosmische. In der Brustorganisation hält das Kosmische dem Irdischen die Waage. In der Kopforganisation überwiegt das Kosmische. Dafür kann aber auch die Kopforganisation nur mit der niedersten Art der Wesenheiten der höheren Hierarchien im Zusammenhang stehen. Da, wo die Erde überwiegt, da arbeiten im Menschen, weil er mehr von der Erde seiner Wesenheit entrissen wird, die stärksten geistigen Wesenheiten: Seraphim, Cherubim und Throne.
Und wenn der Mensch durch die Todespforte geht, wenn der physische Organismus abfällt, wird das, was nur ein nebelhaftes Geistiges ist, aufgenommen in die Tätigkeit der Seraphim, Cherubim, Throne und ihnen allmählich einverwoben. Aber hinuntersinkt in diese Tätigkeit das, was früher im Brustorganismus als das lebendige Abbild des moralisch-geistigen Menschen sich gebildet hat. Dasjenige, was nur, ich möchte sagen, in der Strömung der mittleren Hierarchie war, geht jetzt in die Strömung der ersten Hierarchie ein. Dadurch gewinnt es eine größere Intensität im Zusammenhange des Kosmos; so daß der Mensch in seinem mittleren Gliedteil sein Karma als eine lebendig-elementarische Wesenheit entwickelt. Die wird dann übernommen von der Strömung der ersten Hierarchie. Und während der Mensch das Leben zwischen dem Tod und einer neuen Geburt durchlebt, während er, wie ich es Ihnen beschrieben habe, sich seinem karmischen Ebenbilde entringt, hinaufgeht in die Welt, wo er tatsächlich an dem geistigen Urbild des physischen Organismus mit höheren Wesen zusammenarbeiten kann, während der Mensch das alles erlebt, was er dann in diesem Abbild beim Zurückgehen wiederfindet, geht noch etwas anderes vor sich. Während der Mensch aus der Seelenwelt in das Geisterland eintritt und dort verweilt, wird jenes lebendige Abbild seines von ihm selbst gemachten Schicksals mittlerweile von den Wesenheiten der höchsten Hierarchie, der Seraphim, Cherubim und Throne, wiederum zurückgeleitet zu der zweiten Hierarchie und zuletzt der dritten Hierarchie übergeben, den Angeloi, Archangeloi und Archai. Beim Wiederherunterstieg übernimmt der Mensch dieses Abbild, das er bei der ersten Hierarchie zurückgelassen hat, jetzt von der dritten Hierarchie. Tritt er nun wieder in das Leben ein, so wird es einverleibt dem, was sich zwischen der dritten

Hierarchie, den Angeloi, Archangeloi und Archai, und seiner Kopforganisation abspielt. Alles das, was der Mensch durch seine irdischste Wesenheit erzeugt und nach dem Tode dem Kosmos übergeben hat, was der Mensch dadurch in sich entwickelt hat, daß er eine von der Erde beherrschte Stofforganisation hat, was er nach dem Tode übergeben muß den Seraphim, Cherubim und Thronen, was er in den Kosmos auf diese Weise einströmen läßt, das empfängt er tatsächlich wiederum auf dem Wege, auf dem die Angeloi, Archangeloi und Archai durch seine Kopforganisation in einem neuen Erdenleben arbeiten. Der Mensch übergibt das, was er sich selbst als sein Schicksal bereitet hat, den Seraphim, Cherubim und Thronen und empfängt es wiederum von den Angeloi, Archangeloi und Archai. Die tragen es hinein in diejenige Tätigkeit, die er in einem neuen Erdenleben ausführt. Auf diese Weise wird das in sein neues Erdenschicksal aus der Hand der dritten Hierarchie aufgenommen, was er beim Verlassen des letzten Erdenlebens der ersten Hierarchie überliefert hat. (216, 26ff.)

[...] Wo wir im wachen Tagesbewußtsein vorstellen, nur da sind wir eigentlich selbst als Mensch, da haben wir uns als Mensch. Wo wir mit unserem Bewußtsein nicht hinreichen – nicht einmal zu den Ursachen der Erinnerungen reichen wir –, da haben wir uns nicht als Mensch, da sind wir in die Welt eingegliedert. Genau wie es im physischen Leben ist: Sie atmen ein, die Luft, die Sie jetzt in sich haben, war kurz vorher draußen, war Weltenluft; jetzt ist sie Ihre Luft. Nach kurzer Zeit übergeben Sie sie wieder der Welt: Sie sind mit der Welt eins. Die Luft ist bald draußen, bald drinnen, bald draußen, bald drinnen. Sie wären nicht Mensch, wenn Sie nicht so mit der Welt verbunden wären, daß Sie nicht nur das haben, was innerhalb Ihrer Haut ist, sondern dasjenige, womit Sie zusammenhängen mit der ganzen Atmosphäre. Ebenso wie Sie nach dem Physischen zusammenhängen, so hängen Sie in bezug auf Ihr Geistiges – in dem Augenblick, wo Sie ins nächste Unterbewußte herunterkommen, in diejenige Region, aus der die Erinnerung aufsteigt –, so hängen Sie da zusammen mit dem, was man die dritte Hierarchie nennt: Angeloi, Archangeloi, Archai. So wie Sie durch Ihr Atmen mit der Luft zusammenhängen, hängen Sie durch Ihre Hauptesorganisation, das heißt die untere Hauptesorganisation, die nur mit den äußeren Gehirnlappen bedeckt ist – die gehört einzig und allein der Erde an –, mit demjenigen, was darunter ist, mit der dritten Hierarchie zusammen, mit Angeloi, Archangeloi, Archai.
Gehen wir nun hinunter in die Region, seelisch gesprochen des Fühlens, körperlich gesprochen der rhythmischen Organisation, aus der ja nur die Träume des Gefühles heraufkommen, da haben wir uns erst recht nicht als Mensch. Da hängen wir mit dem, was die zweite Hierarchie ist, zusammen: geistige We-

senheiten, die nicht sich in irgendeinem Erdenleibe verkörpern, sondern die in der geistigen Welt bleiben, die aber ihre Strömungen, ihre Impulse, dasjenige, was von ihnen als Kräfte ausgeht, in die rhythmische Organisation des Menschen unaufhörlich hineinsenden. Exusiai, Dynamis, Kyriotetes, das sind die Wesenheiten, die wir in unserer Brust tragen.
Geradeso wie wir unser Menschen-Ich eigentlich nur in den äußeren Lappen unseres Gehirns tragen, tragen wir Angeloi, Archangeloi und so weiter unmittelbar darunter noch in unserer Hauptesorganisation. Da ist der Schauplatz ihres Wirkens auf Erden. Da sind die Angriffspunkte ihrer Tätigkeit.
In unserer Brust tragen wir die zweite Hierarchie, Exusiai und so weiter. Da in unserer Brust sind die Angriffspunkte ihrer Tätigkeit. Und gehen wir in unsere motorische Sphäre, gehen wir in unseren Bewegungsorganismus, so wirken in diesem die Wesenheiten der ersten Hierarchie: Seraphim, Cherubim, Throne.
In unseren Gliedmaßen zirkulieren die umgewandelten Nahrungsstoffe, die wir essen, machen dort einen Prozeß durch, der ein lebendiger Verbrennungsprozeß ist. Denn wenn wir einen Schritt machen, so entsteht in uns eine lebendige Verbrennung. Dasjenige, was außen ist, ist in uns. Wir stehen damit in Verbindung. Mit dem Niedrigsten stehen wir in Verbindung durch unseren Gliedmaßen-Stoffwechselorganismus als physischer Mensch. Mit dem Höchsten stehen wir gerade durch unseren Gliedmaßenorganismus in Verbindung. Mit der ersten Hierarchie, mit Seraphim, Cherubim, Thronen stehen wir in Verbindung durch dasjenige, was uns durchgeistet **(Abb. 48).** (235, 107ff.)

In unserem menschlichen Denken lebt eigentlich die Tätigkeit der Angeloi, in unserer menschlichen Sprache, die aus dem Gefühl entspringt, lebt, nächtlich schlafend für den Menschen, die Tätigkeit der Archangeloi, und in dem, was durch die menschlichen Bewegungen der Gliedmaßen, durch das Willensdurchsetzte im wachen Leben zur Offenbarung kommt, was ja auch im astralischen Leibe vor sich geht, lebt nächtlich, wenn der astralische Leib draußen ist, die Welt der Archai. Aber das, was da draußen lebt, diese übersinnlichen Tätigkeiten von Archai, Archangeloi, Angeloi, die dann sich spiegeln beim wachenden Menschen im Wollen, Fühlen, Denken, die müssen zusammengestimmt werden mit Ätherleib und physischem Leib. Der physische Leib muß nun auch so gestaltet werden, daß er zum Denkorgan, zum Sprachorgan oder zum Bewegungsorganismus werden kann. Da sieht man, wie wieder die Tätigkeit der Kyriotetes, Dynamis, Exusiai in noch höhere Tätigkeit übergeht: in die Tätigkeit der Throne, welche die menschliche Willensbetätigung in Einklang bringen mit der Organisation des physischen Menschen, des Stoffwechsel-Gliedmaßenmenschen. Wir kommen dann zur Hierarchie der Cherubim, welche in Einklang bringen die menschliche Sprachfähigkeit mit der Organisation desjenigen, was der Sprache physisch zugrunde liegen kann. Im Sprach- und Gesangsorganismus, überhaupt in alledem, was Organismus ist für Sprache oder Sprachähnliches im Menschen, da bringen das menschliche Gefühlsleben mit der Sprachorganisation in Einklang die Cherubim. Alles dasjenige, was nun Denkfähigkeit ist, das muß auch sein physisches Organ haben im Nerven-Sinnesmenschen: das Denken bringen in Einklang mit dem Nerven-Sinnesmenschen die Seraphim. Das Sprechen und alles, was mit dem Sprechen zusammenhängt, das wird mit Denken und Fühlen in Einklang gebracht von den Cherubim.

So sehen wir, wenn wir den dreigliedrigen Menschen haben, in der Nerven-Sinnesorganisation, in der Grundlage für das Denken die schaffenden Seraphim; in all dem, was der rhythmische Mensch ist, was als physischer Organismus in Einklang gebracht werden muß mit der Sprachfähigkeit, in all dem sehen wir die schaffenden Cherubim. In all dem, was in der Bewegung der menschlichen Glieder, in allen Willensbetätigungen zum Ausdruck kommt, dafür muß die innere Organisation des Stoffwechsel-Gliedmaßenmenschen da sein; die Konkordanz wird bewirkt von den Thronen. Wir sehen auch daraus, was physische Menschengestalt ist, wie sie in Schein sich auflöst. Die Realitäten stehen dahinter: die Seraphim, Cherubim, Throne. In die Tätigkeit der Seraphim, Cherubim, Throne sehen wir immer, wenn das menschliche Ich verwoben ist mit seiner Innentätigkeit, wenn der Mensch sich wachend bewegt, wachend spricht, wachend fühlt, wachend denkt. (224, 48f.)

Die Wesenheiten der dritten Hierarchie offenbaren sich in dem Leben, das im menschlichen Denken als Geist-Hintergrund zur Entfaltung gelangt. Dieses Leben verbirgt sich in der menschlichen Denktätigkeit. Wirkten sie in dieser als Eigensein fort, so konnte der Mensch nicht zur Freiheit gelangen. Wo kosmische Denktätigkeit aufhört, beginnt menschliche Denktätigkeit.

Die Wesenheiten der zweiten Hierarchie offenbaren sich in einem außermenschlichen Seelischen, das dem menschlichen Fühlen als kosmisch-seelisches Geschehen verborgen ist. Dieses Kosmisch-Seelische schafft im Hintergrunde des menschlichen Fühlens. Es gestaltet das Menschlich-Wesenhafte zum Gefühls-Organismus, bevor in diesem selbst das Fühlen leben kann.

Die Wesenheiten der ersten Hierarchie offenbaren sich in einem außermenschlichen Geistschaffen, das dem menschlichen Wollen als kosmisch-geistige Wesenswelt innewohnt. Dieses Kosmisch-Geistige erlebt sich selbst schaffend, indem der Mensch will. Es gestaltet den Zusammenhang des Menschlich-Wesenhaften mit der außermenschlichen Welt, bevor der Mensch durch seinen Willens-Organismus zum frei wollenden Wesen wird. (26, 46f.)

8. Die obere und untere Organisation des Menschen

Über den Zukunftsbezug des Stoffwechsel-Gliedmaßensystems

Wenn man die Extremitäten betrachtet, Arme, Hände, Füße, Beine – die Organisation setzt sich nach innen hin fort –, so ist diese Extremitätenorganisation umgekehrt als die Kopforganisation: es ist eine Überentwickelung vorhanden. Es schießt die Entwickelung über das Normalmaß hinaus. Wird man einmal die Entwickelung genau studieren in bezug auf diese Verhältnisse, so wird man sehen, daß sie über dasjenige hinausschießt, was der Mensch zwischen Geburt und Tod braucht. Nehmen wir nur das Äußere: die Armorganisation in Verbindung mit den Brüsten, mit den sekundären Organen, die der Fortpflanzung dienen, die Beine in Verbindung mit den primären Sexualorganen, die Extremitäten physisch in Verbindung mit demjenigen, wodurch der Mensch schon physisch über sich hinausschaut. In ihrem Zentrum dient die Extremitätenorganisation nicht bloß dem, was über das menschliche individuelle Leben ausgegossen ist, sondern dem, wo er über sich hinausschaut, also dem Geistig-Seelischen. Was den Extremitäten geistig-seelisch zugrunde liegt, geht über das hinaus, was dem menschlichen Leben zwischen Tod und Geburt dient. Es liegt darin schon das, was über den Tod hinaus wirkt. So wie der Mensch physisch aus seiner eigenen Organisation in die des Kindes hinüberspielt durch das Zentrum seiner Extremitätenorganisation, so ist in ihm geistig als Imagination das vorhanden, was er dadurch, daß er Arm- und Beinmensch ist, durch die Pforte des Todes trägt. Mit der imaginativen Wahrnehmung nimmt man das ganz deutlich wahr: Der Mensch trägt seine nach dem Tode eintretende Zukunft ganz deutlich, auch anatomisch, geistig-seelisch in seiner Extremitätenorganisation. (181, 246)

Die Extremitäten erleiden eine Überentwickelung, sie fahren hinaus über den Punkt, bis zu dem das Haupt und der übrige Organismus geht; wie der übrige Organismus abbaut, so entwickeln die Extremitäten eine Art Beharrungsvermögen, schießen hinüber über das gewöhnliche Maß. [...] Da liegt der geistige Teil unserer Zukunft. Dieser Keim ist die Brutstätte desjenigen, was wir nach dem Tode brauchen. Und deshalb ist die Überentwickelung da, weil sonst die Entwickelung mit dem Tode aufhören würde. Das gibt den Grund ab des Darüberrückens, was man braucht, um eine geistig-seelische Organisation post mortem zu haben. (67, 347f.)

Mit Bezug auf die Extremitätenorganisation, mit der die Sexualorganisation wesentlich zusammenhängt, weist der Mensch hin auf seine folgenden Erdenleben. Da ist noch alles undifferenziert. Das seelische Korrelat für diesen Organismus weist auf die folgenden Erdenleben hin. [...] In dem Extremitätenprozeß haben wir schon ein Bild vom nächsten Erdenleben. (181, 282f.)

Über die Weiterverwandlung der Kräfte des Stoffwechsel-Gliedmaßensystems in die Kräfte der künftigen Hauptesbildung und Nerven-Sinnesorganisation

Während unser Ich [...] in der gegenwärtigen Inkarnation keinen Einfluß hat auf den Schädelbau, hat es durch die Erlebnisse seiner vorangegangenen Inkarnation die Kräfte entwickelt, die in der Zeit zwischen dem Tode und der nächsten Geburt die Konfiguration des Schädelbaues, die Schädelform, in dieser Inkarnation bestimmen. Wie das Ich in der vorherigen Inkarnation war, das bestimmt die Schädelform in der jetzigen Inkarnation, so daß wir in dem Bau unseres Schädels einen äußeren plastischen Ausdruck haben für die Art und Weise, wie wir, jeder einzelne, als Individualität, in der vorhergehenden Inkarnation gelebt und gewirkt haben. Während alle anderen Knochen bei uns etwas Allgemein-Menschliches ausdrücken, drückt der Schädel in seiner äußeren Form das aus, was wir waren und was wir getan haben in der vorigen Inkarnation. (128, 126)

[Die] Hauptesorganisation ist im wesentlichen nur zu verstehen, wenn man sie bildhaft erfaßt, und zwar so, daß man weiß, daß sie im wesentlichen die metamorphosierte Umbildung ist – nicht dem Stoff, aber der Form nach – des übrigen Menschen, namentlich des Gliedmaßen-Stoffwechselorganismus, von der vorigen Inkarnation, vom vorigen Erdenleben.
Der Gliedmaßen-Stoffwechselorganismus vom vorigen Erdenleben, natürlich nicht in seinem Stoff, sondern in seiner Form, wird Kopforganisation in diesem, also dem folgenden Erdenleben. So daß man sagen kann: Hier im Haupte haben wir gewissermaßen ein Gehäuse zu sehen, das in seinem Bau sich herausgebildet hat durch eine Umgestaltung des Gliedmaßen-Stoffwechselorganismus von der vorigen Inkarnation, und in diesem Haupte wohnen hauptsächlich die abstrakten Gedanken, also diejenigen Gedanken, die der Leichnam des seelisch-geistigen Lebens vor der Geburt sind.
Wir tragen also in unserem Haupte gewissermaßen die lebendigen Erinnerungen an unser voriges Erdenleben in uns und das macht, daß wir uns in diesem Erdenleben als ein Ich fühlen, als ein lebendiges Ich, denn dieses lebendige Ich ist gar nicht innerlich vorhanden. Innerlich sind die toten Gedanken da. Aber

diese toten Gedanken wohnen in einem Gehäuse, das nur seiner Bildhaftigkeit nach zu verstehen ist, und in seiner Bildhaftigkeit die metamorphosische Umbildung des Gliedmaßen-Stoffwechselorganismus vom vorigen Erdenleben ist. [...] Erfühlen dasjenige, was in der Hauptesorganisation ist, das ist alles Erinnerung an das vorige Erdenleben. (210, 110ff.)

Das, was Sie heute als Kopf haben, das ist ja in den Formkräften der umgestaltete kopflose Leib der vorigen Inkarnation, und was Sie heute als Leib haben, das wird sich bis zu der nächsten Inkarnation zu Ihrem Kopfe umgestalten. Das Haupt des Menschen hat eine ganz andere Bedeutung: Es ist alt; es ist der umgewandelte vorige Leib. Die Kräfte, die man erlebt hat zwischen dem vorigen Tod und dieser Geburt, die haben diese äußere Form des Kopfes gebildet; der Leib, der trägt in sich gärend die Kräfte, die im nächsten Erdenleben sich herausgestalten werden. (271, 195)

Die konkrete Betrachtung lehrt uns, daß das Haupt, so wie es jetzt mit seinen inneren Bildungskräften sich ausprägt, das Ergebnis unseres Leibeslebens, abgesehen vom Haupte, in einem vorhergehenden Erdenleben ist. Unser Haupt ist wirklich metamorphosiert, umgestaltet aus einem früheren Erdenleben, und unser jetziger Organismus, abgesehen vom Haupte, mit all seinem Erleben behält die Bildungskräfte geistig-seelisch, gibt sie, indem er mit dem Tode abgeht, der geistigen Welt, und sie gestalten sich aus, so daß sie in dem nächsten Erdenleben an der Bildung unseres Hauptes teilnehmen. Und man gelangt zu einem großen, bedeutsamen Gesetze: In dem, was innere Bildungskräfte – wohlgemerkt: *innere Bildungskräfte* – unseres Hauptes sind, haben wir das Bildungsergebnis dessen, worauf der übrige Organismus, abgesehen vom Haupte, in einem vorhergehenden Erdenleben veranlagt war, und in dem, was in unserem übrigen Organismus ringt und kraftet, haben wir dasjenige, was in die Hauptesbildung des nächsten Erdenlebens eingeht. (65, 666)

Das Haupt unseres gegenwärtigen Lebenslaufes ist entstanden durch Metamorphose unserer übrigen Leibesorganisation im vorhergehenden Lebenslauf, und unser Kopf vom vorigen Lebenslauf haben wir verloren. – Natürlich verstehe ich da nicht – das ist ja handgreiflich – die physische Organisation, sondern die Kräfte, die Formkräfte, die die physische Organisation wirklich hat. Dasjenige, was wir außer der Hauptesorganisation, der Trägerin der Erkenntnisfähigkeiten für das Ich, jetzt an uns tragen als übrige Menschenorganisation, Rumpf mit Gliedmaßen, das wird Hauptesorganisation unseres künftigen Erdenlebens. (196, 229f.)

Die Formationskräfte des Kopfes, natürlich nicht die physische Substanz, aber die Formationskräfte des menschlichen Hauptes, die ja auch in ihrer Rundung dem Kosmos gleichgebildet sind, gehen hinüber in den Kosmos. Was an Kräften unser Leben durchdauert zwischen Tod und neuer Geburt und in der nächsten Inkarnation zum Kopf wird – dem sich dann aus dem Leibe der Mutter, befruchtet vom Vater, der übrige Organismus angliedert –, das ist der übrige Leib der vorhergehenden Inkarnation. Den Kopf verlieren wir in bezug auf seine Kräfte, indem wir durch den Tod gehen; den übrigen Leib in bezug auf seine Kräfte wandeln wir um zu unserem Haupte, zu unserem Kopf in der nächsten Inkarnation. (189, 147)

Der wirkliche Vorgang ist etwa der, daß wir die Strukturkräfte des Hauptes verlieren, wenn wir durch den Tod gehen. Die haben ihre Dienste getan. Dagegen werden diejenigen Strukturkräfte aufgenommen von der geistigen Welt, welche eben Strukturkräfte sind des übrigen Organismus. Und sie werden aus den inneren Erlebnissen, die jetzt die peripherischen Erlebnisse sind, so umgewandelt, daß, nachdem die Zeit dafür reif geworden ist, aus der geistigen Welt herein das Haupt des Menschen im Leibe der Mutter determiniert wird. (201, 121f.)

Nun müssen wir uns ja sagen, daß zunächst eine völlige Verschiedenheit herrscht in bezug auf die Gesetzmäßigkeit des oberen Menschen und die Gesetzmäßigkeit des unteren Menschen. Diese Verschiedenheit kann sich uns schon dadurch vor die Seele stellen, daß wir darauf Rücksicht nehmen, wie der obere Mensch, der von der Hauptesplastik aus beherrscht wird, zustande kommt durch die Gesetze, möchte ich sagen, einer völlig anderen Welt als unsere Sinneswelt. Dasjenige, was wir hier aus der Sinneswelt haben, aus der Sinneswelt an uns tragen als unseren Gliedmaßenmenschen, das haben wir durch eine Metamorphose, natürlich nicht in bezug auf die äußere Substantialität, aber in bezug auf die Formgestaltung, hindurchzuführen, eine Metamorphose, die ja erst wirkt zwischen dem Tode und einer neuen Geburt. Dasjenige, was hier unser Gliedmaßenmensch ist, es wird völlig umgestaltet in seinen Kräften. In seiner übersinnlichen Konstitution wird es umgestaltet zwischen dem Tode und einer neuen Geburt und erscheint dann aus dem Weltenall unserer Hauptesorganisation eingestaltet in unserem neuen Erdenleben. Daran hängt sich, gewissermaßen aus der Welt der Sinne heraus gebildet, der übrige Mensch. [...] Dadurch aber ist in alledem, was zusammenhängt mit unserer Hauptesorganisation, etwas von einer Gesetzmäßigkeit drinnen, die ganz und gar nicht dieser Welt eigentlich angehört, die nur in ihrem Beginne, nämlich insoweit sie in der früheren Inkarnation schon da war, dieser Welt angehört. (201, 53f.)

Es ist immer dasjenige, was wir als Haupt an uns tragen, erinnernd an die vorige Inkarnation. Es ist das Alte. Was der Gliedmaßen-Stoffwechselmensch ist, das hat sich der Wille erobert, indem er in diese Inkarnation hereinzieht. Das wird ihm eigentlich vermittelt durch den Mutterleib. Denn das andere – man braucht ja nur die äußere empirische Embryologie studieren, so wird es bestätigt – wird eigentlich aus dem Kosmos herein in die Mutter konstruiert. Das Haupt ist eben ein Abbild des Kosmos, wird durch äußere Kräfte bewirkt. Derjenige, der das leugnen will, der soll auch nur sagen, es sei ein Unsinn, daß der Magnetismus der Erde die Magnetnadel stellt. Der Physiker geht, wenn er die Magnetnadel erklären will, aus der Magnetnadel heraus; der Physiker, der Embryologe, der Biologe, der bleibt, wenn er den Embryo erklären will, im Mutterleib drinnen. Das ist ebenso unsinnig, wie wenn man die Magnetnadel nur aus sich selbst erklären wollte. Man muß herausgehen zum ganzen Kosmos. Wir haben zunächst das Haupt in der ganzen Entwickelung und darangegliedert nur wird der übrige Leib, den sich der Wille erobert [...]. (205, 124)

Der Kopf, der im Physischen das Menschlichste am Menschen ist, erschöpft ja auch im Physischen seine Wesenheit ganz stark; während für die übrige Organisation des Menschen, die im Physischen minderwertig ist, gerade im Geistigen das Höhere da ist. Im Kopf ist der Menschen am meisten physischer Mensch und am wenigsten geistiger Mensch. Dagegen ist er in den anderen Gliedern seiner Organisation, in der rhythmischen und in der Gliedmaßenorganisation, geistiger. Am geistigsten ist der Mensch in dem Motorischen, in der Tätigkeit seiner Glieder.
Und nun ist es so, daß dasjenige, was im Menschen Kopfbegabung ist, verhältnismäßig bald nach dem Tode sich verliert. Dagegen das, was im Unbewußten an Geistig-Seelischem den unteren Organisationen angehört, das wird besonders wichtig zwischen dem Tode und einer neuen Geburt. Aber während es im allgemeinen so ist, daß von einem Erdenleben ins nächste Erdenleben hinein die außer dem Kopf befindliche Organisation ihrer Gestalt nach, ihrem geistigen Inhalt nach gerade zum Kopfe der nächsten Inkarnation wird, wirkt allerdings das, was im Kopfe des Menschen willenhaft ist, in der nächsten Inkarnation besonders in die Gliedmaßen hinein. Wer in einer Inkarnation träge in seinem Denken ist, der wird ganz gewiß in der nächsten Inkarnation kein Schnelläufer, sondern das Träge des Denkens geht in die Langsamkeit der Gliedmaßen hinein, wie umgekehrt die Langsamkeit der Gliedmaßen der gegenwärtigen Inkarnation sich in dem trägen, langsamen Denken der nächsten Inkarnation zum Ausdruck bringt. (235, 158f.)

Also wir können, wenn wir die menschliche Gestaltung verstehen, direkt durch eine entsprechende Ausbildung des metamorphosischen Gedankens gewissermaßen vom heutigen menschlichen Haupte zurückblicken auf die Gliedmaßen-Stoffwechselorganisation der vorigen Inkarnation, und wir können von der jetzigen Gliedmaßen-Stoffwechselorganisation blicken auf die Hauptesorganisation der nächsten Inkarnation. (205, 98)

Wenn Sie aber verstehen wollen, wie diese Metamorphose zusammenhängt, dann müssen Sie das Folgende ins Auge fassen.
Nehmen Sie einmal irgendein Organ – Leber oder Niere – Ihres übrigen Menschen und vergleichen Sie das mit Ihrer Kopforganisation, so finden Sie einen wesentlichen, durchgreifenden Unterschied. Sie finden nämlich den Unterschied, daß die ganze Tätigkeit der Organe Ihres außerkopflichen Menschen nach innen gerichtet ist. Wenn Sie zum Beispiel das Nierenorgan nehmen, so ist die ganze Tätigkeit nach dem Innern der Körperhöhle gerichtet. Dorthin ist die Tätigkeit des Nierensystems gerichtet. Und es ist diese Tätigkeit sogar auf Ausscheidung berechnet. Wenn Sie dieses Organ vergleichen mit irgendeinem Organ, das gerade für das Haupt, für den Kopf des Menschen charakteristisch ist, so können Sie das Auge nehmen. Das ist genau entgegengesetzt konstruiert, das ist ganz nach außen gerichtet. Und was es als Wechselbeziehung nach außen hat, das gibt es nach dem Innern des Menschen, nach dem Verständnis, nach dem Verstande ab. Sie haben in einem Organe des Hauptes das volle polarische Gegenbild eines Organes des übrigen Menschen. Der übrige Mensch hat seine Organe ganz nach dem Innern der Organisation des Organismus gerichtet. Das Haupt hat seine wesentlichen Organe nach außen geöffnet. Daher kann ich schematisch folgendes zeichnen **(Abb. 49)**: Nehmen wir einmal an, das wäre die eine Metamorphose, das wäre die andere Metamorphose, die hier in Betracht kommt, so müssen Sie sich vorstellen: erstes Leben, zweites Leben; dazwischen ist dann das Leben zwischen dem Tode und einer neuen Geburt. Wir haben ein inneres Organ. Dieses innere Organ ist nach innen geöffnet. Indem die Metamorphose wirksam ist zwischen dem Tode und einer neuen Geburt, kehrt sich die ganze Stellung und alles, was an dieses Organ geknüpft wird, um. Das Organ wird nach außen geöffnet **(Abb. 50)**. Es ist also so, wie wenn dasjenige, was da nach innen seine Tätigkeit entfaltet, in der nächsten Inkarnation nach außen seine Tätigkeit entfaltet. Sie müssen sich also vorstellen, daß da etwas vorgegangen ist zwischen den zwei Inkarnationen, was man nur vergleichen kann damit, daß Sie sich denken, Sie haben hier einen Handschuh, den ziehen sie an; und nunmehr nehmen Sie ihn und drehen ihn um, so daß dasjenige, was an die Hand anliegt, nach außen kommt und das, was früher nach außen, nach der Luft zu lag, nach

innen kommt. Also die Metamorphose hat sich nicht nur so vollzogen, daß dasjenige, was da die übrigen Organe sind, sich etwa bloß umgebildet hat, nein, es hat sich auch umgestülpt. Es ist das Innere, das nach innen Gewendete zum Äußeren, zum nach außen Gewendeten geworden. (201, 107f.)

Denken Sie sich die verschiedenen hereinfließenden Sinneseindrücke der Außenwelt wie zusammengezogen, gleichsam zu Organen verdichtet, ins Innere des Menschen verlegt und eingeschaltet in das Blut, so bietet sich der obere Teil des menschlichen Organismus dem Blute ebenso dar, wie sich von innen die Organe Leber, Galle, Milz dem Blute darbieten. Also wir haben die Außenwelt, die oben unsere Sinne umgibt, gleichsam in Organe zusammengedrängt und ins Innere des Menschen verlegt, so daß wir sagen können: Einmal berührt uns die Welt von außen, sie strömt durch die Sinnesorgane in unseren oberen Organismus ein und wirkt auf unser Blut, und einmal wirkt auf geheimnisvolle Weise die Welt von innen in Organen, in die sich erst zusammengezogen hat, was draußen im Makrokosmos vorgeht, und wirkt da entgegen unserem Blut, das sich ihm ebenso darbietet. Wenn wir das schematisch zeichnen wollten, könnten wir also sagen: Denken wir uns auf der einen Seite die Welt, von allen Seiten wirkend auf die Sinne, und das Blut, wie eine Tafel den Eindrücken der Außenwelt sich darbietend, so haben wir unsere obere Organisation. Denken wir uns jetzt, wir könnten diese ganze Welt zusammenziehen, in einzelne Organe zusammenziehen, einen Extrakt dieser Welt bilden, und könnten ihn in das Innere herein verlegen, so daß gewissermaßen die ganze Welt auf die andere Seite des Blutes wirkt, dann hätten wir ein schematisches Bild des Außen und des Innen des menschlichen Organismus in einer ganz sonderbaren Weise geformt. So könnten wir in einer gewissen Weise schon sagen: Es entspricht das Gehirn eigentlich unserer Innenorganisation; insoweit sie Brust- und Bauchhöhle ausfüllt, ist gleichsam die Außenwelt in unser Inneres verlegt. (128, 34f.)

Hier zwischen Geburt und Tod sagen Sie: Mein Herz ist in meiner Brust, in dem Herzen laufen zusammen die Säftebewegungen der Blutzirkulation; in einem gewissen Reifestadium zwischen Tod und neuer Geburt sagen Sie: In meinem Innern ist Sonne – und Sie meinen die wirkliche Sonne, von der sich die Physiker einbilden, sie wäre ein Gasball, die aber etwas ganz anderes ist. Sie erleben die wirkliche Sonne. Sie erleben die Sonne zwischen Tod und neuer Geburt so, wie Sie hier Ihr Herz erleben. Und wie die Sonne hier für Ihr Auge sichtbar ist, so ist zwischen dem Tod und einer neuen Geburt das Herz in seinem Werden auf dem Weg zur Zirbeldrüse in einer wunderbaren metamorphosischen Umbildung die Ursache grandioser Erlebnisse zwischen dem Tod und einer neuen Geburt.

Ihr ganzes Blutsystem erleben Sie in Umwandelung, natürlich nicht immer die Substanz, sondern die bewegenden Kräfte. Hier haben Sie Ihr Blutsystem in sich. Indem Sie zwischen Tod und neuer Geburt weiterleben, werden diese Kräfte, die im Blutsystem liegen, immer andere. Und wenn Sie wiederum hier ankommen in einem neuen Erdenleben, dann sind das die Kräfte des neuen Nervensystems geworden. Sehen Sie sich an auf den heutigen Tafeln der Anatomie oder der Physiologie das Bild der Nervenstränge und der Blutzirkulation; sehen Sie sich an die Blutzirkulation: *eine* Inkarnation. Daraus wird in der nächsten Inkarnation das Nervenleben. Und wenn ich sage: Kopfsystem, Brustsystem, Gliedmaßensystem, so dürfen Sie auch das nicht nur so schematisierend nebeneinanderstellen, denn die Dinge gehen ineinander. Sehen Sie sich den Wunderbau des menschlichen Auges an: Blutgefäße, Aderhaut, Netzhaut. Die beiden letzten sind Metamorphosen voneinander. Was heute Netzhaut ist, war in der vorhergehenden Inkarnation Aderhaut, und was heute Aderhaut Ihres Auges ist, wird in der nächsten Inkarnation Netzhaut sein – allerdings nicht gerade so unmittelbar. Aber es ist trotzdem das gültig, was ich gesagt habe. (201, 127f.)

Da ist einmal ein Zeitpunkt zwischen dem Tod und einer neuen Geburt, wo eine vollständige Umstülpung stattfindet, wo das Innere nach außen gekehrt wird, wo aus dem, was sich in unserem unteren Menschen als der Zusammenhang darstellt zwischen der Leber- und Milzorganisation, wo sich das umgestaltet in seiner ganzen Kraftstruktur zu demjenigen, was in uns ist als Gehörorganisation, wenn wir wiedergeboren werden. Der ganze untere Mensch erscheint umgestaltet. Wir tragen heute im unteren Menschen einen gewissen Zusammenhang von Milz und Leber. Die schlüpfen gewissermaßen ineinander. Was heute Milz ist, schlüpft durch die Leber hindurch, gelangt in gewisser Beziehung auf die andere Seite und erscheint wiederum in der Gehörorganisation. Und so die anderen Organe. (201, 142f.)

Der Mensch geht ja als Geistiges hier in der physischen Welt herum. Es ist Unsinn, daß der Mensch bloß ein physisches Wesen ist; seine Gestalt ist rein geistig. Das Physische ist, annähernd ausgedrückt, ein Haufen von Bröselchen. Diese Gestalt aber, die hat der Mensch noch, wenn er durch die Pforte des Todes gegangen ist. Man sieht sie schimmernd, schillernd, in Farben glänzend. Nur daß der Mensch zuerst dasjenige verliert, was die Gestalt seines Hauptes ist; dann schmilzt allmählich das andere ab. Und es ist der Mensch vollständig metamorphosiert, wie zu einer Art Abbild des Kosmos geworden in der Zeit, in der er zwischen dem Tod und einer neuen Geburt in die Region der Seraphim, Cherubim und Throne kommt.

So sieht man also, wenn man den Menschen verfolgt zwischen dem Tod und einer neuen Geburt, ihn zunächst, ich möchte sagen, weiter weben, indem er seine Gestalt nach und nach verliert von oben nach unten. Aber indem sozusagen das Letzte von unten verloren geht, hat sich schon etwas gebildet, was eine wunderbare Geistgestalt ist, die in sich wie ein Abbild ist der ganzen Weltensphäre und die zu gleicher Zeit das Vorbild ist des künftigen Kopfes, den der Mensch an sich tragen wird. Da ist der Mensch eingewoben in eine Tätigkeit, an der sich nicht nur die Wesen der unteren Hierarchien, sondern die Wesen der höchsten Hierarchien, der Seraphim, Cherubim und Throne beteiligen.
Was geschieht da? Da geschieht eigentlich das Wunderbarste, was man sich überhaupt vorstellen kann als Mensch. Denn da geht dasjenige, was der Mensch als unterer Mensch hier im Leben gewesen ist, in die Kopfbildung über.
[...] Da oben in der geistigen Welt, da wandelt sich Fuß und Bein um zum Kiefer des Kopfes. Da wandelt sich der Arm und die Hand um zu dem Jochknochen des Kopfes. Da wandelt sich der ganze untere Mensch um in das, was jetzt Geistanlage für den späteren Kopf wird. Das ist, sage ich, das Wunderbarste, was man aus der Welt heraus erkennend erleben kann, wie da diese Metamorphose geschieht: wie gewissermaßen zuerst ein Abbild der ganzen Welt geschaffen wird, und wie das hineindifferenziert wird in die Gestalt, an der alles Moralische haftet [...], wie sich das, was da war, umwandelt in das, was da wird. (230, 204/206)

Das Jahreskreislauf der Pflanze und die Metamorphosebeziehung zwischen Gliedmaßenorganisation und Hauptessystem

Diesen Gegensatz zwischen dem Kopfmenschen und dem Gliedmaßenmenschen müssen wir [...] ein wenig ins Auge fassen. Wir können uns vielleicht zuerst nähern dem, was uns notwendig ist auf diesem Gebiete, wenn wir das Folgende aus einem anderen Felde ins Auge fassen. Betrachten Sie die Pflanze, zunächst nicht eine Baumpflanze, sondern eine einjährige Pflanze, die vom Samen aus in die Wurzel schießt und es im Jahreslaufe bis zu der Frucht- und Samenbildung bringt **(Abb. 51)**. Eine solche Pflanze wächst dadurch, daß sie den Keim in die Erde gepflanzt erhält, daß aus dem Keim dann, indem er in die Erde gepflanzt ist, die Wurzel und das andere entsteht, die Blätter heraufwachsen bis zur Blüte, in der Blüte durch die Frucht sich der neue Samen entwickelt. Ein Kreislauf der Pflanze ist vollendet. Wir können schematisch diesen Kreislauf so zeichnen: Die Pflanze geht von dem Samen aus, der sich durch die Erde entfaltet. Sie wächst hinauf über die Erdoberfläche. Sie wird empfangen von der Lichtwirkung, von der Sonnenwirkung, von der Licht- und Wärmewirkung. Da wächst sie weiter, vollendet ihren Kreislauf und kommt wiederum zurück zur Samenbildung. Aber da ist sie jetzt, indem sie zurückkommt in der Samenbildung im Herbste, da ist sie nun nicht unter der Erde, sondern da ist sie über der Erde; da ist sie auch den ganzen Sommer hindurch abhängig gewesen von den außerirdischen Kräften, von den Kräften, die gerade das Wachstum befördern aus dem Außertellurischen. Da ist also die Pflanze gewachsen bis zur neuen Samenbildung, jetzt nicht unter dem Einfluß der Erde, sondern sie ist gewissermaßen herausgezogen worden durch das Außerirdische aus der Erde. Sie ist wiederum das geworden, was sie früher war, und doch etwas anderes. Sie ist etwas anderes geworden. Inwiefern ist sie etwas anderes geworden? Ja, sie ist insofern etwas anderes geworden, als dieser Same das Wachstum abschließt. Da hört es auf, und dieser Kreis **(Abb. 52)**, der vollendet sich jetzt nicht, wenn wir nicht den Samen aus seiner Region wegnehmen und ihn wieder zurückbringen, gewissermaßen auf ein tieferes Niveau bringen, ihn wiederum unter die Erde hineinbringen. Wir müssen also, indem wir den Samen verfolgen bis hinauf in das Gebiet, wo er im Bereiche des Außertellurischen ist, wir müssen den Samen wiederum hinunterbringen unter die Erde. Dann wächst er wiederum dem Himmel entgegen, und wir müssen ihn immer wiederum hinunterbringen **(Abb. 53)**. Das heißt, das Weiterwachsen ist davon abhängig, daß wir gewissermaßen auf ein tieferes Niveau den Samen wiederum hinunterbringen. Wir müssen dasjenige, was der Himmel hervorgebracht hat, wiederum der Erde zurückgeben. So ist es nicht getan mit dem bloßen Kreislauf, sondern es handelt sich darum, daß gewissermaßen die Bildung der Pflanze sich selbst entläuft, und wenn sie bis zu einem gewissen Grade sich selbst entlaufen ist, muß sie wieder auf den ursprünglichen Standort zurückgebracht werden. Dann wird sie von denselben Kräften empfangen und der Kreislauf beginnt von neuem. So daß ich auch die Sache so zeichnen kann, daß jetzt, nachdem die Pflanze hierhergekommen ist, sie nun nicht weitergehen kann **(Abb. 54)**, so muß ich den Kreislauf der Pflanze so zeichnen. Aber die Pflanze muß jetzt wieder in die Erde hinein. Wenn ich also mehrere Jahresläufe der Pflanze zeichne, so muß ich immer um ein Stück weitergehen. Das ist der Niveauunterschied. Ich muß immer wiederum den Samen zurücktragen auf ein anderes Niveau.

Das habe ich Ihnen zunächst als ein Bild vorgeführt. Aber betrachten wir an diesem Bilde noch etwas weiteres. Sie brauchen ja nur, um das, was ich meine, zu betrachten, die Entstehung der Bohnenpflanze aus dem Bohnensamen ins Auge zu fassen, und Sie werden sehen, wie sich im einzelnen das vollzieht. Klarer werden Sie die Sache noch sehen, wenn Sie eine Pflanze, die ihren Stengel windet, ins Auge fassen, wenn Sie also die Pflanze verfolgen, wie sie nicht veranlaßt wird, ganz geradlinig zu wachsen, sondern gewisse Kräfte frei wirken können, wie etwa bei der Winde, die so wächst dem Samen zu **(Abb. 55)**. So vollendet sie ihren Kreislauf.

Betrachten wir dieses Bild im Zusammenhang mit dem Menschen. Wenn wir beim Menschen, statt jetzt den Jahreskreislauf der Pflanze ins Auge zu fassen, ins Auge fassen jenen Kreislauf, der von einem Lebenslauf durch die geistige Welt bis zum nächsten Lebenslauf hinübergeht, dann haben wir etwas Ähnliches, etwas ganz merkwürdig Ähnliches. Wir schauen, sagen wir, bei jedem von Ihnen auf den Gliedmaßenorganismus in der vorigen Inkarnation und schauen jetzt auf Ihren Kopf in dieser Inkarnation. Der entsteht durch eine Metamorphose, indem nur unterbrochen ist die sichtbare Verwandlung durch alles das, was geschieht zwischen Tod und neuer Geburt. Dieser Kopf entsteht so, wie hier **(Abb. 53)** im Laufe des Wachstums entsteht der neue Same aus dem alten. Aber das ganze übrige Pflanzenleben liegt dazwischen. So daß Sie sich sagen können: Im Menschen liegt seiner Formbildung nach so etwas vor, wie wenn die Wurzel von ihm in der vorigen Inkarnation dagewesen wäre, und aus dieser Wurzel ist aufgesprossen der Kopf dieser Inkarnation. Dieser Kopf, der stellt also damit etwas Ähnliches dar wie der Same hier. Nur ist beim Menschen alles, ich möchte sagen, auf einem anderen Niveau gelegen. Es liegt in einer höheren Region. Es ist auch komplizierter.

Nun fassen Sie aber, um die Vorstellung fertig zu bekommen, die ganze Metamorphose der Pflanzen ins Auge. Wenn Sie bei der Winde sich das ansehen, so werden Sie aus dem spiralig gewundenen Stengel oder eigentlich schraubenförmig gewundenen Stengel sehen, daß die Kräfte, die da wirken von außen, nicht bloß gerade hinaufwirken, sondern daß sie in der Tat die Pflanze spiralig fortschreiten lassen. Die Pflanze hat eine Spiraltendenz. Nur wenn wieder der neue Same sich bildet, da widerstrebt dieser Same der Spiraltendenz, da zieht sich alles zusammen in ein Körnchen. Da entzieht sich der Same dem Einflusse des Weltenalls. Beim Menschen ist das so, daß vor allen Dingen der Gliedmaßenmensch dem Einflusse der Erde unterliegt. Beim rhythmischen Menschen ist das etwas anders, darauf werden wir noch zu sprechen kommen. Aber der Kopf ist etwas, was sich entzieht dem Erdeneinflusse, was diesen nicht mitmacht. Geradeso wie der Same hier nicht mitmacht die außerirdischen Einflüsse, so macht der Kopf nicht mit die Erdeneinflüsse. Der Kopf entzieht sich vollständig den Erdeneinflüssen. Nur dadurch ist es möglich, daß wir Menschen abstrahieren, daß wir Menschen in abstrakten Gedanken denken. Würde unser Kopf sich nicht entziehen können den Erdeneinflüssen, so könnte er nicht abstrakt denken. Er kann nur dadurch abstrakt denken, daß er sich dem Erdeneinflusse entzieht. Das drückt sich übrigens schon aus in der menschlichen Gestalt. Denken Sie doch nur einmal, daß Ihr Kopf ja wirklich der umgewandelte Gliedmaßenmensch ist. Aber dieser Gliedmaßenmensch – hier auf der Erde geht er, er wandelt auf der Erde. Der Kopf macht nicht mit. Der Kopf verhält sich ungefähr, trotzdem er auch nur ein Mensch ist, wenn auch ein Mensch späterer Metamorphose, der Kopf verhält sich so, wie wenn Sie sich bequem hineinsetzen ins Auto oder in den Eisenbahnzug, sich nicht regen und doch vorwärtskommen. Gerade in dieselbe Lage versetzt sich Ihr Kopf gegenüber dem übrigen Organismus. Der übrige Organismus, der schreitet vorwärts; der Kopf, der ist wie in einer Kutsche, der ruht und macht die Bewegungen nicht mit. Der entzieht sich also in anschaulicher Weise dem Erdeneinflusse. Das ist der Mensch, der sich vom anderen Menschen befördern läßt.

So ist aber überhaupt dieses Haupt des Menschen organisiert. Es entzieht sich dem Erdeneinflusse. Und so können wir sagen: dieses Haupt des Menschen, es stellt etwas – wenigstens zunächst im Bilde – Ähnliches dar wie der Same, der sich dem himmlischen Einflusse der Pflanzenbildung entzieht. Nun aber beim Menschen ist es nicht so, wie es bei der Pflanze ist. Bei der Pflanze ist es so, daß sie von der Erde nach oben wächst, daß sie also entgegenwächst dem himmlischen Einflusse. Der Mensch wächst nach unten. Er hat dasjenige, was sich zunächst dem Erdeneinflusse entzieht, oben, und alles dasjenige, was in den Erdeneinfluß hineinwächst, das ist dasjenige, was nach unten wächst. Wenn der Mensch ankommt bei der Konzeption oder bei der Geburt, so kommt er zunächst – auch die äußere Embryologie ist ein vollständiger Beweis dafür – als ein Kopfgebilde an. Den Kopf bringt er sich schon mit als ein metamorphosiertes Produkt aus dem vorigen Erdenleben. Hier in diesem Erdenleben wächst ihm aus den Kräften dieses Erdenlebens vor allem der Gliedmaßenmensch zu, wächst an den Kopf daran und ist jetzt noch nicht so weit wie der Kopf, ist den Erdeneinflüssen vollständig ausgesetzt. Der Kopf entzieht sich den Erdeneinflüssen. So daß wir sagen können: Wenn wir Pflanzen beobachten, so können wir an dem spiraligen oder schraubenförmigen Bau der Pflanze verfolgen, daß die Kräfte von den außerirdischen Körpern kommen, die der Pflanze diese schraubenförmige Windung geben. Wenn wir in den Menschen hineinschauen, so können wir sehen, wie er der Erde entgegenwächst. (201, 28ff.)

Weiteres über die Hauptesbildung aus den verwandelten Kräften des Stoffwechsel-Gliedmaßensystems – von der Dreigliedrigkeit der Hauptesorganisation

Der Kräftezusammenhang, der heute in unserem ganzen physischen Organismus, Beinorganismus und so weiter ist, ob die Kräfte vertikal oder horizontal sind, zusammenhalten oder auseinanderstreben, rundet sich, wird Kräftezusammenhang für unser Haupt im nächsten Erdenleben. Da aber arbeiten alle höheren Hierarchien mit, wenn diese Umwandelung, die Metamorphose von Beinen, Füßen und so weiter in das Haupt des Menschen geschieht. Da arbeiten die ganzen Himmelsgeister mit. Kein Wunder, daß zunächst das Haupt diejenige Form trägt, durch die es als das Abbild des weiten Raumes erscheint, der sich rund über uns wölbt, daß dann das Nächste erscheint als das Abbild der um die Erde herumkreisenden Atmosphäre und atmosphärischen Kräfte. Man möchte sagen, im oberen Teil des Hauptes hat man das getreue Abbild des Himmels, im mittleren Teil des Hauptes hat man schon die Anpassung des Hauptes an die Brust, an dasjenige, was an all das angepaßt ist, was die Erde umkreist. In unserer Brust brauchen wir die die Erde umkreisende Luft, brauchen wir das die Erde umwebende Licht und so weiter. Wie aber unser ganzer Organismus in keinem Formzusammenhang steht – nur in einem Stoffzusammenhang – mit der oberen Wölbung des Hauptes, so steht unsere Brust nun schon in einer Beziehung zur Nasenbildung, zu alledem, was der mittlere Teil des Hauptes ist.

Und kommen wir zum Munde herunter, so steht der Mund bereits zum dritten Gliede in der menschlichen Dreigliederung in Beziehung, zu der Verdauungs-, zu dem Ernährungs-, zu dem Bewegungsorganismus. Wir sehen, wie sich dasjenige, was durch die Himmel durchgegangen ist, um auf der Erde aus der früheren hauptlosen Leibesbildung Haupt zu werden, in seiner majestätischen Wölbung oben noch an die Himmel anpaßt, wie es sich aber schon im mittleren Teil an dasjenige anpaßt, was der Mensch ist durch den Erdenumkreis, und wie es an das angepaßt ist, was der Mensch durchaus als Erdenmensch ist durch Schwerkraft, durch die irdischen Stoffe, in der Mundbildung. [...]

Man möchte sagen, man sieht recht dieses menschliche Haupt, wenn man in der Wölbung, die das Haupt oben trägt, die reinste Erinnerung sieht an die vorige Erdeninkarnation des Menschen, wenn man in der mittleren Partie, der unteren Augenpartie und in der Nasenpartie, Ohrenpartie, die schon durch die Atmosphäre der Erde getrübte Erinnerung sieht und in der Mundbildung die durch die Erde bezwungene frühere menschliche Bildung, die schon auf die Erde gebannte menschliche Bildung. In seiner Stirnbildung bringt sich der Mensch in einer gewissen Weise dasjenige mit, was ihm karmisch aus seinem früheren Erdenleben überliefert ist. In seiner Kinnbildung ist er schon von dem irdischen Leben der Gegenwart bezwungen, drückt schon Sanftmut oder Eigensinn dieses gegenwärtigen Lebens in seiner besonderen Kinnbildung aus. Er hätte kein Kinn, wenn sich nicht die frühere kopflose oder außerkopfliche Organisation in die gegenwärtige Hauptesorganisation hinein verwandelte. Aber es ist in bezug auf die Mund- und Kinnbildung die Summe der gegen-

wärtigen Erdenimpulse so stark, daß da schon das Frühere in das Gegenwärtige hereingepreßt, hereingespannt wird. [...]
Man kann in jeder Wölbung des Oberhauptes, im Vorspringen oder Zurücktreten der unteren Schädel–, das heißt der Gesichtspartien, in alledem fühlen, wie in der Formung das übersinnliche Menschenwesen sich unmittelbar für das Auge darlebt. Und man kann dann jenes intime Verhältnis fühlen, welches das menschliche Oberhaupt, die Wölbung überhaupt, zu den Himmeln hat, dasjenige, welches die mittlere Partie des Gesichtes zu dem Umkreis der Erde hat, gewissermaßen zu alledem, was die Erde als Luft und als Ätherbildung umkreist, und man kann empfinden, wie in der Mund- und Kinnbildung, die einen inneren Bezug zu dem ganzen Gliedmaßensystem des Menschen haben, zum Verdauungssystem, schon das an die Erde Gefesseltsein des Menschen sich ausdrückt. (276, 38ff./44)

Man müßte [...] eigentlich sagen: Wenn man den Menschen aufzeichnet, müßte man zeichnen seinen Kopf. Man hat aber dann einen vollständigen Menschen. Daß man einen vollständigen Menschen hat, werden Sie schon daraus erkennen: Wenn Sie den Unterkiefer nehmen, so sind es eigentlich Beine, nur sind sie nach rückwärts gerichtet am Kopfe; dieser Mensch sitz mit seinen Beinen. Der Kopf ist ein ganzer Mensch, nur sind die Beine umgestülpt, es sind die Unterkiefer hier. Der Mensch sitzt darauf, so daß ich das so zeichnen könnte, daß ich eigentlich einen ganzen Menschen, wenn auch sitzend, hier einzeichnen würde.
Dann wiederum ist eben der Brustmensch ein ganzer Mensch: die Arme sind gewissermaßen die äußeren Repräsentanten für ätherische Augen. Und wiederum ist ein ganzer Mensch der Gliedmaßenmensch. Da wären zum Beispiel die Nieren wiederum die Augen. So daß wir drei ineinandergeschobene Menschen auch in bezug auf die Form haben, wiederum so, daß wir in dem Menschen, der in den Kopf hinein verschwunden ist, der da eine Kugel geworden ist, zu sehen haben, was von der vorhergehenden Inkarnation sich hereinlebt, in dem Brustmenschen den eigentlichen jetzigen Menschen, und in demjenigen, was da herumläuft, das, was in die folgende Inkarnation sich hineinschiebt. (208, 78f.)

Weiteres über die differenzierte Mitwirkung einzelner Leibesorgane an der zukünftigen Hauptesbildung

[...] Alle Gedanken, die wir aufnehmen von der Art, daß sie, ich will sagen, mehr an die Anschauung der Außenwelt anknüpfen, daß wir uns durch diese Gedanken Bilder der äußeren Gegenstände bilden: die Kräfte, die in diesen

Gedanken entwickelt werden, werden gewissermaßen in der Lunge, im Inneren der Lunge aufgespeichert. Und nun wissen Sie, daß das Innere der Lunge ja in Regsamkeit kommt durch den Stoffwechsel, durch die Gliedmaßenbewegung, und da bilden sich diese Kräfte so um, daß während des Lebens zwischen Geburt und Tod unsere Lunge gewissermaßen ein Reservoir von Kräften ist, in das der Stoffwechsel-Gliedmaßenorganismus fortwährend hineinspielt. Wenn wir sterben, so sind ja solche Kräfte aufgespeichert. Selbstverständlich, der physische Stoff fällt ab, aber diese Kräfte, die gehen nicht verloren, die gehen mit uns durch den Tod und durch das ganze Leben zwischen Tod und neuer Geburt hindurch. Und wenn wir in eine neue Inkarnation eintreten, so sind es vorzugsweise diese Kräfte, die in der Lunge waren, welche unser Haupt hauptsächlich formieren, welche äußerlich uns die Physiognomie unseres Hauptes aufdrücken. Was der Phrenologe studieren will an der äußeren Hauptesform, das müßte man vorgebildet suchen im Inneren der Lunge in der vorigen Inkarnation. [...]
Wenn Sie nun in derselben Weise, wie ich es jetzt für die Lunge auseinandergesetzt habe, die Leber studieren, dann finden Sie: Da wird ebenso im Inneren der Leber konzentriert an Kräften alles dasjenige, was in der nächsten Inkarnation sich hinüberleitet in die inneren Dispositionen des Gehirnes. Also wiederum auf dem Umwege des Stoffwechselorganismus des jetzigen Lebens gehen die inneren Kräfte der Leber hinüber, aber jetzt nicht in die Form des Kopfes wie die Lunge, sondern in die innere Disposition des Gehirnes. Ob jemand ein scharfer Denker ist in der nächsten Inkarnation, hängt davon ab, wie er sich in seiner gegenwärtigen Inkarnation benimmt. [...]
Studieren wir in derselben Weise alles das, was mit dem Nierenabscheidungssystem zusammenhängt, dann sehen wir, wie sich darinnen diejenigen Kräfte konzentrieren, welche in der nächsten Inkarnation mehr nach der emotionellen Seite hin die Kopforganisation beeinflussen, veranlagen. Die Nierenorgane, die Abscheidungsorgane, die bringen im wesentlichen dasjenige hervor, was mit der Temperamentsanlage im weitesten Sinne, aber auf dem Umwege durch die Kopforganisation, für die nächste Inkarnation vorbereitet wird. (205, 101ff.)

Hauptesbildung und Fähigkeiten – über den reinkarnatorischen Vergangenheitsbezug des Nerven-Sinnessystems und seine Bedeutung für die Kindesentwicklung

Was Sie heute mit Ihren Armen vollbringen, was Sie mit Ihren Beinen vollbringen, das wird eingehen in die innere Organisation des Hauptes in Ihrem nächsten Erdenleben. Und was an Kräften von Ihrem Haupte im nächsten

Erdenleben ausströmt, das wird Ihr Karma, Ihr Schicksal für das nächste Erdenleben sein. Aber das, was da Ihr Schicksal im nächsten Erdenleben sein wird, das wandert auf dem Umwege durch Ihre übrige Organisation, durch die Sie sich hineinstellen ins Menschenleben heute, in Ihr künftiges Hauptesleben hinüber.

Wenn Sie heute, sagen wir, durch einen Erdengang liebevoll sich verhalten zu einem andern Menschen, so ist das etwas, was Ihr außerkopflicher Organismus ausgeführt hat. Das wird eine Kopfeskraft, die Ihr Schicksal bewirkt in Ihrem nächsten Erdenleben. So also weist unser Haupt mit seinen Fähigkeiten immer in den früheren Erdenlebenslauf hinüber, namentlich in die Gliedmaßenorganisation. (196, 230)

Derjenige, der sich ein Wahrnehmungsvermögen aneignet für den Verlauf des Menschenlebens, der wird stark beeindruckt sein davon, wie sich alles das, was individuelle Fähigkeiten des Menschen sind, in der allerersten Kindheit bedeutsam ankündigt. Für den, der sich dafür ein geistiges Auge und Lebenserfahrung angeeignet hat, für den ist stark vorhanden die Wahrnehmung der besonderen Ausgestaltung der Kindesseele. In dem, was heranwächst in den drei ersten Lebensstufen vom ersten bis zum siebten, vom siebten bis zum vierzehnten, vom vierzehnten bis zum einundzwanzigsten Jahr, in dem kündigt sich dasjenige wie aus einer inneren elementaren Kraft heraus an, was individuelle Fähigkeiten des Menschen sind. Und nicht nur das, was wir gewöhnlich geneigt sind, als individuelle Fähigkeiten des Menschen zu betrachten, kündigt sich da an, sondern damit hängt dann zusammen, ob wir physisch stark oder schwach sind, ob wir mehr oder weniger Muskelarbeit leisten können. Da ist es, wo wir das Geistige mehr in Materielles ausdehnen müssen als die materialistisch Denkenden. Geistig angeschaut sehen wir einen guten Zusammenhang zwischen der Ausgestaltung des Muskelsystems und der individuellen Veranlagung des Menschen. Alles das hängt für den, der das Menschenwesen beobachten kann, mit der Entwickelung des menschlichen Hauptes zusammen. Auch sogar in den äußeren Formen, ob einer starke Beine hat oder schwache, ob einer viel laufen kann, das sieht der, der sich einen geistigen Blick erworben hat, schon dem Kopfe an, gerade dem Kopfe. Ob einer geschickt oder ungeschickt ist, sieht man dem Kopfe des Menschen an. Diese sogenannten physischen Fähigkeiten des Menschen, die eng zusammenhängen mit seiner Eignung für äußere materielle, manuelle Arbeit, sie hängen mit der Ausgestaltung des Kopfes zusammen. (192, 41)

Denken, Fühlen und Wollen und die Reinkarnationsbeziehung der unteren und oberen Organisation

In unserem Haupte arbeiten [...] gegenwärtig, vorzugsweise in dem Leben zwischen Geburt und Tod, die Gedanken. Diese Gedanken sind [...] zugleich die Umgestaltung, die Metamorphose desjenigen, was in unseren Gliedmaßen in dem vorigen Leben als Wille wirkte. Und dasjenige wiederum, was als Wille wirkt in unseren gegenwärtigen Gliedmaßen, das wird zum Gedanken umgebildet sein in dem nächsten Erdenleben.
Wenn Sie das überschauen, können Sie sich sagen: Der Gedanke, er erscheint eigentlich als dasjenige, was in der Menschheitsevolution fortdauernd als Metamorphose aus dem Willen hervorgeht. Der Wille erscheint eigentlich als dasjenige, was gewissermaßen der Keim des Gedankens ist. – So daß wir sagen können: Es entwickelt sich der Wille allmählich in den Gedanken hinein. Was zuerst Wille ist, wird später Gedanke. (291, 113)

[...] Denken, Fühlen und Wollen gehen ineinander über. Und so paradox es klingt, im Äther- oder Bildekräfteleib ist es so, daß der Wille denkt und das Denken will. Diese beiden Tätigkeiten, Wollen und Denken, können ineinander übergehen; das Gefühl bleibt immer in ihrer Mitte. (277, 359)

Eine gröbere Darstellung darf sagen: in der Seele des Menschen leben *Denken*, *Fühlen* und *Wollen*. Eine feinere muß sagen: Denken enthält immer einen Untergrund von Fühlen und Wollen, Fühlen einen solchen von Denken und Wollen, Wollen einen von Denken und Fühlen. Im Gedankenleben ist nur das Denken, im Gefühlsleben nur das Fühlen, im Willensleben das Wollen gegenüber den anderen Seeleninhalten vorherrschend.
Das Fühlen und Wollen des Gedankenlebens enthalten das karmische Ergebnis voriger Erdenleben. Das Denken und Wollen des Gefühlslebens bestimmen auf karmische Art den Charakter. Das Denken und Fühlen des Willenslebens reißen das gegenwärtige Erdenleben aus dem karmischen Zusammenhange heraus.
Im Fühlen und Wollen des Denkens lebt der Mensch sein Karma der Vergangenheit aus; im Denken und Fühlen des Wollens bereitet er das Karma der Zukunft vor. (26, 74)

Die unterschiedliche Zeit- und Entwicklungsdynamik von oberer und unterer Organisation, Kopfesentwicklung und Herzensentwicklung

Der Mensch ist eine Zwienatur, und diese Zwienatur drückt sich schon aus in dem durchgreifenden Gegensatz des Hauptes und des übrigen Organismus.

Geht man nun durch Geisteswissenschaft ein auf diese zwei Glieder der Zwienatur [...], so kann man schon ungeheuer Bedeutsames aus der bloßen Gestalt des Menschen herauslesen, wenn man nur wirklich darauf eingeht. Geisteswissenschaftlich kann man nämlich ersehen, daß dieses menschliche Haupt von der Geburt durch das physische Erdenleben eine Entwickelung durchmacht, die sich nun ebenso von der Entwickelung des übrigen Organismus unterscheidet, wie sich das Haupt schon der Gestalt nach unterscheidet von dem übrigen Organismus. Es ist sehr interessant, wenn man verfolgt, daß sich dieses Haupt drei- bis viermal schneller entwickelt als der übrige Organismus. Wenn man den übrigen Organismus betrachtet, so kann man ihn mit einem gemeinsamen Namen nennen, insofern er hauptsächlich durchorganisiert ist vom Herzen, so daß man dann einen Gegensatz bekommt zwischen dem Kopforganismus und dem Herzensorganismus. Dieser Herzensorganismus entwickelt sich wirklich drei- bis viermal langsamer als der Kopforganismus. Würden wir nur Kopf sein, so wären wir ungefähr im siebenundzwanzigsten, achtundzwanzigsten Jahr schon alte Leute, die sich zum Sterben anschicken, weil der Kopf sich so schnell entwickelt. Der übrige Organismus entwickelt sich viermal langsamer, und so leben wir bis in die Siebziger-, Achtzigerjahre hinein. Aber das ändert nichts daran, daß wir tatsächlich eine Kopfentwickelung und eine Herzentwickelung, daß wir diese zwei Naturen in uns tragen. Unsere Kopfentwickelung ist auch in der Regel mit dem achtundzwanzigsten Jahre vollständig abgeschlossen; der Kopf entwickelt sich nicht mehr weiter. Dasjenige, was sich dann entwickelt, ist der übrige Organismus. Der sendet auch von sich aus die Entwickelungsstrahlen in das Haupt hinein. (174b, 294f.)

Wir haben nicht nur organisch die Kopfentwickelung und die Entwickelung des übrigen Organismus, sondern wir haben auch zwei verschiedene Tempi, zwei verschiedene Geschwindigkeiten in unserer seelischen Entwickelung. Unsere Kopfentwickelung geht nämlich verhältnismäßig schnell, und die Entwickelung, die den übrigen Organismus zur Ausbildung bringt – ich will sie die Herzensentwickelung nennen –, geht verhältnismäßig langsamer, geht etwa drei- bis viermal langsamer. Was den Kopf zur Bedingung hat, ist mit seiner Entwickelung in der Regel mit den Zwanzigerjahren des Menschen schon abgeschlossen; mit Bezug auf den Kopf sind wir alle mit zwanzig Jahren schon Greise. Und nur weil fortwährend die Erfrischung von dem übrigen Organismus kommt, der sich aber drei- bis viermal langsamer entwickelt, leben wir in einer annehmbaren Weise weiter. Unsere Kopfentwickelung geht schnell; unsere Herzensentwickelung, die aber die Entwickelung des übrigen Organismus ist, geht drei- bis viermal langsamer. (181, 134)

Über die funktionell-reaktive Entsprechung der physiologischen Prozesse in der oberen und unteren Organisation

Solange Sie nicht unterscheiden zwischen diesem Oberen und Unteren, das durch das Herz vermittelt ist, werden Sie den Menschen nicht verstehen können, denn es ist ein Grundunterschied zwischen alledem, was in der unteren Organisationstätigkeit des Menschen vorgeht, und dem, was in der oberen Organisationstätigkeit vorgeht.

Will man in einer einfachen Weise diesen Unterschied ausdrücken, so könnte man etwa sagen: alles dasjenige, was im Unteren vorgeht, hat sein Negativ, sein negatives Gegenbild im Oberen. Es ist immer so, daß man zu allem, was mit dem Oberen zusammenhängt, ein Gegenbild finden kann im Unteren. Nun ist aber das Bedeutsame dieses, daß eigentlich eine materielle Vermittlung zwischen diesem Oberen und Unteren nicht stattfindet, sondern ein Entsprechen. Man muß immer das eine im Unteren auf das andere im Oberen richtig zu beziehen verstehen, nicht darauf ausgehen, eine materielle Vermittlung zu wollen. Nehmen wir ein ganz einfaches Beispiel, nehmen wir den Hustenreiz und den wirklichen Husten, wie er zusammenhängt mit dem Oberen, also insofern er dem Oberen angehört, so werden wir dafür das entsprechende Gegenbild im Unteren in der Diarrhöe haben. Wir finden immer ein entsprechendes Gegenbild für ein Oberes in dem Unteren. Und nur dadurch kommt man recht auf ein Begreifen des Menschen, daß man diese Entsprechungen – es werden uns viele solche im Laufe der Betrachtungen vor Augen treten – richtig ins Auge fassen kann.

Nun besteht aber nicht bloß ein solches abstraktes Entsprechen, sondern es besteht zu gleicher Zeit im gesunden Organismus ein inniges Zusammengehören des Oberen und des Unteren. Es besteht ein solches Zusammengehören im gesunden Organismus, daß das Obere, irgendeine obere Tätigkeit, sei es eine Tätigkeit, die zusammenhängt mit dem Atmen, sei es eine Tätigkeit, die zusammenhängt mit dem Nerven-Sinnes-Apparat, irgendwie ein Unteres bezwingen muß, mit einem Unteren in vollem Einklang sich abspielen muß. Und es besteht sofort – und das wird uns später führen auf ein wirkliches Begreifen des Krankheitsprozesses – eine Unregelmäßigkeit im Organismus, wenn irgendwie die Vorherrschaft gewinnt, die Oberherrschaft gewinnt ein Unteres, so daß es zu stark ist für die entsprechende Tätigkeit im Oberen, oder ein Oberes, so daß es zu stark ist für eine entsprechende Tätigkeit im Unteren. Es müssen sich immer die Tätigkeiten des Oberen zu den Tätigkeiten des Unteren so verhalten, daß sie in einer gewissen Weise einander entsprechen, daß sie einander bezwingen, daß sie so zueinander verlaufen, wie sie, ich möchte sagen, zueinander orientiert sind. Da gibt es eine ganz bestimmte Orientierung.

Sie ist individuell für die verschiedenen Menschen, aber es gibt eine ganz bestimmte Orientierung des ganzen oberen Verlaufes der Prozesse zu dem ganzen unteren Verlauf der Prozesse. (312, 38f.)

[...] Sie [werden] eben den radikalen Unterschied beachten müssen, der besteht zwischen den unteren organischen Tätigkeiten, die in einer gewissen Beziehung zwar dasjenige überwunden haben, was nur äußerliche chemische Tätigkeit ist, aber die eben doch noch in einer gewissen Weise auch ähnlich sind der oberen Tätigkeit, die ganz entgegengesetzt ist. Es ist außerordentlich schwierig, diesen Dualismus im menschlichen Organismus genügend zu definieren, weil unsere Sprache fast keine Mittel hat, um dasjenige, was den physischen und den organischen Prozessen entgegengesetzt ist, anzudeuten. Aber vielleicht werden Sie mich gut verstehen – und ich scheue nicht davor zurück, vielleicht bei einigen von Ihnen auch auf das oder jenes Vorurteil zu stoßen –, wenn ich durch folgende Analogie zunächst – wir werden ja über diese Dinge mehr zu sprechen haben – klar machen möchte, wie eigentlich dieser Dualismus zwischen den unteren und den oberen Prozessen ist. Wenn Sie sich die Eigenschaften irgendeines Stoffes denken, so wie diese Eigenschaften des Stoffes sind, die zur Wirksamkeit führen, wenn er uns in irgendeiner Weise vorliegt, so haben Sie zunächst dasjenige, was, wenn es vom Organismus überwunden wird, wie es bei der Verdauung geschieht, also aufgenommen wird in die untere menschliche Tätigkeit. Nun kann man aber auch, wenn ich so sagen darf, homöopathisieren. Man kann das Aggregieren, die Kohärenz des Stoffes aufheben. Das geschieht, wenn man den Stoff in irgendeiner Weise verdünnt, wenn man, wie gesagt, homöopathische Dosen macht. Sehen Sie, da tritt etwas zutage, was überhaupt in unserer gegenwärtigen Naturwissenschaft nicht ordentlich betrachtet wird, und die Menschen sind so geneigt, alles abstrakt zu betrachten. Daher sagen sie, wenn wir hier eine Lichtquelle haben, dann breitet sich Licht nach allen Seiten aus, und sie stellen sich vor – sie stellen sich das auch vor von der Sonne, daß sich das nach allen Seiten ausbreite und dann verschwinde in der Unendlichkeit. Das ist aber nicht wahr. Nirgends verschwindet eine solche Tätigkeit in der Unendlichkeit, sondern sie geht nur bis zu einer begrenzten Sphäre, und dann schlägt sie wie elastisch zurück, wenn auch die Qualität, das Quale, oftmals verschieden ist von dem, was das Quale vom Hingange ist **(Abb. 56)**. Es gibt in der Natur nur rhythmische Verläufe, es gibt nicht in die Unendlichkeit verlaufende Verläufe, es gibt nur dasjenige, was rhythmisch wiederum in sich selbst zurückschlägt.
Das ist nicht nur bei den quantitativen Ausbreitungen der Fall, sondern das ist auch bei den qualitativen Ausbreitungen der Fall. Wenn Sie anfangen, einen Stoff zu teilen, so hat er zunächst beim Ausgangspunkt Eigenschaften. Diese

Eigenschaften nehmen nicht ins Unendliche ab, sondern, wenn man bei einem bestimmten Punkte angekommen ist, schlagen sie zurück und werden die entgegengesetzten Eigenschaften. Und auf diesem inneren Rhythmus beruht auch dasjenige, was der Gegensatz ist zwischen unterer Organisation und oberer Organisation. Unsere obere Organisation ist etwas Homöopathisierendes. Sie ist etwas, was in einer gewissen Weise dem gewöhnlichen Verdauungsprozesse schnurstracks entgegengesetzt ist, das Gegenteil, das Negativ davon bildet. Und so könnte man sagen, daß, indem der homöopathische Apotheker die Verdünnungen herstellt, er eigentlich in Wirklichkeit die Eigenschaften, die sich sonst auf die untere menschliche Organisation beziehen, zu ihr eine Beziehung haben, überleitet in Eigenschaften, die dann zu der oberen menschlichen Organisation eine Beziehung haben. (312, 51ff.)

Wir lösen in uns Menschen die Naturkausalität in Wirklichkeit auf. Dasjenige, was außen die physikalischen Vorgänge, die chemischen Vorgänge vorstellen, in uns wird es rückgängig entwickelt, wird es nach der andern Seite entwikkelt. Natürlich wird uns das nur dann klar, wenn wir den unteren und den oberen Menschen ins Auge fassen, wenn wir dasjenige, was im unteren Menschen vom Stoffwechsel heraufkommt, in seiner Entmechanisierung, Entphysifizierung, Entchemisierung durch den oberen Menschen ins Auge fassen. Wenn wir die Entstofflichung im Menschen ins Auge zu fassen suchen, dann haben wir nicht nur einen logischen, theoretischen Widerspruch in uns, sondern wir haben den realen Prozeß: wir haben den Menschenwerde- und Menschenentwickelungsprozeß als denjenige in uns, der selber kämpft gegen die Naturkausalität, und das Menschenleben als ein solches, welches darinnen besteht, daß es ein Kampf ist gegen die Naturkausalität. Und der Ausdruck dieses Kampfes, der Ausdruck desjenigen, was in uns fortwährend die physische Synthese, die chemische Synthese löst, wiederum analysiert, der Ausdruck des analytischen Lebens in uns faßt sich zusammen in der Empfindung: Ich bin frei. (206, 60f.)

Auf dieses Wechselverhältnis [zwischen der oberen und unteren Organisation] müßte eigentlich ein vergleichendes Studium sehr scharf hinweisen. Sie können einfach äußerlich fragen – ja, Sie wissen, wie oft gefragt wird: Wozu ist denn nun überhaupt so etwas, was sich dann nach außen abschließt, wie der Blinddarm beim Menschen vorhanden? Es wird oftmals nach dieser Sache gefragt. Wenn man eine solche Frage aufwirft, so beachtet man gewöhnlich das Folgende nicht: daß sich tatsächlich der Mensch als eine Dualität offenbart und daß, was entsteht, auf der einen Seite im Unteren immer das Parallelorgan ist für etwas, was entsteht im Oberen, daß im Oberen gewisse Organe nicht entstehen könnten, wenn sich nicht die Parallelorgane, gewissermaßen die entgegengesetzten Pole im Unteren entwickeln könnten. Und je mehr das Vorderhirn in der Tierreihe die Gestalt annimmt, welche es beim Menschen dann entwickelt, desto mehr gestaltet sich der Darm gerade nach der Seite hin aus, die zur Ablagerung der Nahrungsüberreste führt. Es ist ein inniger Zusammenhang zwischen der Darmbildung und der Gehirnbildung, und würde nicht im Laufe der Tierreihe Dickdarm, Blinddarm auftreten, so könnten auch nicht zuletzt denkende Menschen entstehen physischer Natur, weil der Mensch sein Gehirn, sein Denkorgan auf Kosten, durchaus auf Kosten seiner Darmorgane hat. Und die Darmorgane sind die getreue Reversseite der Gehirnorgane. Damit Sie auf der einen Seite entlastet werden von physischer Tätigkeit für das Denken, müssen Sie auf der anderen Seite Ihren Organismus belasten mit demjenigen, wozu Veranlassung ist zur Belastung durch den ausgebildeten Dickdarm und die ausgebildete Blase. So daß gerade die in der menschlichen physischen Welt vorkommende höchste geistig-seelische Tätigkeit, insoferne sie gebunden ist an eine vollkommene Ausbildung des Gehirnes, zugleich gebunden ist an die dazu gehörige Ausbildung des Darmes. Das ist ein außerordentlich bedeutsamer Zusammenhang, ein Zusammenhang, der auf das ganze Schaffen der Natur ungeheuer viel Licht wirft. Denn Sie können sich, wenn es auch etwas paradox klingt, nun sagen: Warum haben denn die Menschen einen Blinddarm? – Damit sie in entsprechender Weise menschlich denken können, können Sie sich zur Antwort geben. Denn dasjenige, was sich da im Blinddarm ausbildet, das hat sein Entgegengesetztes im menschlichen Gehirn. Alles auf der einen Seite entspricht dem anderen.

Das sind Dinge, die man auf eine neue Art des Erkennens sich wiederum erobern muß. Wir können natürlich heute nicht den alten Ärzten nachplappern, die noch auf atavistischem Hellsehen gefußt haben, denn wir würden da nicht zu viel können. Aber wir müssen uns diese Dinge wieder erobern. Für die Eroberung dieser Dinge ist zunächst die reine materialistische Ausbildung der Medizin, die solche Beziehungen überhaupt nicht sucht, eigentlich ein rechtes Hindernis. Für die heutige Naturwissenschaft und Medizin ist halt das Gehirn ein Eingeweide und ist auch das, was im Unterleib ist, ein Eingeweide. Daß man da denselben Fehler macht eben, wie wenn man sagen würde: positive und negative Elektrizität sind halt dasselbe, sind Elektrizität, das beachtet man gar nicht. Und es ist um so wichtiger, das zu beobachten, weil geradeso, wie zwischen positiver und negativer Elektrizität Spannung entsteht, die sich Ausgleiche sucht, fortwährend im Menschen Spannung vorhanden ist zwischen dem Oberen und dem Unteren. In der Beherrschung dieser Spannung liegt eigentlich dasjenige, was man vorzugsweise auf medizinischem Felde zu suchen hat. Diese Spannung, sie drückt sich auch aus – ich will das heute andeuten, Sie werden das in späteren Betrachtungen hier weiter ausgeführt finden – in den Kräften, die auf zwei Organe konzentriert sind, in der Zirbeldrüse und in der sogenannten Schleimdrüse. In der Zirbeldrüse drücken sich alle diejenigen Kräfte aus, die die oberen Kräfte sind, und stehen gespannt gegenüber den Kräften der Schleimdrüse, der Hypophysis cerebri, die die unteren Kräfte sind. Da ist ein wirkliches Spannungsverhältnis. (312, 94f.)

Niemand versteht zum Beispiel im Menschen, sagen wir, das Gallensystem oder Lebersystem, der nicht den Kopf versteht, weil jedes Organ des Verdauungstraktes ein Gegenorgan im Gehirntrakte hat. Man weiß gar nichts über die Leber, wenn man nicht das Korrelat der Leberfunktion im Gehirn kennt. (306, 164)

Während im Stoffwechselorganismus die Galle abgesondert wird, geschieht immer im Kopforganismus ein polarisch entgegengesetzter dazugehöriger Vorgang. Man betrachtet überhaupt die menschliche Natur nicht vollständig, wenn man nun wiederum nur die Aufmerksamkeit auf die Galle und auf ihre Absonderung richtet, sondern wenn man nicht weiß: während im Stoffwechselorganismus Galle abgesondert wird, geschieht im Kopforganismus gerade das polarisch Entgegengesetzte. (303, 107)

Was geschieht denn da eigentlich, wenn im Unterleib nicht ordentlich gearbeitet wird? Da wird nicht nur im Unterleib nicht ordentlich gearbeitet, sondern man wird jedesmal finden, wenn im Unterleib nicht ordentlich gearbeitet wird, daß das Gehirn gerade in seinem vordersten Teil nicht in Ordnung ist. Ein sehr interessanter Zusammenhang! [...] Gerade wenn im Unterleib etwas nicht in Ordnung ist, so ist im vordersten Teil des Gehirns auch etwas nicht in Ordnung. Also diese gehören zusammen. Die gehören innerlich im Menschen zusammen: vorderes Gehirn und Unterleib. Und wiederum, wenn hier etwa das Herz ist mit den Adern, so wie ich es Ihnen beschrieben habe, so gehört das Herz und das mittlere Gehirn zusammen. Und wenn da dann die Atmung ist, das Obere mit den Lungen, so gehören die Lungen mit dem hintersten Teile des Gehirns zusammen.
Jedesmal, wenn etwas mit der Atmung nicht in Ordnung ist, ist auch etwas nicht in Ordnung im hintersten Teil des Gehirnes. Man kann das schon dadurch verfolgen, daß, wenn jemand an Atemnot leidet, wenn er zu wenig Sauerstoff bekommt, immer im hintersten Teile seines Gehirns etwas nicht in Ordnung ist. Wenn jemand an Herzunordnung leidet, namentlich wenn die Herztätigkeit nicht rhythmisch vor sich geht, so daß der Puls nicht in Ordnung ist, so findet man immer auch, daß etwas nicht in Ordnung ist im Mit-

telgehirn. Und wenn im Unterleib etwas nicht in Ordnung ist, findet man immer etwas Unregelmäßiges auch im Vordergehirn. So wunderbar hängt alles im Menschen zusammen. (348, 177f.)

Es ist da so, daß man wirklich eine Art Gesetz aufstellen kann: Für alles dasjenige, was im unteren Menschen abnorm ist, wirkt normalisierend dasjenige, was im oberen Menschen als Ausgleich geschaffen wird, und umgekehrt. (315, 121)

Die obere und untere Organisation und der menschliche Ätherorganismus in Physiologie und Pathologie

[...] Im ganzen ist durch seine wässerige Organisation der Kopf des Menschen für das Ätherische durchläßig, weil er ein Abdruck aus dem Äther heraus ist, so daß [...] gesagt werden kann: Hier kann das Ätherische durch das Haupt durchgehen, ganz ohne daß es irgendwie aufgehalten wird, ohne daß es irgendwie in seinem Durchgang gestört wird, und kann eindringen in den übrigen menschlichen Organismus.
Das ist dasjenige, was auch geisteswissenschaftlich durchaus zu beobachten ist. Aber eine Modifikation muß da noch eingeführt werden. Nämlich durchläßig ist dieser Teil des menschlichen Hauptes richtig nur für den Wärmeäther und den Lichtäther. Also von außen wirken kann auf das menschliche Haupt nur der Wärmeäther und der Lichtäther. Der Wärmeäther wirkt nicht durch die unmittelbare Bestrahlung mit Wärme, sondern der Wärmeäther wirkt auf das menschliche Haupt dadurch, daß wir in einem bestimmten klimatischen Territorium drinnen sind. Also die Wirkung des Wärmeäthers auf das menschliche Haupt haben Sie nicht zu suchen in dem, ob Sie schwitzen oder nicht, sondern zu suchen in bezug darauf, ob Sie in der äquatorialen Zone, in der gemäßigten Zone oder in der kalten Zone wohnen. Also, es ist ein viel tiefergehender Zusammenhang des Wärmeäthers mit dem menschlichen Haupt, als eben der äußere des bloß von außen Bestrahltwerdens. In ähnlicher Weise ist auch zu denken, insofern wir bei der Physiologie bleiben – bei der Psychologie würde es anders sein, aber das geht uns jetzt nichts an –, der Einfluß des Lichtäthers auf den menschlichen Organismus, aber viel perennierender, als es bei der bloßen Lichtwirkung der Fall ist, so daß die Wirkung dieses Lichtäthers durch den ätherischen Abdruck im menschlichen Haupte durchgeht und den ganzen Menschen durchorganisiert. Nun, wie gesagt, für Wärmeäther und Lichtäther ist die menschliche Hauptesorganisation durchläßig. Es ist nicht ganz richtig, aber approximativ richtig, *etwas* durchläßig ist das menschliche Haupt für den chemischen Äther und Lebensäther. Aber wir können das

hier vernachläßigen, weil trotzdem das Ergebnis dasjenige ist, welches ich jetzt gleich andeuten werde. Nun ist dasjenige, was als chemischer Äther und Lebensäther gegeben ist, so, daß es, wie Sie aus dem eben Angegebenen ersehen können, durch die Hauptesorganisation abgewiesen wird. Es wird abgewiesen. Dafür aber geht es durch den menschlichen Organismus durch. Dadurch, daß der Mensch als Mensch einfach auf der Erde lebt, wird er innerlich erfüllt mit dem, was Lebensäther und chemischer Äther ist.

Also, wenn ich so sagen darf: Die Wirkung des Wärme- und Lichtäthers strahlt von allen Seiten ein. Die Wirkung des chemischen und Lebensäthers strahlt durch das Stoffwechsel-Gliedmaßensystem herauf dem einstrahlenden Wärme- und Lichtäther entgegen. Ebenso wie der Kopf des Menschen, ich möchte sagen ängstlich daraufhin organisiert ist, möglichst nur Spuren von Lebensäther und chemischem Äther hereinzulassen, ebenso saugt geradezu aus dem Elemente der Erde heraus der Stoffwechsel-Gliedmaßenorganismus Lebensäther und chemischen Äther auf. Diese beiden Ätherarten begegnen sich im Menschen, und der Mensch ist so organisiert, daß seine Organisation in einem geordneten Auseinanderhalten von diesen beiden Ätherarten gipfelt, Lebensäther, chemischer Äther auf der einen Seite, von unten nach oben strömend, Wärmeäther, Lichtäther auf der anderen Seite, von oben nach unten strömend. Es gehört zum menschlichen Organismus, daß gewissermaßen in die untere Organisation nicht organisch aufgenommen werde dasjenige, was von oben einstrahlt, Lichtäther und Wärmeäther, anders, als daß es eben auf diesem Wege einströmt. Und ebensowenig darf irgendwie von unten auf etwas anderes einströmen. Also, von außen muß Lichtäther und Wärmeäther einströmen, von unten Lebensäther und chemischer Äther, und diese beiden werden zu einem Zusammenwirken im Menschen veranlaßt durch die Organisation, die durchaus aufrecht erhalten werden muß, wenn der Mensch in seiner normalen Organisation drinnenstehen soll. Wir kommen zu einem Verständnisse, wie dieses Zusammenwirken ist, wenn wir auf der einen Seite uns einmal betrachtend in der Anschauung von deutlich unterernährten Menschen ergehen. Wenn wir uns betrachtend in der Anschauung von deutlich unterernährten Menschen ergehen, dann stellt sich die Sache so, daß wir den Eindruck, den ganz imaginativen Eindruck bekommen, zu dem sich aber der Mensch leicht aufschwingen kann, wenn er nur überhaupt einmal ganz leise darauf aufmerksam gemacht worden ist, daß es so etwas wie Imagination gibt. Denn nichts ruft so leicht Imaginationen hervor, wie die krankhaften Zustände des Menschen, wenn sie angesehen werden. Nun, wenn man einen unterernährten Menschen vor sich hat, dann sieht man, seine Stoffwechselorganisation, also dasjenige, was da im Stoffwechsel drinnen vor sich geht, das bindet den Äther, das läßt den Äther nicht los. Sie schauen, sagen wir Magen, Leber an bei einem unterernährten Menschen und Sie finden, die halten zurück den Lebensäther und den chemischen Äther; die binden ihn an sich, die lassen ihn nicht los, so daß also ein Mangel an hinaufströmendem Lebensäther und chemischem Äther beim unterernährten Menschen vorhanden ist. Dadurch drückt auf ihn der Lichtäther und der Wärmeäther von oben, und die Folge davon ist, daß sein Organismus eine ähnliche Art annimmt, wie vorher Licht- und Wärmeäther im Haupte bewirkt haben. Sie schaffen den ganzen Organismus so um, daß er gewissermaßen zu stark der Hauptesorganisation ähnlich wird. Der Mensch wird fast ganz Kopf dadurch, daß er unterernährt wird. Er verwandelt sich sozusagen nur in einen Kopfmenschen dadurch, daß er unterernährt wird, und das ist dasjenige, was beim Studium der Unterernährung ganz besonders bedeutsam ist. Man kann einen Menschen beobachten, der an dem Gegenteil von Unterernährung leidet. Es kommen nur diese Dinge durch ganz besondere Zustände zum Vorschein, man muß sie immer richtig anschauen können. Sie werden natürlich fragen: Was ist das Gegenteil von Unterernährung? Ja, für den Geistesforscher ist das Gegenteil von Unterernährung in einem Fall zum Beispiel das, was man Gehirnerweichung nennt. Geradeso wie das Unterernährtwerden darauf beruht, daß der Mensch eigentlich sich durchdringt mit dem, was er nur im Kopfe haben soll, was nur hineinlangt in den oberen Organismus, so durchdringt er sich bei der Gehirnerweichung im Kopfe mit dem, was er bloß im Bauch haben soll, was nicht ins Gehirn hineingehört, was nur in den Bauch hineingehört, was nur dort organisierend wirkt. Der Organismus also verarbeitet daher zu rege dasjenige, was er im Verdauungsprozeß aufnimmt. Er verarbeitet es zu weit, er hält es nicht genügend zurück, bevor es durch das Tor geht, durch das es in das Haupt eindringt. Die Folge davon ist natürlich auch, daß für die betreffende menschliche Organisation dadurch, daß gewissermaßen zu viel in das Haupt hineingegossen wird, dann auch zu viel gegessen wird. Diese Dinge sind auch eben durchaus klar zu beobachten in ihrer Fortsetzung. Denn das ist gerade das Bedeutsame, daß man sich, um auf dem Gebiete, über das wir jetzt reden, überhaupt zu etwas zu kommen, von der Fortsetzung solcher Prozesse eine Vorstellung machen muß. Was entsteht dann, wenn diese Prozesse, die eigentlich an ihren Ausgangspunkten ganz normale Prozesse sind, wie das Essen, das Verdauen, das Verarbeiten im Unterleib, das Abgeben nach dem Kopfe hin und so weiter, nun fortgesetzt werden, wenn sie über das ihnen durch die Organisation normal angewiesene Ziel hinausschnappen? Dann entsteht eben beim unterernährten Menschen durch die Unregelmäßigkeit, die da unten entsteht, ein unnormales Zusammenarbeiten dieser zwei Ätherarten, oder auch beim überernährten Menschen durch die Unregelmäßigkeiten oben; die Ätherarten wirken nicht so zusammen, wie sie im menschlichen Organismus zusammenwirken müssen. Und in dem, daß der von außen wirkende Äther mit dem aus dem Innern heraufstrebenden Äther falsch zusammenwirkt, entsteht das folgende: Jeder Äther, der von außen wirksam ist und nicht an der richtigen Stelle haltmacht, sondern den Menschen stärker durchdringt, als er ihn durchdringen sollte, ist für den menschlichen Organismus Gift, hat eine vergiftende Wirkung, so daß man sagen kann, der Äther ist, wenn er nicht an der richtigen Stelle aufgehalten wird, für die menschliche Organisation Gift. Er muß in seiner richtigen Weise mit dem von innen aufstrebenden Äther zusammenkommen.

Und wiederum, wenn man hinblickt auf den inneren Äther, auf die andere Ätherart, die von innen wirkt, so ist das über das Maß hinausgehende Wirken dieses Äthers für den Menschen im ganzen aufweichend; während im Gegensatze die vergiftende Wirkung darinnen besteht, daß der Mensch gewissermaßen ätherisch erstarrt, zerfließt er durch die andere Wirkung. Es wird zuviel Leben über ihn ausgegossen, und zuviel Chemisch-Polarisches über ihn ausgegossen. Er kann dann nicht bestehen. Er zerweicht sich. Das sind auch zwei polarische Wirkungen: die vergiftende Wirkung und die zerweichende Wirkung. Wenn man den Menschen so anschaut, sagt man sich: Was ist denn dieser Mensch eigentlich? – Er ist, insofern er physischer Mensch ist, ein organisches Wesen, das in der richtigen Weise die beiden Ätherarten auseinanderhält und sie wiederum in der richtigen Weise zusammenwirken läßt. Die ganze menschliche Organisation ist eigentlich daraufhin veranlagt, die beiden Ätherarten in sich in der richtigen Weise zusammenwirken zu lassen.

Jetzt kommen wir dem schon näher, was ich sagte: der Mensch ist ganz durchorganisiert. Das ist ja handgreiflich, daß er auch mit Bezug auf Wasser, mit Bezug auf die Luft und die Wärme innerlich differenziert, das heißt organisiert ist. Aber er ist auch in bezug auf den Äther differenziert. Nur ist diese Differenziation eine fluktuierende. Es ist ein fortwährendes Geschehen, ein fortwährendes Zusammenwirken in ihm von Licht- und Wärmeäther auf der einen Seite, das von oben nach unten und peripherisch stößt, und von Lebens- und chemischem Äther, das von unten nach oben gewissermaßen zentrifugal nach auswärts stößt. Und dadurch entsteht dann dieses Äthergebilde Mensch, was eigentlich eine Umgestaltung des Wirbels ist, der ja durch das Zusammenstoßen der zwei Ätherarten sich bildet. Die Gestalt, die da Ihnen entgegentritt, sie muß eben verstanden werden durch das Zusammenwirken der beiden Ätherarten. (313, 32ff.)

Über die Organmetamorphosen der oberen-hinteren und unteren-vorderen Organisation

In diesem menschlichen Organismus haben wir es einmal mit dem Gegensatz zu tun, der da liegt in der Kopfbildung, also in der Nerven-Sinnesbildung, und in der Bildung, die ausgeht vom Gliedmaßen-Stoffwechselsystem. Das ist ein diametraler Gegensatz, der in der menschlichen Natur liegt, und der nicht genug berücksichtigt werden kann. Denn die Stufenfolge im Aufbau des Menschen, die so wichtig ist für therapeutische Erwägungen, die kann man überhaupt nicht verstehen, ohne daß man das, was ich eben gesagt habe, ins Auge faßt. Man wird zum Beispiel durchaus nicht verstehen können, wie eigentlich sich die Lunge im ganzen menschlichen Organismus verhält, wenn man nicht von einer Untersuchung ausgeht, die nun etwa die Frage stellt: Haben wir es zu tun mit dem Kopforganismus, so sind da zweifellos gewisse Kräfte vorherrschend. Dann haben wir es zu tun mit dem Brustorganismus; darinnen ist die Lunge. Die Lunge, die ist ein Organ, welches, da der ganze menschliche Organismus überall in der verschiedensten Intensität dieselben Kräfte in sich hat, die Kräfte der Kopfbildung eben auch in sich trägt, aber in schwächerem Maßstabe, weniger intensiv. Und wenn man nun forscht, wie Ich, astralischer Leib, Ätherleib an der ganzen plastischen Bildung und auch Entbildung der Organe arbeiten, so kommt man zu dem paradoxen Ausspruch: Die Lungenbildung ist eine weniger intensive Kopfbildung, die Lungenbildung ist Metamorphose der Kopfbildung, die Lungenbildung bleibt nur auf ihrer früheren Stufe zurück, der Kopf schreitet weiter vor in bezug auf dieselben Bildekräfte, die in der Lunge auch vorhanden sind, die aber zurückbleiben.

Diese Lunge nun ist eine Metamorphose der Kopfgestaltung, und im wesentlichen dadurch, daß sie eine zurückgebliebene Metamorphose der Kopfgestaltung ist, gerade geeignet für ihre Funktionen, für das Atmen, während, wenn dieselben Kräfte, die in der Lunge zurückgeblieben sind und die Lunge für das Atmen geeignet machen, vorschreiten, die Lunge immer kopfähnlicher und kopfähnlicher wird. Die Folge davon ist, daß sie, indem sie immer kopfähnlicher und kopfähnlicher wird, dann die Gedankenkräfte selber aufnimmt, die organischen Kräfte des Denkens, daß sie also bestrebt ist, Denkorgan zu werden. Indem sie bestrebt wird, Denkorgan zu werden, indem sie zu stark die im Kopfe ganz richtig veranlagten Kräfte aufnimmt, wird sie disponiert zu dem, was die Lungenschwindsucht ist.

Diese Lungenschwindsucht ist nur aus dem ganzen Menschen heraus auf diese Weise zu verstehen. Sie ist durchaus so zu verstehen, daß man sagt: In einer schwindsüchtigen Lunge strebt das Atmen dahin, denkend zu werden. Im Kopfe ist das Atmen nämlich metamorphosiert, und alle Funktionen des Denkens bis eben zum Verarbeiten der Wahrnehmungen sind nichts anderes als ein nach oben, also nach der Weiterentwickelung gestaltetes Atmen. Der Kopf ist ein vorgeschrittenes, ein über das Lungenmaß hinausgeschrittenes Atmungsorgan, das nur das Atmen zurückhält und an die Stelle der Luftaufnahme durch das Atmen die Aufnahme der ätherischen Kräfte durch die Sinne stellt. Das Sinneswahrnehmen ist nichts anderes als ein verfeinerter, das heißt ein ins Ätherische hinein getriebener Atmungsprozeß. Der Kopf atmet, die Lunge atmet. Aber es atmet noch etwas im Menschen, was noch eine niedrigere Stufe in dieser metamorphosischen Bildung ist: das ist die Leber. Die Leber, die eine nicht zu Ende gekommene Lunge, eine nicht zu Ende gekommene Kopfbildung ist, die atmet auch. Bei ihr überwiegt nur dasjenige, was nun die andere Metamorphose wiederum ist, die polarische Metamorphose der Sinnesempfindungen: die Nahrungsaufnahme, die Nahrungsverarbeitung. Deshalb stehen Lunge- und Leberbildung in der Mitte zwischen der Magenbildung und der Gehirn- und Kopfbildung überhaupt. (313, 99ff.)

Wenn Sie nun das alles betrachten, was sich in den, ich möchte sagen, nach rückwärts hin geordneten Organen des Menschen – der Kopf ist ja auch nach rückwärts geordnet –, in Lunge, Leber abspielt, wenn Sie sich von den Organen, die nach rückwärts gewendet sind, wenden zu denjenigen, die nun, ich möchte sagen, mehr an die Gewebeflüssigkeit in diese Tätigkeit eingelagert sind, so bekommen Sie als Urorgan heraus das von der Lunge umschlossene Herz. Dieses Herz des Menschen ist ganz aus der Tätigkeit der Gewebeflüssigkeit herausgebildet, und seine Tätigkeit ist nichts anderes als der Reflex der inneren Tätigkeit der Gewebeflüssigkeit.[...]
In der Herztätigkeit und in dem Herzorgan liegt die am weitesten vorgeschrittene Organisierung desjenigen vor, was der Atmung [...] im Menschen entgegengesetzt ist. Da liegt dasjenige vor, was nun die polarische Metamorphose genannt werden kann im Gegensatz zu der bloß umgestalteten. Wenn man Kopf, Lunge, Leber betrachtet, so hat man verschiedene Stufen der metamorphosischen Umbildung. Sobald man das Herz im Verhältnis zur Lunge betrachtet, muß man von einer polarischen Metamorphose sprechen, muß man davon sprechen, daß das Herz in seiner Gestaltung das polarisch Entgegengesetzte der Lunge ist. Und alle diejenigen Organe, welche sich nun entwikkeln mehr nach vorne gelagert, wozu zum Beispiel in hervorragendstem Maße der weibliche Uterus gehört, sind dann wiederum stufwenweise Umgestaltungen der Herzbildung. Ich spreche von dem weiblichen Uterus, weil es auch einen männlichen Uterus gibt, der aber nur als Ätherleib vorhanden ist beim Mann. Der Uterus ist nichts anderes als ein umgestaltetes Herz. Aus dieser Betrachtungsweise über dieser Dinge geht alles dasjenige hervor, was man zum Verständnis dieser Organisation des Menschen aufzubringen hat. [...]
Wir haben die Lunge, die das Herz umschließt, wir haben gewissermaßen die Lunge, umspannend, umgreifend mit dem Atmungswesen das Zirkulationswesen. Aber ebenso haben wir, wenn wir den Menschen betrachten in bezug auf seine Gehirngestaltung, auf Lungen- und Lebergestaltung, also wenn wir

den ganzen oberen hinteren Menschen betrachten, eine weitergehende Atmung, umspannend alles dasjenige, was Zirkulationsgefäße sind mit dem Herzen zusammen. Was dann Verdauungsorganisation und auch Sexualorganisation ist, das haben wir auf diese Weise dann von dem obren und hinteren Menschen umschlossen. Die Organisation ist so, daß der obere und hintere Mensch den unteren und vorderen Menschen eigentlich umschließt. Wenn das das durchgreifend versteht und in dem Zusammensein, in dem Aufeinandersein des oberen und hinteren Menschen mit dem unteren und vorderen Menschen, was sich also hauptsächlich auslebt in der Wechselbeziehung zwischen Herz und Lunge, wenn wir das ordentlich betrachten und darinnen, in diesem Zusammenleben das Rhythmische studieren und dann die Nerven-Sinnestätigkeit an demjenigen studieren, was oben und hinten ist, was aber natürlich seinen anderen Pol in dem vorderen und unteren Menschen hat, und wenn wir dasjenige, was Stoffwechsel-Gliedmaßenvorgänge sind, an dem vorderen und unteren Menschen betrachten, und wiederum in seiner anderen Ausbildung am oberen und hinteren Menschen studieren, dann haben wir den ganzen Menschen vor uns [...]. (313, 99ff./107f./132f.)

9. Zu den physiologischen Grundlagen des Gedächtnisses im Zusammenspiel von oberer und unterer Organisation

Menschliche Erinnerungsfähigkeit und wirkende Wesensglieder

Wenn wir denken, so geht natürlich das Denken vom Ich aus, geht durch den astralischen Leib, aber es spielt sich dann hauptsächlich in den Bewegungen des Ätherleibes ab. Was wir immer denken, was wir vorstellen, spielt sich in den Bewegungen des Ätherleibes ab. Diese Bewegungen des Ätherleibes drükken sich förmlich ein in den physischen Leib. Das ist grob gesprochen, denn es handelt sich um viel feinere Vorgänge als um ein grobes Einprägen, aber man kann die Sache vergleichsweise so nennen. Und dadurch, daß diese Bewegungen des Ätherleibes in den physischen Leib eingeprägt werden, spielen sich für unser Bewußtsein die Gedanken ab, und dadurch auch erhalten sich die Gedanken in der Erinnerung. Gewissermaßen ist es so: Wenn wir einen Gedanken haben und den später einmal aus der Erinnerung hervorholen, so kommt bei dieser Arbeit des Sich-Erinnern-Wollens unser Ätherleib in Bewegung, und er paßt sich mit seinen Bewegungen dem physischen Leib an, und indem er hineinkommt in jene Eindrücke, die dieser Ätherleib bei den entsprechenden Gedanken in den physischen Leib gemacht hat, kommt der Gedanke wieder herauf ins Bewußtsein. Also Erinnerung ist daran geknüpft, daß die Bewegungen des Ätherleibes sich in den physischen Leib einprägen können. Natürlich ist das Gedächtnis an den Ätherleib gebunden, aber der Ätherleib muß eine Art von Bewahrer seiner Bewegungen haben, damit im physischen Leben das Erinnern zustande kommen könne. (174b, 160f.)

Nun fragen wir uns aber heute: Wie wirkt denn eigentlich das Gedächtnis? Wie geschieht es, daß wir Erinnerung haben an Verschiedenes, an Gegenstände und auch an Erlebnisse, die wir durchgemacht haben? Diese Frage wollen wir einmal ins Auge fassen. Wir wollen sie heute gleichsam ganz empirisch, beobachtungsgemäß ins Auge fassen.

Nehmen wir den Fall: Wir treffen heute einen Menschen, den wir vor fünf Tagen zum erstenmal gesehen haben. Wir erinnern uns, daß wir ihn vor fünf Tagen gesehen haben, daß er uns dazumal seinen Namen gesagt hat, daß wir mit ihm gesprochen haben. Wir sagen, wir erkennen diesen Menschen wieder. Was geschieht da in uns, wenn wir uns auf diese Weise an einen Menschen und an die Begegnung mit ihm nach einiger Zeit erinnern?

Nun, da kommt zuallererst folgendes in Betracht: Während wir vor fünf Tagen dem Menschen begegnet sind, hat unser Ätherleib gewisse Bewegungen ausgeführt. Wir fassen jetzt immer den Lichtteil des Ätherleibes ins Auge.

Selbstverständlich schwingen die andern Glieder, der Wärmeteil, der chemische Teil, der Lebensteil mit, aber wir fassen heute den Lichtteil unseres Ätherleibes ins Auge. Ich will ihn deshalb zunächst sogar Lichtleib nennen. Unser ätherischer Leib führt gewisse Bewegungen aus. Denn die Gedanken, die der Mensch erregt, mit dem wir zusammengetroffen sind, geben sich in unserem Lichtleib als innere Lichtbewegungen kund. Abgesehen davon, daß wir mit unseren Sinnen den Menschen sehen, haben wir somit von den Eindrücken her, die nicht durch die Sinne vermittelt werden, insofern etwas, als unser Lichtleib Bewegungen ausführt. Die ganze Begegnung mit dem Menschen hat also darin bestanden, daß unser Lichtleib allerlei Bewegungen ausgeführt hat. Stellen Sie sich das recht lebendig vor: Während Sie vor dem Menschen gestanden haben, während Sie mit ihm gesprochen haben, ist Ihr ätherischer Lichtleib fortwährend in Bewegung. Was Sie mit ihm sprechen, was Sie von ihm empfinden, über ihn denken, das alles offenbart sich in Bewegungen Ihres Lichtleibes.

Wenn man diesen Menschen nach Tagen nun wiederum sieht, so regt das neuerliche Sehen unsere Seele an, und diese Anregung bewirkt, daß der ätherische Leib rein aus seinem Beharrungsvermögen heraus diese Bewegungen wieder ausführt, die er vor fünf Tagen ausgeführt hat, als wir vor dem Menschen standen, mit ihm Gedanken ausgetauscht haben. Wenn Sie also nach fünf Tagen dem Menschen aufs neue entgegentreten, wird der ätherische Lichtleib dadurch angeregt, dieselben Bewegungen auszuführen, die er vor fünf Tagen ausgeführt hat. Mit einem Stück seines Ich und seines Astralleibes ist man während des Wachbewußtseins immer im äußeren Lichtäther darin. Das Schlafen geschieht ja dadurch, daß sich auch das Stück vom astralischen Leib und Ich in den äußeren Äther zurückzieht, das beim Tagwachen im physischen und im Ätherleib drin ist. Da man also mit seinem Ich und mit seinem Astralleib im Grunde genommen im äußeren Äther darin ist und der innere Ätherleib durch sein Beharrungsvermögen die Bewegungen, die er damals ausgeführt hat, wieder ausführt, so fühlt man nun das, was der Ätherleib damals an Bewegungen ausgeführt hat. Und das ist das Erinnern. Vom äußeren Äther aus innere Ätherbewegungen wahrnehmen, vom äußeren Lichtäther die Bewegungen des inneren Lichtleibes wahrnehmen, das bedeutet: sich erinnern.

Also denken Sie zum Beispiel: Es treten vor Ihnen zwei Menschen einander gegenüber. Meinetwillen sieht der eine von dem andern nur das Gesicht. Dadurch, daß der eine das Gesicht des andern beschaut, macht sein Ätherleib bestimmte Bewegungen. Jetzt geht er weg. Der Ätherleib behält die Tendenz, diese Bewegungen, wenn er dazu angeregt wird, wieder auszuführen. Nach fünf Tagen treten sich die beiden Menschen wieder entgegen. Sie nehmen sich wahr – zunächst nimmt der eine, dessen Ätherlichtleib die Bewegungen gemacht hat, den andern wahr. Dadurch wird sein Lichtleib wieder angeregt, dieselben Bewegungen zu machen, die er gemacht hat, als er das Gesicht wahrgenommen hat. Das kommt im Bewußtsein zum Ausdruck, indem das Bewußtsein sagt: Ich habe dies Gesicht schon gesehen. Das heißt, das Bewußtsein nimmt vom äußeren Lichtäther aus die inneren Lichtbewegungen des Lichtäthers im Menschen darin wahr. Das ist das Erinnern, das ist das Gedächtnis, rein als Beobachtungsvorgang. Man kann sagen: Im äußeren Lichte sieht man die durchgemachten Bewegungen des inneren Lichtleibes. Man sieht sie aber nicht als Lichtbewegungen. Warum sieht man sie im gewöhnlichen Leben nicht als Lichtbewegungen? Man sieht sie aus dem Grunde nicht als Lichtbewegungen, weil dieser Lichtätherleib im physischen Leib darinnensteckt. Dadurch schlagen die Bewegungen des Ätherleibes überall an den physischen Leib an. Und durch dieses Anschlagen verwandeln sich die Lichtbewegungen des Ätherleibes in die Erinnerungsvorstellungen. Man sieht nicht die Bewegungen des Ätherleibes, sondern die durch das Anschlagen an den physischen Leib bewirkten Vorstellungen. Aber das sind die Erinnerungsvorstellungen. (165, 118ff.)

[...] Für uns Menschen im physischen Leibe würde dasjenige, was im Ätherleib vorhanden bleibt von unserem Denken, verfließen, wie die Träume verfließen, wenn es sich nicht eingraben könnte in die physische Materie des physischen Leibes. So daß unsere Gedanken hier im physischen Leibe sich behaupten können dadurch, daß wir eben diesen physischen Leib haben.
Sie sehen also, was für ein komplizierter Prozeß dieses Denken eigentlich schon ist. Es hat seine Impulse im astralischen Leibe, eigentlich schon im Ich. Diese Impulse setzen sich als Kräfte in den Ätherleib hinein fort, rufen da die Gedanken hervor, und die Gedanken graben wiederum ihre Spuren in den physischen Leib ein. Und dadurch, daß sie eingegraben sind, können sie immer wiederum aus der Erinnerung während des physischen Lebens herausgeholt werden. (167, 31f.)

Wenn wir alle diese Tatsachen verfolgen, dann werden wir uns sagen können, daß, ebenso wie die Kraft des Vorstellens in dem astralischen Leibe, die Kraft des Erinnerns in dem Ätherleibe liegt. So daß wir etwa, wenn wir das Erinnern in dem Worte Gedächtnis zusammenfassen, sagen können: Das Gedächtnis ist ebenso mit dem Ätherleib eins, wie das Vorstellungsleben mit dem Astralleib, das Sinneswahrnehmen mit dem Ich eins ist. Jedenfalls wird das, was dem Vorstellen zugrunde liegt, in den Zeitverlauf unseres Daseins aufgenommen. Geradeso wie unser Wachstum, unsere Fortentwickelung zwischen Geburt und Tod in einem gewissen Zeitenstrome drinnen ist, so ist das, was als Erinnerung sich da erlebt, das, was als Gedächtnis sich darlebt, in diesem selben Strom drinnen und wir fühlen die Zusammengehörigkeit. [...] Wir dringen gewissermaßen von außen gehend nach innen immer weiter in unser eigenes Wesen hinein, wenn wir ausgehen von Sinneswahrnehmung und Ich, Vorstellungserleben und Astralleib, Erinnerungserleben und Ätherleib, und dann in den physischen Leib hinuntertauchen. [...] Wenn ich ein Schema aufzeichnen wollte, so würde es so sein **(Abb. 57)**: Nehmen wir einmal an, wir haben hier den physischen Leib *(rot)*, wir haben hier den Ätherleib *(gelb)*, wir haben hier den astralischen Leib *(blau)*, und wir haben endlich hier das Ich *(weiß)*. Jetzt wirkt ein Sinneserlebnis. Dieses Sinneserlebnis wird zunächst aufgenommen in das Ich. Es wird die Vorstellung daran geknüpft, indem es sich einlebt in den astralischen Leib; es wirkt die Kraft, die dann die Erinnerung möglich macht, indem es sich einlebt als Bewegung in den Ätherleib. Nun muß es sich aber stauen. Es darf nicht weitergehen, es darf nicht den physischen Leib ganz durchdringen, sondern muß sich hier stauen. Im physischen Leib entsteht nämlich, natürlich zunächst ganz unbewußt, von dem, was in der Erinnerung lebt, ein Bild. Das Bild ist gar nicht ähnlich dem, was das Erlebnis war, es ist eine Metamorphose; aber es entsteht ein Bild. So daß gesagt werden muß: Ebenso wie mit dem Ätherleib das Gedächtnis verbunden ist, so ist mit dem physischen Leib ein wirkliches inneres Bild verbunden. – Wir haben immer im physischen Leib, wenn sich solch eine Bewegung staut, die vom Ätherleib ausgeht, eine Imprägnierung, ein Bild. [...] Das Bild ist da, und Bild ist gewissermaßen im Menschen das letzte, wobei das äußere Erlebnis ankommt. Das andere, Vorstellen, Erinnern, sind Durchgangsmomente. Es darf nicht, was wir an der Außenwelt erleben, einfach durch uns hindurchgehen. Wir müssen ein Isolator sein; wir müssen es zurückhalten, und das tut zuletzt unser physischer Leib. Unser astralischer Leib verändert es, macht es blass in der Vorstellung; unser Ätherleib nimmt ihm allen Inhalt und enthält nur die Möglichkeit, es wiederum hervorzurufen. Aber das, was in uns eigentlich bewirkt wird, das drückt sich bildhaft in uns ein. Mit dem leben wir weiter. (206, 122ff.)

Wir können sagen, wenn wir den physischen Leib betrachten, von innen stellt er sich uns dar als das, was fortwährend sich entgegenstaut den Erlebnissen und Bild wird; von außen angesehen ist er eine Kraftorganisation. Und es ist auch beim physischen Leibe richtig beobachtet so, daß er tatsächlich besteht in einem Ineinanderwirken von Kräften mit Bildern. (206, 131)

Wir erfüllen unser Bewußtsein, indem wir die Sinneswahrnehmungen von außen empfangen. Wir empfangen die äußeren Sinneseindrücke, aber wir leiten sie nur bis zu einem gewissen Punkte. Da dürfen sie nicht hinunter. Da würden diese äußeren Natureindrücke – für die übersinnliche Erkenntnis zeigt sich dies – wie vergiftend wirken. Wir strahlen sie zurück. Dadurch wird zwischen dem, was im Menschen Bewußtseinsorgane sind, die die äußere Natur aufnehmen und dem, wo sich nun die eigentliche Natur fortsetzt, wo sie ihre aufbauenden Kräfte im Menschen noch entwickelt, eine Grenze geschaffen. Die bewußten Vorgänge dringen nicht unter diese Grenze hinunter, sondern werden statt dessen zurückgespiegelt und bilden unser Gedächtnis, unsere Erinnerung. Und das, was in unserer Erinnerung lebt, ist zurückgespiegelte äußere Natur, die nicht tiefer in uns eindringt. (79, 215f.)

Daß jede Erinnerung sich spiegelt durch das Versenktwerden in das Leben des physischen Leibes: dadurch wird sie zu einem Teile der Ich-Erlebnisse. (35, 132)

Die Erinnerungen werden von dem, was wir unser Inneres nennen, emporgetrieben **(Abb. 58)**. Indem sie emporgetrieben werden, stellen sie zunächst eine Betätigung im Ätherleibe dar, und die regt wiederum Vorstellungen an im astralischen Leibe; doch kommen die jetzt umgekehrt *(Pfeile)*. Aber sie müssen zuletzt stammen aus dem, was im physischen Leibe Bilder sind.
Nun merken Sie also, daß, ausgehend vom physischen Leibe, zum Ätherleib die Erregung strömt, welche der Erinnerung zugrunde liegt, und indem das Ich darinnen ist, ist das Ich auch hier. Ich muß also die Sache so zeichnen, daß ich schematisch nicht nur das Ich hier außen denke, sondern das Ich allerdings auch im physischen Leibe ist *(rötlich)* und vom physischen Leibe aus die Erinnerungen *(grün)* anregt, die dann zu Vorstellungen werden *(gelb)*.
Sie sehen also, ich kann eigentlich mit dem Schema, das ich da gezeichnet habe, gar nicht auskommen. Ich müßte anders zeichnen. Ich müßte sagen: Ich, astralischer Leib, Ätherleib, physischer Leib. Wenn ich aber die Erinnerung ins Auge fasse, dann müßte ich dasjenige, was da oben als Ich ist, auch noch in den physischen Leib hineinlegen. Es ist zu gleicher Zeit abgesondert für sich, und es erfüllt auf der andern Seite auch noch den physischen Leib. (206, 136f.)

Erinnerungsbildung und Traumphänomene – weiteres zur Arbeit der Wesensglieder an der Verinnerlichung von Erlebnissen

Wenn wir im wachen Zustande sind, so beleben wir mit unserem Ich unsere Sinne, mit unserem astralischen Leib unser Nervensystem und schicken dann dasjenige, was auf diese Weise zustande kommt, hinein in den ätherischen Leib und in den physischen Körper; denn man muß, wenn man in der physischen Welt leben will, alles dasjenige, was man im Ich und im astralischen Leibe erlebt, hinunterschicken in den ätherischen Leib und in den physischen Körper. Deshalb glaubt der Materialismus, daß der physische Körper alles sein könne im Menschenwesen, weil tatsächlich alles sich im physischen Körper abdrücken muß, sich offenbaren muß in dem Leben zwischen der Geburt oder, sagen wir, der Empfängnis und dem Tode.

Aber diese Arbeit des Eingliederns der Erlebnisse des Erdendaseins in den ätherischen Leib und in den physischen Leib, das geht nicht ohne Hindernisse und Hemmnisse vor sich. Wir sind niemals ohne weiteres eigentlich imstande, dasjenige, was wir durch die Sinne erleben, dasjenige, was wir durch unser Denken eingliedern in unser Nervensystem, unmittelbar auch hinunterzuschicken in die Organe, die zugehörig sind dem Bildekräfteleib und dem physischen Leib. Dasjenige, was wir aus der äußeren physischen Welt aufnehmen, ist zunächst, indem wir es aufnehmen, so gestaltet, so geformt, daß es dem äußeren Dasein gleicht. Wenn wir zum Beispiel irgend etwas wahrnehmen, das eckig gestaltet ist, so bildet sich für uns zunächst innerhalb unseres Ich und unseres astralischen Leibes das Erlebnis des Eckigen aus. Aber das kann nicht unmittelbar in den ätherischen Leib aufgenommen werden. Der ätherische Leib sträubt sich zunächst gegen dieses Aufnehmen desjenigen, was wir an der sinnlichen Außenwelt erleben. In diese Verhältnisse kann nur die imaginative Erkenntnis aufklärend hineinwirken. Die gewöhnliche sinnliche Beobachtung oder auch das sinnliche Experiment am Menschen oder die intellektualistische Überlegung reichen nicht hin, um diesen Vorgang anzuschauen, der da besteht in dieser notwendigen Umbildung und Umgestaltung desjenigen, was wir sinnlich wahrnehmen, damit es geeignet werde, in unserem Ätherleib und physischen Leib nun fortzuleben, so daß wir uns auch von ihm trennen können im Schlafe. Und erst wenn man beobachten kann, wie das Verhältnis zwischen Wachen und Schlafen beim Erdenmenschen eigentlich ist, dann kommt man darauf, daß im Leben ein fortwährender Kampf stattfindet. Man nimmt einen äußeren Eindruck auf, ein äußeres Erlebnis. Das kann aber nicht sogleich hinunter in den physischen und ätherischen Leib, weil, wenn ich mich dieses groben Beispiels bediene, das Erlebnis, das man hat an einem eckigen Ding, hinein muß in den ätherischen Leib, in den physischen Leib hinein, indem es erst gerundet wird, indem es erst dessen eigene Form annimmt. Es muß eine gründliche Umformung stattfinden.

Dieses Umformen dessen, was zunächst so flüchtig lebt, wie das Ich und der astralische Leib selber, in ein plastisches Gebilde, das dann leben kann im ätherischen Leibe, und in eine plastizierende Bewegung, die dann fortexistieren kann im physischen Leibe, dieses Umformen, das gibt einen innerlichen Kampf, der für das gewöhnliche heutige menschliche Bewußtsein allerdings unbewußt bleibt. Aber wer die imaginative Erkenntnis hat, kann diesen Kampf

anschauen, der in der Regel zwei bis drei Tage andauert. Man muß zwei-, manchmal dreimal geschlafen haben über einem Erlebnis, bis es sich verbindet mit den anderen Erlebnissen, die schon Abdrucke im physischen und im ätherischen Leibe sind. Man muß zwei- bis dreimal darüber geschlafen haben. Und die Traumeswelt drückt eigentlich äußerlich, aber eben nur äußerlich diesen Kampf aus. Indem der Mensch träumt, schieben sich, wie ich schon auseinandergesetzt habe, sein Ich und der Astralleib in den Ätherleib und physischen Leib hinein, stauen sich. Dieses Stauen, das ist der Ausdruck des Kampfes, den ich Ihnen jetzt schildere und der ungefähr zwei bis drei Tage dauert. Wenn man einmal über dem Erlebnis geschlafen hat, so ist es noch nicht genügend hineingesenkt in den ätherischen Leib. Erst wenn man zwei- bis dreimal darüber geschlafen hat, ist es eingesenkt in den ätherischen Leib. So daß man da, wo der Mensch lose verbunden ist in bezug auf seinen astralischen Leib und ätherischen Leib, ein fortwährendes Ineinanderweben sieht.
Ganz roh schematisch gezeichnet [Originalzeichnung nicht erhalten]: Wenn dies der Ätherleib ist und das der astralische Leib im Schlafe, dann findet beim Aufwachen oder Einschlafen an der Grenze ein fortwährender Kampf statt, eine lebendige Regung, die sich äußerlich im Traume ausdrückt, die aber innerlich dieses Einverweben der Erlebnisse in den ätherischen und physischen Leib bedeutet. Und erst wenn der Mensch zwei-, dreimal, manchmal öfter, über irgendeinem Erlebnis geschlafen hat, dann hat sich wieder verbunden dieses Erlebnis mit demjenigen, was schon verbunden war mit ätherischem und physischem Leib als Erinnerung; denn das ist es, worauf es ankommt, daß sich das Erlebnis in Erinnerung umwandelt, die dann ebenso im Bette liegenbleibt, wenn wir schlafen, weil sie im wesentlichen der Ausdruck des physischen und ätherischen Leibes in Gedanken ist. – Also nach zwei bis drei Tagen hat sich das Erlebnis erst der Erinnerung einverwoben. (227, 187)

Über den Übergang von Sinneseindrücken und Vorstellungen aus der oberen in die untere Organisation – von der Bedeutung der grauen und weißen Gehirnsubstanz

Wir haben zwei deutlich unterschiedene Glieder unseres Gehirnes: das mehr äußere Gehirn, die graue Masse, darunterliegend die mehr weiße Masse. Die weiße Masse geht dann in die Sinnesorgane hinein; die graue Masse liegt darinnen, sie ist viel weniger entwickelt als die weiße Masse. Annähernd grau und weiß ist sie ja nur. Aber schon so grob anatomisch betrachtet, ist die Sache so: Da machen die Gegenstände auf uns einen Eindruck, gehen durch das Auge, gehen weiter zu Vorgängen in der weißen Masse des Gehirnes.

Dagegen unsere Vorstellungen haben ihr Organ in der grauen Masse, die dann eine ganz andere Zellenbildung hat. Da drinnen flimmern die Vorstellungen, die verschwinden wie die Träume. Sie flimmern, weil da unten dasjenige vor sich geht, was die Eindrücke sind.
Wenn Sie darauf angewiesen wären, daß die Vorstellungen hinuntergehen, und Sie in der Erinnerung sie wieder heraufholen sollen, dann würden Sie sich an gar nichts erinnern, dann hätten Sie überhaupt kein Gedächtnis. Die Sache ist so: In diesem Augenblicke, sagen wir, sehe ich irgend etwas. Der Eindruck von diesem Irgendetwas geht in mich hinein, vermittelt durch die weiße Gehirnmasse. Die graue Gehirnmasse wirkt, indem sie da ihrerseits träumt von den Eindrücken, Bilder entwirft von den Eindrücken. Die gehen vorüber. Dasjenige, was bleibt, das stellen wir gar nicht vor in diesem Augenblick, sondern das geht da unten in unsere Organisation hinein. Und wenn wir uns erinnern, so schauen wir hinein: da unten bleibt der Eindruck.
Wenn Sie also Blau gesehen haben, so geht von dem Blau ein Eindruck in Sie hinein **(Abb. 59)**; hier *(oben)* bilden Sie sich die Vorstellung von Blau. Die geht vorüber. Nach drei Tagen beobachten Sie in Ihrem Gehirn den Eindruck, der geblieben ist. Und Sie stellen sich jetzt, indem Sie nach innen schauen, das Blau vor. Das erste Mal, wenn Sie das Blau von außen sehen, werden Sie von außen angeregt durch den Gegenstand, der blau ist. Das zweite Mal, wenn Sie sich erinnern, werden Sie von innen angeregt, weil die Blauheit in Ihnen sich abgebildet hat. Der Vorgang ist in beiden Fällen derselbe. Es ist immer ein Wahrnehmen, die Erinnerung ist auch ein Wahrnehmen. So daß eigentlich unser Tagesbewußtsein im Vorstellen sitzt; aber unter dem Vorstellen, da sind gewisse Vorgänge, die uns auch nur durch das Vorstellen heraufkommen, nämlich durch die Erinnerungsvorstellungen. Unter diesem Vorstellen liegt das Vernehmen, das eigentliche Wahrnehmen, und unter diesem erst das Fühlen. So daß wir intimer an der Hauptesorganisation, an der Denkorganisation das Vorstellen und das Wahrnehmen unterscheiden können. Das haben wir dann, was wir vernommen haben, an das können wir uns dann erinnern. Aber es bleibt eigentlich schon stark unbewußt. Es kommt nur herauf ins Bewußtsein in der Erinnerung. Was da eigentlich vorgeht im Menschen, das schon erlebt der Mensch eigentlich nicht mehr. Wenn er wahrnimmt, erlebt er die Vorstellung. Die Wirkung der Wahrnehmung geht in ihn hinein. Er kann aus dieser Wirkung die Erinnerung wachrufen. Aber da beginnt schon das Unbewußte. (235, 105ff.)

Prinzipielle Gesichtspunkte zur Gedächtnis- und Erinnerungstätigkeit im Zusammenwirken von oberer und unterer Organisation

Erinnere ich eine Vorstellung, so muß eine der Sinnestätigkeit polar entgegengesetzte innere Leibestätigkeit (in feinen Organen) stattfinden, und in der Seele tritt als Ergebnis die erinnerte Vorstellung auf. Diese Vorstellung bezieht sich auf einen Sinnesvorgang, der vor Zeiten vor meiner Seele gestanden hat. Ich stelle ihn vor durch ein inneres Erlebnis, zu dem mich die Leibesorganisation befähigt. (21, 130)

Denken Sie sich, wir nehmen etwas auf durch unseren Kopf, wie bei der Vermittlung durch die Sprache des andern, nehmen etwas auf mit dem Kopf, so geht das zunächst in das Ich hinein, in den Astralleib. Aber die Dinge stehen im Organismus in Wechselwirkung, und in dem Augenblicke, wo etwas hier angeschlagen wird, durch einen Eindruck in der Ich-Organisation, vibriert das auch in die andere Ich-Organisation, und in dem Augenblick, wo etwas in die eine astralische Organisation einschlägt, vibriert das auch durch in die andere astralische Organisation. Wenn das nicht wäre, meine lieben Freunde, hätten wir kein Gedächtnis, denn alle Eindrücke, die wir von der Außenwelt bekommen, haben ihre Spiegelbilder in der Stoffwechsel-Gliedmaßenorganisation; und habe ich einen Eindruck von außen, so verschwindet er von der Kopforganisation, die vom Physischen nach dem Ich hinein zentripetal angeordnet ist. Das Ich muß sich aufrecht erhalten, das kann nicht einen einzigen Eindruck stundenlang haben, sonst würde es identisch werden mit dem Eindruck. Aber unten bleiben die Eindrücke, und da müssen sie wieder herauf, wenn erinnert wird. (317, 79)

Erinnerung entsteht dadurch, daß der Sinneseindruck sich nach dem Leibe fortsetzt, so daß nicht nur in den Sinneseindrücken selbst das Ätherische von innen wirken kann, sondern in dem, was der Sinneseindruck im Leibe zurückgelassen hat, nun das Ätherische sich betätigt. Dann wird das, was in die Erinnerung gegangen ist, aus der Erinnerung wieder herausgeholt. (66, 176)

[...] Jedes Mal, wenn der Mensch ein Erlebnis hat und dieses Erlebnis durch einen Gedanken in der Erinnerung aufbewahrt, dann wird in unserem Ätherleib ein Abdruck, gleichsam eine Art Klischee des Erlebnisses gebildet. Aber [...] nicht so, daß dieser Abdruck etwa das Erlebnis photographisch abbilden würde. Ebensowenig wie der Buchstabe einer Schrift mit dem Laute zu tun hat, ebensowenig hat, was in unserem Leib als Abdruck existiert, ebensowenig hat diese Abbildung mit dem Erlebnis selbst zu tun. Er, der Abdruck, ist nur

Zeichen. Und dieses Zeichen ist merkwürdigerweise ähnlich der menschlichen Gestalt selber. Und zwar, wenn Sie von der menschlichen Gestalt die oberen Teile nehmen, den Kopf und höchstens noch etwas vom Oberleib und von den Händen, so haben Sie das, was jedes Mal im Ätherleibe beobachtet werden kann, wenn sich der Mensch Erinnerung bildet von einem Erlebnis. (162, 50f.)

Daß der Mensch sich an das einmal Erlebte erinnern kann, das beruht darauf, daß, indem der Ätherleib des Hauptes in Wechselwirkung tritt mit dem Ätherleib des übrigen Organismus, dasjenige, was im Ätherleib des Hauptes wirkt, in dem Ätherleib des übrigen Organismus Veränderungen hervorruft, die bleibend sind, und die heraufwirken bis in den physischen Organismus. (66, 246)

Über die Spiegelungsfähigkeit der unteren Leibesorgane

[...] Die Organe – ich werde jetzt sprechen von Körper und Kopf als dem Gegensatze –, die Organe des Körpers metamorphosieren sich, indem sie sich umstülpen. Also unsere Augen wären in unserer vorhergehenden Inkarnation irgend etwas in unserem Bauche gewesen, wenn ich den Ausdruck eben gebrauchen darf. Das hat sich umgestülpt in seinen Kräften und ist jetzt Augen geworden, und die haben die Fähigkeit erlangt, Nachbilder zu erzeugen. Diese Fähigkeit, Nachbilder an der Außenwelt zu erzeugen, die muß auch von etwas herkommen. Wovon kommt diese Fähigkeit, Nachbilder zu erzeugen, her?
Nun, betrachten wir einmal die Augen, die Aufgabe der Lebenstätigkeit des Auges, betrachten wir das einmal ganz unbefangen. Die Nachbilder beweisen uns ja nur, daß das Auge etwas Lebendiges ist, die Nachbilder beweisen uns ja nur, daß das Auge die Tätigkeit ein wenig festhält. Warum hält das Auge die Tätigkeit ein wenig fest? Lassen Sie uns von etwas Einfacherem ausgehen. Nehmen Sie einmal an, Sie greifen Seide an. Greife ich Seide an, so bleibt mir im Organ, im Gefühlsorgan eine Nachwirkung der Seidenglätte. Wenn ich wiederum an die Seide herankomme, so erkenne ich Seide wiederum an dem, was es in mir bewirkt hat. So ist es auch beim Auge. Das Nachbild hat etwas zu tun mit dem Wiedererkennen. Die innere Lebendigkeit, die da in Betracht kommt, damit das Nachbild entsteht, die hat etwas zu tun mit dem Wiedererkennen. Aber da draußen, wenn es sich um das Wiedererkennen handelt, da bleiben die Dinge. Sie bleiben draußen. Wenn ich jetzt jemanden von Ihnen sehe und ihn morgen wieder treffe und ihn wieder erkenne, da steht er leibhaftig da.
Vergleichen wir das jetzt einmal mit dem, woraus das Auge als Metamorphose sich entwickelt hat in bezug auf die Tätigkeit. Sehen wir auf das Organ in unserem inneren Organismus, aus dem sich das Auge entwickelt hat. Da muß

in einer gewissen Weise veranlagt sein dasjenige, was als die Fähigkeit des Nachbildens, als die Lebendigkeit des Auges erscheint, nur muß es nach innen gewendet sein. Da muß auch das etwas zu tun haben mit dem Wiedererkennen. Aber ein Erlebnis wiedererkennen heißt, sich daran erinnern. Suchen Sie also die ursprüngliche Metamorphose für die Tätigkeit des Auges in einem früheren Leben, so müssen Sie fragen nach der Tätigkeit des Organs, die wirkt für die Erinnerung. Diese Dinge lassen sich natürlich nicht so bequem und einfach darlegen, wie man es heute liebt; aber sie lassen sich eben dem Wege nach andeuten. Und verfolgen Sie den Weg, dann werden Sie finden: alle unsere Sinnesorgane, die nach außen gerichtet sind, haben ihre Gegenbilder in unseren inneren Organen. Und diese inneren Organe sind ja zu gleicher Zeit die Organe der Erinnerung. Mit dem Auge sehen Sie dasjenige, was im äußeren Leben wiederkehrt; mit dem, was in Ihrer Leibeshöhle entspricht der früheren Metamorphose des Auges, erinnern Sie sich an die Bilder, die Ihnen das Auge vermittelt. Mit dem Ohre hören Sie die Töne; mit demjenigen, was in Ihrer Leibeshöhle dem Ohr entspricht, erinnern Sie sich an die Töne. Und so wird der ganze Mensch, indem er seine Organe nach dem Innern öffnet, zum Erinnerungsorgan. [...]
[Es] entstehen [...] die Erinnerungen durch das Zurückschwingen der Organe. (201, 108f./110)

Nehmen Sie die Lungenorganisation, Leberorganisation und so weiter, Sie kommen dazu, nach dem Inneren schauend, gewissermaßen die Oberfläche der einzelnen Organe zu überblicken, natürlich durch geistigen Blick nach innen. Was ist diese Oberfläche der Organe? Diese Oberfläche der Organe ist nämlich nichts anderes als ein Spiegelungsapparat für das seelische Leben. Was wir wahrnehmen und auch was wir gedanklich verarbeiten, das spiegelt sich an der Oberfläche unserer sämtlichen inneren Organe, und diese Spiegelung bedeutet unsere Erinnerungen, unser Gedächtnis während des Lebens. Also was sich da, nachdem wir es wahrgenommen und verarbeitet haben, an der Außenfläche unseres Herzens, unserer Lunge, unserer Milz und so weiter spiegelt, was da zurückgeworfen wird, das ist dasjenige, was die Erinnerungen abgibt. [...] Da sind die verschiedensten Organe beteiligt. Wenn es sich zum Beispiel handelt um die Erinnerung, sagen wir, sehr abstrakter Gedanken, da ist außerordentlich stark beteiligt daran die Lungen, die Lungenoberfläche. Wenn es sich mehr um gefühlsgefärbte Gedanken handelt, um Gedanken also, die eine Gefühlsnuance haben, da ist sehr stark die Leberoberfläche daran beteiligt. [...] [...] Alles, was mehr, ich möchte sagen, nach der Gefühls- und Emotionsseite hin gedächtnismäßig reflektiert ist, das hängt auch zusammen mit dem, was reflektiert wird an den Nierenorganen. Wenn wir Lungenreflektionen,

Leberreflektionen nehmen, so sind das mehr die Gedächtnisvorstellungen, die eigentlichen Gedächtnisvorstellungen. Gehen wir zum Nierensystem, so haben wir das, was wir als bleibende Gewohnheiten dieser Inkarnation haben [...]. [...] Nun, an dem Herzen wird allerdings etwas reflektiert, was schon nicht mehr bloß eigentlich Gedächtnis- und Gewohnheitssache ist, sondern es spiritualisiert sich da schon, wenn es an die Außenwand des Herzens kommt, das Leben. Denn was da zurückgeworfen wird vom Herzen, das sind die Gewissensbisse. Das ist einfach, ich möchte sagen, ganz physischerseits zu nehmen: die Gewissensbisse, die in unser Bewußtsein hereinsstrahlen, sie sind dasjenige, was von unseren Erlebnissen durch das Herz reflektiert wird. So lehrt es einen die spirituelle Erkenntnis des Herzens. (205, 100f./104f.)

Über die Entstehung der eigentlichen Gedächtnisvorstellung in der oberen Organisation – zur organologischen Mitwirkung von Hypophyse und Epiphyse

Wenn wir aber die Eindrücke in uns so fest machen, daß wir sie nach einiger Zeit – ja, oder auch nur nach Minuten – wieder heraufholen können, dann prägen wir die Eindrücke, die wir durch unser Ich gewonnen und durch unseren Astralleib verarbeitet haben, in unseren Ätherleib ein; so daß wir also in den Gedächtnisvorstellungen vom Ich aus hineingepreßt haben in den Ätherleib dasjenige, was wir als seelische Betätigung in der Berührung mit der Außenwelt gewonnen haben. Wenn wir nun die Fähigkeit haben, von unserer Seele her in den Ätherleib hineinzupressen unsere Erinnerungsvorstellungen, und wenn wir den Ätherleib auf der anderen Seite anerkennen als den nächsten übersinnlichen Ausdruck unseres Organismus, so fragt es sich nun: Wie geschieht dieses Hineinpressen? Wie geht das vor sich, daß der Mensch tatsächlich das, was vom Astralleibe verarbeitet ist, jetzt wirklich in den Ätherleib hineinbringt? Wie kann er es in den Ätherleib überleiten?
Diese Überleitung geschieht auf eine sehr merkwürdige Weise. Wenn wir zunächst ganz schematisch den Verlauf des Blutes durch den ganzen menschlichen Körper betrachten und dieses Blut als den äußeren physischen Ausdruck des menschlichen Ich fassen, so sehen wir – wenn wir das jetzt so betrachten, als ob wir im Ätherleibe drinnen stünden –, wie das Ich arbeitet in Korrespondenz mit der Außenwelt, wie es Impressionen empfängt und diese zu Vorstellungen verdichtet, und wir sehen, wie dabei in der Tat unser Blut nicht nur tätig ist, sondern wie unser Blut im ganzen Verlauf, namentlich nach oben zu – nach unten weniger –, überall den Ätherleib erregt, so daß wir überall im Ätherleibe Strömungen sich entwickeln sehen, die einen ganz bestimmten Verlauf nehmen. Sie erscheinen so, als ob sie sich an das Blut anschließen würden, vom Herzen nach dem Kopfe gehen und sich im Kopfe sammeln

würden. Sie sammeln sich ungefähr so – wenn ich jetzt einen äußeren Vergleich gebrauchen darf –, wie etwa Ströme von Elektrizität einer Spitze zugehen, der eine andere Spitze entgegengestellt ist, und so zum Ausgleich von positiver und negativer Elektrizität hinstreben.

Wenn wir diesen Vorgang okkult betrachten mit entsprechend geübter Seele, so sehen wir, wie in einem Punkte sich jene Ätherkräfte unter einer gewaltigen Spannung zusammendrängen, welche hervorgerufen sind durch die Eindrücke, die jetzt gewisse Vorstellungen werden wollen, Gedächtnisvorstellungen, die sich in den Ätherleib einprägen wollen. Man sieht es den Ätherkräften an, daß sie Gedächtniskräfte werden wollen. Ich will die letzten Ausläufer dieser Ätherströmungen nach dem Gehirn herauf und das Sichzusammendrängen so zeichnen, wie es sich etwa wirklich darstellen würde **(Abb. 60)**. Wir sehen da eine mächtige Spannung, die sich an einer Stelle sammelt und gleichsam sagt: Ich will in den Ätherleib hinein! – Wir sehen nun, wie dieser Ätherströmung des Kopfes andere Strömungen entgegenkommen, die ausgehen namentlich von den Lymphgefäßen und die sich so sammeln, daß sie sich der ersten Strömung entgegenstellen. So haben wir im Gehirn, wenn sich eine Gedächtnisvorstellung bilden will, einander gegenüberstehen zwei Ätherströmungen, die sich mit größtmöglicher Kraft konzentrieren, etwa so wie positive und negative Elektrizität sich an ihren Polen mit größter Spannung konzentrieren und nach Ausgleich streben. Ein Ausgleich zwischen den beiden Ätherströmungen geschieht in der Tat, und wenn er vollzogen ist, dann ist eine Vorstellung Gedächtnisvorstellung geworden und hat sich dem Ätherleibe einverleibt **(Abb. 61)**.

Solche übersinnlichen Realitäten, solche übersinnlichen Strömungen im menschlichen Organismus drücken sich dadurch aus, daß sie sich auch ein physisch-sinnliches Organ schaffen, welches wir wie eine Versinnlichung solcher Strömungen anzusehen haben. So haben wir ein Organ, welches sich im mittleren Gehirn befindet, das der physisch-sinnliche Ausdruck ist für das, was als Gedächtnisvorstellung sich bilden will. Dem stellt sich gegenüber ein anderes Organ im Gehirn, das der Ausdruck ist für diejenigen Strömungen im Ätherleib, die von den unteren Organen kommen. Diese beiden Organe im menschlichen Gehirn sind der physisch-sinnliche Ausdruck für diese beiden Strömungen im menschlichen Ätherleibe, sie sind etwas wie letzte Anzeichen dafür, daß solche Strömungen im Ätherleibe stattfinden. Es verdichten sich gleichsam diese Strömungen so stark, daß sie die menschliche Leibessubstanz ergreifen und zu diesen Organen verdichten, so daß wir in der Tat den Eindruck haben, wie wenn von dem einen Organ helle Lichtströmungen ausstrahlen, die zu dem anderen Organ überfließen. Das physische Organ, das die Gedächtnisvorstellung bilden will, ist die Zirbeldrüse, der aufnehmende Teil ist der Gehirnanhang, Hypophysis **(Abb. 62)**. (128, 85ff.)

Weiteres zur Genese der Gedächtnisvorstellung im Zusammenspiel von oberer und unterer Organisation

Der Mensch sieht die Umwelt. Was heißt das eigentlich: Der Mensch sieht die Umwelt? – Wollen wir zunächst das einmal ganz rein auf das Tatsächliche hin ins Auge fassen. Der Mensch sieht die Umwelt – heißt, irgend etwas wirkt auf ihn. Aber wir müssen uns fragen, wenn es sich um den vollständigen Menschen handelt, auf was wirkt da zunächst die Umwelt?

Nun, wenn es auch für eine oberflächliche Betrachtung so aussehen könnte, als ob auf den physischen Organismus des Menschen dasjenige wirkt, was da beim Sehen aus der Umwelt herauskommt, so ist es doch nicht so. Wir haben zwar, wenn wir der Außenwelt sehend gegenüberstehen, das physische Auge **(Abb. 63)**. Gewiß, wir haben das physische Auge, aber alles, was im physischen Auge vor sich geht, das ist erst etwas Mittelbares. Was zunächst geschieht, das ist eigentlich ein Spiel von Vorgängen im Ich und im astralischen Organismus. Ich will das dadurch andeuten, daß ich das Auge mit diesem *(gelb)* als dem Ich durchsetze – es geht natürlich dann weiter den Organismus hinein – und mit diesem *(rot)* als dem astralischen Organismus. Wir müssen uns ganz klar sein, dasjenige, was zuerst in Betracht kommt, wenn wir sehen, das sind Vorgänge im Ich und im astralischen Organismus. Sie können das eigentlich unmittelbar erkennen, wenn Sie nicht oberflächlich, sondern etwas intimer Ihr Sehen ins Auge fassen. Sie brauchen sich nur darauf zu besinnen, wenn Sie zum Beispiel irgendwo eine rote Farbe sehen, ob Sie sich selber in dem Augenblicke, wo Sie das Rot sehen, unterscheiden können in bezug auf Ihr Ich von diesem Rot. Sie können das nicht, Sie können sich nicht unterscheiden von diesem Rot, Sie *sind* dieses Rot. Dieses Rot ist etwas, was Ihr Bewußtsein ganz erfüllt. Sie sind nichts anderes als dieses Rot. Sie können ja das ganz besonders gut dadurch sehen, daß Sie, sagen wir, sich vorstellen, dieses Rote wäre das einzige, was Sie sehen können. Sie sehen eine große rote Fläche. Sie müssen sich erst besinnen, wenn Sie diese große rote Fläche anschauen, daß Sie ein Ich sind. Sie müssen erst das Ich abtrennen. Aber während Sie die große rote Fläche anschauen, während dieser Zeit ist das Rot und das Ich zusammengeflossen. Und ebenso ist es mit dem astralischen Organismus des Menschen.

Also das erste, was wir ins Auge zu fassen haben, wenn wir sehen, sind Vorgänge im Ich und im astralischen Organismus. Beim Auge kommt in Betracht – sehen Sie sich nur einmal an, in welch komplizierter Weise das Auge in Betracht kommt –, daß der Mensch ein Nierensystem hat; ich zeichne es hier schematisch *(dunkelblau)*. Dieses Nierensystem gehört zunächst dem physischen Organismus des Menschen an und hat in sich feste Bestandteile. Sie wissen, ich habe Ihnen öfter gesagt: der Mensch hat nicht so außerordentlich viel Festes, Mineralisches in sich. Er ist zu neunzig Prozent eigentlich eine Wassersäule. Aber er hat immerhin feste Bestandteile in sich. Diese festen Bestandteile schwimmen eigentlich fortwährend im Flüssigen, im Wäßrigen. So daß wir zu gleicher Zeit dieses Nierensystem als den Ausgangspunkt anzusehen haben von Wäßrigem, das nicht nur in der Absonderung vom Nierensystem vorhanden ist, sondern das durch den ganzen Organismus geht, unter anderen auch ins Auge heraufgeht.

Aber dieses Wäßrige, das da vom Nierensystem gewissermaßen ausstrahlt in den ganzen Organismus und auch bis ins Auge hineinstrahlt, das ist durchaus nicht ein totes Wäßriges, sondern das ist ein lebendes Wäßriges. Sie würden eine ganz falsche Vorstellung bekommen von dem, was im Menschen das Flüssige, das Wäßrige ist, wenn Sie sich innerhalb des lebendigen menschlichen Organismus vorstellen wollten *(blau)*, daß man es da mit Wasser zu tun hat, so wie es im Bach fließt. Das ist nicht der Fall. Im Bach haben wir totes Wasser, im menschlichen Organismus haben wir lebendes Flüssiges. Es ist nicht nur die Plasmaflüssigkeit lebendig, es ist alles Flüssige im menschlichen Organismus lebendig. Und in diesem Flüssigen sind fein aufgelöst auch überall diese Ihnen früher schon genannten festen Bestandteile, die gewissermaßen auf den Wogen des Flüssigen fortgetragen werden, auch bis in die Augen hinein. Wiederum auf den Wogen der inneren Flüssigkeit strahlt der ätherische Organismus des Menschen in die Augen hinein. Im Auge begegnet sich jetzt zweierlei. Der ätherische Organismus des Menschen *(blau)* füllt das Auge aus, vom Auge den Sehnerv; und was jetzt in diese vom ätherischen Organismus ausgefüllte Flüssigkeit hineinströmt, das ist das astralische Bild, das im menschlichen astralischen Leibe entsteht *(rot)*. Und dies hier *(gelb)* ist das, was durch das Ich entsteht. Das strömt da hinein; es strömt da auch weiter.

Dadurch aber kommen zusammen im menschlichen Auge und auch im menschlichen Sehnerven einmal der Eindruck von außen, der eigentlich zuerst im Ich und im astralischen Leibe war, und dann von innen der physische Leib und der ätherische Leib; der physische Leib getragen auf den mineralischen Bestandteilen der menschlichen Natur, der ätherische Leib getragen auf den flüssigen Bestandteilen der menschlichen Natur.

Nun ist das so, daß das nicht beim Auge bleibt; sondern was das Auge da vermittelt, das strahlt in den übrigen Organismus hinein. Wir haben es überhaupt beim Sehen zu tun mit einer Begegnung desjenigen, was da auf eine außerordentlich komplizierte Weise sich abspielt im Ich und im astralischen Leib mit demjenigen, was gewissermaßen vom Inneren des Organismus entgegenschlägt als physischer und als ätherischer Leib, aber als physischer Leib in den mineralischen Bestandteilen, und als ätherischer Leib auf den Wogen der lebendigen Flüssigkeit.

Nun, was ich Ihnen da für das Sehen gezeigt habe, das spielt sich eigentlich fortwährend im menschlichen Organismus ab. Fortwährend begegnen sich im menschlichen Organismus der ätherische Leib, ich möchte sagen, unter dem Antriebe des physischen Leibes auf den Wogen der lebendigen Flüssigkeit, und der astralische Leib mit alldem, was äußere Eindrücke sind, impulsiert von dem Ich. Und von der Art und Weise, wie sich diese beiden Ströme in uns begegnen, hängt eigentlich unsere ganze menschliche Verfassung, unsere ganze innere Situation ab, denn sie müssen sich in der richtigen Weise begegnen. Was heißt das: sich in der richtigen Weise begegnen? Nun, da haben wir es wiederum mit etwas außerordentlich Kompliziertem zu tun. In der Hauptesorganisation des Menschen, da ist es zunächst so, daß das Haupt eigentlich ein plastisches Abbild ist der Kräfte, die der Mensch im vorirdischen Dasein als seelisch-geistiges Wesen hatte. Das Haupt ist plastisch ausgebildet, und es wird auch im Embryonalleben sehr früh ausgebildet und es behält eigentlich nur übrig die Kraft, zu gestalten. Das menschliche Haupt, wenn es nicht diese Kraft, zu gestalten, hätte, wäre eigentlich ein toter Körper. Dieses menschliche Haupt ist ein wunderbares Gebilde. Es ist ein getreulicher Abdruck des physischen, des ätherischen, sogar des astralischen Leibes, sogar des Ich, es bildet ab, wie diese hereinkommen aus überirdischen Welten in das Erdendasein. Das Haupt bildet sich wirklich aus als ein Abbild jener kosmischen Erlebnisse, die der Mensch im vorirdischen Dasein durchgemacht hat, und es behält nur zurück die plastisch bildenden Kräfte. Wenn wir das Kind betrachten, so geht eigentlich von seinem Kopfe alle plastische Bildungskraft aus. Vom Kopfe strahlt in den übrigen Organismus das hinein, durch das der Mensch während seines Wachsens seine Organe in der entsprechenden Weise plastisch ausgestaltet erhält.

Also, was vom Haupte ausgeht, das ist durchaus nur plastisch bildende Kraft. Und wenn so etwas jetzt ins Haupt hereindringt wie das, was beim Sehen hereinkommt, so wird es eigentlich gleich so empfangen, daß eine Kraft sich bildet, die gestalten will. Was da durch die Augen hineingeht, das will innerlich im Menschen Gestalt annehmen. Vor allen Dingen will es die Nerven, das Nervensystem so gestalten, daß gewissermaßen im Inneren des Menschen eine Art Abbild ist von dem, was als äußerer Eindruck da war. Man kann also sagen: in dieser Richtung, von den Sinnen nach innen, geht eine gestaltende Kraft **(Abb. 64)**. Diese Kraft will den Menschen gewissermaßen in feiner Weise zur Bildsäule machen. Es ist wirklich so: alles, was wir sehen, will uns eigentlich in einer gewissen feinen Weise zur Bildsäule machen. Dagegen kommt dieser Kraft, also zum Beispiel hier vom Nierensystem in all dem, was ich hier beschrieben habe, eine andere Kraft entgegen *(Pfeile von unten nach oben)*. Die löst fortwährend auf, was da gestaltet werden will. Denken Sie sich, wie das ist. Wenn ich Ihnen das aufzeichnen will, so müßte ich sagen: Vom Auge aus, da will sich hier ein sehr feines Bild, eine Gestalt bilden. Bis zum physischen Gestaltbilden will das gehen. Es findet immer eine Art solcher Einfluß statt, daß sich Salzsubstanzen, die sonst aufgelöst sind, gewissermaßen zusammenbacken, daß sie also festes Salz werden wollen. Es findet also fortwährend eine Tendenz zum Gestalten statt. Nun, von da unten geht immer eine Tendenz aus, das wiederum aufzulösen. So daß wir fortwährend im menschlichen Organismus von außen nach innen eine Tendenz haben, das, was eine Bildsäule werden soll; und von innen wird es immerfort wiederum aufgelöst.

Dieser Vorgang, der durch die Begegnung des Astralischen mit dem Ätherischen, das auf den Wogen des Flüssigen dem Astralischen entgegenkommt, sich abspielt, der ist für das menschliche Leben von einer immensen Wichtigkeit, er bedeutet eigentlich im Grunde genommen das ganze menschliche Leben. Denn nehmen Sie einmal an, es teilt Ihnen heute abend irgend jemand etwas mit. Das ist auch ein Eindruck. Er kommt auf andere Weise sinnenfällig zustande, als wenn Sie eine rote Fläche sehen, aber es ist auch ein Eindruck. Das, was Ihnen da mitgeteilt wird, das will wiederum in Ihnen Gestalt werden. Kann es Gestalt werden, dann bleibt es Ihnen in der Erinnerung. Und wenn Sie gerade einen Kopf haben, der sehr darauf aus ist, immer gleich alle Eindrücke einzusalzen, dann haben Sie ein wunderbares Gedächtnis. Sie können wie ein Automat immer alles abratschen, was Ihnen irgend jemand mitteilt. Aber so ist es bei den meisten Menschen nicht, denn bei den meisten Menschen ist sehr stark die Tendenz vorhanden, wiederum aufzulösen; was da als Flüssigkeitsstrahlung mit dem ätherischen Leib den plastischen Bildekräften entgegenkommt, das löst immerfort auf. Es ist eigentlich ein warmer Strom, der fortwährend auflöst. Wenn man diese Sache betrachtet, dann ergibt sich etwas außerordentlich Interessantes.

Wenn man zum Beispiel so richtig als Mensch, nicht als ein menschlicher Automat, die Dinge haben will, die man gedächtnismäßig behält, so soll das nicht so sein, daß wenn jemand einem etwas mitteilt, man gleich ein so festes inneres Salzgebilde kriegt, daß man immerzu die Sache abratschen kann. Es gibt solche Menschen, aber man wird dann unselbständig; man selbst ist es dann nicht mehr, der die Dinge erinnert, sondern die Dinge nehmen einen in Anspruch, man wird Automat. Will man ein selbständiger Mensch sein, dann muß folgender Vorgang sich abspielen.

Zunächst ist das, was Ihnen einer sagt und was man liest, im Ich und im astralischen Leibe und will jetzt durch die Gehirnorganisation, durch die Hauptesorganisation zunächst in die Flüssigkeit eindringen und dann sich konsolidieren, eine Art mineralisches Gebilde, ein salzartiges Gebilde hervorrufen. Aber es ist gut, wenn die innere Strömung kommt und das zunächst auslöscht, so daß höchstens der Eindruck in die Flüssigkeit eindringt – da verschwimmt er aber – und es zunächst zu keinem festen Gebilde kommt. Dadurch, daß es zunächst zu keinem festen Gebilde kommt, bleibt die Sache bloß im astralischen Leibe. Jetzt schläft man die nächste Nacht **(Abb. 65)**. Da geht es mit dem astralischen Leibe und mit dem Ich heraus. Da verstärkt es sich etwas während des Schlafzustandes *(rechts)*. Dann kommt es wieder mit dem Aufwachen herein *(links)*, wird womöglich wieder ausgelöscht; und das geschieht in der Regel drei- bis viermal. Erst nach dem vierten Schlafe ist dann die auslöschende Kraft nicht groß genug mehr, und dann setzt sich das so fest, daß dieses plastische Gebilde, was da drinnen nicht mehr aufgelöst wird, die Grundlage für die Gedächtnisvorstellungen, für die Erinnerungen wird.

Sie werden sagen: Ich erinnere mich aber auch an diejenigen Dinge, die ich gestern gehört habe, wo ich nicht ein paarmal darüber geschlafen habe. – Ganz richtig; aber darauf kommt es zunächst nicht an. Daß Sie sich an die Dinge, die Sie gestern gehört haben, erinnern, das rührt davon her, daß die Sache noch im astralischen Leibe ist, eventuell noch einen Eindruck im Ätherleib macht. Aber man vergißt ja auch nicht gleich nach einem Tag, nicht nach dem zweiten, nach dem dritten Tag. Wenn die Sache wirklich vergessen wird, so ist die innere auflösende Kraft noch nach dem vierten Tag so stark, daß die ganze Sache aufgelöst wird; dann *ist* sie aufgelöst. Denn wenn bei der Stärke, die da vorhanden ist dadurch, daß das ein viertes Mal hereinkommt, es da noch aufgelöst werden kann, dann vergessen wir unweigerlich die Sache. Das ist eine sehr interessante Tatsache. Und diese Tatsache, die man beobachten kann auf dem Wege der Imagination, wenn man einfach schaut, wie die Dinge behalten werden, die führt uns auf etwas anderes; die führt uns darauf, zu erkennen, daß der Kopf, das Haupt des Menschen überhaupt ein viel langsamerer Patron ist als der übrige Mensch. Wenn wir von einer Dreigliederung des Menschen gesprochen haben und zunächst den rhythmischen Organismus in der Mitte halten, auf der einen Seite den Nerven-Sinnesorganismus, also den Hauptesorganismus haben, auf der anderen Seite den Gliedmaßen-Stoffwechselorganismus, so können wir sagen: der Hauptesorganismus, der schlägt eigentlich mit seiner ganzen Entwickelung, mit seinem ganzen Sein und Werden ein viel langsameres Tempo ein als der Stoffwechsel-Gliedmaßenorganismus. Und es ist so, daß während dieses Innen-Zusammenballen, dieses Gestalten – es ist ja nicht so, aber ich will es beispielsweise sagen – für irgendeinen Eindruck, sagen wir, eine Sekunde brauchte, so gab es von seiten des Nierensystems aus schon vier Stöße des Auslöschens. Also vier Attacken des Auslöschens gab es schon.

Das zeigt sich daran, daß unser Puls viermal schlägt, während wir einmal atmen. Das Atmungssystem ist dasjenige, das, was vom rhythmischen System aus hinauf nach dem Haupte wirkt und ihm das viermal langsamere Tempo beibringt. Der Puls, also die Blutzirkulation ist dasjenige, was nach dem Stoffwechsel-Gliedmaßensystem vom rhythmischen System aus wirkt, und ihm das viermal schnellere Tempo beibringt. Und in dem, was sich da ausdrückt durch das viermal schnellere Tempo der Blutzirkulation, in dem liegt alles Auflösende. In demjenigen, wie es sich ausdrückt durch das viermal langsamere Tempo des Kopfes, in dem liegt alles Verfestigende, alles das, was den Menschen eigentlich zur Bildsäule machen möchte.

Es ist schon interessant, daß eigentlich diese Begegnung, die ich Ihnen geschildert habe, also, sagen wir, das Heraufschlagen der Stöße des Nierensystems und das Herunterschlagen der Stöße, die von den äußeren Einflüssen kommen, daß diese auch in einem Rhythmus von Atmung und Blutzirkulation stehen, daß eigentlich, während der Eindruck geschieht, viermal auf einen eine Auflösungsattacke gemacht wird. Und davon rührt es auch her, daß wir viermal darüber schlafen müssen, damit sich der Einschlag von außen genügend befestigt.

Die Dinge gliedern sich in einer wunderbaren Weise zusammen, wenn man wirklich auf die innere Konfiguration des menschlichen Organismus eingehen kann. (218, 52ff.)

10. Irdische und kosmische Bildung der Leibessubstanz im dreigliedrigen Organismus

Über die polaren Substanzbildeprozesse des Nerven-Sinnes- und Stoffwechsel-Gliedmaßensystems

Wie stellt man sich denn in unserer Zeit anatomisch-physiologisch den Menschen in seiner Entwickelung vor? Er ißt, er bekommt Stoffe der Nahrung in seinen Magen, er verdaut sie, wirft gewisse Stoffe ab und ersetzt das, was ersetzt werden muß, durch die Stoffe, die er aufnimmt.

So ist es aber nicht, sondern der Mensch ist ein dreigliedriges Wesen, er ist Nerven-Sinnes-Mensch, er ist rhythmischer Mensch und er ist Stoffwechsel-Gliedmaßen-Mensch. In den eigentlichen Stoffwechsel-Gliedmaßen-Menschen geht substantiell gar nichts von dem hinein, was in den Nahrungsmitteln liegt, sondern das nimmt alles der Nerven-Sinnes-Mensch auf. Der Nerven-Sinnes-Mensch nimmt das auf, was gebraucht wird an Salzen und an solchen Stoffen, die immer fein verteilt sind in Luft und Licht, und leitet es in den Stoffwechsel-Gliedmaßen-Menschen. Der Stoffwechsel-Gliedmaßen-Mensch wird ganz von oben herunter genährt. Es ist gar nicht wahr, daß er aus den physischen Nahrungsmitteln seine Substanzen erhält. Wenn Substantielles von der Erde in den Stoffwechsel-Gliedmaßen-Menschen kommt, so ist schon die Krankheit da. Alles, was durch die Nahrung aufgenommen und was verdaut wird, alles das versorgt nur die Organe des Nerven-Sinnes-Menschen. Gerade der Kopf ist dasjenige, was substantiell von der Erde aus gebildet wird. Die Organe des Stoffwechsel-Gliedmaßen-Menschen hingegen sind vom Himmel aus gebildet. Das, was im rhythmischen Menschen ist, hat eine nach beiden Seiten hin gehende ausgleichende Bedeutung. Der Mensch ißt nicht den Sauerstoff der Luft, sondern er atmet ihn ein. Es ist eine gröbere Art, wie der Mensch durch sein Nerven-Sinnes-System Substantielles aufnimmt, als für den Stoffwechsel-Gliedmaßen-Menschen. Eine ungeheuer verfeinerte Atmung ist es, wodurch der Mensch das aufnimmt, was er für den Stoffwechsel-Gliedmaßen-Menschen braucht. Die Atmung ist demgegenüber etwas Gröberes. Und was der Mensch mit dem Sauerstoff macht – Kohlensäure erzeugen –, das ist wiederum etwas Feineres gegenüber dem, was geschieht, damit die Nahrungsmittel, die durch den Magen gehen, den Kopf versorgen können. Der Übergang ist im rhythmischen Menschen.

Das ist die Wahrheit über den Bau des menschlichen Organismus und seine Prozesse. (346, 135f.)

[...] Alles dasjenige, was an Substanzen in der Kopforganisation ist [...], das ist von irdischer Materie. Was an Materie da drinnen ist im Kopf, ist von irdischer Materie. Schon im Embryonalen wird irdische Materie hineingeleitet in die Kopforganisation. Die Organisation des Embryo muß so eingerichtet sein, daß der Kopf seine Stoffe bekommt von der Erde aus. Also da drinnen haben wir Irdisch-Stoffliches. Dagegen alles, was wir an Stofflichkeit haben in der Stoffwechsel-Gliedmaßen-Organisation, was da unsere Därme, unsere Gliedmaßen, unsere Muskeln, unsere Knochen und so weiter durchsetzt, das stammt nicht von der Erde, sondern das stammt von demjenigen, was aus der Luft und aus der Wärme über der Erde aufgenommen wird. (327, 198f.)

Die Ausscheideprozesse des Stoffwechsel-Gliedmaßensystems und ihre Beziehung zum Nerven-Sinnessystem – über den substantiellen Aufbau des Nerven-Sinnessystems

Das Wesentliche für das Verdauungssystem ist die Tätigkeit, die [...] hervorgerufen wird, wenn in den Körper die äußeren Stoffe hineinversetzt werden. Dasjenige, was der Organismus des Menschen genötigt ist deshalb zu tun, weil ein Fremdkörper in ihn hineinkommt, den er umgestalten, den er metamorphosieren muß, was der Mensch deshalb tun muß: darauf kommt es an, auf diesen Prozeß kommt es an bei der Verdauung, und dieser Prozeß bleibt auf einer bestimmten Stufe stehen. In dem Momente, wo nun dieser zunächst fortschreitende Prozeß gewissermaßen im Überwinden der Kräfte der äußeren Nahrungsmittel stehenbleibt, da tritt der Impuls der Ausscheidung ein. Und die Ausscheidung tritt hier in bezug auf das Stoffwechselsystem so ein, daß diese Ausscheidung unmittelbar nach außen erfolgt. Wir haben also zu begreifen das Stoffwechsel-Bewegungssystem so, daß zunächst die Impulse des Menschenorganismus, die verwandt sind mit dem Willen, der Wille unmittelbar in den Stoffwechsel eingreift, daß diese Impulse, die verwandt sind mit dem Willen, die Überwindung, die Konstitution des Stoffes, wie er außen ist, so weit treiben, daß er bis zu einem gewissen Punkte kommt. Dann wird ausgeschieden, ausgeschieden auf allen den Wegen, die ja bekannt sind. Aber die Ausscheidung erfolgt nach außen.
Derjenige Teil der Verdauungstätigkeit aber, der durch den ganzen organischen Prozeß in die Kopforganisation, das heißt in diejenige Organisation, wo das Nerven-Sinnessystem nicht ausschließlich, aber vorzugsweise lokalisiert ist, hingetrieben wird, der geht nicht nur bis zu diesem Punkt im menschlichen Organismus, bis zu dem der Prozeß geht im Stoffwechsel-Bewegungssystem, sondern dasjenige, was für die Kopforganisation Verdauung ist, das wird weitergetrieben, indem die Ausscheidung nun nicht nach außen geht,

sondern innerlich erfolgt. Und was ist das Ergebnis dieser innerlichen Ausscheidung, die also abgelagert wird in dem Menschen selber, was ist das Ergebnis dieser innerlichen Ausscheidung? Das ist das Nervensystem. Das Nervensystem ist dasjenige System im menschlichen Organismus, das eigentlich seinen substantiellen Gehalt einer innerlichen Ausscheidung verdankt, die aber im Organismus bleibt, nicht nach außen getrieben wird, natürlich nur bis zu einem gewissen Punkte im Organismus bleibt, und dort durch die plastischen Kräfte der ersten unsichtbaren Wesenheit des Menschen, der ersten übersinnlichen Wesenheit des Menschen, dem sogenannten Äther- oder Lebensleib, durch die plastischen Kräfte, durch die Bildekräfte dieses Äther- oder Lebensleibes geformt wird.

So daß man zu unterscheiden hat außer dem physischen Leib des Menschen diese erste übersinnliche Wesenheit, den Äther- oder Lebensleib, der eigentlich nur dynamisch ist, nicht materiell, nur dynamisch. In der ganzen Welt sind diese dynamischen Wirkungen ebenso vorhanden, im Menschen auf besondere Weise.

Dieser Bildekräfteleib enthält die gestaltenden Kräfte, die nun jene Ausscheidungsprodukte zu dem so wunderbar gebauten Gehirn, überhaupt dem wunderbar gebauten Nervensystem formen.

Meine sehr verehrten Anwesenden, ich fordere Sie auf, alles dasjenige, was histologisch, was embryologisch, was sonst entwickelungsgeschichtlich, evolutionistisch über die Beschreibung, ich will sagen, zum Beispiel einer Embryonalzelle und einer Nervenzelle zu sagen ist, all das vorurteilslos zu prüfen und Sie werden das mit keiner anderen theoretischen Grundlage in Übereinstimmung finden können als einzig und allein mit derjenigen, die ich eben auseinandergesetzt habe. [...]

Gerade durch solche Untersuchungen des Übersinnlichen kommt man eben dazu, dasjenige, was nun nicht mehr den physischen Naturgesetzen folgt, sondern eigentlich in der Natur eine Art künstlerischer Tätigkeit ist, daß man das, diese plastischen, diese plastizierenden Kräfte verfolgt, die vorzugsweise im menschlichen Kopforganismus tätig sind, und die in diesem Kopforganismus jene sonst als Ausscheidungs-Impulse nach außen getriebenen materiellen Entitäten formen.

So daß das Sonderbare bei dieser Betrachtungsweise herauskommt, daß wir in unserem Nervensystem eigentlich durchaus eine Summe von Abbauprozessen zu sehen haben, und daß die Funktion unseres Nervensystems eigentlich darauf beruht, daß sie lediglich in Abbauprozessen besteht, weil sie eine über einen gewissen Punkt hinausgetriebene Ausscheidung und nach der Ausscheidung geformte, plastisch geformte Materie ist.

Das gibt den fundamentalen Unterschied zwischen einem Organ, das der

Nerven-Sinnesorganisation angehört, und einem Organ, das der Verdauungsorganisation angehört. Ein Organ, das der Nerven-Sinnesorganisation angehört, ist in der Evolution wesentlich weitergeschritten, ist in einer absteigenden Evolution. Ein Organ, das der Stoffwechsel-Gliedmaßenorganisation angehört, ist nur in einer aufsteigenden Evolution, geht bis zu einem gewissen Punkte und fördert von diesem Punkte an die Ausscheidung. (319, 60ff.)

Was wir gewöhnlich Stoffwechsel nennen, das ist eigentlich ja eine Tätigkeit des menschlichen Organismus, bei der es nur auf die Tätigkeit ankommt. Beim Stoffwechsel kommt es eigentlich nur an auf Aufnehmen und Ausscheiden der Stoffe. Man möchte sagen: Die Nahrung als solche, substantiell, interessiert im Grunde genommen den Stoffwechsel gar nicht, sondern die Überwindung der äußeren substantiellen Form der Nahrungsmittel und die Metamorphose, nicht das, was der Organismus braucht. Da beginnt aber schon im Stoffwechsel selber gleich die Ausscheidung. Es geht eigentlich über von der Aufnahme unmittelbar in die Ausscheidung. Nur einiges wird abgesondert. Und das dringt bis in die Nerven-Sinnesorganisation. Die Nerven-Sinnesorganisation ist substantiell außerordentlich wichtig, denn die Nervensubstanz ist die bis zum Ende getriebene Stoffwechselsubstanz.
So grotesk das ausschaut, der Realität nach ist es durchaus so, daß der Darminhalt doch auf halbem Wege stehengebliebene Nervensubstanz ist. Die Nervensubstanz, namentlich des Hauptes, ist der bis zum Ende verarbeitete Darminhalt, der durch den menschlichen Organismus, namentlich durch die Ich-Organisation umgewandelte Darminhalt. Der Darminhalt ist auf halbem Wege stehengeblieben, wird auf halbem Wege ausgeschieden. Der Inhalt der Nervensubstanz ist ganz zu Ende getrieben und muß als vollständig Verbrauchtes dann vom Organismus verarbeitet werden. (314, 179)

Wenn man den Stoffwechsel des Tieres richtig geisteswissenschaftlich studiert, so sieht man, daß dieser Stoffwechsel des Tieres weiter getrieben ist als der Stoffwechsel des Menschen. Der Stoffwechsel des Menschen muß [...] auf einer früheren Etappe aufgehalten werden als der Stoffwechsel des Tieres. Dasjenige, was im Tiere [...] bis zu einer gewissen Stufe getrieben wird, das muß beim Menschen auf einer früheren Stufe stehen bleiben. Der Mensch darf, wenn ich mich trivial ausdrücken soll, nicht soweit verdauen wie das Tier. Der Mensch muß früher stehen bleiben im Verdauungsprozesse als das Tier. Dadurch erhält er, durch die stehengebliebene Verdauung, diejenigen Kräfte, die nun die physischen Träger werden für dasjenige, was er durch den Willen hinaufschickt in das Haupt. (201, 152)

Was ist die Hirnmasse? Die Hirnmasse ist einfach zu Ende geführte Darmmasse. Verfrühte Gehirnabscheidung geht durch den Darm. Der Darminhalt ist seinen Prozessen nach durchaus verwandt dem Hirninhalt.
Wenn ich grotesk rede, würde ich sagen, ein fortgeschrittener Dunghaufen ist das im Gehirn sich Ausbreitende; aber es ist sachlich durchaus richtig. Der Dung ist es, der durch den eigenen organischen Prozeß in die Edelmasse des Gehirns umgesetzt wird und da zur Grundlage für die Ich-Entwickelung wird. Beim Menschen wird möglich viel umgesetzt von Bauchdünger in Gehirndünger, weil der Mensch ja sein Ich auf der Erde trägt; beim Tier weniger, daher bleibt mehr drinnen in dem Bauchdünger, der dann zum wirklichen Dünger verwendet wird. Da bleibt mehr Ich in der Anlage drinnen. Weil es das Tier nicht zum Ich bringt, bleibt da mehr Ich in der Anlage drinnen. (327, 201)

Diese Ausscheidungsprozesse [des unteren Menschen] betrachtet man meistens eben nur als Ausscheidungsprozesse. Aber das ist ein Unsinn. Es wird nicht bloß ausgeschieden, damit ausgeschieden werden soll, sondern in demselben Maße, in dem die Ausscheidungsprodukte erscheinen, erscheint im unteren Menschen geistig etwas Ähnliches, wie oben physisch das Gehirn ist. Das, was im unteren Menschen geschieht, ist ein Vorgang, der auf halbem Wege stehen bleibt in bezug auf seine physische Entwickelung. Es wird ausgeschieden, weil die Sache ins Geistige übergeht. Oben wird der Prozeß vollendet. Da bildet sich physisch das herein, was da unten nur geistig ist. Oben haben wir physisches Gehirn, unten ein geistiges Gehirn. Und wenn man das, was unten ausgeschieden wird, einem weiteren Prozeß unterwerfen würde, wenn man fortfahren würde, es umzubilden, dann würde die letzte Metamorphose vorläufig sein das menschliche Gehirn. [...] Das Gehirn ist durchaus höhere Metamorphose der Ausscheidungsprodukte. Daher der Zusammenhang der Gehirnkrankheiten mit den Darmkrankheiten; daher auch der Zusammenhang der Heilung der Gehirnkrankheiten und der Darmkrankheiten. (230, 137f.)

Zur Substanzgewinnung im Nerven-Sinnessystem und zum Aufbau des Stoffwechsel-Gliedmaßensystems

[...] Dasjenige, was der Körper in der Weise braucht, um die Substanzen in sich abzulagern, um sich sozusagen zu bereichern mit Substanzen – jenen Substanzen, die man dann wiederum abstößt, wenn man alle sieben bis acht Jahre seine Körpersubstanz erneuert –, das wird zum allergrößten Teile aufgenommen durch die Sinnesorgane, durch die Haut, durch die Atmung. So daß dasjenige, was der Körper eigentlich substantiell in sich aufnehmen, was er ablagern muß, das nimmt er in äußerst feiner Dosierung auf, fortwährend, und verdichtet es erst im Organismus. Er nimmt es aus der Luft aus, verhärtet und verdichtet es dann so weit, daß man es dann in Nägeln, Haaren und so weiter abschneiden muß. Es ist ganz falsch, die Formel aufzustellen: Aufgenommene Nahrung, Durchgang durch den Körper, Nägel- und Hautabschuppung und dergleichen, sondern man muß formulieren: Atmung, feinste Aufnahme durch die Sinnesorgane, sogar durch die Augen, Durchgang durch den Organismus, Ausstoßen. Während in der Tat dasjenige, was wir durch den Magen aufnehmen, wichtig ist dadurch, daß es innere Regsamkeit hat wie ein Heizmaterial, die Kräfte zum Willen, der im Körper wirkt, in den Körper einführt. (327, 87f.)

Der gewöhnliche Stoffwechsel liefert substantiell bloß das Nervensystem, bloß den inneren Bau des Nervensystems, bloß die Bausteine des Nervensystems. Durch die Tätigkeit des Nerven-Sinnessystems, im Zusammenhange mit der Atmung, werden dann aus der kosmischen Umgebung die Stoffe aufgenommen in außerordentlich fein verteiltem Zustande, die von der Nerven-Sinnesorganisation in den Organismus eingegliedert werden und substantiell ersetzen dasjenige, was abgeht. Denn die Abgänge sind viel langsamer als man denkt. Also der menschliche Körper wird niemals aus der Nahrung aufgebaut. Die Nahrung erhält nur die Tätigkeit, die da sein muß, um das Nervensystem zu organisieren. Der Aufbau, der substantielle Aufbau geschieht gar nicht auf dem Wege der Ernährung, das ist nur chimärisch, sondern er geschieht eigentlich aus dem Kosmos herein. Wenn Sie also einen Nagel abschneiden, der wiederum nachwächst, so ist die Substanz, die da nachwächst, nicht aus der Nahrung, die ihrerseits nichts anderes zu bewirken hat, als das Nervensystem wiederum aufzubauen, sondern es ist dasjenige, was nachwächst, was wirklich die organische Substanz im Menschen substantiell ersetzt, aus dem Kosmos aufgenommen. [...]
Dasjenige, wodurch der Mensch nach einer gewissen Lebensperiode wiederum neu aufgebaut wird, das kommt mit der Atmung und sogar mit feinen Absorptionen von seiten der Außenwelt durch die Sinne in den menschlichen Organismus herein. Namentlich bilden in dieser Beziehung die Ohren außerordentlich wichtige Aufnahmeorgane, und dann der gesamte Empfindungssinn, der über den Körper ausgebreitet ist. (314, 181f.)

Hier *(vorne)* liegt vorzugsweise diejenige Partie des Gehirns, der ganzen Hauptesorganisation des Menschen, die ihre Substanzen, ihre Stoffe aus dem übrigen Organismus heraufgeliefert bekommt. Hier lagert sich dasjenige ab, was der Substanz nach, nicht den Kräften nach, ganz und gar aus der äußeren

Nahrung stammt. Dagegen beginnt hier *(hinten)* dasjenige, was der Substanz nach nicht aus der Nahrung stammt, sondern was aufgenommen werden muß durch die Atmung, durch die Sinne und so weiter, was kosmischen Ursprungs ist. Der Hinterkopf ist schon der Substanz nach kosmischen Ursprungs. (317, 93)

Zur Differenz zwischen Substanzursprüngen und wirkenden Kräften in den drei Systemen

Wenn wir [...] den menschlichen Kopf betrachten, so ist dieser menschliche Kopf seiner Substanz nach ganz aus der physischen Welt heraus gebildet. Die Substanz des Kopfes ist zunächst während der menschlichen Embryonalbildung aus der Substanz, die von den Eltern herrührt, genommen; und die weitere Ausbildung des Kopfes erfolgt auch dadurch, daß dem ganzen menschlichen Kopf und Sinnes- und Nervensystem die Substanz dieser irdisch-stofflichen Welt zugrunde liegt. So daß ich sagen muß: Der Kopf ist aus der Substanz der physisch-sinnlichen Welt gebildet. Dagegen ist alle Tätigkeit, welche diese Formen des menschlichen Kopfes plastisch ausbildet, all dasjenige, was dem menschlichen Kopfe aus der Substanz heraus durch Aktivität Form gibt, das ist ganz und gar aus der geistigen Welt heraus gebildet. So daß der Kopf in bezug auf die Aktivität ganz und gar aus der geistigen Welt heraus gebildet ist. Deshalb muß der Kopf auch nach oben offen sein – in geistiger Beziehung –, damit die geistige Tätigkeit hereinkommen kann.
So daß Sie also in jedem Augenblicke Ihres Lebens sich sagen können: In meinem Haupte habe ich etwas, was der Substanz, dem Stoffe nach, ganz aus der Erde genommen ist, was aber so zusammengesetzt ist, so plastisch gebildet ist, daß niemals irdische Kräfte dieses menschliche Haupt bilden können. Die Formen dieses Menschenhauptes sind ganz und gar aus der geistigen Welt heraus gebildet, sind sozusagen Himmelsschöpfung. Es ist gerade sehr tiefgehend für den geistigen Betrachter, dieses menschliche Haupt in bezug auf die Welt zu betrachten.
Der Mensch richtet, wenn er geistig betrachtet, seinen Blick auf irgendeine Pflanze. Er sagt sich: Die Pflanze hat eine bestimmte Form. Ihre Substanz hat sie aus der Erde genommen. Aber die Form ist aus der ätherischen Welt, also noch aus der Raumeswelt.
Betrachtet der Mensch ein Tier, so sagt er sich: Dieses Tier hat die Substanz seines Kopfes ganz und gar aus der Raumeswelt. Aber in seine Tätigkeit fiel schon etwas Geistiges herein. Das höchste Geistige, dasjenige, was man eigentlich himmlisch nennen kann, spielt aber erst in den Bau des menschlichen Kopfes herein. Dieser menschliche Kopf könnte niemals durch irgendwelche

irdischen Kräfte entstehen, obwohl seine Substanz aus den Erdenstoffen genommen ist. So baut im menschlichen Haupte, das selber eine Art kleiner Kosmos ist, aus Erdenstoffen die Geisteswelt ein Gebilde auf.
Gerade das Umgekehrte ist der Fall bei dem Stoffwechsel-Gliedmaßenmenschen, bei demjenigen Menschen, der also die Organe für die äußere Bewegung enthält, Beine, Arme, dasjenige, was sich von Beinen und Armen nach innen fortsetzt, die Verdauungsorgane.
Ich lasse in der Mitte aus zunächst die rhythmische Organisation, Atmungs- und Blutzirkulations-Organisation, und ich nehme jetzt dasjenige, was sich aus all dem zusammensetzt, was verdaut, was ernährt, und demjenigen, was aus der Verdauung, der Ernährung, also aus der inneren Verbrennung des Menschen hervorgeht als Bewegungen des Menschen.
Das ist nun seiner Substanz nach gar nicht aus der Erde aufgebaut. So unwahrscheinlich Ihnen das zunächst klingt, so tragen Sie gerade in Ihrem Stoffwechsel-Gliedmaßenmenschen etwas in sich, was seiner Substanz nach gar nicht aus der Erde aufgebaut ist, sondern das seiner Substanz nach ganz und gar besteht aus der Substanz der dritten Welt, aus der Substanz, die in der geistigen, in der spirituellen Welt vorhanden ist. Sie werden sagen: Aber ich sehe doch die Beine, sie sind doch physisch-sinnlich sichtbar. Wenn sie aus geistiger Substanz bestünden, so wären sie doch nicht sinnlich-physisch sichtbar! – Es ist ein ganz berechtigter Einwand, aber da kommt folgendes in Betracht. Ihre wahren Beine sind nämlich durchaus geistig, Ihre wahren Arme auch durchaus geistig, und der Stoff wird nur vom Kopf hineingeschickt. Der Kopf ist dasjenige Organ, das nun die Geistarme und Geisthände, Geistbeine und Geistfüße ausfüllt mit dem Stoffe. Der dringt nur ein in das Geistige der Gliedmaßen und der Verdauungsorgane. So daß dasjenige, was eigentlich ganz und gar aus der geistigen Welt heraus ist in der Substanz, durchsetzt wird, durchtränkt wird mit physischem Stoff, aber vom Kopfe aus. Deshalb ist es so, daß man zunächst mit physischer Wissenschaft so schwer begreifen kann, daß der Mensch aus Kopf–, Brust- und Gliedmaßen–, Verdauungsorganen besteht. Da stellen sich die Leute vor: Der Kopf ist oben, und der Mensch hat eigentlich nur da den Kopf, wo ihn der Enthauptete nicht mehr hat. Das ist aber nicht der Fall, sondern der Kopf des Menschen ist stofflich überall. Der Mensch ist auch in der großen Zehe Kopf, weil der Kopf da die Substanz hineinschickt. Aber ursprünglich, primär, ist nur Kopfsubstanz irdisch. Der Kopf gibt dann die Erdenstofflichkeit an die übrigen Substanzen ab; während die eigene Substanz der Stoffwechsel-Gliedmaßenorgane aus der geistigen Welt genommen ist.
Bringt man es durch eine starke negative Autosuggestion dahin, sich den Kopf von einem Menschen wegzusuggerieren, so daß man imstande ist, nicht nur in

Gedanken, sondern durch eine starke negative Autosuggestion den Menschen kopflos erscheinen zu lassen, dann verschwindet auch die übrige Organisation, und mit dem Kopf ist das weg, was der ganze Mensch ist als sinnlich anschaubares Wesen. Man muß dann das übrige seelisch-geistig anschauen, wenn es überhaupt noch für einen da sein soll, weil wir in Wirklichkeit herumgehen, bestimmt von den höheren Welten aus, mit Geistbeinen, mit Geistarmen, und nur der Kopf gewissermaßen das durchtränkt, ausfüllt mit physischen Stoffen. Dagegen sind die Kräfte, die Aktivität für alles das, was Stoffwechsel-Gliedmaßenmensch ist, von der physischen Welt her genommen. So daß, wenn Sie das eine Bein vorsetzen, oder den Arm bewegen mit Hebekräften nach mechanischer Ordnung, diese mechanische Ordnung, ja auch die chemischen Vorgänge, die in den Armen und in den Beinen vor sich gehen, wenn man sich bewegt, oder die chemischen Vorgänge, die in den Verdauungsorganen vor sich gehen, daß die irdischer Aktivität sind. So daß Sie also in Ihren Gliedmaßen an sich tragen unsichtbare Substanz, aber solche Kräfte, die dem Erdendasein entnommen sind. Wir sind also aufgebaut als Mensch in bezug auf unser Haupt für dasjenige, was dieses Haupt an Substanz enthält, von der Erde aus; wir sind durchsetzt von Kräften in bezug auf unser Haupt vom Himmel aus. Wir sind in bezug auf unsere Gliedmaßen aufgebaut ganz und gar aus einer Substanz, die vom Himmel herunter ist. Aber die Kräfte, die in dieser Himmelssubstanz während unseres Erdenlebens von der Geburt bis zum Tode spielen, das sind die Kräfte der Erde, Gravitation, das sind die anderen physischen Kräfte der Erde, das sind die chemischen Kräfte der Erde.

Sie sehen also, das Entgegengesetzte ist bei Kopf und Gliedmaßen der Fall. Der Kopf besteht aus Erdenstoff und wird seinen plastischen Formen nach aus der Himmelsaktivität gebildet. Die Gliedmaßen des Menschen und damit zusammen die Verdauungsorganisation sind ganz und gar aus Himmelssubstanz gebildet. Man würde sie nicht sehen, wenn sie nicht vom Kopf durchtränkt würden mit irdischer Substanz. Aber indem der Mensch geht, indem der Mensch greift, indem der Mensch verdaut, bedient sich die Himmelssubstanz der irdischen Kräfte, um dieses Leben auf Erden von der Geburt bis zum Tode zu führen.

In dieser komplizierteren Weise steht der Mensch in Relation, in Beziehung zu den drei Welten. Es hat also die geistige Welt ihrer Aktivität nach Anteil an seinem Kopfe, ihrer Substanz nach Anteil an dem dritten Organisationssystem des Menschen, an dem Stoffwechsel-Gliedmaßensystem. Es hat die unterste, die am meisten sinnliche Welt durch ihre Aktivität Anteil an dem Stoffwechsel und den Gliedmaßenbewegungen. Durch ihre Substanz hat sie Anteil am Kopfe; dagegen ist das Substantielle des dritten menschlichen Systemes ganz und gar ein Geistiges.

Im mittleren System, das die Atmung und die Blutzirkulation umfaßt, in dem gehen eben durcheinander geistige Aktivität, stoffliche Substantialität. Aber die geistige Aktivität, die durch unsere Atmungsbewegungen, durch unsere Herzbewegungen strömt, die ist wieder etwas begleitet von Substantialität. Und ebenso ist die Substantialität des irdischen Wesens, insofern sie durch den Sauerstoff in die Atmung einströmt, etwas begleitet von irdischer Tätigkeit. Sie sehen also, in dem mittleren Menschen, in dem zweiten System des Menschen, da strömt alles zusammen. Da strömt himmlische Substantialität und Aktivität ein, da strömt irdische Aktivität und Substantialität ein. Dadurch wird der Mensch empfänglich, nun auch hier entgegenzunehmen die Aktivität der mittleren Welt und die Substantialität der mittleren Welt.

Es kommt also im mittleren Menschen viel durcheinander. Deshalb müssen wir im mittleren Menschen dieses wunderbar vollkommene rhythmische System haben, den Herzrhythmus, den Lungenrhythmus im Atmen, weil alles dasjenige, was da an Aktivität und Substantialität durcheinanderkommt, im Rhythmus sich ausgleichen, sich harmonisieren, sich melodisieren will und es auch kann, weil der Mensch so veranlagt ist.

Während also Aktivität und Substantialität aus ganz verschiedenen Quellen im Kopfsystem, im Gliedmaßensystem kommen, strömt im mittleren System aus allen drei Welten, und noch dazu in verschiedenartiger Weise ein, hier die Aktivität von Substantialität begleitet, hier die Substantialität von Aktivität begleitet, hier reine Aktivität, hier reine Substantialität; das strömt im mittleren Menschen ein **(Abb. 66).** Und wenn Sie eines Menschen Pulsschlag beobachten als Arzt, so fühlen Sie eigentlich im Pulsschlag den Ausgleich zwischen Himmelsseele und irdischer Aktivität und Substantialität. Und wenn Sie die Atemzüge beobachten, so fühlen Sie wiederum dieses Streben des Menschen in seinem Innern nach der Ausgleichung dieser verschiedenen Agenzien, die aus der mittleren Welt in Beziehung zu ihm stehen. Sehen Sie, das ist die Beziehung des Menschen zu den drei Welten. (227, 104ff.)

11. Funktionalität und Gestaltbildung im dreigliedrigen Organismus – Exemplarisches zur Beziehung von Physiologie und Morphologie

Über die leibgestaltenden Kräfte zwischen Kosmos und Erde am Beispiel der Skelettformation

Dieses Skelett [des Menschen] ist [...] dadurch gestaltet, daß das Mineralische bis hinauf zum Wärmeäther getrieben wird, daß in den Wärmeäther die Kräfte der geistigen Hierarchien eingreifen, und dann daraus die Knochenformen gebildet werden. (230, 198)

[...] Das menschliche Organ des Kopfes hat etwas ganz Besonderes, indem es sich ausschließt, sich exiliert von alldem, was auf der Erde geschieht. Nur wenig nimmt die Erde teil an dem, was irgend Hauptstätigkeit ist. Dagegen ist dieses ganze menschliche Haupt eine Nachbildung des Kosmos. Tatsächlich, dasjenige, was menschliches Haupt ist, ist eine Nachbildung des Kosmos, ist wirklich ein Abbild des Kosmos, hat in seinem Wesen gar nichts zu tun mit den Kräften der Erde. Also, die innere Gehirnbildung ist den Kräften des Kosmos nachgebildet, und wir haben eine innere Gehirngestaltung, deren Form wir nicht erklären können aus irgend etwas Irdischem, sondern die wir erklären müssen aus dem Kosmos. Die Erde wirkt nur, indem sie – ich spreche es grob aus, aber Sie werden mich verstehen – durchbricht nach unten die kosmische Bildung und in den Menschen einfügt alles dasjenige, was nur zur Erde hintendiert. Sie können das ja sehr leicht an einem Skelett wahrnehmen. Sie heben am Menschen den Schädel ab, dann haben Sie das abgenommen, was kosmisch nachgebildet ist und Sie haben zunächst das übrig, was nur noch halb kosmisch ist, in der Anordnung der Rippen, da ist es aber schon unter dem Eindruck des Irdischen stehend. Sehen Sie sich namentlich am Skelett an die Röhrenknochen der Beine, die Röhrenknochen der Arme: da haben Sie rein irdische Bildungen. Sehen Sie sich an am Skelett die Rückenmarkswirbel, die rauhen Rückgratwirbel, an denen die Rippen sitzen. Da müssen Sie einsehen, daß das entstanden ist aus dem Gleichgewichtszustand zwischen dem Kosmischen und dem Irdischen. Und sehen Sie den Kopf an, da haben Sie auch in der Schädeldecke eine Form, in der der Kosmos entreißt dem Irdischen die Möglichkeit, sich selbst zu formen, eine Form, die nachgebildet ist dem Kosmischen. So muß man die menschlichen Formen wirklich studieren. (316, 47)

Dem Innenraum des Röhrenknochens, diesem zusammengedrängten Innenraum des Röhrenknochens entspricht in bezug auf den menschlichen Schädel

die ganze Außenwelt. Sie müssen also als zusammengehörig betrachten in der Wirkung auf den Menschen: die Außenwelt, formierend das Äußere seines Hauptes, und dasjenige, was im Innern wirkt, gewissermaßen hintendierend nach der Innenfläche der Röhrenknochen. Das müssen Sie als zusammengehörig betrachten. Sie müssen gewissermaßen die Welt im Innern der Röhrenknochen als eine Art inverser Welt zu derjenigen ansehen, die uns äußerlich umgibt.
Da haben Sie zunächst für den Knochenbau das wahre Prinzip der Metamorphose. Denn die anderen Knochen, sie sind im wesentlichen Zwischengebilde, morphologische Zwischengebilde zwischen den polarischen Gegensätzen, die völliger Umwendung entsprechen mit Änderung der die Fläche bedingenden Kräfte. Das aber muß ausgedehnt werden auf die gesamte menschliche Organisation. Bei dem Knochen tritt es uns in einem gewissen Sinn besonders deutlich zutage. (323, 186)

Sie müssen einen Röhrenknochen umdrehen wie einen Handschuh nach seinen in ihm wirkenden Kräften, dann bekommen Sie den Schädelknochen heraus. Die Umwandlung des Schädelknochens aus dem Röhrenknochen ist nur zu verstehen, wenn Sie sich diese Umdrehung denken. Und Sie bekommen die ganze Bedeutung davon, wenn Sie sich vorstellen, daß das, was der Röhrenknochen nach außen wendet, beim Schädelknochen nach innen gewendet ist, daß der Schädelknochen einer Welt sich zuwendet, die im Inneren des Schädels liegt. Da ist eine Welt. Dahin ist der Schädelknochen orientiert, so wie der Röhrenknochen nach außen orientiert ist, nach der äußeren Welt. Beim Knochensystem kann man es besonders leicht anschaulich machen. Aber so ist der ganze menschliche Organismus orientiert, daß er zunächst eine Schädelorganisation und auf der anderen Seite eine Gliedmaßenorganisation hat so, daß die Schädelorganisation nach innen, die Gliedmaßenorganisation nach außen orientiert ist. Der Schädel faßt eine Welt nach innen, der Gliedmaßenmensch faßt eine Welt nach außen, und zwischen beiden ist [in den Wirbelknochen der Rückenmarksäule] wie eine Art von Ausgleichsystem dasjenige, was dem Rhythmus dient. (323, 27)

Wenn Sie sich [...] einen Sinn dafür aneignen, die Brustorganisation zu betrachten, dann werden Sie in der Skelettgestaltung, in der Gestaltung der Organe, überall den Übergang finden von der Gestalt der Kopforgane zu der Gestalt der Gliedmaßenorgane, der Stoffwechselorgane. Es steht das alles, was in der Brustorganisation ist, auch seiner Form nach, in der Mitte drinnen zwischen diesen beiden Polen der menschlichen Organisation. (303, 106)

Über die Inklination der oberen Gliedmaßen zum Rhythmischen System

[...] Die Arme und Hände des Menschen [haben], obzwar sie am Rumpf befestigt sind, und obzwar sie in einer gewissen Beziehung durchaus zum Gliedmaßensystem gehören, doch auch wiederum eine innige Beziehung zum rhythmischen System. Sie sind durch ihr besonderes Ansetzen in der Nähe des rhythmischen Systems gewissermaßen durch das Leben, durch das Funktionelle am Menschen umgestaltet. Sie sind angepaßt als Gliedmaßen demjenigen Leben, das wir das rhythmische Leben nennen können, und weil sie nach außen gelegen sind, die Arme und die Hände, so können wir uns an ihnen manches verdeutlichen, was wir uns zunächst an den inneren Gliedern des rhythmischen Systems nicht so leicht verdeutlichen können. Also wohlgemerkt, es handelt sich darum, daß wir in Armen und Händen wohl Gliedmaßen haben, daß aber diese Gliedmaßen wegen ihrer besonderen Stellung am menschlichen Organismus, ich möchte sagen, durch das Leben, durch das Funktionelle angepaßt sind dem Rhythmischen. Sie können dieses Rhythmische in den Armen, in den Händen verfolgen, wenn Sie sich sagen, wie stark dasjenige, was wir im Gefühl haben, also in demjenigen, was mit dem rhythmischen System zusammenhängt, in der Gebärde, in der freien Beweglichkeit der Arme und der Hände zum Ausdruck kommt. Es sind eben im Menschenleben diese Gliedmaßen ganz und gar, möchte ich sagen, um eine Stufe des Erlebens herausgehoben. Sie sind veranlagt als Gliedmaßen, sind aber durchaus nicht so wie beim Tiere in den Dienst gestellt, in dem eben die Gliedmaßen stehen, sondern sind befreit von dem Dienst des Gliedmaßenlebens und werden, ich möchte sagen, wie in einer unsichtbaren Sprache zu einem Ausdruck des menschlichen Gefühlslebens, sind also angepaßt dem rhythmischen System. (324, 32f.)

Weiteres zur Gegensätzlichkeit von Nerven-Sinnes- und Gliedmaßen-Stoffwechselsystem – vom Stauorgan der Lunge und der Gestaltung des Gehörorganes

Diese Kopforganisation ist wesentlich dadurch bedingt, daß das Äußere der Welt hineindringt und überall gehemmt wird. Alles dasjenige, was von der Welt in das Haupt dringt, spiegelt sich eigentlich im Haupte, und das, was wir draußen wahrnehmen, das ist das Gespiegelte, das ist dasjenige, was wir gewöhnlich im wachen Bewußtsein drin haben. Und wenn Sie den Bau des Menschen nehmen, namentlich das, was vom Auge gemacht wird, aber auch von den anderen Sinnesorganen, dann finden Sie, daß das alles dahin tendiert, daß es hinten abgegrenzt wird; es wird etwas gespiegelt.

Auf der anderen Seite bildet der Mensch das Knochensystem aus, das Muskelsystem und so weiter. Beim Kopf hat man eigentlich die runde, abgeschlossene Schädelkapsel. Dann hat man die Röhrenknochen, die Muskeln und so weiter. Der Kopf ist eigentlich ganz undurchdringlich für das, was in ihn hineinwirkt, so wie der Spiegel undurchdringlich ist für das Licht; darum spiegelt er. Das ist bei dem, was man im weitesten Sinne Gliedmaßen-Stoffwechsel-Organismus nennt, anders; da wird von der Welt hereingefaßt dasjenige, was da Röhrenknochen und Muskel ist, so daß man sagen kann: In der Kopforganisation wird alles zurückgestoßen, aber die Gliedmaßen nehmen auf, so daß eigentlich die Vorgänge des Gliedmaßen-Stoffwechsel-Organismus bewirkt werden von außen herein durch die Art und Weise, wie ich eingegliedert bin in den Weltorganismus. Da wird nichts zurückgestoßen, es wird gewissermaßen hindurchorganisiert, da wird hereingenommen. Und das staut sich dann, staut sich namentlich in der Lunge. Die Lunge ist so ein Stauorgan, wo das Äußere der Welt sich in Formen gestaltet. Und eine zweite, schon durchgesiebte Stauung ist im Gehörorgan. Das Gehörorgan ist eigentlich eine Lunge auf höherer Stufe. Wer einen Sinn dafür hat, kann selbst noch am Bau des äußeren Gehörorganes sehen, wie das nicht so gebildet ist wie das Auge. Das Auge ist von außen nach innen gebildet. Das Gehörorgan ist abgeschlossen und umschließt dasjenige, was das eigentliche Sinnesorgan ist. Alles dasjenige also, was sichtbar ist am Gehörorgan, ist so herausgebildet, daß der Mensch gebildet ist von zwei Wirbeln. Der eine Wirbel wird zurückgeworfen, spiegelt sich, geht in sich eigentlich zurück; und der andere bildet einen Organismus, bildet die Form heraus, kommt dem entgegen und sie stoßen dann hier zusammen **(Abb. 67)**, so daß alles dasjenige, was von außen nach innen kommt, hier gespiegelt wird und das gewöhnliche Gedächtnis gibt, zum Beispiel das Gedächtnis für die gesehenen Bilder. Dagegen dasjenige, was den Menschen aufbaut, das ist ja Bewegung, das ist durchaus Bewegung, das sind Vibrationsformen, die in ihm verlaufen. (342, 130f.)

Zur Frage wirkender Wesenheiten – luziferische und ahrimanische Wirksamkeit im räumlich gefügten Organismus

Aber woher kommt sie denn, die wirkliche Gestalt [des Menschen]? Ja, sehen Sie, sie kommt daher, daß der Mensch mitten darinnensteht in einer Art von Kampf. Von links her kämpft ein Wesen mit einem Wesen, das von rechts her kämpft. Würde das geistig wahrgenommen, was an unserer linken Seite ist, so würden wir dieses eine Wesen wahrnehmen wie Licht. Würde das an unserer rechten Seite Wirkende geistig wahrgenommen, so würden wir das andere Wesen mit andern Eigenschaften wahrnehmen. Als zweierlei Mensch kom-

men wir nämlich dadurch zustande, daß von links her kämpft die luziferische Wesenheit, von rechts her die ahrimanische Wesenheit.
Nun denken Sie sich einmal, um sich das genau vorzustellen, von links kämpft die luziferische Wesenheit, staut da auf, was sie aufführt als Befestigungswerk; von rechts kämpft die ahrimanische Wesenheit und staut da auf, was sie aufführt als Befestigungswerk. Das, was Ihr Linksmensch ist, sind die Befestigungswerke des Luzifer; Ihr Rechtsmensch sind die Befestigungswerke des Ahriman. Und Sie haben überhaupt nur die Möglichkeit, zwischendrinnen in der Mitte zu sein. Unsere Lebenskunst besteht darin, daß wir das richtige Gleichgewicht finden.
Unbewußt tun wir das, wenn wir sinnlich wahrnehmen. Wenn wir mit dem linken Ohr hören und mit dem rechten Ohr hören, und dann die Impulse zusammenfugen zu einer Wahrnehmung, oder wenn wir mit der linken Hand wahrnehmen und mit der rechten Hand wahrnehmen und die Wahrnehmungen zusammenfügen, so setzen wir uns immer in die Fläche, die gerade an der Grenze des Kampfes zwischen Luzifer und Ahriman liegt. Wie des Messers Schneide, ja noch schärfer als des Messers Schneide ist der Spielraum, der uns in der Mitte gelassen ist. Unser Organismus gehört nicht uns, sondern er ist aufgeworfen durch den Kampf der luziferischen und ahrimanischen Mächte, aber auch derjenigen Mächte, die gleichartig sind mit Luzifer und Ahriman. Das aber ist etwas, was jetzt nicht weiter berührt werden soll.
So sind wir als Flächenwesen eingeschaltet zwischen etwas, was uns als Menschen gar nichts angeht. Unser linker Mensch geht uns eigentlich gar nichts an, unser rechter Mensch auch nicht, sondern der Prozeß, der Vorgang, der sich zwischen beiden abspielt.
Und jetzt können Sie sich das Bild, das ich vorhin gebrauchte, weiter ausdenken. Nicht wahr, da geschehen fortwährend Prozesse, Vorgänge. Ja, in der Erde geschehen auch fortwährend Prozesse, Vorgänge. Aber das, was in der Erde vor sich geht, macht nicht diese Spuren. Was in Ihnen geschieht, in der linken oder rechten Hälfte des Organismus, das hat gar nichts zu tun mit dem, was der Mensch seelisch erlebt; das sind Prozesse, die sich zwischen Luzifer und Ahriman abspielen. Die Prozesse, die unten, unter der Erdoberfläche sind, alles, was da geschieht, meinetwegen sagen wir das Herumkriechen der Würmer, das Kalt- und Warmwerden in den Jahreszeiten, all diese Prozesse, die nichts zu tun haben mit diesen Spuren, die da eingedrückt werden, müssen Sie vergleichen mit dem, was drinnen vorgeht in der Menschenorganisation. So daß man sagen muß: Durch die geistige Beobachtung der physiologischen und anatomischen Vorgänge muß man darauf kommen, wie Luzifer und Ahriman miteinander kämpfen, muß sich aber nicht der Meinung hingeben, daß durch diese Prozesse zwischen Luzifer und Ahriman das seelische Leben bewirkt

wird. Das ist nicht richtig, denn das verläuft in der Seele selber. Und das verläuft im Grunde genommen in der Fläche, in der Ebene, nicht in dem Organismus darinnen, in dem räumlichen Organismus; es stuft sich ab, und die Betrachtung dieser Abstufung ist außerordentlich interessant. In bezug auf den Kopf des Menschen, da ist es so, daß Luzifer und Ahriman ziemlich gleiche Befestigungswerke links und rechts aufgeworfen haben. Die linke und rechte Kopfhälfte sind sehr ähnlich, da sind die Kräfte so, daß sie wenig ineinanderspielen können, daß sie die Fläche in der Mitte wenig berühren. In der Mitte ist die Fläche, links Luzifer, rechts Ahriman; aber weil linke und rechte Kopfhälfte so ähnlich gebildet sind, prallen sie aneinander ab: Luzifer und Ahriman, und der Mensch kann in der Mitte hier eine ruhige Tätigkeit entwickeln. Sein Denken wird recht wenig gestört durch den Einfluß von Luzifer und Ahriman, weil sie da aneinander abprallen.

Kommt man weiter nach unten, ist es schon nicht mehr so. Auf der einen Seite gelingt es Luzifer, den Magen aufzutürmen, auf der andern Seite gelingt es Ahriman, die Leber aufzutürmen. Und der Magen ist das Mittel, durch das Luzifer kämpft von links nach rechts, die Leber ist etwas, durch das Ahriman kämpft von rechts nach links. Das Verhältnis von Magen und Leber betrachtet man in der richtigen Weise, wenn man ins Auge faßt, daß es Luzifer gelingt, links den Magen aufzutürmen als eine Art Kampfmittel, und daß es rechts Ahriman gelingt, die Leber aufzutürmen. Das steht in einem fortwährenden Kampf, und die Wissenschaft würde gut tun, diesen Kampf zwischen Magen und Leber wirklich zu studieren. Und wenn die Lage des Herzens einmal ein wenig nach der linken Seite herüber tendiert, so ist diese Lage ein Ausdruck für das, wie auf der einen Seite Luzifer etwas für sich erhaschen will, während auf der andern Seite Ahriman etwas erhaschen will. Das ganze Links-Rechtsverhältnis ist ein Ausdruck für dasjenige, in welchem sich Luzifer und Ahriman im Menschen bekämpfen, nur daß beim Menschen, wie gesagt, das, was auf beiden Seiten der Fläche liegt, in gewisser Beziehung gleich ist. Aber wir sehen ja, eigentlich gleich ist es nur da oben; es hört auf, gleich zu sein, je weiter wir den Menschen nach unten verfolgen.

Bei dem Wesen, von dem ich gesprochen habe, daß es wie drei Fangarme – Lemminkäinen, Ilmarinen und Wäinämöinen – vorstreckt, ist es so, da ist die eine Hälfte Luft, die andere Wasser; da sind sie noch verschieden. Sobald man nun zur hellsichtigen Erkenntnis kommt, fällt einem aber gleich auf, daß der Mensch im Grunde genommen auch nur eine Fläche ist zwischen zwei Hälften, denn sobald man sich absuggeriert den physischen Leib und auf den Ätherleib hinblickt, findet man, daß die linke Hälfte wesentlich heller wird als die rechte Hälfte. Die linke Hälfte sieht sich an viel mehr durchhellt, durchstrahlt, durchglitzert, durchglimmert; die rechte Hälfte viel mehr durchfinstert, durchdunkelt. So ist es mit Bezug auf den Links-Rechtsmenschen.

Nun ist aber der Mensch auch in bezug auf die anderen Richtungen hineingestellt in den Raum, das heißt aber – okkultistisch ausgedrückt – nichts anderes als hineingestellt in den Kampf zwischen Luzifer und Ahriman. So ist er hineingestellt in das Vorne und Hinten, Vorne und Rückwärts.

Wenn Sie sich nun nicht das Links und Rechts denken, sondern das Vorne und Rückwärts am Menschen – den ganzen Menschen müssen Sie sich denken –, dann ist der Mensch auch nicht in der Richtung von vorne nach hinten dieses Raumeswesen, sondern gerade so, wie von links herüber und von rechts herüber Luzifer und Ahriman sich bekämpfen, und das Räumliche nur die Barrikaden sind, die sie aufgerichtet haben gegeneinander, kämpft auch von rückwärts Ahriman wieder gegen den Menschen und von vorne wiederum Luzifer. Von rückwärts schiebt sozusagen seine Tätigkeit Ahriman vor; von vorne schiebt seine Tätigkeit Luzifer dem Ahriman entgegen. Und der Mensch steht wieder mitten darinnen.

Allerdings kommen wir jetzt dazu, ausführen zu müssen, daß es in bezug auf diese Richtung vorne-rückwärts den beiden nicht so gelungen ist, ich möchte sagen, so nahe aneinander heranzukommen, daß sie nur *eine* Fläche bildeten. Hier ist es schon anders. Ahriman kommt nämlich nur bis zu einer Fläche, die Sie sich durch das Rückgrat legen können, und Luzifer kommt bis zu einer Fläche, die Sie sich durch das Brustbein legen können, etwa da, wo die Rippen zusammenstoßen. Und dazwischen ist ein Raum, durch den sie getrennt sind, wo ihre Wirkungen durcheinandergehen. Sie kämpfen da, man möchte sagen, nicht unmittelbar aneinander stoßend, sondern sie senden ihre Geschosse durch diesen Raum hindurch. Aber Ahriman kommt nur bis zum Rückgrat und Luzifer nur bis dahin, wo die Rippen an das Brustbein anstoßen. Und wir stehen da drinnen, zwischen diesem Kampf von Luzifer und Ahriman. Also in bezug auf die Vorwärts- und Ruckwärtsrichtung sind wir in der Tat ein solches Wesen, welches Raum hat. In bezug auf links und rechts haben wir keinen Raum.

In der Richtung links-rechts kämpfen Luzifer und Ahriman vorzugsweise durch die Gedanken. Da schwirren die Gedanken von links und von rechts herüber und berühren sich in dieser Fläche. Es sind kosmische Gedankenbildungen, die da aneinanderstoßen und sich in der menschlichen Mittelfläche berühren. Vorne und rückwärts kämpfen Luzifer und Ahriman mehr mit Gefühlen, da wird der Kampf mehr durch die Gefühle geführt. Und weil hier die Kräfte nicht so recht aneinanderkommen, bleibt für uns in der Mitte ein Spielraum, in welchem wir mit unseren Gefühlen in uns selber sind. Wir spüren, wenn wir Gedanken haben, die von links und rechts einander bekämpfen,

daß diese Gedanken eigentlich der Welt angehören. Mit den Gedanken denken wir die Dinge, die draußen sind. Wenn wir uns eigene Gedanken machen, so sind das Phantasmagorien, dann gehören sie eigentlich nicht mehr der Welt an. In unseren Gefühlen gehören wir uns selber an, weil Luzifer und Ahriman da nicht ganz aneinanderstoßen, weil wir da Spielraum haben zwischen den beiden Gebieten. Deshalb sind wir mit unseren Gefühlen so in uns selber
Sehen Sie, wir sind als Menschen Geschöpfe durch die Wirkungsweise der Wesen der höheren Hierarchien. Und wir sind dieses Flächenwesen links und rechts dadurch, daß die höheren Hierarchien uns Menschen da hineinstellen als Flächenwesen. Da lassen sie Luzifer und Ahriman nicht zusammenkommen. Wir sind insofern ein Wesen der guten Götter, als diese guten Götter aus ihren Schöpfungsgedanken heraus gesagt haben: Da liegt vor uns ein Kampf zwischen Luzifer und Ahriman. Nun müssen wir eine Grenze aufrichten für ein Gebiet, in das sie nicht hineinkommen, daß sie nicht unmittelbar aneinander herankönnen. – Wir Menschen sind hineingestellt in diesen Kampf als Geschöpfe der guten Götter, und je mehr wir uns bewähren in diesem Kampf, desto mehr sind wir Geschöpfe der guten Götter.
In bezug auf das Vorne und Rückwärts ist es so, daß die guten Götter Luzifer nicht ganz in uns hineinlassen. Da haben sie in dem Rippenabschluß nach vorne ihm Barrikaden aufgerichtet. Und in der Ausbildung dieses wunderbaren Turmes, der das Rückenmark und das Gehirn umschließt, haben die guten Götter ein Befestigungswerk gegen Ahriman aufgerichtet. Das kann er nicht passieren, da kann er höchstens seine Gefühlsgeschosse hinüberschicken zu Luzifer. Da stehen wir wirklich darinnen, um die beiden voneinander zu trennen durch einen Spielraum.
Es gibt noch eine dritte Richtung, das ist die von oben nach unten. Da müssen wir uns klar sein darüber, daß die Sache sich auch nicht so verhält, wie sie in der äußeren Phantasmagorie, der Maja aussieht. Da ist es so, daß von unten herauf Ahriman spielt, von oben herunter Luzifer. Und auch da haben die guten, fortschreitenden Götterwesen eine Barriere errichtet gegenüber Luzifer. Seine Wirkungen von oben nach unten werden sozusagen aufgehalten durch eine Fläche. Sie bekommen diese Fläche, wenn Sie ein Skelett nehmen und den Schädel herunternehmen. Da, wo der Schädel auf den Halswirbeln aufsitzt, müssen Sie sich eine Fläche denken. Diese unsichtbare horizontale Fläche, wo der Schädel aufsitzt auf dem Halswirbel, ist die Barriere. Wenn ein Mensch sich da hineinstellt, kann er die von oben nach unten gehenden luziferischen Wirkungen aufhalten. Luzifer kann nur von oben seine Geschosse hineinschicken; und das sind jetzt Willensgeschosse. Von links nach rechts Gedankengeschosse, von vorne nach rückwärts Gefühlsgeschosse, von oben nach unten und von unten nach oben gehen die Willensgeschosse.

Aber auch hier ist ein Spielraum. Wenn Sie unten das Zwerchfell nehmen, so haben Sie ungefähr dem Zwerchfell entlang gehend die Fläche, die wieder aufgerichtet ist gegen den von unten nach oben drängenden Ahriman. Also mit seinem Wollen, mit seinen Willensgeschossen, mit seinem eigenen Wesen kann Ahriman nur von unten nach oben bis zum Zwerchfell gelangen. Weiter kann er nie mit seinen Geschossen wirken. Das ist unser eigener Spielraum, was darüber ist.

Nun sehen Sie, wie kompliziert eigentlich der Mensch ist. Nehmen Sie irgendein Stück der Menschennatur, ich will sagen, die linke Seite des Antlitzes. Als Gedankenwesen kann Luzifer diese linke Seite ganz durchdringen, auch noch als Gefühlswesen kann er sie in gewisser Weise durchdringen bis zu einer gewissen Fläche; als Willenswesen kann er sie wiederum durchdringen von oben nach unten. So können Sie von jeder Partie des Menschen durch diese Angaben herausfinden, wie Luzifer und Ahriman durch kosmische Gedanken-, Gefühls- oder Willensimpulse in dem Raumesmenschen darinnen wirken.

Aber klar muß man sich darüber sein, daß wir als Gedankenmensch eigentlich ein Flächenwesen sind. Als Gefühlsmensch haben wir einen gewissen Spielraum zwischen vorn und rückwärts, als Willensmensch haben wir einen gewissen Spielraum zwischen oben und unten, zwischen dieser Fläche hier – durch den oberen Halswirbel – und der Fläche des Zwerchfells. Und nur wenn Sie sich dasjenige aussondern, was gar nicht zum Menschen gehört, dann bekommen Sie die wahre Gestalt des Menschen. Die können Sie sich nun konstruieren.

Aber Sie sehen, daß der Mensch in Wirklichkeit von außen her zusammengefügt ist, daß er von außen her sein Gepräge erhält, und daß wir ihn nicht verstehen, wenn wir einfach die Formen so nehmen, wie sie uns entgegentreten, sondern daß wir ihn erst dann verstehen, wenn wir wissen, wie er mit dem ganzen Geistig Kosmischen zusammenhängt, wie da von rechts und links, von unten und oben, von vorne und rückwärts die luziferisch-ahrimanischen Kräfte an den Menschen herankommen und wie sie so sein Wesen als Raumeswesen prägen. (158, 118ff.)

V. Zur Organlehre

Wir müssen fähig werden, den Menschen so anzusehen, daß wir in jeder seiner Fibern das Geistige, das konkret-geistige Wesen mit dem Leiblichen schauen. Wir müssen uns bewußt sein: Im lebendigen Menschen rinnendes Blut ist nicht dasjenige, was wir abtropfen lassen, sondern dieses im lebendigen Menschen rinnende Blut ist durchgeistigt in einer besonderen Art. Aber wir müssen den Geist kennenlernen, der durch das Blut pulst. Wir müssen den Geist kennenlernen, der durch das Nervensystem dann pulsiert, wenn das Nervensystem gerade in einer Absterbephase ist und so weiter. Wir müssen in allen einzelnen Lebensäußerungen das geistige Element mit sehen können. (194, 42)

1. Allgemeine Organologie

a) Zum geisteswissenschaftlichen Organbegriff

Organe als Kraftsysteme

Nun sprechen wir [...] überhaupt, wenn wir im Sinne unserer Geisteswissenschaft von solchen Organen sprechen wie Milz, Leber, Galle, Nieren, Lungen und so weiter, indem wir diese Namen aussprechen, zunächst gar nicht von dem, was man physisch sehen kann, sondern wir bezeichnen damit die in diesen Organen wirkenden Kraftsysteme, die übersinnlicher Natur sind. Daher werden wir, und das ist in besonderem Grade bei der Milz der Fall, wenn wir geisteswissenschaftlich davon sprechen, zunächst ein äußerlich physisch nicht sichtbares Kraftsystem uns denken müssen. [...] Wenn wir nun ins Auge fassen, daß ja im wirklichen uns vorliegenden menschlichen Organismus dieses übersinnliche Kraftsystem ausgefüllt ist mit sinnlicher Materie, so müssen wir uns fragen: Wie haben wir uns nun das Verhältnis dieses übersinnlichen Kraftsystems zu dem, was sinnliche Materie ist, zu denken? [...] Wir haben uns zu denken, daß ein übersinnliches Kraftsystem zu dem, was wir als physisch-sinnliches Organ sehen, in einem solchen Verhältnis steht, daß physische Materie sich in dieses Kraftsystem einlagert, angezogen von den Kraftpunkten und Kraftlinien, und dadurch zu einem physischen Organ wird. Wir können sagen: Der Grund, warum zum Beispiel an der Stelle der Milz ein physisch-sinnliches Organ sichtbar ist, ist also der, daß dort in einer ganz bestimmten

Weise Kraftsysteme den Raum ausfüllen, welche die Materie so heranziehen, daß sie sich in einer solchen Weise einlagert, wie wir es an dem äußeren Organ der Milz sehen, wenn wir es anatomisch betrachten.
So können Sie sich die verschiedensten Organe im menschlichen Organismus denken. Sie sind zuerst übersinnlich veranlagt und dann ausgefüllt unter dem Einfluß der verschiedensten übersinnlichen Kraftsysteme von physischer Materie. Daher müssen wir in diesen Kraftsystemen zunächst einen übersinnlichen Organismus sehen, der in sich differenziert ist, der in den verschiedensten Weisen die physische Materie sich eingliedert und dessen Kompliziertheit das physische, ihm eingegliederte Organ nur unvollständig zu folgen vermag. Damit haben wir nicht nur den Begriff des Verhältnisses der übersinnlichen Kraftsysteme zu den eingelagerten physisch-materiellen Organen gewonnen, sondern zugleich auch einen anderen Begriff, den der Ernährung des Gesamtorganismus. Worin besteht denn diese Ernährung des Gesamtorganismus? Sie besteht in nichts anderem als darin, daß die aufgenommenen Nahrungsstoffe so vorbereitet werden, daß es möglich ist, sie hinzuleiten nach den verschiedenen Organen, und diese sich dann die Stoffe eingliedern. [...] Der umfassendste Begriff der Ernährung ist also der, daß durch übersinnliche Kraftsysteme, durch einen übersinnlichen Organismus die einzelnen Nahrungsstoffe eingesogen und in der verschiedensten Weise dem physischen Organismus eingegliedert werden. (128, 89ff.)

Wir müssen hinauskommen über das Phantasiebild, das sich die äußere Anatomie von unseren Organen macht, indem wir aufsteigen zur Betrachtung der *wirklichen* Gestalt, die diese Organe haben, wenn wir berücksichtigen, daß diese Organe ja Kraftsysteme sind. Durch die äußere Anatomie kann gar nicht das wirkliche Sein dieser Organe ergründet werden, denn sie sieht ja in ihnen nur die hineingestopften umgewandelten Nahrungsmittel. Und gerade dadurch, daß die äußere Wissenschaft nur diese Anschauung gelten lassen will, kann sie nicht die inneren Kraftsysteme, welche den Organen zugrunde liegen, erkennen. (128, 164)

Organe als Prozesse – zur Prozessualität organologischer Wirksamkeit

Es ist ja nur ein äußerer Schein, wenn wir sprechen vom Herzen, von der Lunge und so weiter. In Wahrheit ist das Herz ein Prozeß, und die äußere räumliche Gestalt ist nur der im Augenblicke festgehaltene Prozeß. So ist es mit jedem Organ. Wir können das, was im Augenblick als Gestalt festgehalten ist, erkennen. Aber wir können das nicht erkennen, was der fortfließende Lebensprozeß ist, aus dem Gesundheit und Krankheit hervorgehen, wenn wir uns nicht zur Erkenntnis der übersinnlichen Bildekräfte des Leibes aufschwingen. (79, 68f.)

Wir sollten sprechen von einem Herzprozeß, von einer Summe von Herzprozessen, von einer Summe von Lungenprozessen, von einer Summe von Nierenprozessen; denn, was sich da abspielt, ist eine fortdauernde Metamorphose, die sich nur in solcher Verborgenheit abspielt, daß das Ganze für eine Gestalt gehalten werden kann, ja, für die äußere Anschauung gehalten werden muß. Vordringen aber von dem Anschauen dieser Gestalt, die eigentlich nur das Äußere offenbart, zu dem, was lebendiger Prozeß ist, zu dem, was im Grunde genommen in jedem Augenblick ein anderes wird in diesen Organen, zu demjenigen, was den Lebensprozeß von diesen Organen aus eigentlich macht, vordringen zu dem kann man nicht mit dem Anschauen der Sinne, sondern mit dem bewegten inneren Anschauen, das in der imaginativen Erkenntnis da ist. (78, 161f.)

Wir können dasjenige, was uns die imaginative Erkenntnis gibt über Lunge, Herz, Leber und so weiter nicht in abgeschlossenen Konturen aufzeigen, sondern dasjenige, was uns über den physischen Leib die imaginative Erkenntnis gibt, ist ein fortwährendes in sich Bewegliches, ist ein Geschehen, ist kein Ruhendes. Es ist ein Prozeß, ein Werden. Es ist ein Fluß, den wir gewahr werden, wenn wir zur imaginativen Erkenntnis aufsteigen. Alles brodelt, möchte ich sagen, alles bewegt sich innerlich, und zwar nicht nur räumlich, sondern auch in intensivem Sinne; das eine fließt in das andere über. Wir haben nicht mehr ruhende Organe, nicht mehr in sich geschlossene Organe vor uns, wir haben ein lebendiges Werden, ein Leben und Weben vor uns. Wir können nicht mehr sprechen von Lunge, Herz und Leber, sondern wir müssen sprechen von dem Lungenprozeß, von dem Herzensprozeß, von dem Leberprozeß. Und wiederum, diese einzelnen Prozesse setzen sich zusammen zu dem Gesamtprozeß Mensch. Das ist das Eigentümliche, daß sich der Mensch in dem Augenblicke, wo er vom Gesichtspunkt der imaginativen Erkenntnis aus betrachtet wird, sich ausnimmt als ein in sich Bewegliches, als ein fortdauernd in jedem Augenblick Werdendes. (209, 125f.)

Für die irdische Anschauung ist das Herz da irgendwo drinnen, und wenn wir es anatomisch herausschneiden, bietet es keinen schönen Anblick. In Wahrheit ist das Herz im ganzen Menschen, durchdringt alle übrigen Organe, sitzt auch im Ohre. (214, 151)

Menschliche Organe und Wesensglieder

Es kann [...] Organe geben, welche so in den Organismus eingegliedert sind, daß ihr Wesentlichstes darauf beruht, daß die ätherischen Strömungen in ihrer Eigenart noch sehr wenig bestimmend gewirkt haben, so daß, wenn wir den Raum okkult untersuchen, in dem ein betreffendes Organ sich befindet, wir finden würden, daß der ätherische Teil dieses Organs recht wenig durch sich selber differenziert ist, nur wenig von diesen Kraftsystemen enthält, daß aber dafür dieser Teil des Ätherleibes durch starke astralische Kräfte beeinflußt wird. Dann wird, wenn die physische Materie sich einem solchen Organ eingliedert, der Ätherleib nur eine geringe Anziehungskraft auf die einzugliedernden Stoffe ausüben, die hauptsächlichste Anziehungskraft wird dann vom Astralleib auf das betreffende Organ ausgeübt, und zwar so, als ob die betreffenden Stoffe direkt von dem Astralleibe hereingeholt würden in das betreffende Organ. Daraus sehen Sie, daß die Organe des Menschen von ganz verschiedener Wertigkeit sind. Es gibt solche Organe, von denen man sagen muß, daß sie hauptsächlich bestimmt sind durch Kraftsysteme des Ätherleibes, andere, die mehr bestimmt sind durch Strömungen oder Kräfte des Astralleibes, während noch andere mehr bestimmt sind durch Strömungen des Ich. Aus den Ausführungen, die in den Vorträgen gemacht worden sind, können Sie sich schon sagen, daß insbesondere das Organsystem, das unser Blut führt, im wesentlichen von solchen Strahlungen abhängt, die von unserem Ich ausgehen, daß also das menschliche Blut im wesentlichen mit Strömungen und Strahlungen des menschlichen Ich zusammenhängt. Die anderen Organsysteme und ihre Inhalte sind in den verschiedensten Abstufungen von den übersinnlichen Gliedern der menschlichen Natur bestimmt.

Aber es kann auch der umgekehrte Fall eintreten, wenn wir nämlich den physischen Leib an sich nehmen, der ja – jetzt abgesehen von seinen höheren Gliedern – auch ein Kraftsystem darstellt. Er stellt zunächst das dar, was man sich zusammengesetzt denken kann aus Stoffen der äußeren Welt, die auch ihre inneren Gesetze haben, die aber umgewandelt dem physischen Leibe eingefügt sind. Der physische Leib ist also auch ein Kraftsystem. So daß Sie sich auch den Fall denken können, daß der physische Organismus wieder zurückwirkt auf das ätherische oder bis auf das astralische Kraftsystem oder sogar bis ins Ich-System hinein. Wir müssen uns denken, daß das ätherische Kraftsystem nicht nur eingefangen wird von dem astralischen oder vom Ich-System, sondern daß es auch Organe gibt, bei denen die ätherischen Kräfte von der Seite des physischen Kraftsystems derart eingespannt werden, daß das physische Kraftsystem überwiegt. Solche Organe, bei denen der physische Leib das Überwiegende ist, die also nur in geringerem Maße beeinflußt werden von den höheren Gliedern der menschlichen Organisation, das sind hauptsächlich diejenigen Organe, welche im weitesten Sinne als Absonderungsorgane zu bezeichnen sind, alle drüsigen Organe, alle Absonderungsorgane überhaupt. Alle Absonderungsorgane, alle Organe, welche direkt Stoffe absondern, werden zu diesen Stoffabsonderungen – also zu einem Vorgang, der innerhalb der rein physischen Welt seine wesentliche Bedeutung hat – hauptsächlich durch die Kräfte des physischen Organismus veranlaßt. Wo immer im menschlichen Organismus solche Organe sind, wenn sie vorzugsweise zum Absondern des Stofflichen bestimmt sind, müssen wir uns klar sein, daß solche Organe, die hauptsächlich Werkzeuge der physischen Kraftsysteme sind, durch Erkrankung, durch Unbrauchbarwerden oder durch ihre Entfernung den Organismus unfehlbar zum Verfall bringen, so daß er dann nicht mehr in entsprechender Weise sich entwickeln und zuletzt nicht mehr leben kann. Sie sehen an einem solchen Organ, wie es die Milz ist, von der wir gestern gesprochen haben, daß deren Erkranken, deren sonstiges Unbrauchbarwerden oder operative Entfernung den physischen Körper in seinen Funktionen weit weniger stört, als dies bei anderen Organen der Fall ist, weil sie in besonders starker Weise beeinflußt wird von den übersinnlichen Teilen der menschlichen Natur, vom Ätherleibe, namentlich aber vom Astralleibe. Anders ist es bei den Organen, wo das physische Kraftsystem überwiegt. Eine Erkrankung der Schilddrüse zum Beispiel, die sich bei bestimmten Erkrankungen manchmal vergrößert zur sogenannten Kropfbildung, kann auf den ganzen Organismus sehr schädlich wirken. Sie darf aber nicht vollständig unbrauchbar werden oder vollständig entfernt werden, und zwar deshalb nicht, weil sie ihre Wirkungen so zu äußern hat, daß das, was als physischer Vorgang durch sie bewirkt wird, im Gesamthaushalt des menschlichen Organismus ganz wesentlich ist.

Nun kann es solche Organe geben, die in hohem Maße abhängen von den übersinnlichen Kraftsystemen der menschlichen Organisation, die aber doch eingespannt sind in den physischen Organismus und durch dessen Kräfte veranlaßt werden, Stoffliches abzusondern. Ein solches Organ ist zum Beispiel die Leber, ebenso sind es die Nieren. Das sind Organe, die, geradeso wie die Milz, abhängig sind von den übersinnlichen Gliedern der menschlichen Organisation, vom Ätherleibe und Astralleibe, die aber sozusagen eingefangen sind von den Kräften des physischen Organismus, heruntergezogen sind in ihren Wirkungen bis zu den Kräften des Physischen. Daher kommt es bei ihnen in einem viel höheren Grade darauf an, daß sie als physische Organe in gesundem Zustande sind, als zum Beispiel bei der Milz, bei welcher die Sache so liegt, daß das Physische sehr wenig in Betracht kommt und weit überwogen wird von dem, was von den übersinnlichen Gliedern der menschlichen Organisation herkommt. Wir können von der Milz sagen, daß sie ein sehr geistiges

Organ ist, denn der physische Teil dieses Organs macht den geringsten Teil seiner Bedeutung aus. Aus diesem Grunde wurde die Milz zu allen Zeiten in der okkulten Literatur, die entsprungen ist aus Kreisen, wo man wirklich etwas über diese Sachen gewußt hat, immer als ein besonders geistiges Organ angesehen und geschildert. (128, 93ff.)

Nicht wahr, der gewöhnliche Anatom von heute, was tut er, wenn er den physischen Leib untersucht? Nun, er untersucht ein Stück, sagen wir Leber, dann ein Stück Nerven- und Gehirnmasse, eben als nebeneinanderliegende Substanzen. Er untersucht beide so, wie man eben zwei Dinge nebeneinander legt und sie nun miteinander vergleicht, rein äußerlich. Er zieht nicht in Erwägung, der gewöhnliche äußerliche materialistische Anatom oder Physiologe, daß wir, wenn wir ein Stück Gehirnsubstanz vor uns haben und ein Stück Lebersubstanz, überhaupt ganz radikal verschiedene Dinge haben. Wir haben an dem einen Teil des menschlichen Leibes etwas an uns, woran die höheren Leiber, die übersinnlichen Glieder in ganz anderer Weise arbeiten als an einem anderen Gliede. So zum Beispiel, wenn wir ein Stück Gehirnsubstanz haben, so ist ja in diesem alles so, daß die ganze Struktur, die ganze Formung nicht entstehen könnte, wenn diese Substanz nicht durchgearbeitet wäre nicht nur vom Ätherleib, sondern auch von einem astralischen Leib. Der astralische Leib durchsetzt und durcharbeitet die Gehirnsubstanz, und es ist nichts innerhalb der Gehirnsubstanz, nichts innerhalb irgendeiner Nervensubstanz, worin nicht der astralische Leib neben dem ätherischen Leib mitarbeitete. Nehmen Sie dagegen einen großen Teil der Leber, so müßten Sie sich das so vorstellen, daß zwar der astralische Leib auch die Leber durchdringt, daß er aber nichts tut in der Leber, keinen Anteil nimmt an der inneren Organisation der Leber, daß dagegen einen ganz wesentlichen Anteil nimmt an der Organisation, an der Struktur der Leber der Ätherleib. Die verschiedenen Organe sind eigentlich ganz verschiedene Dinge beim Menschen. Ein Stück Leber ist etwas, was wir nur studieren können, wenn wir wissen, daß da der Ätherleib mit seinen Kräften den Hauptanteil hat und daß der astralische Leib, wie Wasser den Schwamm, zwar die Leber durchsetzt, aber an der Bildung der Leber, an der inneren Konfiguration derselben keinen besonderen Anteil hat. Ein Stück Gehirnsubstanz können wir uns nicht anders vorstellen als so, daß einen wesentlich großen Anteil der astralische Leib hat und nur einen geringen der ätherische Leib. Wiederum an der ganzen Struktur des Blutsystemes, bis in den Bau des Herzens hinein, hat das Ich seinen wesentlichen Anteil, während zum Beispiel an der Organisation der Nervensubstanz als solcher das Ich gar keinen Anteil hat, geschweige denn an den anderen Organen.
So haben wir, wenn wir den physischen Leib des Menschen im Sinne von

wirklichem Okkultismus betrachten, nicht im Sinne bloßer okkulter Schematik, in seinen verschiedenen Organen Dinge, Wesenheiten von ganz verschiedener Wertigkeit, von ganz verschiedenem Wesen, überhaupt von ganz verschiedener Natur. Wir können sagen, es hängt das, was ein Wesen schon am Menschen ist, Leber oder Milz, von den höheren Gliedern ab, die in sie hineinwirken. Leber und Milz sind ganz verschiedene Organe. An der Milz hat der astralische Leib in ganz besonderer Weise einen starken Anteil, während er an der Leber fast gar keinen Anteil hat. Alle diese Dinge werden einmal, und zwar in nicht sehr ferner Zeit, studiert werden müssen, auch von den Physiologen und Anatomen, weil nach und nach Tatsachen zutage treten werden in der materialistischen Beschreibung der menschlichen, tierischen und pflanzlichen Organe, die keinen Sinn haben werden, wenn man nur die Dinge so nebeneinander legt wie Erbsen und Bohnen, wie es die äußere Anatomie und Physiologie heute tut. Wie ein Ding in der Welt und am Menschen zum Geiste steht, so ist es überhaupt, so ist seine Wesenheit. (136, 123ff.)

Zur indirekten Bedeutung des physischen Organsubstanz für das Wirksamwerden der menschlichen Wesensglieder am Beispiel der Milz

Wenn wir auf ein solches Organ hinweisen wie die Milz, so meinen wir es im geisteswissenschaftlichen Sinne so, daß im Grunde genommen nicht nur in der äußeren physischen Milz etwas vor sich geht, sondern daß das, was in der physischen Milz vorgeht, nur der physische Ausdruck ist für entsprechende Vorgänge im Ätherleibe oder im Astralleibe. Und man könnte sagen: Je mehr ein Organ der unmittelbare physische Ausdruck eines Geistigen ist, desto weniger ist die physische Form des Organs, also das, was wir physisch substantiell vor uns haben, das eigentlich Maßgebende. Wenn wir ein Pendel ansehen, so ist die Pendelbewegung nur der physische Ausdruck für die Schwerkraft. Ebenso ist ein physisches Organ nur der physische Ausdruck für übersinnliche Kraft- und Formwirkungen. Nun ist allerdings ein Unterschied zwischen den Folgen der Schwerkraft, welche sich in der Pendelbewegung zeigen, und den Folgen, welche entstehen durch die Wirkungen des Äther- und Astralleibes auf die Milz. Nimmt man das Pendel weg, so ist kein Objekt mehr vorhanden, an welchem sich der durch die Schwerkraft bewirkte Rhythmus zeigen kann. So ist es bei der unbelebten, anorganischen Natur, beim belebten Organismus ist es anders. Wenn nicht Gründe vorliegen, von denen wir noch sprechen werden, so hören mit der Wegnahme des physischen Organs nicht notwendigerweise auch die geistigen Wirkungen der höheren Organisationen auf.

Wenn wir also den Menschen in bezug auf seine Milz ansehen, so haben wir es zunächst zu tun mit der physischen Milz, und dann mit einem System von Kraftwirkungen, die in der Milz nur ihren physischen Ausdruck haben. Wenn man die Milz wegnimmt, dann sind diese Kraftwirkungen, die einmal dem menschlichen Organismus eingegliedert wurden, noch da, sie hören nicht auf. Es kann unter Umständen sogar sein, daß durch die Anwesenheit eines erkrankten physischen Organs ein viel größeres Hindernis eintritt für die Fortdauer der geistigen Wirkungen als durch die Herausnahme des betreffenden Organs. Das kann zum Beispiel bei einer schweren Erkrankung der Milz der Fall sein. Wenn es bei einer schweren Erkrankung eines Organs möglich ist, das Organ zu entfernen, so ist unter Umständen das Fehlen dieses Organs ein geringeres Hindernis für die Entfaltung der geistigen Wirkungen als die Anwesenheit des erkrankten Organs, das ein fortwährender Störenfried ist für die Entwickelung der geistigen Kraftwirkungen. (128, 69f.)

b) Kosmische und irdische Organbildeprozesse

Das menschliche Leibesorgan zwischen Kosmos und Erde

Der Mensch steht durchaus weder in seiner ganzen Gestaltung noch in den Kräften, die seine Ernährungs-, seine Wachstumsprozesse unterhalten, durchaus nicht etwa bloß unter den Einflüssen, die von den irdischen Stoffen ausgehen. Wir haben schon bei der Betrachtung des Ätherleibes gesehen, daß dieser durchaus unter dem Einfluß von Kräften steht, die aus der Peripherie, aus dem Kosmos hereinströmen. Wenn Sie nun diese zwei Arten von Kräften betrachten, die Kräfte, die von den Stoffen der Erde herkommen, und die Kräfte, die von der Peripherie herkommen, haben Sie schon das gegeben, daß für jedes Organ ein Ausgleich, ein Gleichgewicht, eine Harmonisierung dieser zwei Kräftearten notwendig ist. Durch die Art, wie dieses Gleichgewicht hergestellt wird, unterscheiden sich wirklich beträchtlich die einzelnen menschlichen Organsysteme voneinander. (316, 44)

Organe und Organbildeprozesse – vom Wirken kosmischer und irdischer Weltenkräfte

Da glaubt der Mensch, er habe ein Herz in der Brust. Aber das Herz ist ein Scheingebilde, nicht mehr. Das ist so ähnlich, wie wenn wir im Herbstnebel abends auf die Straße gehen und sehen gewisse Ringe um die Laternen herum; aber diese Ringe sind auch nichts Wirkliches, sondern bewirkt durch ganz bestimmte Kräfte. So ist auch das menschliche Herz bewirkt durch ganz gewisse Kräfte. Das können Sie sich etwa in folgender Weise vorstellen **(Abb. 68)**. Nehmen Sie an, der Kreis stelle dar das Himmelsgewölbe; dann strömen von der einen Seite in uns herein eine Art von Kräften, und von der anderen Seite kommen andere Kräfte herein: diese Kräfte schneiden sich. In Wahrheit ist im Menschen da nichts vorhanden, wo er sein Herz glaubt, als Kräfte, die vom Himmel hereinströmen und sich schneiden. Denken Sie sich alles übrige hinaus, und nur Kräfte, die so zusammenkommen, wie es beim Regenbogen ist: und das Resultat ist das menschliche Herz. So ist es mit den übrigen Organen auch: es sind Schnittkräfte, die entstehen durch das Sichschneiden der betreffenden Weltenkräfte. (124, 86f.)

Wenn wir uns den Menschen schematisch anschauen und haben irgendein Organ, Lunge oder Leber in ihm, so haben wir in einem solchen Organ Kräfte. Diese Kräfte sind nicht bloß innere menschliche Kräfte, diese Kräfte sind Weltenkräfte. Und wenn alles, was äußere physische Welt ist und uns als physische Welt vor das Anschauen tritt, wenn das alles einstmals mit dem Erdenuntergang verschwunden sein wird, so wird weiter wirken dasjenige, was jetzt als innere Kräfte unserer Organe existiert. Man möchte sagen, alles, was unsere Augen sehen, unsere Ohren hören können, alle äußere Welt ist eine Welt, die zunächst abklingt mit dem Erdenende. Was unsere Haut bedeckt, was wir im Inneren tragen, was umschlossen wird von unserer Organisation, das enthält geistig dasjenige, was fortbesteht, wenn die äußere Welt, die unsere Sinne sehen, einstmals nicht mehr da sein wird. Im Grunde genommen arbeitet innerhalb der menschlichen Haut etwas, was über die Erde hinauslebt; innerhalb der menschlichen Haut liegen die Zentren, die Kräfte dessen, was über das Erdendasein hinausarbeitet. Wir stehen als Mensch nicht bloß in der Welt, damit wir für uns unsere Organe umschließen, wir stehen in der Welt als Mensch, damit der Kosmos selber innerhalb unserer Haut sich gestaltet. (205, 142f.)

Wir tragen schon einen Teil des Kosmos in uns, aber mit dem gewöhnlichen Erkennen weiß man es nicht. Indem der Mensch aufrückt durch Imagination, Inspiration, Intuition zum Geist-Erkennen, wird zugleich sein inneres Erleben immer großartiger und großartiger im Seelischen. Ach, was ist das Auge des Menschen, wie es heute das gewöhnliche Bewußtsein kennt! Aber dieses Auge des Menschen ist in jeder seiner Einzelheiten ein Kosmos, großartig und gewaltig wie der Makrokosmos. Wunderbar enthüllt sich jedes einzelne Organ im Menschen schon im physischen Leib als eine Welt. So daß der Mensch, wenn er um sich blickt als Initiierter, eine Welt sieht, eine Welt da unten mit ihren Elementen, oben mit den Sternen, mit Sonne und Mond. Schaut er in sich: Jedes Organ, Auge, Ohr, Lunge, Leber und so weiter ist für sich eine Welt, und ein großartiges Ineinanderwirken von Welten ist dieser physische Leib des Menschen: Welten, die fertig sind, Welten, die erst im Keime sind, Welten, die sinnlich sind, die halb übersinnlich, die ganz übersinnlich sind. Der Mensch trägt wahrhaft, indem er sich durch Evolutionen hindurch entwickelt, immer mehr Welten in sich. (346, 48)

Die Erde gestaltet uns, während wir auf der Erde wandeln, zwischen Geburt und Tod, zu Erdenmenschen, und alles, was da von der Erde aus gestaltet wird, wird aus Tiefen gestaltet, die an allem, was die einzelnen Formen des geringsten Organes an uns sind, mittätig sind. Es ist da vorzustellen: Die Erde ist ein Wesen im Weltenraum, das unendliche Geheimnisse in sich birgt und das gestaltend wirkt. Wie Ihr Auge, Ihr Ohr gestaltet ist, wie jedes einzelne, wie das geringste Glied an Ihrem Körper gestaltet und geformt ist, dafür liegen die schöpferischen Kräfte innerhalb der Erde. (345, 49)

Kosmische Organbildeprozesse zwischen Tod und neuer Geburt

Es ist ja so wenig, was der Mensch äußerlich von seiner Organisation wahrnimmt. Das, was in jedem Organ steckt, ist nur verständlich, wenn das betreffende Organ aus dem Kosmos heraus verstanden wird. Nehmen wir gleich das edelste Organ, das menschliche Herz. Ja, der Naturforscher von heute seziert den Embryo, sieht daraus, wie das Herz allmählich zusammenschießt; er macht sich weiter keine Gedanken darüber. Aber dieses äußere plastische Gebilde, das menschliche Herz, es ist ja das Ergebnis, so wie es beim einzelnen Menschen individuell ist, desjenigen, was er mit den Göttern zusammen erarbeitet hat zwischen dem Tod und einer neuen Geburt. Erst muß der Mensch, indem er das Leben zwischen Tod und Geburt durchmacht, in jener Richtung arbeiten, die von der Erde nach dem Löwen, dem Sternbild des Löwen im Tierkreis hingeht. Diese Richtung, diese Strömung von der Erde nach dem Sternbild des Löwen ist ja angefüllt von lauter Kräften. In dieser Richtung muß der Mensch arbeiten, damit er als Keim das Herz hervortreiben kann; da drinnen sind ja kosmische Kräfte. Dann muß der Mensch, wenn er diese Region durchgemacht hat, welche in den Weiten des Weltalls liegt, in sozusagen der Erde nähere Regionen, in die Sonnenregion kommen. Da werden wiederum Kräfte entwickelt, die das Herz weiter vervollkommnen. Und dann kommt der Mensch in jenes Gebiet hinein, wo er schon berührt wird von dem, was man Erdenwärme nennen kann; da draußen im Weltenraum ist ja nicht Erdenwärme, da ist etwas ganz anderes. Da wird das menschliche Herz in einer dritten Etappe vorbereitet. Die Kräfte, aus denen das Herz vorbereitet wird, sind in der Löwenrichtung zunächst rein moralisch-geistige Kräfte; in unser Herz sind zunächst rein moralisch-geistige Kräfte hineingeheimnißt. Demjenigen, der das durchschaut, erscheint es eigentlich ruchlos, wie die heutige Naturwissenschaft die Sterne, ohne das Moralische zu sehen, als gleichgültige, neutrale physische Massen ins Auge faßt. Und wenn der Mensch durch die Sonnenregion geht, werden diese moralisch-religiösen Kräfte von den Ätherkräften ergriffen. Und erst wenn der Mensch der Erde schon näher kommt, der Wärme, der Feuer-Region, da werden gewissermaßen der Vorbereitung die letzten Schritte hinzugefügt. Da beginnen die Kräfte tätig zu sein, die dann den physischen Keim gestalten für den Menschen, der als geistig-seelisches Wesen heruntersteigt. Und so ist es, daß jedes einzelne Organ herausgearbeitet wird aus den Weiten des Weltalls. [...] Man lernt allmählich durch die Einweihungswissenschaft den Menschen so kennen, daß man sich sagt: das Herz, das könnte gar nicht im Menschen sein, wenn es nicht zubereitet würde, innerlich gestaltet würde aus den ganzen Weiten des Kosmos. Dagegen ein solches Organ wie die Leber, wie die Lunge, das wird erst in der Nähe des Erdendaseins gebildet. In bezug auf Lunge, Leber sieht der Mensch kosmisch der Erdennähe ähnlich, in bezug auf das Herz ist er ein weites kosmisches Wesen. Es geht einem am Menschen die ganze Welt auf. Man möchte, wenn man mit geistiger Anatomie Leber, Lunge, einige andere Organe aufzeichnet, sich die Erde aufzeichnen und das, was in ihrer Nähe ist; so ist es eigentlich in bezug auf die Kräfte. Geht man über zum Herzen, so möchte man das ganze Weltenall aufzeichnen. Der Mensch ist das ganze Weltenall, zusammengezogen, zusammengerollt. Er ist ein ungeheures Geheimnis, der Mensch, er ist ein wirklicher Mikrokosmos. (239, 31ff.)

Von dem Moment ab, wo der Mensch durch das zweite Sonnendasein durchgeht – das alles erfordert ja längere Zeiten – und lange eigentlich, bevor er das Erdendasein betritt, geschieht für ihn schon eine bedeutsame Schicksalswendung. In dem Moment, wo wir draußen im Kosmos die Geistanlage des menschlichen Herzens beim Zurückgange zur Erde gewinnen, steht natürlich nicht etwa bloß eine physische Herzform da – die ist schon angedeutet , aber diese physische Herzform ist umgeben und verbunden mit alledem, was der Mensch wert geworden ist durch seine bisherigen Erdenleben. Nicht so sehr ist wichtig, daß wir die Uranlage des physischen Herzens in uns aufnehmen, sondern von ganz besonderer Wichtigkeit ist, daß da der Mensch sich zusammenkonzentriert in bezug auf das, was er seelisch, moralisch und geistig ist, denn das alles ist im menschlichen Herzen konzentriert. Und ehe die Herzanlage sich verbindet mit der Embryonalanlage des künftigen Menschenleibes, ist das Herz im Kosmos ein geistig-moralisch-seelisches Wesen im Menschen.

Es verbindet dann der Mensch dieses geistig-moralisch-seelische Wesen – das jetzt in ihm erlebt, errungen ist beim Wiederzurückgang zur Erde – mit der Embryonalanlage. Dieses Zusammenkonzentrieren seines Seelisch-Moralisch-Geistigen erlebt der Mensch in Gemeinschaft mit den hohen Sonnenwesen, mit jenen Sonnenwesen, die eigentlich die schöpferischen Kräfte des Planetensystems und damit des Erdendaseins in der Hand haben.
Wenn ich mich bildlich ausdrücken darf – die Ausdrücke klingen etwas paradox, aber sie sind doch treffend –, ist es so, daß der Mensch in dem Augenblick, wo er sein kosmisches Herz bekommt, zugleich in der Umgebung derjenigen geistigen Wesenheiten der höheren Hierarchien ist, die sozusagen die Führerschaft in bezug auf das ganze Planetensystem im Zusammenhange mit dem Erdendasein in der Hand haben. Und da werden wir auf etwas ganz Grandioses, auf etwas ganz Wunderbares gewiesen. Man gewinnt eigentlich nur schwer Worte, um das zu schildern, was der Mensch da erlebt. Er fühlt in einer gewissen Beziehung so, wie er im physischen Dasein fühlt. Wie er sich in diesem verbunden fühlt mit seinem Herzschlag, mit der ganzen Herztätigkeit, so fühlt er sich da im Makrokosmos wie verbunden durch sein makrokosmisches geistiges Herz mit seiner ganzen geistig-seelisch-moralischen Wesenheit. Was er geworden ist im Weltenall bis zu diesem Augenblicke seines Geist-Erlebens als seelisch-moralisch-geistiges Wesen, das ist in ihm so, wie wenn es als geistiger Herzschlag in ihm wäre. Er fühlt sein ganzes Wesen jetzt im Kosmos wie seinen eigenen Herzschlag in sich, und er fühlt mit diesem Herzschlag verbunden auch eine Art Zirkulation. Wie wir hier auf der Erde im Herzschlag die ihn verursachende Blutzirkulation und Atmung fühlen, so empfinden wir, indem wir da draußen unser geistig-makrokosmisches Herz beim Rückgange durch das Sonnendasein, wenn ich mich bildhaft ausdrücken darf, geistig schlagen fühlen, dann so etwas, wie wenn von da aus die Strömungen zu den Wesenheiten der zweiten Hierarchie hingehen. So wie von den Adern und aus den Adern im physischen Organismus das Blut zum Herzen rollt, so geht in unser geistig-seelisches Wesen herein, jetzt lokalisiert im Menschen, dasjenige, was Exusiai, Kyriotetes und Dynameis über die Welt, von der Welt, richtend über den Menschen, zu sagen haben. Der Geist des Weltenalls in seinen Worten und in seinen Tönen ist die Zirkulation, die sich konzentriert in diesem makrokosmisch-geistig schlagenden Herzen, diesem moralisch-geistig-seelischen menschlichen Wesen. Da schlägt das menschliche geistige Herz. Zugleich ist das der Herzschlag der Welt selber, in der der Mensch drinnen ist. Und in dieser Welt ist der Blutstrom das, was die schaffenden Wesenheiten der zweiten Hierarchie tun, was von ihnen als Kräfte ausströmt. Und wie der Blutstrom im Menschen sich konzentriert im Herzen, so daß er vom Menschen unbewußt gefühlt wird – denn das Herz ist ein Sin-

nesorgan, das die Blutbewegung wahrnimmt, es ist nicht, wie es die Physiker meinen, ein Pumpwerk, sondern durch die Geistigkeit und Vitalität des Menschen bewegt sich das Blut –, so ist es dem Menschen gnadevoll erlaubt, in diesem Zeitpunkte zwischen dem Tode und einer neuen Geburt in sich zu hegen eines der Wahrnehmungsorgane, eines der kosmischen Herzen, welche geschaffen werden aus dem Pulsschlag des Makrokosmos heraus, der durch die Taten der Wesen der zweiten Hierarchie gebildet wird. (231, 127f.)

Zwischen dem Gehirn und dem Herzen ist ein großer Unterschied in bezug auf das kosmische Werden. Nehmen Sie einmal an, ein Mensch geht durch die Pforte des Todes, geht durch das Leben zwischen dem Tod und einer neuen Geburt. Sein Gehirn ist überhaupt ein Götterprodukt. Das Gehirn ist von Kräften durchzogen, die, wenn man durch die Pforte des Todes geht, eigentlich ganz fortgehen und beim nächsten Leben wird dann das Gehirn vollständig neu aufgebaut, auch die inneren Kräfte dazu, nicht nur das Materielle. Also auch die Kräfte dazu werden neu aufgebaut. Das ist beim Herzen nicht der Fall. Beim Herzen liegt die Sache so, daß nicht das physische Herz, wohl aber die Kräfte, die im physischen Herzen tätig sind, bestehen bleiben. Diese Kräfte gehen zurück in das Astralische und in das Ich und bleiben auch zwischen dem Tode und einer neuen Geburt. Dieselben Kräfte, die in unserem Herzen darinnen klopfen, klopfen auch das nächste Mal bei unserer neuen Inkarnation. Das, was im Gehirn funktioniert, ist fort, das kommt nicht in einer nächsten Inkarnation heraus. Aber die Kräfte, die das Herz durchzucken, sind auch in der nächsten Inkarnation wieder da. Wenn wir in ein Haupt hineinschauen, können wir sagen: Darin funktionieren unsichtbare Kräfte, die das Gehirn zusammensetzen. Aber wenn der Mensch durch die Pforte des Todes gegangen ist, werden diese Kräfte dem Kosmos übergeben. Wenn wir aber den Herzschlag eines Menschen vernehmen, vernehmen wir geistige Kräfte, die nicht nur in dieser Inkarnation vorhanden sind, sondern auch in einer nächsten Inkarnation leben werden, die hindurchgehen durch den Tod und durch die neue Geburt. (159/160, 19)

Über die evolutionäre Zeitgestalt der Leibesorgane

Man hat Herz, Lunge, Leber und so weiter; man studiert sie alle, als wenn sie als gleichberechtigte organische Glieder nebeneinander lägen. Das ist aber nicht der Fall. Alle diese einzelnen Glieder haben verschiedene Antezedenzien ihrer Werte. Und man hat in einem Stück Leber nicht dieselbe Materie in der Hand, die man in einem Stück aus dem Herzmuskel und dergleichen hat. Da handelt es sich darum, daß man zu dem, was der rein äußere Sinnesbestand gibt, einen gewissen Faktor hinzufügt, den ich nicht anders bezeichnen kann als eine gewisse objektive Wertigkeit des betreffenden Organes. Dies wird sich ergeben für den Physiologen, wenn er einmal die Arbeit unternimmt, genau ein Organ in dem vollgestalteten menschlichen Organismus zu vergleichen mit einer wirklichen Embryologie. Da wird er darauf kommen, daß die Embryologie heute so einseitig arbeitet, weil sie gewissermaßen nur einen aufsteigenden Prozeß verfolgt und nicht einen damit parallel gehenden absteigenden. In der richtigen Weise geht man erst vor, wenn man in jedem Stadium der embryologischen Entwickelung etwas herausbringt, worin wie in einer mathematischen Funktion enthalten ist ein Faktor der Dekadenz und ein anderer Faktor an Produktivität. Und wenn man in die Lage kommt, das, was man so an Feststellungen der Wertigkeit gewonnen hat, anwenden zu können auf das Organ in seiner Vollgestaltigkeit im Organismus, wenn man nicht einfach nebeneinanderstellt Herz und Leber als gleichwertige Organe – sie sind von einer verschiedenen qualititativen Wertigkeit –, dann wird man vor dem Augenblick stehen, wo gerade die großartigen Ergebnisse unserer physiologischen Tatsachenwelt das größte Licht empfangen werden. (125, 89f.)

Eine geisteswissenschaftliche Betrachtung der menschlichen Organe ergibt, daß diese auf sehr verschiedenen Stufen ihrer Entwickelung stehen. Es gibt am Menschenkörper solche Organe, welche in ihrer gegenwärtigen Gestalt in einer absteigenden, andere, welche in einer aufsteigenden Entwickelung sind. Die ersteren werden in der Zukunft ihre Bedeutung für den Menschen immer mehr verlieren. Sie haben die Blütezeit ihrer Aufgaben hinter sich, werden verkümmern und zuletzt vom Menschenleibe sich verlieren. Andere Organe sind in aufsteigender Entwickelung; sie haben vieles in sich, was jetzt erst als wie im Keime vorhanden ist; sie werden sich in Zukunft zu vollkommeneren Gestalten mit einer höheren Aufgabe entwickeln. Zu den ersteren Organen gehören unter anderem diejenigen, welche der Fortpflanzung, der Hervorbringung des Gleichen dienen. Sie werden ihre Aufgabe in der Zukunft an andere Organe abgeben und selbst zur Bedeutungslosigkeit herabsinken. Es wird eine Zeit kommen, wo sie sich in verkümmertem Zustande am Menschenleib finden werden, und man wird in ihnen dann nur Zeugnisse für die vorzeitliche menschliche Entwickelung zu sehen haben. Andere Organe, wie zum Beispiel das Herz und benachbarte Gebilde desselben, sind, in gewisser Beziehung, im Anfange ihrer Entwickelung. Sie werden dasjenige, was jetzt keimhaft in ihnen liegt, erst in der Zukunft zur Entfaltung bringen. (11, 226f.)

Der Wissenschaftler, der mit dem äußeren Blick den Menschen betrachtet, im Seziersaal oder sonst, nach den physiologischen und biologischen Bestandteilen, der hat das Gefühl, daß er an jedes der Organe mit der gleichen Stimmung herangeht; er legt in derselben Weise die Instrumente an, wenn er das Herz, das Hirn, die Leber, den Magen zerfasert. Er meint, es komme einzig darauf an zu begreifen, aus welchen chemischen Bestandteilen diese Organe bestehen und geformt seien. Er ahnt nichts davon, daß diese Organe grundverschieden sind, je nachdem, woraus sie gebildet sind. Die Nerven würden nicht da sein, wenn nicht dem Menschen ein astralischer Leib eingegliedert wäre, und diese innere Wesenheit ist es, die heraussondert das Nervensystem und dadurch die Nervensubstanz zu etwas von den anderen Substanzen Wesensverschiedenem macht. In der astralischen Welt wesen und leben die Bildner und Baumeister der Nervensubstanz, und sie bilden weise, sehr weise.

In gewissen noch höheren Gebieten des geistigen Daseins befinden sich Wesen, die identisch, gleichartig sind dem menschlichen Ich-Wesen selber, die zuerst Veranlassung gegeben haben zur Bildung des roten Blutes. Sie können das lesen in der Schrift «Blut ist ein ganz besondrer Saft». Ich-Wesen sind die Bildner und Baumeister dieses roten Blutes. Sie wirkten von außen, damit das Ich sich in den Menschen versenken konnte. Die Tiere haben das Ich noch nicht. Wo beim Tier rotes Blut ist, da wirken Wesen von außen; die Tiere sind vom roten Blute «besessen». Der Mensch aber kommt dadurch zur Freiheit, daß er von seinem Ich, von sich selbst «besessen» ist. Er mußte von sich selbst Besitz ergreifen, um die Herrschaft über sein Blut erlangen zu können.

In den Absonderungsorganen, die wir Drüsen nennen, wirkt der Ätherleib, das heißt, es wirken diejenigen Wesen, die im Ätherraum wirken. Um diese Drüsen zu verstehen, müssen wir uns etwas klarmachen. Würde der Mensch nur einen Ätherleib haben und keinen Astralleib, dann würden auch nur Wesen aus der Welt des Äthers im menschlichen Leibe wirken, und es könnten dann keineswegs die Organe entstehen, die wir als Drüsen bezeichnen, sondern nur solche Organe, die ähnlich wären denen, wie sie sich draußen im Pflanzenreich finden. Denn auch da wirkt der Ätherleib, der die Pflanzen durchsetzt und das Unorganische zum Leben aufruft. Jedes neue Prinzip, das dazukommt, wirkt umgestaltend auf alle vorhandenen. Dadurch, daß das Astralische in den Menschenleib eindringt und für sich selbst das Nervensystem konstruiert, wirkt es auch zurück auf die Welt des Äthers und gestaltet die ursprünglichen Pflanzenorgane um, so daß sie zu Drüsen werden.

Es ist nun möglich, die Organe des Menschen zu studieren in ihrer verschiedenen Wertigkeit, wenn man zurückgeht auf die Urgründe, die in den geistigen Welten zu finden sind. Wir finden, daß Leber, Galle, Milz und so weiter etwas ganz anderes sind, wenn man weiß, wie verschiedene Welten an ihrer Gestaltung beteiligt sind, als wenn wir sie bloß mit den gewöhnlichen Instrumenten der Wissenschaft physiologisch zergliedern. Sie sind Erbteile aus der geistigen Welt heraus. Es müssen alle Organe beim Menschen aus ihren geistigen Ursprüngen heraus von uns betrachtet werden, wenn wir deren Bedeutung richtig verstehen wollen. Da sehen wir hin auf eine zukünftige Behandlungsweise des menschlichen Leibes, wo man sich dieses geistigen Ursprunges der Organe bewußt sein wird und diese Erkenntnisse anwenden wird in der alltäglichen Medizin. Das ist ein Prozeß, der langsam und geduldig durchgemacht werden muß. Das kann nicht von heute auf morgen geschehen, aber es bereitet sich vor und wird in der Zukunft geschehen.

Namentlich eines ist wichtig zu beachten bei der Betrachtung des menschlichen Leibes. Es gibt in ihm solche Organe, die ihre jetzige Gestalt erst verhältnismäßig spät bekommen haben, und andere, welche schon seit Urzeiten ihre jetzige Gestalt haben. Es gibt solche Organe, die durch ihre jetzige Gestalt dazu berufen sind, immer mehr und mehr zu vertrocknen und abzufallen, wegzufallen vom menschlichen Leibe; und es gibt solche Organe, die jetzt ihre Anfangsgestalt haben, die dazu berufen sind, diese mehr und mehr zu vervollkommnen und in der Zukunft geradezu eine wichtige Rolle zu spielen bei allem, was durch den Menschen geschieht. Zu den Organen, welche in der Zukunft geradezu schöpferisch sein werden, gehört alles, was mit dem menschlichen Herzen und dem menschlichen Kehlkopf zusammenhängt. Diese Organe stehen erst im Anfange ihrer Entwickelung, sie werden in Zukunft Reproduktionsorgane, Fortpflanzungsorgane sein. Sie finden das heute schon leise angedeutet dadurch, daß beim Manne sich die Stimme verändert, wenn die Geschlechtsreife eintritt. Herz und Kehlkopf werden sich verändern, sie werden sich vollkommener und vollkommener gestalten, und später werden ihnen menschliche Wesen entspringen.

Die heutigen Fortpflanzungsorgane dagegen sind auf dem Aussterbeetat; sie werden sich immer mehr verhärten und schnüren sich ab vom menschlichen Leibe. Man versteht den menschlichen Leib nur dann in richtiger Weise, wenn man weiß, daß er zusammengesetzt ist aus einem absterbenden Teil und einem in der Entwickelung fortschreitenden Teil und wie sich der absterbende Teil zu dem fortschreitenden Teil verhält. Der menschliche Leib enthält etwas in sich, was immer mehr in den Tod hineingeht, und etwas, was immer mehr zu neuem Leben aufblüht. Wer den Menschen vom okkulten Standpunkte aus betrachtet, kann bei jedem Organ angeben, ob es ein solches ist, das zur abflutenden Entwickelung gehört, das dem Tode zueilt, das die Menschheit künftig nicht mehr haben wird, oder ob es ein solches ist, das auf der Jugendstufe steht und in Zukunft erst größer und gewaltiger ausgebildet sein wird. Sie können solche Organe im menschlichen Leibe sehen, die in ihrer Natur schon zusammengeschrumpft und in ihrer Tätigkeit abgestumpft sind, die nur noch eine spärliche Tätigkeit haben. Ein solches Organ ist die Zirbeldrüse. Sie hatte einstmals eine mächtige Tätigkeit und ist jetzt herabgesunken zu einem fast bedeutungslosen Organ. Gewisse Organe gehen fast bis zur Stufe des Todes und werden dann wieder neu belebt in anderer Weise. Andere Organe sterben ganz ab, sie verschwinden in ihrer Form vom physischen Plan und treten dann wieder auf in anderer Gestalt. (101, 48ff.)

Gewisse Organe des menschlichen Körpers sind im Zerfall, andere sind auf der Höhe ihrer Entwickelungsfähigkeit angelangt; wieder andere sind erst im Beginne ihrer Entwickelung. Zu den ersteren gehören die Fortpflanzungsorgane, zu den zweiten gehört das Gehirn; zu jenen, welche erst in der Keimanlage sich befinden, gehören das Herz und der Kehlkopf und alles, was mit der Bildung des Wortes zusammenhängt. Aus ihnen werden Organe gebildet, welche die Fortpflanzung in ihren Funktionen ersetzen und weit überragen werden. Sie werden im höchsten Sinne willkürliche Organe werden. (100, 251)

Die Organ- und Leibesbildung zwischen zentrifugalen und zentripetalen Kräften, Stoffwechsel-Gliedmaßen- und Nerven-Sinnessystem

Sie können [...] ersehen, [...] daß alles davon abhängt, daß man versteht, wie in jedem einzelnen menschlichen Organ eine Art zentrifugale Dynamik vorhanden ist, die plastisch gerundet wird durch eine von außen nach innen wirkende, also nicht ganz zentripetal, aber ähnlich wie zentripetal zu nennende Dynamik, die in jedes menschliche Organ hineinwirkt. Man wird überhaupt erst in die Lage kommen, richtige Physiologie zu treiben, wenn man jedes einzelne menschliche Organ in seiner Polarität wird betrachten können. Denn es sind diese Polaritäten darinnen, eine zentrifugale und zentripetale Dynamik in jedem menschlichen Organ. Und da spielt ja eine große Rolle für alles, was plastizierend ist, die Verteilung, die Differenzierung der Wärmeverhältnisse im menschlichen Organismus und die Organisierung der Luftverhältnisse. Für alles dasjenige, was zentrifugal ist, ausstrahlend ist, spielt eine große Rolle alles dasjenige, was erstens im menschlichen Organismus aus der Eigendynamik der Substanzen der Welt kommt, und dasjenige, was in der Überwindung der Eigenvitalität der äußeren Wesenheit im menschlichen Organismus entwickelt wird. (315, 118f.)

Es ist so, daß man sich geradezu das Bilden, das Gestalten des Organismus so vorstellen kann, daß Ausstrahlungen stattfinden von Seiten – nun sagen wir – des Nieren-Lebersystems, denen begegnen die plastischen Abformungen des Kopfsystems. Und will man sich schematisch dasjenige, was da geschieht, zeichnen, so müßte man das so zeichnen. Man müßte sagen: Von dem Leber-

Nierensystem finden solche Ausstrahlungen statt – natürlich nicht nur nach oben, sondern nach allen Seiten hin –, diese Ausstrahlungen, die haben die Tendenz, halbradial zu wirken, aber sie werden überall von den plastischen Formungen abgestumpft, die ihnen vom Kopfsystem aus begegnen. So daß wir die Form der Lunge dadurch begreifen, daß wir ihre Gestalt plastisch ausgestaltet denken vom Leber-Nierensystem, aber entgegenkommend diesen Komponenten diejenigen, die abrunden, vom Kopfsystem aus. Die ganze menschliche Bildung nämlich kommt dadurch zustande, daß wir uns denken: radiale Gestaltung vom Nieren-Lebersystem aus, Abrundung der radialen Gestaltung vom Kopfsystem aus.
Auf diese Weise bekommen wir die außerordentlich wichtige Tatsache, die empirisch in allen Einzelheiten belegt werden kann, daß im menschlichen Organisieren, namentlich im menschlichen Wachstum, zwei Kräftekomponenten tätig sind: diejenigen Kräftekomponenten, die vom Leber-Nierensystem ausgehen, und die Kräftekomponenten, die abrunden die Formen, die sie gestalten, die ihnen die Oberfläche geben, diese Komponenten, die vom Nerven-Sinnessystem ausgehen. Beide Komponenten stoßen ineinander, aber sie stoßen nicht ineinander in demselben Rhythmus, sie stoßen in verschiedenem Rhythmus ineinander. Alles dasjenige, was vom Leber-Nierensystem ausgeht, hat den Rhythmus des Stoffwechselmenschen. Und alles dasjenige, was vom Kopfsystem ausgeht, hat eben den Rhythmus des Nerven-Sinnesmenschen. (314, 123f.)

In erster Linie, primär ist das Nervensystem dasjenige, wovon die gestaltenden, die [...] Rundungskräfte des menschlichen Organismus ausgehen. Die Form Ihrer Nase, die Form Ihres ganzen Organismus ist im Grunde genommen vom Nervensystem aus gestaltet. Das Nierensystem strahlt die Kräfte des Stoffes radial aus, und das Nervensystem ist da, um dem Organismus innerlich und äußerlich seine Formen zu geben, hat zunächst überhaupt nichts mit dem Seelischen zu tun, ist der Gestalter, der Former des menschlichen Organismus innerlich und äußerlich; es ist der Plastiker. (314, 146)

[Die] Organe können [...] durch den Wärme- und Luftorganismus nur dadurch in der richtigen Weise zustande kommen, daß ihnen der flüssige Organismus und der feste Organismus entgegenwirken, und daß da eine Resultierende aus Komponenten entsteht. Das heißt, es ist notwendig, daß wir auf dieses Verhältnis hinschauen, in dem der physische Organismus, insofern er sich zum Beispiel durch den Stoffwechsel zum Ausdruck bringt, zu dem plastizierenden Organismus, insofern er sich im Nerven-Sinnessystem zum Ausdruck bringt, steht. Wir müssen gewissermaßen sehen, wie ausstrahlt aus dem

Stoffwechselorganismus dasjenige, was den Stoff eben radial trägt, und wie dann der Stoff plastisch geformt wird in den Organen durch dasjenige, was eben das Nerven-Sinnessystem entgegenträgt. [...]
Wir können [beispielsweise] an eine Geschwulstbildung nur dadurch herankommen, daß wir uns sagen, es ist ein falsches Verhältnis zwischen dem physisch-ätherischen Organismus einerseits, insofern er sich in dem ausstrahlenden Stoffwechsel ausdrückt, und zwischen dem Ich-Organismus und astralischen Organismus andererseits, indem sie sich ausdrücken in dem Wärmeorganismus und in dem Luftorganismus. (314, 137)

Der menschliche Körper bildet sich wie andere Organismen aus dem halbflüssigen Zustand heraus. Doch ist zu seiner Bildung stets die Zufuhr von luftförmigen Stoffen nötig. Der wichtigste ist der durch die Atmung vermittelte Sauerstoff.
Man betrachte zunächst einen festen Bestandteil, z. B. ein Knochengebilde. Es wird aus dem Halbflüssigen abgeschieden. In dieser Abscheidung ist die Ich-Organisation tätig. Jeder kann sich davon überzeugen, der die Ausbildung des Knochensystems verfolgt. Es entwickelt sich in dem Maße, als der Mensch durch die Embryonal- und Kindheitszeit seine menschliche Form, den Ausdruck der Ich-Organisation, bekommt. Die Eiweißverwandlung, die dabei zugrunde liegt, scheidet zunächst die (astralischen und ätherischen) Fremdkräfte von der Eiweißsubstanz ab; das Eiweiß geht durch den Zustand des Unorganischen hindurch; es muß dabei flüssig werden. In diesem Zustand wird es von der Ich-Organisation, die sich in der Wärme betätigt, erfaßt und dem eigenen menschlichen Ätherleib zugeführt. Es wird Menschen-Eiweiß. Bis zu der Verwandlung in die Knochensubstanz hat es noch einen weiten Weg.
Es ist nach seiner Verwandlung in Menschen-Eiweiß notwendig, daß es zur Aufnahme und Umformung von kohlensaurem und phosphorsaurem Kalk usw. reif gemacht wird. Dazu muß es eine Zwischenstufe durchmachen. Es muß unter den Einfluß der Aufnahme von Luftförmigem kommen. Dieses trägt die Umwandlungsprodukte der Kohlehydrate in das Eiweiß hinein. Es entstehen dadurch Substanzen, die die Grundlage für die einzelnen Organbildungen abgeben können. Man hat es da nicht mit fertigen Organsubstanzen, nicht mit Leber- oder Knochensubstanz z. B. zu tun, sondern mit einer allgemeineren Substanz, aus der heraus alle die einzelnen Organe des Körpers gebildet werden können. In der Bildung der fertigen Organgestalten ist die Ich-Organisation tätig. In der gekennzeichneten, noch undifferenzierten Organsubstanz ist der astralische Leib tätig. Beim Tiere nimmt dieser astralische Leib auch die fertige Organgestaltung auf sich; beim Menschen bleibt die Tätigkeit

des astralischen Leibes und damit die animalische Natur nur als der allgemeine Untergrund der Ich-Organisation bestehen. Die Tierwerdung kommt beim Menschen nicht zu Ende; sie wird auf ihrem Wege unterbrochen und ihr das Menschliche durch die Ich-Organisation gewissermaßen aufgesetzt.

Diese Ich-Organisation lebt ganz in Wärmezuständen. Sie holt aus der allgemeinen Astralwesenheit die einzelnen Organe heraus. Sie betätigt sich dabei an der allgemeinen, durch das Astralische herbeigeführten Substanz so, daß sie den Wärmezustand eines sich vorbereitenden Organs entweder erhöht oder vermindert.

Vermindert sie ihn, so treten unorganische Substanzen in einem sich verhärtenden Vorgang in die Substanz ein, und es ist die Grundlage zur Knochenbildung gegeben. Es werden Salzsubstanzen aufgenommen.

Erhöht sie ihn, so werden Organe gebildet, deren Tätigkeit in einer Auflösung des Organischen besteht, in einer Überführung in Flüssiges oder Luftförmiges.

Man nehme nun an, die Ich-Organisation finde im Organismus nicht so viel Wärme entwickelt, daß die Erhöhung des Wärmezustandes für die Organe, denen er nötig ist, im hinreichenden Maße erfolgen kann. Es geraten dadurch Organe, deren Tätigkeit nach der Richtung der Auflösung hin erfolgen soll, in die Tätigkeit des Verhärtens. Sie erhalten die Neigung als krankhafte, die in den Knochen die gesunde ist.

Nun ist der Knochen, wenn er von der Ich-Organisation geformt ist, ein Organ, das von dieser aus ihrem Bereich entlassen wird. Er kommt in einen Zustand, in dem er nicht mehr innerlich ergriffen wird von der Ich-Organisation, sondern nur noch äußerlich. Er ist aus dem Wachstums- und Organisationsbereich herausgeführt und dient noch mechanisch der Ich-Organisation bei Ausführung der Körperbewegungen. Nur ein Rest von innerer Tätigkeit der Ich-Organisation durchsetzt ihn die ganze Lebenszeit hindurch, weil er ja doch auch Organisationsglied innerhalb des Organismus bleiben muß und aus dem Leben nicht herausfallen darf.

Die Organe, die aus dem angegebenen Grunde in eine knochenähnliche Bildungstätigkeit übergehen können, sind die Adern. Bei ihnen tritt dann die sogenannte Verkalkung (Sclerosis) auf. Es wird aus diesen Organsystemen die Ich-Organisation gewissermaßen ausgetrieben.

Der entgegengesetzte Fall tritt ein, wenn die Ich-Organisation nicht auf die notwendige Verminderung des Wärmezustandes für das Knochengebiet trifft. Dann werden die Knochen den Organen ähnlich, die eine auflösende Tätigkeit entwickeln. Sie vermögen dann wegen der mangelnden Verhärtung keine Grundlage abzugeben für die Salzeingliederung. Es findet also die letzte Entfaltung der Knochengebilde, die in den Bereich der Ich-Organisation gehört,

nicht statt. Die astralische Tätigkeit wird nicht an dem rechten Punkte ihres Weges aufgehalten. Es müssen Neigungen zur Gestalt-Mißbildung auftreten; denn die gesunde Gestaltbildung kann nur im Bereiche der Ich-Organisation erfolgen.
Man hat es mit den rachitischen Erkrankungen zu tun. Aus alledem ersieht man, wie die menschlichen Organe mit ihren Tätigkeiten zusammenhängen. Der Knochen entsteht im Bereiche der Ich-Organisation. Ist seine Bildung zum Abschlusse gekommen, so dient er dieser Ich-Organisation, die ihn fortan nicht mehr bildet, sondern zu den willkürlichen Bewegungen benützt. Ebenso ist es nun mit dem, was im Bereiche der astralischen Organisation entsteht. Es werden da undifferenzierte Substanzen und Kräfte gebildet. Diese treten als die Grundlage der differenzierten Organbildungen überall im Körper auf. Die astralische Tätigkeit führt sie bis zu einer gewissen Stufe; dann benützt sie sie. Es ist der ganze menschliche Organismus vom Halbflüssigen durchdrungen, in dem astralisch orientierte Tätigkeit waltet. (27, 66ff.)

c) Gestaltung und Funktionalität der Leibesorgane

Zur humanspezifischen Funktionalität und individuellen Konstitution der Leibesorgane

Es muß darauf aufmerksam gemacht werden, daß alles, was wir auf dem Boden einer Betrachtung über den Menschen sagen, sich zunächst nur auf den Menschen bezieht. Denn in dem Augenblick, wo man in die tieferen Gründe der einzelnen Organe eindringt, wird man gewahr [...], daß ein Organ eine ganz andere Funktion haben kann in seiner tieferen Bedeutung beim Menschen als ein ähnliches oder gleichartiges Organ in der tierischenWelt. [...] Denn daß die Tiere, die dem Menschen nahe stehen, [beispielsweise] auch Rückenmark und Gehirn haben, das beweist noch nicht, daß diese Organe für Mensch und Tier dieselben Aufgaben haben, so wie man, um einen Vergleich zu gebrauchen, ein Messer in der Hand haben kann, um damit meinetwegen ein Kalb zu tranchieren oder auch um damit zu radieren. [...] In derselben Lage wäre derjenige, welcher glaubt, weil sich bei Mensch und Tier dieselben Organe – Gehirn und Rückenmark – finden, so würden diese zu denselben Verrichtungen dienen. Das ist aber nicht wahr. Das ist etwas, was in der äußeren Wissenschaft gang und gäbe geworden ist und zu gewissen Ungenauigkeiten geführt hat und was nur wird korrigiert werden können, wenn sich die äußere Wissenschaft dazu bequemen wird, allmählich auf das einzugehen, was aus den Tiefen der übersinnlichen Forschung über die Charaktere der Wesenheiten gesagt werden kann. (128, 16f.)

Sehen Sie, die Menschen denken: Auge ist Auge, Organ ist Organ, Lunge ist Lunge, Leber ist Leber und so weiter. – Das ist aber nicht wahr. Das Auge des Menschen ist das Organ, das auch beim Tier vorkommt als Auge, aber es ist modifiziert dadurch, daß dem Menschen das Ich eingegliedert ist. Ebenso ist es bei allen übrigen Organen. Und das, was geschieht in dem Organ, was namentlich beim kranken Menschen die allergrößte Rolle spielt, dafür ist wichtiger diese Durchdringung mit dem Ich als dasjenige, was bei dem vom Ich undurchdrungenen Organe in der Tierheit auftritt. [...] Es ist einfach ein Unding, aus dem bloßen äußeren Anblick das Erklärungsprinzip suchen zu wollen, und insbesondere führt es dann zu nichts, wenn man dann auf den bloßen äußeren Anblick ein Studium begründet. Dieses Studium, das man auf das Tierische begründet, das hindert einen daran, gewisse Verhältnisse beim Menschen ordentlich zu studieren, weil sie eben nur dadurch einem richtig vor das Seelenauge treten, daß man sich bewußt ist: beim Mensch sind gerade die an der Peripherie liegenden Organe am allermeisten von dem Ich durchdrungen und von dem Ich gestaltet. (312, 269f.)

Gewiss, wenn man den Menschen zunächst seiner Gesamtform nach betrachtet, wie sich diese Gesamtform zusammensetzt aus den einzelnen Organen, dann wird man bemerken, daß der Mensch ungefähr dieselbe Zahl von Knochen, von Muskeln und so weiter hat wie die höheren Tiere, daß diese Organe oder Organysteme umgestaltet, metamorphosiert sind. Man wird den Menschen anschließen können an die Tierreihe. Etwas ganz anderes aber ergibt sich [...], wenn man das ins Auge faßt, was den Menschen in einer ganz besonderen Weise hineinstellt in den Kosmos. Da muß bemerkt werden: Des Tieres Rückensäule, die Rückgratsäule, liegt im wesentlichen horizontal, parallel der Erdoberfläche; des Menschen Rückgratsäule steht senkrecht auf der Erdoberfläche. Wenn man nun nicht der Meinung ist, daß alles auf dem Grobmateriellen beruht, sondern wenn man sich durchringt zu der Anschauung, daß dasjenige, was ist, in seiner Wesenheit auf dem ganzen Hineingestelltsein in ein zusammenhängendes Weltensystem beruht, dann wird man schon dieser besonderen Lage des menschlichen Rückgrats eine entsprechende Bedeutung beimessen. Dadurch ist ja auch das Haupt des Menschen in eine ganz andere Lage zu der gesamten Organisation gebracht. [...]
Dieses Hineingestelltsein des Menschen in einer gewissen Weise in den Kosmos, das hat man dann anzuschauen mit Bezug auf die Gesamtorganisation, also auch für die einzelnen Organe. Jedes Organ und jedes Organsystem liegt ja im Verhältnis zum Kosmos beim Menschen anders als beim Tiere. Das wird nicht beeinträchtigt dadurch, daß etwa jemand sagt, beim Schlafen liege auch die Rückgratsäule des Menschen horizontal, denn es kommt nicht darauf an,

wie die einzelne Lage zufällig ist, sondern es kommt darauf an, wie das ganze Wachstum veranlagt ist, wie gewissermaßen ein Organsystem eingesetzt ist in den ganzen Organismus. (205, 153f.)

Würden die Instrumente, welche die Menschen für ihre Untersuchungen haben, fein genug sein, so würde man finden, daß jeder Mensch eigentlich eine andere Leberzusammensetzung, eine andere Milzzusammensetzung, eine andere Gehirnzusammensetzung hat. (235, 34)

Über die differente Relation der Leibesorgane zu den kosmischen Qualitäten und ihre Relevanz für eine Gesundheits- und Krankheitslehre am Beispiel der Wärme

[...] Man wird niemals seine Aufmerksamkeit in der richtigen Weise auf [die] Beziehung des Wärmewesens zum menschlichen Organismus richten können, wenn man von einer mechanischen Auffassung des Wärmewesens ausgeht, weil sich einem dann die Tatsache entzieht, daß im menschlichen Organismus, je nach den Organen, eine ganz verschiedene Wärmeempfänglichkeit besteht für das Wärmewesen selbst, daß das Herz, die Leber, die Lunge ganz verschiedene Kapazitäten haben, sich zum Wärmewesen zu verhalten. Daß man daher ein wirkliches Studium gewisser Krankheitssymptome ohne diese verschiedenen Wärmekapazitäten der einzelnen Organe nicht pflegen kann, das entzieht sich der Betrachtung einfach dadurch, daß durch die physikalische Anschauung von der Wärme keine Grundlage dazu geschaffen ist. (321, 14)

Organbildung und Organfunktion

Die Organfunktion ist das im Flüssigen gehaltene fortwährend Fluktuierende; dasselbe, was das Organ abgeschlossen hat, dasselbe bringt die Tätigkeit hervor, so daß Sie also sich sagen können: Was ist die Säftebewegung im Magen? Sie ist im Flüssigen gehalten dasselbe, was im Festgewordenen der Magen selber ist. Denken Sie sich die Säftebewegung erstarrt, dann haben Sie den Magen selber. [...] Man muß verstehen, daß überall da, wo ein Organ ist, auch fortwährend die das Organ bildende Tätigkeit vorhanden ist, und diese erstarrt immer zum Organ. [...] Wäre das nicht der Fall, so könnte [auch] überhaupt kein Organ kuriert werden. Sie können nicht auf das feste Organ, sondern nur auf das fluktuierende Organ wirken. (316, 234)

Wir können sagen: kein Organ an dem Menschen ist so organisiert, daß wir es in der Ruhe verstehen können. Wir können die Ruhe eines menschlichen

Organes nur verstehen, wenn wir es auf die Bewegung beziehen können, die durch das Organ ausgeführt wird, sei es ein äußeres Organ, wo in der Ruheform schon die äußere Bewegungsform angedeutet ist, sei es ein inneres, wo in der Gestalt des Organes eben durchaus ausgedrückt wird, in welcher Weise es in einer innerlichen Rührigkeit ist und dadurch an dem Gesamtprozesse der menschlichen Organe teilnimmt. (303, 288)

Die Bewegungen haben in ihre Gefäßverläufe eingeschaltet die einzelnen Organe, und wir müssen sehen in dem, was die einzelnen Organe tun, Ergebnisse der Bewegungen. Ich habe in der letzten Zeit oftmals aufmerksam gemacht, wie es sich eigentlich mit dem menschlichen Herzen verhält. Die materialistische Weltanschauung, sagte ich Ihnen, nimmt ja an, daß das menschliche Herz eine Art Pumpe sei, die das Blut pumpt in den ganzen Leib. Das ist nicht so, sondern das Blut ist etwas innerlich in sich selbst Bewegliches, hat seine Vitalität, und der Herzschlag ist nicht die Ursache des Blutlaufes, sondern im Gegenteil die Folge, die Wirkung des Blutlaufes. Und so ist es bei den andern Organen. Was die Organe als ihre Funktion ausüben, das ist eingeschaltet in die lebendige Bewegung. (201, 92)

Wenn wir die Embryologie verfolgen, so finden wir, wie das Herz zusammengeschweißt wird, wie es eigentlich nicht etwas ist – das läßt sich embryologisch gut belegen –, was von sich aus primär gestaltet wird, sondern was durch den ganzen Blutkreidlauf gewissermaßen zusammengeschoben wird. Und so ist es bei den übrigen Organen. Sie sind viel mehr die Wirkungen der Kreisläufe, als daß sie etwa die Kreisläufe bewirken. In ihnen kommen die Kreisläufe gewissermaßen zum Stillstand, werden metamorphosiert und gehen dann in anderer Weise weiter. (201, 82f.)

Die Anpassung der Leibesorgane an die Erfahrungen des gelebten Daseins am Beispiel der Leber

Sie sehen sich [...] die Welt an, nehmen sie als ganzer Mensch wahr, und indem Sie sie als ganzer Mensch wahrnehmen, wirkt sie auf Ihre Organe. Diese Organe passen sich den Erlebnissen, der Erlebnisart an. Auf der Klinik, wenn man Anatomie treibt, ist Leber Leber; Leber eines Fünfzigjährigen, Leber eines Fünfundzwanzigjährigen, Leber eines Musikers ist Leber; Leber eines, der von der Musik so viel versteht, wie der Ochs vom Sonntag, wenn er die ganze Woche Gras gefressen hat, ist auch Leber. Aber das Bedeutsame besteht darinnen, daß ein gewichtiger Unterschied ist zwischen der Leber eines Musikers und der Leber eines Nichtmusikers, weil die Leber sehr, sehr viel zu tun hat mit dem, was widerklingt im Menschen mit musikalischen Vorstellungen. Ja, es nützt nichts, in asketischer Erkenntnis die Leber als ein geringes Organ zu betrachten. Diese Leber, die scheinbar ein so geringes Organ ist, ist der Sitz alles dessen, was in der schönen Folge der Melodien lebt, und die Leber hat sehr viel mit dem Anhören einer Symphonie zu tun. Nur muß man natürlich sich klar sein, daß diese Leber auch noch ein Ätherorgan hat und daß *das* in erster Linie damit zu tun hat. Aber die äußere physische Leber ist eben gewissermaßen das Exsudat der Ätherleber und ist so gestaltet, wie diese Ätherleber gestaltet ist. (201, 111)

Das einzelne Organ und der Gesamtorganismus – zur Metamorphosebeziehung der Leibesorgane

Man ist viel zu sehr geneigt, ein einzelnes menschliches Organ wie eine Sache für sich zu betrachten. Das ist es aber nicht. Das ist kein menschliches Organ. Jedes menschliche Organ ist ein Glied der Gesamtorganisation und zu gleicher Zeit eine metamorphosierte Umänderung gewisser anderer Organe. Im Grunde genommen ist jedes für sich abgeschlossene menschliche Organ eine Metamorphose der andern für sich abgeschlossenen menschlichen Organe. Da haben wir allerdings die Sache so, daß gewisse menschliche Organe und Organgruppen sich erweisen als, genauer, präziser möchte ich sagen, den Charakter der Metamorphose mehr in sich tragend, andere weniger. (315, 16)

Was ist [zum Beispiel] das Auge? Das Auge ist ein kleines Gehirn, das von unserem Geiste so bearbeitet ist, daß der eigentliche Nervenapparat zurückgeschoben ist an die hintere Wand, wo sie zur Netzhaut des Auges geworden ist. So arbeiten die Baumeister der Natur, die Bildner der Formen. So formen sie. Im Grunde genommen herrscht *ein* Bauplan in allen menschlichen Organen, der nur im einzelnen, je nach Bedarf, abgeändert wird. Wenn ich wochenlang sprechen könnte, würde ich Ihnen zeigen, wie jedes Sinnesorgan nichts anderes ist als ein abgeändertes kleines Gehirn, und das Gehirn wiederum ein Sinnesorgan auf einer höheren Stufe. Aus dem Geiste heraus ist der ganze menschliche Organismus aufgebaut. (115, 66)

Das Zusammenwirken der Leibesorgane und ihre gegenseitige Wahrnehmung

Die Wechselwirkung der Organe beruht darauf, daß immer ein Organ die Wirkung des andern wahrnimmt. Bei denjenigen Organen, die nicht in der eigentlichen Bedeutung Sinnesorgane sind, z.B. Leber, Milz, Niere etc., ist die Wahrnehmung eine so leise, daß sie im gewöhnlichen wachen Leben unter der

Schwelle des Bewußtseins bleibt. Jedes Organ ist außerdem, daß es dieser oder jener Funktion im Organismus dient, noch Sinnesorgan. [...] Es ist [...] der ganze menschliche Organismus von sich gegenseitig beeinflussenden Wahrnehmungen durchzogen und muß es sein, damit alles in ihm gesund zusammenwirkt. (27, 77)

d) Zur geisteswissenschaftlichen Organerkenntnis

Organbildung, Organfunktion und Organerkenntnis

Wir müssen zunächst schauen auf jenen außermenschlichen Weltprozeß, den man gewöhnlich nur verfolgt in bezug auf seine Details, und den man nicht verfolgt in bezug auf dasjenige, was eigentlich innerlich tätig ist. Bedenken Sie doch nur, daß Erdenbildung in Wirklichkeit heißt: es geschieht eine Bildungstendenz von der Planetensphäre aus herein, und außerdem von demjenigen, was noch außerhalb der Planetensphäre liegt, geschieht eine Bildung in die Erde herein, fortwährende, strahlende, sich in den einzelnen Kraftentitäten ausdrückende, gegen die Erde her strahlende kosmische Kräfte **(Abb. 69).**
Diese kosmischen Kräfte können wir jetzt in diesem Zusammenhange so auffassen, [...] daß wir sagen, sie wirken gegen das Zentrum zu und bilden eigentlich dasjenige, was auf der Erde und in der Erde ist, von außen her. Es ist schon einmal so, daß zum Beispiel wirklich die gesamte Metallität der Erde, die gesamten Metalle nicht aus irgendwelchen Kräften aus dem Erdinneren heraus im wesentlichen gebildet werden, sondern daß sie wirklich von dem Kosmos herein in die Erde eingesetzt werden. Diese Kräfte, die da durch den Äther wirken – nicht etwa von den Planeten aus, da würden sie wiederum zentral wirken, die Planeten sind gerade dazu da, um sie zu modifizieren, die Planetensphäre ist es –, diese Kräfte können wir nennen die Bildungskräfte, die von außen her wirkenden Bildungskräfte. Gerade in diesem Zusammenhange bitte ich Sie, diese Sache zu fassen: Bildungskräfte. Ihnen stehen entgegen diejenigen Kräfte, welche beim Menschen und in der Erde diese Bildungskräfte aufnehmen und befestigen, sie gewissermaßen um einen Mittelpunkt herum versammeln, so daß eben die Erde entstehen kann. Also diese Kräfte, die da befestigen, können wir nennen die Kräfte des Befestigens.

Im Menschen sind sie vorhanden als solche Kräfte, die plastisch die Organe bilden, während die andern Kräfte, die Bildungskräfte, diejenigen sind, die mehr die Organe aus der geistig-ätherischen Welt in die physische Welt hereinschieben. Das ist ein Prozeß, der ja in dem Gegensatz zwischen den Schiebekräften des Magnesiums, zwischen den Fluorkräften, die abrunden, ich möchte sagen, eben mit Händen zu greifen ist. Aber wiederum [ist es] so ein Prozeß, der sich in allen möglichen Wendungen [darlebt] –: bei den Zähnen tritt er auf von unten nach oben und sich oben rundend, aber er tritt auch auf von vorn nach rückwärts, von rückwärts nach vorn, von oben nach unten, sich nach unten hin rundend –, ein Prozeß, der sich überallhin darlebt. Und Sie können ihn zum Beispiel, ich möchte sagen, wiederum mit Händen greifen, diesen Prozeß, wenn Sie sich vorstellen, daß sich mit der Tendenz, ein Kugeliges nach vorn zu schieben, von außen nach innen, da etwas sich bildet, und daß dem sich entgegenstellt ein Kugelbildungsprozeß, von unten nach oben **(Abb. 70)**. Und zwischen diesen beiden Prozessen drinnen liegt nun dasjenige, was das Vermittelnde ist, also Absonderungsprozesse, wiederum das Aufnehmen des Abgesonderten von andern und so weiter, dasjenige, was man im weitesten Sinne Absonderungsprozesse nennen kann; denn schließlich ist auch das Aufnehmen beruhend auf einer Absonderung nach innen, die wiederum resorbiert wird. Also dazwischen liegt wiederum dasjenige, was man Aussonderungsprozesse am besten nennen kann.

Solch einen Aussonderungsprozeß können Sie wiederum mit Händen greifen, wenn Sie sich hier denken, daß auf der einen Seite dasjenige liegt, was den Kohlenstoff fortwährend aussondern will *(orange)*, und dasjenige, was ihn wiederum aufnimmt in der Kohlensäurebildung *(weiß)* durch die Atmung von vorne **(Abb. 71)**. Dann setzt sich dahinter ein solcher Aussonderungsprozeß fort. Und wenn Sie noch weiter herunterkommen in den Stoffwechsel-Gliedmaßenprozeß, dann haben Sie richtig einen Befestigungsprozeß. Aber dieser Befestigungsprozeß ist auch vorhanden nun nach der andern Richtung. Sie können das verfolgen da, wo Sie wiederum, ich möchte sagen, es mit Händen greifen können, wenn Sie darangehen, zu betrachten das Auge, es wird von außen herein gebildet, das zeigt Ihnen schon die Embryologie, aber es wird von innen her befestigt. Es wird verinnerlicht die Bildung. Darauf beruht ja die Entstehung des Auges. Es wird verinnerlicht **(Abb. 72)**.

So daß wir diesen Befestigungsprozeß, indem wir zu dem Geistig-Seelischen vorschreiten im Menschen, also zu den Organen des Geistig-Seelischen, zu den Sinnesorganen, sich vergeistigend haben, sich wirklich verseelend, vergeistigend haben in der Wahrnehmung. Das ist gewissermaßen der heruntersteigende Prozeß, der bis zur Organbildung führt. Dann finden wir am untersten Ende den Wahrnehmungsprozeß, das gegenständliche Wahrnehmen. Bildet sich das weiter aus, entwickelt es sich so weiter, dann wird das Wahrnehmen gegen das Befestigen zu; wenn es bewußt wird am Befestigen, wird es zur Imagination. Wenn die Imagination sich weiter entwickelt und bewußt wird gegen den Aussonderungsprozeß zu, wird sie zum Inspirieren. Und wenn das Inspirieren sich weiter entwickelt gegen den Bildungsprozeß zu und da be-

wußt an den Bildungsprozeß heranstößt, also die Bildung durchschaut, dann wird sie zum Intuitieren. Man kann entwickeln diese Stufenfolge des seelischen Lebens von dem gegenständlichen Wahrnehmen zum Imaginieren, zum Inspirieren, zum Intuitieren.
Aber diesem Prozeß, den man da entwickelt im Seelischen, dem liegt ja der Werdeprozeß zugrunde. Er ist nur, wie Sie hier auch sehen, die Umkehrung des Werdeprozesses. Man tritt dem Gewordenen entgegen und steigt wiederum hinauf ins Werden in umgekehrter Richtung. Das Bilden ist in absteigender Richtung. Man steigt in umgekehrter Richtung hinauf, man schreitet dem Werden entgegen. So daß das, was man als Wahrnehmen und Erkenntniskräfte in Imagination, Inspiration, Intuition ausbildet, daß das immer seine Gegenwirkung hat in den schöpferischen Kräften, die sich in den Bildekräften, in den Aussonderungsprozessen, in den Befestigungsprozessen ausdrücken.
Sie werden daraus ersehen, daß im menschlichen Organismus dasjenige in umgekehrter Richtung tätig ist beim Schaffen, beim Entstehen, in das man hineinsteigt, wenn man sich im Erkennen aufschwingt. Sie werden daraus sehen, daß es wirklich so ist, daß dasjenige, was wir in der Imagination erreichen, dieselben Kräfte sind, die da ohne unser Bewußtsein in den Wachstumserscheinungen sich geltend machen, in den plastischen Wachstumserscheinungen sich geltend machen. Wenn wir aufsteigen zur Inspiration, so kommen wir an die Kräfte heran, die von außen herein bei der Atmung den Menschen inspirieren, beim Atmen den Menschen durchbilden, die sich da in die plastischen Kräfte, als sie gewissermaßen durcharbeitend, hineingestalten. Und wenn wir zum Intuitieren aufsteigen, so steigen wir eigentlich zu dem Agens auf, das sich in unseren plastischen Formen als die substantielle Wesenheit von der Außenwelt herein begibt **(Abb. 73)**.
Sie sehen also, wir fassen da den Menschen, aus dem Kosmos heraus sich gestaltend, und wenn wir jetzt unsere Kenntnisse anwenden, die wir uns erworben haben in irgendeiner Weise durch Anatomie oder Physiologie, und sie durchleuchten mit dem, was uns da gegeben ist, dann fangen wir an, die Organe und ihre Funktionen zu verstehen. Es ist das also ein Hinweis auf das Verstehen der Organe und ihrer Funktionen. (315, 95ff.)

Organ-Erkenntnis auf imaginativer und inspirierter Erkenntnisstufe

Wenn der Mensch ganz bewußt zum Zustande der imaginativen Erkenntnis aufsteigt, also in einem Bilderbewußtsein lebt, das ihm Bilder geistiger Wirklichkeiten vor die Seele führt, dann verwandelt sich auch seine ganze Innenschau. Die ganze Anschauung seiner selbst wird eine andere, und auch die Anschauung der ihn umgebenden Außenwelt wird für den Menschen zunächst

eine andere. [...] Man könnte sagen: Unter dem Einfluß des imaginativen Vorstellens verwandelt die Innenschau das, was im wachen bewußten Menschen ist, eigentlich in ein Konkreteres, als sonst das Seelische ist, in ein, man möchte sogar sagen, in ein Materielleres. [...] Durch die wahre Innenschau rückt der Mensch dazu vor, heranzukommen gerade an seinen Organismus, an seine Organisation, wobei er kennen lernt, welche tiefe Bedeutung die einzelnen Organe seines Organismus haben. Er lernt erkennen, welche Rolle im Organismus das Herz, die Lunge und sonstige Organe spielen, er lernt also gerade dasjenige erkennen, was der nebulose Mystiker nicht sucht, was er für ein niedriges Materielles hält. Er gelangt zu einer wahren Durchsichtigkeit seines eigenen Organismus, indem er zur imaginativen Erkenntnis vorrückt.
Wer dann zur inspirierten Erkenntnis kommt, der gelangt dazu, einzusehen, daß, was er da auf dem Wege der Imagination als etwas, man möchte schon sagen, Materielleres kennen gelernt hat, als das Abstrakte ist, das man gewöhnlich als seelischen Inhalt hat, wenn man von der äußeren, scheinbar sinnenfälligen Vererbungsströmung spricht, die in Wirklichkeit aus dem tieferliegenden Geistigen heraus geboren ist, daß also das, was im einzelnen den Menschen organisiert, aus dem Geistigen heraus geboren ist. Man lernt damit eine außerordentlich bedeutsame Tatsache erkennen. Im Grunde genommen kann man den physischen Menschen als Ganzes, wie man ihn vor sich hat, verstehen als ein Wesen, das durchgegangen sein mußte durch die Vorfahren, durch die Vererbungsströmung. Bleibt man aber bei dieser äußeren naturwissenschaftlichen Anschauung stehen, die alles zurückführen will auf Vererbung, so kommt man nicht zum Verständnis der Einzelheiten dieses Organismus. Das könnte manchem paradox erscheinen, aber es ist so. Unsere Organe als einzelne sind aus dem Geiste heraus gestaltet, nur die ganze Konfiguration des Menschen, wie er uns in der Sinneswelt entgegentritt, die mußte, um als eine Synthese der einzelnen Organe zustande zu kommen, eben durch die physische Vererbung durchgehen. Also man kommt tatsächlich zu einer geisteswissenschaftlichen Anatomie und Physiologie, die aber zu gleicher Zeit wiederum als ein Ergebnis geistiger Erkenntnisse erscheint, die tiefer liegen und durch Inspiration errungen werden. (325, 119ff.)

Es zeigt sich [...] immer klarer und klarer, daß man eine Anthroposophie [...] erst dann vollenden kann, wenn man innerlich anschauend darauf kommt zu sehen, wie man dasjenige, was man [...] wirklich in innerer Schau als geistig-seelische Tätigkeit arbeitend im Nervensystem erblickt, so weit fortsetzen kann, bis man innerlich hier an einen Punkt kommt – der Punkt ist eigentlich eine Linie, die in vertikaler Richtung liegt, aber ich will hier die Sache nur schematisch geben, der Punkt liegt für gewisse Erscheinungen weiter oben, dann weiter tiefer und so weiter [...] –, bis man zu diesem Punkt kommt, wo man dann deutlich merkt, die ganze, von außen nach innen vorrückende geistig-seelische Tätigkeit, die man erfaßt im Imaginieren und Inspirieren, die kreuzt sich **(Abb. 74)**. Aber indem sie sich kreuzt, ist man dann nicht mehr frei in der Ausübung dieser Tätigkeit. Man ist ja vorher auch nicht ganz frei, wie ich geschildert habe. Jetzt wird man noch unfreier. Man merkt, daß das Ganze eine Veränderungen erfährt. Man läuft ein in ein stärkeres Festgehaltenwerden im imaginativ-inspirierten Vorstellen. Konkret gesprochen, wenn man dasjenige, was Sinneswahrnehmung und deren verstandesmäßige Fortsetzung für das Auge ist, im imaginativ-inspirierten Vorstellen auffaßt und dadurch zu der Imagination des Sehorgans kommt, wenn man also dazu kommt, durch Imagination, die durchinspiriert ist, das Sehorgan aufzufassen, dann setzt sich diese Tätigkeit nach dem Inneren fort, dann tritt hier eine Kreuzung ein, und dann umfaßt man mit der Tätigkeit, mit der man erst hier das Auge umfaßt, ein anderes Organ. Es ist im wesentlichen die Niere **(Abb 75)**. Und so für die anderen Organe. Man findet immer, wenn man diese imaginativ-inspirierte Tätigkeit nach dem Inneren des Menschen fortsetzt, daß man dasjenige, was eben schon fertige Organe sind – in ihrer Anlage wenigstens vollständig fertig, wenn der Mensch geboren ist –, gewissermaßen umgreift mit dieser inspirierten Imagination und so zur wirklichen Innenschau des menschlichen Organismus vorrückt. (324, 110ff.)

Sie lernen zum Beispiel das Herz erkennen, wenn Sie den Goldgehalt der Erde, wie er ausströmt und durch das Herz wahrgenommen werden kann, erkennen, und wenn Sie auf der anderen Seite die Willensströmung von der Sonne oben herein, das heißt, die Gegenströmung von der Sonnenströmung als Wille erkennen, so daß im Zusammenwirken der Sonnenströmung von oben, von der Zenitstellung der Sonne aus, mit der Golderkenntnis von unten, indem Sie diese zwei zusammenbringen, Sie sich von dem Goldgehalt der Erde zur Imagination, von der Sonne auch zur Inspiration anregen lassen, dann bekommen Sie die Herzerkenntnis des Menschen. Und so die Erkenntnis der andern Organe. (220, 53f.)

Es ist eben durchaus die Möglichkeit vorhanden, nicht nur von dieser äußeren materiellen Seite [der naturwissenschaftliche Anatomie] die menschliche Organisation zu durchschauen, sondern sie innerlich zu durchschauen. Nur hat man dann geistige Entitäten im Bewußtsein, und man hat sogar solche geistige Entitäten im Bewußtsein, die einem zeigen, daß der Mensch, wie er da mit seiner Organisation steht, eben durchaus nicht ein so in der Welt alleinstehendes Wesen ist, das man umfassen kann, wenn man es eingeschlossen denkt in seiner Haut. Sondern im Grunde genommen ist, wenn auch in einem etwas anderen Sinne, die Sache so, daß man jetzt durch eine solche Erkenntnisart die Entdeckung macht, daß geradeso wie der Sauerstoff, den ich jetzt in mir habe, vorhin noch draußen war und jetzt in mir arbeitet, so ist, wenn auch ausgedehnt auf lange Zeiträume, dasjenige, was in mir als innere Organisation, als Leber, als Niere und so weiter arbeitet, aus dem Kosmos herausgestaltet, hängt zusammen mit dem Kosmos. Ich muß auf den Kosmos und seine Konstitution hinsehen, wenn ich verstehen will, was in Leber, Niere, Magen und so weiter lebt, wie ich auf den Kosmos hinsehen muß mit seiner Luft, wenn ich verstehen will, was eigentlich das ist als Substanz, was da in meiner Lunge arbeitet, dann in meine Blutzirkulation weiter allerlei trägt und so weiter. Man lernt eben nicht nur kennen, wenn man so durch wahre Geistesforschung vorrückt, etwa irgendwelche engbegrenzten Bilder der einzelnen menschlichen Organe, sondern man lernt Zusammenhänge erkennen, man schaut Zusammenhänge der menschlichen Organisation mit dem Kosmos. (324, 107f.)

Wenn man eine menschliche Lunge auf den Seziertisch legt, findet man chemische Stoffe, die man chemisch untersuchen kann. Aber das ist nicht die Lunge. Was ist die Lunge? Ein Konsonant, der aus dem Kosmos heraus gesprochen ist und Form angenommen hat. Das Herz, legen wir es auf den Seziertisch: es besteht aus den Zellen, die man chemisch dem Stoffe nach untersuchen kann. Das ist aber nicht das Herz; das ist ein anderer Konsonant, der aus dem Kosmos heraus gesprochen ist. Und wenn man im wesentlichen die zwölf Konsonanten sich vorstellt aus dem Kosmos heraus gesprochen, so ist der menschliche Körper da. (283, 115)

Vor der Organerkenntnis haben Geburt und Tod [...] ihren gewöhnlichen Sinn verloren, denn sterben kann eigentlich nur der ganze Mensch, sterben kann nicht ein einzelnes Organ. Die Lunge zum Beispiel stirbt nicht. Das hat schon die gewöhnliche Wissenschaft heute ein bißchen an einem Zipfel erfaßt, daß, wenn der ganze Mensch gestorben ist, die einzelnen Organe in einer gewissen Weise belebt werden können. Die einzelnen Organe sterben nicht, gleichgültig, ob der Mensch beerdigt oder verbrannt wird, die einzelnen Organe sichern sich für ihr Wesen ein jedes den Weg hinaus in den Kosmos, wenn auch der Mensch in der Erde liegt und die Erde über ihm, wenn er beerdigt worden ist, ihn zudeckt; es suchen sich die Organe den Weg durch Wasser, Luft und Wärme in den Kosmos hinaus. Die Organe lösen sich in Wirklichkeit auf, sterben nicht; nur der ganze Mensch stirbt. Vom Tode zu sprechen beim Menschen hat nur einen Sinn in bezug auf den ganzen Menschen. Beim Tier muß man von den Organen in dem Sinne sprechen, daß sie sterben. Beim Menschen ist der Unterschied gegenüber dem Tiere, daß die Organe sich auflösen. Sie lösen sich nur schnell auf, so, wie wenn Sie einen unreifen Apfel kochen, er in einem gewissen Sinne den Prozeß schneller durchmacht, als der reife Apfel. Das Beerdigen ist der langsame Prozeß, das Verbrennen ist der schnelle Prozeß. Die Organe können auch in ihrer Eigenart verfolgt werden, wie sie ins Unendliche hinausgehen. Aber da draußen im Kosmos, da ziehen sie nicht ins Unendliche hinaus, sondern es kommt einem zurück [...] der große Mensch, der kosmische Mensch. Man schaut [...], wenn man die Organe mit dem Initiatenbewußtsein verfolgt, das, was im Tode mit den Organen sich wirklich vollzieht, dieses Hinausgehen nach ihrer Verwandtschaft in die Regionen des Kosmos. Das Herz geht woandershin als die Lunge, die Leber geht woandershin als Lunge und Herz. Sie zerstreuen sich im Kosmos. Das kann man schauen, wenn man auf dem Initiatenwege das Organbewußtsein, das Bewußtsein über die Organe entwickelt. Dann erscheint dieser Mensch. Dann erscheint der Mensch, so wie er eigentlich in den Kosmos eingegliedert ist. (243, 229f.)

2. Spezielle Organologie

a) Über das Herz

Zur Stellung des Herzens im Organismus und im Kosmos

[...] Was hat man denn eigentlich so landläufig von dem menschlichen Herzen – wir wollen zunächst uns auf dieses beschränken – für eine Ansicht? Man hat die Ansicht, daß es eine Art von Pumpe sei, welche das Blut in die verschiedenen Organe hineinpumpt. Man hat auch allerlei interessante mechanische Konstruktionen ausgedacht, welche dieses Pumpwerk «Herz» erklären sollen. Nun widersprechen zwar diese mechanischen Konstruktionen durchaus der Embryologie, aber man ist nicht aufmerksam darauf geworden, diese mechanische Herztheorie wirklich einmal für fragwürdig zu halten, sie noch einmal zu kontrollieren, wenigstens nicht sie zu kontrollieren in der landläufigen Wissenschaft. Dasjenige [...], was man vor allen Dingen berücksichtigen muß bei der Herzanschauung, ist, daß dieses Herz ganz und gar nicht ist, was man eine Art tätigen Organismus nennen kann. Denn die Herztätigkeit ist nicht eine *Ursache*, sondern sie ist eine *Folge.* Verstehen werden Sie diesen Satz nur dann, wenn Sie ins Auge fassen die Polarität, die besteht zwischen all denjenigen Tätigkeiten im menschlichen Organismus, die zusammenhängen mit der Nahrungsaufnahme, mit der weiteren Verarbeitung der Nahrung, mit ihrer Überleitung entweder direkt oder durch Gefäße ins Blut, denn Sie verfolgen, ich möchte sagen, von unten nach oben gehend, im Organismus die Nahrungsverarbeitung bis zu der Wechselwirkung, welche zunächst besteht zwischen dem Blute, das die Nahrung aufgenommen hat, und der Atmung, durch die Atemluft aufgenommen wird. Wenn Sie sich die Vorgänge, die dabei in Betracht kommen, ganz ordentlich ansehen – man braucht sie wirklich nur ordentlich anzusehen –, so werden Sie finden, daß ein gewisser Gegensatz besteht zwischen all dem, was im Atmungsprozesse liegt, und dem, was im weitesten Umfange im Verdauungsprozesse liegt. Es will da etwas sich ausgleichen. Es will da etwas, was, ich möchte sagen, zueinander hindurstet, sich aneinander sättigen. Man könnte selbstverständlich auch andere Ausdrücke wählen, allein, wir werden uns ja im Laufe der Zeit immer besser verstehen. Es findet eine Wechselwirkung statt, die zunächst besteht zwischen den flüssig gewordenen Nahrungsstoffen und zwischen dem, was luftförmig von dem Organismus durch die Atmung aufgenommen wird. Diese Wechselwirkung, sie ist genau zu studieren. Diese Wechselwirkung besteht in ineinanderspielen-

den Kräften. Und dasjenige, was da ineinanderspielt, das, möchte ich sagen, staut sich vor seinem gegenseitigen Ineinanderspiel im Herzen. Das entsteht als ein Stauorgan zwischen dem, was ich nun ferner nennen möchte die untere Betätigung des Organismus, Nahrungsaufnahme, Nahrungsverarbeitung, und den oberen Tätigkeiten des Organismus, zu deren unterster wiederum ich rechnen möchte die Atmung. Ein Stauorgan ist eingeschaltet, und das Wesentlichste dabei ist, daß die Herztätigkeit eine Folge der Wechselwirkung ist zwischen dem flüssig gewordenen Nahrungsstoff, also zwischen der Nahrungsflüssigkeit und der von außen aufgenommenen Luft. Alles dasjenige, was sich im Herzen ausdrückt, was man im Herzen beobachten kann, muß als eine Folge betrachtet werden, zunächst im mechanischen Sinne.
Der einzige hoffnungsvolle Anfang, der gemacht worden ist, wenigstens diese mechanische Grundlage der Herztätigkeit – mehr allerdings nicht – einmal ins Auge zu fassen, der ist gemacht worden von einem österreichischen Arzte, Dr. Karl Schmid, der Arzt in der nördlichen Steiermark war und der darüber eine Veröffentlichung hat erscheinen lassen in der «Wiener Medizinischen Wochenschrift» 1892, Nr. 15–17, «Über Herzstoß und Pulskurven». Es ist nicht sehr viel noch in dieser Abhandlung enthalten, aber man muß sich sagen, daß wenigstens da einmal jemand aus seiner medizinischen Praxis heraus bemerkt hat, daß man es nicht zu tun hat mit dem Herzen als mit einer gewöhnlichen Pumpe, sondern mit dem Herzen als einem Stauapparat. Schmid denkt sich den ganzen Vorgang der Herzbewegung und des Herzstoßes wie die Tätigkeit des hydraulischen Widders, der durch die Strömungen in Bewegung gesetzt wird. Darinnen liegt das Wahre, was den Ausführungen des Dr. Karl Schmid innewohnt. Aber man ist erst bei dem Mechanischen, wenn man alles, was Herztätigkeit ist, auffaßt als die Folge dieser ineinandergehenden – ich kann sie jetzt symbolisch Strömungen nennen –, der flüssigen Strömung und der luftförmigen Strömung. Denn letzten Endes, was ist das Herz? Letzten Endes ist das Herz nämlich ein Sinnesorgan. Und wenn wir auch dasjenige, was die Sinnestätigkeit des Herzens ist, nicht unmittelbar im Bewußtsein haben, wenn es auch zu den unterbewußten Sinnestätigkeiten gehört, was im Herzen vorgeht, so ist deshalb doch das Herz dazu da, daß gewissermaßen die oberen Tätigkeiten wahrnehmen, empfinden können die unteren Tätigkeiten des Menschen. So, wie Sie mit Ihren Augen wahrnehmen die äußeren Farbenvorgänge, so nehmen Sie, aber allerdings im dumpfen Unterbewußtsein, durch das Herz wahr dasjenige, was in Ihrem Unterleibe sich vollzieht. Ein Sinnesorgan zum inneren Wahrnehmen ist zuletzt das Herz. Als solches ist es anzusprechen.
Nur dann versteht man die Polarität im Menschen selbst, wenn man weiß, daß es sich handelt darum, daß der Mensch eigentlich ein solches dualgebautes

Wesen ist, das von seiten seines Oberen wahrnimmt sein Unteres. Nun muß ich allerdings das Folgende hinzufügen: Die unteren Tätigkeiten, also den einen Pol des ganzen Menschenwesens, haben wir allerdings gegeben, wenn wir Nahrungsaufnahme, Nahrungsverarbeitung im weiteren Sinne studieren bis zum Ausgleich mit der Atmung. Der Ausgleich mit der Atmung erfolgt dann mit einer rhythmischen Tätigkeit. Wir werden von der Bedeutung unserer rhythmischen Tätigkeit noch zu sprechen haben. Aber verschlungen mit der Atmungstätigkeit, dazugehörig zu der Atmungstätigkeit, müssen wir die Sinnes-Nerven-Tätigkeit ansehen, alles dasjenige, was sich bezieht auf die äußere Wahrnehmung und auf die Fortsetzung dieser äußeren Wahrnehmung, auf ihre Verarbeitung durch die Nerventätigkeit. Wenn Sie also auf der einen Seite sich vorstellen alles dasjenige, was zusammenhängend ist: Atmungstätigkeit, Sinnes-Nerven-Tätigkeit, so haben Sie gewissermaßen den einen Pol der menschlichen Organisation. Wenn Sie zusammennehmen alles dasjenige, was auf der anderen Seite Nahrungsaufnahme, Nahrungsverarbeitung, Stoffwechsel im gewöhnlichen Sinne des Wortes ist, so haben Sie den anderen Pol der Prozesse in der menschlichen Organisation. Das Herz ist im wesentlichen dasjenige Organ, welches in seinen beobachtbaren Bewegungen der Ausdruck ist des Ausgleiches zwischen diesem Oberen und Unteren, welches psychisch oder vielleicht besser gesagt, unterpsychisch das Wahrnehmungsorgan ist, das vermittelt zwischen diesen beiden Polen der menschlichen Organisation. Sie können alles dasjenige, was Ihnen Anatomie, Physiologie, Biologie bieten, studieren auf dieses Prinzip hin, und Sie werden sehen, daß dadurch erst Licht kommt in die menschliche Organisation. (312, 35ff.)

Das ist ja, ich möchte sagen, das Schreckliche in der gegenwärtigen naturwissenschaftlichen Anschauung, daß man sich – abgesehen von jenem Pump-System, das man auf das Herz anwendet und dessen Unhaltbarkeit ich Ihnen schon dargestellt habe – heute alles so vorstellt, als ob es sich erschöpfen würde in seiner Tätigkeit, die gewissermaßen mit der Haut des betreffenden Wesens nach außen abgeschlossen wäre. Man stellt sich ja heute nicht viel anders vor, als daß das Herz in irgendeinem Zusammenhang halt steht mit dem, was da durch den Körper pulsiert. Aber es ist nicht so, sondern als Organwesen ist der Mensch in den ganzen Weltprozeß eingeschaltet, und das menschliche Herz ist nicht nur ein Organ, das in seinem Organismus ist, sondern es ist etwas, was zum ganzen Weltenprozesse gehört. Und dasjenige, was sich in der Pflanze abspielt, das Zusammenwirken des Obersonnigen und des Untersonnigen, das spielt sich im Menschen ab und findet seinen Ausdruck in den Herzbewegungen. Die Herzbewegungen sind nicht nur ein Abdruck desjenigen, was im Menschen geschieht, sondern durchaus auch ein Abdruck außermenschlicher Verhältnisse. Wenn Sie das Herz des Menschen in Betracht ziehen, so spiegelt sich darinnen, ich möchte sagen, im Grunde genommen der ganze Weltenprozeß. Der Mensch ist eigentlich nur als geistig-seelisches Wesen individualisiert. Er ist eingeschaltet in den ganzen Weltenprozeß dadurch, daß zum Beispiel sein Herz in seinen Schlägen tatsächlich ein Ausdruck ist nicht für das, was im Menschen vorgeht, sondern für jenen Kampf, der zwischen Licht und Schwere sich im ganzen Kosmos abspielt. (312, 126)

[...] Die zwei Prozesse begegnen sich [...], Atmungs- und Blutbildungsprozeß, und ihre Begegnung geschieht im menschlichen Herzen. Sie sehen, die ganze Außenwelt, insofern sie auch das Äußere des Menschen einschließt, tritt uns als eine Dualität entgegen, die im menschlichen Herzen zu einer Art vo Ausgleich strebt.
Und so können wir zu einem merkwürdigen Bilde kommen, zu dem Bilde des menschlichen Herzens mit seiner Innerlichkeit, mit seinem Synthetisieren desjenigen, was äußerlich auf uns nach dem ganzen Umfang des Leibes einwirkt, ein Synthetisieren, und in der Außenwelt ein Analysieren, ein überall Zerstreutsein desjenigen, was im Herzen, ich möchte sagen, zusammengeschoppt ist. Sie kommen da zu der wichtigen Vorstellung, die man etwa so aussprechen könnte: Sie gucken in die Welt hinein und sehen den Umkreis und fragen sich: Was ist da in diesem Umkreis, was wirkt aus diesem Umkreis herein? Wo finde ich irgend etwas in mir, was damit verwandt und gleicher Art ist? – Wenn ich in mein eigenes Herz hineinschaue! Das ist gewissermaßen der umgekehrte Himmel, das polarisch Entgegengesetzte. Während Sie hier das Peripherische haben, den, ich möchte sagen, ins Unendliche erweiterten Punkt, haben Sie den Kreis zusammengenommen im menschlichen Herzen. Die ganze Welt ist da drinnen. (312, 172f.)

Wenn wir hier den Menschen so umstülpen könnten, daß wir sein Inneres nach außen wenden würden, daß also zum Beispiel das Innere, das Herz dann die Oberfläche des Menschen wäre – er würde dabei nicht leben bleiben als physischer Mensch, das können Sie ja glauben –, aber wenn man ihn umstülpen könnte, im Herzen innerlich anfassen und ihn so wie einen Handschuh umstülpen, dann bliebe er nicht ein solcher Mensch, wie er hier ist, dann vergrößerte er sich zu einem Universum. Denn wenn man sich in einem Punkt ins Herz hinein konzentriert und dann die Fähigkeit hat, im Geiste sich selber umzustülpen, dann wird man diese Welt, die man sonst erlebt zwischen dem Tode und einer neuen Geburt. Das ist das Geheimnis des menschlichen Inneren, welches nur in der physischen Welt nicht nach außen gestülpt werden kann. Aber das menschliche Herz ist eine umgestülpte Welt auch, und so hängt wiederum zusammen die physische Erdenwelt mit der geistigen Welt. (214, 157)

Herzfunktion und Blutbewegung

Heute sucht die Physiologie, die unserer gesamten medizinischen Denkweise zugrunde liegt, den eigentlichen Motor für die Blutzirkulation im Herzen, und das Herz wird angesehen als dasjenige, was die Impulse aussendet, um das Blut durch den Organismus zu treiben. Das Umgekehrte ist wahr. Das Blut wird durch den Organismus bewegt, durch die spirituelle Wesenheit des Menschen, die in der Willensorganisation in den Stoffwechsel unmittelbar eingreift, die in den Gefühlsimpulsen in die Zirkulation unmittelbar eingreift und in die Atmung, also in das rhythmische System. Diese gesamte innere Bewegung, diese gesamte innere rhythmische Tätigkeit kommt unmittelbar aus dem geistigen Menschen, und das Herz, die Herztätigkeit ist nicht die Ursache der Blutzirkulation, sondern sie ist die Folge der Blutzirkulation, die Folge der Säftebewegung. Das Herz drückt also eigentlich nur aus in seinen eigenen Bewegungen, wie es innerlich erregt und bewegt wird durch die Bewegung, die eigentlich von dem geistigen Menschen ausgeht. (319, 58f.)

Dieses Herz hat die mechanistisch-materialistische Anschauung zu einer Pumpe gemacht, die das Blut durch den menschlichen Körper treibt. Es ist das Gegenteil, dieses Herz: Ein Lebendiges ist die Blutzirkulation – die Embryologie kann es exakt nachweisen, wenn sie nur will –, und das Herz wird durch das innerlich bewegte Blut in Tätigkeit versetzt. Das Herz ist dasjenige, worinnen sich die Bluttätigkeit schließlich statuiert, worinnen die Bluttätigkeit hereingenommen wird in die ganze menschliche Individualität. (74, 92f.)

[Die] Ich-Organisation greift ins Blut ein, und diese Ich Organisation treibt eigentlich das Blut, und wie das Blut getrieben wird, so schlägt das Herz. [...] Wenn jemand behauptet, daß das Herz es ist, welches das Blut treibt, dann soll der Betreffende auch gleich behaupten, wenn er irgendwo eine Turbine anbringt, so treibe die Turbine das Wasser. Jedermann weiß, daß das Wasser die Turbine treibt. Geradeso hat der Mensch solche Widerlagen. Da schlägt das Blut an und treibt das Herz. Nur daß das Blut einmal hinstößt, und indem der Sauerstoff mit dem Kohlenstoff sich verbindet, stößt es zurück; dadurch schnappt es einmal vor, einmal zurück. Dadurch entsteht der Herzstoß. Also es ist so, daß in der Blutzirkulation unmittelbar die Ich-Organisation des Menschen eingreift. (351, 215)

Das Herz als Sinnesorgan

Das Herz hat so wenig etwas zu tun mit dem, was als Zirkulation im Menschen funktioniert, wie das Thermometer mit der Entstehung der äußeren Wärme und Kälte. Wie das Thermometer nichts anderes ist als ein Ableseapparat für die Wärme und Kälte, so ist das Herz nichts anderes als ein Ableseapparat für die menschliche Zirkulation und dasjenige, was aus dem Stoffwechselsystem des Blutes in die menschliche Zirkulation einfließt. (313, 107)

Das Herz ist keine Pumpe, sondern es ist etwas, was man eher ansehen kann als ein Sinnesorgan, das einzuschalten ist in den menschlichen Organismus, damit der Mensch in seinem Unterbewußtsein durch das Herz eine Art unterbewußtes Wahrnehmen hat von seiner Zirkulation, so wie man durch das Auge eine Wahrnehmung hat von den Farben der äußeren Welt. Das Herz ist im Grunde genommen ein in die Blutzirkulation eingeschaltetes Sinnesorgan. Von alledem wird das völlige Gegenteil heute gelehrt. (197, 75)

Wie ich durch meine Augen die äußere Welt bewußt wahrnehme und sie mir in meinen Vorstellungen bewußt zu eigen mache, so nehme ich das, was ich in meinem Blute unbewußt durch meine geistig-seelischen Kräfte als Pulsation entwickele, durch dieses innere Sinnesorgan des Herzens, wiederum auf eine unbewußte Weise wahr. Das Herz ist keine Pumpe, das Herz ist das innere Sinnesorgan, durch welches man dasjenige wahrnimmt, was das Geistig-Seelische an unserem Blute innerlich entwickelt, so wie man durch die äußeren Sinne die äußere Welt wahrnimmt. (84, 256)

Es sind einige wenige [Wissenschaftler] nur, die eigentlich darauf aufmerksam geworden sind, daß die Herzbewegungen eine Folge der Blutbewegung sind, daß die Blutbewegung selber das elementar Lebendige ist, daß das Herz nicht pumpt, sondern daß das Herz selbst in seinen Bewegungen unter dem Einfluß des lebendig beweglichen Blutes steht. Das Herz ist nichts weiter als dasjenige Organ, welches gewissermaßen die beiden Blutzirkulationen ausgleicht, nämlich die des oberen Menschen, des Kopfmenschen, und diejenigen des Gliedmaßenmenschen. Da stauen sich diese beiden Blutbewegungen im Herzen. (301, 52f.)

Ein anderes Sinnesorgan [als die Leber] ist das Herz. Aber während die Leber ausgesetzt ist, exponiert ist mit ihrer Wahrnehmungsfähigkeit den in den Menschen eindringenden äußeren Substanzen, ist das Herz ein Sinnesorgan, um ganz das Innere des Menschen wahrzunehmen. Es ist ein Unding – wie Sie vielleicht aus manchen Darstellungen ersehen haben, die ich gegeben habe –, daß das Herz eine Pumpe ist, welche das Blut durch die Adern treibt. Die Bewegung des Blutes erfolgt durch Ich und astralischen Leib. Und im Herzen haben wir lediglich ein Sinnesorgan, das wahrnimmt die Zirkulation, namentlich wahrnimmt die Zirkulation vom unteren nach dem oberen Menschen. Ja, sehen Sie, die Leber hat sozusagen zu sehen im Verdauungsprozeß, was, sagen wir, irgendein Kohlehydrat wert ist im Menschen. Das Herz hat zu sehen, wie astralischer Leib und Ich wirken im Menschen. Das Herz ist also ein ganz geistiges Sinnesorgan, die Leber ist ein ganz materielles Sinnesorgan. (316, 38f.)

Der Kopf nimmt unterbewußt durch das Herz wahr, was in den physischen Funktionen des Unterleibes und der Brust vorgeht. So wie wir durch das Auge die äußeren Vorgänge in der Sinneswelt wahrnehmen, so ist das Herz des Menschen in Wirklichkeit ein Sinnesorgan mit Bezug auf die angegebenen Funktionen. Der Kopf – namentlich macht es das Kleinhirn – nimmt unterbewußt durch das Herz wahr, wie das Blut sich mit den verarbeiteten Nahrungsmitteln speist, wie die Nieren, die Leber und so weiter funktionieren, was da alles im Organismus vorgeht. Dafür ist für das Obere des Menschen das Herz das Sinnesorgan. [...] Wenn einmal die Wissenschaft wieder zu wirklichen Wahrheiten über diese Dinge vorgedrungen sein wird, dann werden die Menschen erstaunen darüber, wie – wenn auch nicht in jener grobklotzigen Art, wie es durch die heutigen Feininstrumente schon erforscht werden kann – in ganz anderer Art für den Menschen festgestellt werden kann, wie sein Blut anders wird, wie es anders verdaut im Januar als im September, so daß das Herz als Sinnesorgan ein wunderbares Barometer ist für den Jahreslauf im menschlichen Gliedmaßen-Stoffwechselsystem. (223, 136)

Der Kopf hat nach außen hin die Sinnesorgane. Da nimmt er das wahr, was draußen ist. Aber der Kopf nimmt auch noch das wahr, nur unbewußt bei den meisten Menschen, was im Inneren vorgeht. Wenn ich nach außen gucken will, damit ich weiß, was draußen vorgeht, brauche ich meine Augen. Wenn ich nach innen gucken will, nach der Blutzirkulation, brauche ich mein Herz. Das Herz ist nicht dazu da, daß es das Blut durch den Körper pumpt, sondern es ist ein Sinnesorgan, das alles wahrnimmt, wie der ganze Kopf. Wir könnten nichts wissen von unserer Blutzirkulation – natürlich, mit unserem Oberstübchen wissen wir auch nichts davon, aber im Kopf drinnen muß ein Wissen sein –, wenn der Kopf nicht durch das Herz unsere ganze Blutzirkulation wahrnehmen würde. Ich habe Ihnen gesagt, wie die Leber ein Wahrnehmungsorgan ist. Die unteren Bewegungen nimmt zum Beispiel die Leber wahr. Aber was der ganze Mensch für Bewegungen hat, nimmt schon das Herz wahr.

Dadurch wird das Herz in Bewegung gesetzt. Durch die Bewegungen, die hervorgerufen werden durch Atmungshunger und Nahrungshunger, wird das Herz in Bewegung gesetzt. Und an den Bewegungen des Herzens merkt man, ob im Körper eben etwas in Ordnung oder in Unordnung ist. [...] Der Pulsschlag ist wirklich ein Barometer für den ganzen Gesundheits- und Krankheitszustand. [...] Dasjenige, was man tut, wenn man beim Kranken den Puls fühlt, das macht der Kopf fortwährend. Er fühlt fortwährend durch das Herz die ganze Blutzirkulation. Überhaupt alles, was im Leibe vorgeht, fühlt der Kopf durch das Herz. [...] Das Herz ist eigentlich das innere Sinnesorgan, durch das der Kopf alles das wahrnimmt, was im Körper vor sich geht. (350, 58f.)

Das Herz ist nicht eine Pumpe, sondern ein sehr feiner Apparat, der alles, was unrichtig ist, eigentlich wahrnimmt. Nehmen Sie an, ich bekomme im Knie durch eine äußere Verletzung Wasser, oder durch irgendwelche Umstände, meinetwillen dadurch, daß ich trinke, bekomme ich Rheumatismus. Ja, dann ist die innere Tätigkeit nicht in Ordnung, dann entstehen an der Stelle Entzündungen. Dann ist das, was von innen kommt, nicht in Ordnung. Und Sie werden dann bemerken, daß in einem solchen Falle immer das Herz beeinflußt wird, daß das Herz nicht in Ordnung ist. So kann sowohl von innen nach außen, wie von außen nach innen die Herztätigkeit beeinflußt werden. Und bei allen Krankheiten, bei denen das der Fall ist, daß von innen nach außen, oder von außen nach innen etwas nicht richtig ist, bei all diesen Krankheiten wird man das immer im Herzen zum Ausdruck kommen sehen. (348, 282)

Der Mensch lebt erstens von Seiten seiner Haut. Die Haut ist ein ungeheuer wichtiges Organ. Und von der Haut, von seiner Umgebung, lebt er eigentlich nach innen. [...] Nun denken Sie sich, außer dem, außer diesem Leben von außen nach innen, geht ein Leben von innen nach außen; das geht namentlich von den Nieren aus, von innen nach außen. Beides muß tätig sein im Menschen. Fortwährend muß von der Haut von außen nach innen gearbeitet werden, und von den Nieren muß von innen nach außen gearbeitet werden. Und das Herz, das steht zwischendrinnen. Das spürt ganz genau, ob zu viel Tätigkeit von außen oder innen ist. Wenn die Nieren anfangen, zu stark tätig zu sein, spürt das das Herz. Wenn die Haut anfängt, zu stark oder zu schwach tätig zu sein, spürt das das Herz auch. (348, 268/271)

Über die Beziehung des Herzorgans zum Uterus

Erstens sind, wenn sie auch nicht in einem unmittelbaren physischen Kontakt sind, Herz und Uterus zwei zusammengehörige Organe, so zusammengehörig wie Sonne und Mond. Sonne und Mond gehören so zusammen, daß sie beide auf irgend etwas dasselbe Licht werfen; das eine Mal wirft die Sonne direkt auf irgendeinen Gegenstand das Licht, das andere Mal auf dem Umweg, indem es zuerst zum Mond geht und von dort zurückgeworfen wird. Das Organ des Herzens hat unmittelbare, direkte Impulse für den menschlichen Organismus. Es ist das Wahrnehmungsorgan für die Blutzirkulation, die im normalen menschlichen Organismus vor sich geht. Der weibliche Uterus ist daraufhin konstituiert, daß er das Wahrnehmungsorgan ist für die Zirkulation, die hervorgerufen wird nach der Befruchtung. Dazu ist er da, das ist gerade so, wie der Mond das Sonnenlicht reflektiert, so reflektiert der weibliche Uterus die Wahrnehmung des Herzens im Blutkreislauf. Er strahlt sie zurück. Sie gehören stets zusammen wie Sonne und Mond, indem ihre Wahrnehmungen sich verhalten wie direkte und reflektierte Einwirkung. Wenn ein Mensch da ist, braucht er Herzkraft, wenn er entsteht, braucht er reflektierte Herzkraft, die kommt vom weiblichen Uterus.
Nun sind diese Organe mit einigen andern – die Lunge führt das mehr zum ätherisch-physischen Leib hinüber –, diese Organe, Herz und weiblicher Uterus sind nichts anderes, als physisch das, was vom Geistigen aus angesehen das Seelische des Menschen ist. Ich darf das vielleicht in der folgenden Weise sagen: Denken Sie sich, Sie entwickeln die imaginative Erkenntnis. Wenn Sie imaginative Erkenntnis entwickeln, so bekommen Sie, wenn Sie einen Menschen anschauen, wirklich das Bild von Sonne und Mond, wenn Sie auf Herz und Uterus hinschauen. Das ist tatsächlich das entsprechende Geistige, das der Mensch in seiner Seele erlebt, so daß wirklich einander entsprechen diejenigen Dinge, die im Herzen und im Uterus vorgehen, und die allerdings im Halbunbewußten des Seelischen vorgehen, weil das Seelische sonst von Gedanken beeinflußt wird. Und so wird ein feiner Vorgang verdeckt: der innige Zusammenhang von Herz und Uterus. Aber wer nur einigermaßen ein wenig beobachten kann, der kann beobachten, wie ungeheuer viel davon abhängt, wie halb unbewußt, oder halb bewußt, möchte ich sagen, die Herztätigkeit sich entwickeln muß unter der Einwirkung der physischen Umgebung. Wer, sehen Sie, sein Leben so zubringt, daß er fortwährend einen Schock erlebt, durch seinen Beruf meinetwillen, der hat schon in seinem Unterbewußtsein ganz genau ein seelisches Ebenbild der Herztätigkeit, die da entsteht; und das reflektiert sich im Uterus. Wir können sehen, wie das stattfindet, wie das übergeht auf die Konstitution des Embryo. (316, 106ff.)

Über die Beziehung des Herzorgans zur Wärme

Denken Sie sich ein eben geborenes Kind, bei dem oben auf dem Kopfe noch eine ganz weiche Stelle ist. Diese Stelle denken Sie sich ganz offen, und denken Sie sich von außen in diese Öffnung einen Wärmestrom hineingehend. Denken Sie sich diesen Wärmestrom nicht dicht materiell in Blutströmen, sondern in Kraftströmen, und hinuntergehend und eine Art Zentrum bildend da, wo jetzt Ihr eigenes Herz ist, und in einzelnen Adern sich verlaufend, aber Kraftadern, nicht Blutadern. Da haben Sie die erste Wärme-Menschenanlage. Aus dieser Wärme-Menschenanlage ist später in weitergehender Entwickelung das menschliche Herz mit seinen Blutgefäßen, es ist die Blutzirkulation daraus geworden. (102, 85)

Wie [...] das Parallelorgan zum Ohr das Sprechorgan ist, so ist zu der Wärme des Herzens das Parallelorgan der Schleimkörper, die Hypophyse. Das Herz nimmt von außen die Wärme auf, wie das Ohr den Ton. Dadurch nimmt es die Wärme der Welt wahr. Das entsprechende Organ, das wir haben müssen, damit wir bewußt die Wärme hervorbringen können, ist der Schleimkörper im Kopfe, der jetzt nur am Anfange seiner Entwickelung steht. So wie man mit dem Ohr wahrnimmt und mit dem Kehlkopf hervorbringt, nimmt man [in der Zukunft] die Wärme der Welt auf im Herzen und strömt sie wieder aus durch den Schleimkörper im Gehirn. Ist diese Fähigkeit erworben, dann ist das Herz zu dem Organ geworden, wozu es eigentlich werden soll. (93a, 48)

Sie sollten einmal Untersuchungen darüber anstellen, wie anders sich die Herztätigkeit gestaltet bei einem Menschen, der, sagen wir, als Bauer seinen Acker bearbeitet und nicht viel von dieser Tätigkeit wegkommt, seinen Acker zu bearbeiten, und wie anders sich die Herztätigkeit gestaltet bei Menschen, die zum Beispiel zu ihrem Berufe viel Automobil fahren müssen oder auch nur viel Eisenbahn fahren müssen. Es wäre außerordentlich interessant, gerade darüber einmal tiefergehende Untersuchungen anzustellen. Denn Sie werden finden, daß die Inklination zu Herzkrankheiten im wesentlichen abhängig ist davon, ob der Mensch, während er durch ein äußeres Mittel bewegt ist, selber stillsitzt, also im Eisenbahnwagen oder im Auto sitzt und bewegt wird. Dieses passive Hingeben des Menschen an die Bewegung ist dasjenige, was alle Prozesse, die sich im Herten stauen, gewissermaßen deformiert.
Nun hängt alles dasjenige, was auf diese Weise in der Welt des Menschen spielt, zusammen mit der Art und Weise, wie er sich erwärmt. Und da sehen Sie die Verwandtschaft der Herztätigkeit mit dem Impuls der Wärme in der Welt, mit welcher der Mensch zusammenhängt. Sie sehen daraus, daß, wenn

der Mensch genügend Wärme entwickelt durch seine eigene Tätigkeit, dieses gewisse Maß von genügender Wärmeentwickelung im Lebensprozeß durch seine eigene Tätigkeit zu gleicher Zeit das Maß für die Gesundheit des menschlichen Herzens ist. Man müßte daher bei Herzkranken immer darauf sehen, daß man eine Eigenbewegung, die recht sehr durchlebt wird, hervorruft. (312, 177)

Herzorgan und Ich-Bewußtsein

In dem, wo physisch die Herzmuskeln liegen, da drängt sich zusammen all das, was uns einen festen Halt gibt. – Und ist man mit seinem Bewußtsein so weit gedrungen, wie ich es jetzt geschildert habe, dann nimmt man wahr: alles das, was einen im Erdenbewußtsein, im wachenden Erdenbewußtsein halt, was dieses Bewußtsein zu einem sogenannten «normalen» macht, wenn ich dieses häßliche, philiströse Wort «normal» gebrauchen darf, ist das in ungeheurer Feinheit in der Welt ausgebreitete, aber auf kein anderes Organ in solcher Unmittelbarkeit als auf das Herz wirkende Gold, Aurum. Nimmt man also vorher wahr die Formung, die Kristallisation des Mineralischen, so nimmt man jetzt wahr die innere Substantialität, die Metallität. Man fühlt, wie die Metallität wirkt auf den Menschen selber. Draußen sehen wir den Kristall, der das Metallische formt, in Mineralform. Aber in uns wissen wir, daß die Kraft, die im Golde in ungeheuer feiner Dosierung im ganzen Weltenall ausgebreitet ist, unser Herz trägt, und damit das Bewußtsein aufrechterhält, das wir haben, wenn wir im Tagesleben, im gewöhnlichen Tagesleben sind. So daß wir sagen können: Auf das Herz des Menschen wirkt das Gold. [...] Es ist gar nicht wahr, daß Sie allein hier auf Erden leben. Sie leben auf Erden dadurch, daß Sie ein Herz haben. Das hält Ihnen das Bewußtsein auf der Erde zusammen. [...] Durch das Gold nur sind Sie auf Erden. Sie sind immer im Weltenall; nur das Herzbewußtsein deckt Ihnen das zu. [...] Der Kopf ist gar nicht auf der Erde. Er ist nur in seiner äußerlichen Offenbarung auf der Erde. Der Kopf reicht vom Hals in das Weltenall hinaus. Das Weltenall offenbart sich bloß im Kopfe. Dasjenige, was macht auf Erden, daß Sie ein Erdenwesen sind zwischen Geburt und Tod, das ist das Herz. (243, 56f./60)

Über die Ätherisation des Blutes im Herzen

Wenn wir zunächst ganz schematisch den Verlauf des Blutes durch den ganzen menschlichen Körper betrachten und dieses Blut als den äußeren physischen Ausdruck des menschlichen Ich fassen, so sehen wir – wenn wir das jetzt so betrachten, als ob wir im Ätherleibe darinnen stünden –, wie das Ich arbeitet in Korrespondenz mit der Außenwelt, wie es Impressionen empfängt und diese zu Vorstellungen verdichtet, und wir sehen, wie dabei in der Tat unser Blut nicht nur tätig ist, sondern wie unser Blut im ganzen Verlauf, namentlich nach oben zu – nach unten weniger –, überall den Ätherleib erregt, so daß wir überall im Ätherleibe Strömungen sich entwickeln sehen, die einen ganz bestimmten Verlauf nehmen. Sie erscheinen so, als ob sie sich an das Blut anschließen würden, vom Herzen nach dem Kopfe gehen und sich im Kopfe sammeln würden. (128, 85)

Wenn man [...] den Ätherleib etwa aufzeichnen würde, so würde man eine ganz andere Zeichnung bekommen, als wie die heutigen Anatomen diesen Menschen finden und ihn aufzeichnen. Wie man ihn heute aufzeichnet, darauf hat man in der Zeit, in der Aristoteles geschaffen hat, keinen großen Wert gelegt, denn man kannte noch den ätherischen Menschen. Wollte man den aufzeichnen, da müßte man ein Zentrum hier sehen, wo das Herz ist, und Strahlen zeichnen, die von da ausgehen, wichtige Strahlen, die aber dann zum Gehirn gehen und zu haben mit der ganzen Art und Weise, wie der Mensch denkt. [Zeichnung nicht erhalten]. Das Denken wird reguliert, wenn wir auf den Ätherleib sehen, von einem Mittelpunkt aus, der in der Nähe des physischen Herzens ist. (127, 25)

Was ist denn eigentlich für uns das Blutsystem und das Herzsystem? Verdichtete Ätherwelt, verdichtete Kräfte der Ätherwelt. Für die Erdenentwickelung nun würde für diejenigen Kräfte, die sich da zu unserem Herz- und Blutsystem verdichtet haben, eine Art von Ende, eine Art von Tod eingetreten sein mit dem Momente, wo sie jene Dichte erlangt hätten, die eben unser physisches Herz und das physische Blut, dieses ganze System heute zeigt. Das ist das Bedeutungsvolle und Geheimnisvolle der Erdenentwickelung, daß nicht nur diese Verdichtung stattfand, daß nicht nur die Kräfte, die herübergebracht worden sind von dem alten Saturn, der alten Sonne und dem alten Mond, sich zu einem solchen Organsystem verdichtet haben, daß also nicht nur dasjenige, was im Ätherleibe war, physischer Leib wurde, sondern daß für jedes unserer Organsysteme in der Erdenentwickelung ein Impuls eintritt, durch welchen das, was früher Äther war und sich zu Physischem verdichtet hatte, wiederum aufgelöst, wiederum zurück in den Äther verwandelt wird. So gehört es also zu den wichtigsten Impulsen unserer Erdenentwickelung, daß die Ätherkräfte, nachdem sie sich zu einem Organsystem verdichtet haben, nicht bei diesem Ziel- und Endpunkt gelassen werden, sondern daß gleichsam andere Kräfte, andere Impulse eingreifen, die wiederum auflösen. In demselben Momente, wo unsere menschlichen Organe ihre stärkste Dichtigkeit in der Erdenentwik-

kelung erlangt haben, da lösen gewisse Mächte des Makrokosmos die Substantialitäten dieser Organsysteme wieder auf, so daß das, was früher gleichsam hineingeschlüpft ist in die Organsysteme, jetzt wiederum herauskommt, wiederum sichtbar wird.
Wir können nun okkult gerade am genauesten bei unserem Herzen und dem durch dasselbe strömenden Blute verfolgen, wie diese Auflösung geschieht, wie also die Erdenimpulse eingreifen in die Substanzen eines solchen Organsystems. Fortwährend strömt, für den hellseherischen Blick wahrnehmbar, von unserem Herzen etwas aus. Wenn Sie das Blut hellseherisch durch den menschlichen Leib pulsieren sehen, dann sehen Sie auch, wie dieses Blut sich gleichsam im Herzen wiederum verdünnt, wie da das Blut wiederum in seinen feinsten Teilen, also nicht in seinen gröberen, sondern in seinen feinsten physischen Teilen sich auflöst und in die Ätherform zurückgeht. Wie das Blut im Äther sich nach und nach gebildet hat, so haben wir jetzt auch schon wiederum im gegenwärtigen Menschenleib den umgekehrten Prozeß. Das Blut ätherisiert sich, und es strömen fortwährend vom Herzen Ätherströme aus, welche gegen den menschlichen Kopf hinströmen, so daß wir den Ätherleib zurückgebildet sehen auf dem Umweg des Blutes. Dasjenige also, was sich kristallisiert hat in der vorlemurischen Zeit aus dem Äther heraus zum menschlichen Blutsystem und dem Herzen, das sehen wir jetzt wiederum sich zurückätherisieren und herauf strömen im menschlichen Ätherleibe zu dem Kopfe. Und würde dieser Teil der menschlichen Ätherströmungen nicht fortwährend vom Herzen nach dem Kopfe strömen, so könnten wir noch so viel versuchen, über die Welt zu denken und von der Welt zu erkennen, wir würden nichts mit dem bloßen Instrumente unseres Gehirns denken können. Unser Gehirn wäre für die Erkenntnis ein ganz unbrauchbares Organ, wenn es nur als physisches Gehirn wirken würde. Man kann sich aus dem Okkultismus heraus eine Vorstellung davon machen, wie das Gehirn wirken würde, wenn es heute auf sich selbst angewiesen wäre. Da würde der Mensch nur das denken können, was sich auf die inneren Bedürfnisse seines Leibes bezieht. Er würde denken können zum Beispiel: Ich habe jetzt Hunger, ich habe jetzt Durst, ich will jetzt diesen oder jenen Trieb befriedigen. – Der Mensch würde nur das denken können, was sich auf seine eigenen leiblichen Bedürfnisse bezieht, würde, wenn er bloß auf sein physisches Gehirn angewiesen wäre, der denkbar größte Egoist sein. So aber wird unser Gehirn fortwährend durchströmt von jenen feinen substantiellen Ätherströmungen, die vom Herzen herauf fließen. Diese Ätherströmungen haben eine unmittelbare Verwandtschaft zu einem zarten, wichtigen Organ des Gehirns, zu der sogenannten Zirbeldrüse. Sie umspülen und umsprühen fortwährend die Zirbeldrüse. Die Zirbeldrüse wird von diesen feinen Ätherströmungen umglüht, und ihre Be-

wegungen als physisches Gehirnorgan sind im Einklange mit den Ätherströmungen, welche ich Ihnen so als vom Herzen ausgehend geschildert habe. Dadurch aber stehen diese Ätherbewegungen wiederum mit dem physischen Gehirn in Verbindung, prägen dem physischen Gehirn zu der egoistischen Erkenntnis dasjenige ein, was uns möglich macht, von der Außenwelt, von dem, was wir nicht selbst sind, etwas zu erkennen. Auf dem Umwege durch unsere Zirbeldrüse wirkt also unser ätherisiertes Blutsystem wiederum zurück auf unser Gehirn. (129, 169ff.)

Wenn der Mensch heute im Wachzustand vor uns steht und das hellseherische Auge betrachtet ihn, so zeigt sich, daß fortwährend vom Herzen nach dem Kopfe gewisse Lichtstrahlen gehen. Wenn wir das schematisch zeichnen wollen, müßten wir das so machen, daß wir hier die Herzgegend zeichnen, dann gehen fortwährend Strömungen nach dem Gehirn hin und umspielen im Innern des Hauptes dasjenige Organ, das in der Anatomie beschrieben wird als Zirbeldrüse. Wie Lichtstrahlen geht es vom Herzen nach dem Kopfe herauf und umströmt die Zirbeldrüse. Diese Strömungen entstehen dadurch, daß das menschliche Blut, das eine physische Substanz, ein Stoff ist, sich fortwährend auflöst in ätherische Substanz, so daß in der Gegend des Herzens ein fortwährender Übergang des Blutes in feine ätherische Substanz stattfindet, und diese strömt nach dem Kopfe herauf und umspielt glimmernd die Zirbeldrüse. Dieser Vorgang, das Ätherischwerden des Blutes, zeigt sich immerwährend am wachenden Menschen. Jetzt ist es aber anders am schlafenden Menschen. Da ist es so, daß wenn wir hier die Gehirn–, hier die Herzgegend hätten, so würde für den okkulten Beobachter eine fortwährende Strömung von außen herein, auch von rückwärts herein zum Herzen wahrnehmbar sein. Diese Strömungen aber, die beim schlafenden Menschen von draußen, vom Weltenraum, aus dem Makrokosmos in das Innere dessen, was da im Bette liegt als physischer und Ätherleib, hereinströmen, die stellen, wenn man sie untersucht, in der Tat etwas sehr Merkwürdiges dar. Diese Strahlen sind recht verschieden bei den verschiedenen Menschen. Die schlafenden Menschen sind recht verschieden voneinander, und wenn die Menschen, die noch ein bißchen eitel sind, zuletzt immer wüßten, wie schlimm sie sich verraten für den okkulten Blick, wenn sie in öffentlichen Versammlungen einschlafen, würden sie es verhindern, weil das verräterisch wirkt.

In der Tat ist es so, daß sich im hohen Grade die moralischen Qualitäten zeigen in der eigenartigen Färbung dessen, was beim Schlafe in ihn einströmt, so daß der Mensch, der niedere moralische Grundsätze hat, eine ganz andere Strömung hat als ein Mensch mit hohen Grundsätzen. Da nützt es nichts, sich bei Tag zu verstellen. Den höheren Weltenmächten gegenüber kann man sich nicht verstellen. Es ist so, daß in einem, der nur ganz leise Neigung hat zu nicht ganz moralischen Grundsätzen, fortwährend einströmen so bräunlichrote und allerlei sonstige nach dem Rotbräunlichen hinneigende Strahlungen. Und lila-violette Strahlungen treten auf bei denjenigen, die hohe moralische Ideale haben. Es ist nun im Moment des Aufwachens oder des Einschlafens in der Gegend der Zirbeldrüse eine Art Kampf vorhanden zwischen dem, was von oben nach unten, und dem, was von unten nach oben strömt. Das intellektuelle Element strömt von unten nach oben in Form von Lichtwirkungen beim wachenden Menschen, und das, was eigentlich moralisch-ästhetischer Natur ist, das strömt von oben nach unten. Und im Moment des Aufwachens und des Einschlafens begegnen sich die nach aufwärts- und abwärtsgehenden Ströme, und da kann man beurteilen, ob jemand besonders gescheit ist und niedere Grundsätze hat, wo sich dann ein starker Kampf abspielt in der Nähe der Zirbeldrüse, oder ob er gute Grundsätze hat und einem entgegenströmt seine Intellektualität: dann zeigt sich ein ruhiges Ausbreiten einer glimmerigen Lichterscheinung um die Zirbeldrüse herum. Diese ist gleichsam eingebettet im Moment des Aufwachens oder Einschlafens in ein kleines Lichtmeer. Und darin, daß ein ruhiger Schein die Zirbeldrüse umgibt im Moment des Aufwachens und Einschlafens, zeigt sich die moralische Vornehmheit. So spiegelt sich im Menschen seine moralische Beschaffenheit. Und dieser ruhige Schein dehnt sich oftmals aus weit bis in die Herzgegend hinein. So zeigen sich im Menschen zwei Strömungen, die eine aus dem Makrokosmos, die andere eine mikrokosmische.

Die ganze Tragweite dessen, wie diese beiden Strömungen sich im Menschen treffen, würden wir erst ermessen, wenn wir einerseits bedenken das, was vorher mehr äußerlich gesagt worden ist vom Seelenleben, wie es sich zeigt in seiner dreifachen Polarität des Intellektuellen, des Ästhetischen und des Moralischen, das von oben nach unten, vom Gehirn nach dem Herzen zuströmt, auf der anderen Seite aber kommen wir zu der ganzen Bedeutung des Gesagten, wenn wir nun die entsprechende Erscheinung im Makrokosmos uns vor Augen führen. Diese entsprechende Erscheinung, sie ist heute so zu schildern, wie sie als Ergebnis vorliegt gerade durch die sorgfältigsten okkulten Forschungen der letzten Jahre, unternommen in den geistigen Untersuchungen einzelner der wahren, echten Rosenkreuzer. Dem entsprechend ist dieses Makrokosmische zu schildern gegenüber dem Mikrokosmischen. Und da zeigt sich denn – Sie werden in Ihrem Verständnis der Sache immer näher kommen –, daß ein Ähnliches wie das, was jetzt gesagt worden ist für den Mikrokosmos, auch im Makrokosmos sich abspielt.

So wie in der Gegend des menschlichen Herzens ein fortwährendes Verwandeln des Blutes in Äthersubstanz stattfindet, so findet ein ähnlicher Vorgang

im Makrokosmos statt. Wir verstehen dieses, wenn wir unser Auge hinwenden auf das Mysterium von Golgatha und auf jenen Augenblick, in dem das Blut des Christus Jesus geflossen ist aus den Wunden. Dieses Blut darf nicht nur als chemische Substanz betrachtet werden, sondern es ist durch alles das, was geschildert worden ist als die Natur des Jesus von Nazareth, etwas ganz Besonderes. Und indem es ausfloß und hineinströmte in die Erde, ist unserer Erde eine Substanz gegeben worden, die, indem sie sich mit der Erde verband, ein Ereignis war, das ein bedeutendstes ist für alle Folgezeiten der Erde, und das auch nur einmal auftreten konnte. Was geschah mit diesem Blut in den folgenden Zeiten? Nichts anderes, als was sonst im Herzen des Menschen geschieht. Dieses Blut machte im Verlaufe der Erdenevolution einen Ätherisierungsprozeß durch. Und wie unser Blut als Äther vom Herzen nach oben strömt, so lebt im Erdenäther seit dem Mysterium von Golgatha das ätherisierte Blut des Christus Jesus. Der Ätherleib der Erde ist durchsetzt von dem, was aus dem Blute geworden ist, das auf Golgatha geflossen ist; und das ist wichtig. Wäre das nicht geschehen, was durch den Christus Jesus geschehen ist, dann wäre nur das mit den Menschen auf der Erde der Fall, was vorher geschildert worden ist. So aber ist seit dem Mysterium von Golgatha eine fortwährende Möglichkeit vorhanden, daß in diesen Strömungen von unten nach oben die Wirkung des ätherischen Blutes des Christus mitströmt.
Dadurch, daß in dem Erden-Ätherleib das ätherische Blut des Jesus von Nazareth ist, strömt mit dem von unten nach oben, vom Herzen nach dem Gehirn strömenden ätherisierten Menschenblute dasjenige, was das ätherisierte Blut dieses Jesus von Nazareth ist, so daß nicht nur das zusammentrifft im Menschen, was früher geschildert worden ist, sondern es trifft zusammen die eigentliche menschliche Blutströmung und die Blutströmung des Christus Jesus. Aber eine Verbindung dieser beiden Strömungen kommt nur zustande, wenn der Mensch das richtige Verständnis entgegenbringt dem, was im Christus-Impuls enthalten ist. Sonst kann keine Verbindung zustande kommen, sonst stoßen sich die beiden Strömungen gegenseitig ab, prallen ebenso wieder auseinander, wie sie zusammengeprallt sind. (130, 89ff.)

Herzorgan, moralisches Gewissen und wirkende Moralität

Dasjenige, was im Blute zirkuliert, ist der äußerliche körperliche Ausdruck unseres Fühl-Erlebens. Unser Gefühlsleben wiederum verbindet sich mit unserem Vorstellungsleben. Nun, was wir da einprägen unserem Zirkulationsleben, das alles vibriert im Herzen des Menschen mit. Und das Herz ist eben – Goethe gebraucht den Ausdruck vom Auge, daß es ein inneres lebendiges Organ ist –, das Herz ist ebenso ein lebendiges Organ. Es hat nicht bloß die

Aufgabe, dem Blute zu dienen, es ist etwas, was im ganzen menschlichen Organismus eine große Bedeutung hat. Während das Auge gewissermaßen nur für kurze Zeit sich dem äußeren Lichteindrucke anpaßt, macht das Herz fortwährend die kleinen Schwingungen mit, in die das Blut versetzt wird unter dem Eindruck des Gefühlslebens und des mit dem Gefühlsleben zusammenhängenden Vorstellungslebens. Nach und nach nimmt das Herz selber in die Konfiguration seines Vibrationslebens dasjenige auf, was insbesondere im Gefühls- und in dem damit zusammenhängenden Vorstellungsleben lebt. Und eines der Glieder, welches mitwirkt, wenn wiederum Erinnerungen an Erlebnisse zurückgebracht werden, ist das Herz. Alle Organe des Menschen, die teilnehmen an dem menschlichen Flüssigkeitsstrome im Organismus, die da eingeschaltet sind in den Flüssigkeitsstrom – wie eingebettet die Nieren sind in den Absonderungsstrom, wie eingeschaltet die Leber ist in den Verdauungsstrom und so weiter –, alle diese Organe vibrieren mit, indem mitvibrieren mit unserem Gefühls- und Willensleben die Zirkulation und das Stoffwechselleben. Und so wie aus dem Auge das Nachbild kommt, so kommt aus unserem ganzen Menschen differenziert, spezifiziert in der Erinnerung, dasjenige zurück, was wir erleben an der Außenwelt. Der ganze Mensch ist ein Organ, welches nachvibriert, und die Organe, denen man gewöhnlich nur zuschreibt, daß sie da physisch eines neben dem anderen lagern, die sind in Wirklichkeit dazu da, um dasjenige, was der Mensch auch seelisch-geistig erlebt, innerlich zu verarbeiten und es in einer gewissen Weise aufzubewahren. (301, 54f.)

Nehmen Sie die Lungenorganisation, Leberorganisation und so weiter, Sie kommen dazu, nach dem Inneren schauend, gewissermaßen die Oberfläche der einzelnen Organe zu überblicken, natürlich durch geistigen Blick nach innen. Was ist diese Oberfläche der Organe? Diese Oberfläche der Organe ist nämlich nichts anderes als ein Spiegelungsapparat für das seelische Leben. Was wir wahrnehmen und auch was wir gedanklich verarbeiten, das spiegelt sich an der Oberfläche unserer sämtlichen inneren Organe, und diese Spiegelung bedeutet unsere Erinnerungen, unser Gedächtnis während des Lebens. Also was sich da, nachdem wir es wahrgenommen und verarbeitet haben, an der Außenfläche unseres Herzens, unserer Lunge, unserer Milz und so weiter spiegelt, was da zurückgeworfen wird, das ist dasjenige, was die Erinnerungen abgibt. [...] Nun, an dem Herzen wird allerdings etwas reflektiert, was schon nicht mehr bloß eigentlich Gedächtnis- und Gewohnheitssache ist, sondern es spiritualisiert sich da schon, wenn es an die Außenwand des Herzens kommt, das Leben. Denn was da zurückgeworfen wird vom Herzen, das sind die Gewissensbisse. Das ist einfach, ich möchte sagen, ganz physischerseits zu nehmen:

die Gewissensbisse, die in unser Bewußtsein hereinstrahlen, sie sind dasjenige, was von unseren Erlebnissen durch das Herz reflektiert wird. So lehrt es einen die spirituelle Erkenntnis des Herzens. (205, 100/105)

Im Antlitze sehen wir ein gewisses Mienenspiel, das sich nach außen beim Menschen offenbart. Dieses Mienenspiel ist vom Temperament, vom Charakter des Menschen, von verschiedenen seelisch-physischen Eigentümlichkeiten abhängig. Aber es gibt ein anderes Mienenspiel im Menschen, sogar ein viel lebendigeres Mienenspiel, nur liegt dieses Mienenspiel nicht in seinem Bewußtsein, sondern es liegt im Unterbewußten. Es ist außersinnlicher Natur. Es liegt in einem Gebiet, wohin der Mensch mit seinem sinnlichen Beobachten nicht kommt. Wenn Sie nämlich den astralischen Leib des Menschen betrachten, nicht wie er dem Haupte angehört, sondern wie er namentlich dem Stoffwechsel-Gliedmaßenorganismus angehört, wenn Sie also den astralischen Leib des Menschen betrachten, wie er die Beine umschließt und durchdringt, wie er den Unterleib umschließt und durchdringt, dann bekommen Sie in diesem Teil des astralischen Organismus für übersinnliches Schauen auch ein Mienenspiel zu sehen, ein sehr lebendiges Mienenspiel, eine Physiognomie, die sich da ausdrückt. Und das Merkwürdige ist, daß dieses Mienenspiel, diese Physiognomie, von außen nach innen sich offenbart. Während also das Mienenspiel, welches das menschliche Sprechen oder sonst den menschlichen Anteil an der Umgebung äußert, sich nach außen offenbart, offenbart sich ein Mienenspiel, das der Mensch nicht in seinem gewöhnlichen Bewußtsein hat, nach innen. Das ist eine sehr interessante Tatsache.

Ich möchte Ihnen das schematisch vor Augen führen. Nehmen Sie an, Sie haben hier den Menschen **(Abb. 76)**. Dann haben wir hier den astralischen Leib *(rot)*, welcher der Veranlasser des Mienenspieles ist, der sich nach außen offenbart. Wir haben denselben astralischen Leib, aber einen anderen Teil davon hier *(gelb)*, und während wir hier *(oben)* in diesem astralischen Leib das Mienenspiel sich nach außen offenbarend haben, haben wir hier *(unten)* ein Mienenspiel, das sich ganz nach innen offenbart: dieser Teil des astralischen Leibes wendet gewissermaßen ein Antlitz nach innen. Der Mensch weiß im gewöhnlichen Bewußtsein nichts davon, aber es ist so. Wenn wir das Kind betrachten, so finden wir, wie es fortwährend dieses Mienenspiel von diesem Teil des astralischen Leibes nach innen wendet, und wenn wir den mehr erwachsenen Menschen betrachten, so werden die Mienen sogar mehr oder weniger bleibend. Der Mensch bekommt da eine Physiognomie nach innen. Und was ist dieses Mienenspiel? Ja, diesem Mienenspiel liegt folgendes zugrunde.

Wenn der Mensch als Impuls hat, was man im gewöhnlichen Leben, aber mit

Recht, eine gute Handlung, eine moralische Handlung nennt, dann ist ein anderes Mienenspiel nach innen vorhanden, als wenn man eine böse Handlung als Impuls in sich hat. Es ist gewissermaßen ein häßlicher Ausdruck, ein häßlicher Gesichtsausdruck, wenn ich so sagen darf, nach innen, wenn der Mensch eine egoistische Tat vollbringt. Denn es reduzieren sich im Grunde alle moralischen Taten auf das Unegoistische, alle unmoralischen Taten auf das Egoistische. Nur daß im gewöhnlichen Leben diese wirkliche moralische Beurteilung dadurch maskiert ist, daß jemand eigentlich sehr unmoralisch, nämlich durch und durch von egoistischen Motiven durchzogen sein kann, aber konventionell gewissen Moralregeln folgt. Das sind dann gar nicht seine eigenen. Da ist er eingefädelt in dasjenige, was ihm anerzogen ist, oder was er deshalb tut, weil er sich geniert vor dem, was die anderen sagen. Er ist eingefädelt als ein Glied in eine Kette. Aber das wirklich Moralische, das an der menschlichen Individualität eigentlich haftet, in ihr lebt, ist schon so beschaffen, daß das Gute von jenem Interesse kommt, das wir an dem anderen Menschen haben; von jenem Interesse, das wir dadurch gewinnen können, daß wir das, was andere fühlen und empfinden, als unser Eigenes fühlen und empfinden können, während das Unmoralische im Ursprünglichen etwas ist, wo der Mensch sich verschließt, wo er nicht mitempfindet, was andere Menschen empfinden. Gut denken heißt im Grunde genommen, sich in andere Menschen hineinversetzen können, böse denken heißt, sich in andere Menschen nicht hineinversetzen können. Das kann dann zu Gesetzen werden, zu konventionellen Regeln, zu Dingen, über die man sich geniert oder nicht geniert. Dann kann das, was eigentlich ein Egoistisches ist, sehr zurückgedrängt werden unter der Konvention. Aber es ist im Grunde genommen für die moralische Bewertung doch nicht dasjenige maßgebend, was der Mensch tut, sondern man muß tiefer in den menschlichen Charakter, in die menschliche Natur hineinschauen, um den eigentlichen moralischen Wert des Menschen beurteilen zu können.

Der moralische Wert drückt sich im astralischen Leibe dadurch aus, daß dieser Teil des astralischen Leibes ein schönes Antlitz nach innen wendet, wenn unegoistische Handlungen, altruistische Impulse im Menschen leben, und einen häßlichen Gesichtsausdruck nach innen wendet, wenn egoistische, böse Impulse im Menschen leben. So daß ein Geist, der in dem [astralischen] Menschen drinnen liest, genau ebenso nach dieser Physiognomie beurteilen kann, ob ein Mensch gut oder böse ist, wie man den Menschen nach anderen Eigenschaften an seinem Mienenspiel beurteilen kann. Das alles steht nicht im gewöhnlichen Bewußtsein, aber es ist unweigerlich da. Es gibt keine Möglichkeit, daß die Unehrlichkeit nicht tief in diesen Menschen hineingeht. Man könnte sich einen abgefeimten Schurken denken, der sein ganzes Gesichtsmienenspiel, das, was nach außen geht, in seiner Gewalt hätte, der das unschuldigste Gesicht von der Welt hätte, indem er die schurkischesten Impulse entfaltet; aber in dem, was da in seinem astralischen Leibe ist und ihm nach innen eine Physiognomie, eine Mimik gibt, da kann er nicht unredlich sein, da macht er sich in dem Momente zum Teufel, wo er eben seine unmoralischen Motive hat. Nach außen kann er unschuldig wie ein Kind schauen, nach innen hinein, in sich selber sieht er aus wie ein Teufel; und der reine Egoist schaut sein Herz mit teuflischem Grinsen an. Das ist einfach ebenso Gesetz, wie die Naturgesetze Gesetze sind.

Aber nun kommt dasjenige, was das Ausschlaggebende ist. Wenn hier eine häßliche Physiognomie sich entwickelt *(unten)*, dann stößt der an den Kosmos gewöhnte Kopf diese Physiognomie zurück, nimmt sie nicht auf, und der Mensch bildet in seinem Ätherischen solch einen Leib aus, wie er beim Ahriman gemacht worden ist, wo das Haupt verkümmert ist, verinstinktiviert ist. Es geht alles in die unteren Glieder des ätherischen Leibes hinein. Das Haupt nimmt das nicht auf, und der Mensch macht sich ahrimanisch in seinem unteren ätherischen Leibe, und durchzieht dann auch sein Haupt mit dem, was dieser ahrimanische Leib noch in das Haupt hineinstößt. Das ist nämlich das Merkwürdige, daß der Mensch in seinem Haupt, schon in dem Wärmeäther des Hauptes, die Physiognomie des Unmoralischen abstößt, sie nicht hinaufläßt. So daß also der unmoralische Mensch einen ätherisch-ahrimanischen Organismus in sich trägt und sein Haupt unbeeinflußt bleibt von dem, was in ihm ist. Es bleibt zwar ein Abbild des Kosmos, aber es gehört ihm eigentlich immer weniger und weniger an, weil er es nicht mit seiner eigenen Wesenheit durchdringen kann.

Ein unmoralischer Mensch kommt dadurch wenig über sein Leben in der vorigen Inkarnation hinaus. Was sein Haupt geworden ist in der Umbildung aus dem übrigen Leib der vorigen Inkarnation, das bleibt das Haupt auch, und stirbt er, so ist er in bezug auf sein Haupt gar nicht sehr weit gekommen. Dagegen das, was die moralische Phantasie nach innen bewirkt, das strömt beim Menschen bis zum Haupte herauf. Es bewirkt die vertikale Richtung. In der vertikalen Richtung strömt nämlich eigentlich kein Unmoralisches. Dieses schoppt sich zusammen und ahrimanisiert den Menschen. In der vertikalen Richtung strömt nur das Moralische. Und zwar ist das so, daß schon in dem Äther, in dem Wärmeäther des Blutes in vertikaler Richtung die Physiognomie des Unmoralischen zurückgestoßen wird. Das Haupt nimmt das nicht auf. Das Moralische aber geht mit der Blutwärme schon im Wärmeäther in das Haupt hinauf, noch mehr im Lichtäther, und namentlich im chemischen und Lebensäther. Der Mensch durchdringt mit seinem eigenen Wesen sein Haupt. Es ist wirklich ein Hineinwirken des Moralischen in das Physische, indem man sagen kann: die ätherische Hauptesorganisation des Menschen hat wohl Affinität zum Moralischen im Menschen, nicht aber zum Unmoralischen. Und niemand sieht ein, wie die moralischen Impulse ins Physische hineinwirken auf dem Umwege durch das Ätherische, der bei der bloßen physisch-sinnlichen Beobachtung der Welt stehen bleibt. Man muß den Gesamtmenschen nach ätherischer und astralischer Organisation nehmen, dann hat man das Gebiet, wo man sieht, wie das Moralische eingreift in die ganze Organisation des Menschen. (221, 116ff.)

Herzorgan und Schicksal – über das gewordene und werdende Karma

Es ist ein gewaltiger Unterschied zwischen all dem im Menschen, was nach der Kopforganisation und dem, was nach dem übrigen Leibe hin tendiert. Man könnte sagen, wenn man etwas grob die Sache andeutete – die Dinge sind natürlich feiner –: Vom Herzen aus wirken die Kräfte gegen die Kopforganisation, bewirken, daß der Kopf diese seine besondere Konfiguration bekommt, von der harten Schädeldecke umgeben ist, ausgefüllt ist von dem, was in der Welt überhaupt den größten Wunderbau darstellt: den Windungen und den Verflechtungen des menschlichen Gehirnes und den Einbettungen der menschlichen Sinne.
All das, was in diesen Kräften lebt, all das, was da aus Brust und Herz nach dem Kopf des Menschen hinaufstrahlt, das ist Ergebnis der Vergangenheit. Das konnte so, wie es im Menschen ist, nur dadurch werden, daß, wie gesagt, unzählige göttliche Geistgenerationen durch Weltenkörper-Metamorphosen, durch planetarische Metamorphosen hindurch gearbeitet haben. Und ich habe ja in meiner «Geheimwissenschaft» darauf hingewiesen, wie dieser Erdenentwickelung vorangegangen ist eine Saturnentwickelung, eine Sonnenentwickelung, eine Mondenentwickelung, wie dann die Erdenentwickelung, innerhalb der wir leben, gekommen ist. Innerhalb der Erdenentwickelung haben sich zunächst die Saturnentwickelung, die Sonnenentwickelung, die Mondenentwickelung wiederholt. Wir stehen jetzt etwas über der Mitte der eigentlichen Erdenentwickelung hinaus in der Entwickelung des Menschen auf der Erde. All die Kräfte, die sich durch lange Zeiträume hindurch unter dem Einflusse von göttlichen Geistgenerationen allmählich entwickelt haben, alle diese Kräfte leben im Erdenmenschen selbst im physischen Leibe, strahlen vom Herzen nach dem Kopfe hinauf. Was Sie in Ihrem physischen, ätherischen, astralischen und Ich-Wesen fortwährend in sich tragen, als ausstrahlend vom mittleren Menschen nach dem Kopfmenschen, das haben Göttergenerationen durch unermeßliche Zeiträume hindurch vorbereitet und gearbeitet. Und das letzte, was in diesen ausstrahlenden Kräften lebt, unbewußt für den heutigen

Menschen noch lebt, das ist das, was sich ausspricht als sein Karma, seine eigene Ich-Vergangenheit während des Erdenlebens.
So daß man sagen kann: Dringt man ein in diese kosmischen Erinnerungskräfte, dann schaut man zuerst auf das Karma, dann auf die verschiedenen Stadien der Erdenentwickelung, dann aber auf die Metamorphosen, auf die planetarischen Umgestaltungen, die die Erde durchgemacht hat, bevor sie selber Erde geworden ist. Denn bevor die Erde entstehen konnte, mußte erst ein solcher Weltenkörper entstehen, der nur aus feiner Wärme bestand: Saturn. Der mußte sterben und im neuen Dasein als Sonne aufgehen, als Sonne, deren letzter Rest die Sonne ist, die wir draußen im Weltenraume sehen. Das war ein nur aus Luft bestehender Weltenkörper, der wiederum sterben mußte, damit ein aus mehr wäßriger Substanz bestehender Weltenkörper, der Mond, entstehen konnte. Der mußte sterben, damit die in fester, in mineralischer Substanz erschienene Erde kommen konnte, auf welcher sich erst der Mensch entwickeln konnte, so wie er heute als Erdenmensch ist.
Aber ebenso, wie wir diese aufwärtsstrebenden Kräfte haben, so tragen wir in uns abwärtsstrebende Kräfte, welche im Herzen eine Art Mittelpunkt haben, durch welche beiden Kräfte der Blutzirkulationsstrom dann einströmt in die Bewegungen unserer Gliedmaßen.
Das, was an diesen Kräften vorhanden ist, lebt in jeder Handbewegung, wenn Sie etwas ergreifen, wenn Sie irgendeine äußere Erdentätigkeit vor sich gehen lassen, lebt in jedem Schritte, den Sie unternehmen, um Ihre Erdentaten zu vollenden. Das aber sind Kräfte, die der verborgenen Umwelt angehören. Die gehören nun nicht der Vergangenheit an, die gehören der verborgenen Umwelt an. Die werden erst in den Schoß einer Vergangenheit, die aber eine zukünftige Vergangenheit sein wird, aufgenommen werden, wenn der Mensch durch die Todespforte geht und sein Erdendasein vertauscht mit dem Sternendasein. In diesen Kräften bereitet sich die Zukunft des Menschen vor.
Und diese Zukunft entsteht durch die Wechselwirkung dieser Kräfte mit denjenigen Kräften, die draußen in der verborgenen Natur vorhanden sind. So trägt die Welt des Menschen Zukunft in ihrer eigenen Evolution in sich. (227, 261ff.)

Wenn wir [...] in das Innere des Herzens hineinschauen, so sammeln sich da auch Kräfte durch den ganzen Stoffwechsel- und Gliedmaßenorganismus. Und weil das spiritualisiert ist, was mit dem Herzen, mit den Herzkräften zusammenhängt, spiritualisiert sich da hinein auch dasjenige, was mit unserem äußeren Leben, mit unseren Handlungen zusammenhängt. Und so paradox, so sonderbar es klingt für einen Menschen, der sehr gescheit ist im Sinne der Gegenwart, es ist einmal so: Was da im Herzen an Kräften zubereitet wird, das sind die karmischen Anlagen, das sind die Anlagen des Karma. Es ist geradezu empörend töricht, vom Herzen zu sprechen als einem bloßen Pumpwerk, denn das Herz ist dasjenige Organ, das aus dem Gliedmaßen-Stoffwechselorganismus, durch die Vermittelung des Gliedmaßen-Stoffwechselorganismus hineinträgt in die nächste Inkarnation, was wir gerade als Karma auffassen. [...] Der Stoffwechsel des Menschen, der ist keineswegs jenes bloße retortuale Brodeln und Kochen, von dem die heutige Physiologie spricht. Sie brauchen ja nur einen Schritt zu machen, so wird ein Stoffwechsel vollführt. Dieser Stoffwechsel, der da vollführt wird, der ist nicht bloß der chemische Vorgang, den man untersuchen kann mit den Mitteln der Physiologie, der Chemie, sondern der ist zugleich moralisch gefärbt, der trägt eine moralische Nuance. Und diese moralische Nuance wird tatsächlich aufgespeichert im Herzen und als karmische Kraft hinübergetragen in die nächste Inkarnation. [...] Das Herzsystem hängt mit dem Wärmeelemente zusammen als Organ; es ist ganz aus dem Wärmeelemente herausgebildet. Also dieses Element, das das geistigste ist, das ist auch dasjenige, was dann aufnimmt in diese ungemein feinen Wärmestrukturen, die wir ja auch, ich möchte sagen, im Wärmeorganismus haben, die Anlage für das Karma. (205, 105f./111)

Aus ihm [dem Herzen] stammt das neue Leben des Menschen. Alles, was der Mensch tut, tut er unter dem Antrieb des Herzens. Er fühlt, was ihn glücklich oder unglücklich macht. Er fühlt die Gegenwart, er fühlt aber auch dasjenige, mit dem er in die Zukunft hineinwächst; das eigentliche Schicksal des Menschen wird vom Herzen empfunden. (101, 25)

Der rhythmische Mensch ist der Vermittler zwischen dem Nerven-Sinnes- und dem Stoffwechsel-Gliedmaßen-Menschen. Der Nerven-Sinnes-Mensch *dieser* Inkarnation ist das Ergebnis der Metamorphose des Stoffwechsel-Gliedmaßen-Menschen der *vorigen* Inkarnation. Der rhythmische Mensch stellt das Ergebnis der zwischen Tod und neuer Geburt wirksamen übersinnlichen Kräfte dar. Diese Kräfte wandeln sich so um, daß sie im Irdischen den mittleren Menschen bilden. Sie gliedern sich da in die äußeren Kräfte des Luftkreises ein, während sie zwischen Tod und neuer Geburt in äußeren Kräften der Planeten Umschwünge eingegliedert sind. Das *Karma* bildet sich nun in dieser Art: Im Stoffwechsel-Gliedmaßen-Organismus ist völlige Unbewußtheit während des Erdenlebens. Da ist der Mensch (für das gewöhnliche Bewußtsein) in fortdauerndem traumlosen Schlaf. In diesen schlafenden Teil der Seele wird ein von Urkräften (Archai), die diesen Seelenteil durchdringen, gebildetes *Urteil* über Wert oder Unwert menschlicher Handlungen aufgenommen. Dieses wird *mit* der Metamorphose unterzogen, indem sich während der Zeit von Tod zu neuer Geburt der Stoffwechsel-Gliedmaßen-Mensch wandelt in den Nerven-Sinnesmenschen des nächsten Erdenlebens. Aber es tritt der metamorphosierte (d. i. vom Urteil über Wert oder Unwert der Taten in den Willen verwandelte) Impuls, auszugleichen durch andere Taten, nicht bewußt in den *Menschen* ein, sondern in das zu ihm gehörige Engel-Wesen. Karma bleibt *für den Menschen* (das gewöhnliche Bewußtsein) deshalb im Unbewußten. Das Herz ist bei der Karma-Bildung nur insoweit beteiligt, als es dem Stoffwechsel-Gliedmaßen-Organismus angehört. Als Organ des rhythmischen Menschen *nicht.* (Selg, S. 688f.)

Zur zukünftigen Herzentwicklung

[...] Das Herz unterliegt in seinen Bewegungen während der gegenwärtigen menschlichen Entwickelungszeit nicht der Willkür; und doch ist es ein «quergestreifter» Muskel. Die Geisteswissenschaft gibt in ihrer Art davon den Grund an. So wie das Herz jetzt ist, wird es nicht immer bleiben. Es wird in der Zukunft eine ganz andere Form und eine veränderte Aufgabe haben. Es ist auf dem Wege, ein willkürlicher Muskel zu werden. Es wird in der Zukunft Bewegungen ausführen, welche die Wirkungen sein werden der inneren Seelenimpulse des Menschen. (11, 228)

Seit dem 3. vorchristlichen Jahrhundert ist schon der alte Innigkeitszusammenhang zwischen dem Ätherkopf des Menschen und dem physischen Kopf verlorengegangen. Aber es ist doch immer aufrechterhalten geblieben ein recht inniger Zusammenhang zwischen dem menschlichen physischen Herzen und dem menschlichen Ätherherzen. Aber seit dem Jahre 1721 lockert sich merkwürdigerweise immer mehr und mehr der Zusammenhang zwischen dem menschlichen physischen Herzen und dem Ätherherzen. Wenn ich so sagen darf: Wenn das physische Herz da ist und das Ätherherz da **(Abb. 77)**, so war das früher mehr ein Ganzes, jetzt kann das Ätherherz geschüttelt werden ätherisch, es ist nicht mehr innerlich so dynamisch verbunden wie früher. Später werden noch andere Organe des Menschen sich vom Ätherischen lösen. Das aber, daß das Herz nach und nach sich löst von seinem Ätherteil, und bis in das 3. Jahrtausend hinein, bis man 2100 ungefähr schreiben wird, sich ganz gelöst haben wird, das macht auch in bezug auf die menschliche Entwickelung etwas sehr Bedeutsames aus. Was es ausmacht, das kann man in der folgenden Weise charakterisieren. Man muß sagen: Das macht das aus, daß die Menschen nötig haben, etwas, was ihnen früher von selbst kam durch den natürlichen Zusammenhang zwischen physischem Herzen und Ätherherzen, auf einem anderen Wege zu suchen, auf dem Wege des spirituellen Lebens. Dieses vom physischen Herzen losgetrennte Ätherherz, das wird seine richtige Beziehung zur geistigen Welt nur gewinnen, wenn der Mensch sucht spirituelles Wissen, wenn der Mensch sucht anthroposophisch orientierte geistige Gedanken. Das muß immer mehr und mehr gesucht werden. (190, 122f.)

Ist Christus im Menschen, dann ist das Herz das Organ, das das mächtigste in ihm ist. (97, 73)

b) Über das Blutsystem

Lebens- und Todesprozesse des Blutes

Aus dem Blute erneuert sich fortwahrend das menschliche Leben, und ein geistvoller deutscher Seelenkundiger hat gesagt, im Blute hat der Mensch einen Doppelgänger, aus dem er fortwährend Kraft zieht. Aber auch eine andere Kraft hat das Blut noch: es erzeugt fortwährend aus sich selbst den Tod. Wenn das Blut die lebenerweckenden Stoffe an die Körperorgane abgesetzt hat, dann führt es die lebenszerstörenden Kräfte wieder herauf zum Herzen und in die Lungen. Was in die Lungen zurückfließt, ist für das Leben Gift, ist das, was das Leben fortwährend ersterben macht. Wenn ein Wesen dem Zerfall entgegenarbeitet, dann ist es ein lebendiges Wesen. Ist es imstande, in sich selbst den Tod erstehen zu lassen und diesen Tod fortwährend zum Leben umzuwandeln, dann entsteht Bewußtsein. (55, 79f.)

Das Blut erzeugt einen fortwährenden Kampf zwischen Leben und Tod, und ein Wesen, das rotes Blut in sich erzeugt, hat auch in sich selbst den Schauplatz eines beständigen Kampfes zwischen Leben und Tod, denn fortwährend wird rotes Blut verbraucht und verwandelt sich in blaues Blut, in einen Todesstoff. (99, 128)

Die Veränderungen des Blutes im Lebensprozeß – zur Genese der Selbstwahrnehmung und des Ich-Bewußtseins

Diesen Begriff müssen wir haben: das Gewahrwerden des Selbstes, das Erleben des Inneren, das Ausgefülltsein mit realen Erlebnissen im Inneren durch das Finden eines Widerstandes. [...] In unserem Innern stellt sich das Organ dem Stofflauf so entgegen, wie sich der äußere Gegenstand uns entgegenstellt, an dem wir uns stoßen. Solche Widerstände finden sich innerhalb des Gesamtorganismus in den mannigfachsten Organen. Und erst dadurch, daß überhaupt in unserem Organismus abgesondert wird, erst dadurch, daß wir Absonderungsorgane haben, dadurch ist die Möglichkeit gegeben, daß unser Organismus eine in sich abgeschlossene, sich selbst erlebende Wesenheit ist. Denn Erleben kann sich eine Wesenheit nur dadurch, daß sie auf Widerstand stößt. So haben wir in den Absonderungsprozessen wichtige Prozesse des menschlichen Lebens, nämlich diejenigen Prozesse, wodurch sich der lebendige Organismus in sich selber abschließt. Der Mensch wäre kein abgeschlossenes Wesen, wenn solche Absonderungsprozesse nicht vorhanden wären. [...] Wenn Sie dasjenige Organ betrachten, welches wir als das Mittelpunktsorgan für den menschlichen Organismus ansehen müssen, das Blutsystem, wenn Sie sehen, wie auf der einen Seite das Blut immerfort durch Aufnehmen von Sauerstoff sich auffrischt, und wenn Sie auf der anderen Seite das Blutsystem als das Werkzeug des menschlichen Ich betrachten, so können wir sagen: Wenn das Blut unverändert durch den menschlichen Organismus hindurchgehen würde, so könnte es nicht das Organ des menschlichen Ich sein, das im eminentesten Sinne das Organ ist, welches den Menschen sich innerlich erlebbar macht. Nur dadurch, daß das Blut in sich selber Veränderungen durchmacht und als ein anderes wieder zurückkehrt, daß also Absonderungen geschehen von verändertem Blut, nur dadurch ist es möglich, daß der Mensch das Ich nicht nur hat, sondern es auch erleben kann mit Hilfe seines sinnlich-physischen Werkzeuges, des Blutes. (128, 97f./100)

Ich-Tätigkeit und Ich-Bewußtsein in ihrer Beziehung zum Blutorgan

Wer sich [...] niemals mit dem beschäftigen wird, was die Geisteswissenschaft zu geben vermag über die Natur des vierten Gliedes der menschlichen Wesenheit, über das Ich, der kann niemals, auch wenn er noch so viel Anatomie und Physiologie studieren würde, irgend etwas erkennen über die Natur des Blutes. Das ist ganz unmöglich. Daher kann er nie und nimmer etwas Erhebliches und Fruchtbares sagen über die Krankheiten, die mit der Natur des Blutes zusammenhängen. Das Blut ist der Ausdruck für die Ich-Natur des Menschen. (107, 102)

Das Blut als solches stellt sich uns nun dar als das beweglichste, als das regsamste aller unserer Systeme. Und wir wissen ja, wenn wir auch nur in geringem Maße irgendwie eingreifen in die Blutbahn, so nimmt das Blut sogleich andere Wege. Wir brauchen uns nur an irgendeiner Stelle zu stechen, so nimmt das Blut gleich einen anderen Weg als sonst. Das ist unendlich wichtig zu berücksichtigen, denn daraus können wir ersehen, daß das Blut das bestimmbarste Element im menschlichen Leibe ist. Es hat seine gute Unterlage an den anderen Organsystemen, aber es ist zugleich das aller bestimmbarste, das die wenigste innere Stetigkeit hat. Das Blut kann ungeheuer bestimmt werden durch die Erlebnisse des bewußten Ich. Ich will dabei nicht eingehen auf die phantastischen Theorien, die von seiten der äußeren Wissenschaft über das Erröten oder Erbleichen bei Scham- oder Angstgefühlen aufgestellt werden, ich will nur hinweisen auf die rein äußere Tatsache, daß solchen Erlebnissen wie Furcht oder Angst und Schamgefühl Ich-Erlebnisse zugrunde liegen, die in ihrer Wirkung auf das Blut erkennbar sind. Beim Furcht- und Angstgefühl ist es so, daß wir uns gleichsam schützen wollen vor irgend etwas, von dem wir glauben, daß es gegen uns wirkt; wir zucken da gleichsam mit unserem Ich zurück. Beim Schamgefühl ist es so, daß wir uns am liebsten verstecken möchten, uns sozusagen hinter das Blut zurückziehen, unser Ich auslöschen möchten. Beide Male – ich will dabei nur auf die äußeren Tatsachen eingehen – folgt das Blut materiell, als äußeres materielles Werkzeug dem, was das Ich in sich erlebt. Beim Furcht- und Angstgefühl, wo der Mensch sich so stark in sich zurückziehen möchte vor etwas, von dem er sich bedroht fühlt, da wird er bleich; das Blut zieht sich zurück von der Oberfläche zum Zentrum, nach innen. Wenn sich der Mensch beim Schamgefühl verstecken möchte, sich auslöschen möchte, wenn er am liebsten nicht wäre und irgendwo hineinschlüpfen möchte, da drängt sich das Blut unter dem Eindrucke dessen, was das Ich erlebt, bis zur Peripherie des Organismus, und der Mensch wird rot. So sehen wir, daß das Blut das am leichtesten bestimmbare System im menschlichen Organismus ist und den Erlebnissen des Ich am schnellsten folgen kann.

Je weiter wir hinunterrücken in unseren Organsystemen, desto weniger folgen die Anordnungen der Systeme unserem Ich, desto weniger sind sie geneigt, sich den Erlebnissen des Ich anzupassen. Was das Nervensystem anbelangt, so wissen wir, daß es angeordnet ist in bestimmten Nervenbahnen und daß diese in ihrem Verlauf etwas verhältnismäßig Festes darstellen. Während das Blut regsam ist und je nach den inneren Erlebnissen des Ich von einem Körperteil zum anderen bis in die Peripherie geführt werden kann, ist es bei den Nerven so, daß den Nervenbahnen entlang diejenigen Kräfte verlaufen, welche wir als «Bewußtseinskräfte» zusammenfassen können, und daß diese nicht die Nervenmaterie von einem Orte zum anderen tragen können, wie das mit dem Blut in seinen Bahnen möglich ist. Das Nervensystem ist also schon weniger bestimmbar als das Blut; und noch weniger bestimmbar ist das Drüsensystem, das uns die Drüsen zeigt für ganz bestimmte Verrichtungen an ganz bestimmten Orten des Organismus. Wenn eine Drüse durch irgend etwas tätig gemacht werden soll zu einem bestimmten Zwecke, so kann sie nicht erregt werden durch einen Strang ähnlich dem Nervenstrang, sondern es muß diese Drüse an dem Orte, wo sie eben ist, erregt werden. Es ist also das Drüsensystem noch weniger bestimmbar, wir müssen die Drüsen da erregen, wo sie sind. Während wir die Nerventätigkeit den Nervensträngen entlang leiten können – wir haben da noch Verbindungsfasern, welche die einzelnen Nervenknoten miteinander verbinden –, kann die Drüse nur an dem Ort zu einer Tätigkeit erregt werden, wo sie ist. Noch mehr aber ist dieser gleichsam Verfestigungsprozeß, dieser Prozeß des inneren Bestimmtseins, des Nicht-Bestimmbarseins ausgesprochen in alle dem, was zum Ernährungssystem gehört, durch das der Mensch sich direkt die Stoffe eingliedert, um ein physisch-sinnliches Wesen zu sein. Dennoch muß in der Eigenart dieser Stoffeingliederung eine völlige Vorbereitung für das Werkzeug des Ich gegeben sein. (128, 116f.)

Wir müssen, wenn wir den Menschen betrachten, nicht bloß unseren Blick werfen auf dasjenige, was zum Beispiel die Ich-Tätigkeit, die eine rein geistige ist, ausmacht, sondern wir müssen auch unseren Blick werfen auf dasjenige, was im Organismus der eigentliche Träger dieser Ich-Tätigkeit ist. Und da finden wir, daß der eigentliche Träger dieser Ich-Tätigkeit im wesentlichen im Blute verankert ist.
Es würde sehr weit führen, wenn ich [...] Ihnen im einzelnen zeigen wollte, wie gerade durch die besondere Wirksamkeit des Blutes, durch das Zusammenwirken der Stoffwechseltätigkeit im Blute mit der rhythmischen Tätigkeit im Blute, das Ich mit dem übrigen Seelischen zusammenwirkt. (314, 56)

Die Wirkungsweise des Ich in der Blutzirkulation ist so vorhanden, daß auf dem Umwege durch den Wärmeorganismus das Ich auf die Blutzirkulation wirkt. Da wirkt das Ich als diejenige Wesenheit, welche den Willen gewissermaßen hinunterschickt von der Wärme aus durch die Luft in die Flüssigkeit hinein. (202, 175)

Das, was der Mensch im gewöhnlichen Bewußtsein sein Ich nennt, ist nur ein schwacher Abglanz seines wahren Ich. Das wahre Ich wurzelt in der [...] geistig-göttlichen Welt. Im gewöhnlichen Bewußtsein wird dieses Ich dadurch wahrgenommen, daß das Zirkulationssystem des Menschen durchzogen wird von den Stoffwechselvorgängen. In diesen in der Zirkulation selbst pulsierenden Stoffwechselvorgängen wird dasjenige gespürt, empfunden und gefühlt, was das gewöhnliche Bewußtsein als das Ich wahrnimmt. Das aber ist nur ein schwacher Abglanz des wahren Ich. (215, 38)

Über das Blutorgan und die wirksame Moralität

Nicht wahr, es ist ja das Ich das Hauptsächlichste im Blute. Die Moralität wirkt auf das Blut. Sie müssen nicht so sehr das physische Blut ins Auge fassen, das eigentlich nur da ist, ich möchte sagen, um die Stelle im Raum auszufüllen, wo die Ich-Kräfte wirken, sondern das Blut im Sinne dessen auffassen, was ich gesagt habe. Also die Moralität wirkt auf das Ich. Es begegnet sich gleichsam dasjenige, was in unserem Blute wirkt als Ich-Kräfte, mit den Kräften der Moralität. Wenn der Mensch hier in der physischen Welt steht, so ist es schon so: was in seinem Blute pulsiert, begegnet sich geistig mit den Kräften, die aus der moralischen Sphäre hereinspielen, und zwar so, daß der eigentlich moralische Impuls dasjenige, was gewissermaßen aufsteigt aus dem Blute, heraustreibt. Also stellen Sie sich vor, wir hätten hier einen Blutstrom, und da strömt das Ich und wirkt die Moralität. Dann muß die Moralität entgegenwirken dem zunächst strömenden Ich, muß die Gegenkraft zu diesem strömenden Ich sein **(Abb. 78)**. Das ist auch der Fall. Wenn jemand unter einem starken moralischen Impuls steht, so ist eine unmittelbare Wirkung des moralischen Impulses auf das Blut vorhanden. Die geht voran selbst der Wahrnehmung des moralischen Vorganges, des moralischen Prozesses durch den Kopf. Daher hat Aristoteles, der diese Dinge immer noch genauer gesehen hat, nicht nur die physischen, sondern auch die moralischen Dinge, ein wunderbares Wort gesagt: daß die Moralität auf einer Fertigkeit beruht, das heißt entbunden ist in bezug auf ihre eigentliche Tätigkeit, entbunden ist dem intellektuellen Urteil.

Der Kopf schaut zu, radikal gesprochen. Also wir haben, indem wir hier auf dem physischen Plan herumgehen, eine Wechselwirkung zwischen gewissen Kräften, die als Ich zugrunde liegen unserer Blutpulsation, und den moralischen Impulsen, die aus einer geistigen Welt in uns hereindringen. Diese Wechselwirkung beruht im wesentlichen darauf, daß wir mit unserem ganzen Leib im Wachbewußtsein sind; das gehört schon dazu, daß wir im Wachbewußtsein sind. Es muß das Ich wirklich pulsieren als bewußtes Ich im Blute. Sie werden vielleicht sagen – das will ich gewissermaßen in Parenthese einschalten –: Ja, aber im Schlafe, da ist doch das Ich und der astralische Leib heraußen, die sind heraußen aus dem physischen Leib und Ätherleib. Wenn hier hauptsächlich das Ich und der astralische Leib wirksam sind, dann ist ja nichts mehr drinnen von dem Ich und dem astralischen Leib im Schlafe. Aber die Formen und Bewegungen bleiben doch! – Gewiß ist das Wesentliche draußen, aber eigentlich – ich habe es öfters betont –: das Heraussein bezieht sich wesentlich auf den Kopfteil. Ich habe ausdrücklich gesagt, die Wechselwirkung zwischen dem Ich und dem astralischen Leib, wenn sie nicht auf den Kopf wirkt, ist um so intensiver in bezug auf den übrigen Organismus. Das ist oftmals hier gesagt worden. Beim übrigen Organismus ist das Ich und der astralische Leib nicht so getrennt.

Aber wenn nun auch die Moralität sich in unserer Blutsphäre mit den Ich-Kräften begegnet, so strömt sie doch so ein, daß sie durch den Kopf geht. Deshalb habe ich früher auch gesagt: Hier gehört *der* dazu, zum ganzen Leib dazu. Sie muß durch den Kopf gehen, sie darf nicht direkt in den Leib einströmen. Das heißt, der Mensch muß wach sein. Denn würde der Mensch schlafen und das Ich und der astralische Leib aus dem Kopf heraußen sein, so könnte die Moralität nicht durch das Geistige, sondern müßte durch das Physische und Ätherische, womit sie gar nichts zu tun hat, in den Kopf, in den physischen Leib einströmen. Das würde unmöglich sein. (170, 69f.)

Die Substanzwandlungsprozesse im Stoffwechselsystem und das Blut – von der Bedeutung und Überwindung der irdischen Kräftewirksamkeiten

Im menschlichen Blute [...] wirken nicht bloß diejenigen Kräfte, die durch Nahrungsmittel einziehen in den Menschen, sondern die Kräfte, die im ganzen Erdenplaneten tätig sind. Dadurch, daß zum Beispiel der Mensch in einer Gegend lebt, die sehr viel von roter Erde hat, also eine gewisse geologische Beschaffenheit, gewisse metallische Einschlüsse hat in der Erde, dadurch wird von der Erde auf das Blut gewirkt. Und wiederum, von der Erde ist die Gestaltung, ist der Leib des Menschen abhängig. Anders gestaltet sich der Leib in wärmeren, anders in kälteren Gegenden der Erde. Das Leibliche und das im Blut Wirkende hängt von dem ab, was in der Erde als Kräfte waltet. (204, 281)

Nachdem wir [...] in gewisser Beziehung eine Stufenfolge der Durchsiebung der Nahrungsstoffe durch die inneren Organsysteme angedeutet haben, können wir uns jetzt leicht denken, daß in der Tat das feinste System, das Blutsystem, sozusagen die durchgesiebtesten Nahrungsregsamkeiten in sich aufnehmen muß und daß das, was an das Blut herantritt, schon am allerwenigsten vom demjenigen enthält, was die Nahrungsstoffe an eigener Regsamkeit in sich hatten, als sie aufgenommen wurden. Wenn die Stoffe aufgenommen werden, haben sie noch ein gut Teil ihrer eigenen Natur und Gesetzmäßigkeit. Sie haben diese im Magen und den weiteren Organsystemen, die sie passierten, aufgeben müssen, und soweit sie sich im Blut befinden, sind sie zu etwas vollständig Neuem geworden. Daher ist das Blut auch dasjenige Organ, das am meisten von allen geschützt ist gegen die Eindrücke der Außenwelt, das seine Prozesse am meisten unabhängig von der Außenwelt vollzieht. (128, 143)

Blutbildung und Blutgerinnung

Im menschlichen Organismus zeigt das Blut in seiner Strömung eine Tendenz, zu gerinnen. Diese Tendenz ist diejenige, die unter dem Einfluß der Ich-Organisation steht und unter ihr die Regulierung erfahren muß. Blut ist ein organisches Mittelprodukt. Was im Blute entsteht, hat Vorgänge durchgemacht, die auf dem Wege sind, solche des menschlichen Vollorganismus, d.h. der Ich-Organisation zu werden. Es muß noch Vorgänge durchmachen, die in die Gestaltung dieses Organismus sich einfügen. [...] Indem das Blut beim Entfernen aus dem Körper gerinnt, zeigt es, daß es durch sich selbst die Tendenz zum Gerinnen hat, aber im menschlichen Organismus an diesem Gerinnen fortdauernd verhindert werden muß. Was Blut am Gerinnen verhindert, ist die Kraft, durch die es der Organismus sich eingliedert. Es gliedert sich in die Körpergestaltung durch die Formkräfte ein, die gerade noch vor dem Gerinnen liegen. Würde das Gerinnen eintreten, wäre das Leben gefährdet. (27, 87)

Physiologische Wirkungen auf das Blut im oberen und unteren Organismus

Wir können sagen: Wie das Blut nach der einen, der oberen Seite unseres Organismus das Gehirn durchläuft, um dort mit der Außenwelt in Berührung zu kommen – und das geschieht, indem auf das Gehirn die äußeren Sinneseindrücke wirken –, so kommt das Blut, wenn es sich durch den Körper bewegt, in Beziehung zu den inneren Organen [...]. Und daß in ihnen das Blut nicht mit irgendeiner Außenwelt in Berührung kommt, dafür sorgt die Tatsache, daß diese Organe sich nicht wie Sinnesorgane nach außen aufschließen, sondern in den Organismus eingeschlossen und von allen Seiten zugedeckt sind, so daß sie nur ein inneres Leben entfalten. Diese Organe können alle auch auf das Blut nur so wirken, wie sie selbst ihrer Eigenart nach sind: Leber, Galle und Milz bekommen nicht wie das Auge oder das Ohr äußere Eindrücke, können also auch nicht an das Blut Wirkungen weitergeben, welche von außen angeregt sind, sondern sie können in der Wirkung, welche sie auf das Blut haben, nur ihre eigene Natur zum Ausdruck bringen. Wenn wir also die innere Welt betrachten, in die die Außenwelt gleichsam wie zusammengedrängt ist, so können wir sagen: Hier wirkt eine verinnerlichte Außenwelt auf das Blut. [...] Wenn wir das menschliche Haupt und das hindurchgehende Blut betrachten, wie es beschrieben wird von außen durch die Sinesorgane, so wirkt das Gehirn in seiner Arbeit in derselben Weise umwandelnd auf das Blut, wie die inneren Organe auf das Blut umwandelnd wirken. [...] So also würde das Blut gleichsam Strahlungen, Wirkungen empfangen können von den inneren Organen und würde damit sozusagen als Werkzeug des Ich in diesem Ich das innere Leben dieser Organe zum Ausdruck bringen, so wie in unserem Gehirnleben das zum Ausdruck kommt, was uns in der Welt umgibt. (128, 50ff.)

Das Blut zwischen Innen- und Außenwelt und in seiner Beziehung zum Herz- und Nierensystem

Während das Blut auf der einen Seite mit der Außenwelt nur so in Beziehung tritt, daß es von dieser Außenwelt nur das erhält, dem alle Eigengesetzmäßigkeit abgestreift ist, tritt es auf der anderen Seite mit der Außenwelt so in Beziehung, daß es unmittelbar an sie herantreten kann. Das geschieht, wenn das Blut durch die Lungen fließt und mit der äußeren Luft in Berührung kommt. Da wird es durch den Sauerstoff der äußeren Luft aufgefrischt und in einer solchen Weise gestaltet, daß jetzt dieser Gestaltung nichts abschwächend gegenübertritt, so daß in der Tat der Sauerstoff der Luft so herantritt an das Werkzeug des menschlichen Ich, wie es dessen eigenster Natur und Wesenheit entspricht. So sehen wir jene ganz merkwürdige Tatsache vor unser Auge treten, daß das edelste Werkzeug, das der Mensch hat, das Blut, das Werkzeug seines Ich, wie ein Wesen dasteht, welches alle Nahrung sorgfältig filtriert erhält durch die früher charakterisierten Organsysteme. Dadurch ist das Blut in die Fähigkeit versetzt, ganz und gar ein Ausdruck der inneren Organisation des Menschen zu werden, des inneren Rhythmus des Menschen. Dadurch aber, daß das Blut unmittelbar in Berührung tritt mit denjenigen Stoffen der Außenwelt, die in seine innere Gesetzmäßigkeit und Regsamkeit aufgenommen werden dürfen, ohne daß sie unmittelbar bekämpft zu werden brauchen, dadurch ist diese menschliche Organisation nichts in sich Abgeschlossenes, sondern mit der Außenwelt voll in Berührung.

So haben wir im menschlichen Blutorganismus auch von diesem Gesichtspunkte aus etwas ganz Wunderbares vor uns. Wir haben in ihm ein wirkliches, echtes Ausdrucksmittel des menschlichen Ich, das ja in der Tat auf der einen Seite der Außenwelt zugekehrt ist, auf der anderen Seite dem eigenen Innenleben zugekehrt ist. So wie wir gesehen haben, daß der Mensch durch sein Nervensystem den Impressionen der Außenwelt zugewendet ist, also die Außenwelt sozusagen auf dem Umwege durch die Nerven in sich aufnimmt, so kommt er in eine unmittelbare Berührung mit der Außenwelt durch sein Blut, indem das Blut den Sauerstoff der Luft durch die Lungen aufnimmt. Daher können wir also sagen: In dem, was uns gegeben ist auf der einen Seite in dem Milz-Leber-Gallesystem und auf der anderen Seite in dem Lungensystem, haben wir zwei einander entgegenwirkende Systeme, die sich gleichsam berühren in dem Blut. Außenwelt und Innenwelt berühren sich durch das Blut ganz unmittelbar im menschlichen Organismus, indem das Blut von der einen Seite her mit der äußeren Luft in Berührung kommt und von der anderen Seite her mit den Nahrungsmitteln, denen ihre eigene Natur genommen ist. Es stoßen also, möchte man sagen, wie positive und negative Elektrizität, hier zwei

Weltenwirkungen im Menschen zusammen. Und wir können uns sehr leicht vorstellen, wo das Organsystem liegt, welches bestimmt und geeignet ist, das Aufeinanderprallen dieser beiden Weltenkraftsysteme auf sich wirken zu lassen. Bis zum Herzen herauf, insofern das Blut durch das Herz strömt, wirken die umgewandelten Nahrungssäfte. Bis zum Herzen herein, insofern es vom Blute durchflossen wird, wirkt der Sauerstoff der Luft, der unmittelbar aus der Außenwelt in unser Blut tritt, so daß wir im Herzen dasjenige Organ haben, in dem sich diese zwei Systeme begegnen, in die der Mensch hineinverwoben ist, an denen er nach zwei Seiten hängt. Es ist mit diesem menschlichen Herzen so, daß wir sagen könnten: An ihm hängt auf der einen Seite der ganze menschliche innere Organismus, und auf der anderen Seite ist der Mensch durch das Herz unmittelbar angeknüpft an den Rhythmus, an die Regsamkeit der äußeren Welt.

Wenn nun zwei solche Systeme zusammenstoßen, so könnte es ja sein, daß ihr Zusammenwirken eine unmittelbare Harmonie ergäbe. Wir könnten uns vorstellen, daß diese zwei Systeme – das System der großen Welt, das durch den aufgenommenen Sauerstoff oder die Luft überhaupt in uns hineinwirkt, und das System der kleinen Welt, unseres eigenen inneren Organismus, das uns die Nahrungsmittel umwandelt –, daß sich diese Systeme im Blute, indem es das Herz durchströmt, einen harmonischen Ausgleich schaffen. Wenn es so wäre, dann wäre der Mensch eingespannt in zwei Welten, die sozusagen sein inneres Gleichgewicht schüfen. Nun werden wir im Laufe dieser Vorträge noch sehen, daß es sich mit der Beziehung der Welt zur menschlichen Wesenheit nicht so verhält. Es ist vielmehr so, daß die Welt sich sozusagen ganz passiv verhält, daß sie nur ihre Kräfte aussendet und es dem Menschen überläßt, durch eigene innere Tätigkeit den Ausgleich zu schaffen zwischen den zweierlei Systemen, in deren Wirkungen wir eingespannt sind. Wir werden es immer mehr und mehr als das Wesentliche erkennen lernen, daß dem Menschen zuletzt immer ein Rest bleibt für seine innere Tätigkeit, daß es ihm – bis in seine Organe hinein – überlassen ist, den Ausgleich, das innere Gleichgewicht selber zu schaffen. So müssen wir auch im menschlichen Organismus selber den Ausgleich, die Harmonisierung dieser beiden Weltsysteme suchen. Wir müssen uns von vornherein sagen: Durch die Gesetzmäßigkeiten der Außenwelt, die direkt in den Menschen hineintreten, und durch die eigenen inneren Gesetzmäßigkeiten des Menschen, in die er die Gesetzmäßigkeiten der Außenwelt umwandelt, welche er aufnimmt durch die Nahrung, ist noch nicht ohne weiteres die Harmonisierung der beiden Systeme gegeben. Die Harmonisierung muß sich erst durch ein besonderes eigenes Organsystem vollziehen. Der Mensch muß in sich selber die Harmonisierung herbeiführen. Das geschieht nicht in bewußten Vorgängen, sondern durch Vorgänge, die sich ganz unbe-

wußt innerhalb des menschlichen Organismus abspielen. Dieser Ausgleich zwischen diesen beiden Systemen wird dadurch herbeigeführt, daß zwischen dem Milz-Leber-Gallesystem auf der einen Seite und dem Lungensystem auf der anderen Seite, die sich in dem das Herz durchströmenden Blute gegenüberstehen, eingeschaltet ist dasjenige, was wir das Nierensystem nennen, das auch in inniger Verbindung steht mit dem Blutkreislauf.
Im Nierensystem haben wir dasjenige, was sozusagen harmonisiert jene äußeren Wirkungen, die von dem unmittelbaren Berühren des Blutes mit der Luft herrühren, mit den Wirkungen, die von denjenigen inneren Organen des Menschen ausgehen, durch die die Nahrungsstoffe erst zubereitet werden müssen, damit ihre Eigennatur abgestreift wird. In dem Nierensystem haben wir also ein solches ausgleichendes System, durch das der Organismus in die Lage kommt, den Überschuß abzugeben, der sich ergeben würde durch ein unharmonisches Zusammenwirken der beiden anderen Systeme. (128, 74ff.)

Die Hauptrichtungen der Blutzirkulation und ihre Beziehung zur Ich-Wahrnehmung

Das Ich [...] wirkt im Menschen von oben nach unten. Wie muß das äußere Organ daher liegen, damit es der Mensch als einen Apparat des Ich haben kann? Das äußere Organ für das Ich, das wissen Sie ja, ist das zirkulierende Blut. Das Ich könnte nicht wirken von oben nach unten, wenn es nicht im physischen Leibe sein Organ fände, das von oben nach unten in der vertikalen Richtung den menschlichen Leib durchzöge. Wo kann kein Ich sein, wie es der Mensch hat? Da, wo die Hauptblutrichtung nicht von oben nach unten geht, sondern wo sie horizontal liegt. Das ist in der Tierwelt der Fall. Das Gruppen-Ich der Tiere findet kein Organ, weil die Hauptblutrichtung horizontal ist. Das ist der Unterschied, daß die Hauptblutlinie sich beim Menschen aufrichten mußte, damit in diese Hauptblutlinie das Ich des Menschen hineinkommen konnte. Da haben wir also die Tiere, bei denen das Ich das Blut nicht erfassen kann als sein Organ, weil die Hauptlinie des Blutes horizontal gerichtet ist, und da haben wir die Menschen, bei denen das Ich das Blut erfassen kann als sein Organ, weil die Hauptblutlinie dieses Blutes sich vertikal ausgerichtet hat. (115, 69f.)

Man wird [...] in der Tat in den Richtungen nach einer bestimmten Linie im Raum hin etwas Wesentliches sehen müssen. Wenn man das einsieht, wird man die große Bedeutung gerade der Lage und der ganzen Blutvorgänge im menschlichen Blutsystem beurteilen können. Heute glaubt man, daß die Lehre von der Blutzirkulation etwas einigermaßen Abgeschlossenes ist. Das ist es gar nicht. Wir sind erst im Beginn, etwas von den Geheimnissen der Blutzirkulation kennenzulernen. (60, 119f.)

Die vorbereitende Systeme des Blutorgans

Nun ist aber das Blutsystem nur möglich, wenn ihm die anderen Systeme in ihrer Bildung vorangehen. Das Blut ist nicht nur im Sinne des Dichterwortes «ein ganz besonderer Saft», sondern es ist leicht einzusehen, daß es so, wie es ist, überhaupt nicht existieren kann, ohne daß es sich einlagert dem ganzen übrigen Organismus des Menschen; es ist nötig, daß es in seiner Existenz vorbereitet ist durch den ganzen übrigen menschlichen Organismus. Das Blut, so wie der Mensch es hat, kann nirgends vorkommen als im menschlichen Organismus. Wir dürfen durchaus nicht das, was für das Blut des Menschen gesagt worden ist, ohne weiteres auf ein anderes Lebewesen der Erde übertragen. Ich werde vielleicht später noch Gelegenheit haben, über das Verhältnis von menschlichem Blut zu tierischem Blut zu sprechen. Das wird eine sehr wichtige Betrachtung sein, weil die äußere Wissenschaft auf diesen Unterschied wenig Rücksicht nimmt. Heute wollen wir nur hinweisen auf das Blut als Ausdruck des menschlichen Ich. Ist einmal der ganze übrige Organismus des Menschen aufgebaut, so ist er erst fähig, Blut zu tragen, den Blutkreislauf in sich aufzunehmen, erst dann kann er in sich das Instrument haben, welches als Werkzeug unserem Ich dient. Dazu muß aber der Gesamtorganismus des Menschen erst aufgebaut sein.
Sie wissen, daß es auch andere Wesenheiten neben dem Menschen auf der Erde gibt, die in einer gewissen Verwandtschaft mit dem Menschen augenscheinlich stehen, die aber nicht in der Lage sind, ein menschliches Ich zum Ausdruck zu bringen. Bei diesen ist offenbar dasjenige, was in den entsprechenden Systemen der menschlichen Anlage ähnlich sieht, doch anders aufgebaut als beim Menschen. In allen diesen Systemen, die dem Blutsystem vorausgehen, muß schon die Möglichkeit veranlagt sein, das Blut aufnehmen zu können. Das heißt, wir müssen erst ein solches Nervensystem haben, welches ein Blutsystem im Sinne des *menschlichen* Blutsystems aufnehmen kann; wir müssen ein solches Drüsensystem haben und ebenso ein solches Ernährungssystem, die vorgebildet sein müssen für die Aufnahme eines menschlichen Blutsystems. Das bedeutet, es muß zum Beispiel schon auf der Seite des menschlichen Organismus, die wir bezeichnet haben als den eigentlichen Ausdruck des physischen Leibes des Menschen, beim Ernährungssystem, das Ich veranlagt sein. Es muß gleichsam der Prozeß der Bildung des Ernährungssystems durch den Organismus so gelenkt und geleitet sein, daß zuletzt das Blut sich in den richtigen Bahnen bewegen kann. Was heißt das?

Das bedeutet, daß der Blutkreislauf in seiner Gestaltung, in der ganzen Art seiner Regsamkeit, bedingt ist durch die Ich-Wesenheit des Menschen. Denken wir uns den Blutkreislauf in dieser ovalen Linie völlig schematisch angedeutet **(Abb. 79)**, so müssen wir sagen, es muß ja der Blutkreislauf von dem übrigen Organismus aufgenommen werden, das heißt, alle Organsysteme müssen so angeordnet sein, daß der Blutkreislauf sich eingliedern kann. Wir könnten das ganze Gewebe unserer Blutgefäße – sei es am Kopfe oder an einem anderen Teil unseres Organismus – nicht so haben, wie es ist, wenn nicht überall dahin, wo das Blut kreisen soll, die entsprechenden Dinge geleitet werden, die da sein müssen. Das heißt, die Kraftsysteme müssen im menschlichen Organismus, vom Ernährungssystem angefangen, so wirken, daß sie an die betreffenden Orte das notwendige Ernährungsmaterial hintragen und es zugleich so gestalten, so vorbilden, daß an diesen Orten das Blut genau die Form seines Verlaufs einhalten kann, deren es bedarf, um ein Ausdruck des Ich werden zu können. Es muß daher in alle Impulse unseres Ernährungsapparates, also des untersten Systems unseres Organismus, schon dasjenige hineingelegt sein, was den Menschen zu einem Ich-Wesen macht. Die ganze Form, die der Mensch zuletzt in seiner physischen Vollendung zeigt, muß schon hineingegliedert sein in die Organsysteme bis in das hinein, was die verschiedenen Ernährungsprozesse des Menschen sind. Da sehen wir von dem Blute hinunter in die den Blutkreislauf vorbereitenden Organsysteme zu den Prozessen, die weitab von unserem Ich im Dunkel unseres Organismus sich abspielen. Während das Blut der Ausdruck unserer Ich-Tätigkeit ist, also Ausdruck des Bewußtesten ist, was wir haben, sind wir nicht fähig, hinunterzusehen in die unbekannten Tiefen des physischen Leibes. Wir wissen nicht, wie die Stoffe hingeleitet, hingetragen werden zu den einzelnen Orten unseres Organismus, wo sie verwendet werden müssen, um ihn aufzubauen und zu formen, damit er Werkzeug unseres Ich sein kann. Das zeigt uns, daß schon von Anfang an bei der Ernährung alle Gesetze im Organismus des Menschen liegen, die zuletzt zur Gestaltung des Blutkreislaufes führen.

Das Blut als solches stellt sich uns nun dar als das beweglichste, als das regsamste aller unserer Systeme. Und wir wissen ja, wenn wir auch nur in geringem Maße irgendwie eingreifen in die Blutbahn, so nimmt das Blut sogleich andere Wege. Wir brauchen uns nur an irgendeiner Stelle zu stechen, so nimmt das Blut gleich einen anderen Weg als sonst. Das ist unendlich wichtig zu berücksichtigen, denn daraus können wir ersehen, daß das Blut das bestimmbarste Element im menschlichen Leibe ist. Es hat seine gute Unterlage an den anderen Organsystemen, aber es ist zugleich das aller bestimmbarste, das die wenigste innere Stetigkeit hat. Das Blut kann ungeheuer bestimmt werden durch die Erlebnisse des bewußten Ich. Ich will dabei nicht eingehen auf die phantastischen Theorien, die von seiten der äußeren Wissenschaft über das Erröten oder Erbleichen bei Scham- oder Angstgefühlen aufgestellt werden, ich will nur hinweisen auf die rein äußere Tatsache, daß solchen Erlebnissen wie Furcht oder Angst und Schamgefühl Ich-Erlebnisse zugrunde liegen, die in ihrer Wirkung auf das Blut erkennbar sind. Beim Furcht- und Angstgefühl ist es so, daß wir uns gleichsam schützen wollen vor irgend etwas, von dem wir glauben, daß es gegen uns wirkt; wir zucken da gleichsam mit unserem Ich zurück. Beim Schamgefühl ist es so, daß wir uns am liebsten verstecken möchten, uns sozusagen hinter das Blut zurückziehen, unser Ich auslöschen möchten. Beide Male – ich will dabei nur auf die äußeren Tatsachen eingehen – folgt das Blut materiell, als äußeres materielles Werkzeug dem, was das Ich in sich erlebt. Beim Furcht- und Angstgefühl, wo der Mensch sich so stark in sich zurückziehen möchte vor etwas, von dem er sich bedroht fühlt, da wird er bleich; das Blut zieht sich zurück von der Oberfläche zum Zentrum, nach innen. Wenn sich der Mensch beim Schamgefühl verstecken möchte, sich auslöschen möchte, wenn er am liebsten nicht wäre und irgendwo hineinschlüpfen möchte, da drängt sich das Blut unter dem Eindrucke dessen, was das Ich erlebt, bis zur Peripherie des Organismus, und der Mensch wird rot. So sehen wir, daß das Blut das am leichtesten bestimmbare System im menschlichen Organismus ist und den Erlebnissen des Ich am schnellsten folgen kann. (128, 114ff.)

Polarität und gegenseitiger Bezug von Blut- und Knochensystem

Während wir auf der einen Seite im Blut die bestimmbarste, wandlungsfähigste Substanz im Menschen haben, können wir andererseits in der Knochensubstanz dasjenige erblicken, was völlig unbestimmbar ist, was bis zu einem letzten Punkte sich verhärtet, verfestigt hat, über den hinaus es keine weitere Umwandlung mehr gibt; sie hat es bis zur starrsten Form gebracht. Wenn wir nun die früheren Betrachtungen fortsetzen, dann müssen wir sagen: Das Blut ist das bestimmbarste Werkzeug des Ich im Menschen, die Nerven sind es schon weniger, die Drüsen noch weniger, und im Knochensystem haben wir das, was am letzten Punkte seiner Evolution angelangt ist, was ein letztes Umwandlungsprodukt darstellt in bezug auf die Bestimmbarkeit durch das Ich. Deshalb geschieht alles, was zur Formung des Knochensystems gehört, in der Weise, daß zuletzt die Knochen Träger und Stütze eines weicheren Organismus sein können, in welchem Lebens- und Ernährungsvorgänge so ablaufen, daß das Blut in seinen Bahnen in der rechten Weise verlaufen kann, damit das menschliche Ich in ihm ein Werkzeug haben kann.
Ich möchte wissen, wer nicht mit höchster Bewunderung und Ehrfurcht erfüllt würde, wenn er hineinblickt in den menschlichen Organismus und sich

vorzustellen versucht: Im Knochensystem habe ich dasjenige vor mir, was die meisten Verwandlungen, die meisten Stufen durchgemacht haben muß, was von den untersten Stufen aufgestiegen ist durch viele, viele Epochen hindurch bis zum heutigen Knochensystem; es ist zuletzt so gestaltet worden, daß es der feste Träger, die feste Stütze des Ich sein kann. Wenn man gewahr wird, wie bis in die Bildungen der einzelnen Knochen hinein die Tendenz des Ich wirkt, wer könnte da nicht mit tiefster Bewunderung erfüllt werden gegenüber diesem Bau des menschlichen Organismus.

Sehen wir diesen Menschen an, so haben wir zwei Pole des physischen Daseins gegeben, einmal im Blutsystem, das das bestimmbarste Werkzeug des Ich ist, und dann im Knochensystem, das in äußerer Form und innerer Struktur am meisten fest ist, am unbestimmbarsten, am wenigsten wandlungsfähig, das in der Unbestimmbarkeit am weitesten vorgeschritten ist. Wir dürfen daher sagen: Im Knochensystem hat die physische Organisation des Menschen vorläufig ihren letzten Ausdruck, ihren Abschluß gefunden, während sie in dem Blutsystem in einem gewissen Sinne einen neuen Anfang genommen hat. Schauen wir auf unser Knochensystem hin, so können wir sagen: Wir verehren in diesem Knochensystem einen letzten Abschluß der menschlichen physischen Organisation. – Und schauen wir auf unser Blutsystem, so können wir sagen: Wir sehen in ihm einen Anfang, etwas, das erst anfangen konnte, nachdem alle anderen Systeme vorangegangen sind. – Vom Knochensystem können wir sagen: Eine gewisse erste Anlage, die ersten Kräfte zur Bildung des Knochensystems mußten schon vorhanden gewesen sein, bevor Drüsen- und Nervensystem im Organismus zur Entwickelung kamen, denn diese mußten durch das Knochensystem ihre entsprechenden Orte angewiesen erhalten. Das älteste der Kraftsysteme des menschlichen Organismus haben wir im Knochensystem in uns.

Wenn wir nun das Blutsystem und das Knochensystem als zwei Pole bezeichnet haben, so wollten wir damit bildlich ausdrücken, daß in ihnen gleichsam die beiden äußersten Enden der menschlichen Organisation zu sehen sind. Im Blutsystem haben wir das beweglichste Element vor uns, das so regsam ist, daß es jeder Regung unseres Ich folgt. Und im Knochensystem haben wir dasjenige, was fast ganz dem Einfluß unseres Ich entzogen ist, wo wir nicht mehr hinunterreichen mit unserem Ich; dennoch aber liegt in seiner Form schon die ganze Organisation des Ich darinnen. Es stehen damit schon rein äußerlich betrachtet Blutsystem und Knochensystem im Menschen wie ein Anfang und ein Abschluß einander gegenüber. Und wenn wir so unser Blutsystem anschauen, das fortwährend allen Regungen des Ich folgt, so sagen wir uns: Im regsamen Blut drückt sich uns so recht das menschliche Leben aus. – Wenn wir auf unser Knochensystem schauen, sagen wir uns: Es symbolisiert alles das, was sich unserem Leben entzieht und dem Organismus nur als Stütze dient. – Unser pulsierendes Blut ist unser Leben; unser Knochensystem ist dasjenige, was sich dem unmittelbaren Leben schon entzogen hat – weil es ein so alter Herr ist –, was sich schon ausgeschaltet hat und nur noch als Stütze dienen will, nur noch Form geben will. Während wir in unserem Blute am meisten organisch leben, sind wir im Grunde genommen in unserem Knochensystem schon gestorben. [...] Während wir in unserem Blute leben, sind wir in unserem Knochensystem eigentlich schon gestorben. Unser Knochensystem ist wie ein Gerüst, es ist das am wenigsten Lebendige, es ist nur das uns stützende Gerüst in uns.

Wir haben schon am Anfang dieser Vortragsreihe im Menschen eine Zweiheit gesehen; jetzt tritt uns diese Zweiheit noch einmal in einer anderen Weise entgegen. Auf der einen Seite das Regsamste, Lebendigste im Blut, auf der anderen Seite etwas wie ein sich der organischen Regsamkeit am meisten Entziehendes, den Tod eigentlich schon in sich Tragendes im Knochensystem. Unser Knochensystem hat einen gewissen Abschluß schon erhalten – in seiner Ausformung wenigstens, wenn es auch nachher noch wächst – bis zu der Lebenszeit des Menschen, wo die Ich-Erlebnisse beginnen regsam zu werden. Bis zum Zahnwechsel im siebten Lebensjahr hat das Knochensystem sich im wesentlichen seine Form gegeben. Gerade in der Zeit also findet die Hauptentwickelung unseres Knochensystems statt, wo wir selber noch der Regsamkeit unseres Ich in hohem Maße entzogen sind. In dieser Zeit, wo das Knochensystem sich aufbaut aus den dunklen Untergründen und Kräften unseres Organismus heraus, können auch die meisten Fehler in der Ernährung gemacht werden. Gerade in diesen ersten sieben Lebensjahren können in der Ernährung des Kindes besonders folgenschwere Fehler gemacht werden, die sich auf das Knochensystem übel auswirken, zum Beispiel in rachitischen Erkrankungen, die namentlich davon herrühren, daß die Ernährungsprozesse in diesen Jahren nicht in der richtigen Weise geleitet werden, zum Beispiel wenn man der Naschhaftigkeit der Kinder nachgibt und ihnen alles mögliche gibt, wonach sie Verlangen tragen. So sehen wir das, was dem Ich entzogen ist, in unser Knochensystem hineinwirken.

Ganz anders ist es beim Blutsystem, welches regsam folgt unserem einzelmenschlichen Leben und mehr als alles andere abhängig ist von den Prozessen unseres inneren Erlebens. Es ist nur eine Art von Kurzsichtigkeit seitens der äußeren Wissenschaft, zu glauben, daß von den inneren Erlebnissen das Nervensystem mehr abhängig wäre als das Blutsystem. Ich will nur darauf hinweisen, daß wir die einfachste Art der Beeinflussung des Blutsystems durch die Ich-Erlebnisse in der Scham und in der Furcht haben, wo eine Umlagerung des Blutes stattfindet, die deutlich ausdrückt die Ich-Erlebnisse in dem Werk-

zeuge des Ich, dem Blut. Sie können sich also denken, wenn sich schon vorübergehende Prozesse so ausdrücken, wie sich dann dauernde oder gewohnheitsmäßige Erlebnisse des Ich ausdrücken müssen in dem erregsamen Elemente des Blutes. Es gibt keine Leidenschaft, keinen Trieb oder Affekt, ob wir sie gewohnheitsmäßig haben oder ob sie explosionsartig zum Ausdruck kommen, die nicht als innere Erlebnisse übertragen werden auf das Blut als Instrument des Ich. Alle ungesunden Elemente des Ich-Erlebens kommen im Blutsystem zum Ausdruck.
Und überall, wo wir irgend etwas verstehen wollen, was im Blutsystem vorgeht, da ist es wichtig, nicht bloß zu fragen nach dem Ernährungsprozeß, sondern vielmehr nach den seelischen Prozessen zu suchen, insofern sie Ich-Erlebnisse sind, wie Stimmungen, dauernde Leidenschaften, Affekte und so weiter. Nur eine materialistische Gesinnung wird bei Störungen im Blutsystem das Hauptaugenmerk auf die Ernährung lenken; denn die Bluternährung baut sich auf auf die Ernährung des physischen Systems, des Drüsensystems, des Nervensystems und so weiter, und im Grunde genommen sind die Nahrungsstoffe schon sehr filtriert, wenn sie an das Blut herankommen. Wenn daher das Blut von dieser Seite her beeinträchtigt werden soll, muß schon eine ganz wesentliche Erkrankung des Organismus auf getreten sein; dagegen wirken alle seelischen, alle Ich-Prozesse in unmittelbarer Weise auf das Blut zurück.
So entzieht sich unser Knochensystem am meisten den Vorgängen unseres Ich, und so fügt sich unser Blutsystem am allermeisten den Vorgängen unseres Ich. Ja, dieses Knochensystem ist am allerwenigsten veranlagt, dem Ich zu folgen, man möchte sagen, es ist ganz unabhängig vom Ich, aber doch ist es für das Ich organisiert. (128, 120ff.)

Wir haben von dem Unbewußtesten, von unserem Knochensystem, gesagt, daß es von vornherein so organisiert ist, daß es dem Werkzeuge des bewußten Ich geradezu die Grundlage geben kann. So wächst aus dem Unbewußten heraus eine unbewußte Ich-Organisation der bewußten Ich-Organisation entgegen. Gleichsam teilt sich der Mensch in zwei Teile: Es wirkt von der einen Seite her die bewußte Ich-Organisation in den Menschen hinein. Wir haben in dieser Beziehung gesehen, daß Blutsystem und Knochensystem einen gewissen Gegensatz bilden, sich wie entgegengesetzte Pole ausnehmen. Während das Blut in seiner inneren Regsamkeit als ein schmiegsames Werkzeug der Tätigkeit des Ich folgt, entzieht sich der andere Pol, das Knochensystem, der Regsamkeit des Ich so, daß von allem, was im Knochensystem geschieht, das Ich kein Bewußtsein hat, das heißt, daß alle im Knochensystem vorgehenden Prozesse vollständig unter der Oberfläche der eigentlichen bewußten Ich-

Geschehnisse ablaufen. Es sind zwar Prozesse, welche unserer Ich-Tätigkeit entsprechen, aber sie sind ebenso tot, wie unsere Blutprozesse lebendig sind; sie sind damit im Grunde genommen ein Teil solcher Prozesse, die dem Ich unbewußt bleiben, die sich nur stufenweise heraufheben aus dem Unbewußten zum Bewußtsein. [...]
Indem der Mensch denkerisch tätig ist, sind die Gedankenprozesse dasjenige, was uns innerlich zu einem festen Wesen macht. Unsere Gedanken sind in einer gewissen Weise unser inneres Knochengerüst. Der Mensch hat bestimmte scharfumrissene Gedanken; unsere Gefühle dagegen sind unbestimmt, lavierend, bei jedem Menschen mehr oder weniger anders. Die Gedanken bilden feste Einschlüsse im Gefühlssystem. Während diese festen Einschlüsse im bewußten Leben sich ausdrücken im Blut durch eine Art von regsamem, beweglichem Salzablagerungsprozeß, drückt sich das, was das Ich vorbereitet, im Knochensystem so aus, daß der Makrokosmos unser Knochensystem so bildet, daß es zum größten Teil aus abgelagerten Salzen aufgebaut ist. Diese sind nun das ruhende Element in uns, der andere, der entgegengesetzte Pol zu den Vorgängen der inneren Regsamkeit, welche in den Salzablagerungsprozessen im Blut sich abspielen. So werden wir als Menschen von zwei Seiten her in unserer Organisation zum Denker gemacht, von der einen Seite her unbewußt, indem unser Knochensystem aufgebaut wird, von der anderen Seite aus bewußt, indem wir – nach dem Muster unseres Knochenaufbauprozesses – dieselben Prozesse bewußt vollziehen, die sich im Organismus als solche Salzablagerungsprozesse zeigen, von denen wir sagen können, daß sie innerlich regsame sind. (128, 135f./140)

Polarität und Zusammenwirken von Blut- und Nervensystem

Was die Knochen und alles, was mit ihnen verwandt ist, aufbaut, das ist ganz anderer Natur als dasjenige, was die anderen Systeme aufbaut. In uns spielen die todbringenden Kräfte herein: wir lassen sie, wie sie sind, und dadurch sind wir Knochenmenschen. In uns aber spielen weiter noch die todbringenden Kräfte herein: wir schwächen sie ab, und dadurch sind wir Nervenmenschen. – Was ist ein Nerv? Ein Nerv ist etwas, was fortwährend Knochen werden will, was nur dadurch verhindert wird, Knochen zu werden, daß es mit nicht knochenmäßigen oder nicht nervösen Elementen der Menschennatur in Zusammenhang steht. Der Nerv will fortwährend verknöchern, er ist fortwährend gedrängt abzusterben, wie der Knochen im Menschen immer etwas in hohem Grade Abgestorbenes ist. Beim tierischen Knochen liegen die Verhältnisse anders, er ist viel lebendiger als der menschliche Knochen. – So können Sie sich die eine Seite der Menschennatur vorstellen, indem Sie sagen: Die tod-

bringende Strömung wirkt im Knochen- und Nervensystem. Das ist der eine Pol.
Die fortwährend Leben gebenden Kräfte, die andere Strömung, wirkt im Muskel- und Blutsystem und in allem, was dazugehört. Nerven sind nur deshalb überhaupt keine Knochen, weil sie mit dem Blut- und Muskelsystem so im Zusammenhang stehen, daß der Drang in ihnen, Knochen zu werden, den in Blut und Muskel wirkenden Kräften entgegensteht. Der Nerv wird nur dadurch nicht Knochen, weil ihm Blut- und Muskelsystem entgegensteht und sein Knochenwerden verhindert. Besteht im Wachstum eine falsche Verbindung zwischen Knochen einerseits und Blut und Muskeln andererseits, so kommt die Rachitis zustande, die ein Verhindern des richtigen Absterbens des Knochens durch die Muskel-Blutnatur ist. Es ist daher außerordentlich wichtig, daß im Menschen die richtige Wechselwirkung zustande kommt zwischen dem Blutsystem auf der einen Seite und dem Knochen-Nervensystem auf der anderen Seite. (293, 55f.)

Indem die Blutbildung in der Fortgestaltung der aufgenommenen Nahrungsstoffe erfolgt, steht der ganze Blutbildungsvorgang unter dem Einfluß der Ich-Organisation. Die Ich-Organisation wirkt von den Vorgängen, die in Begleitung bewußter Empfindung – in der Zunge, im Gaumen – vor sich gehen bis in die unbewußten und unterbewußten Vorgänge hinein – in Pepsin–, Pankreas–, Gallenwirkung usw. – Dann tritt die Wirkung der Ich-Organisation zurück, und es ist bei der weiteren Umwandlung der Nahrungssubstanz in Blutsubstanz vorzüglich der astralische Leib tätig. Das geht so weiter, bis sich das Blut mit der Luft – mit dem Sauerstoff – im Atmungsprozeß begegnet. An dieser Stelle vollzieht der Ätherleib seine Haupttätigkeit. In der im Ausatmen begriffenen Kohlensäure hat man es, bevor sie den Körper verlassen hat, mit vorzugsweise nur lebender – nicht empfindender und nicht toter – Substanz zu tun. (Lebend ist alles, was die Tätigkeit des Ätherleibes in sich trägt.) Von dieser lebenden Kohlensäure geht die Hauptmasse aus dem Organismus fort; ein kleiner Teil aber wirkt noch weiter im Organismus in die Vorgänge hinein, die in der Kopforganisation ihren Mittelpunkt haben. Dieser Teil zeigt eine starke Neigung, ins Leblose, Unorganische überzugehen, obgleich er nicht ganz leblos wird.
Im Nervensystem liegt das Entgegengesetzte vor. Im sympathischen Nervensystem, das die Verdauungsorgane durchsetzt, waltet vornehmlich der ätherische Leib. Die Nervenorgane, die da in Betracht kommen, sind von sich aus vorzüglich nur lebende Organe. Die astralische und die Ich-Organisation wirken auf sie nicht innerlich organisierend, sondern von außen. Daher ist der Einfluß der in diesen Nervenorganen wirksamen Ich- und astralischen Orga-

nisation ein starker. Affekte und Leidenschaften haben eine dauernde, bedeutsame Wirkung auf den Sympathikus. Kummer, Sorgen richten dieses Nervensystem allmählich zugrunde.

Das Rückenmarks-Nervensystem mit allen seinen Verzweigungen ist dasjenige, in welches die astralische Organisation vorzüglich eingreift. Es ist daher der Träger dessen, was im Menschen seelisch ist, der Reflexvorgänge, nicht aber dessen, was im Ich, in dem selbstbewußten Geiste vorgeht.

Die eigentlichen Gehirnnerven sind diejenigen, die der Ich-Organisation unterliegen. Bei ihnen treten die Tätigkeiten der ätherischen und astralischen Organisation zurück.

Man sieht, im Bereiche des Gesamtorganismus entstehen dadurch drei Gebiete. In einem unteren wirken die innerlich vorzugsweise vom ätherischen Organismus durchwirkten Nerven mit der Blutsubstanz zusammen, die vornehmlich der Tätigkeit der Ich-Organisation unterliegt. In diesem Gebiete liegt während der embryonalen und nachembryonalen Entwicklungsepoche der Ausgangspunkt für alle Organbildungen, die mit der inneren Belebung des menschlichen Organismus zusammenhängen. Während der Embryonalbildung wird dieses dann noch schwache Gebiet von dem umgebenden Mutterorganismus mit den belebenden und bildenden Einflüssen versorgt. Es kommt dann ein mittleres Gebiet in Betracht, in dem Nervenorgane, die von der astralischen Organisation beeinflußt sind, zusammenwirken mit Blutvorgängen, die ebenfalls von dieser astralischen Organisation und in ihrem oberen Teil von der ätherischen abhängig sind. Hier liegt während der Bildungsperiode des Menschen der Ausgangspunkt für die Entstehung der Organe, welche die äußere und innere Beweglichkeit vermitteln, z. B. für alle Muskelbildung, aber auch für alle Organe, die nicht eigentliche Muskeln sind und die doch die Beweglichkeit verursachen. Ein oberes Gebiet ist dasjenige, wo die unter dem innerlich-organisierenden Ich stehenden Nerven zusammenwirken mit den Blutvorgängen, die eine starke Neigung dazu haben, ins Leblose, Mineralische überzugehen. Während der Bildungsepoche des Menschen liegt hier der Ausgangspunkt für die Knochenbildung und für alles andere, das dem menschlichen Körper als Stützorgan dient.

Man wird das Gehirn des Menschen nur begreifen, wenn man in ihm die knochenbildende Tendenz sehen kann, die im allerersten Entstehen unterbrochen wird. Und man durchschaut die Knochenbildung nur dann, wenn man in ihr eine völlig zu Ende gekommene Gehirn-Impulswirkung erkennt, die von außen von den Impulsen des mittleren Organismus durchzogen wird, wo astralisch bedingte Nervenorgane mit ätherisch bedingter Blutsubstanz zusammen tätig sind. In der Knochenasche, die mit der ihr eigenen Gestaltung zurückbleibt, wenn man den Knochen durch Verbrennung behandelt, sind die

Ergebnisse des obersten Gebietes der Menschenorganisation vorhanden. In der Knorpelsubstanz, die übrig bleibt, wenn man den Knochen der Wirkung verdünnter Salzsäure unterwirft, hat man das Ergebnis der Impulse des mittleren Gebietes.
Das Skelett ist das physische Bild der Ich-Organisation. Die nach dem Leblos-Mineralischen hinstrebende menschlich-organische Substanz unterliegt in der Knochenentstehung ganz der Ich-Organisation. Im Gehirn ist das Ich als geistige Wesenheit tätig. Seine formbildende, ins Physische hinein wirkende Kraft wird aber da ganz vom ätherischen Organisieren, ja von den Eigenkräften des Physischen überwältigt. Dem Gehirn liegt die organisierende Kraft des Ich nur leise zugrunde; sie geht im Lebendigen und in den physischen Eigenwirkungen unter. Gerade das ist der Grund, warum das Gehirn der Träger der geistigen Ich-Wirkung ist, daß die organisch-physische Betätigung da von der Ich-Organisation nicht in Anspruch genommen wird, diese daher als solche völlig frei sich betätigen kann. Das Knochenskelett dagegen ist zwar das vollkommene physische Bild der Ich-Organisation; diese aber erschöpft sich in dem physischen Organisieren, so daß von ihr als geistige Betätigung nichts mehr übrigbleibt. Die Vorgänge in den Knochen sind daher die am meisten unbewußten.
Die Kohlensäure, die mit dem Atmungsprozeß nach außen gestoßen wird, ist innerhalb des Organismus noch lebende Substanz; sie wird von der in dem mittleren Nervensystem verankerten astralischen Tätigkeit ergriffen und nach außen ausgeschieden. Der Teil der Kohlensäure, der mit dem Stoffwechsel nach dem Kopfe geht, wird da durch die Verbindung mit dem Kalzium geneigt gemacht, in die Wirkungen der Ich-Organisation einzutreten. Es wird dadurch der kohlensaure Kalk unter dem Einfluß der von der Ich-Organisation innerlich impulsierten Kopfnerven auf den Weg zur Knochenbildung getrieben.
Die aus den Nahrungssubstanzen entstehenden Stoffe: Myosin und Myogen haben die Tendenz, sich im Blute abzusetzen; sie sind zunächst astralisch bedingte Substanzen, die mit dem Sympathikus in Wechselwirkung stehen, der innerlich vom ätherischen Leib organisiert ist. Diese beiden Eiweißstoffe werden aber auch zum Teil ergriffen von der Betätigung des mittleren Nervensystems, das unter dem Einfluß des astralischen Leibes steht. Dadurch gehen sie eine Verwandtschaft ein mit Zersetzungsprodukten des Eiweißes, mit Fetten, mit Zucker und zuckerähnlichen Substanzen. Das befähigt sie, unter dem Einfluß des mittleren Nervensystems auf den Weg in die Muskelbildung zu kommen. (27, 40ff.)

Im [...] ganzen Organismus sind zwei Dinge das Allerwichtigste. Das erste ist das Blut; denn würde der Mensch das Blut nicht haben, so müßte er sofort sterben. Er würde nicht sein Leben in jedem Augenblick erneuern können, und das Leben muß in jedem Augenblick erneuert werden. Also, denken Sie sich das Blut aus dem Körper fort, dann ist der Mensch ein toter Gegenstand. Aber auch wenn Sie sich die Nerven fortdenken, so könnte der Mensch zwar geradeso ausschauen, wie er ausschaut, aber er würde kein Bewußtsein haben; er würde nichts vorstellen können, nichts fühlen können, würde sich nicht bewegen können. Wir müssen uns also sagen: Daß der Mensch überhaupt ein bewußter Mensch ist, dazu braucht er die Nerven. Daß der Mensch überhaupt leben kann, dazu braucht er das Blut. Also das Blut ist das Organ des Lebens; die Nerven sind das Organ des Bewußtseins. (291, 145f.)

[...] Niemals würden unsere Gedanken unsere Seele durchzucken, wenn nicht ein Zusammenwirken wäre zwischen Ich und Astralleib, welches seinen Ausdruck findet im Zusammenwirken zwischen Blut und Nervensystem. Sonderbar wird es einmal einer menschlichen Zukunftswissenschaft vorkommen, wenn die heutige Wissenschaft allein im Nervensystem die Entstehung des Gedankens sucht. Nicht in den Nerven allein ist der Ursprung des Gedankens. Nur in dem lebendigen Zusammenspiel zwischen Blut und Nervensystem haben wir den Vorgang zu erblicken, der den Gedanken entstehen läßt. (109, 97f.)

Nun ist es im Menschen so, daß im wesentlichen eine Kräfteentfaltung stattfindet, ich möchte sagen, in zentrifugaler Weise, von innen nach außen, von unten nach oben könnte man auch sagen, je nach den verschiedenen Partien des Körpers verschieden. Diese Kräfteentfaltung folgt im wesentlichen den Bahnen des Blutes. Und es obliegt ihr die Beförderung von alldem, was in den Bahnen des Blutes liegt.
Diesem Kräftestrom steht ein anderer gegenüber – dieser Unterschied ist besonders wichtig für den kindlichen Organismus –, der entlang den Nervenbahnen geht. Man hat überall diese zwei im menschlichen Organismus vorliegenden Pole. Die Blutströmung geht zum Beispiel beim Auge von innen bis nach außen, während man dort die Nerven eben auch nur richtig betrachtet, wenn man sie von außen nach innen betrachtet. Den Nervenbahnen entlang gehen die zentripetalen Kräfte. Diese beiden Kräfte, die im wesentlichen ihre Harmonie erlangen durch das Atmungs- und Zirkulationssystem, die sind die beiden Pole der menschlichen dreigliedrigen Organisation. Die nervöse Organisation wirkt zentripetal. Die Stoffwechsel-Gliedmaßenorganisation wirkt zentrifugal längs den Bahnen des Blutsystems. Es handelt sich darum, daß von einem richtigen Ineinanderwirken dieser beiden Systeme, dieser beiden Kräf-

te, die Regsamkeit aller inneren Funktionen abhängt. In jedem einzelnen Organ müssen in entsprechender Weise rege gemacht werden zentrifugale und zentripetale Kräfte. (300b, 286f.)

Wir haben in [...] [dem] unsichtbaren Menschen zunächst die Ich-Organisation *(gelb)*, wir haben dann die astralische Organisation *(rot)*, dann die ätherische Organisation *(blau)*, und wir haben die physische Organisation *(weiß)* **(Abb. 80)**. Diese physische Organisation, die in Betracht kommt für den unsichtbaren Menschen, greift nur ein in die Ernährungs-Wachstumsprozesse, in alles das, was von dem unteren Menschen, wie wir ihn öfter geschildert haben, von dem Stoffwechsel-Gliedmaßenmenschen sich in der menschlichen Organisation geltend macht. Alle Strömungen, alle Kräftewirkungen in diesem unsichtbaren Menschen gehen so vor sich, daß sie ausgehen von der Ich-Organisation, dann in die astralische, in die ätherische und in die physische Organisation gehen, und in der physischen Organisation sich dann ausbreiten. Beim Menschenkeim ist dasjenige, was hier physische Organisation genannt wird, in den Häuten, in den Hüllen des Embryo vorhanden, im Chorion, in der Allantois, in dem Amnionsack und so weiter. Beim geborenen Menschen ist all das, was hier physische Organisation genannt wird, enthalten in denjenigen Vorgängen, welche Ernährungs-Wiederherstellungsvorgänge im ganzen Menschen sind. Also nach außen hin ist diese physische Organisation hier *(rechts)* von der anderen physischen Organisation des Menschen nicht getrennt, sondern mit ihr vereinigt.
Wir haben gewissermaßen neben diesem unsichtbaren Menschen dann den sichtbaren Menschen, den wir vor uns stehen haben, wenn der Mensch eben geboren ist. Diesen sichtbaren Menschen will ich gewissermaßen daneben zeichnen. So also würde die gegenseitige Durchdringung des physischen und des überphysischen Menschen während des Erdenlebens sein. Nun ist es aber während des Erdenlebens so, daß fortwährend diese Strömung stattfindet: vom Ich zum astralischen Leib, zum ätherischen Leib, zum physischen Leib. Diese Strömung verläuft beim geborenen Menschen in der Gliedmaßen-Stoffwechselorganisation, in alledem, was Bewegungskräfte sind, und was die innerlichen Bewegungskräfte sind, welche die aufgenommenen Nahrungsmittel in den ganzen Organismus tragen bis zum Gehirn hinauf.
Dagegen gibt es auch ein unmittelbares Eingreifen, eine Kräftewirkung, die nun von dem Ich direkt in den ganzen Menschen hineingeht. Wir haben also ein Eingreifen einer Tätigkeit, einer Strömung gewissermaßen, die direkt von dem Ich aus in die Nerven-Sinnesorganisation hineingeht, die also nicht erst durchgeht durch den Astralleib, durch den Ätherleib, sondern die direkt in den physischen Leib des Menschen eingreift. Natürlich ist dieses Eingreifen ja

nur am stärksten am Kopfe, wo die meisten Sinnesorgane konzentriert sind. Aber ich müßte diese Strömung eigentlich so zeichnen, daß sie sich zum Beispiel über den Hautsinn über den ganzen Menschen wiederum ausbreitet, gerade wie ich auch eine Strömung zeichnen müßte für das Einnehmen der Nahrungsmittel durch den Mund. Aber schematisch ist die Zeichnung so, wie ich sie eben gemacht habe, durchaus richtig. Wir haben also im menschlichen Haupte eine solche Organisation, die von unten heraufströmt, die vom Ich ausgeht, aber durchgegangen ist durch das Astralische, Ätherische, Physische und dann zum Ich heraufströmt. Wir haben eine andere Strömung, die direkt in das Physische hineingeht und hinunterströmt.
Wenn wir den menschlichen Organismus prüfen, dann kommen wir dazu, einzusehen, daß diese unmittelbare Strömung, die also vom Ich direkt in das Physische hineingeht und sich dann im Körper verzweigt, entlang den Nervenbahnen geht *(gelb)*. So daß also, wenn die menschlichen Nerven im Organismus sich ausbreiten, der äußere sichtbare Nervenstrang das äußere sichtbare Zeichen ist für die Ausbreitung derjenigen Strömung, welche direkt vom Ich nach dem ganzen Organismus geht, aber unmittelbar vom Ich aus in die physische Organisation hineingeht. Längs der Nervenbahnen läuft zunächst die Ich-Organisation. Diese ist für den Organismus eine wesentlich zerstörende. Denn da kommt der Geist direkt hinein in die physische Materie. Und überall, wo der Geist direkt in die physische Materie hineinkommt, liegt Zerstörungsprozeß vor, so daß also längs der Nervenbahnen, von den Sinnen ausgehend, ein feiner Todesprozeß im menschlichen Organismus sich ausbreitet.
Diejenige Strömung, welche zuerst im unsichtbaren Menschen nach dem astralischen, ätherischen und dem physischen Leibe geht, die können wir im Menschen verfolgen, wenn wir die Blutbahnen bis zu den Sinnen hin verfolgen *(rot)*, so daß wir also, wenn wir den Menschen, so wie er vor uns steht, prüfen, sagen können: In dem Blute strömt das Ich. – Aber das Ich strömt so, daß es zuerst seine Kräfte durchseelt hat durch die Astralorganisation, durch die ätherische und durch die physische Organisation. Das Ich strömt, nachdem es zuerst die astralische, die ätherische Organisation mitgenommen hat, durch die physische Organisation im Blute von unten hinauf. Es strömt also der ganze unsichtbare Mensch in dem Blutvorgang als ein aufbauender, als ein Wachstumsvorgang, als derjenige Vorgang, der immer von neuem den Menschen erzeugt durch die Verarbeitung der Nahrungsmittel. Dieser Strom strömt im Menschen von unten nach oben, können wir schematisch sagen, ergießt sich dann in die Sinne, also auch in die Haut, und kommt derjenigen Strömung entgegen, die direkt vom Ich aus die physische Organisation ergreift. Allerdings ist die Sache in Wirklichkeit noch komplizierter. In Wirklichkeit müssen wir auch auf den Atmungsvorgang sehen.

Beim Atmungsvorgang ist es so, daß das Ich allerdings bis in den astralischen Leib strömt, dann aber direkt in die Lunge mit Hilfe der Luft. So daß den Atmungsvorgängen auch etwas vom übersinnlichen Menschen zugrunde liegt, aber so, daß nicht wie beim Nerven-Sinnesprozeß das Ich direkt eingreift in die physische Organisation, sondern das Ich sich noch durchtränkt mit den Astralkräften, den Sauerstoff ergreift, und dann erst, jetzt nicht als reine Ich-Organisation, sondern als Ich-Astralorganisation, in den Organismus eingreift mit Hilfe des Atmungsprozesses. Man könnte also sagen: Der Atmungsprozeß ist ein abgeschwächter Zerstörungsprozeß, ein abgeschwächter Todesprozeß. Der eigentliche Todesprozeß ist der Nerven-Sinnesprozeß, ein abgeschwächter Zerstörungsprozeß ist der Atmungsprozeß.
Ihm steht dann gegenüber derjenige Prozeß, wo das Ich sich auch noch verstärkt dadurch, daß seine Strömung bis zum Ätherleib geht und dann erst aufgenommen wird. Dieser Prozeß, der schon sehr stark im Übersinnlichen liegt, so daß er von der gewöhnlichen Physiologie eben nicht verfolgt werden kann, wirkt im Pulsschlage noch äußerlich vernehmbar. Das ist ein Wiederherstellungsprozeß, der nicht so stark ist wie der direkte Stoffwechsel-Herstellungsprozeß, sondern ein abgeschwächter Wiederherstellungsprozeß. Und er begegnet sich dann mit dem Atmungsprozesse.
Der Atmungsprozeß ist bis zu einem gewissen Grade ein Zerstörungsprozeß. Würden wir mehr Sauerstoff aufnehmen, so würde unser Leben viel kürzer sein. Unser Leben wird in dem Maße verlängert, je mehr der Kohlensäurebildungsprozeß durch das Blut entgegenkommt der Aufnahme des Sauerstoffes im Atmungsprozeß.
So wirkt alles innerlich im Organismus zusammen, und man kann eigentlich dasjenige, was in dem Organismus vor sich geht, nur verstehen, wenn man zu diesem Verständnis den übersinnlichen Menschen zu Hilfe nimmt, weil der ja äußerlich sichtbar mit den Hüllen des Embryos abgestreift wird und im geborenen Menschen eigentlich nur noch durch unsichtbare Kräfte wirkt, die wir aber genau bezeichnen können, wenn wir von der anthroposophischen Menschenerkenntnis ausgehen.
Wenn wir mit anthroposophischer Menschenerkenntnis zum Beispiel in das Auge sehen, so haben wir, im Auge ankommend, den Blutprozeß, der in den feinen Verzweigungen verläuft *(rot)* und der dann ergriffen wird von dem Nervenprozeß *(gelb)*, der nach der anderen Richtung geht. Der Blutprozeß geht eigentlich immer nach der Peripherie, zentrifugal im Menschen. Der Nervenprozeß, der eigentlich ein Abbauprozeß ist, geht immer zentripetal, geht gegen das Innere des Menschen zu. Und alle Vorgänge, die im Menschen stattfinden, sind Metamorphosen dieser zwei Vorgänge. (221, 76ff.)

Gewiß, man unterscheidet [...] [Blut- und Nervenzelle] – ich will Ihnen nicht irgendeinen Unsinn vortragen –, aber man unterscheidet sie nicht in bezug auf das Wesen. In bezug auf das Wesen kann man sie nur unterscheiden, wenn man die Beziehung dieser Elementarwesenheit Zelle zum Geistigen kennt. Nun ist es bei der Nervenzelle so, überhaupt bei jedem Nervenpartikelchen, daß in dem Nervenwesen dasjenige, was aus dem Geiste kommt, ich möchte sagen, sein irdisches Heim findet. Wir kommen, wenn wir aus der geistigen Welt heraustreten und wieder Erdenbürger werden, durch die Ihnen bekannten Vorgänge in unseren physischen Leib herein. Was uns da dient, indem wir heruntersteigen in die physische Welt, das ist alles das, was mit unserem Nervenmenschen zusammenhängt. Wir setzen uns gewissermaßen in unser Nervensystem hinein, indem wir aus der geistigen Welt heruntersteigen. Und das Eigentümliche dieses Nervenmenschen, jeder einzelnen Nervenzelle, jedes Nervenpartikelchens, besteht darin, daß das Geistige diese Nervensubstanz so ausfüllt, daß innerhalb des Nervenmenschen in der Wesenheit das da ist, was man nennen könnte: zur Materie verdichteter Geist. Es ist ja nicht ganz so, sondern so, daß beim irdischen Menschen fortwährend ein Austausch stattfindet zwischen Nervenmaterie und Blutmaterie. Aber es ist der Austausch so, daß innerhalb der Nervenmaterie die eigentliche Blutmaterie nicht geduldet, immer herausgeworfen wird, so daß wir in der Nervenmaterie etwas haben, was während unseres ganzen Erdenlebens für die irdische Geistigkeit wie ein Undurchläßiges ist.

Wir kommen auf die Erde, machen uns zum Nervenmenschen und sagen damit: Wir sind Himmelssprossen. Insoferne wir Nervenmenschen sind, sind wir Himmelssprossen, und wir setzen geistig uns da fest, bleiben Himmelssprossen, insofern wir Nervenmenschen sind. Da ist gewissermaßen die Geistigkeit, die wir vorher waren, starr geworden. Und sie gliedert sich das übrige an, was nicht Nervenmensch ist, was also im Extrem der Blutmensch ist. Das wird angegliedert, das ist andere Materie. Das ist Materie, die fortwährend mit dem Geiste in inniger Wechselwirkung steht, die fortwährend von dem Geiste durchsprudelt wird. Während im Nervenleibe der Geist erstarrt ist, wird er im Blutleibe immer neu geschaffen, da lebt die eigentliche irdische Metamorphose. Diese zwei Menschenwesenheiten sind zusammengegliedert, sind ganz voneinander verschieden, wie positive und negative Elektrizität voneinander verschieden ist. Wir tragen eine solche Polarität in uns in bezug auf die Beschaffenheit unseres Nervenleibes und Blutleibes. Die andern Organe sind metamorphosierte Organe aus Blut und Nerven.

Es ist etwas ganz anderes, ob irgend etwas in unserem Blutprozeß vor sich geht – das ist dann irdisch –, oder ob etwas in unserem Nervenprozeß vor sich geht. Das kommt uns zwar nicht zum Bewußtsein, weil die Substanz des

Geistes so erstarrt ist, daß alles zurückreflektiert wird. Das sind dann unsere Gedanken, die zurückreflektiert werden. Aber diese Zweiheit, diesen Dualismus tragen wir in uns, daß wir fortwährend himmlischer Abkömmling und irdischer Keim sind. Himmlischer Abkömmling, irdischer Keim – beide sind polarisch einander entgegengesetzt –, die wirken zusammen. (224, 67f.)

Das Blut ist durchaus Erdenwesen. Sie wissen ja, daß der Mensch lange, lange bevor es eine Erde gab, durch Saturn–, Sonnen- und Mondendasein vorbereitet worden ist. Was da vorbereitet worden ist, das alles hat das Blut noch nicht in sich. Das Blut, so wie es als menschliches Blut heute durch unsere Adern fließt, ist hinzugekommen durch die Erdenorganisation. Dagegen ist in der Konstruktion, in der ganzen Formung und Bildung des Nervenwesens dasjenige enthalten, was lange, lange vorbereitet worden ist durch den Saturn–, Sonnen- und Mondenprozeß, durch die Vorprozesse unserer Erdenorganisation.
Wenn nun derjenige, der geisteswissenschaftlich diese Sache untersucht, seinen Blick wirft einerseits auf die Blutsubstanz, anderseits auf die Nervensubstanz, so zeigt sich ihm gerade dann ein gewaltiger Unterschied zwischen den beiden Substanzen. Die Nervensubstanz ist durchaus dasjenige, was am Menschen nicht irdisch ist. Die Blutsubstanz ist durchaus dasjenige, was am Menschen irdisch ist. Die Nervensubstanz hat ganz ihren Ursprung, ihren Prozeß-Ursprung, in Vorgängen, die vor der Bildung der Erde liegen. Die Blutsubstanz mit allem, was in ihr wallt und webt, hat ganz den Ursprung in irdischen Vorgängen. Man könnte sagen, unsere Nervensubstanz ist so, daß sie eigentlich ganz und gar nicht von dieser Erde ist, sie ist in uns eingewoben als ein Kosmisches, ein Außerirdisches, sie ist verwandt mit dem Kosmos. Das Blut ist ganz und gar verwandt mit dem Irdischen. Nun ist aber unsere Nervensubstanz in das Irdische hereinversetzt, sie existiert hier im Irdischen, denn wir Menschen als stoffliche Wesen gehen auf der physischen Erde herum. Wir tragen alle in unserer Nervensubstanz etwas in uns, das eigentlich außerirdischen Ursprungs und auf die Erde versetzt ist. Das ist eine außerordentlich wichtige Tatsache. Denn unsere Nervensubstanz ist eigentlich so, wie sie in uns lagert, tot. Daher brauchen Sie auch nur das nächstbeste der gewöhnlichen gegenwärtigen Bücher über Physiologie oder Anatomie aufzuschlagen und Sie werden sehen, daß die Nervensubstanz als Substanz das Haltbarste im Menschen ist, das Unveränderlichste, dasjenige, welches in derselben Weise wie die Blutsubstanz am wenigsten unmittelbar mechanischen, äußeren Einflüssen unterliegt. Es unterliegt den Einflüssen der Sinnesempfindungen, aber nicht unmittelbar mechanischen Einflüssen. Das alles kommt davon her, daß unsere Nervensubstanz ihrem Ursprung nach eine lebende Substanz ist; aber da-

durch, daß wir sie als Erdenmenschen in uns tragen, ist sie tot. Man könnte sagen – wenn das nicht paradox wäre, aber es ist, trotzdem es paradox ist, richtig im geistigen Sinne: Wenn man Nervensubstanz nehmen könnte und sie hinauftragen bis dahin, wo die Erdenkräfte nicht mehr wirken, so würde Nervensubstanz ein wunderbar lebendiges, vibrierendes Wesen sein! Diese Nervensubstanz ist zum Leben angelegt gewissermaßen im Himmel, in allem Außerirdischen, und sie stirbt ab zu dem Grade des Totseins, in dem sie in unserem Organismus ist, dadurch, daß sie in die Sphäre des Irdischen hereingebracht wird. Das ist etwas höchst Merkwürdiges. Wir tragen in uns diese Nervensubstanz, die eigentlich kosmisch lebendig und nur irdisch tot ist. Wie gesagt, würde man ein Stückchen Nervensubstanz nehmen und hinauftragen da, wo die Erde nicht mehr hinwirkt, so würde man eine wunderbare, lebende, leuchtende Substanz haben, die sogleich wiederum überginge in diesen ruhigen, leblosen Zustand, in dem sie in uns lagert, wenn sie in die Erdensphäre hereingebracht wird. Wir haben es also in unserer Nervensubstanz mit einem Kosmisch-Lebendigen und Irdisch-Toten zu tun.
Wir tragen stofflich in unserer Nervensubstanz tatsächlich ein Außerirdisches in uns. Das drückt sich auch symbolisch sehr gut aus. Vielleicht werden sich einige von Ihnen noch erinnern können, daß ich einmal hier über die Anthroposophie im engeren Sinne vorgetragen habe. Da habe ich die Sinne des Menschen aufgezählt. Gewöhnlich unterscheidet man nur fünf Sinne; wir haben dazumal zwölf aufgezählt. Zwölf Sinne hat der Mensch, wenn man alles, was Sinn genannt werden kann, wirklich aufzählt. Und die Sinne sind ja schließlich nichts anderes, als dasjenige, wozu die Nerven hingehen, oder eigentlich von dem die Nerven ausgehen und sich nach innen erstrecken, so daß wir im Grunde genommen zwölf Sinne haben, und von den zwölf Sinnen ausgehend, die Nerven wie kleine Bäume nach dem Innern sich erstreckend. Das ist deshalb, weil sich in unserem Nervenapparat, insofern er zu den äußeren Sinnen gehört, ausdrückt ein Himmlisches: der Durchgang der Sonne durch die zwölf Sternbilder. Dieses Verhältnis des Durchgehens der Sonne durch die zwölf Sternbilder ist symbolisch, aber realsymbolisch ausgedrückt in dem Verhältnis unseres gesamten Nervensystems zu den einzelnen zwölf Sinnen. Daraus können Sie ersehen, daß wir dasjenige, was draußen kosmisch vorhanden ist in dem Durchgang der Sonne durch die zwölf Sternbilder, wirklich in uns tragen räumlich in dem Verhältnis unseres gesamten Nervensystems zu den zwölf Sinnen. Und wiederum, wenn Sie das mehr nach innen gelagerte Nervensystem nehmen, das zum Rückenmark gehört, so haben wir ja übereinandergelagert im Rückgrat Ring nach Ring, und da hindurch geht der Nervenstrang. Diese Ringe entsprechen wirklich den Monaten, dem Gang des Mondes um die Erde herum, so daß auch in diesem Hingehen immer eines Nervs zu einem

Loch in dem Ring des Rückgrates gegeben ist etwas, was einem Tag im Monat entspricht. Wiederum ein himmlisches Verhältnis! Das Verhältnis des Mondenganges um die Erde drückt sich real-symbolisch aus in dem, was wir in uns tragen als Verhältnis unserer Innennerven zum Rückenmark. Wir sind ganz und gar, insofern wir aus Nervensubstanz aufgebaut sind, aus dem Himmel heraus gebaut, aus dem Kosmos draußen, und derjenige allein versteht richtig diese wunderbare Anordnung der Nervensubstanz in uns, der in ihr ein Abbild des ganzen Sternenhimmels wahrnehmen kann. Der Mensch trägt da wirklich ein Abbild des ganzen Sternenhimmels in sich in der baumartigen Anordnung seiner Nervensubstanz, und diejenigen Kräfte, die draußen fließen von Stern zu Stern, die sich ausdrücken in dem Kreislauf des Himmels, die fließen wirklich, aber abgestorben und in uns lagernd, in unserem Nervensystem. Und wie wir bei so vielem sehen können, wie im Grunde genommen das ganze Universum sich in dem Menschen ausdrückt, so können wir es auch an diesem Zusammenhange zwischen dem Aufbau des ganzen Kosmos außerhalb der Erde und unserem Nervenbau sehen. Wenn wir sagen können, daß das Nervensystem für den Himmel gebaut ist, so ist es lebendig für den Himmel gebaut und ist abgestorben in uns dadurch, daß es in der Sphäre der Erde ist. Ganz anderes müssen wir über unsere Blutsubstanz sagen. Die ist durchaus irdisch, und die Vorgänge, die im Blute vor sich gehen, müßten nach der inneren Beschaffenheit des ganzen Blutsystems eigentlich nur irdische Vorgänge sein. Das Eigentümliche der irdischen Vorgänge ist aber, daß sie eben nicht leben. Das Mineralreich ist, wie wir wissen, dasjenige, was auf der Erde dazugekommen ist, das leblose Reich. Und ganz entspricht diesem leblosen Reich in uns das Element des Blutes. Zwar lebt dieses Blut, solange es in uns ist, aber es ist nicht durch seine innere irdische Natur zum Leben bestimmt, das ist das Eigentümliche, sondern dadurch, daß es verbunden ist mit dem im Menschen, was außerirdisch ist, bekommt es sein Leben. Während das Nervensystem eigentlich zum Leben im Kosmos draußen, außerirdisch, bestimmt ist und in uns tot ist, ist das Blut bestimmt, in uns tot zu sein und erlangt ein Leben von außen. Das Nervensystem gibt gewissermaßen sein Leben ab an das Blut, und so ist das Nervensystem verhältnismäßig tot, das Blut verhältnismäßig das Lebendige. So wahr das Nervensystem kosmisch Leben und irdisch Tod hat, so wahr hat das Blut umgekehrt durch sich irdisch Tod und erborgtes, ihm aufgedrängtes kosmisches Leben. Das Leben ist überhaupt nicht von unserer Erde. Daher muß das Nervensystem gewissermaßen den Tod aufnehmen, damit es irdisch werden kann, und das Blut muß lebend werden, damit der Mensch, insofern er irdische Substanz ist, der außerirdischen Welt sich zuwenden kann.

Da aber wird, ich möchte sagen, dasjenige, was wir immer aufzunehmen hatten durch die Geisteswissenschaft, recht ernst. Denn eigentlich müssen wir ja sagen: Wir tragen in uns die Nervensubstanz, sie ist zum Leben bestimmt durch ihre eigene Wesenheit, aber sie ist tot. Wodurch ist sie tot? Dadurch, daß sie auf die Erde versetzt ist. Der Tod – Sie brauchen es nur nachzulesen in einem Vortragszyklus, den ich einmal in München gehalten habe –, ist eigentlich das Reich des Ahriman. Damit tragen wir in unserem Nervensystem, indem es getötet ist durch die irdische Sphäre, das Ahrimanische in uns. Und in dem Blute, indem es lebendig gemacht wird, während es durch seine eigene Natur zum Tode bestimmt ist, das heißt zu bloßen chemischen und physischen Vorgängen, tragen wir das Luziferische in uns. Weil das Nervensystem ein Totes ist, kann Ahriman in uns sein, weil das Blut ein Lebendiges ist, kann Luzifer in uns sein. Sie sehen jetzt, wie bedeutsam sich diese beiden Substanzen von einander abheben, wie sie sich wie Nord- und Südpol polarisch zueinander verhalten.
Nun blicken wir einmal hinaus im Gedanken in das Außerirdische und machen dasjenige, was wir geisteswissenschaftlich erkennen, nicht zu einer abstrakten Theorie, sondern zu etwas Lebendigem, das unser Gefühl, unser Empfinden ergreifen kann. Dann blicken wir hinauf in den Weltenraum, in das Außerirdische, und sagen uns: Da draußen ist der Geist, der eigentlich in unserem Nervensystem leben könnte, wenn unser Nervensystem nicht auf die Erde heruntergegangen wäre. Da draußen ist der Geist, wir ahnen ihn, erfüllend das Universum, der Geist, der zu unserem Nervensystem gehört. Und wiederum, indem wir den Gedanken auf unser Blut lenken, sagen wir uns: Dieses Blut tragen wir in uns, es ist eigentlich durch seine eigene Wesenheit zu bloß physischen und chemischen Vorgängen bestimmt, bloß um umgesetzt zu werden durch den Sauerstoff in der Weise, wie Sie das in der Anatomie, in der Physiologie beschrieben finden können. Aber dadurch, daß es in uns lebt, hat es Teil an dem Leben des Universums. Aber es ist zunächst luziferisches Leben.
Und jetzt, meine lieben Freunde, erinnern wir uns recht tief, gefühls- und empfindungsmäßig recht gründlich an mancherlei, das wie ein roter Faden durch viele unserer Betrachtungen gegangen ist. Erinnern wir uns an alles dasjenige, das wir gesagt haben über das Herabsteigen des Christus aus den Weltensphären in unsere Erdensphäre, so werden wir dasjenige, was so in unserer Erinnerung auftauchen kann, verbinden können mit den Gedanken, die eben jetzt geäußert worden sind. Wir sind ja aus diesem Weltenall, aus diesem Universum stammend. Einst, in der lemurischen Zeit, sind wir herabgekommen, oder überhaupt im Laufe der Erdenentwickelung sind wir herabgekommen, haben unsere Entwickelung mit der Erde verbunden. Aber indem

wir unser Nervensystem zur Entwickelung der Erde anvertraut haben, haben wir es der Totwerdung anvertraut, und sein Leben haben wir oben gelassen. Dieses Leben, das wir oben gelassen haben, ist dasselbe, das später nachgekommen ist in der Christus-Wesenheit. Das Leben unserer Nerven, das wir nicht in uns tragen, das wir nicht vom Anfange unseres Erdendaseins an in uns tragen konnten, es ist nachgekommen in der Christus-Wesenheit. Und was mußte es ergreifen im Erdendasein? Es mußte ergreifen das Blut! Daher das viele Hinblicken auf das Blutmysterium. Dasjenige, was in uns getrennt ist, indem das Nervensystem sein kosmisches Leben verloren und das Blut ein kosmisches Leben bekommen hat, daß Leben Tod und der Tod Leben wurde, das erreichte eine neue Verbindung dadurch, daß dasjenige, was nicht in unserem irdischen Nervensystem lebt, aus dem Kosmos zu uns niedergestiegen ist, Mensch geworden ist, in das Blut getreten ist, das Blut sich aber mit der Erde vereinigt hat, wie ich in früheren Vorträgen ausgeführt habe. Und wir als Menschen können durch die Teilnahme am Christus-Mysterium den polarischen Gegensatz ausgleichen zwischen unserem Nervensystem und unserem Blutsystem. (169, 37ff.)

Was geschieht denn tatsächlich in der menschlichen Wesenheit? Auf der einen Seite steht die Knochen-Nervennatur, auf der anderen Seite die Blut-Muskelnnatur. Durch das Zusammenwirken beider werden fortwährend Stoffe und Kräfte neu geschaffen. Die Erde wird vor dem Tode dadurch bewahrt, daß im Menschen selber Stoffe und Kräfte neu geschaffen werden. (293, 60)

Blut-, Nerven- und Eisenprozesse; Blut und Milch

Das Blut hat in seiner Plasma-Substanz und in dem Faserstoff diejenigen Kräfte, die dem Wachstum und dem Stoffwechsel im engeren Sinne dienen. In dem, was als Eisengehalt bei der Untersuchung der roten Blutkörperchen erscheint, liegen die Ursprünge der *heilenden* Blutwirkung. Es erscheint deshalb das Eisen auch im Magensaft und als Eisenoxyd im Milchsafte. Da werden überall Quellen geschaffen für Vorgänge, die auf die Nervenprozesse ausgleichend wirken.

Das Eisen erscheint bei der Untersuchung des Blutes so, daß es sich als das einzige Metall darstellt, das innerhalb des menschlichen Organismus die Neigung zur Kristallisationsfähigkeit hat. Damit macht es die Kräfte geltend, die äußere, physische, mineralische Kräfte sind. Sie bilden innerhalb des menschlichen Organismus ein im Sinne der äußeren, physischen Natur orientiertes Kräftesystem. Dieses aber wird fortdauernd durch die Ich-Organisation überwunden.

Man hat es zu tun mit zwei Kräftesystemen. Das eine hat seinen Ursprung in den Nervenvorgängen; das andere in der Blutbildung. In den Nervenvorgängen entwickeln sich krankmachende Vorgänge, die bis zu dem Grade gehen, daß sie von den ihnen entgegenwirkenden Blutvorgängen fortdauernd geheilt werden können. Die Nervenvorgänge sind solche, die von dem astralischen Leib an der Nervensubstanz und damit im ganzen Organismus bewirkt werden. Die Blutvorgänge sind solche, in denen die Ich-Organisation *im* menschlichen Organismus der äußeren, in ihn fortgesetzten physischen Natur gegenübersteht, die aber in die Gestaltung der Ich-Organisation hineingezwungen wird. [...]
Die Milch hat nur geringe Eisenmengen. Sie ist die Substanz, die als solche in ihren Wirkungen am wenigsten Krankmachendes darstellt; das Blut muß fortdauernd alles Krankmachende über sich ergehen lassen; es braucht daher das organisierte, das heißt das in die Ich-Organisation aufgenommene Eisen – das Häm – als fortdauernd wirkendes Heilmittel. (27, 46f.)

Nun, sehen Sie, gibt es im menschlichen Organismus zwei Prozesse – es gibt sie auch im Tierischen, aber das kann uns jetzt weniger interessieren –, die sich in gewissem Sinne, wenn wir sie ausgerüstet mit den Ideen, die wir jetzt gewonnen haben, betrachten, als entgegengesetzte Prozesse darstellen. Diese beiden entgegengesetzten Prozesse sind nicht ganz – ich betone das ausdrücklich und bitte das zu beachten, damit dies, was ich jetzt ausführe, nicht mißverstanden werden könne –, aber bis zu einem hohen Grade polarische Prozesse. Und diese Prozesse sind: die Blutbildung und die Milchbildung, wie sie im menschlichen Organismus auftreten. Blutbildung und Milchbildung – schon äußerlich unterscheiden sich die Blut- und Milchbildung in ganz wesentlicher Weise. Die Blutbildung ist, ich möchte sagen, sehr stark in die verborgene Seite des menschlichen Organismus zurückverlegt. Die Milchbildung ist etwas, was zuletzt mehr nach der Oberfläche tendiert. Aber der wesentlichste Unterschied zwischen der Blutbildung und der Milchbildung ist doch der, daß die Blutbildung sehr stark die Fähigkeit in sich trägt, selbst Bildungskräfte zu bilden, wenn wir den Menschen selbst betrachten. Das Blut ist ja dasjenige, dem wir bildende Kräfte zuschreiben müssen im ganzen Haushalt des menschlichen Organismus, wenn wir den philiströsen Ausdruck gebrauchen dürfen. Das Blut hat also in einer gewissen Beziehung noch die Bildungskräfte, die wir hier in dem niederen Organismus wahrnehmen; die hat das Blut in sich. Aber gerade die neuere Wissenschaft könnte sich hier auf etwas sehr Wichtiges stützen, wenn sie das Blut betrachtet, tut es aber bis heute nicht eigentlich in einem wirklich vernünftigen Sinn. Sie könnte sich darauf stützen, daß der Hauptbestandteil des Blutes die roten Blutkörperchen sind, die wiederum nicht vermehrungsfähig sind, die wiederum die Eigentümlichkeit haben, daß sie nicht vermehrungsfähig sind. Das haben sie mit den Nervenzellen gemeinschaftlich. Aber wenn man eine solche gemeinsame Eigenschaft hervorhebt, so kommt es immer darauf an, ob der Grund, warum das ist, in beiden Fällen derselbe ist. Der Grund kann nicht derselbe sein, denn aus dem Blute haben wir nicht in demselben Maße herausgenommen die Bildefähigkeit, wie wir sie aus der Nervensubstanz herausgenommen haben. Die Nervensubstanz, die ja gerade dem Vorstellungsleben zugrunde liegt, entbehrt in einem hohen Grade die innere Bildungsfähigkeit. Die Nervensubstanz wird beim Menschen noch während seines Lebens nach der Geburt weit hinaus von den äußeren Eindrücken abhängig nachgebildet. Also die innere Bildungsfähigkeit weicht da zurück gegenüber der Fähigkeit, sich den äußeren Einflüssen einfach anzupassen. Beim Blute ist das anders. Das Blut hat sich in hohem Grade die innere Bildungsfähigkeit bewahrt. Diese innere Bildungsfähigkeit, sie ist ja, wie Sie aus den Tatsachen des Lebens wissen, auch in einem gewissen Sinne bei der Milch vorhanden. Denn wäre sie bei der Milch nicht vorhanden, so würden wir nicht die Milch gerade als gesundes Nahrungsmittel den Säuglingen geben können. Dasjenige, was die Säuglinge brauchen, ist die Milch. Es ist in ihr eine ähnliche Bildefähigkeit wie im Blute. So daß also mit Bezug auf die Bildefähigkeit eine gewisse Ähnlichkeit besteht zwischen dem Blute und der Milch.

Nun ist aber ein sehr beträchtlicher Unterschied. Die Milch, sie hat diese Bildefähigkeit. Sie hat aber etwas nicht, was das Blut zu seinem Bestande im höchsten Maße braucht, wenigstens hat sie das nur in sehr geringem Maße, in verschwindend geringem Maße: Eisen, das einzige Metall im Grunde genommen im menschlichen Organismus, das in seinen Verbindungen im Menschen, im menschlichen Organismus selbst ordentliche Kristallisationsfähigkeit zeigt. Also wenn die Milch auch andere Metalle in geringen Mengen hat, so ist der Unterschied jedenfalls da, daß das Blut zu seinem Bestand das Eisen braucht, ein ausgesprochenes Metall. Die Milch, die die Bildungsfähigkeit auch hat, braucht dieses Eisen nicht. Nun entsteht die Frage: Warum braucht das Blut das Eisen?

Das ist eigentlich eine Kardinalfrage der ganzen medizinischen Wissenschaft. Das Blut braucht das Eisen nämlich. Wir werden die Materialien schon herbeitragen zu diesen Tatsachen, die ich heute hingeworfen habe; ich will zunächst erhärten, wie das Blut diejenige Substanz im menschlichen Organismus ist, die einfach durch ihre eigene Wesenheit krank ist und fortwährend durch das Eisen geheilt werden muß. Das ist bei der Milch nicht der Fall. Wäre die Milch in demselben Sinne krank wie das Blut, so würde die Milch in solcher Art, wie es geschieht, nicht ein Bildemittel sein können für den Menschen selber, ein äußerlich ihm zugefügtes Bildemittel sein können.

Betrachtet man das Blut, so betrachtet man dasjenige, welches im Menschen einfach um der menschlichen Konstitution willen, um der Organisation willen fortwährend etwas Krankes ist. Das Blut ist einfach durch seine eigene Wesenheit krank und muß fortwährend kuriert werden durch den Eisenzusatz. Das heißt, wir haben in dem Prozesse, der in unserem Blute sich vollzieht, einen fortwährenden Heilungsprozeß in uns. Will der Arzt durch der Natur Examen gehen, so muß er vor allen Dingen nicht einen schon abnormen Prozeß der Natur betrachten, sondern einen normalen Prozeß. Und der Blutprozeß ist sicher ein normaler, aber er ist zu gleicher Zeit ein solcher, wo fortwährend die Natur selbst heilen muß, wo fortwährend die Natur durch das zugesetzte Mineral, durch das Eisen heilen muß. So daß wir, wenn wir uns dasjenige graphisch darstellen wollten, was mit dem Blute geschieht, sagen müssen **(Abb. 81)**: Dasjenige, was das Blut durch seine eigene Konstitution ohne das Eisen hat, ist eine Kurve oder eine Linie, die abwärts führt und die ankommen würde zuletzt bei der vollständigen Auflösung des Blutes *(rot)*, während dasjenige, was das Eisen im Blute bewirkt, es fortwährend aufwärts führt, es fortwährend heilt *(gelb)*.
Wir haben in der Tat da einen Prozeß, der ein normaler ist und der zu gleicher Zeit ein solcher ist, der nachgebildet werden muß, wenn wir überhaupt an Heilungsprozesse denken wollen. Da können wir wirklich durch der Natur Examen gehen, denn da sehen wir, wie die Natur Prozesse vollführt, indem sie dasjenige, was außermenschlich ist, das Metall mit seinen Kräften, dem Menschlichen zuführt. Und wir sehen zu gleicher Zeit, wie dasjenige, was im Organismus unbedingt bleiben will, wie das Blut, geheilt werden muß, und wie das, was aus dem Organismus herausstrebt, wie die Milch, nicht geheilt zu werden braucht, wie sie, wenn sie Bildekräfte enthält, in gesunder Weise Bildekräfte in den anderen Organismus überführen kann. Das ist eine gewisse Polarität, und ich sage: eine gewisse, nicht eine ganze Polarität zwischen dem Blute und der Milch, die aber ins Auge gefaßt werden muß, denn man kann daran eben sehr viel studieren. (312, 71ff.)

c) Über das Lungensystem

Über den Erdbezug des Lungenorgans

Innig zusammenhängend ist das Lungenleben mit all dem, was [...] der Ort einfach durch seine Erden-Konfiguration bietet, ob wir es zu tun haben mit einer Gegend, in der zum Beispiel wie in der hiesigen [Dornacher Jura-]Gegend sehr viel Kalkboden ist, oder ob wir es zu tun haben mit einer Gegend,

wo viel Kieselboden ist, wo also Urgebirge ist. Danach ist immer, und zwar bis in hohe Grade, verschieden das menschliche Lungenleben, denn die Lunge ist wesentlich abhängig von der festen Bodenbeschaffenheit des Ortes. Zu den ersten Aufgaben des Arztes, der sich in irgendeiner Gegend niederläßt, würde es eigentlich gehören, die Geologie dieser Gegend gründlich zu studieren. Das Studium der Geologie dieser Gegend ist eigentlich eins und dasselbe mit dem Studium der Lungen der betreffenden Gegend. Und man wird sich klar sein müssen darüber, daß das ziemlich Ungünstigste ist, wenn die Lunge ganz und gar sich nicht anpassen kann an die Umgebung.
Nun müssen Sie das, was ich in dieser Beziehung sage, nur ja nicht mißverstehen. Ich meine, indem ich diese Abhängigkeit konstatiere der Lunge und der Umgebung, damit den inneren Bau der Lunge, ich meine nicht die Atmung. Selbstverständlich ist dann die Atmung wiederum abhängig von dem durch den inneren Bau bedingten guten oder schlechten Funktionieren. Aber ich meine jetzt mit dieser Abhängigkeit den inneren Bau der Lunge. Ob sie zu einer Verkrustung oder ob sie zur Verschleimung oder dergleichen neigt, das ist im wesentlichen abhängig von dem, wie die [geologische] Umgebung ist. (312, 180f.)

[...] Die Lunge muß in einer zweifachen Weise im menschlichen Organismus betrachtet werden. Erstens ist sie ja das Organ für den Atmungsvorgang. Aber, so sonderbar es klingt, sie ist, ich möchte sagen, dieses Organ für den Atmungsvorgang nur auf äußerliche Weise. Sie ist zu gleicher Zeit das Organ, welches reguliert innerlich, tief innerlich im Menschen den Erdbildeprozeß. (312, 224)

Und innig hängen mit der Innenbeschaffenheit der Lunge, gewissermaßen mit dem Innenstoffwechsel der Lunge, die Erscheinungen des Hungers und all dasjenige zusammen, was auf diesem Felde steht. (312, 225)

Das Lungensystem als Wahrnehmungsorgan und in Bezug zur kosmischen Weltordnung

Und das, was unserer Lunge ätherisch zugrunde liegt – von der physischen Lunge kann ja dabei gar nicht die Rede sein, denn die Lunge ist, so wie sie ist, kein unmittelbares Wahrnehmungsorgan –, was ätherisch unserer Lunge zugrunde liegt, das ist eigentlich Wahrnehmungsorgan, aber für den Menschen zwischen Geburt und Tod nicht brauchbares Wahrnehmungsorgan desjenigen, was da eingeatmet wird. In der Atemluft, die wir einsaugen, liegt eigentlich in bezug auf jeden Atemzug, wie er sich einfügt in den Gesamtrhythmus des Lebens von der Geburt bis zum Tode, unsere tiefere Wirklichkeit. Es ist nur so eingerichtet, daß das, was dem ganzen Lungensystem zugrunde liegt, beim Menschen auf dem physischen Plan unausgebildet ist, nicht vorgeschritten ist bis zu der Fähigkeit, wahrzunehmen. Würde das, was eigentlich unser Lungensystem aufbaut, was da ätherisch zugrunde liegt, untersucht und richtig erkannt, dann stellte es sich im Grunde genommen als ganz dasselbe dar, was physisch, für die physische Welt, unser Gehirn mit den Sinnesorganen ist. In dem, was unserem Lungensystem zugrunde liegt, haben wir ein Gehirn auf einer früheren Entwickelungsstufe, auf einer, man möchte sagen, noch kindlichen Entwickelungsstufe. Auch in dieser Beziehung tragen wir gewissermaßen – ich sage ausdrücklich: gewissermaßen – einen zweiten Menschen in uns. Und Sie stellen nicht falsch vor, wenn Sie sich denken, daß außer dem physischen Kopf, den der Mensch trägt, noch ein ätherischer Kopf vorhanden ist, der nur noch nicht als Wahrnehmungsorgan im gewöhnlichen Leben brauchbar ist, der aber in der Anlage Wahrnehmungsvermögen hat für das, was hinter dem Bildekräfteleib, als diesen Bildekräfteleib schaffend, liegt. Dies aber, was da hinter dem Bildekräfteleib schaffend liegt, das ist dasjenige, in das wir eintreten, wenn wir durch die Pforte des Todes gehen. Den Bildekräfteleib selbst legen wir dann ab, aber was ihn schafft, was ihn produziert, in das treten wir ein. Es ist vielleicht eine schwierige Vorstellung; allein es ist gut, wenn Sie versuchen, diese Vorstellung wirklich zu Ende zu denken. Schematisch könnten wir uns die Sache doch noch verdeutlichen **(Abb. 82)**.

Wir stellen uns das physische System des Kopfes vor, und wir stellen uns das physische System der Lunge vor *(rot)*, hereinwirkend aus dem Kosmos die Impulse des Kosmos *(blaue Pfeile)*, die sich rhythmisch ausdrücken in den Lungenbewegungen *(rot schraffiert)*. Durch unsere Lunge stehen wir mit dem ganzen Kosmos in Beziehung, und der ganze Kosmos schafft an unserem Ätherleib. Den Ätherleib selbst legen wir ab, wenn wir durch die Pforte des Todes treten, aber wir treten ein in dasjenige, was hineinspielt in unser Lungensystem; das steht mit dem ganzen Kosmos in Verbindung. Daher jene merkwürdige Übereinstimmung im Rhythmus des Menschenlebens und im Rhythmus der Atmung. Sie wissen ja – ich habe das schon einmal hier ausgeführt –, wenn Sie die 18 Atemzüge, die der Mensch in der Minute hat, ausrechnen, so daß Sie die Zahl der Atemzüge in einem Tage bekommen, so sind es also 18 mal 60 in der Stunde, für den Tag mal 24 sind 25 920 Atemzüge in einem Tage. Der Mensch atmet ein und atmet aus; das gibt seinen Rhythmus, seinen kleinsten Rhythmus zunächst. Dann aber ist ein anderer Rhythmus in unserem Leben da, wie ich Ihnen schon einmal angedeutet habe: der besteht darinnen, daß wir unser Seelisches, das Ich und den astralischen Leib, an jedem Morgen beim Aufwachen in unser physisches System gewissermaßen einatmen, beim Einschlafen wiederum ausatmen. Das machen wir durch unser ganzes physisches Leben hindurch. Nehmen wir ein Durchschnittsmaß des menschlichen Lebens an, so haben wir das so zu berechnen, daß wir sagen: 365 mal während eines Jahres atmen wir uns selbst aus und uns selbst ein. Das gibt, wenn wir das menschliche Leben, sagen wir durchschnittsmäßig auf 71 Jahre annehmen, 25 915. Sie sehen, im wesentlichen dieselbe Zahl – das Leben ist ja nicht gleich bei den einzelnen Menschen –, wiederum 25 920mal während eines Lebens zwischen Geburt und Tod wird aus- und eingeatmet dasjenige, was wir unser eigentliches Selbst nennen. So daß wir sagen können: Wie wir uns mit einem Atemzug verhalten zu den Elementen ringsherum, so verhalten wir uns zu der Welt, der wir selbst angehören. In demselben Rhythmus zum Kosmos leben wir während des Lebens, in welchem wir durch unser Atmen während des Tages stehen. Und wiederum, wenn wir unser Leben nehmen, sagen wir also ungefähr 71 Jahre, und wir betrachten dieses Leben des Menschen als einen kosmischen Tag – nennen wir einmal ein Menschenleben einen kosmischen Tag –, so würde ein kosmisches Jahr 365 mal soviel sein, 25 920, also annähernd wiederum ein Jahr. Das aber ist die Zeit, in welcher die Sonne wiederum zurückkehrt zu demselben Sternbilde: 25 920 Jahre. Wenn in einem bestimmten Jahre die Sonne im Widder erscheint, nach 25 920 Jahren erscheint sie wiederum im Widder im Aufgang, denn die Sonne bewegt sich durch den ganzen Tierkreis im Laufe von 25 920 Jahren. So also ist ein Jahr des Menschenlebens, herausgeatmet aus dem Kosmos, ein Atemzug des Kosmos, der sich genau zum kosmischen Werden, zum kosmischen Umschwung der Sonne im Tierkreis verhält, wie ein Atemzug zum Tagesleben. Eine tiefe innerliche Gesetzmäßigkeit! Sie sehen, alles ist auf Rhythmus aufgebaut. Wir atmen dreifach oder wenigstens stehen dreifach in einem Atmungsprozeß drinnen. Wir atmen zunächst durch unsere Lunge in den Elementen – in einem Rhythmus, der durch die Zahl 25 920 angegeben wird. Wir atmen im ganzen Sonnensystem, wenn wir Auf- und Untergang der Sonne als parallellaufend zählen unserem Einschlafen und Aufwachen. Wir atmen durch unser ganzes Leben hindurch in einem Rhythmus, der wiederum durch die Zahl 25920 bestimmt ist. Und endlich, das Weltenall atmet uns aus, atmet uns wieder ein in einem Rhythmus, der wiederum durch die Zahl 25 920 bestimmt ist, bestimmt durch den Umlauf der Sonne um den Tierkreis.

So sind wir hineingestellt in den ganzen sichtbaren Kosmos, dem nun der unsichtbare Kosmos zugrunde liegt. In diesen unsichtbaren Kosmos treten wir ein, wenn wir durch die Pforte des Todes treten. Rhythmisches Leben ist dasjenige Leben, das unserem Gefühlsleben zugrunde liegt. In das rhythmische Leben des Kosmos treten wir ein in der Zeit, die wir durchleben zwischen dem Tod und einer neuen Geburt. (179, 73ff.)

Atmung und Blutgeschehen

Die Lunge nimmt *mit* der eingeatmeten Luft die Kräfte des Kosmos auf. In diesen Kräften strömen die Weltgedanken ein. Diese sind ja *dasselbe*, was im Menschen als Wachstums- und Gestaltungskräfte wirkt. Im Eintreten in den Organismus durch die Lunge metamorphosieren sich die Weltgedankenkräfte, indem sie sich zugleich gabeln. Das heißt, ein Teil geht (im wesentlichen aufwärts) in die Nerven-Sinnes-Organisation und wird die physische Stütze der Menschen-Gedanken; ein andrer Teil geht (im wesentlichen abwärts, zum Herzen) in den Stoffwechsel-Gliedmaßen-Organismus und wird da einverwoben den Gliedern der Menschen-Organisation, die im weitesten Sinne mit den Kräften der Erde zusammenhängen. Um in diesem Punkte richtig zu sehen, muß man das Folgende bedenken. Der Mensch stellt sich durch sein Stoffwechsel-Gliedmaßen-System in das Wirken der Erde hinein. Man sehe darauf, wie der Mensch geht: Er setzt das Bein vor, das heißt er bringt es in eine ganz bestimmte Lage zur Schwerkraft der Erde. Und so verläuft [das] Bewegen des Menschen in der Erdendynamik drinnen. Der Stoffwechsel verläuft im *Erdenchemismus*. Diese Erdendynamik und dieser Erden-Chemismus hören über das rhythmische System hinüber auf. Es ist eine völlige Illusion, zu glauben, daß im Nerven-Sinnes-Menschen Irdisches wirkt. Man sieht daraus, daß mit der Atmung in die Lunge Außerirdisches aufgenommen wird. Dies wird dann übergeleitet in Irdisches. Die Atemströmung ist die verfeinerte Wiederholung des Herabsteigens des Menschen aus der geistigen in die physische Welt durch die Geburt. Nur werden bei diesem Herabsteigen in die physische und ätherische Organisation die Kräfte geschickt, während beim Atmen die Kräfte einströmen, die dem physischen und ätherischen Korrelat von Astralleib und Ich entsprechen. So wird in der Atmung vom Kosmos in den Menschen hinein gebildet und gestaltet. Anders bei der Blutzirkulation. Dies kommt von dem her, was in Erdendynamik und Erden-Chemismus eingegliedert ist. Aber indem Blut aus der Sphäre von Erdendynamik und Erden-Chemismus in das Herz strömt, nimmt es die Impulse des menschlichen astralischen Leibes und des Ich auf. Und so ist im Herzblut Geist und Seele des Menschen hinstrebend aus dem individuellen Sein zum kosmischen Sein. Blut im Herzen nach dem Atem in der Luft strebend ist Streben des Menschen nach dem Kosmos. Atemluft in der Lunge nach dem Blute des Herzens strebend ist Begnadung des Menschen durch den Kosmos. Blut nach dem Herzen strebend ist der verfeinerte Prozeß des Sterbens. Blut als Träger von Kohlensäure aus dem Menschen strebend stellt den verfeinerten Sterbeprozeß dar. So strömt im Blutlauf der Mensch

fortdauernd in den Kosmos hinein, ein Vorgang, der nach dem Tode radikal sich gestaltet, indem er vom Blute aus den ganzen physischen Menschen ergreift. [...]
Das Christus-Mysterium ist die Enthüllung des großen Wunders, das sich *zwischen* Herz und Lunge abspielt: Der Kosmos wird Mensch; der Mensch wird Kosmos. Die *Sonne* trägt den Menschen aus dem Kosmos zur Erde; der *Mond* trägt den Menschen von der Erde in den Kosmos. Ins Grosse umgesetzt: Was von der Lunge zum Herzen strömt, ist menschliches Korrelat des Herabsteigens des Christus auf die Erde; was vom Herzen nach der Lunge kraftet ist menschliches Korrelat des Hindurchführens des Menschen nach dem Tode durch den Christus-Impuls in die Geistes-Welt. Insofern lebt das Geheimnis von Golgatha auf menschlich-organhafte Art zwischen Herz und Lunge. (Selg, S. 690ff.)

d) Über das Leber- und Gallesystem

Zur physiologischen Gesamtbedeutung und spezifischen Situation der Leber im Organismus

Der Mensch hat in sich – wenn ich mich so ausdrücken darf – einen Chemikator. Er hat etwas von der himmlischen Sphäre in sich, in der der Ursprung der chemischen Aktionen liegt. Und das ist recht stark lokalisiert im Menschen, was da so wirkt, das ist nämlich lokalisiert in der Leber. Und studieren Sie diese ganze merkwürdige Tätigkeit, welche die Leber im menschlichen Organismus entfaltet, all den Anteil, den sie hat auf der einen Seite, indem sie, ich möchte sagen, wie saugend wirkt auf die Beschaffenheit des Blutes, auf der anderen Seite, indem sie regulierend wirkt durch die Gallenabsonderung im menschlichen Organismus, für die ganze Zubereitung der Blutflüssigkeit. Sehen Sie diese ganze ausgebreitete Tätigkeit der Leber an, und Sie werden in ihr erblicken müssen dasjenige, was, wenn es zu Ende studiert wird, die Chemie, die wirkliche Chemie gibt, denn unsere äußerliche Chemie ist ja auf der Erde gar nicht in ihrer Wirklichkeit zu finden. Die müssen wir ja als ein Spiegelbild der außermenschlichen chemischen Sphäre ansehen. Aber wir können auch diese außerirdische Sphäre studieren, inden wir alle die wunderbaren Wirkungen der menschlichen Leber studieren. (312, 221)

Die Außenwelt wirkt in der Leber so, wie wenn der andere Organismus fast gar nicht da wäre. Es ist das die besondere Art der Leberfunktion. (319, 126)

Die Leber verhält sich [...] anders, ganz anders als andere Organe. Sie kann in hohem Grade vom Astralleib deformiert werden, ohne Schmerz hervorzurufen, ohne daß unmittelbar im Leberorgan Schmerz auftritt. Daher sind Leberkrankheiten so verborgen, so verschmitzt, weil sie sich nicht durch Schmerz ankündigen. Das rührt daher, daß die Leber dasjenige Organ ist, das eigentlich durch seine ganze Konstitution eine Enklave in der menschlichen Organisation ist. In der Leber spielen sich Prozesse ab, die von allen Prozessen, die im menschlichen Organismis vorkommen, am meisten ähnlich sind den Prozessen in der Außenwelt, so daß tatsächlich in der Leber der Mensch am meisten nicht Mensch ist. Er hört auf in der Leber, Mensch zu sein. Er wird Außenwelt, er hat im Inneren ein Stück Außenwelt. Das ist sehr interessant. Wir haben Außenwelt, wir haben den Menschen, und im Menschen wiederum etwas, was wie ein Stück Außenwelt ist. Es ist so, wie wenn gewissermaßen in die menschliche Organisation eine Art Loch hineingeschlagen wäre **(Abb. 83)**. Und geradeso wie es nicht weh tun würde, wenn sich der Astralleib in [ein] Tuch hineindrücken würde, ebenso wenig würde es weh tun, wenn der Astralleib in die Leber hineindrückt. Zerstören kann der Astralleib, aber weh tun kann er nicht, soweit die Leber in Betracht kommt, weil das Leberorgan dasjenige Organ ist, das ausgespart ist, wo innerlich wie in einer Enklave ein Stück Außenwelt im menschlichen Organismus auftritt. [...] Sie werden finden in der gebräuchlichen physiologischen und anatomischen Literatur die mannigfaltigsten Angaben über die Leber. Sie werden sie begreifen, wenn Sie wissen, die Leber ist dasjenige im Inneren des Menschen, was diesem Menschen am meisten fremd ist. (316, 36f.)

In der Leber sind die Äther- und Astralkräfte im Gegensatz zu allen anderen Organen, wo eine innige Durchdringung und Verbindung da ist, nur miteinander gemischt. In der Leber hat der Mensch in sich selbst ein Stück Außenwelt, und darum ist ja das Pfortadersystem ausgebildet. (Degenaar, 94)

Über die Leber als Sinnesorgan

[...] Die Leber ist so, daß sie nach allen Seiten abgeschlossen ist zunächst, aber sie ist wie ein Sinnesorgan, dasjenige Sinnesorgan, das in der Tat im Unbewußten eine hohe Empfindlichkeit für den Ernährungswert der einzelnen Substanzen aufweist, die wir in uns aufnehmen. Und wir müssen sagen, erst dann versteht man dasjenige, was in der Verdauung, in der Ernährung vor sich geht, wenn man der Leber nicht nur zuschreibt jene physischen Prozesse, die ihr heute vielfach zugeschrieben werden. Die sind nur der Ausdruck für Geistig-Seelisches. Wir müssen der Leber zuschreiben, ein innerliches Sinnesorgan zu sein für die Ernährungsprozesse. Und sie steht, denken Sie doch, den Erdensubstanzen damit viel näher als unsere gewöhnlichen Sinnesorgane. Mit dem Auge sind wir zunächst dem Äther ausgesetzt als Wirkung, mit dem Ohr der Luft; die Leber ist unmittelbar den stofflichen Qualitäten der Außenwelt ausgesetzt und muß diese stofflichen Qualitäten wahrnehmen. (316, 38)

Die Organe des Stoffwechsels sind auch Sinnesorgane, nur sind sie Sinnesorgane, welche nicht nach außen gerichtet sind, sondern nach den Vorgängen innerhalb der menschlichen Haut. Und so finden wir zum Beispiel, daß der Mensch in seiner Kopforganisation, nach außen gerichtet, das Geruchsorgan hat; mit dem riecht er, was in seiner Umgebung außen ist. Diesem Geruchsorgan korrespondiert unter den Verauungsorganen die Leber. Die Leber riecht gewissermaßen, was im Inneren des Menschen, in ihrer Umgebung ist. [...] [Der Geisteswissenschaftler] sieht nicht die Leber bloß als dasjenige an, als was sie sich darstellt gegenüber dem Anatomen, der die Leichen seziert, sondern er sieht die Leber als ein innerlich gebildetes Organ an, welches in seiner äußeren Form abweicht von dem Geruchsorgan, dennoch aber eine Metamorphose dieses Geruchsorganes darstellt. (325, 146f.)

Die Leber ist [...] da, um den ganzen Menschen innerlich wahrzunehmen, innerlich aufzufassen. Die Leber hat eine Sensitivität für den ganzen Menschen. Daher ist sie auch anders organisiert als andere Organe. In andere Organe geht ein gewisses Quantum von Arterienblut hinein und Venenblut heraus. Die Leber hat eine Extraanordnung. Es geht eine besondere Vene in die Leber hinein, die die Leber mit besonderem Venenblut versorgt. Das bewirkt, daß die Leber gerade im Menschen drinnen eine Art Außenwelt ist. Daher ist der Mensch durch die Leber befähigt, sich wahrzunehmen, aber das wahrzunehmen, was auf seinen Organismus wirkt. Die Leber ist ein außerordentlich feines Barometer für die Art und Weise, wie der Mensch der Außenwelt gegenübersteht. (305, 149)

Die Leber verspürt – besonders, wenn sie frisch ist, beim Kinde – den Geschmack, aber auch die Güte der Milch, die das Kind an der Mutterbrust saugt. Und viel später noch nimmt die Leber alles wahr, was an Nahrungsmitteln in dem menschlichen Körper sich auslebt. [...] Die Leber nimmt wahr, ob der Sauerkohl, den ich esse, dem Körper nützlich oder schädlich ist, ob die Milch, die ich trinke, dem Körper nützlich oder schädlich ist. Die Leber nimmt das fein wahr, und die Leber gibt die Galle ab, und die Galle wird abgegeben – das ist wirklich so – wie das Auge die Tränen abgibt. Wenn der Mensch traurig wird, fängt er an zu weinen. Die Tränen kommen nicht umsonst aus dem

Auge. Mit dem Wahrnehmen, mit dem Bemerken von den Dingen hängt das Traurigwerden zusammen. Und ebenso hängt das Absondern der Galle damit zusammen, daß die Leber wahrnimmt, ob irgend etwas dem Körper schädlich oder nützlich ist. Sie sondert mehr oder weniger Galle ab, je nachdem wie schädlich es ist, was der Mensch bekommt. (347, 70f.)

Die Leber ist fortwährend traurig, weil so wie der menschliche Organismus schon einmal ist im Erdenleben, man traurig werden kann, wenn man ihn von innen anschaut, denn er ist zum Höchsten veranlagt, aber er schaut eben doch nicht so besonders gut aus. Die Leber ist eben immer traurig. Deshalb sondert sie immer einen bitteren Stoff ab, die Galle. Was das Auge mit den Tränen tut, das macht die Leber für den ganzen Organismus in der Gallenabsonderung. (347, 93)

Wenn [...] einer alt geworden ist, dann dient ihm die Leber nicht mehr so gut, diese Dinge, die in den Magen kommen, zu beurteilen, ob sie nützlich oder schädlich sind. Da wird nicht mehr so gut abgehalten. Die Leber bewirkt, wenn sie gesund ist, daß die nützlichen Stoffe im Körper verbreitet und die schädlichen abgehalten werden. Wenn aber die Leber schadhaft geworden ist, dann kommen auch die schädlichen Stoffe in die Darmdrüsen, in die Lymphe, und gehen dann im Körper herum und erzeugen allerlei Krankheiten. Und das macht es, daß derjenige, der alt geworden ist als Mensch, seinen Körper innerlich nicht mehr so wahrnehmen kann wie er ihn früher durch die Leber wahrnehmen konnte. [...] Er ist, ich möchte sagen, für seinen Körper innerlich blind geworden. Wenn man [...] innerlich blind ist, dann gehen die Vorgänge nicht mehr ordentlich vor sich, dann kommt sehr bald der Darmkrebs, oder Magen- oder Pförtnerkrebs, oder irgend etwas, wo die Leber nicht in Ordnung ist. Dann ist der Körper nicht mehr zu gebrauchen. Dann können aber auch die neuen Stoffe, die fortwährend abgestoßen werden müssen, nicht mehr ordentlich in den Körper eingefügt werden. (347, 77f.)

Die Leber in ihrer Beziehung zur Flüssigkeitsorganisation des Menschen

Wenn [die Leber] sich auch scheinbar abschließt im menschlichen Organismus, so ist sie doch im hohen Grade der Außenwelt zugeordnet. Und zwar können Sie diese Zuordnung zu der Außenwelt dadurch konstatieren, daß Sie gewissermaßen das Leberbefinden immer abhängig finden werden von der Wasserbeschaffenheit eines Ortes. Eigentlich müßte immer die Wasserbeschaffenheit eines Ortes studiert werden, um das Leberbefinden der Menschen, die diesen Ort bewohnen, richtig ins Auge fassen zu können. Es ist fördernd für die Entwickelung der Leber das Schmecken, was gleichbedeutend wäre, wenn es im Überflusse geschähe, mit der Entartung der Leber; es ist gleichbedeutend mit der Entartung der Leber ein im Menschen zu großes, zu stark vorhandenes Genießen. Das innerliche Genießen, ich möchte sagen, die Fortsetzung desjenigen, was sich auf den Gaumen und die Zunge beschränken sollte, das, was das Angenehm-, Sympathisch- oder auch Unsympathisch-, Unangenehm-Empfinden der Speisen mehr fortsetzt in das Innere, ist dasjenige, was zur Leberentartung führt. Und daher ist es notwendig, daß man auf dieses sieht und daß man den Versuch macht, Menschen, welche irgendwelche Schädigungen im Leberleben haben, was ja oftmals sehr schwer zu konstatieren ist, daran zu gewöhnen, den Geschmack zu studieren, am Geschmack selber als solchem etwas zu finden. Es wird außerordentlich schwierig sein, die innere Beziehung des Leberlebens zur Beschaffenheit des Wassers an irgendeinem Orte selber gründlicher zu studieren, weil die Abhängigkeiten außerordentlich feine sind und man zum Beispiel darauf Rücksicht zu nehmen hat, daß in Orten, wo, sagen wir, das Wasser sehr kalkhaltig ist, eben andere Leberleiden sich entwickeln als in Orten, wo das Wasser weniger kalkhaltig ist. Man wird eben gut tun, darauf zu achten und immer sein Augenmerk darauf zu richten, daß das Leberleben gefördert wird dadurch, daß man möglichst doch den Kalk fernhält von dem Wasser. Natürlich, man muß dann Mittel und Wege finden, um das zu vollziehen. (312, 179f.)

Zur physiologischen und pathologischen Beziehung der Leber- und Galleprozesse

Die Galle ist ein reines Innenweltorgan, das sich vor der Leber immer zurückzieht. Bei den Entzündungen im Lebergebiet haben wir ein zu starkes Hereinwirken der Leber in die Galleprozesse. (Degenaar, 94)

Die Relation zur Seele – vom Willensaspekt des Leberprozesses

Sie [die Leber] ist im eminentesten Sinne dasjenige Organ, das dem Menschen die Courage gibt, eine ausgedachte Tat in eine wirklich ausgeführte umzusetzen. [...] Die Leber vermittelt immer das Umsetzen der vorgenommenen Ideen in die durch die Gliedmaßen durchgeführten Handlungen. (317, 22)

Die Galleprozesse und das seelische Leben

Meine Herren, wenn Sie keine Galle hätten, wären Sie sonderbare Leute. Sie verteilt sich natürlich in ganz kleine Mengen, aber sie muß im ganzen Körper sein. Wenn Sie keine Galle hätten, wären Sie fürchterliche Phlegmatiker; die Hände, die Arme, den Kopf ließen Sie hängen, und es wäre Ihnen zuwider, wenn Sie jemand ein Wort als Antwort geben sollten und so weiter. Also Sie wären ganz latschete, phlegmatische Leute, wenn Sie keine Galle hätten. Galle muß der Mensch haben; die Galle muß aus der Leber kommen. Und wenn die Leber verhältnismäßig klein ist, so wird eben der Mensch phlegmatisch; wenn die Leber verhältnismäßig groß ist, so hat der Mensch viel Feuer in sich, denn die Galle macht Feuer. Und sehen Sie, es kann auch in einem Menschen zuviel Galle sein, er kann zuviel Galle erzeugen; dann hat er eigentlich die Lust, wenn man nur ein bißchen was zu ihm sagt, einem ein paar herunterzuhauen. Namentlich bei den jähzornigen Leuten fließt aus der Leber fleißig Galle heraus; da fließt viel Galle in den Nahrungssaft und in das Blut über. So daß, wenn Sie innerlich den Menschen beobachten, zu dem Sie etwas sagen oder dem irgend etwas nicht gefällt, das auf ihn einen besonderen Eindruck macht – flugs rinnt viel Galle aus der Leber heraus und verbreitet sich sehr schnell in dem ganzen Körper, und er haut Ihnen ein paar herunter, oder er schimpft wie ein Rohrspatz. Das ist es, was man innerlich beobachtet, wenn ein Mensch zuviel Neigung hat, Galle abzusondern. Aber wie gesagt, wenn er gar keine Galle absondern würde, würde er gar kein Feuer haben, sondern so daherschlapfen, wie ich es Ihnen gesagt habe. Also Sie sehen, die Gallenabsonderung ist ja etwas, was unbedingt zur Absonderung des Menschen gehört. Ich weiß nicht, ob schon irgend jemand von Ihnen die Galle gekostet hat: sie schmeckt furchtbar bitter, richtig giftig, und eine größere Menge von der Galle richtig durch den Mund aufgenommen, ist auch ein Gift. Das hängt zusammen mit dem, was ich Ihnen am letzten Mittwoch gesagt habe. Ich hatte Ihnen gesagt: Wenn der Mensch lebendig wird, sich bewegt, geht, auch wenn er schimpft und Ihnen ein paar herunterhaut, ja, da gibt es so viel Gift, daß er die Neigung hat, viel von dem Zyankali, von dem ich Ihnen da gesprochen habe, zu erzeugen. Das muß er mit dem Blut vermischen. Ich habe viele Fälle schon kennengelernt, wo Leute einfach durch ihren Zorn eine innere Blutvergiftung bekommen haben. Man kann so zornig werden, besonders wenn man schnell zornig wird, daß man durch diesen Zorn überflüssig viel Galle absondert – eigentlich zunächst viel Zyan, dann Galle. Dann kriegt man eine furchtbare Giftmischung ins Blut, und da ruiniert man dann das Blut. Es kommt eine furchtbare Blutvergiftung durch den Zorn. Daraus sehen Sie, wie notwendig und wie schädlich wiederum beim Menschen dasjenige sein kann, was irgendein Organ seines Leibes tut. Denn alles, was geschieht, hängt mit dem Seelischen wiederum zusammen. Der Zorn ist etwas Seelisches, die Gallenabsonderung ist etwas Physisches; aber es gibt nichts im Menschen, das nicht zugleich seelisch ist und alles Seelische hat irgendwie eine physische Form. (351, 54f.)

Zur notwendigen Überwindung der Leberprozesse

Es ist Ihnen bei der menschlichen Evolution in der Saturnentwickelung klargelegt worden, daß durch die Kräfte des Saturn die Sinne in ihrer ersten Anlage zustande gekommen sind. So wirkt auch heute der Saturn immer noch auf den Menschen ein, und unter den menschlichen Organen, den leiblich-inneren Organen ist es die Leber, auf welche die Saturnkräfte einen starken und intensiven Einfluß haben. Daher muß der Mensch, weil er ja auf dem Wege ist, sich immer mehr und mehr über alles Saturnische hinauszuentwickeln, hinauswachsen über die Kräfte, die in seiner Leber verankert sind. In der Leber sind in der Tat diejenigen Kräfte des Menschen verankert, über die der Mensch immer mehr und mehr hinauswachsen muß, die aber notwendig waren, damit der Mensch zu seiner gegenwärtigen Form und Gestalt gekommen ist. Und die Leber ist dasjenige Organ, das die Kräfte enthält, die der Mensch am meisten überwinden muß. Sie können das an einer äußeren Offenbarung, an einem äußeren Ausdruck in einer gewissen Weise nachprüfen. Sie können sich zum Beispiel überzeugen, daß in der Zeit, in welcher der Mensch vor allem seinen Körper aufbaut, also in der Zeit vor seiner Geburt und gleich nach der Geburt, die Leber im Verhältnis zum übrigen Körper die größte Ausdehnung hat. Dann wird sie im Verhältnis zum übrigen Körper immer kleiner und kleiner. Wenn Sie das Größenverhältnis der Leber zum übrigen menschlichen Leib angeben wollten unmittelbar bei der Geburt, so könnten Sie sagen, es sei wie eins zu achtzehn, während die Leber später so weit zurückgeht, daß sie sich zum übrigen Leib verhält wie eins zu sechsunddreißig. Sie geht verhältnismäßig auf die Hälfte zurück, und der Mensch überwindet schon durch seine rein natürliche Entwickelung die Kräfte, die in der Leber verankert sind. Indem der Mensch auf der Erde die Anwartschaft erhält, sich zu immer höherer Geistigkeit zu entwickeln, hat er damit als äußeren physischen Ausdruck die Fähigkeit erlangt, die Leberkräfte zu überwinden. In gewisser Weise ist das entgegengesetzte Organ zu der Leber die Lunge, jenes Organ, das nicht alles Egoistische in den Menschen hineinstopft – denn das tut die Leber –, sondern das den Menschen frei nach außen öffnet, wo er durch die Luft, die er aufnimmt und wieder abgibt, in einer fortwährenden Kommunikation mit der Außenwelt steht. In der Lunge findet eine Verbrennung statt. Das rotblaue, kohlenstoffreiche Blut kommt in die Lunge und wird durch die Verbindung mit dem Sauerstoff zu rotem, lebensfähigem Blut umgewandelt. Wie sich bei einer brennenden Flamme die Stoffe mit dem Sauerstoff verbinden, so findet auch in der Lunge ein Verbrennungsprozeß statt. Atmen ist in einer gewissen Weise ein Verbrennungsvorgang, und mit diesem Atmungs- und Brennvorgang ist dem Menschen die Anwartschaft gegeben zu immer höherer und höherer Entwickelung. Aufgebaut haben den Menschen jene Kräfte, die ihren letzten Abschluß erlangen in der Leber. Diesen ihn an die Erde fesselnden Kräften werden ihn diejenigen Kräfte entreißen, die er wie ein Feuer aus der Luft empfängt. Das Feuer, das der Mensch aus der Luft empfängt, das sich in seiner Atmung ausdrückt, ist dasjenige, was ihn zu immer höheren und höheren Sphären hinaufführt. (102, 27f.)

e) Über das Nieren- und Blasensystem

Die Nierentätigkeit im Stoffwechselgeschehen und in Bezug zur oberen Organisation des Menschen

Ja, aber, meine Herren, wenn die Leber eine Art inneres Auge ist, das die ganze Darmtätigkeit abtastet, dann muß die Leber ja auch eine Art Gehirn haben, so wie das Auge das Gehirn zur Verfügung hat. Sehen Sie, die Leber kann zwar das alles anschauen, was im Magen vor sich geht, wie im Magen der ganze Speisebrei durchmischt wird mit Pepsin. Die Leber kann dann, wenn der Speisebrei durch den sogenannten Magenpförtner in den Darm eintritt, sehen, wie im Darm der Speisebrei weiterrückt, wie er in diesem Speisebrei aber immer mehr die brauchbaren Teile absondert durch die Wände des Darmes, wie dann die brauchbaren Teile in die Lymphgefäße übergehen und von diesen Gefäßen dann ins Blut eindringen. Aber von da ab kann die Leber nichts mehr tun. Geradesowenig wie das Auge denken kann, so wenig kann die Leber die weitere Tätigkeit tun. Da muß zu der Leber ein anderes Organ kommen, wie zum Auge das Gehirn kommen muß.
Und geradeso wie Sie in sich die Leber haben, die fortwährend Ihre Verdauungstätigkeit anguckt, so haben Sie in sich auch eine Denktätigkeit, von der Sie im gewöhnlichen Leben gar nichts wissen. Diese Denktätigkeit – das heißt, Sie wissen von der Denktätigkeit nur nichts, von dem Organ wissen Sie schon –, diese Denktätigkeit, die geradeso hinzugefügt wird der Wahrnehmungstätigkeit, der Auffassungstätigkeit der Leber, wie durch das Gehirn der Wahrnehmungstätigkeit des Auges das Denken hinzugefügt wird, die haben Sie nämlich, so sonderbar es Ihnen scheint, durch die Niere, das Nierensystem. Das Nierensystem, das sonst für das gewöhnliche Bewußtsein nur das Urinwasser absondert, ist gar kein so unedles Organ, wie man es immer anschaut, sondern die Niere, die sonst eben nur das Wasser absondert, die ist dasjenige, was zur Leber gehört und was eine innere Tätigkeit ausübt, ein inneres Denken. Die Niere steht auch mit dem anderen Denken im Gehirn durchaus in Verbindung, so daß, wenn die Gehirntätigkeit nicht in Ordnung ist, auch die Tätigkeit der Niere nicht in Ordnung ist. (347, 85f.)

Die Niere ist eine Art Gehirn des unteren Menschen, und die Nebenniere ist eine Art Regulator nach dem mittleren Menschen hin, ähnlich wie die Milz in bezug auf die Verdauung. Wie der obere Mensch seine Vermittlung zum mittleren hat, so der untere durch die Nebennieren. (Degenaar, 94)

Die Nieren und die luftförmige Organisation des Menschen

So kommen wir [...] dahin, in Nierentätigkeit, Lebertätigkeit, Lungentätigkeit dasjenige zu sehen, was im Innern des Menschen sich abspielt als entsprechend im Äußeren der Lufttätigkeit, entsprechend der Tätigkeit im Wasser, entsprechend der Tätigkeit in der festen Erde. Der Tätigkeit in der Luft entspricht all dasjenige, was sich an das Nierensystem im weiteren Sinne anschließt, was vor allen Dingen auch mit all den Harnfunktionen zusammenhängt. Dasjenige, was verwandt ist dem System, das wir da in Betracht ziehen, wenn wir seine nach innen gelegensten Teile, die Niere, ins Auge fassen, das ist dasjenige, was unter gewissen Umständen Atemnot hervorrufen kann, Bedürfnis zum Atmen [...]. So daß wir sagen können: Die tieferen Gründe für Störungen des Atmungssystems, für Atemnot, müssen wir eigentlich im Nierensystem suchen. (312, 224f.)

Über die Niere und das Herz in ihrem Bezug zum seelisch-geistigen Leben

Wir haben ja in jedem Organ das äußere Zeichen zu sehen für einen geistigen Zusammenhang, in dem der Mensch mit der ganzen Welt steht. Wenn wir auf das Menschenherz hinsehen, so haben wir im Herzen alles dasjenige konzentriert, wodurch der Mensch zusammenhängt mit denjenigen Kräften, die das Willensartige seiner Gedanken ausmachen, also man möchte sagen, nicht den Gedankeninhalt, sondern das Willensmäßige seiner Gedanken, sein Wollen im Geiste. In den Nieren haben wir alles dasjenige zu suchen, was das Gefühlsmäßige der menschlichen Seele ist; so daß wir gerade, wenn wir sagen «Jemanden prüfen auf Herz und Nieren», wir eben anschaulich konkret und deshalb auch wahr dasjenige sagen, was abstrakt in unserer heutigen intellektualistischen Sprache heißen würde, man prüft jemanden seinem Wollen und seinem Fühlen nach, nicht bloß dem Inhalt seiner Gedanken nach, sondern man prüft jemanden seiner eigentlichen Gesinnung nach, wenn man ihn auf Herz und Nieren prüft. (343, 629)

Über die Nierenausscheidung, das Herzsystem und den Kohlensäureprozeß

Wenn Sie zunächst die Substanzen nach dem verfolgen, was sie im Riechen und Schmecken darbieten – und das Riechen weist uns ja nur hinaus auf die

übrige sichtbare Welt, das Schmecken hinein nach dem, was verborgen im Organismus liegt –, wenn Sie die Verdauung danach beachten, so werden Sie sich sagen: Für dasjenige, was sich abspielt im Beginne des Verdauungsprozesses, fließen so die Substanzen ineinander, sie vermischen sich. Im Verlaufe aber des organischen Prozesses hat es der Mensch zu tun mit dem Wiederscheiden des Zusammengeflossenen, mit dem Wiederauseinanderbringen nicht so sehr des Substantiellen als des Prozessualen. Und dieses Auseinanderbringen, dieses Wiederscheiden des in der Nahrungsaufnahme Zusammengekommenen, gehört eigentlich sehr stark zu den Aufgaben des Organismus. Zunächst hat der Organismus es zu tun mit einer Hauptscheidung des Zusammengekommenen, nämlich auf der einen Seite nach der Ausscheidung alles desjenigen, was eben durch den Darm ausgeschieden werden soll, und nach der Ausscheidung alles desjenigen, was durch den Urin ausgeschieden werden soll.
Damit nähern wir uns schon einem Organsystem, dem gegenüber die ärztliche Intuition ungemein stark in Betracht kommen wird beim Heilen. Wir nähern uns dem im menschlichen Organismus so wunderbar wirkenden Nierensystem mit seinen ganz merkwürdigen Verzweigungen, auch in seinen Prozessen. Davon jedoch später. Nun handelt es sich darum, daß ja, wie sich gezeigt hat in den verflossenen Vorträgen, alles dasjenige, was Ausscheidung durch das Gedärm ist, wiederum zusammenhängt mit den Vorgängen im Kopfe, daß das zwei zusammengehörige Dinge sind. Ebenso hängt zusammen alles dasjenige, was beim Urin abgeht, mit alledem, was sich vollzieht prozessual um das Herz herum, im Herzsystem. Man hat es im wesentlichen zu tun bei all dem, was die Ausscheidungen durch das Gedärm sind, mit einer menschlichen Nachbildung des Verkieselungsprozesses, bei all dem, was in der Urinbildung vorliegt, mit einer Nachbildung des Kohlensäureprozesses. Diese Zusammenhänge sind es, die dann eine Verbindung schließen lassen zwischen dem, was sich im gesunden Menschen abspielt, und dem, was sich im kranken Menschen abspielen muß. (312, 184f.)

Funktionelle Aspekte der Nierenausscheidung – über das Wirken der Harnblase

Die Blase ist eigentlich im wesentlichen ein Zugmittel. Sie wirkt, ich möchte sagen, als Aushöhlung im menschlichen Organismus, sie zieht. Sie ist im Grunde genommen davon abhängig, daß der menschliche Organismus an dieser Stelle ausgehöhlt ist. Es ist geradeso eine Wirkung der Blase zum übrigen Organismus, wie sie ausgeht von einer Gaskugel im Wasser drinnen. Wenn Sie eine Gaskugel, also eine Kugel aus verdünnter Substanz, allseitig vom Wasser umschlossen haben, also von einer dichteren Substanz, so ist diese Wirkung, die ausgeht von dieser verdünnten Kugel, ähnlich der Wirkung der ganzen Blase auf den menschlichen Organismus. Das macht, daß der Mensch mit Bezug auf all dasjenige, was die Blase bewirken soll, sich stört, wenn er wenig Gelegenheit hat, Innenbewegungen richtig zu vollziehen, wenn er also, ich will sagen, nicht die richtige Sorgfalt verwendet auf das Essen selber, wenn er schlingt, statt zu kauen, und dadurch den ganzen Verdauungsvorgang stört, wenn er nicht das richtige Maß von Ruhe und Bewegung einhält während des Verdauungsvorganges selber und so weiter. Alles dasjenige, was innerlich die innere Beweglichkeit stört, das stört auch das, was man nennen könnte das Blasenleben. Nicht wahr, der Mensch ist so, daß Sie ihm allenfalls noch verordnen können irgendeine beseelte Bewegung, wenn Sie bei ihm Unregelmäßigkeiten im Herzen vermuten, aber er nimmt nicht gerne etwas an, wenn Sie veranlassen wollen, seine innere Bewegung zu regulieren, da ja das in seinen Gewohnheiten liegt. Sie werden aber da sofort zurecht kommen, wenn Sie versuchen, einen Menschen, der nicht geneigt ist, sagen wir, dem Körper die nötige Ruhe zu lassen, indem er schlingt oder indem er sonst irgendwie seine Verdauung stört, ich möchte sagen, meteorologisch zu heilen, das heißt, in eine Luft zu bringen, die sauerstoffreicher ist, in der er mehr atmen muß, in der er also auf den Atmungsprozeß unbewußt größere Sorgfalt verwenden muß. Dann geht diese Regulierung des Atmungsprozesses über auf die Regulierung des übrigen organischen Prozesses, und Sie werden finden, daß, wenn Sie entweder künstlich oder besser natürlich den Menschen, der unter solchen unregelmäßigen Funktionen der Blase leidet, in andere Luft bringen, die sauerstoffreicher ist, dann ein gewisser Ausgleich einfach durch diese Änderung der Lebensweise herbeigeführt wird. (312, 178f.)

f) Über die Milz

Milztätigkeit und Nahrungsverwandlung

Der inneren Betrachtung [...] stellt sich die Milz dar als ein Organ, das durch mannigfache innere Kräfte in eine beständige rhythmische Bewegung gebracht wird. Wir überzeugen uns schon bei einem solchen Organ davon, daß im Grunde genommen in der Welt ungeheuer viel auf Rhythmus ankommt. Eine Ahnung von der Bedeutung des Rhythmus im Gesamtleben der Welt können wir ja bekommen, wenn wir den äußeren Rhythmus des Kosmos wiedererkennen im Blut-Pulsschlag. Auch äußerlich können wir den Rhythmus in den Organen, auch in dem Organ der Milz, ziemlich genau verfolgen. Für den, der mit nach innen gewendetem hellseherischen Blick die Organe anschaut, dem offenbaren sich die Differenzierungen der Milz wie in einem Lichtkörper, sie sind dazu da, um der Milz einen gewissen Rhythmus im Leben zu geben. Dieser Rhythmus unterscheidet sich von anderen Rhythmen, die wir sonst gewahr werden, ganz beträchtlich. Und gerade bei der Milz ist es interessant zu studieren, wie sich dieser Rhythmus der Milz ganz beträchtlich unterscheidet von jedem anderen Rhythmus; er ist nämlich weit weniger regelmäßig als andere Rhythmen. Warum? Dies ist aus dem Grunde der Fall, weil die Milz in einer gewissen Weise naheliegt dem menschlichen Ernährungsapparat und mit demselben etwas zu tun hat. Das werden Sie gleich verstehen, wenn wir ein wenig darauf Rücksicht nehmen, wie ungeheuer regelmäßig beim Menschen der Rhythmus des Blutes sein muß, damit das Leben in einer richtigen Weise aufrechterhalten werden kann. Das muß ein sehr regelmäßiger Rhythmus sein. Aber es gibt einen anderen Rhythmus, und der ist nur in geringem Maße regelmäßig, obwohl von ihm zu wünschen wäre, daß er durch die Selbsterziehung der Menschen immer regelmäßiger und regelmäßiger würde, namentlich in dem kindlichen Lebensalter: das ist der Rhythmus, in dem wir uns ernähren, der Rhythmus von Essen und Trinken. Einen gewissen Rhythmus hält darin ja wohl ein einigermaßen ordentlicher Mensch ein; er nimmt zu bestimmten Zeiten seine Tagesmahlzeiten, das Frühstück, das Mittagessen und das Nachtmahl ein, so daß er dadurch doch einen gewissen Rhythmus hat. Aber wie ist es mit diesem Rhythmus eigentlich bestellt? In vieler Hinsicht – das ist ja traurig bekannt – wird diese Regelmäßigkeit durchbrochen durch das Entgegenkommen vieler Eltern gegenüber der Genäschigkeit ihrer Kinder, denen man einfach dann etwas gibt, wenn sie gerade danach Verlangen haben, wobei abgesehen wird von allem Rhythmus. Und auch die Erwachsenen sind nicht gerade so ungeheuer darauf aus, immer einen genauen Rhythmus in bezug auf Essen und Trinken einzuhalten. Das soll gar nicht in pedantischer oder moralisierender Weise gemeint sein, denn das moderne Leben macht das nicht immer möglich. Wie unregelmäßig die Nahrung in den Menschen hineingestopft wird, wie unregelmäßig namentlich getrunken wird, das ist ja hinlänglich bekannt und soll nicht getadelt, sondern nur erwähnt werden. Es muß aber das, was wir in einer mangelhaften rhythmischen Art unserem Organismus zuführen, allmahlich so umrhythmisiert werden, daß es sich in den regelmäßigeren Rhythmus des Organismus einfügt; es muß so umgeschaltet werden, daß wenigstens die gröbsten Unregelmäßigkeiten in der Nahrungsaufnahme beseitigt werden. Nehmen wir an, ein Mensch sei durch seinen Beruf gezwungen, um acht Uhr morgens zu frühstücken und um ein oder zwei Uhr zu Mittag zu essen, und diese regelmäßige Tageseinteilung sei ihm eine Gewohnheit. Nun nehmen wir weiter an, er würde zu einem guten Freunde gehen, und da gebiete es ihm die sonst ja nicht genug zu lobende Höflichkeit, zwischen diesen beiden Mahlzeiten eine Erfrischung zu sich zu nehmen. Damit hat er den gewohnten Rhythmus seiner Nahrungsaufnahme in einer ganz erheblichen Weise durchbrochen, und dadurch wird auf den Rhythmus seines Organismus eine ganz bestimmte Wirkung ausgeübt. Es muß nun etwas da sein im Organismus, das in entsprechender Weise dasjenige stärker macht, was regelmäßig im Rhythmus ist und was die Wirkung dessen abschwächen muß, was unregelmäßig ist. Es müssen die gröbsten Unregelmäßigkeiten ausgeglichen werden, so daß beim Übergehen der Nahrungsmittel auf das Blutsystem ein Organ eingeschaltet sein muß, das die Unregelmäßigkeit des Ernährungsrhythmus ausgleicht gegenüber der notwendigen Regelmäßigkeit des Blutrhythmus. Und dieses Organ ist die Milz. So können wir an ganz bestimmten rhythmischen Vorgängen, wie es jetzt charakterisiert worden ist, einen Begriff dafür erhalten, daß die Milz ein Umschalter ist, um Unregelmäßigkeiten im Verdauungskanal so auszugleichen, daß sie zu Regelmäßigkeiten werden in der Blutzirkulation. Denn es wäre in der Tat eine ganz fatale Sache, wenn gewisse Unregelmäßigkeiten in dem Aufnehmen von Nahrungsstoffen – namentlich in der Studentenzeit oder auch zu anderen Zeiten – ihre ganze Wirkung fortsetzen müßten in das Blut hinein. Da ist viel auszugleichen, und es ist nur so viel auf das Blut überzuleiten, als diesem zuträglich ist. Diese Aufgabe hat das in die Blutbahn eingeschaltete Milzorgan, das seine rhythmisierende Wirkung so ausstrahlt über den ganzen menschlichen Organismus, daß das zustande kommt, was jetzt beschrieben worden ist.

Was wir jetzt hervorgeholt haben aus dem Einblick des hellsehend gewordenen Auges, zeigt sich auch der äußeren Beobachtung, nämlich daß die Milz einen gewissen Rhythmus einhält. Es ist außerordentlich schwierig, durch die äußeren physiologischen Untersuchungen allein diese Aufgabe der Milz herauszufinden, man kann aber durch äußerliche Beobachtung feststellen, daß die Milz gewisse Stunden hindurch nach einer reichlich genossenen Mahlzeit angeschwollen ist und daß sie, wenn nicht wieder nachgeschoben wird, sich wieder zusammenzieht, wenn eine angemessene Zeit vergangen ist. Durch eine gewisse Ausdehnung und Zusammenziehung dieses Organs wird die Unregelmäßigkeit in der Nahrungsaufnahme auf den Rhythmus des Blutes umgeschaltet. Und wenn Sie sich dessen bewußt sind, daß der menschliche Organismus nicht bloß das ist, als was man ihn oft beschreibt, nämlich eine Summe seiner Organe, sondern daß alle Organe ihre geheimen Wirkungen nach allen Teilen des Organismus hinschicken, so werden Sie sich auch vorstellen können, daß die rhythmische Tätigkeit der Milz von der Außenwelt, nämlich von der Zuführung der Nahrungsmittel abhängt, und daß diese rhythmischen Bewegungen der Milz ausstrahlen in den ganzen Organismus und über den ganzen

Organismus hin ausgleichend wirken können. Das ist zwar nur eine Art, wie die Milz wirkt; denn es ist unmöglich, alle Arten gleich anzuführen. (128, 59ff.)

In der Milz haben wir dasjenige Organ im Körper zu sehen, das alles, was von draußen kommt, so behandelt, wie das innerhalb der Saturnbahn des Sonnensystems Liegende von den Saturnkräften behandelt wird: daß es zuerst umrhythmisiert wird in den Rhythmus und die Gesetzmäßigkeit des Menschen. Was durch die Milz geschieht, das isoliert unseren Blutkreislauf von allen äußeren Wirkungen, das macht ihn zu einem in sich selber regelmäßigen System, das seinen eigenen Rhythmus haben kann. (128, 64)

Dieses Funktionieren der Milz im menschlichen Organismus ist ein solches, welches sehr stark nach der geistigen Seite hinneigt. Deshalb habe ich einmal in einem okkulten physiologischen Zyklus gesagt, daß, wenn man die Milz entfernt, sehr leicht der Ätherleib eintritt dafür – die ätherische Milz –, so daß das ein Organ ist, das am leichtesten durch sein ätherisches Gegenbild im Menschen ersetzt werden kann. Aber es hängt die Milz weniger als die anderen Organe des menschlichen Unterleibes zusammen mit dem eigentlichen Stoffwechsel. Die Milz hängt wenig mit dem eigentlichen Stoffwechsel zusammen, wohl aber in hohem Grade mit der Regulierung des Stoffwechsels. Was ist eigentlich die Milz? Die Milz stellt sich dar der geisteswissenschaftlichen Forschung als dasjenige, was berufen ist, den fortwährenden Einklang zu gestalten zwischen dem rohen Stoffwechsel und zwischen all dem, was mehr vergeistigt, verseeligt in dem Menschen vor sich geht. Die Milz ist nämlich, wie im Grunde genommen alle Organe – aber das eine mehr, das andere weniger – in hohem Grade ein starkes unterbewußtes Sinnesorgan, und sie reagiert in außerordentlich starkem Maße auf den Rhythmus der menschlichen Nahrungsaufnahme. Leute, die fortwährend essen, rufen in sich eine ganz andere Milztätigkeit hervor als Leute, welche auch Zwischenzeiten lassen. Man kann das insbesondere an der zappeligen Milztätigkeit bei Kindern beobachten, wenn sie fortwährend naschen; dann entwickelt sich eine stark zappelnde Milztätigkeit. Man kann es auch beobachten daran, daß dann, wenn die Nahrungsaufnahme nicht erfolgt, einige Zeit nach dem Einschlafen die Milz in einem hohen Grade zu einer gewissen Ruhe kommt. Gewiß, nur in ihrer Art allerdings kommt die Milz zu einer gewissen Ruhe. Die Milz ist nämlich eben das Organ der Empfindung des mehr vergeistigten Menschen für den Rhythmus der Nahrungsaufnahme, und sie sagt im Unterbewußten dem Menschen, was er als Gegenwirkung entfalten soll, damit der schädliche Einfluß der unrhythmischen Nahrungsaufnahme wenigstens abgemildert werden kann. Dadurch leitet die Tätigkeit der Milz weniger nach dem eigentlichen Stoffwechsel im Menschen hin als nach den rhythmischen Vorgängen, nimmt teil an den rhythmischen Vorgängen, an dem Rhythmus, von dem es notwendig ist, daß er sich abspielt zwischen der Stoffaufnahme und dem eigentlichen Atmungsrhythmus. Es ist einfach eingeschaltet zwischen dem Atmungsrhythmus und dem ja nicht zum Rhythmus sonderlich veranlagten Nahrungsaufnehmen noch ein Zwischenrhythmus, und das ist der, den die Milz vermittelt. Durch den Atmungsrhythmus ist der Mensch dazu veranlagt, im strengen Weltenrhythmus zu leben. Durch sein unregelmäßiges Nahrungsaufnehmen beeinträchtigt er fortwährend diesen strengen Weltenrhythmus. Und die Milz ist eine Vermittlerin.

Diesen Tatbestand kann man einfach feststellen aus der Beobachtung des Menschen. Nun bitte ich Sie, mit der Direktive durch diesen Tatbestand dann zu studieren, was Sie anatomischphysiologisch wirklich finden können. Sie werden alles bis ins kleinste bewahrheitet finden. Sie werden dadurch, daß die Milzarterie fast unmittelbar mit der Aorta zusammenhängt, auch äußerlich in der Eingestaltung der Milz in den Organismus, das, was ich gesagt habe, bewahrheitet finden, und Sie werden auf der anderen Seite die Vermittlung nach der Nahrungsaufnahme hin vermittelt finden durch die Einfügung der Milzvene in den ganzen Organismus, die nach der Pfortader hingeht und mit der Leber in unmittelbarer Beziehung steht.

Da ordnet sich der halb äußerliche, halb innerliche Rhythmus und Nichtrhythmus zusammen, reguliert sich gegenseitig. Sie ist eingeschaltet, die Milztätigkeit, zwischen den rhythmischen Menschen und den Stoffwechselmenschen. Und vieles von dem, was zusammenhängt mit einem unrichtigen Wirken der Milztätigkeit, das muß eben reguliert werden dadurch, daß man aufbaut auf diesem Wissen von dem Zusammenhang zwischen Atmungssystem und Stoffwechselsystem oder auch Blutzirkulationssystem und Stoffwechselsystem, wie es vermittelt wird durch die Milz. Es ist gar kein Wunder, daß schließlich von der materialistischen Wissenschaft die Physiologie der Milz stark vernachläßigt wird, weil ja diese materialistische Wissenschaft von dem dreigliedrigen Menschen: Stoffwechselmenschen, Zirkulationsmenschen und Nerven-Sinnes-Menschen nichts weiß. (312, 294ff.)

Milztätigkeit und seelisches Leben – über die unbewußten Willenszustände

Diese Milzfunktionen sind nun geradezu anzusprechen als wesentlich das unterbewußte Seelenleben regelnd. Es ist ein Verkennen der ganzen menschlichen Wesenheit, wenn man die Milz für ein untergeordnetes Organ hält. Allerdings kann ja dieser Irrtum, dieses Mißverständnis dadurch hervorgerufen werden, daß die Funktionen der Milz sehr leicht von der bloßen ätherischen Milz übernommen werden, weil sie eben ein sehr durchgeistigtes Organ ist und auch andere Organe herangezogen werden können, um für die Funktionen der Milz einzutreten. Aber Sie werden sich überzeugen können, wie die Milzwirkung merkwürdiger wird, wenn sie gerade aus dem Unterbewußten mehr heraufgehoben wird in das Bewußtsein. Da kommen wir merkwürdigerweise gerade an der Milz zu der Betrachtung einer gewissen Heilungsmethode, die ja in der neueren Zeit interessant geworden ist. Das Sonderbare ist nur, daß wir hier von der Milzwirkung ausgehen. Sie können sich nämlich überzeugen, daß schwache Massagen in der Milzgegend zunächst ausgleichend auf die Instinkttätigkeit des Menschen wirken. In einer gewissen Weise bekommt der Mensch bessere Instinkte, also ein leichteres Finden zum Beispiel der ihm tauglichen Nahrungsmittel, gesündere Beziehungen zu dem, was ihm im Organismus dient und nicht dient, wenn man sanfte Massagen in der Milzgegend vornimmt. Aber diese Massage in der Milzgegend hat gleich ihre Grenze. Sobald sie zu stark wird, ist sie geeignet, die Instinkttätigkeit wiederum vollständig zu untergraben. So daß also gerade da ein merkwürdiges Innehalten des, ich möchte sagen, Nullpunktes eintreten muß. Man darf mit der sanften Massage nicht allzuweit vorgehen.

Nun, womit hängt denn das eigentlich zusammen? Wenn man die Milz sanft massiert – also ich meine die Milzgegend –, so wird ja in diese Gegend etwas getrieben, was sonst nicht in dieser Gegend ist. Es wird gewissermaßen das Bewußtsein desjenigen, den man massiert, dahin projiziert. Auf dieser Umlagerung des Bewußtseins und auf diesem Strömenlassen des Bewußtseins beruht sehr viel. Es ist manchmal schwierig, in diese feinen Wirkungsweisen des menschlichen Organismus mit unserer derben, groben Sprache genügend hinzuweisen. Es ist, so sonderbar das klingt, eine starke Wechselwirkung zwischen jener unbewußten Verstandes- und Vernunfttätigkeit, die im menschlichen Organismus durch die Milz, mehr durch die Milzfunktionen vermittelt wird, und dann den bewußten Funktionen des menschlichen Organismus. Nun, die bewußten Funktionen des menschlichen Organismus, was sind sie denn eigentlich? Alles was im Organismus so vor sich geht, daß die physischen Vorgänge begleitet sind von den höheren Bewußtseinsvorgängen, namentlich von den Vorstellungsvorgängen, sind im Organismus Giftwirkungen. Das ist etwas, was nicht übersehen werden darf. Der Organismus vergiftet sich fortwährend gerade durch seine Vorstellungstätigkeit. Er gleicht diese Vergiftungszustände eigentlich fortwährend durch die unbewußten Willenszustände aus. In der Milz liegt das Zentrum für die unbewußten Willenszustände. Durchziehen wir nun die Milz mit Bewußtsein dadurch, daß wir sie massierend beeinflussen, dann wirken wir in einer gewissen Weise gegen die starke Giftwirkung, die von unserem höheren Bewußtsein ausgeht.

Nun braucht aber die Milzmassage nicht immer eine äußerliche zu sein, sondern sie kann auch eine innerliche sein. Vielleicht werden Sie bestreiten, daß man das Massage nennt, aber es kommt ja nur darauf an, daß wir uns verstehen. Die Milzmassage kann nämlich auch dadurch vorgenommen werden, daß man zum Beispiel bei dem Menschen, bei dem man sieht, daß er eine starke innere organische Tätigkeit hat, die von Vergiftungszuständen herrührt, dieser abnorme Bewußtseinszustand der Milz dadurch beeinflußt werden kann, daß man diesem Menschen sagt: Essen Sie nicht bloß die Hauptmahlzeiten, sondern essen Sie möglichst wenig zu den Hauptmahlzeiten, und essen Sie öfter, verteilen Sie das Essen so, daß es in kürzeren Zwischenräumen erfolgt. – Dieses Verteilen der Eßtätigkeit ist eine innerliche Milzmassage, das beeinflußt im wesentlichen die Milztätigkeit. Nur hat die Sache natürlich auch wiederum ihre Haken, wie alles diese Prozesse Betreffende einen gewissen Haken hat. Denn sehen Sie, in unserer hastigen Zeit, wo die Menschen eigentlich immer – wenigstens viele Menschen – eingespannt sind in eine äußere aufreibende Tätigkeit, da wird die Milzfunktion gerade durch diese äußere aufreibende Tätigkeit außerordentlich stark beeinflußt, weil der Mensch tätig ist. Er macht es nicht so, wie gewisse Tiere, die sich dadurch gesund erhalten, daß sie sich hinlegen und die Verdauung nicht stören lassen durch eine äußere Tätigkeit; die schonen ihre Milztätigkeit eigentlich in Wirklichkeit. Der Mensch schont seine Milztätigkeit nicht, wenn er in einer äußeren nervösen, hastigen Tätigkeit ist. Daher kommt es, daß eigentlich in der ganzen Kulturmenschheit die Milztätigkeit allmählich eine sehr abnorme wird und daß dann die Entlastung der Milzfunktionen von einer besonderen Bedeutung wird durch eben solche Mittel, wie ich sie jetzt etwas angegeben habe. (312, 296ff.)

Zur spirituellen Dimension der Milztätigkeit

Wenn Sie [...] ein solches Organ wie die Milz nehmen, da weiß die gewöhnliche Physiologie und Medizin nicht viel darüber zu sagen. Sie finden in allen entsprechenden Lehrbüchern überall die Anmerkung: Über die Milz weiß man heute noch nichts zu sagen. – Sie werden das überall finden, lesen Sie es nur nach. Das ist auch gar nicht zu verwundern. Sehen Sie, der Sprachgenius ist da eigentlich weiser als dasjenige, was Wissenschaft auf diesem Gebiete ist. In diesem Falle – in anderen Fällen ist ja gerade der deutsche Sprachgenius ein außerordentlich weiser – ist es sogar der englische Sprachgenius, der die Milz als «Spleen» bezeichnet. Und das ist eine außerordentlich günstige Bezeichnung, denn die Milz hängt zusammen mit all denjenigen Betätigungen des Menschen, die über das Ich hinausgehen, die schon an das Geistselbst herankommen, und die Milz ist sogar geradezu das Organ des Geistselbstes. Das geht schon ganz ins Geistige hinein. Nur ist das so, daß man das vertragen muß. Die meisten Menschen können das wirklich Geistige nicht vertragen, und sie werden daher durch die Milztätigkeit nicht etwa angeregt zur Betätigung im Geistigen, zum Spirituellen, sondern sie werden «spleenig». Sie werden gerade heruntergestimmt. Der «Spleen» ist ja nichts anderes als ein Geist, der, statt daß er in den Kopf geht, in die Gedärme sich verschlingt. Es ist also «Spleen» eine außerordentlich gute Bezeichnung, die gerade auf das Geistige hinweist, für das die Milz das entsprechende Organ ist. (218, 80f.)

Man kann sagen: aufgenommen die Nahrungsstoffe, getötet, belebt, astralisiert, in das Ich umgewandelt, dann erst versteht man Ptyalin, Pepsin in der aufgenommenen, ertöteten Nahrung. Übergeführt in die Lymphdrüsen, vom Herzen übergeführt, vom Herzen befeuert, von den Nieren durchstrahlt, alles astralisch gemacht, von der Leberfunktion aufgenommen und in das Ich übergeführt. Dann kann das ganze von der Milztätigkeit abgefangen werden, und dann wird der Mensch durch die Milztätigkeit unter Umständen zu einem Enthusiasten gemacht, zu einem, der Kraft empfängt aus der geistigen Welt, oder aber auch er wird durch die Milztätigkeit zu einem spleenigen, kopfhängerischen Menschen gemacht, der nur auf seinem Stuhl sitzen will, nicht denken will. Solche Menschen gibt es heute zahlreiche. Sie bringen einen zur Verzweiflung, weil sie auf ihren Stühlen sitzen, nur eine schwere Masse eigentlich, wie wenn sie gar keinen Kopf hätten. Die Milztätigkeit, die etwas Hohes sein könnte im Menschen, wirkt eigentlich zerdrückend auf diese Menschen. Statt Enthusiasmus haben sie Spleen, und der tritt schon in den verschiedensten Formen heute auf. (218, 86)

Die Milztätigkeit und die Schlafkonstitution des Organismus

Ich habe öfter gesagt, daß des Nachts des Menschen Astralleib herausgeht aus dem physischen Leib. Der Astralleib hängt dann im Schlafe nur durch einen dem Hellseher wahrnehmbaren astralischen Strang in der Gegend der Milz mit dem physischen Leibe zusammen. Die Milz hat nicht nur eine physische Aufgabe, sondern es ist auch ihre Funktion, den Zusammenhang des Physischen mit dem geistig-seelischen Teil des Menschen zu vermitteln. Die Milz ist der Anknüpfungspunkt des physischen Leibes an den Astralleib. Daher können Sie in jedem Lehrbuch der Anatomie lesen, daß man über die Milz nichts Rechtes weiß. Die Milz ist eines derjenigen Organe, die an der Grenze der physischen Organe stehen. Der Astralleib, der also während des Schlafes nur durch die Milz mit dem physischen Leib verbunden ist, arbeitet daran, die Ermüdungsstoffe aus dem physischen Leib hinwegzuschaffen. (96, 238)

VI. Über die Wach- und Schlafkonstitution des Organismus

1. Wachen und Schlafen – zur anthropologischen Notwendigkeit des Schlafes

Wachzustand und Abbauprozesse – über die physiologischen Hintergründe und die Bedeutung der subjektiven Ermüdung

Die Sache ist nicht so, daß wir schlafen, weil wir müde sind, sondern das Wachen und Schlafen ist ein rhythmischer Lebensvorgang, und wenn die Zeit des Schlafens, die Notwendigkeit des Schlafens herankommt, so werden wir müde. Wir sind müde, weil wir schlafen sollen, nicht aber schlafen wir, weil wir müde sind. (172, 51)

Es ist etwas anderes, zu sagen: der Schlaf schafft die Ermüdung weg, als: die Ermüdung hat den Schlaf erzeugt. Allerdings, wenn der Schlaf geistig-seelisch betrachtet wird, kann es begreiflich erscheinen, daß der Mensch Sehnsucht hat nach dem Schlaf, wenn er ermüdet ist. Da liegt die Notwendigkeit vor, ins Geistige überzugehen. Da erzeugt aber nicht die Ermüdung den Schlaf, sondern die Sehnsucht in der Seele, die Ermüdung fortzuschaffen, erzeugt den Schlaf, das heißt die Sehnsucht der Seele nach dem Schlaf ist als geistig-seelisches Phänomen aufzufassen, nicht als etwas, was aus bloßer Ermüdung stammt. (67, 162)

Das gesamte Wachleben vom Aufwachen bis zum Einschlafen beruht darauf, daß mit dem Aufwachen das Seelisch-Geistige, das sich mit dem Einschlafen vom Leibe getrennt hat, in den Leib untertaucht und das, was vom Einschlafen bis zum Aufwachen fortschreitende Entwickelung ist, in bezug auf das Nervensystem sich in rückschreitende Entwickelung verwandelt. Indem der Mensch denkt, indem er vorstellt, muß er abbauen, muß er Leichenprozesse in seinen Nerven hervorrufen, um dem Wirken des Geistig-Seelischen Platz zu machen. Das wird Naturwissenschaft von der andern Seite immer mehr bezeugen. Der Geistesforscher rückt vom Geistig-Seelischen an das Leibliche heran und zeigt, daß, indem mit dem Aufwachen das Geistig-Seelische in das Leibliche einströmt, abgebaut wird, bis der Abbau so weit gediehen ist, daß wiederum die fortschreitende Entwickelung mit dem Beginn des Schlafes auftreten muß. Der gleichmäßig fortschreitende Wachzustand beruht darauf, daß durch das Seelisch-Geistige im menschlichen Leibe immer wieder ein ordnungsgemäßer, ein gesetzmäßiger Abbauprozeß, eine Rückentwickelung stattfindet, entgegengesetzt derjenigen Strömung, die lebt in dem gewöhnlichen Wachen, die tätig ist in den Kräften, die uns als Kind wachsen und gedeihen lassen. Stellen wir in den gewöhnlichen Wachzustand das Vorstellen, den Gedanken hinein, so wirken wir wiederum entgegengesetzt. Da bringen wir in den Abbauprozeß von der Leibesseite aus Stücke von Fortentwickelung hinein, partielle Schlafzustände, so daß wir sagen können: Abgeschwächt wird durch Prozesse, die ganz schwach dasjenige darstellen, was im Wachstum vorhanden ist, jener Zustand, der sich ausdehnt über das gewöhnliche Wachleben dadurch, daß abgebaut wird. (67, 126f.)

Was während des Tages im Organismus abgenutzt wird, was durch die bewußten Tätigkeiten zerstört wird, das muß – unter Ausschaltung der bewußten Tätigkeiten – im Schlafzustande wiederhergestellt werden. Da muß der Organismus sich selbst überlassen bleiben und den Prozessen folgen können, die ihm ureigen, eingeboren sind. [...] Der Schlaf ist der Heiler derjenigen Zustände, welche das Bewußtsein wie Krankheitsprozesse im Organismus hervorrufen muß. (61, 396/398)

Wir versetzen fortwährend Totes in das Lebendige, indem wir Bewußtsein entwickeln; und je bewußter wir uns werden, desto mehr pressen wir in unseren lebendigen Menschen einen toten hinein. Der Schlaf hat dann die Aufgabe, die toten Einschlüsse wieder aufzulösen bis auf gewisse Reste, die da bleiben und die durch das ganze physische Leben in der gleichen Weise als Prozesse durchgehen und dem Gedächtnis, der Erinnerung zugrunde liegen. Würde alles durch den Schlaf wieder aufgelöst werden, so würden wir kein Gedächtnis, keine Erinnerung haben. (162, 16f.)

Während wir wachen, vom Aufwachen bis zum Einschlafen, zerstören wir immer, wenn auch nur in ganz feiner Weise, unsere physische Materie durch unsere Ich-Tätigkeit. Deshalb müssen wir durch den Schlaf dies wieder ausgleichen. Da stellt die physische Materie sich wiederum so her, wie wir sie brauchen. Es ist immer Aufbau und Abbau. Schlafende Tätigkeit bedeutet Aufbau der physischen Materie, namentlich ihrer Konstitution; wachende Tätigkeit, Ich-Tätigkeit bedeutet Abbau. Und so haben Sie einen Zyklus: Aufbau – Abbau, Aufbau – Abbau. Wir können sagen, daß wir eigentlich fortwährend von unserer Ich-Tätigkeit aufgezehrt, verzehrt werden und uns im Schlafe wiederherstellen müssen.

Darum ist es, daß wir oftmals beim Aufwachen bemerken, daß etwas aus unserem physischen Organismus so wie nach oben steigt. Das sind die restituie-

renden Kräfte, die wiederherstellenden Kräfte. Und wenn wir etwas Krankhaftes im Organismus haben, vielleicht sogar etwas feiner Krankhaftes nur, steigt das mit auf. Wenn der Organismus gesund ist, so stellt er sich in gesunder Weise beim Aufwachen her. Wenn er krank ist, arbeitet er das Kranke auch hinauf.
Daher sind manche Menschen, wenn sie aufwachen, auch Kinder, schlecht aufgelegt, sie sind nicht heiter. Das ist, weil die Nachwirkung noch da ist von dem, was aus dem Organismus heraufsteigt. Mit den Erscheinungen des Lebens stimmt nämlich in wunderbarer Weise alles dasjenige überein, was wir aus der Geisteswissenschaft heraus über den Menschen und sein Leben zu sagen haben. Erst etwa einundeinhalb Stunden nach dem Aufwachen können wir sagen, daß wir vollständig frei sind von dem, was da auch an etwas krankhaften Kräften aufsteigen kann. Das ist die Wechselwirkung zwischen dem Ich und dem physischen Leib. Diese Wechselwirkung zwischen dem Ich und dem physischen Leib, dieses Verhältnis, diese Relation, die spielt sich ab in dem Rhythmus von Schlafen und Wachen: Aufbau – Abbau, Aufbau – Abbau. (169, 85f.)

Zur regenerativen Kraft der Wesensglieder

Während der astralische Leib in der Nacht in einer geistigen Welt ist, arbeitet er auch zugleich am physischen Leib und am Ätherleib, um sie in jenen Zustand wieder zu bringen, in dem sie normalerweise sind. Nur im nachtschlafenden Zustand kann wiederhergestellt werden im physischen Leib und Ätherleib, was während des Tages zerstört worden ist. (59, 156)

Im astralischen Organismus ist dasjenige nachwirkend tätig, was der Mensch im vorirdischen Dasein erlebt hat. Diese Tätigkeit ist ihrem Wesen nach während des Erdendaseins keine andere geworden, als sie während des vorirdischen Daseins war. Sie war eine solche, die im geistig verwandelten physischen Organismus sich vollzog. Im Wachzustand ist sie eine ähnliche. Die innere Kopforganisation des Menschen ist in einem fortwährenden Bestreben begriffen, aus dem physischen Zustand in einen geistigen umgewandelt zu werden. Aber diese Umwandlung tritt während des Erdendaseins nur als Anlage auf. Die physische Organisation leistet Widerstand. In dem Augenblicke, in dem der astralische Organismus in seiner umwandelnden Tätigkeit an dem Punkte angekommen ist, an dem die innere physische Kopforganisation als physische zerfallen müßte, tritt der Schlafzustand ein. Dieser führt der inneren Kopforganisation aus dem übrigen physischen Organismus wieder die Kräfte zu, durch die sie in der physischen Welt bestehen kann. Diese Kräfte liegen im ätherischen Organismus. Dieser wird während des Wachzustandes innerhalb der Kopforganisation immer undifferenzierter; während des Schlafzustandes differenziert er sich innerlich zu bestimmten Gestaltungen. In diesen Gestaltungen offenbaren sich die Kräfte, die während des Erdendaseins für den physischen Organismus aufbauend wirken. (25, 71f.)

Man hat [...] im wachen Menschen einen ätherischen Organismus vor sich, der stark innerlich differenziert, mit komplizierten Gestaltungen ausgerüstet in denjenigen Partien des physischen Organismus ist, wo die Lunge, die Leber, der Magen sitzen, wo die Gliedmaßen sitzen. Dort ist der ätherische Organismus innerhalb des Wachlebens vielgegliedert. In der Kopforganisation dagegen wird während des Wachlebens, je länger das wache Leben dauert, der Ätherleib immer undifferenzierter und undifferenzierter. Er wird zuletzt einfach wie eine gleichförmige Wolke im Kopfe, weil die aufbauenden Kräfte, die sonst in diesem Ätherorganismus sind, ihre Bedeutung verlieren und die abbauenden Kräfte des astralischen Organismus im Wachzustande ersterbend auf die Kopforganisation wirken. Im Schlafzustande ist das ganz anders. Da sieht man mit dem imaginativen Bewußtsein, wie diese Differenzierung, die mannigfaltige Vielgliederung des Ätherorganismus hineinschießt in die ätherische Kopforganisation. Da wird der Ätherorganismus des Kopfes ebenso gegliedert wie während des Wachzustandes der übrige ätherische Organismus. Da wachen eben während des Schlafens die Lebenskräfte, die Gestaltungskräfte, die Bildekräfte des ätherischen Organismus für den Kopf auf, und der Kopf wird eine unbewußte, aber sehr lebendige Organisation. (215, 147f.)

Beim Schlafen, da fangen unsere Gehirnzellen ein bißchen mehr zu leben an, als sie beim Wachen leben. Sie werden also ähnlicher denjenigen Zellen, welche eigenes Leben in uns haben. So daß Sie sich vorstellen können: Wenn wir wachen, da sind diese Gehirnzellen ganz ruhig; wenn wir aber schlafen, da können diese Gehirnzellen zwar nicht sehr stark von ihrem Orte weg, weil sie schon lokalisiert sind, weil sie von außen festgehalten werden; sie können nicht gut sich herumbewegen, nicht gut herumschwimmen, weil sie gleich an etwas anderes anstoßen würden, aber sie bekommen gewissermaßen den Willen, sich zu bewegen. Das Gehirn wird innerlich unruhig. Dadurch kommen wir in den bewußtlosen Zustand, daß das Gehirn innerlich unruhig wird. [...] Daß wir die ganzen Kräfte aus der weiten Welt aufnehmen können mit unserem Kopf [im wachenden Zustand], dazu ist notwendig, daß es da drinnen recht ruhig wird, daß also das Gehirn sich vollständig beruhigt. Wenn wir aber schlafen, fängt das Gehirn an, regsam zu werden; dann nehmen wir weniger diese Kräfte auf, die da draußen im weiten Weltenall sind, und da werden wir bewußtlos. (347, 36)

[Der] Ätherleib, der ist es, welcher im Wachen in innerlicher Bewegung ist, in einer regelmäßigen Bewegung im ganzen übrigen menschlichen Leib, nur nicht im Kopfe. Im Kopfe ist der Ätherleib innerlich ruhig. Im Schlaf ist das anders. Das Schlafen beginnt damit – und dauert dann in der Art und Weise an –, daß der Ätherleib auch im Kopfe anfängt in Bewegung zu sein. So daß wir im Schlafe als ganzer Mensch, nach Kopf und übrigem Menschen, einen innerlich bewegten Ätherleib haben. Und wenn wir träumen, sagen wir, beim Aufwachen, dann ist es so, daß wir die letzten Bewegungen des Ätherleibes gerade im Aufwachen noch wahrnehmen. Die stellen sich uns als die Träume dar. Die letzten Kopf-Ätherbewegungen nehmen wir beim Aufwachen noch wahr; das heißt, beim schnellen Aufwachen kann das nicht der Fall sein. (214, 129)

Innerhalb des Schlafes tritt ja auch das ein, daß sich die Verdauungstätigkeit bis in das Gehirn hineinerstreckt, hineinsprüht in das Gehirn. Beim Wachen bearbeiten die Denkkräfte das Gehirn; da tritt die Verdauungstätigkeit des Gehirns zurück. Wenn das Denken stillsteht beim Schlaf, da wirkt die Verdauungstätigkeit in das Bewußtsein hinein, und wenn der Mensch aufwacht und einen Nachklang davon verspürt, dann kann das Erleben sehr leicht ein richtiges Barometer sein gerade bei der sich entwickelnden Seele für das Gesunde oder Ungesunde der Ernährung. Oh, der Mensch verspürt dieses gleichsam aus seinem Organismus in das Gehirn Hineinziehen in dumpfmachenden, stechenden Gefühlen, Gefühlen, die sich manchmal so ausnehmen können, wenn er irgend etwas Unrechtes genossen hat, wie – sagen wir – kleine Betäubungszentren im Gehirn. Das alles wird in der feinsten Weise erlebt gerade von der anthroposophisch sich entwickelnden Seele. Und der Moment des Aufwachens ist von einer ungeheuren Wichtigkeit, ich meine in bezug auf die Wahrnehmung der von der Verdauung herrührenden Gesundheitsverhältnisse der physischen Hülle. In immer feiner und feiner werdenden Empfindungen, die sich lokalisieren innerhalb des Kopfes, nimmt der Mensch wahr, ob er sich oppositionell benimmt in seiner Verdauung gegen die kosmischen Gesetze außerhalb unseres Sonnensystems oder ob er mit ihnen im Einklang steht. Hier sehen Sie in der Tat diese physische Hülle in einem wunderbaren Verhältnis zum ganzen Kosmos und den Moment des Aufwachens wie ein Barometer für den sich gegen die kosmischen Verhältnisse durch seine Verdauung widersetzenden Menschen oder mit diesen kosmischen Verhältnissen sich in Einklang versetzenden Menschen. (145, 43)

Geradeso wie die Ursachen für alles Zerstörende im menschlichen Willen liegen, der im Schwerpunkt des Menschen konzentriert ist, so liegen die aufbauenden Kräfte in derjenigen Sphäre, die die Menschen betreten während ihres Schlafes. [...] Da ist der Mensch eben durchaus ein geistig-seelisches Wesen, und da entwickelt er die Kräfte, die gerade wirksam werden zwischen dem Einschlafen und Aufwachen. Und während dieser Zeit steht er durch diese Kräfte in Beziehung zu alldem, was den Erdenplaneten aufbaut, was zu den zerstörenden Kräften die aufbauenden Kräfte hinzubringt. Wenn Sie auf der Erde niemals herumgehen würden, so würden die zerstörenden Kräfte, die eigentlich von ihrem Willen ausgehen, nicht innerhalb des mineralischen, des pflanzlichen, des tierischen Reiches auf der Erde wirken. Wenn Sie auf der Erde niemals schlafen würden, so würde von Ihrer Intelligenz nicht dasjenige ausgehen, was die Erde immer wiederum aufbaut. Auch die eigentlich aufbauenden Kräfte unseres Erdenplaneten liegen in der Menschheit selbst. Ich sage nicht: Im einzelnen Menschen. – Ich habe ausdrücklich vorher gesagt, wie diese einzelnen Ursachen zusammenhängen. Aber in der ganzen Menschheit liegen die Kräfte auch für den Aufbau, und zwar in dem intelligenten Pol des menschlichen Wesens; aber nicht in der Tagesintelligenz. Die Tagesintelligenz ist etwas, was sich wie ein Totes hineinstellt in das Erdenwerden. Die Intelligenz des Menschen, die für ihn unbewußt während des Schlafens wirkt, ist eigentlich dasselbe, was den Erdenplaneten fortwährend aufbaut. (191, 233)

Genau ebenso, wie der absolute Stoffwechsel ausgeführt wird durch die menschliche Bewegung, so daß dasjenige, was da im Stoffwechsel vor sich geht, gewissermaßen eine reale chemische oder physikalische Bedeutung hat, für die die Begrenzung durch die Haut zunächst nicht da ist, die also im Menschen so geschieht, daß der Mensch dem Kosmos angehört, genau derselbe Vorgang, dieser selbe Stoffwechselumsatz wird beim Schlafen herbeigeführt so, daß er innerhalb des menschlichen Organismus seine Bedeutung hat. Dasjenige, was sich umsetzt bei der willkürlichen Bewegung, setzt sich auch um im Schlaf. Aber das Resultat wird übergeführt von dem einen Teil des Organismus in den andern Teil des Organismus. Wir versorgen unser Haupt, unsern Kopf während des Schlafes. Wir vollziehen oder lassen vielmehr unseren Organismus im Innern vollziehen einen Stoffwechselumsatz, für den jetzt die menschliche Haut als Abschließung eine Bedeutung hat, wo die Umwandlung so geschieht, daß der Endprozeß eine Bedeutung für das Innere der menschlichen Organisation hat.
Wir können also sagen: Wir bewegen uns willkürlich – ein Stoffwechselumsatz findet statt; wir lassen uns bewegen vom Kosmos – ein Stoffwechselumsatz findet statt. Der letztere findet so statt, daß das Ergebnis, das bei dem ersteren Stoffwechselumsatz gewissermaßen in der Außenwelt verläuft, jetzt umkehrt und im menschlichen Haupte als solchem sich geltend macht. Es

kehrt einfach um, es verfließt nicht weiter, aber wir müssen uns, damit es umkehrt, damit es überhaupt da ist, in die horizontale Lage bringen. Wir müssen also studieren den Zusammenhang zwischen jenen Vorgängen im menschlichen Organismus, die bei der willkürlichen Bewegung sich vollziehen, und jenen Vorgängen, die sich vollziehen im Schlafe. Und daraus, daß wir das an einem bestimmten Punkte unserer Betrachtung so tun müssen, daraus können Sie ja sehen, welche Bedeutung es hat, wenn in den allgemeinen anthroposophischen Vorträgen immer betont werden muß, daß wir unseren Willen, der an den Stoffwechsel gebunden ist, eigentlich in einem solchen Verhältnis zum Vorstellungsleben haben, wie das des Schlafens zum Wachen. In bezug auf die Entfaltung des Willens, sagte ich immer wieder und wiederum, schlafen wir fortwährend. Jetzt haben Sie hier die genaue Determination der Sache. Sie haben jetzt hier gewissermaßen den Menschen willkürlich bewegt in der horizontalen Fläche, und er vollzieht da dasselbe wie im Schlafe, nämlich Schlafen durch seinen Willen. Schlafen und Bewegung durch den Willen stehen in dieser Beziehung. Und wir schlafen in der horizontalen Lage, wobei nur das Ergebnis das andere ist, daß dasjenige, was in die Außenwelt verpufft bei der willkürlichen Bewegung, von unserer Hauptesorganisation aufgenommen und weiter verarbeitet wird.
Wir haben also zwei streng auseinander zu haltende Vorgänge: Das Verpuffen des Stoffwechselprozesses bei der willkürlichen Bewegung und das innerliche Verarbeiten des Stoffwechselumsatzes bei demjenigen, was während des Schlafes in unserem Haupte sich abspielt. (323, 293f.)

Schlafen und Wachen – Licht und Schwere

Wir wissen, Einschlafen und Aufwachen beruhen darauf, daß der Mensch in seinem Ich und seinem astralischen Leibe sich loslöst von dem physischen Leib und dem Ätherleib. Was bedeutet denn das eigentlich mit Bezug auf den Kosmos? Stellen wir uns vor, physischen Leib, Ätherleib, astralischen Leib und Ich miteinander für das Wachen verbunden. Nun stellen wir sie uns für das Schlafen getrennt vor: Was ist nun der, ich möchte sagen, kosmische Unterschied zwischen beiden? Sehen Sie, wenn Sie auf den Schlafzustand sehen, dann erleben Sie in diesem Schlafzustande das Licht. Dadurch, daß Sie das Licht erleben, erleben Sie die sterbende Gedankenwelt der Vorzeit. Und indem Sie gewissermaßen erleben die sterbende Gedankenwelt der Vorzeit, werden Sie geneigt, eine Empfänglichkeit zu haben, das Geistige, wie es in die Zukunft hinein sich erstreckt, wahrzunehmen. Daß der Mensch heute nur eine dumpfe Wahrnehmung davon hat, das ändert ja nichts an der Sache. Das, was uns jetzt wesentlich ist, das ist, daß wir in diesem Zustande empfänglich sind für das Licht.

Wenn wir nun untertauchen in den Leib, da werden wir jetzt innerlich seelisch – wenn ich sage innerlich seelisch, so bedeutet das, daß wir eben Seelen sind und keine Waagen –, seelisch werden wir empfänglich, indem wir in den Leib untertauchen, im Gegensatz zum Lichte, für die Finsternis. Aber dies ist nicht ein bloß Negatives, sondern wir werden noch für etwas anderes empfänglich. So wie wir im Schlafen empfänglich waren für das Licht, so werden wir im Aufwachen empfänglich für die Schwere. Ich sagte, wir sind keine Waage; wir werden nicht empfänglich für die Schwere, indem wir unsere Körper abwiegen, aber indem wir in unsere Körper untertauchen, werden wir innerlich seelisch empfänglich für die Schwere. Wundern Sie sich nicht, daß das zunächst etwas Unbestimmtes hat, wenn es ausgesprochen wird. Für das eigentliche seelische Erleben ist das gewöhnliche Bewußtsein ebenso schlafend im Wachen, wie es schlafend ist im Schlafe. Im Schlafe nimmt der Mensch im heutigen normalen Bewußtsein nicht wahr, wie er im Lichte lebt. Im Wachen nimmt er nicht wahr, wie er in der Schwere lebt. Aber so ist es: das Grunderlebnis des schlafenden Menschen ist das Leben im Lichte. Er ist im Schlafe seelisch nicht empfänglich für das Schwere, für die Tatsache der Schwere. Die Schwere ist gewissermaßen von ihm genommen. Er lebt in dem leichten Lichte. Er weiß nichts von der Schwere. Er lernt die Schwere erkennen erst innerlich, zunächst unterbewußt. Aber der Imagination ergibt sich das sogleich: er lernt die Schwere erkennen, indem er in seinen Leib untertaucht.

Das zeigt sich für das geisteswissenschaftliche Forschen in der folgenden Weise. Wenn Sie zur Erkenntnisstufe der Imagination sich hinauferhoben haben, dann können Sie den Ätherleib einer Pflanze beobachten. Sie werden, wenn Sie den Ätherleib einer Pflanze beobachten, das innere Erlebnis haben: Dieser Ätherleib der Pflanze, der zieht sie fortwährend hinauf, der ist schwerelos. Wenn Sie dagegen den Ätherleib eines Menschen betrachten, so hat der Schwere, auch für die imaginative Vorstellung. Sie haben einfach das Gefühl: er ist schwer. Und von da aus kommt man dann dazu, zu erkennen, daß zum Beispiel der Ätherleib des Menschen etwas ist, was, wenn die Seele darinnen ist, dieser Seele die Schwere überträgt. Aber es ist ein übersinnliches Urphänomen. Schlafend lebt die Seele im Lichte, lebt daher in Leichtigkeit.

Wachend lebt die Seele in der Schwere. Der Leib ist schwer. Diese Kraft überträgt sich auf die Seele. Die Seele lebt in der Schwere. Das bedeutet etwas, was nun sich ins Bewußtsein überträgt. Denken Sie an den Moment des Aufwachens, worin besteht er? Wenn Sie schlafend sind – Sie liegen im Bette, Sie rühren sich nicht, der Wille ist abgelähmt. Allerdings, es sind auch die Vorstellungen abgelähmt, aber die Vorstellungen sind auch nur deshalb abgelähmt, weil der Wille abgelähmt ist, weil der Wille nicht in Ihren eigenen Leib schießt, nicht sich der Sinne bedient, deshalb sind die Vorstellungen abgelähmt. Die

Grundtatsache ist die Ablähmung des Willens. Wodurch wird der Wille regsam? Dadurch, daß die Seele Schwere fühlt durch den Leib. Dieses Zusammenleben mit der Seele, das gibt im irdischen Menschen die Tatsache des Willens. Und das Aufhören des Willens vom Menschen selber, es tritt ein, wenn der Mensch im Lichte ist.

Damit haben Sie die zwei kosmischen Kräfte, Licht und Schwere, als die großen Gegensätze im Kosmos hingestellt. In der Tat, Licht und Schwere sind kosmische Gegensätze. Wenn Sie sich den Planeten vorstellen: die Schwere zieht zum Mittelpunkte, das Licht weist vom Mittelpunkte hinweg in das Weltenall hinaus. Man denkt sich das Licht nur ruhend. In Wahrheit ist es vom Planeten hinausweisend. Wer die Schwere eben als eine Kraft denkt der Anziehung, also newtonisch, der denkt ja eigentlich ziemlich stark materialistisch, denn er denkt sich, daß eigentlich so irgend etwas von einem Dämon oder dergleichen da drinnen in der Erde sitzt, mit einem Strick, den man allerdings nicht sieht, und der zieht den Stein an. Man spricht ja von einer Anziehungskraft, die wohl niemand jemals woanders nachweisen kann als in der Vorstellung. Aber man spricht von dieser Anziehungskraft. Nun, versinnlichen mögen sich ja die Leute diese Sache nicht, aber sie mögen also newtonisch von der Anziehungskraft sprechen. In der westlichen Kultur wird das einmal so sein, daß dasjenige, was da überhaupt da ist, in irgendeiner Weise sinnlich vorgestellt sein muß. Also einer könnte den Leuten sagen: Nun, ihr mögt die Anziehungskraft vorstellen so, wie einen unsichtbaren Strick; dann aber müßt ihr wenigstens das Licht vorstellen wie solch ein Abschwingen, wie ein Abschleudern. Man müßte das Licht dann als eine Abschleuderkraft vorstellen. Für denjenigen, der mehr in der Realität stehenbleiben will, für den genügt es, wenn er einfach den Gegensatz, den kosmischen Gegensatz von Licht und Schwere einsehen kann.

Und nun, sehen Sie, auf dem, was ich jetzt sagte, beruht vielerlei gerade mit Bezug auf den Menschen. Wenn wir auf das alltägliche Ereignis des Einschlafens und Aufwachens gesehen haben, so sagen wir: Beim Einschlafen begibt sich der Mensch aus dem Felde der Schwere heraus in das Feld des Lichtes. Indem er in dem Felde des Lichtes lebt, bekommt er, wenn er lange genug ohne Schwere gelebt hat, wiederum eine lebhafte Sehnsucht, von der Schwere sich umfangen zu lassen, und er kehrt zu der Schwere wiederum zurück, er wacht auf. Es ist ein fortwährendes Oszillieren zwischen Leben im Lichte und Leben in der Schwere, Aufwachen und Einschlafen. Wenn jemand seine Empfindungsfähigkeiten feiner entwickelt, so wird er unmittelbar als ein persönliches Erlebnis dieses empfinden können, das gewissermaßen Aufsteigen aus der Schwere in das Licht, und das wiederum In-Anspruchgenommen-Werden von der Schwere beim Aufwachen. (291, 131ff.)

Der Schlaf-Wach-Rhythmus und das Freiheitserlebnis des Menschen

[...] In dem Augenblick, wo Sie überhaupt nachdenken wollen über die Differenzierung von Wachen und Schlafen, müssen Sie sich schon Gedanken machen auch über diese Differenzierung der verschiedenen Welten. Denn dasjenige, was wir eigentlich in unserem Ich und in unserem astralischen Leib haben, das gehört nicht derselben Welt an, der die beiden Glieder der menschlichen Natur angehören, die im Bette liegen. Dasjenige, was wir im Bette liegen gelassen haben, haben wir der mineralischen und pflanzlichen Welt für die Zeit des Schlafes übermittelt. Dasjenige, was wir an uns tragen als Ich und astralischer Leib, haben wir herausgenommen aus der pflanzlichen und mineralischen Welt, haben es heraufgehoben in eine andere Welt, die nicht die pflanzliche und nicht die mineralische Welt ist. Und was geschieht jetzt, während wir schlafen? Während wir schlafen, geht in dem, was da im Bette liegt, genau dasselbe vor, was draußen in der Welt vor sich geht im mineralischen Reich und im pflanzlichen Reich, solange die Pflanzen nicht von den Tieren gefressen werden. Denn da wirkt das Astralische aus der Tierwelt herein. Aber wenn wir von den Menschen und Tieren absehen und bloß die Erde mit den Pflanzen in Betracht ziehen, so haben wir da diejenige Welt, der wir unseren physischen und Ätherleib während des Schlafes übergeben, und alles, was im Mineral- und Pflanzenreich vor sich geht, geht dann auch in unserem physischen und Ätherleib vor sich. Nehmen wir an, wir könnten nicht schlafen. Ich habe schon einmal gesagt, die Menschen behaupten manchmal, sie können nicht schlafen, aber sie schlafen doch, wenn sie auch das Schlafen unterbrechen und oftmals aufwachen. Denn die Zeit, die manche Menschen angeben, in der sie nicht geschlafen hätten, ist so groß, daß sie längst tot sein müßten, wenn es wahr wäre. Also das Schlafen ist schon für die gesamte Wesenheit des Menschen notwendig. Aber wenn wir nicht schlafen würden – nehmen wir das an –, dann würden wir fortwährend in unserem physischen und Ätherleib darinnen wirtschaften mit unserem astralischen Leib und unserem Ich. Aber das vertragen physischer Leib und Ätherleib gar nicht. Der physische Leib folgt den Gesetzen der Erde. Der astralische Leib gehört ja der Erde gar nicht an, der bearbeitet den physischen Leib fortwährend im Gegensatz zu den Gesetzen der Erde. Der physische Leib würde, wenn der Mensch nicht schlafen kann, ganz untauglich, weil er fortwährend von außerirdischen Gesetzen bearbeitet wird. Wie wenn einer ein Feld des Mineralreiches fortwährend mit Hacken und mit Spaten bearbeiten und es dadurch ganz zerpulvern würde, so fängt unser astralischer Leib an, den physischen Leib zu bearbeiten. Der physische Leib muß wieder die irdischen Gesetze in sich geltend machen, damit er in gewisser Weise gefestigt wird. Und der Ätherleib wird dumm gemacht von dem astralischen Leib. Ich meine es nicht so schlimm, es gibt auch gescheite Leute, man braucht es den Leuten nicht immer vorzuwerfen, daß sie gescheit sind; aber tatsächlich, kosmisch angesehen, wirkt er so. Dann muß wiederum einmal der ätherische Leib dem Kosmos ausgesetzt sein, damit er eine Zeitlang diesen dumpfenden Einfluß los bekommt. Und so muß der Mensch mineralischer und vegetabilischer Kosmos werden, damit dasjenige, was in ihm ist, gedeihen kann, so daß ein bestimmter Zustand hergestellt ist, wenn wir aufwachen. Ich rede jetzt vom normalen Leben. Bei abnormen Erscheinungen schläft und wacht der Mensch natürlich auch. Was wird nun für ein Zustand herbeigeführt, wenn wir aufwachen? Der Zustand, der da herbeigeführt ist, besteht darin, daß unser Seelisches, nämlich der astralische Leib und das Ich, zunächst nicht ganz hineinkönnen in den physischen Leib und in den Ätherleib. Sie können nämlich nie ganz hinein. Oh, was wären wir für gescheite Individuen, wenn wir ganz in unseren Ätherleib hinein könnten. Aber das zehrte uns auch auf, wir könnten es nicht ertragen. Es ist schon wirklich so, dieser astralische Leib ist im Grunde furchtbar egoistisch. Der ätherische Leib, der eigentlich seinem Wesen nach identisch ist mit dem Kosmos, er ist kein Egoist. Er ist auch nicht neidisch, er hat es auch nicht nötig. Aber der astralische Leib ist unterbewußt furchtbar neidisch auf den ätherischen Leib, der so weise ist, die Gedanken der ganzen Welt in sich enthält, – ist furchtbar neidisch. Und nun ist schon dafür gesorgt, daß die Sinne selbständig bleiben, Ich und astralischer Leib selbständig bleiben während des Tages. Da kommen dann allmählich Ich und astralischer Leib immer mehr und mehr in die Lage, sich tiefer hineinzusenken in den physischen Leib und in den Ätherleib. Aber das macht sie nur von der Sehnsucht durchdrungen, wiederum herauszugehen. Sie wollen dann schlafen, und daher werden sie müde, das Ich und der astralische Leib. Denn dadurch ist der Mensch überhaupt in der Lage, sich als ein selbständiges Wesen zu bewähren, daß er nicht aufgesogen wird während des Wachens vom physischen und vom ätherischen Leib. Würde der Mensch nach Ich und astralischem Leib aufgesogen, dann wüßten wir von uns und von der Welt nichts, sondern wir befänden uns in dem Inneren unseres physischen Organismus, der bis zur Haut ginge, würden die Vorgänge in unserem physischen Organismus verfolgen, wüßten überhaupt nur von unserem Inneren etwas, und dann wüßten wir noch, daß in das Innere großartige, weisheitdurchdrungene Gedanken hereinsprühen, aber wir kämen auch da über diese Gedanken nicht hinaus. Von irgendeinem andern Menschen, von Tieren auf der Erde, von andern Wesen auf der Erde wüßten wir überhaupt nichts, wenn wir ganz aufgingen in unserem physischen und Ätherleib. Wenn wir nicht die Selbständigkeit bewahrten, daß wir in unseren physischen Leib und Ätherleib nicht ganz hineingehen, so könnten wir niemals Beziehungen begründen zur

Welt, könnten nur etwas wissen von unserem physischen Leib und unserem eigenen Ätherleib. Die Leute denken nach darüber: Wie kommt es denn, daß man sagt, der Tisch ist außer uns? – Zu dieser Aussage: Der Tisch ist außer uns –, käme man gar nicht, wenn wir ganz untertauchen würden in unseren physischen und Ätherleib. Wir würden nie zu einem Bewußtsein kommen: Der Tisch ist außer uns –, würden nur dasjenige überhaupt erleben, was in uns ist, nämlich innerhalb der Haut unseres Körpers. Und da würde hereinglänzen ein innerlich geschlossenes Weltenall, das ätherisch ist, weisheitsvoll. Aber das Urteil, es sei irgend etwas außer uns, das kommt daher, daß wir im Schlafe selbst außer uns sind. Da gewöhnt sich das Ich, wenn es außer dem physischen Leibe ist, an ein Sein außerhalb des physischen Leibes. Schlüpft das Ich wiederum hinein, dann hat es ein Verständnis für die Außenwelt. Dem Umstande, daß wir schlafen können, verdanken wir überhaupt die Möglichkeit, Dinge außer uns annehmen zu können. Wir gewöhnen uns an das Sein außer uns dadurch, daß wir selbst uns außer uns versetzen im Schlafe. Die Philosophen denken darüber nach, was das Sein verbürgt; warum ich überhaupt sage: Etwas ist – oder: Ich bin. – Würde ich von meinem physischen und ätherischen Leibe ganz aufgesogen, käme ich gar nicht dazu, zu sagen: Ich bin. – Aber dadurch, daß ich mich zwischen dem Einschlafen und Aufwachen unabhängig machen kann vom physischen und Ätherleib, gewöhne ich mich daran, auch mit der Außenwelt zu leben. Geradeso wie man bewußt eine Erinnerung hat, wie ich mich, wenn ich gestern jemanden gesehen habe, heute bewußt erinnere und dieser Erinnerung eine Realität zuschreibe, so schreibe ich dem, was außer mir ist, aus der Gewohnheit – weil ich auch zuweilen außer mir bin im Schlafe – eine äußere Realität zu. Man muß also aus ganz andern Ecken heraus über die Dinge denken, als heute gedacht wird. Dann gelangt man aber dazu, so richtig zu wissen, wieviel davon abhängt, daß der Mensch nicht aufgesogen wird von seinem physischen und Ätherleib. Dann erst gelangt man dazu, wirklich einzusehen, wie auch das Freiheitsgefühl im wesentlichen dadurch bedingt ist, daß man auch außerhalb seines physischen und Ätherleibes sein kann. Die Menschen als Naturforscher, die gar nicht nachdenken über die Selbständigkeit eines Ich und eines astralischen Leibes im Schlafe, können niemals zum Verständnis der Freiheit kommen, denn der Mensch wäre nicht frei, wenn er alle Zeit nur mit seinem physischen Leib und seinem Ätherleib vereinigt wäre. Wie sollten diejenigen von der Freiheit wissen, die nichts wissen von denjenigen Zeiten, in denen der Mensch seinen astralischen Leib und sein Ich unabhängig macht von seinem physischen und seinem Ätherleib! Könnten wir nicht schlafen, könnten wir nicht frei sein. Nur was wir uns in das Wachen mitbringen vom Schlafen, das macht frei. (224, 102ff.)

2. Über den Schlafzustand

Zur Situation und Dynamik der Wesensglieder im Schlafzustand

Das Schlafen besteht [...] im wesentlichen darin, daß der Mensch, indem er mit seinem Ich und seinem astralischen Leibe aus dem physischen Leibe und dem Ätherleibe herausgeht, seinen physischen Leib und seinen Ätherleib von außen genießt, man möchte sogar sagen, nicht nur genießt, sondern verdaut; während, wenn er im physischen Leib und im Ätherleib darinnen ist, er mit seinem Bewußtsein in der äußeren Welt lebt. Merken Sie wohl, was damit eigentlich gesagt ist. Sind wir außerhalb unseres physischen Leibes und Ätherleibes mit unserem Ich und unserem Astralleibe, so wenden wir allen Willen und alle Begehrlichkeit nach dem physischen Leibe und dem Ätherleibe hin, wir genießen und verdauen den physischen Leib und den Ätherleib von außen; während die äußere Welt Eindrücke macht auf uns, wenn wir im Ätherleibe und im physischen Leibe darinnen sind. (161, 238)

[...] Am stärksten wirken [die embryonalen Kräfte] jedesmal dann [fort], wenn das Schlafen beginnt bis zum Aufwachen. Da wirken viel deutlicher die Embryonalkräfte fort beim Menschen als im Wachzustande. Es ist nur noch ein Extrakt desjenigen, was während der Embryonalzeit gewirkt hat, aber während der Schlafensruhe wirken eben diese Embryonalkräfte fort. (343, 179)

Im Schlaf kehrt der Organismus zu den Betätigungen zurück, die am Ausgangspunkte seiner Entwicklung liegen, in der Embryonal- und ersten Kindheitszeit. Im Wachen herrschen diejenigen Vorgänge vor, die am Ende dieser Entwicklung liegen, im Altern und Sterben.
Im Anfang der Menschenentwicklung liegt das Vorherrschen der Tätigkeit des ätherischen Leibes über diejenige des astralischen; allmählich wird die Tätigkeit des letzteren immer intensiver, die des ätherischen Leibes tritt zurück. Im Schlafen erhält dann der ätherische Leib nicht etwa die Intensität, die er im Lebensanfange gehabt hat. Er behält diejenige, die er im Verhältnis zum Astralischen im Laufe des Lebens entwickelt hat. (27, 71)

In [dem Schlafzustand] brauchen physischer und ätherischer Organismus die rhythmischen Prozesse für sich, zu ihrer Regeneration. In dem Wachzustande lebt in diesem Rhythmus und den in ihn eingegliederten physischen Stoffwechselprozessen das «Ich». Im Schlafzustande sind der Rhythmus des Menschen und die Stoffwechselvorgänge als physischer und ätherischer Organismus in einem Leben für sich; und der astralische Organismus und das «Ich» haben da ihren Bestand in der Geisteswelt. (25, 20)

Im Wachen haben wir unsere physische Organisation durchdrungen von der ätherischen Organisation. Darinnen breitet sich gewissermaßen, beide Organisationen innerlich ausfüllend, die astralische Organisation aus. Und das Ganze durchdringt wiederum die Ich-Organisation, so daß wir uns, wenn wir uns schematisch das vorstellen wollen, sagen können: Den wachenden Menschen können wir in diesem Schema uns vorstellen, physische und ätherische Organisation, ihn ausfüllend, auch etwas über ihn hervordringend, die astralische und die Ich-Organisation, die ich hier mit anderer Farbe andeute **(Abb. 84).**

Haben wir dagegen den schlafenden Menschen vor uns, so haben wir im Bette liegend den physischen Leib und den ätherischen Leib. Der Mensch kommt nur dahin, in einer zwar nicht pflanzlichen Organisation, eine mineralische und pflanzliche Tätigkeit zu entwickeln, wie das die Pflanze tut. Wir haben im Bette liegen den physischen Leib und den ätherischen Leib. Dagegen haben wir den astralischen Leib und die Ich-Organisation außerhalb des physischen und des ätherischen Leibes. Und schematisch kann ich das so zeichnen, daß nunmehr der astralische Leib und die Ich-Organisation den Ätherleib und den physischen Leib wie eine Art Wolke, die sich aber ins Unbestimmte verliert, größer und größer wird, umgeben **(Abb. 85)**. Aber es ist nun nicht so, daß wir sagen können: Bei Tag, im Wachen, wirken in uns astralischer Leib und Ich-Organisation, und im Schlaf umgekehrt, ist das Ich und die astralische Organisation nicht in dem physischen Leib und Ätherleib; das ist nicht so. Wir können nur sagen: Im Wachen wirkt von innen aus nach allen Seiten, überallhin, wo die Organe respektive die Kräfte der Organe dynamisch das hinführen, Ich-Organisation und astralischer Leib im physischen Leib und Ätherleib. Im Schlafe wirken sie von außen. Gewissermaßen so, wie sonst die Wirkungen des Kosmos in unsere Sinne eindringen und zum Inhalte unseres Bewußtseins werden als Sinneswahrnehmungen und Ideen, so sind wir schlafend eingehüllt von unserem astralischen Leib und unserer Ich-Organisation. Die senken sich außer uns in den Geist des Kosmos ein und wirken durch Augen, durch Ohren, durch alles mögliche, was peripherisch menschliche Organisation ist.

So haben wir den Unterschied zwischen Wachzustand und Schlafzustand dadurch charakterisiert, daß wir sagen können: Unser Ich und unser astralischer Leib wirken von innen aus nach allen Richtungen im Wachzustande. Unser Ich und unser astralischer Leib wirken von außen mit den spirituellen Kräften des Kosmos auf uns zurück im Schlafzustande. (319, 235ff.)

Und wenn wir von diesem Gesichtspunkte aus den Rhythmus zwischen Schlafen und Wachen betrachten, dann werden wir sagen: Das Ich weilt während des Wachens in der Tat bei all den Tätigkeiten im menschlichen Leibe, die die niedersten Tätigkeiten sind, die zuletzt gipfeln in der Blutbereitung. Bei diesen Tätigkeiten weilt das Ich während des Wachens. Das sind diejenigen Tätigkeiten des Leibes, die gewissermaßen auf der untersten Stufe der Geistigkeit stehen, denn alles Leibliche ist ja auch geistig: aber das, wovon wir jetzt reden, steht auf der untersten Stufe der Geistigkeit. Dadurch aber, daß das Ich während des Wachens auf der untersten Stufe der Geistigkeit steht, steht es während des Schlafes – beachten Sie das wohl! – mit Bezug auf den Menschen in der höchsten Stufe der Geistigkeit. Denn bedenken Sie folgendes: Wenn wir das Haupt ansehen, so wie wir es als Menschen auf uns tragen, so ist es in bezug auf seine äußere Bildung am meisten den Geist offenbarend. Das Haupt ist am meisten Abbild des Geistes, am meisten Offenbarung des Geistes; der Geist ist am weitesten in die Materie eingegangen. Dadurch aber hat er am wenigsten zurückgelassen im Geiste selber. Indem der Mensch am Haupte so viel Arbeit darauf verwendet hat, die äußere Leiblichkeit vergeistigt zu offenbaren, ist wenig zurückgeblieben im Geiste. Indem in den niederen Gliedern der menschlichen Leiblichkeit dasjenige, was nach außen sich gebildet hat, am wenigsten vergeistigt ist, am wenigsten geistig ausgearbeitet ist, ist in bezug auf diese niederen Glieder am meisten im Geistigen zurückgeblieben. Dem Kopf als Kopf entspricht am wenigsten Geistiges, weil er am meisten Geist in sich hat; dem Unterleib entspricht am meisten Geist, weil er am wenigsten in sich hat. Aber in diesem meisten Geist, der nicht in der Leiblichkeit lebt, da lebt das Ich während des Schlafens drinnen. (175, 101f.)

[Ich und Astralleib] stehen zwar [während des Schlafes] nicht unmittelbar in Beziehung zu der Sternenwelt, wohl aber zu jenen Wesenheiten, deren physisches Abbild Sonne, Mond und die Sterne sind, also zu den Wesenheiten der höheren Hierarchien. So daß man sagen könnte: Der Mensch ist schlafend eine Zweiheit. Sein Ich und sein astralischer Leib – ich könnte uch sagen sein Geist und seine Seele – sind hingegeben an die Geistwesen der höheren Weltenreiche. Seine Leiber, der physische Leib und der Ätherleib, sind an den physischen Abglanz, an das physische Abbild, an das kosmisch-physische Abbild dieser höheren Wesenheiten hingegeben. (219, 47f.)

Wenn [...] der menschliche physische und ätherische Organismus das, was im Atmungs- und Zirkulationsprozesse geschieht und vom Stoffwechsel durchdrungen wird, wenn der physische und ätherische Organismus – wie es im Schlafzustande der Fall ist – die Kräfte des rhythmischen Menschen selber brauchen, dann lebt das wahre Ich mit dem astralischen Leibe in der spirituellen Außenwelt. Dann versorgen die Atmung und die Zirkulation mit dem darin pulsierenden Stoffwechsel den physischen und den ätherischen Organismus für sich, und das wahre Ich und die astralische Organisation haben einen Bestand neben dem physischen und dem ätherischen Organismus in der spirituellen Welt. Man schaut diese abwechselnden Zustände durch die wahre Intuition, wie der physische und ätherische Organismus Atmungs- und Blutzirkulation mit dem darin enthaltenen Stoffwechsel brauchen, um ihre Kräfte zu erneuern. Während dieser Zeit halten sich das wahre Ich und der astralische Organismus in der spirituellen Welt auf, haben dort Bestand. Und dann, wenn die Kräfte des physischen und ätherischen Organismus so weit regeneriert sind, daß weitere rhythmische Prozesse nicht notwendig sind, dann kehren astralischer Leib und Ich zurück und durchsetzen den Stoffwechsel, der im Atmungs- und Blutzirkulationsprozesse pulsiert, und der Mensch ist dann wieder ein wacher Mensch. So schaut man hin, wie das wahre Ich und der astralische Organismus im Stoffwechsel pulsieren. (215, 38f.)

Mit seinem astralischen Organismus und seiner Ich-Wesenheit ist der Mensch im Schlafzustande in einer gewissen Beziehung außerhalb seines physischen Organismus, klar gesprochen, eigentlich nur außerhalb der Kopforganisation des physischen Organismus. (215, 143)

Der Mensch ist allerdings während des Schlafens außerhalb seines physischen Leibes, und alles, was draußen ist, ist Wille, aber dieser Wille geht durch die Grenze des Leibes in bezug auf den Stoffwechsel, schlägt durch die Grenze des Leibes auch in den Leib hinein, und auch während des Schlafes umspannt die Willenstätigkeit das Stoffwechselsystem. Sie ist nur aus Sinnestätigkeit und Denkerischem heraus, aber mit seiner Willensnatur taucht der Mensch ganz unter in sein Stoffwechselsystem. (82, 157)

Überhaupt ist es nur möglich, in den menschlichen Organismus hineinzuschauen, [...] wenn man weiß, daß da nicht nur in abstrakter Weise der Mensch schläft mit seinem Ich und seinem astralischen Leib außer dem physischen und dem Ätherleib, sondern wenn man weiß, daß in dem, was in der Nacht außer dem physischen und dem Ätherleibe ist, die Impulse liegen zu einer viel langsameren Lebenstätigkeit als in demjenigen, was dann zurückbleibt in der Nacht. Schlafend ist der Mensch fast ganz Gliedmaßen-Stoffwechselmensch, bis ins Gehirn hinauf, denn alles vollzieht sich da unter dem Einfluß des Gliedmaßen-Stoffwechselmenschen. (218, 66f.)

Es ist im allgemeinen so, daß Schlafen und Wachen wirklich eine Art zyklischer Bewegung für den Menschen darstellen. Strenge genommen sind nämlich Ich und astralischer Leib außer dem physischen und ätherischen Menschenleib im Schlafzustande nur außerhalb des Hauptes, während gerade dadurch, daß im Schlafe das Ich und der astralische Leib außerhalb des physischen und ätherischen Hauptes des Menschen sind, sie eine um so regere Tätigkeit und Wirksamkeit ausüben auf die andere menschliche Organisation. Alles das, was im Menschen nicht Haupt ist, sondern andere menschliche Organisation, steht gerade während des Schlafzustandes, in dem gewissermaßen Ich und astralischer Leib von außen auf den Menschen wirken, unter einem viel stärkeren Einflusse dieses Ich und dieses astralischen Leibes als während des wachen Zustandes. Und man kann schon sagen: Während des Schlafzustandes wird die Wirkung, die das Ich und der astralische Leib des Menschen im Wachzustande auf das Haupt ausüben, auf den übrigen Organismus ausgeübt. (172, 56)

Es ist das nicht genau gesprochen, wenn man sagt: Ich und Astralleib gehen heraus. Es ist eigentlich richtig so gesprochen [...], daß man sagt: Im Schlafe gehen für die Hauptesorganisation Ich und astralischer Leib heraus aus physischem Leib und Ätherleib, aber in der Stoffwechsel- und Zirkulationsorganisation durchdringen sie ihn dadurch viel mehr. Es ist tatsächlich eine Umlagerung. Es ist die Parallelerscheinung zu dem, wenn auf der Erde Tag und Nacht wechseln. Da ist es nämlich auch nicht so, daß auf der ganzen Erde Tag und auf der ganzen Erde Nacht wird, sondern es lagern sich Tag und Nacht durch die Verhältnisse um. Genau ebenso ist es bei dem wirklich genauen Abdruck von Tag und Nacht beim menschlichen Schlafen und Wachen. Beim Wachen ist innig physischer Leib und Ätherleib des Hauptes- und Atmungsorganismus mit Ich und astralischem Leib verbunden, und im Schlafe ist viel inniger als beim Wachen physischer Leib und Ätherleib mit Ich und astralischem Leib [in der Stoffwechsel- und Zirkulationsorganisation] verbunden. Das ist eine Umlagerung, ein tatsächlich rhythmischer Prozeß, der sich da vollzieht mit Schlafen und Wachen. (313, 43f.)

Im Schlafe sind astralischer und Ich-Organismus nicht unmittelbar tätig. Aber die Substanz ist von dieser Tätigkeit ergriffen und setzt sie wie durch ein Beharrungsstreben fort. Eine Substanz, die einmal innerlich so durchgestaltet ist, wie es von seiten der astralischen und der Ich-Organisation geschieht, die wirkt dann auch während des schlafenden Zustandes im Sinne dieser Organisationen, gewissermaßen im Sinne eines Beharrungsvermögens fort.
Man kann also beim schlafenden Menschen nicht von einer bloß vegetativen Betätigung des Organismus sprechen. Die astralische und die Ich-Organisation wirken in der von ihr gestalteten Substanz auch in diesem Zustande weiter.

Der Unterschied zwischen Schlafen und Wachen ist nicht ein solcher, in dem menschlich-animalische und vegetativ-physische Betätigung abwechseln. Der Tatbestand ist ein völlig anderer. Die empfindende Substanz und diejenige, welche den selbstbewußten Geist tragen kann, werden beim Wachen aus dem Gesamtorganismus herausgehoben und in den Dienst des astralischen Leibes und der Ich-Organisation gestellt. Der physische und der ätherische Organismus müssen dann so sich betätigen, daß in ihnen nur die von der Erde ausstrahlenden und in sie einstrahlenden Kräfte wirken. In dieser Wirkungsweise werden sie nur von außen durch den astralischen Leib und die Ich-Organisation ergriffen. Im Schlafe aber werden sie innerlich von den Substanzen ergriffen, die unter dem Einfluß des astralischen Leibes und der Ich-Organisation entstehen; während auf den schlafenden Menschen aus dem Weltall nur die von der Erde ausstrahlenden und auf sie einstrahlenden Kräfte wirken, sind an ihm von innen die Substanzkräfte tätig, die von dem astralischen Leib und der Ich-Organisation bereitet werden.

Wenn man die empfindende Substanz den *Rest* des astralischen Leibes und die unter dem Einfluß der Ich-Organisation entstandene *deren Rest* nennt, so kann man sagen: im wachenden menschlichen Organismus sind der astralische Leib und die Ich-Organisation selbst, im schlafenden sind deren substantielle Reste tätig.

Wachend lebt der Mensch in einer Betätigung, welche ihn mit der Außenwelt durch seinen astralischen Leib und durch seine Ich-Organisation in Verbindung setzt; schlafend leben sein physischer und sein ätherischer Organismus von dem, was die Reste dieser beiden Organisationen substantiell geworden sind. Eine Substanz, die wie der Sauerstoff durch das Atmen sowohl im schlafenden wie im wachenden Zustande aufgenommen wird, muß daher in ihrer Wirksamkeit nach diesen beiden Zuständen hin unterschieden werden. Der von außen aufgenommene Sauerstoff wirkt durch seine Eigenart einschläfernd, nicht aufweckend. Vermehrte Sauerstoffaufnahme schläfert in abnormer Art ein. Der astralische Leib bekämpft fortdauernd im Wachen die einschläfernde Wirkung der Sauerstoffaufnahme. Stellt der astralische Leib seine Wirkung auf den physischen ein, so entfaltet der Sauerstoff seine Eigenart: er schläfert ein. (27, 38f.)

Es ist auch so, daß während des Wachens die Ich-Wesenheit und die astralische Wesenheit des Menschen sich durchaus desjenigen bemächtigen, was da im Anschluß an die Ernährung im physischen und im ätherischen Menschen vor sich geht. Aber was da unter dem Einflusse der Ich-Wesenheit und des astralischen Menschen vor sich geht, geht nicht während des Schlafzustandes vor sich. Während des Schlafzustandes wird auf den physischen Leib und auf

den Ätherleib des Menschen eine Tätigkeit, eine Wirkung ausgeübt, die nun nicht von der Erde, sondern von dem kosmischen Umkreis der Erde, von der Sternenwelt ausgeht.
Man möchte sagen, und es ist das wiederum nicht etwa figürlich gesprochen, sondern es hat einen realen Sinn: bei Tag ißt der Mensch das Substantielle der Erdenstoffe, und bei Nacht nimmt der Mensch in sich auf dasjenige, was ihm geben die Sterne und ihre Vorgänge. So daß also gewissermaßen der Mensch dadurch, daß er wacht, an die Erde gebunden ist; und er wird gewissermaßen von der Erde weggenommen und es spielen sich in ihm, wenn ich so sagen darf, Himmelsprozesse ab, während er schläft, und zwar Himmelsprozesse im physischen und ätherischen Leibe.
Die materialistische Erkenntnis meint, daß, wenn der Mensch einschläft, nur die Stoffe, die er aufgenommen hat, ihre eigenen Kräfte in ihm regsam machen, während in der Tat, ob der Mensch nun diese oder jene Stoffe aufnimmt, in ihm während seines Schlafzustandes diese Stoffe verarbeitet werden durch die Kräfte der Umgebung der Erde, durch die kosmischen Kräfte. Sagen wir zum Beispiel, wir nehmen Eiweiß zu uns. Dieses Eiweiß wird nur dadurch an die Erde gefesselt, daß wir während des Wachzustandes durchsetzt sind als Mensch von unserem Seelischen und Geistigen, nämlich von unserem astralischen Wesen und von der Ich-Wesenheit. Während des Schlafzustandes wirkt auf dieses Eiweiß die ganze Planetenwelt vom Mond bis zum Saturn, wirkt die Fixsternwelt. Und ein Chemiker, der den Menschen untersuchen möchte in bezug auf seine inneren Vorgänge während des Schlafes, müßte nicht nur eine irdische Chemie kennen, sondern er müßte auch eine geistige Chemie kennen, denn die Vorgänge sind dann andere als während des Tagwachens. (219, 46f.)

Wirklich außerhalb, man möchte sagen, völlig außerhalb unseres physischen und Ätherleibes sind wir mit unserem Ich und Astralleib erst nach dem Tode. Während des Schlafes sind wir, streng genommen, mit unserem Ich und Astralleib außerhalb unseres Blutes und unseres Nervensystems. Aber wenn gleichsam die Sonne unseres Wesens, unser Ich und Astralleib, untergehen für unser Blut und unser Nervensystem, die sie während des Tages durchdringen, so gehen sie auf für die andere Hälfte des Menschen, für die Organe, die nicht Blut und Nervensystem sind. Mit denen steht der Mensch während des Schlafes in einer innigen Verbindung. Wirklich, wie unsere Sonne, die uns während des Tages scheint, wenn sie für uns untergeht, für andere Erdbewohner aufgeht, so ist es mit Ich und Astralleib. Wenn sie untergehen für unser Blut und Nervensystem, so gehen sie auf für die anderen Organe und sind mit diesen dann um so energischer verbunden. Nun sind diese anderen Organe, mit denen nun während der schlafenden Zeit unser Ich und Astralleib verbunden sind, in der Tat diejenigen, welche geradeso wie alles, was in der Welt existiert, aus der Geistigkeit heraus aufgebaut sind. Und nun liegt für unsere Schlafenszeit das Merkwürdige vor, daß wir von unserem Ich und Astralleib aus stark beeinflussen diese außerhalb unseres Nervensystems und unseres Blutes gelegenen Organe unseres Leibes. Während wir bei tagwachender Zeit von unserem Ich und Astralleib aus stark unser Nervensystem und unser Blut beeinflussen, beeinflussen wir unsere anderen Organe und auch das an unseren anderen Organen, was nicht gewissermaßen von Blut und Nerven selber ausgeht, sondern was von unseren Nerven in das Blut hineinspielt, beeinflussen wir dies alles von unserem Ich und Astralleib aus besonders stark im Schlaf. (154, 44f.)

Dieses Nervensystem des Gehirnes hängt im wesentlichen zusammen mit der ganzen Organisation unseres Ätherleibes. Selbstverständlich sind überall weitere Beziehungen vorhanden, so daß natürlich unser ganzes Gehirnsystem auch Beziehungen zum astralischen Leib oder zum Ich hat, aber dies sind sekundäre Beziehungen. Die primären, die ursprünglichen Beziehungen sind zwischen unserem Gehirnnervensystem und zwischen unserem Ätherleib. Das hat nichts zu tun mit der Anschauungsweise, die ich einmal auseinandergesetzt habe, daß das ganze Nervensystem mit Hilfe des astralischen Leibes zustande gebracht worden ist; das ist etwas ganz anderes, das muß man durchaus unterscheiden. Das ist zustande gebracht worden in seiner ursprünglichen Veranlagung während der Mondenzeit, aber das hat sich weiterentwickelt und andere Beziehungen sind eingeleitet worden seit der ersten Bildung, so daß in der Tat unser Gehirnnervensystem innigste und bedeutsamste Beziehungen hat zu unserem Ätherleib. Das Rückenmarkssystem hat die innigsten und primärsten Beziehungen zu unserem Astralleib, so wie wir ihn jetzt als Menschen an uns tragen, und das Gangliensystem zu dem Ich, zu dem eigentlichen Ich. Das sind die primären Beziehungen, wie wir sie jetzt haben.
Wenn wir dies in Erwägung ziehen, so werden wir uns leicht vorstellen können, daß eine besonders rege Beziehung herrscht während unseres Schlafzustandes zwischen unserem Ich und unserem Gangliensystem, das vorzugsweise ausgebreitet ist in dem Rumpforganismus, das in Strängen das Rückenmark außen umkleidet und so weiter. Aber diese Beziehungen sind gelockert während des Tagwachens; sie sind vorhanden, aber sie sind gelockert während des Tagwachens. Sie sind inniger während des Schlafens. Und inniger als während des Tagwachens sind die Beziehungen zwischen dem astralischen Leib und den Rückenmarksnerven im Schlafzustande. So daß wir also sagen können: Während des Schlafzustandes treten ganz besonders innige Beziehungen auf zwischen unserem Astralleib und unseren Rückenmarksnerven und zwischen

unserem Ich und unserem Gangliensystem. Wir leben mehr oder weniger während des Schlafes in unserem Ich stark zusammen mit unserem Gangliensystem. Wird man einmal die rätselvolle Traumwelt genauer studieren, so wird man dies schon erkennen, was ich so aus der geisteswissenschaftlichen Untersuchung heraus erwähne.

Dann aber, wenn Sie dies in Erwägung ziehen, werden Sie auch eine Brücke finden zu dem anderen wesentlichen, bedeutungsvollen Gedanken: daß für das Leben etwas sehr Wichtiges dadurch gegeben sein muß, daß ein rhythmischer Wechsel eintritt im Zusammenleben des Ichs zum Beispiel mit dem Gangliensystem und des astralischen Leibes mit dem Rückenmarkssystem, ein rhythmischer Wechsel, der identisch ist mit dem Wechsel des Schlafens und Wachens. Denn es wird Ihnen nicht allzu verwunderlich erscheinen, wenn man sagt: Dadurch, daß das Ich eigentlich so recht im Gangliensystem und der astralische Leib so recht im Rückenmarkssystem ist im Schlafe, dadurch wacht der Mensch mit Bezug auf Gangliensystem und Rückenmarkssystem während des Schlafens und schläft er während des Wachens. – Man kann da nur die Frage aufwerfen: Wie kommt es denn, daß man von dem so regen Wachen, das ja eigentlich entwickelt werden muß während des Schlafens, so wenig weiß? Nun, wenn Sie in Erwägung ziehen, wie der Mensch geworden ist, daß ja das Ich des Menschen erst während des Erdendaseins in ihm Platz genommen hat, also eigentlich das Baby ist unter unseren menschheitlichen Gliedern, so wird es Ihnen nicht staunenswert sein, daß dieses Ich eben sich noch nicht zum Bewußtsein bringen kann dasjenige, was es erlebt im Gangliensystem während des Schlafens, während es sich wohl zum Bewußtsein bringen kann das, was es erlebt, wenn es in dem voll ausgebildeten Haupte ist, das ja hauptsächlich das Ergebnis ist aller derjenigen Impulse, die durch Mond, Sonne und so weiter gewirkt haben. Was das Ich sich zum Bewußtsein bringen kann, hängt von dem Instrument ab, dessen es sich bedienen kann. Das Instrument, dessen es sich in der Nacht bedient, ist verhältnismäßig noch zart. Denn ich habe Ihnen in früheren Vorträgen ausgeführt, daß der übrige Organismus eigentlich erst später entwickelt worden ist, daß der erst hinzugekommen ist zu dem mehr vollendeten Kopforganismus des Menschen, daß der ein Anhängsel ist des Kopforganismus. Wenn wir davon sprechen, daß der Mensch seinem physischen Leib nach mehr oder weniger lange Stadien vom Saturn aus durchgemacht hat, so können wir das nur mit Bezug auf das Haupt, auf den Kopf aussprechen. Dasjenige, was sich an den Kopf anhängt, ist vielfach spätere Bildung, Mondenbildung und sogar erst Erdenbildung. Daher kommt das rege Leben, das entwickelt wird während des Schlafens und das vielfach seinen organischen Sitz hat im Rückenmark und im Gangliensystem, zunächst wenig zum Bewußtsein, aber es ist deshalb ein nicht minder reges, bedeutsam reges

Leben. Und man kann ebensogut sagen, im Schlafe soll dem Menschen die Möglichkeit geboten werden, hinunterzusteigen in sein Gangliensystem, wie ihm im Wachen die Möglichkeit gegeben ist, hinaufzusteigen zu seinen Sinnen und zu seinem Gehirnsystem. Gewiß, Sie werden sagen: Wie kompliziert sich – und vielleicht sogar: Wie verwirrt sich dadurch alles das, was wir uns angeeignet haben! – Aber der Mensch ist ein kompliziertes Wesen und man lernt ihn nicht verstehen, wenn man nicht diese Komplikation, diese Kompliziertheit wirklich einmal auf sich wirken läßt. (172, 58ff.)

Denken wir uns schlafend. Das Ich ist weg vom physischen Leib und dem Ätherleib, der astralische Leib ist weg vom physischen Leib und Ätherleib. Aber das Ich wirkt ja im Blute und in den Bewegungen des Menschen. Die hören dann auf, weil das Ich weg ist im Schlafe; aber das, was im Blute ist, das wirkt ja fort, das Ich ist gar nicht dabei. Wir brauchen nur diesen physischen Leib anzuschauen, und wir müssen uns sagen: Wie ist es denn eigentlich mit ihm, wenn wir schlafen? Dann muß ja das Blut auch in irgendeiner Weise so durchwebt werden von etwas, wie es bei Tag beim Wachen durchwebt wird vom Ich. Ebenso der astralische Leib, der im ganzen Atmungsprozeß immer drinnen lebt. Der verläßt diesen Atmungsprozeß während der Nacht, aber der Atmungsprozeß geht fort! Da muß ja wieder etwas drinnen sein, was, wie im Tagesleben, wirkt als der Astralkörper. Wir verlassen diejenigen Organe in uns, die die Atmungsorgane zum Beispiel sind, mit unserem astralischen Leib während jedes Schlaflebens. Wir verlassen die Pulsationskräfte unseres Blutes mit unserem Ich. Was machen denn die während der Nacht? Nun, da ist es so, daß, wenn nun der Mensch im Bette liegengeblieben und sein Ich herausgegangen ist aus den blutpulsierenden Kräften, dann Wesenheiten der ersten höheren Hierarchie in diese blutpulsierenden Kräfte hineinziehen: dann leben Angeloi, Archangeloi und Archai in diesen selben Organen, in denen bei Tag, beim Wachen das Ich lebt. Und in den Atmungsorganen, die wir verlassen haben dadurch, daß unser Astralleib aus uns heraußen ist, da wirken in der Nacht die Wesen der nächsthöheren Hierarchie darinnen: Exusiai, Dynamis, Kyriotetes. So daß die Sache so ist, daß, wenn wir abends beim Einschlafen unseren Auszug halten mit unserem Ich und unserem astralischen Leib aus unserer Tagesleiblichkeit, Engel, Erzengel und höhere geistige Wesenheiten in uns einziehen und unsere Organe, während wir draußen sind, weiter vom Einschlafen bis zum Aufwachen beleben. Und in bezug auf den Ätherleib sind wir nicht einmal beim Tagwachen imstande, dasjenige zu tun, was darinnen getan werden soll. Den müssen erfüllen die Wesenheiten der höchsten Hierarchie, die Seraphim, Cherubim und Throne, auch wenn wir wachen; die bleiben überhaupt immer darinnen. (228, 69f.)

Die leibgestaltenden Prozesse während des Schlafzustandes

Während des wachen Lebens ist [...] der Gliedmaßen-Stoffwechselmensch im Grunde genommen sehr darauf angewiesen, mit den Kräften, die von der Erde selbst ausgehen, zu rechnen. Der Gliedmaßen-Stoffwechselmensch ist der Schwere der Erde unterworfen; er ist den anderen Kräften der Erde unterworfen. Er ist denjenigen Kräften unterworfen, die ausgehen von seinen Nahrungsmitteln und ihn durchdringen. Er ist gewissermaßen durchaus ein Erdenwesen. Und weil der Gliedmaßen Stoffwechselmensch seiner Formung nach nicht teilgenommen hat an dem, was der Mensch durchlebt hat zwischen dem Tod und einer neuen Geburt vor dem gegenwärtigen Erdendasein, dadurch ist dieser Gliedmaßen-Stoffwechselmensch auch während des wachen Lebens nicht fähig, sich dem äußeren geistigen Universum anzupassen. Er ist gewissermaßen der Physis der Erde hingegeben während des wachen Zustandes.
Das ist aber im Schlafe nicht so. Denn im Haupte des Menschen ist ja alles das gebildet, was mit der Vergangenheit des Menschen, auch mit dem Leben zwischen dem Tod und der Geburt zusammenhängt. In diesem Haupte des Menschen sind, wie ich eben auseinandergesetzt habe, in den Formen der Organe auf eine leise, flüchtige Weise Bilder des ganzen Kosmos enthalten.
Das alles, was das Haupt des Menschen als ein Abbild des Universums ist, kann während des wachen Zustandes nicht auf den Gliedmaßen-Stoffwechselmenschen wirken. Das Haupt des Menschen ist ja als der Sitz der eminentesten Sinnesorgane in fortwährender Korrespondenz mit der äußeren irdischen Welt. Es wirkt durch das Haupt während des Wachens alles das ein, was gesehen, was gehört wird. Während des Schlafes ist es nicht etwa so, daß das menschliche Haupt nur auf eine physische Weise ernährt wird; das geschieht im Grunde genommen auch während des Wachens. Das ist gar nicht das Wesentliche für den physischen Leib während des Schlafes, sondern für den physischen Leib des Menschen während des Schlafes ist etwas ganz anderes die Hauptsache.
Wir haben, sagen wir zum Beispiel in dem Auge nicht nur diejenige Organisation, welche das Sehen vermittelt, sondern wir haben im Auge zu gleicher Zeit ein Abbild des Kosmos, der geistigen Kräfte des Kosmos. Der Mensch hat in der Zeit vom Tode bis zu der Geburt gelebt im geistig-seelischen Kosmos. Die Organisation des Auges ist nachgebildet diesem Leben im geistig-seelischen Kosmos. Das Auge hat, so wie alle Organe des Hauptes, eine doppelte Aufgabe: erstens die Korrespondenz mit der Außenwelt durch das Sehen zu vermitteln. Das geschieht während des wachen Lebens. Während des Schlafeslebens wirkt das Auge mit seiner Umgebung, namentlich mit seiner Nerven-

und Blutumgebung zurück auf den physischen Organismus, insofern dieser der Stoffwechsel-Gliedmaßenorganismus ist, und es wirken zum Beispiel während des Schlafes die Kräfte des geschlossenen Auges auf das Nierensystem des Menschen und prägen dem Nierensystem das kosmische Bild ein. Andere Organe des Hauptes prägen anderes aus dem Kosmos dem menschlichen Stoffwechsel-Gliedmaßensystem ein. Und so haben wir für den physischen Leib unsere Schlafenszeit vor allen Dingen dazu, daß die Kräfte des Hauptes gestaltend wirken auf den Stoffwechsel-Gliedmaßenmenschen. Gerade während des Schlafes geschieht es, daß, wenn ich schematisch zeichnen will, vom Haupte fortwährend gestaltende Kräfte nach dem unteren Menschen hin strahlen, so daß tatsächlich das Haupt sich während des Schlafes zum Stoffwechsel-Gliedmaßenmenschen als der geistig-seelische Gestalter verhält **(Abb. 86)**.
Der Schöpfungsbegriff wird ganz falsch gedacht, wenn man ihn auf irgendwelche Momente konzentriert. Wir werden eigentlich fortwährend geschaffen. Wir werden jede Nacht aus dem Geiste heraus geschaffen; es wird unser Stoffwechsel-Gliedmaßensystem geformt, belebt jede Nacht aus dem Geistigen heraus. (208, 195ff.)

Das vegetative Leben von physischem und ätherischem Leib während des Schlafes – vom Sommer- und Winterbezug der menschlichen Wesensglieder

Während der Schlafenszeit liegen der physische und der Ätherleib im Bette; sie führen ein rein vegetatives Leben. Für den okkulten Blick stellt sich heraus, daß im schlafenden Menschenleib etwas entfaltet wird wie eine feine Vegetation, wie ein Hervorsprossen und Hervorsprießen des rein vegetativen Lebens, und die während der Wachenszeit verbrauchten Kräfte werden durch dieses vegetative Leben wiederum ersetzt, so daß der Mensch während des Schlafes eigentlich seine Sommerszeit hat. Und würde er hinausschauen, wenn er mit seinem astralischen Leib und seinem Ich außer dem physischen Leibe ist, auf das Leben des schlafenden physischen Leibes, so würde er dieses schlafende Leben des physischen Leibes so erblicken, wie man gerade hervorsprießend und sprossend erblickt das pflanzliche Leben im Frühling und Sommer auf der Erde. So würde man an seinem physischen Leibe ein vegetatives sprießendes und sprossendes Sommerleben während der Schlafenszeit bemerken. (145, 64)

Wenn das Ich und der astralische Leib außer dem physischen und ätherischen Organismus sind, dann beginnt im physischen und ätherischen Organismus ein Leben, das wir äußerlich mit der Natur nur im mineralischen und im

pflanzlichen Gebiete verwirklicht sehen. Mineralisches und pflanzliches Leben für sich beginnt da. Daß der physische Organismus und der ätherische Organismus des Menschen nicht allmählich überhaupt nur in eine Summe von Prozessen übergehen, die mineralisch und pflanzlich sind, rührt nur davon her, daß sie so organisiert sind, wie das dem zeitweilig in ihm befindlichen astralischen Leib mit dem Ich entspricht. Sie würden in das mineralische und pflanzliche Leben übergehen, wenn der Mensch mit seinem Ich und seinem astralischen Leib zu spät in den physischen und Ätherleib zurückkäme. Es beginnt aber sogleich, nachdem der Mensch eingeschlafen ist, die Tendenz in ihm, mineralisch-vegetabilisch zu werden. Diese Tendenz bekommt die Oberhand während des Schlaflebens.
Wenn man mit den Mitteln der anthroposophischen Forschung hinschaut auf den schlafenden physischen Menschen, dann sieht man in diesem schlafenden Menschen – selbstverständlich mit der nötigen Variante – ein getreuliches Abbild desjenigen, was die Erde von der Frühlings- durch die Sommerszeit hindurch ist. Es sprießt und sproßt das Mineralisch-Pflanzliche heraus, allerdings in anderer Form, als das bei den grünen Pflanzen der Fall ist, die aus der Erde wachsen. Aber mit einer Variante, sage ich, ist dasjenige, was während des Schlafes im menschlichen physischen und ätherischen Organismus vor sich geht, ein getreuliches Abbild der Frühlings- und Sommerszeit der Erde. Für diese äußere Natur ist der Mensch der gegenwärtigen Weltenepoche organisiert. Er kann seinen physischen Blick über diese äußere Natur hinschweifen lassen. Er schaut das sprießende, sprossende Leben. In dem Augenblicke, wo sich der Mensch Inspiration und Imagination erwirbt, wird ihm einfach durch die Schlafenszeit des physischen Menschen der Anblick einer Sommerszeit enthüllt. Schlafen heißt: der Frühling und Sommer stellen sich ein für den physischen und Ätherleib. Sprießendes und sprossendes Leben beginnt.
Und wenn wir aufwachen, wenn das Ich und der astralische Leib wiederum zurückkehren, dann tritt all das sprießende und sprossende Leben des physischen und ätherischen Leibes zurück. Es beginnt für den geistsehenden Blick das Leben im physischen und ätherischen Organismus des Menschen dem Herbst- und Winterleben der Erde sehr ähnlich zu werden. Und man hat tatsächlich, wenn man den Menschen in einer Wachens- und Schlafensperiode hintereinander verfolgt, in kurzem ein mikrokosmisches Abbild von Herbst, Winter, Frühling, Sommer. Sie brauchen nur einen Menschen geisteswissenschaftlich vierundzwanzig Stunden hindurch als physischen und ätherischen Organismus zu verfolgen, und Sie machen einen Jahreslauf im Mikrokosmischen durch. So daß man sagen kann, wenn man bloß auf dasjenige vom Menschen schaut, was im Bette liegen bleibt oder bei Tag herumläuft: der Jahreslauf vollzieht sich mikrokosmisch.

Aber betrachten wir jetzt auf der andern Seite dasjenige, was sich im Schlafe trennt: das Ich und den astralischen Leib des Menschen. Da werden wir finden, wenn wir wiederum mit geisteswissenschaftlichen Forschungsmitteln, mit der Inspiration und Intuition vorgehen, daß, während der Mensch schläft, das Ich und der astralische Leib an geistige Mächte hingegeben sind, innerhalb welcher sie bewußt erst in einer späteren Erdenepoche im normalen Zustande werden leben können. Und wir werden sagen müssen: Während des Schlafens, vom Einschlafen bis zum Aufwachen, sind das Ich und der astralische Leib der Welt so entzogen, wie die Erde während der Winterszeit den kosmischen Weiten entzogen ist. – Ich und astralischer Leib sind wirklich während des Schlafes in ihrer Winterszeit. So daß der Mensch während des Schlafes ineinandergemischt hat, was die Erde zunächst nur für ihre entgegengesetzten Kugeloberflächen hat: daß er nämlich in der Tat während des Schlafes in bezug auf sein physisches und ätherisches Wesen Sommerszeit und für sein Ich und astralisches Wesen Winterszeit hat.
Und umgekehrt ist es während des Wachens. Da haben der physische und ätherische Organismus Winterszeit. Das Ich und der astralische Organismus sind hingegeben demjenigen, was ihnen zunächst aus den kosmischen Weiten im wachen menschlichen Zustande entgegentreten kann. Tauchen also Ich und astralischer Leib in den physischen und ätherischen Leib unter, dann sind das Ich und der astralische Leib in der Sommerszeit. Wiederum sind nebeneinander Winterszeit im physisch-ätherischen Organismus, Sommerszeit im Ich und astralischen Organismus.
Wenn Sie die Erde nehmen: sie muß auch auf ihren verschiedenen Gebieten Sommer und Winter zugleich haben, die können Sie aber nicht ineinanderschieben. Im Menschen schieben sich fortwährend mikrokosmisch Sommer und Winter ineinander. Schläft der Mensch, so ist sein physischer Sommer mit dem geistigen Winter vermischt; wacht der Mensch, so ist sein physischer Winter mit dem geistigen Sommer vermischt. Der Mensch hat in der äußeren Natur im Jahreslauf getrennt Winter und Sommer; in sich vermischt er von zwei verschiedenen Seiten her fortwährend Winter und Sommer.
Ist es also im äußeren Naturlaufe so, daß, wenn ich schematisch zeichnen soll, Winterszeit und Sommerszeit nacheinander gezeichnet werden müssen für ein Erdgebiet, also zeitlich sich folgend **(Abb. 87)**, so muß ich für das menschliche Wesen diese beiden Strömungen nebeneinander zeichnen, allerdings in einer eigentümlichen Weise, ich muß sie so nebeneinander zeichnen **(Abb. 88)**.
Also beim menschlichen Wesen ist immer zugleich im Innern Winter und Sommer. Nur wechselt das eine Mal Geist-Sommer mit Körper-Winter, das andere Mal Geist-Winter mit Körper-Sommer.
Was wir also im äußeren Naturlaufe, diesem Kompendium der Naturkräfte

und Naturgesetze, in unserer Umgebung so haben, daß es sich für ein Erdgebiet nicht neutralisieren kann, weil es nacheinander wirkt, das neutralisiert sich im menschlichen Wesen, hebt sich da auf. Der Naturlauf ist ein solcher, daß geradeso, wie durch zwei entgegengesetzte Kräfte eine Ruhelage hervorgebracht werden kann, sich auch Unsummen von Naturgesetzmäßigkeiten neutralisieren, aufheben können. Das geschieht im Menschen mit Bezug auf alle äußeren Naturgesetze dadurch, daß er in der gesetzmäßigen Weise schläft und wacht, wie er es eben tut.

Weil sich im Menschen also dasjenige, was nur als Naturnotwendigkeit erscheint, wenn es in der Zeit auseinandergelegt wird, ineinanderschiebt, neutralisiert, macht ihn das zum freien Wesen. Daher gibt es kein Verständnis der Freiheit, wenn der Mensch nicht versteht, wie zu seiner physisch-ätherischen Außennatur, in der Sommer und Winter sein kann, jeweilig die entgegengesetzten Winter und Sommer seines geistigen Lebens neutralisierend hinzukommen. (219, 156ff.)

Weiteres zur Wirksamkeit des ätherischen Leibes im Schlafzustand

Dieser Ätherleib des Menschen ist in wachem Zustande ja fortwährend den Wirkungen unterworfen, welche vom Ich, das sich in der Welt betätigt, und vom astralischen Leibe, der mit diesem Ich in Verbindung steht, ausgehen. Während des wachen Zustandes sehen wir stets die aufleuchtenden und sich abdämpfenden Farben und die anderen Tingierungen, die im astralischen Leibe stattfinden und in den Ätherleib hinüberschlagen, und wir sehen eigentlich während des Wachzustandes den Ätherleib sich anpassen an den astralischen Leib. Wir sehen aber auch das, was das Ich durch seine Gestaltung ist, hereinschlagen in den Ätherleib. Kurz, wir sehen während des wachen Zustandes ein Spielen des Ich und des astralischen Leibes im Ätherleib. Während des Schlafes, da ist der Mensch als Ich und als astralischer Leib außerhalb des Ätherleibes. Da spielt der astralische Leib mit seiner Tingierung, das Ich mit seiner Gestaltung nicht herein in den Ätherleib. Da ist der Ätherleib seiner eigenen Gestaltung überlassen. Und diese eigene Gestaltung, sie drückt sich dadurch aus, daß der Ätherleib in einer ganz großartigen Weise sich während des Schlafes gestaltet als ein Abbild des Universums.

Der ätherische Leib wird ja von dem Menschen seiner wesentlichen Substantialität nach aufgenommen, indem sich der Mensch aus dem vorgeburtlichen Leben hereinbegibt in das physische Erdenleben. Der ätherische Leib wird ja zusammengesetzt in dem Sinne, wie der Mensch gelebt hat zwischen dem Tod und einer neuen Geburt. Und alles, was da aus dem Universum heraus, wie symbolisch die Geisteswissenschaft sagt: was da der Mensch aus Nord, Süd,

Ost, West in sich aufgenommen hat von den Himmeln, das trägt der ätherische Leib in sich. Er kann es nur aus dem angegebenen Grunde während des Wachzustandes nicht zeigen. Er zeigt es während des Schlafzustandes. Da ist der Mensch eigentlich ganz Erinnerung, Erinnerung zunächst an das Erdenleben. Es kommt den Menschen ab und zu ins Bewußtsein, daß sie, indem sie in ihren ätherischen Leib untertauchen, in ein Bildermeer untertauchen, was sie dann zu den Träumen zählen. Wer aber in dieser Beziehung sich die Mühe gegeben hat, beim Aufwachen das Bildermeer zu beobachten, das der Mensch gleichsam durchmißt beim Aufwachen, wenn er beobachtet, was da erlebt wird, dann entdeckt er, wie eigentlich das ganze Erdenleben enthalten ist in diesem Ätherleib während des Schlafes. Der Mensch lebt und webt eigentlich in alledem, was er seit seiner Geburt durchgemacht hat im Ätherleib während des Schlafes. Aber alles das ist für den Ätherleib eben durchgestaltet vom Kosmos heraus, von kosmischen Kräften. Und weil jetzt nichts hereinspielt vom astralischen Leib und vom Ich, deshalb strahlt der ätherische Leib das aus, was er eingegliedert, eingeimpft erhalten hat bei seiner Geburt. Der Ätherleib des Menschen wird strahlend.

Das ist eine bedeutsame Tatsache, dieses Strahlendwerden des Menschen im Schlafzustande. Dieses Strahlendwerden des Menschen im Schlafzustande ist in der Tat etwas, was für die Erdenwelt, wenn diese in die Nacht getaucht ist nach der untergegangenen Sonne, im Gegensatz zu den physischen Strahlen der Sonne, ein seelisches Strahlen der Menschheit darstellt. Allerdings, in diesem seelischen Strahlen der Menschheit ist eingegliedert ruinierend, verkümmernd, zerstörend alles das, was die Menschen aus ihrer Schlechtigkeit heraus durch ihren astralischen Leib und durch ihr Ich dem ätherischen Leib während ihres Lebens einpflanzen. Aber die Erde würde mit ihrer Entwickelung nicht zurecht kommen, wenn dieses Erstrahlen der Menschheit nicht stattfände.

Hätte ein Beobachter dazu die nötigen Organe, und wäre er im Kosmos draußen und würde die Erde vom Kosmos aus beobachten, er würde sagen: Während des Tages sieht man auf der von der Sonne beschienenen Seite der Erde eben das zurückgestrahlte Sonnenlicht; aber wenn die Nacht sich über einen Teil der Erde lagert, dann phosphoresziert, dann leuchtet nach die Erde. – Und das, was da ein solcher Beobachter nachleuchtend finden würde, das sind die menschlichen Ätherleiber. Das alles braucht aber auch die Erde, um weiterzukommen in ihrer Entwickelung. Wenn auf der Erde keine Menschen schlafen würden, würde die vegetabile Kraft der Erde viel schneller ersterben müssen, als sie im Erdenleben eben erstirbt. Der Mensch ist durchaus nicht eingegliedert in das Erdendasein, um bloß für sich zu leben, er ist nicht bedeutungslos für die ganze Gestaltung der Erde. Was er in geistigen Welten auf-

nimmt zwischen dem Tod und einer neuen Geburt, das strahlt er wiederum schlafend aus seinem Ätherleibe in die Erdenentwickelung aus während seines irdischen Lebens.
So daß wir sagen können: Für den physischen Leib ist es so, daß von oben nach unten gestrahlt wird; für den ätherischen Leib verhält es sich so, daß von innen nach außen gestrahlt wird. Das Schlafen des Menschen hat eben durchaus auch eine kosmische Bedeutung. [...]
Der physische Leib ist eigentlich während des Schlafes ein Selbstgestalter in bezug auf den Gliedmaßen-Stoffwechselmenschen, und der ätherische Leib des Menschen ist ein Weltgestalter. (208, 198ff./204)

Der ätherische Leib im Schlafzustand und das Wirken der Hierarchien

Wir sehen mit dem Einschlafen den physischen Leib immer mehr und mehr zur Ruhe kommen, wir sehen, wie der Mensch während des Schlafzustandes die Möglichkeit verliert, seine Glieder zu bewegen. Wir sehen aber auch, wie er die Möglichkeit verliert, seinen Willen durch die innere leibliche Struktur so zu senden, daß seine Sinne tätig sein müßten. Das Verhältnis der Außenwelt zu den Sinnen ändert sich nicht, aber das Verhältnis der Sinne zur Außenwelt ändert sich dadurch, daß der Mensch gewissermaßen auch innerlich so ruhig wird, wie er mit Bezug auf seine Arme und Beine äußerlich ruhig wird, so daß der Wille nicht durch die Sinnesorgane geschickt wird und die Sinnesorgane nicht der Außenwelt jene feinen Bewegungen entgegenbringen, die da sein müssen, wenn Sinneswahrnehmungen zustande kommen. Aber es ist ein völliger Irrtum, zu glauben, daß die Sinnesorgane selbst, oder besser gesagt der Raum, in dem die Sinnesorgane sich ausbreiten, von Untätigkeit erfüllt ist während des Schlafes. Der physische Leib bleibt ruhig seiner ganzen Ausdehnung nach, aber der Ätherleib des Menschen wird um so tätiger, um so innerlich beweglicher zwischen dem Einschlafen und dem Aufwachen. Das ist gerade das Charakteristische, daß in demselben Maße, in dem sich die Tätigkeit des physischen Leibes beim Einschlafen und nach demselben beruhigt, um so mehr eine immer regere Tätigkeit des ätherischen Leibes mit dem Schlafen beginnt. Und diese Tätigkeit und Regsamkeit des ätherischen Leibes strahlt insbesondere von den Sinnen aus. So daß man sagen kann: Richtet man den übersinnlichen Blick, das übersinnliche Anschauen auf den schlafenden Menschen, das heißt auf dasjenige vom Menschen, was in der physischen Hülle da ist, dann findet man, wie von den Orten, an denen die Sinnesorgane lokalisiert sind, nach innen eine fortwährende Tätigkeit und Regsamkeit strahlt. Und diese Tätigkeit und Regsamkeit ist das Leben des Ätherleibes oder Lebensleibes während des Schlafes.

Man sieht zum Beispiel, wie mit dem Einschlafen eine besondere Regsamkeit beginnt von dem Orte der menschlichen Augen aus. Es ist mit diesen Augen so, als ob durch die Einwirkungen des Lichtes während des Wachens das Auge sich anfüllte mit Kräften zu einer Tätigkeit, die sich erst entfaltet mit dem Einschlafen. Und diese Tätigkeit ist eben eine ätherische. In demselben Maße, in dem die Licht- und Farbenwirkungen von außen im Auge sich verfinstern, beginnen die Augen selber wie zwei phosphoreszierende Sonnen ätherisch das innere Wesen des physischen Teiles des schlafenden Menschen zu durchstrahlen. Ein phosphoreszierendes Glimmlicht durchhellt den Innenraum des Menschen. Sie brauchen sich nicht zu verwundern, daß dieses phosphoreszierende Glimmlicht, das nach dem Inneren des Menschen erstrahlt, nicht in der gewöhnlichen Art gesehen werden kann. Denn daß die Augen des andern Menschen dasjenige, was da im Inneren während des Schlafens glimmt, nicht sehen, das ist zu begreifen, weil der Mensch durch seine ganze Organisation für das physische Auge undurchsichtig ist, zu den undurchsichtigen Körpern gehört. Dasjenige, was im Inneren vorgeht, wird mit den äußeren physischen Augen nicht gesehen. Aber im Inneren des physischen Leibes ist zunächst kein Organ, welches dieses Glimmende, Phosphoreszierende unmittelbar sehen könnte.

Damit haben wir eine der inneren Tätigkeiten und Regsamkeiten des ätherischen Leibes im Menschen während des Schlafes charakterisiert. In diese Tätigkeit strömt eine andere hinein. In der Tat, dasjenige, was ja der Mensch noch im Einschlafen verspüren kann – ein gewisses Summen und Zirpen, strömendes Rauschen seiner Innenorganisation –, setzt sich während des Schlafzustandes in einer außerordentlich melodien- und harmonienreichen musikalischen Regsamkeit fort, die auch das ganze Innere des Menschen während des Schlafes durchsetzt. Diese musikalische Regsamkeit dauert vom Einschlafen bis zum Aufwachen. Und die außerhalb des physischen und Ätherleibes befindlichen Wesensglieder Ich und astralischer Leib werden stark beeindruckt von demjenigen, was sie da im Bette zurückgelassen haben als den tönenden, klingenden ätherischen Leib, der aber in seinem Tönen und Klingen zugleich leuchtet. Nur bleibt zunächst dasjenige, was da als Eindruck auf Ich und astralischen Leib ausgeübt wird, im Unbewußten.

Ebenso werden nach dem Inneren des Menschen ätherische Wärmeströmungen, und zwar von der ganzen Oberfläche der Haut, nach innen gestrahlt. Zusammen mit manch anderem, was ferner liegt dem in der äußeren Welt als Wärme, Licht und Töne Wahrgenommenen, was man daher auch schwer charakterisieren kann, ergibt das alles ein ungeheuer schönes, großartiges, gewaltiges inneres Regen und Bewegen und Fluten des ätherischen menschlichen Leibes. Das ist so, wie wenn sich aus dem Universum mit dem ätherischen

Leibe des Menschen herauserhöbe, aus inneren Gründen – welche inneren Gründe aber keine andern sind als die menschliche Wesenheit selber, als ihr Dasein –, erhöbe inselartig, möchte ich sagen, aus dem allgemeinen Ätherischen des Kosmos heraus: dieses besondere Tönen und Leuchten und Fluten in Wärmeströmungen des individuellen ätherischen Leibes des Menschen. Und dieses wärmende Fluten, dieses phosphoreszierende Leuchten, dieses musikalische Tönen, sie sind es ja auch, welche wenige Tage nach dem Tode des Menschen als ätherischer Leib sich loslösen vom astralischen Leibe und Ich und hinausfluten, hinausströmen in den allgemeinen Äther des Universellen, des Kosmischen.

Vielleicht haben manche von Ihnen bemerkt, wie dem Menschen, wenn er des Morgens aufwacht und abends etwa bei einem Konzerte war, das auf ihn einen lebendigen Eindruck gemacht hat, das Aufwachen so erscheint, als ob die Seele sich herauserhöbe aus dem wiederholten Erleben der im Konzert gehörten Musik. Es ist so, als ob die Seele noch einmal während des Schlafes das ganze Konzert durchgemacht hätte. Der Vorgang ist aber komplizierter, als er dem gewöhnlichen Bewußtsein erscheint. Denn in Wahrheit erhebt sich die Seele von den Eindrücken jener Weltenmusik, die sich individualisiert im menschlichen Ätherleibe. Aber indem der Mensch wiederum zurückkehrt in seinen Ätherleib und durch die Eindrucksfähigkeit des physischen Leibes alles dasjenige, was ich Ihnen für diesen Ätherleib geschildert habe, übertönt wird, übersetzt die menschliche Seele dasjenige, was individualisierte kosmische Musik ist, in die zuletzt gehörten irdischen Töne. Die sind gewissermaßen das Kleid, das sich diese kosmische Musik im Momente des Aufwachens überzieht, weil diese kosmische Musik eine gewisse Gemeinschaft mit den flutenden Tonmassen des gehörten Konzertes hat. Weil der Mensch im gewöhnlichen Bewußtsein unfähig ist, die kosmische Musik zu vernehmen, umkleidet sich diese kosmische Musik mit dem, was ihr am meisten vergleichbar ist aus dem irdischen Leben: mit den im Konzert gehörten Tonmassen. So ist das wirkliche Erlebnis, das einer Erscheinung zugrunde liegt, die vielleicht die meisten von Ihnen einmal gehabt haben.

Sie sehen also, welch Kompliziertes eigentlich im menschlichen Ätherleib enthalten ist. Und wenn man versucht, weiter einzudringen mit den Mitteln, mit denen man in solche Welten eindringen kann, dann merkt man, daß dieses wärmende Strömen, dieses phosphoreszierende milde Leuchten, diese fluktuierende Musik die äußere Offenbarung für waltende Weltenwesen ist. Eigentlich ist alles dasjenige, was ich Ihnen beschrieben habe, wiederum das äußere Kleid, die äußere Offenbarung, der Schein von waltenden Weltenwesen. Und diese waltenden Weltenwesen enthüllen sich als diejenigen, die wir aus der anthroposophischen Literatur kennen als die Exusiai. Ich habe daher diese Exusiai auch

öfter Offenbarungen genannt, weil sie ihrer inneren Wesenheit nach leben in demjenigen, was in den menschlichen Sinnesorganen während des irdischen Schlafzustandes des Menschen nach dem Inneren des Menschenwesens hin erstrahlt. In diesem Erstrahlen offenbart sich eben das Leben und Weben jener Wesenheiten der höheren Hierarchien, die wir die Exusiai nennen.
Nun kann man aber mit denselben Mitteln, mit denen man diese Offenbarungen der gerade im Schlafe in ihrer ätherischen Substanz so rege werdenden menschlichen Sinne beobachtet, weiter verfolgen, wie dieses Nach-innen-Strahlen-und-Strömen eben weiter nach innen wirkt. Geradeso wie man im tagwachen Zustande sich sagt: Du siehst irgendeinen leuchtenden Gegenstand; man verfolgt dann gewissermaßen die Linie vom Auge nach diesem leuchtenden Gegenstande hin, der leuchtende Gegenstand wird irgendwo auf der Strekke außen gefunden, die da die Sehlinie des Auges, also des Sinnesorganes bildet –, so kann man, aber jetzt nach innen, dasjenige verfolgen, was ätherisch von den Sinnen nach innen strömt, flutet und strahlt. Man wird da nicht so lange Wege durchzumachen haben, kurze Wege, man wird sehr bald auftreffen auf ein anderes. Das phosphoreszierende Mildleuchten, das von den Augen ausgeht, das musikalische Wirken, das lokal ausgehend von den Gehörorganen sich darstellt, das strömende Wärmen, das von dem ganzen Umfange der Haut nach innen geht, all das geht sehr bald über in ein organisch in sich geschlossenes ätherisches System. Während man, wenn man den wachenden Menschen beobachtet, den ätherischen Leib in Tätigkeit sieht – den ganzen physischen Leib des Menschen allerdings auch, aber in einer etwas andern Tätigkeit, als ich sie für den Schlaf beschrieben habe; man sieht dann diese Tätigkeit sich ein wenig über den physischen Leib des Menschen heraus ausdehnen –, sieht man jetzt gewissermaßen dasjenige, was von den Sinnen und von der ganzen Haut nach innen strömt und wellt und strahlt, eine gewisse Strecke gestaltet wie eine Art schalenartige Nachbildung des Menschen, die sich nach innen erstreckt. Man sieht von den Augen nach innen phosphoreszierendes Leuchten, das dann übergeht in etwas anderes, was ich gleich beschreiben werde. Man sieht das wärmende Strömen von der Haut nach innen gehen, so eine Art Schale, die dem menschlichen physischen Organismus nachgebildet ist, die eine gewisse Dichte erreicht, dann aber übergeht in eine Art Ätherorganisation, die in ihrem substantiellen Gehalt wie durchmischt, zusammengesetzt ist aus musikalischem Wirken, phosphoreszierendem Lichte, Wärmeströmungen. Das alles und manches andere strömt durcheinander, beeinflußt sich gegenseitig, bildet eine Art Organisation, die eben die ätherische Organisation des Menschen ist. Und wenn man nun diese ätherische Organisation des Menschen ins Geistesauge faßt, wenn man beginnt, sie zu verstehen nach alledem, wie sie sich enthüllt, dann kann man sie nicht anders

ansprechen als: sie besteht aus lauter Gedankenformen, aus strömenden Gedanken. Was da drinnen strömt, ist in jedem Punkte Gedanke. Würde man in irgendeinem Augenblick diese fortwährend fluktuierende innere Regsamkeit des schlafenden Ätherleibes verfolgen und in einem Augenblick dann aufzeichnen, würde man natürlich Linien oder Farbenformen hinmalen, aber wenn man die Substanz dieser Linien oder Farbenformen charakterisieren sollte, könnte man nicht anders sagen als: Das ist, wie wenn Gedanken anfangen würden zu strömen. – Es ist dasselbe, was sonst in der Gedankentätigkeit lebt, was aber da ein Strömen, ein Wellen, ein Fluktuieren wird. Es ist die individualisierte Gedankenbildung des Kosmos. Diese individualisierte Gedankenbildung des Kosmos enthüllt sich als der individualisierte Logos. Denn eigentlich kann man gar nicht einmal sagen: Was da im Menschen drinnen strömt und webt als Gedankenbildung, als innerer Anschluß an diese nach innen strahlenden und strömenden Sinnesbewegungen, das ist bloß strömender Gedanke –, sondern das redet, redet allerdings eine stumme, aber eben eine für das Innere des Menschen wahrnehmbare Sprache, redet wirklich – wie alle Dinge durch den Logos zu uns sprechen – in einer individuellen Gestalt, drückt aus in einem geistig wahrzunehmenden inneren Worte das Wesen des Menschen.

Wenn wir also von den Sinnen tiefer nach innen gehen, so erscheint uns gewissermaßen die nach innen gewendete menschliche Sprache. Ja, es ist durchaus so, daß man sagen kann: Ich und astralischer Leib des Menschen, die vom Einschlafen bis zum Aufwachen außerhalb des physischen und Ätherleibes sind, bleiben allerdings für das gewöhnliche Bewußtsein unbewußt, aber sie erleben deshalb doch dasjenige, was geschieht. Und wie sie die ätherische Tätigkeit der Sinne während des Schlafes erleben als nach einwärts gerichtetes Strömen und Strahlen, so erleben dieses Ich und dieser astralische Leib während des schlafenden Zustandes des Menschen den Ätherleib als individualisierten Logos, wie eine nach innenwärts gewendete Sprache. Es ist, wie wenn die Sprache, die sonst nach außen strahlt zu den Ohren unserer Mitmenschen, sich während des Schlafes ätherisch gewandelt nach innen gewendet hätte, und wie wenn wir alles dasjenige, was wir während des Tages vom Aufwachen bis zum Einschlafen gesprochen haben, noch einmal in rückwärtiger Folge – es beginnt mit dem Abend und endet mit dem Morgen – nach innen aussprechen würden. Wir reden nach innen in einer stummen Sprache wiederum alles dasjenige, was wir vom Morgen bis zum Abend ausgesprochen haben, aber so, daß wir unser ganzes Seelisches in dieser nach innenwärts gewendeten Sprache zur Offenbarung bringen. Also insofern das Wesen des Menschen in demjenigen erlebt wird, was der Mensch vom Morgen bis zum Abend spricht, wird dieses im Sprechen Erlebte vom Abend bis zum Morgen nach innen realisiert in dem tönenden, sprechenden Logos, jenem tönenden, sprechenden, individualisierten Logos, der aber zu gleicher Zeit, wie in das Ätherische zeitlich hineinschreibend, in jenem glimmenden, mild phosphoreszierenden Lichte die okkulte Schrift zum Ausdruck bringt für all das, was da innenwärts als die andere Seite des am Tage Gesprochenen während der Nacht zur Wirksamkeit kommt – überhaupt während des Schlafens: es ist ja geradeso, wenn der Mensch ein Tagesschläfchen hält, nur daß die Dinge sich dann fragmentarischer ausleben.

Und wenn man wiederum mit denselben Mitteln, mit denen sich das innere Weben des individualisierten Logos offenbart, nun nachforscht, was da eigentlich ist, was er da zunächst in einem für das eigentliche Wesen der Welt doch äußeren Schein kundgibt, wenn man weiter prüft, was das Wesenhafte ist, dann kommt man darauf: Das ist die Summe jener Hierarchien, die wir bezeichnet haben in der anthroposophischen Literatur als die Dynamis, die über den Exusiai stehen.

Und als drittes findet man dann, wenn man versucht, die Kunst zu entwickeln, aus den Worten die Wesenhaftigkeiten zu suchen, als drittes findet man die Wesenhaftigkeiten für das, was ich einmal beschrieben habe wie eine Art Gegenrückgrat. Vielleicht erinnern sich manche von Ihnen, wie ich vor vielen Jahren beschrieben habe den menschlichen Ätherleib. Schon in «Lucifer-Gnosis», in den Artikeln, welche das Wesen des Menschen dort wiedergeben, ist beschrieben, wie die Strömungen, die im Ätherleib im allgemeinen liegen, sich auch ergeben in ihrem Zusammenwirken in solch einem Gebilde, das nach vorne beim Menschen liegt, wie beim physischen Leibe nach rückwärts die Knochenbildungen des Rückgrates mit dem Rückenmarkskanal liegen. Wir haben im physischen Leibe dieses vertikal verlaufende Rückgrat mit dem Rückenmarkskanal, und wir haben im ätherischen Leibe ein Zusammenströmen, Zusammenstrahlen desjenigen, was ich Ihnen eben jetzt beschrieben habe in einer Art von Gegenrückgrat, das aber, wenn man den physischen Leib ins Auge faßt, an der vorderen Seite des Menschen liegt. Und wie von dem physischen Rückgrat die Nervenstränge, aber auch zum Beispiel die Rippenknochen ausgehen, so verlaufen die erwähnten Strahlungen und Strömungen in dem ätherischen Leibe so, daß sie jetzt nicht ausgehen von diesem Gegenrückgrat, sondern in ihm gewissermaßen zusammenströmen, mit all dem, was sie haben, an der Vorderseite des menschlichen ätherischen Leibes zusammenwirken. Das gibt ein ungemein schönes, großartiges, gewaltiges ätherisches Organ, das aber insbesondere in einer glitzernden, leuchtenden, tönenden, in allerlei Wärmewirkungen sich entladenden, aber auch innerlich sprechenden Wesenheit besteht und sich insbesondere so enthüllt während des Schlafzustandes des Menschen. Und man bekommt, wenn man genauer zusieht, durchaus eine Anschauung davon, wie dann dieses Organ dasjenige durchsetzt, was ich einmal, weil solche Dinge mit völliger anschaulicher Bildhaftigkeit beschrieben werden müssen, als die einzelnen Lotusblumen charakterisiert habe. So daß Sie erkennen können, wie durch dieses Organ, das aus dem Ätherleibe zusammenströmend sich selber erwirkt und dann mit den Strömungen des astralischen Leibes die Lotusblumen formt, wie durch dieses Organ der Mensch eben weiter seinen Anschluß findet an die äußerliche astralische, kosmische Welt.

Und wieder ist das eine Art von Offenbarung. Doch wieder ist das etwas, was man ansprechen kann als einen äußeren Schein, für den man die innere Wesenheit suchen muß. Und sucht man diese innere Wesenheit, so findet man sie in der Hierarchie, die ich in der anthroposophischen Literatur genannt habe die Kyriotetes. Jetzt erst haben Sie aus dem Worte Ätherleib herausgeholt dasjenige, was wesenhafter Ätherleib des Menschen eigentlich ist. Er ist ein Zusammenwirken, Zusammenfluten, Zusammenweben der Exusiai, Dynamis, Kyriotetes, die ihre strömende, flutende, tönende, sprechende Wirksamkeit individualisieren und den menschlichen Ätherleib bilden.

Aber indem wir dasjenige anschauen, was da individualisierend Kyriotetes, Dynamis, Exusiai so bilden, daß es, hineinleuchtend in seiner Individualisierung in den menschlichen physischen Leib, hineinwärmend, hineintönend, hineinsprechend den menschlichen Ätherleib bildet, dann sind wir auch schon beim astralischen Leib des Menschen angelangt. Denn in diesem Sich-regend-Betätigen, in diesem individualisierenden, aus dem Kosmos strömenden, aber im Menschen sich individualisierenden Betätigen der zweiten Hierarchie ist dasjenige enthalten, was menschlicher astralischer Leib ist. Im Ätherleibe zeigt sich diese Tätigkeit, im astralischen Leibe ist sie. (224, 33ff.)

Schlafstadien und kosmische Erlebnisweisen

[...] Die Seele kommt [im Schlafzustand] dazu, ein anderes Innensein zu haben als während des Wachzustandes. Zu ihrer *Außenwelt* gehören jetzt auch der eigene physische und ätherische Organismus. Dagegen erlebt sie in ihrem jetzigen Inneren eine Nachbildung der Planetenbewegungen. Es tritt in der Seele an die Stelle des individuellen, durch den physischen und ätherischen Organismus bedingten ein kosmisches Erleben. Die Seele lebt außerhalb des Körpers; und ihr Innenleben ist eine innere Nachbildung der Planetenbewegung. (25, 42f.)

Es ist nicht, als ob wir die ganze Bewegung der Planeten jede Nacht in uns aufnehmen würden, aber das, was wir als Abbild in uns tragen, ist ein kleines

Bild, in dem tatsächlich abgebildet sind die Bewegungen der Planeten. Und bei jedem Menschen ist das anders. So daß wir sagen können: Jeder Mensch erlebt die Planetenbewegung zunächst, wenn er eingeschlafen ist, in der Weise, daß er alles, was draußen im Weltenraume zwischen den Planeten vorgeht, indem sie sich bewegen, innerlich in einer Art von Planetenglobus in seinem astralischen Leibe nacherlebt. (214, 175f.)

Merken Sie wohl, ich sage nicht, daß wir jede Nacht vom Einschlafen bis zum Aufwachen in den Planetenbewegungen drinnenstecken oder mit ihnen verbunden sind, sondern wir stecken in etwas drinnen, was eine *Nachbildung* ist, gewissermaßen eine Miniatur von unserem planetarischen Kosmos respektive seinen Bewegungen. Wie man also beim Tagesseelenleben in der Blutzirkulation drinnensteckt, so steckt man beim Nachtseelenleben in etwas drinnen, was eine Nachbildung ist unserer Planetenbewegungen unseres Sonnensystems. Wenn man sagt für den Tag: Es zirkulieren in einem die roten Blutkörperchen, es kreist in uns die Atmungskraft, durch die wir einatmen, ausatmen –, so muß man für das nächtliche Seelenleben sagen: Es kreist in uns ein Nachbild der Merkur-, ein Nachbild der Venus-, ein Nachbild der Jupiterbewegung. – Ein kleiner planetarischer Kosmos ist gewissermaßen unser Seelenleben vom Einschlafen bis zum Aufwachen. (218, 22)

Im zweiten Stadium des Schlafes ist unsere geistig-seelische Innerlichkeit die Bewegung der Venus, die Bewegung des Merkur, die Bewegung der Sonne, die Bewegung des Mondes. Dieses ganze Wechselspiel der Planetenbewegungen unseres Sonnensystems, wir tragen es nicht direkt in uns, nicht die Planetenbewegungen selbst, aber Nachbildungen, astralische Nachbildungen davon, die sind dann unsere innere Organisation. Wir sind nicht ausgedehnt etwa in den ganzen planetarischen Kosmos; wir sind aber von einer ungeheuren Größe gegenüber unserer physischen Tagesgröße. Wir tragen nicht die wirkliche Venus während jenes Schlafzustandes in uns, aber ein Nachbild ihrer Bewegung. Und was sich da in unserem Geistig-Seelischen zwischen dem Einschlafen und dem Aufwachen im zweiten Stadium des Schlafes zuträgt, das sind solche Zirkulationen der Planetenbewegungen in astralischer Substanz, wie – angeregt durch die Atmungsbewegung – während des Tages unser Blut durch unseren physischen Organismus zirkuliert. So daß wir in der Nacht gewissermaßen ein Nachbild unseres Kosmos als unser Innenleben in uns zirkulieren haben. (218, 112)

3. Physiologische Grundlagen des Traumerlebens

Über die Traumerlebnisse in ihrer Beziehung zur ätherisch-astralischen Leiblichkeit

Wenn wir im Wachzustande in der physischen Welt sind, dann wissen wir, wir nehmen in der Welt, die wir die physische Welt nennen, das wahr, was wir eben wahrnehmen. Was ist denn gleichsam die Substanz, der Stoff – wie es also die Vorgänge, die materiellen Dinge der physischen Welt im Wachzustande sind –, in welchem wir wahrnehmen, indem wir träumen? Es ist dasjenige, was wir die Ätherwelt nennen, der sich in der ganzen Welt ausdehnende Äther mit seinen inneren Vorgängen, mit alledem, was in ihm lebt. Das ist gleichsam das Substantielle, in dem wir wahrnehmen, wenn wir träumen. In der Regel aber nehmen wir wahr, indem wir träumen, nur einen ganz bestimmten Teil der Ätherwelt. Wie uns ja die ätherische Welt im Wachzustande, wenn wir physisch wahrnehmen, verschlossen ist im gewöhnlichen Leben, wie der Äther um uns herum ist, ohne daß wir ihn durch unsere physischen Sinne wahrnehmen, so bleibt auch für das gewöhnliche Träumen der Äther, der um uns herum ist, unwahrnehmbar. Nur dasjenige Stück der Ätherwelt tritt gleichsam vor uns auf, wenn wir träumen, was unser eigener Ätherleib ist. Wir sind ja, wenn wir schlafen, außerhalb unseres physischen Leibes und unseres Ätherleibes. Und darin besteht nun der gewöhnliche Traum, daß wir mit dem, worin wir außerhalb unseres physischen Leibes und Ätherleibes sind, mit dem astralischen Leib und dem Ich, gleichsam auf das zurückschauen, woraus wir im Schlafe herausgestiegen sind, aber daß uns bei diesem Anschauen unser selbst nicht der physische Leib zum Bewußtsein kommt, wir uns daher auch nicht der physischen Sinne bedienen, sondern daß wir gleichsam zurückschauen, mit Außerachtlassung unseres physischen Leibes, nur auf unseren Ätherleib. Es sind also im Grunde genommen die Vorgänge unseres Ätherleibes, die an irgendeiner Stelle ihren Schleier lüften und die uns als Traum erscheinen. Die meisten Träume sind eben durchaus so, daß der Mensch in der Tat aus dem Schlafe auf seinen eigenen Ätherleib schaut, und daß ihm ein Stück der ungemein komplizierten Vorgänge des eigenen Ätherleibes zum Bewußtsein kommt, und daß dies den Traum ausmacht.

Dieser unser eigener Ätherleib, der also ein Stück von uns selbst ist, ist etwas außerordentlich Kompliziertes. In ihm sind zum Beispiel enthalten, immer gegenwärtig enthalten, alle Erinnerungen. Auch dasjenige, was tief hinuntergestiegen ist in die Untergründe der Seele, was im gewöhnlichen Tagesbewußtsein nicht in unser Bewußtsein kommt, im Ätherleibe ist es in irgendeiner Weise immer enthalten. Unser ganzes bisheriges Leben in unserer diesmaligen Inkarnation ist im Ätherleibe enthalten, ist wirklich da drinnen. (154, 9ff.)

Wenn das Seelisch-Geistige den Ätherleib so durchwebt, daß sich das, was es im Ätherleibe ausprägt, nicht sofort bricht an dem physischen Leibe, sondern sich im Ätherischen so erhält, daß es gleichsam an die Grenzen des physischen Leibes kommt, aber im Ätherischen noch bemerkt wird, dann entsteht der Traum. Und das Traumleben, wenn es wirklich studiert wird, wird ein Beweis werden für die niederste Form des übersinnlichen Erlebens des Menschen. Denn im Traume erlebt der Mensch, daß er sein Seelisch-Geistiges, weil es zu kraftlos wirkt, nicht entfalten kann in Willensimpulsen innerhalb desjenigen, was in den Traumbildern vorliegt. Und indem die Willensimpulse fehlen, indem der Geist und die Seele im Traum in das Ätherische so wenig eingreifen, daß die Seele selbst diese Willensimpulse gewahr wird, entsteht das chaotische Gewebe, das der Traum eben darstellt. (66, 177f.)

Beim gewöhnlichen Träumer, wie ist es denn da? Nun, stellen Sie sich einmal ganz lebendig vor, wie es mit dem Einschlafen geht: Physischer Leib, Ätherleib bleiben im Bette liegen, der astralische Leib und die Ich-Organisation treten heraus. [...] Jetzt ist in dem Momente, wo dieses stattfindet, im astralischen Leibe noch ein völliges Mitvibrieren mit dem physischen Leibe und mit dem Ätherleibe vorhanden. Sehen Sie, der Astralleib geht heraus. Er hat alles mitgemacht, was Augen, Ohren, was der Wille in der Bewegung im physischen Leib, im Ätherleib vom Morgen bis zum Abend an innerer Tätigkeit ausgeführt hat. Der Astralleib und das Ich haben alles das mitgemacht. Jetzt gehen sie heraus. Da zittert das alles noch nach, da ist das alles noch drinnen. Aber indem die Tageserlebnisse [...] nachzittern, stoßen sie ja an die geistige Welt, die ringsherum ist, überall an, und es entsteht ein chaotisch ungeordnetes Ineinanderwirken zwischen der Tätigkeit der äußeren geistigen Welt und dem, was da im astralischen Leib nachzittert, ein ungeordnetes Chaos. [...] Und der Mensch ist noch drinnen in alledem, was da entsteht, und wird es gewahr. Es macht auf ihn einen Eindruck, was er sich mitgebracht hat. Es zittert nach. Es wird Traum. (243, 116f.)

Der traumerfüllte Schlaf ist dann vorhanden, wenn der Astralleib zwar schon ganz seine Verbindung mit dem physischen Leib gelöst hat, gleichsam seine Fühlfäden aus dem physischen Leib herausgezogen hat, aber noch mit dem Ätherleib verbunden ist. Dann wird das Blickfeld des Menschen von jenen Bildern durchzogen, die wir Träume nennen. Es ist das sachlich ein Zwischenzustand, weil der Astralleib seine Verbindung mit dem physischen Leib vollständig gelöst hat, während er noch mit dem Ätherleib in gewisser Weise zusammenhängt. (99, 34f.)

Über das Traumerleben, die Wesensglieder und das Schicksal des Menschen

Das Träumen nun entsteht dadurch, daß der astralische Leib und das Ich, die sonst gewissermaßen so weit außer dem physischen und Ätherleib sind, daß der physische und der Ätherleib nichts merken von den Vorgängen, die mit dem astralischen Leib und dem Ich geschehen, in solche Nähe des physischen und Ätherleibes kommen, daß der Ätherleib imstande wird, als solcher jetzt Eindrücke zu empfangen von den Vorgängen im astralischen Leib und im Ich. Wenn Sie aufwachen und wissen: ich habe geträumt, so ist es eigentlich ganz genau gesprochen so, daß dasjenige, was der Inhalt Ihres Traumes ist, dadurch zu Ihrem Bewußtsein kommt, daß der astralische Leib und das Ich untertauchen; und bevor der physische Leib fähig ist, zum Bewußtsein zu kommen, daß er den Astralleib und das Ich wieder in sich hat, wird es der Ätherleib; und indem der Ätherleib rasch aufnimmt, was der Astralleib und das Ich erlebt haben, entsteht der Traum. Es ist also eine Wechselwirkung zwischen astralischem und Ätherleib, wodurch der Traum entsteht.
Dadurch aber bekommt der Traum eine ganz bestimmte Färbung. Er bekommt, ich möchte sagen, eine Art von Überzug. Sie wissen ja, daß, wenn im Tode der Mensch mit dem Astralleib und Ich und dem Ätherleib herausgeht, der Mensch im Ätherleib eine unmittelbare Rückschau hat auf das Erdenleben. Diese Rückschau ist eigentlich am Ätherleib haftend; wenn er aufgelöst ist, hört die Rückschau auf. In diesem Ätherleib steckt also die Möglichkeit, all die Ereignisse unseres Lebens in sich abzudrücken. Im Ätherleib ist wirklich also abgedrückt, was wir im Leben durchgemacht haben.
Dieser Ätherleib ist ein sehr kompliziertes Gebilde. Wenn wir diesen Ätherleib herauspräparieren könnten so, daß wir ihm seine Gestalt lassen, so wäre er uns ein Spiegel unseres gegenwärtigen Lebens, ein Bild unseres Lebens bis zu dem Punkte, bis zu dem Momente, wo wir uns erinnern können. Dadurch, daß wir untertauchen mit dem Astralleib und Ich in den Ätherleib hinein und der Ätherleib entgegenkommt dem untertauchenden astralischen Leib, bringt er Dinge, Erinnerungen von Dingen, die er erlebt hat, dem entgegen, was da im Astralleib hereinkommt, kleidet das, was im Astralleib wirklich ist, in seine eigenen Bilder.
Ich will mich genauer aussprechen. Nehmen wir einmal an, jemand erlebt draußen im schlafenden Zustande im astralischen Leib und im Ich, sagen wir, eine Begegnung mit einer Persönlichkeit. Davon weiß der Mensch dann nichts. Er erlebt eine solche Begegnung; er erlebt, daß er zu dieser Persönlichkeit ein ge-

wisses freundschaftliches Gefühl haben wird, daß er mit dieser Persönlichkeit ein Gemeinschaftliches unternehmen werde. Nehmen wir an, das erlebt er außerhalb seines Ätherleibes. Das kann sein; aber er weiß nichts davon. Jetzt kommt der Moment des Aufwachens. Da geht der astralische Leib und das Ich zurück in den Ätherleib, bringt sein Erleben entgegen dem Ätherleib. Der Ätherleib bringt das, was in ihm ist, seine Bilderwelt, dem Astralleib entgegen und der Mensch träumt. Er träumt ein Ereignis, das er unternommen hat vor vielleicht zehn, zwanzig Jahren. Da sagt sich der Mensch: Ja, ich habe geträumt von dem, was ich vor zehn, zwanzig Jahren erlebt habe. Vielleicht aber ist das, wenn er sich genau besinnt, ganz verändert. Aber es erinnert ihn doch an etwas, was er früher erlebt hat. Was ist da eigentlich vorgegangen? Wenn wir genau mit Hilfe hellseherischer Erkenntnis den Vorgang verfolgen, sehen wir, das Ich und der Astralleib haben etwas erlebt, was eigentlich erst in der nächsten Inkarnation sich abspielen wird: die Begegnung mit einer Persönlichkeit, irgend etwas, was man mit dieser Persönlichkeit zu tun hat. Aber der Mensch kann das noch nicht fassen in seinem Ätherleib, der in sich nur enthält, der nur fassen kann die Bilder des gegenwärtigen Lebens. Taucht jetzt der astralische Leib unter, dann kleidet der Ätherleib das, was eigentlich dem zukünftigen Leben angehört, in die Bilder des gegenwärtigen Lebens. Dieser eigentümliche komplizierte Vorgang geschieht eigentlich fortwährend mit dem Menschen, indem er träumt.
Wenn Sie alles das zusammennehmen, was Sie bisher schon gehört haben in der Geisteswissenschaft, dann wird es Ihnen nicht absonderlich vorkommen. Dessen müssen wir uns bewußt sein, daß wir in dem, was herausgeht aus unserem physischen und dem Ätherleib, in unserem Astralleib und dem Ich, dasjenige darinnen haben, was in die nächste Inkarnation hinüber will, was sich in uns vorbereitet für die nächste Inkarnation. Und lernt man allmählich die Träume trennen von dem, was Bilder sind vom gegenwärtigen Leben, so lernt man die prophetische Natur der Träume kennen. Die prophetische Natur der Träume kann sich einem wirklich enthüllen, man muß nur lernen, die Träume von den gegenwärtigen Bildern, in die sie eingekleidet sind, zu entkleiden. Man muß bei den Träumen mehr sehen auf die Art und Weise, wie man erlebt, als auf das, was man erlebt und sich zum Beispiel sagen: Daß ich von einer Persönlichkeit träume, das kommt von der Art meines Ätherleibes, von der Art, wie mein Ätherleib mit seinen gegenwärtigen Bildern den Erlebnissen des Astralleibes entgegenkommt. Bei dem, was man erlebt, muß man, um das zu erkennen, was schon vorbereitet ist für das nächste Leben, mehr die Art und Weise ins Auge fassen, um es zu trennen von dem Bilde in unserem Ätherleib. In der Tat, in den Träumen haben wir wirklich in uns steckende Propheten unserer zukünftigen Erlebnisse. Das ist außerordentlich wichtig, daß wir das gehörig ins Auge fassen. (157, 269ff.)

4. Die Notwendigkeit des Erwachens und die Rückkehr in die Wachkonstitution des Organismus

Notwendigkeit des Wechsels in die Wachkonstitution

Inspiration und Intuition zeigen, wie im Schlafe sich «astralischer Leib» und «Ich» vom physischen und ätherischen Leib trennen, und wie nur im Wachzustande ein völliges Durchdringen der vier Glieder der Menschennatur zur menschlichen Einheitswesenheit vorhanden ist.
Im Schlafe sind in der physischen und ätherischen Welt der physische und ätherische Menschenleib verblieben. Sie sind da aber nicht in der Lage, in der physischer und ätherischer Leib eines Pflanzenwesens sind. Sie tragen in sich die Nachwirkungen der astralischen und der Ich-Wesenheit. Und in dem Augenblicke, in dem sie diese Nachwirkungen nicht mehr in sich tragen würden, muß Erwachen eintreten. Ein menschlicher physischer Leib darf niemals bloßen physischen, ein menschlicher Ätherleib niemals bloßen ätherischen Wirkungen unterliegen. Sie würden dadurch zerfallen. (27, 16)

Das muß man sich vor allen Dingen klarmachen, daß der Unterschied zwischen dem Wachzustande und dem Schlafzustande der ist, daß während des Schlafzustandes gewissermaßen durch eine Art von Beharrungsvermögen des Organismus die Tätigkeiten fortdauern, die vom astralischen Organismus und vom Ich-Organismus ausgehen und während des Wachzustandes direkt bewirkt werden. In dem Schlafzustande schwingen diese Tätigkeiten nach, ohne daß astralischer Leib und Ich-Organisation da sind. Kann man das verstehen? Sie schwingen nach, gerade so, wie wenn ich eine Kugel stoße und die Kugel dennoch fortläuft, auch wenn nicht mehr gestoßen wird, so schwingen die Tätigkeiten des astralischen Leibes und der Ich-Organisation weiter fort während des Schlafes. Daher darf man nicht sagen, wenn irgend etwas von der Ich-Organisation oder astralischen Organisation hergeleitet wird, daß sie deshalb nicht da sein könnte während des Schlafes. Der Schlaf muß nur aufhören, wenn Gefahr droht, daß das astralische Nachwirken oder das Ich-Nachwirken aufhören. In dem Momente muß der Schlaf wiederum aufhören, muß Wachzustand eintreten. Also diese Dinge müssen nicht bloß so schematisch genommen werden, wie sie manchmal behufs des Verständnisses für Laien in der Anthroposophie dargestellt werden müssen. (314, 166f.)

Die Rückwendung zur Wachkonstitution und das Wirken der Mondenkräfte

Während des Schlafzustandes sind der physische und der ätherische Organismus des Menschen eine Außenwelt für die seelisch-geistige Wesenheit. Sie bleiben in der Art vorhanden, wie sie immer wieder im Wachen das Werkzeug des seelisch-geistigen Menschen werden können. In den Schlafzustand nimmt der Mensch den Wunsch nach diesen beiden Organismen mit hinüber. Dieser Wunsch hängt [...] mit denjenigen Kräften des Kosmos zusammen, die in den Erscheinungen des Mondes ihr sinnenfälliges Abbild haben. Diesen Mondenkräften ist der Mensch nur durch seinen Zusammenhang mit dem Erdenwesen unterworfen. (25, 47)

Die Kräfte des Mondes durchsetzen ja unseren ganzen Kosmos. Und wenn wir durch die Intuition nicht nur das physische Dasein des Mondes, sondern auch das geistige Korrelat dieses physischen Daseins erkennen, dann finden wir in diesen geistigen Wesenheiten, die dem physischen Mondendasein entsprechen, ebene jene Wesen, welche in ihrem Zusammenwirken die Impulse abgeben, die uns, wenn wir das tiefste Stadium des Schlafes erreicht haben, wieder zurückbringen in unseren physischen und in unseren ätherischen Leib. Es sind überhaupt die Mondenkräfte, welche den astralischen und den Ich-Organismus des Menschen binden an den physischen und den ätherischen Organismus. In jeder Nacht, in der die Seele aus der geistigen Welt einziehen will in einen physischen und ätherischen Organismus, muß sie sich einfügen in die Strömungen der Mondenkräfte. (215, 91)

Während alle anderen planetarischen und Fixsternkräfte eigentlich den Menschen hinausziehen aus dem physischen Leibe, sind es die Mondenkräfte, die ihn immer wieder und wieder beim Auftauchen zurückbringen in seinen physischen Leib. Der Mond hängt überhaupt mit alledem zusammen, was den Menschen aus dem geistigen Dasein zum physischen Dasein hinbringt. (218, 114)

Es ist ein außerordentlich komplizierter Vorgang in Wirklichkeit; wenn wir ihn auf irgendeine Weise ausdrücken wollen, möchte ich so sagen: Nicht wahr, wenn wir ein Elastikum ausdehne, dann geht das bis zu einem gewissen Punkte, dann geht es wieder zusammen; so dehnen wir gewissermaßen die Mondenkräfte aus bis zu einem gewissen Punkte, wo wir wiederum zurück müssen. Das ist erreicht im dritten Stadium des Schlafes, und wir werden durch die Mondenkräfte, die überhaupt mit dem Hereinführen des Geistig-Seelischen in die physische Welt innig zusammenhängen, wiederum Stadium für Stadium zurückgeführt. (218, 25f.)

Der schrittweise Wiedereinzug der höheren Wesensglieder in den Leib

Sehen Sie, [das] Herausgehen des Ich und des astralischen Leibes aus dem physischen und dem Ätherleibe [beim Einschlafen] kann man schematisch in der folgenden Weise zeichnen **(Abb. 89).** Wir nehmen an, das sei der Mensch. Wenn das der physische Leib und der Ätherleib ist, so gehen am Abend beim Einschlafen das Ich und der astralische Leib so heraus, daß sie sich gegen das Haupt zu herausbewegen. Und wir zeichnen ganz schematisch, wie die zwei immer größer und größer werden, aber eine Art Umkreis beschreiben. Und am Morgen, beim Aufwachen, gehen das Ich und der astralische Leib wirklich durch die Gliedmaßen, durch die Finger, durch die Zehen wieder in den physischen Leib hinein. Es ist also die Sache so, daß eigentlich ein Kreis beschrieben wird, und dieses, daß ein Kreis beschrieben wird, das ist wörtlicher zu nehmen, als man denkt. Denn in Wirklichkeit haben wir, wenn wir als normaler Mensch am Morgen aufwachen, nicht gleich vor dem hellsehenden Bewußtsein das Bild, daß nun der ganze astralische Leib und das ganze Ich in dem physischen Leib und in dem Ätherleibe drinnen sind, sondern sie rücken langsam dazu vor vom Morgen bis gegen Mittag und Nachmittag. Langsam rücken in den physischen Leib das Ich und der Astralleib hinein. Sie werden sagen: Ja, dann müßte ja die Sache höchst eigentümlich sein; dann müßten wir nach und nach fühlen, wie unser Ich und astralischer Leib von Fingerspitzen und Zehenspitzen sich nach und nach dem Kopfe zu bewegen. – Für einen außerordentlich genauen hellseherischen Anblick ist es auch so, nur fühlt das innerlich der Mensch so nicht. [...] So daß in der Tat der wache Tag, der durchwachte Tag dazu benutzt wird, daß wir langsam von den Fingerspitzen und den Zehenspitzen aus unser Ich und unseren astralischen Leib hineinbringen in unseren physischen Leib und in unseren Ätherleib, aber wirken tun sie darinnen schon von Anfang an, vom Aufwachen an, so daß man innerlich das Gefühl hat, man sei von ihnen ganz ausgefüllt. Dem hellseherischen Blick zeigt sich aber, wie auch da ein richtiger Kreislauf ist durch den Tag hindurch; der andere, der ergänzende Kreislauf findet dann die Nacht hindurch statt. (239, 238f.)

Betrachten wir einmal [...] den einschlafenden Menschen. Das, was ich hier aufgezeichnet habe **(Abb. 90)**, bleibt im Bette liegen. Was geschieht mit dem astralischen Leib und dem Ich? Der astralische Leib und das Ich, die ich wiederum skizzenhaft andeuten will, sie gehen durch das Haupt des Menschen und eigentlich durch alles das, was Sinnessystem des Menschen ist, also in gewissem Sinne schon aus dem ganzen Körper, aber hauptsächlich aus dem Haupte heraus, und sind dann, schematisch gezeichnet, außerhalb des Menschen. So daß wir sagen können, wenn wir von dem Ich zunächst absehen: Der astralische Leib verläßt beim Einschlafen den Menschen durch das Haupt. Eigentlich verläßt er ihn durch alles, was Sinnesorgan ist. Da die Sinnesorgane hauptsächlich im Haupte konzentriert sind, so geht eben die Hauptmasse des astralischen Leibes durch das Haupt heraus. Aber es gehen in gewissem Sinne – weil ja der Wärmesinn zum Beispiel überall verteilt ist, der Drucksinn auch –, es gehen nach überall Strahlungen, die schwach nachfolgen; aber das Ganze ruft doch den Eindruck hervor, daß durch das Haupt des Menschen hindurch beim Einschlafen der astralische Leib hinausgeht. Ebenso das Ich, das – wenn ich mich jetzt räumlich ausdrücke – etwas größer als der astralische Leib und nicht ganz im Inneren geschlossen, aus dem Menschen herausgeht. Das ist der einschlafende Mensch.

Betrachten wir aber jetzt den aufwachenden Menschen. Wenn wir den aufwachenden Menschen betrachten, so finden wir, daß der astralische Leib zunächst durch die Gliedmaßen, und zwar zuerst durch die Fingerspitzen und Zehenspitzen an den Menschen herankommt, und in dieser Weise durch die Gliedmaßen nach und nach sich im Menschen ausbreitet. Also gerade von der anderen Seite kommt er her. Auch das Ich kommt von der anderen Seite, nur daß das Ich jetzt nicht so den astralischen Leib umschließt, sondern indem es zurückkommt, mehr eingeschlossen ist von dem astralischen Leib.

Wir wachen auf, und indem wir aufwachen, strömen der astralische Leib und das Ich durch die Fingerspitzen, durch die Zehenspitzen in uns ein. Sie brauchen, um den Menschen ganz wiederum bis zum Haupte zu erfüllen, eigentlich den ganzen Tag; und wenn sie beim Haupte angelangt sind, dann ist eigentlich auch schon wiederum der Moment vorhanden, wo sie den Menschen verlassen. Daraus ersehen Sie, daß Ich und astralischer Leib immer strömend sind.

Nun können Sie die Frage aufwerfen: Ja, dann haben wir, wenn wir gerade eine halbe Stunde nach dem Aufwachen sind, unseren astralischen Leib, und ich meine jetzt immer auch das Ich mit, doch nur das Stückchen bis hierher (zu den Handgelenken) – wir sind noch nicht weiter damit gekommen – und unten bis zu den Knöcheln des Fußes.

Das ist auch so. Wenn jemand – ich will annehmen, daß er ein solch anständiger Mensch ist – mindestens um sieben Uhr aufwacht und wach bleibt, dann wird er um halb acht Uhr seinen astralischen Leib erst bei seinen Fußknöcheln und vielleicht bei den Handgelenken haben. Und so geht das langsam bis abends.

Sie können sagen: Ja, aber wie kommt es denn dann, daß wir als ganzer Mensch aufwachen? Wir haben doch das Gefühl, wir sind sogleich als ganzer Mensch aufgewacht – und eigentlich sind um ein Viertel nach sieben erst unsere Finger und unsere Zehen aufgewacht und so weiter, und um zwölf Uhr ist es bei den meisten Menschen – eben bei den anständigen Menschen – noch gar nicht weiter, als daß sie in ihrem astralischen Leib erst drinnen sind wie in einem Sitzbade. – Es ist so.

Und die Frage, die da aufgeworfen werden kann, sie muß damit beantwortet werden, daß man darauf aufmerksam macht, daß im Geistigen eben andere Gesetze herrschen als in der physischen Welt. In der physischen Welt ist der Körper nur da, wo er eben ist. Das ist in der geistigen Welt nicht der Fall. In der geistigen Welt ist es so, daß, wenn unser Astralleib auch erst die Zehenspitzen und die Fingerspitzen eingenommen hat, er doch schon in den Raum des ganzen Körpers wirkt. Das ist das Merkwürdige. Spüren kann man ihn schon; wenn er überhaupt nur ankommt, kann man ihn schon im ganzen Körper spüren. Aber seine Realität, seine eigentliche Substanz breitet sich erst langsam aus. Mit dieser Erscheinung und ihrem Verständnis hängt außerordentlich viel zusammen. Es hängt vor allen Dingen viel zusammen mit Bezug auf die Beurteilung der menschlichen Organisation in ihrem gesunden und kranken Zustande. Sie müssen bedenken: Die ganze Zeit des Schlafens ist in dem, was da im Bette liegt und was doch nicht der Mensch ist, sondern nur der physische und der Ätherleib, eine Art pflanzlich-mineralische Tätigkeit, wenn auch in menschlicher Organisation. Die kann normal oder unnormal sein, gesund oder krankhaft.

Wenn der Astralleib beginnt, von den Gliedmaßen herein aufzutauchen, so werden gerade in den Morgenstunden hineingestrahlt die ungesunden Erscheinungen zu einer ganz besonderen Art von Wahrnehmung. Daher ist es schon bei der Beurteilung von Krankheiten ungeheuer wichtig, die Gefühle des Patienten beim Aufwachen zu erfahren, wenn sein astralischer Leib dasjenige, was ungesund ist in ihm, heraufstößt. (236, 259ff.)

Über den Aufwachvorgang im Nervensystem

Man gelangt zu keiner Vorstellung davon, wie das Seelenleben im Nervensystem verläuft, wenn man nur das tagwache Bewußtsein ins Auge faßt. Sobald der Mensch aber den Moment ins Auge faßt, wo er mit seinem Ich und mit seinem astralischen Leibe aus dem Nervensystem herausschlüpft – herausschlüpft aus dem ganzen Leibe und damit also auch aus dem Nervensystem –, und insbesondere den Moment, wo er beim Aufwachen wiederum hineinschlüpft, dann merkt er die eigentümliche Erscheinung: man ist eigentlich während des Schlafes außerhalb seiner Nerven gewesen, das heißt mit seinem astralischen Leibe und seinem Ich. Man schlüpft wieder in seine Nerven hinein, man steckt dann wirklich darinnen. Erst fühlt man sich außerhalb

gestellt und dann wie in die Nerven hineinfließend. Also besonders beim Aufwachen schlüpft man so in seine Nerven hinein.
Der Prozeß des Aufwachens ist viel komplizierter, als man zunächst ihn schematisch darstellen kann. Und so ist man eigentlich den Tag über mit seiner Seele so in seinem Leibe darinnen, daß man außerdem, wie man sonst mit seinem astralischen Leibe ausfüllt seinen physischen Leib, die Nerven ausfüllt. Dieses Ausfüllen ist nicht so, daß man wie mit einer Art Nebel den physischen Leib ausfüllt, sondern man füllt ihn organisierend aus. Indem man sich in die verschiedenen Organe hineinbegibt, schlüpft man auch wie mit Fühlfäden bis in die äußersten Verzweigungen der Nerven hinein.
Stellen Sie sich das bitte ganz lebhaft vor. Ich will es noch einmal schematisch zeichnen, ich kann es aber nur so zeichnen, daß es gewissermaßen verkehrt, wie eine Art Spiegelbild ist. Ich muß von außen zeichnen, müßte aber von innen zeichnen. Nehmen wir an, das wäre der astralische Leib und das wären die Fühlfäden, die er ausstreckt **(Abb. 91)** *(rot)*. Das ist alles astralischer Leib, was ich jetzt zeichne. Hier streckt er gewisse Fühlfäden in die Nervenstränge hinein. Das zeichne ich so.
Also wirklich, hier schlüpft er in die Nervenstränge hinein. Denken Sie sich, mein Rockärmel wäre da vorne zugenäht und ich würde mit meinem Arm wie in einen Sack hineinschlüpfen. Denken Sie sich, ich würde hundert Arme haben und würde sie so in Säcke hineinstecken, dann würde ich mit den hundert Armen da so anstoßen, wo die Ärmel zugenäht sind. So schlüpfen wir also hinein bis dahin, wo der Nervenstrang endet. Das kann man im physischen Leibe verfolgen, wo der Nervenstrang endigt, und bis dahin schlüpft man hinein. Solange ich da hineinschlüpfe, fühle ich nichts. Ich fühle nur, wenn ich dahin komme, wo der Ärmel zugenäht ist. Ebenso ist es mit den Nerven: wir fühlen den Nerv nur da, wo er endet. Wir stecken den ganzen Tag in der Nervenmaterie und berühren immer die Enden unserer Nerven. Das bringt sich der Mensch zwar nicht zum Bewußtsein, aber es kommt in seinem Bewußtsein zum Ausdrucke, ohne daß er es will.
Wenn er nun denkt – und er denkt ja mit seinem Ich und astralischen Leibe –, so können wir sagen: das Denken ist eine Tätigkeit, die da ausgeübt wird und sich vom Ich und astralischen Leib auf den Ätherleib überträgt. Vom Ätherleib schlüpft auch noch etwas da hinein, wenigstens seine Bewegung. Das, was die Ursache des Bewußtseins ist, das ist, daß ich immer mit dem Denken an einen Punkt komme, wo ich anstoße. An unendlich vielen Punkten stoße ich an, wenn ich da hineinschlüpfte, nur kommt es mir nicht zum Bewußtsein. Zum Bewußtsein kommt es nur dem, der den Prozeß des Aufwachens bewußt erlebt: Wenn er bewußt hineintaucht in den Nervenmantel, dann spürt er, daß es ihm überall entgegensticht **(Abb. 92)**. (254, 54ff.)

Derjenige, der die Dinge studiert, weiß, daß im Momente des Aufwachens, wenn wir aus dem Schlafe heraus aufwachen, der Geist am meisten darin tätig ist, den Leib zu durchdringen; da manifestiert sich, offenbart sich am Äußerlichen am meisten der Geist, denn er durchdringt den Leib. Da zeigt der Mensch die stärkste geistige Tätigkeit in bezug auf das Physische, die stärkste Überwindung des Physischen beim Aufwachen. (342, 190)

Physiologische Nachwirkungen des Schlafgeschehens im Wachzustand

In dem Rhythmus der Atmung und der Blutzirkulation wirkt [das nächtliche] Planetenerlebnis während des Wachens als Anreiz fort. Während des Schlafes stehen physischer und ätherischer Organismus unter der Nachwirkung des Planetenreizes, der im wachen Tagesleben in der geschilderten Art als Nachwirkung der vorigen Nacht in ihnen waltet. (25, 43)

[...] Die inspirierte Erkenntnis kann [...] finden, wie, wenn wir abends ermüdet sind, zunächst dasjenige, was am Vortage die Kräfte waren, die das Blut in Pulsation erhalten haben, durch sein eigenes Beharrungsvermögen die Vitalität in der Nacht aufrechterhalten kann, wie es aber braucht, damit es wiederum Tagesseelenleben werden kann, den Anstoß, der aus dem Erleben eines Nachbildes des planetarischen Kosmos in der Nacht kommt. Mit dem Aufwachen wird uns eingepflanzt, eingeimpft die Nachwirkung desjenigen, was wir an den Nachbildungen der Planetenbewegungen vom Einschlafen bis zum Aufwachen erlebt haben. Das ist es, was den Kosmos verbindet mit unserem individuellen Leben. (218, 22)

Wenn wir [...] den physischen und den ätherischen Organismus in dem Atmungssystem, in dem Blutzirkulationssystem, in dem ganzen rhythmischen System durchschauen, so leben darin, begleitend die Atmungsströmungen, begleitend die Blutzirkulation, Reize, Impulse, welche in das wache Leben hereinwirken aus demjenigen, was als planetarisches inneres Erleben zwischen Einschlafen und Aufwachen von der Seele erlebt wird, so daß in der Tat während des Wachens in unserem Atmen, in unserer Blutzirkulation als nachwirkender Reiz die Planetenbewegungen unseres Sonnensystems pulsieren. Und während des Schlafzustandes – wo der astralische und der Ich-Organismus außerhalb des physischen und des ätherischen Organismus sind, das erweist sich ja durch eine solche Beobachtung – da wirken die Planetenbewegungen nicht unmittelbar, da werden sie von der Seele außerhalb des physischen und des ätherischen Organismus erlebt. Aber im Innern des schlafenden physischen Organismus zittern nach, vibrieren nach diese Reize, die von der vorhergehenden Nacht kommen, die während des Tages Atmungsprozesse und Blutzirkulation durchpulsiert haben. Während der folgenden Nacht ist dann die Nachwirkung von ihnen da, und am nächsten Morgen erneuern sich diese Reize wiederum als Folge dessen, was die Seele in der Nacht als innere Nachbildung des planetarischen Kosmos erlebt hat. (215, 85)

Es würde, wenn der Mensch die volle Fähigkeit des Gebrauchens seines astralischen Leibes hätte, in das Wachbewußtsein das hereinsteigen, was der Mensch nächtlich als Abbildung der Planetenbewegungen erlebt. Er würde sein Atmungs- und Zirkulationssystem durchströmen fühlen Nachbildungen der Planetenbewegungen. Er würde, so paradox das zunächst für das gewöhnliche Bewußtsein klingt, sagen können: Durch meine Adern strömt die Gewalt der Sonne, die sich verstärkt durch die Kraft des Mars, die sich durchdringt mit der substantiellen Kraft des Jupiter und so weiter. – Der Mensch würde das so aussprechen können, daß er in seinem eigenen Wesen nachströmen fühlen würde die Planetenrichtungen. (215, 143f.)

[Aus dem nächtlichen] Fixsternerlebnis erhält der Mensch [...] noch tiefere, bedeutsamere Impulse für das Erleben des nächsten Tages, als er aus dem bloßen Planetenerlebnis haben kann. Aus dem Planetenerlebnis bekommt man, wenn ich mich so ausdrücken darf, die Durchfeuerung des Atmungsprozesses und des Blutzirkulationsprozesses; daß aber diese Prozesse substantiell sind, daß sie durchsetzt werden von dem, was sie brauchen, von Substanz, daß also diese Prozesse fortwährend Ernährungsprozesse des Organismus auch sind, dieses Forttreiben der Nahrungsmittel durch den Organismus, das ja scheinbar das Materiellste ist, das aber aus höheren Kräften heraus ist als die bloße Bewegung der Blutzirkulation, dieses Erlebnis beruht in seiner Anfeuerung für das Tagesleben auf einem Nachwirken des Fixsternerlebnisses. Wie wir als physische Menschen abhängig sind in unserem Geistig-Seelischen von der Art und Weise, wie diese oder jene Stoffe in uns zirkulieren, das hängt, wenn ich mich so ausdrücken darf, mit höchsten Himmeln zusammen, das hängt damit zusammen, daß wir als geistig-seelische Wesen im dritten Stadium des Schlafes in uns fühlen Nachbilder der Fixsternkonstellationen, wie wir bei Tag im Wachen in uns fühlen den Magen oder die Lunge. Wie bei Tag unser Körper ist auf der einen Seite ein innerlich bewegter, erfüllt von Atmungsbewegungen, Zirkulationsbewegungen, so ist in der Nacht unsere Seele, unser Substantielles in der Seele etwas, was innerlich Nachbilder der Planetenbewegungen hat. Und so wie wir bei Tag in uns den Magen, Lunge, Herz haben, so haben wir bei Nacht die Konstellationen der Fixsterne; die sind unser Inneres dann. (218, 24f.)

Sehen Sie, alles dasjenige, was der Mensch in seinen Vorstellungs- und Empfindungskräften während des Tagwachens als Initiativkräfte tragen kann, alles das ist Nachwirkung des Fixsternerlebnisses während der Nacht. Alles dasjenige, was der Mensch in seinen Vorstellungs- und Empfindungskräften tragen kann als Kombinationskräfte, als Weisheitskräfte, als Klugheitskräfte, das ist Nachwirkung des planetarischen Erlebnisses. Aber dasjenige, was da aus dem Kosmos vom nächtlichen Erleben hereinstrahlt in das Tagesleben, das muß durchaus auf dem Umweg des Körpers kommen. Das Fixsternerlebnis zuckt in unser Tagesleben herein auf dem Umwege durch die Umwandlung der Nahrungsmittel. Unsere Nahrungsmittel würden nicht so in das Gehirn kommen, daß sie uns befähigen würden Initiativkräfte zu entwickeln, wenn nicht dieser ganze Prozeß angefeuert würde durch dasjenige, was wir nächtlich erleben durch das Fixsternerlebnis. Und wir würden nicht vernünftig denken können, wenn wir nicht in unsere Atmungszirkulation, in unsere Blutzirkulation während des Tages die Nachwirkungen hereinbekämen von dem planetarischen Erleben während der Nacht. (218, 26)

Seelisch-geistige Nachwirkungen des Schlafgeschehens im Wachzustand – über den Schlaf und die Gewissensbildung des Menschen

In dem schlafenden Zustande ist der Mensch an den Kosmos hingegeben. Er trägt dem Kosmos entgegen, was er beim Heruntersteigen aus der geistig-seelischen Welt in die irdische als Ergebnis voriger Erdenleben hat. Er entzieht diesen Inhalt seines Menschenwesens dem Kosmos während des Wachens.
In diesem Rhythmus: Hingabe an den Kosmos und Sich-dem-Kosmos-Entziehen verläuft das Leben zwischen Geburt und Tod.
Das Entziehen gegenüber dem Kosmos ist zugleich ein Aufnehmen des geistig-seelischen Menschen durch die Sinnes-Nervenorganisation. Was in dieser als physische und Lebensvorgänge sich abspielt, mit dem vereinigt sich im Wachen das Geistig-Seelische des Menschen zu einer einheitlichen Wirkungsweise. In dieser Wirkungsweise ist Sinneswahrnehmung, Formung der Erinnerungsbilder, Phantasie-Leben enthalten. Diese Betätigungen sind an den physischen Leib gebunden. Die Vorstellungen, das Denk-Erleben, in denen dem Menschen *bewußt* wird, was halbbewußt in Wahrnehmung, Phantasie, Erinnerung sich abspielt, sind an die Denkorganisation gebunden.
In dieser eigentlichen Denkorganisation liegt auch das Gebiet, durch das der Mensch sein Selbstbewußtsein erlebt. Die Denkorganisation ist eine Sternen-Organisation. Lebte sie sich einzig *als solche* aus, dann trüge der Mensch in sich nicht ein Selbstbewußtsein, sondern ein Götterbewußtsein. Aber die Denkorganisation ist Sternen-Organisation, herausgehoben aus dem Sternen-

Kosmos und versetzt in das irdische Geschehen. Indem der Mensch die Sternenwelt im Irdischen erlebt, wird er ein selbstbewußtes Wesen.

Da hat man also das Gebiet des inneren Menschenlebens vor sich, in dem die göttlich-geistige Welt, die mit dem Menschen verbunden ist, ihn entläßt, damit er in vollem Sinne Mensch werden kann.

Aber gleich unterhalb der Denkorganisation, da wo Sinneswahrnehmung, Phantasie, Erinnerungsbildung sich vollziehen, *lebt* die göttlich-geistige Welt im Menschenleben *mit*. Man kann sagen, in der Gedächtnis-Entfaltung lebt das Göttlich-Geistige in dem wachenden Zustande des Menschen. Denn die beiden anderen Betätigungen, Sinneswahrnehmung und Phantasie, sind nur Modifikationen der Formung der Erinnerungsbilder. In der Sinneswahrnehmung ist die Bildung des Erinnerungsinhaltes in seiner Entstehung; in dem Inhalte der Phantasie leuchtet in der Seele auf, was sich von diesem Inhalte im Seelen-Dasein erhält.

Der Schlafzustand trägt das Geistig-Seelische des Menschen in das Kosmische hinüber. Er ist da mit der Betätigung seines Astralleibes und seines Ich in den göttlich-geistigen Kosmos eingetaucht. Er ist nicht nur außerhalb der physischen, sondern auch außerhalb der Sternenwelt. Aber er ist innerhalb der göttlich-geistigen Wesen, durch die sein Dasein den Ursprung hat.

In dem gegenwärtigen Zeitpunkt der kosmischen Entwickelung wirken diese göttlich-geistigen Wesen so, daß sie den moralischen Weltinhalt während des Schlafzustandes in Astralleib und Ich einprägen. Alles Weltgeschehen im schlafenden Menschen ist reales moralisches Geschehen, kein Geschehen, das der Naturwirkung auch nur ähnlich genannt werden könnte.

Dieses Geschehen in seiner Nachwirkung trägt der Mensch aus dem schlafenden in den Wachzustand herüber. Diese Nachwirkung bleibt im schlafenden Zustande. Denn der Mensch wacht nur in dem Leben, das dem Denkgebiete zugeneigt ist. Was in seiner Willenssphäre eigentlich vorgeht, das ist auch während des Wachens in solche Dumpfheit gehüllt wie während des Schlafens das *ganze* Seelenleben. Aber in diesem schlafenden Willensleben webt das Göttlich-Geistige im wachenden Zustande weiter. Der Mensch ist moralisch so gut oder so schlecht, als er es sein kann, je nach der Nähe, in die er schlafend zu den göttlich-geistigen Wesen kommen kann. Und er kommt näher oder bleibt ferner, je nachdem seine früheren Erdenleben in moralischer Richtung waren.

Aus den Tiefen des wachenden Seelenwesens tönt herauf, was sich während des Schlafens in Gemeinschaft mit der göttlich-geistigen Welt in dieses Seelenwesen hat einpflanzen können. *Was heraufklingt, ist die Stimme des Gewissens.*

So zeigt sich, wie dasjenige, was eine materialistische Weltansicht am meisten geneigt ist, bloß nach der Naturseite hin zu erklären, für die Geist-Erkenntnis auf der moralischen Seite gelegen ist.

Im *Gedächtnis* wirkt im wachenden Menschen unmittelbar das göttlich-geistige Wesen; im *Gewissen* wirkt im wachenden Menschen mittelbar – als Nachwirkung – dieses göttlich-geistige Wesen.

Gedächtnisbildung spielt sich in der Nerven-Sinnesorganisation ab; Gewissensbildung spielt sich als rein seelisch-geistiger Vorgang ab, aber in der Stoffwechsel-Gliedmaßenorganisation.

Zwischen beiden liegt die rhythmische Organisation. Diese ist nach zwei Seiten hin polarisch in ihrer Wirksamkeit ausgebildet. Sie ist als Atmungsrhythmus in inniger Beziehung zur Sinneswahrnehmung und zum Denken. In dem Lungen-Atmen ist der Vorgang am gröbsten; er verfeinert sich und wird als verfeinertes Atmen sinnliches Wahrnehmen und Denken. Was noch dem Atmen ganz nahesteht, aber ein Atmen durch die Sinnes-Organe, nicht durch die Lungen ist, das ist das sinnliche Wahrnehmen. Was dem Lungen-Atmen schon ferner ist und durch die Denkorganisation gestützt wird, das ist Vorstellen, Denken; und was schon nach dem Rhythmus der Blutzirkulation hinübergrenzt, schon ein innerliches Atmen ist, das mit der Gliedmaßen-Stoffwechselorganisation sich verbindet, das offenbart sich in der Phantasie-Tätigkeit. Diese reicht dann seelisch in die Willenssphäre, wie der Zirkulationsrhythmus in die Stoffwechsel-Gliedmaßenorganisation reicht.

In der Phantasiebetätigung strebt die Denkorganisation an die Willensorganisation nahe heran. Es ist ein Untertauchen des Menschen in seine wachende Schlafsphäre des Willens. (26, 237ff.)

5. Schlafen und Wachen in bezug zur Pathologie

Über den Schlafzustand als Basis der Humanpathologie

Im Schlafe ist das Geistig-Seelische des Menschen, sind das Ich und der Astralleib vom physischen und Ätherleib getrennt. Zwischen Einschlafen und Aufwachen arbeiten physischer und Ätherleib auf der Stufe des Pflanzlichen. Was von dem Menschen über dem Pflanzlichen ist, ist im Schlafe ja heraus; also der Mensch sinkt als physische Wesenheit auf die Pflanzenstufe herab. Das bedeutet, daß sich da Prozesse abspielen, die von niedererer Art sind als die normalen Prozesse im vollbewußten menschlichen Leben. Da «kocht» es, da wirken Wärme und Kälte, da wirken untergeordnete Naturkräfte, die beim Wachen nicht in der gleichen Weise wirken. Wir haben nur dann das richtige Gefühl beim Aufwachen – das muß natürlich ins Geistige hinaufgenommen werden, sonst kann es gefährlich werden –, wenn wir uns sagen: Unser Ich und unser Astralleib waren in der göttlichen Welt, unseren Körper haben wir den niederen Welten überlassen gehabt; wir nehmen den Körper von den Welten zurück, die unterhalb der eigentlichen Menschenwelt liegen. Das dürfen wir nie vergessen; von einem ahrimanischen Niveau nehmen wir unseren Körper zurück, er ist voll von ahrimanischen Bildungen, die wir im Wachen wieder ausrotten müssen. Die ersten Stunden des Wachens müssen so verlaufen, daß wir imstande sind, das auszurotten, was sich namentlich an Salzen über Nacht in unserem Körper abgelagert hat. Wenn wir das nicht tun können, so werden wir im Physischen voller Rheumatismus, Gicht und so weiter, auf seelischem Gebiete voller Lüsternheitsgedanken. Das kommt von dem, was der Mensch auf diesem Niveau während des Schlafes durchgemacht hat. (345, 20f.)

Heute wollen wir einmal scharf ins Auge fassen, was während des Schlafes eigentlich sich vollzieht im Menschen. Wir haben da den physischen, den ätherischen Leib für sich bestehen. Wir haben den astralischen Leib und das Ich wiederum für sich bestehen. Wenden wir den Blick auf den physischen und ätherischen Leib zunächst, so wissen wir ja, daß darinnen, vermöge dessen, was sie sind, dieser physische und ätherische Leib, gewisse Vorgänge geschehen, Vorgänge, die vom Einschlafen bis zum Aufwachen unabhängig sind von den Wirkungen des astralischen Leibes und des Ich. Wir haben es in einer Organisation wie der menschlichen mit Vorgängen zu tun, die eigentlich zunächst, so wie sie sich da abspielen müssen, der menschlichen Organisation gar nicht angepaßt sind. Wir haben es zu tun im physischen Leib mit physischen Vorgängen. Physische Vorgänge spielen sich draußen im Mineralreich ab. Dem sind sie angepaßt. Der ganzen menschlichen Gestaltung als physischem Leib sind sie nicht angepaßt. Und dennoch, der physische Leib des Menschen ist sozusagen vom Einschlafen bis zum Aufwachen den physischen Vorgängen hingegeben, so wie das Mineralreich den physischen Vorgängen hingegeben ist. Wir müssen auf diesen Widerspruch achten, der gerade im Menschen während des Schlafes ist. Er soll eine Welt physisch wirkender Kräfte und Substanzen sein, kann das eigentlich nicht sein. Das eben ist die Ursache, daß eigentlich während des Schlafes im physischen Leib des Menschen Vorgänge sich abspielen, die, wenn sie nicht wieder ausgeglichen werden, krankmachende Vorgänge sind.

Wenn man so allgemeine Sätze ausspricht wie: daß der Schlaf gesund macht, so sind diese Sätze natürlich in einem gewissen Sinne durchaus richtig, aber sie sind nur richtig unter gewissen Voraussetzungen und dürfen uns nicht hindern daran, unbefangen das zu betrachten, was ist. Die physischen Vorgänge im physischen Leib des Menschen können nur dann für den Menschen heilsam bestehen, wenn in diesem physischen Leib untergetaucht ist das Ich und die astralische Organisation, was ja mit dem Aufwachen wieder geschieht und was so sein muß, daß es ständig unterbrochen wird von dem Schlafzustand, weil durch diesen Schlafzustand eingeleitet wird der Abbau im physischen Menschen, der im Menschen ständig vorhanden ist und der da sein muß, damit überhaupt das Seelenleben, das geistige Leben sich im Menschen entfalten kann. Denn mit den Aufbauprozessen verbindet sich kein geistiges Leben, nur mit den Abbauprozessen. Es muß also mit dem Schlaf so viel an Abbauprozessen besorgt werden, daß der Wachzustand in dieser Quantität von Abbauprozessen sich entfalten kann vom Aufwachen bis zum Einschlafen. Wird mehr entfaltet an Abbauprozessen durch die Ungesundheit des Schlafes, dann bleibt ein Rest von Abbauprozessen im menschlichen Organismus vorhanden. Dann haben wir in diesem Abbauprozeß die innerliche krankmachende Ursache.

Dehnen wir die Betrachtung noch aus bis zum Ätherleib, so ergibt sich für den Ätherleib, daß er während des Schlafzustandes nur solche Prozesse ausführen kann, die sonst im Pflanzenreich vor sich gehen. Wenn der astralische Leib und das Ich in diesen Ätherleib untergetaucht sind, werden immer wiederum diese Prozesse auf ein höheres Niveau gerückt. Aber wenn sie vom Einschlafen bis zum Aufwachen gehen, gehen sie vor sich wie im Pflanzenreich, sind also wieder nicht angepaßt dem menschlichen Organismus, sondern fordern einen Ausgleich durch den astralischen Leib und das Ich. Bleibt ein Rest, der nicht verbraucht wird, dann sind wiederum krankmachende Ursachen da. So daß wir sagen können: Der Schlaf kann uns belehren darüber, wie im menschlichen Organismus die krankmachenden Ursachen eigentlich entstehen; denn diese krankmachenden Ursachen sind im Grunde genommen die normalen

Vorgänge des Schlafes, die zu gleicher Zeit die Grundlage für das geistig-seelische Leben des Menschen sind. – Und das ist das Geheimnis der Welt, daß überall, wo man in die Realität hineinkommt, die Dinge nach zwei Seiten gehen. Auf der einen Seite liegt im Schlafzustand des physischen und ätherischen Leibes die Grundlage für des Menschen geistige Entwickelung, auf der anderen Seite liegt durch ganz dieselben Vorgänge die Grundlage für das Krankwerden. Damit ist wiederum das Krankwerden in die geistige Entwickelung unmittelbar hineingeleitet, und wir können sagen: Wenn wir studieren dasjenige, was im physischen und Ätherleib des Menschen wirkt, so ist es eigentlich beim Schlaf im Grunde genommen die Basis der Pathologie. (318, 120ff.)

Weiteres über die krankheitsfördernde Bedeutung des Schlafes – zum pathogenen Wirken aufsteigender Kräfte und Prozesse

Man hat gewöhnlich die Vorstellung, daß der Schlaf nur stärkend ist für den Organismus; jeder Morgen, an dem man mit Kopfschmerzen erwacht, könnte natürlich von der Wirklichkeit der Sache belehren. Wir müssen uns durchaus klar sein darüber, daß dasjenige, was in unserem Organismus krank ist, zurückgehalten wird durch die Wachtätigkeit von den oberen Organen, daß es nicht aufsteigen kann. Wenn wir schlafen und es ist etwas in unserem Organismus krank, dann steigt es erst richtig auf. (302, 16)

[...] Zu langer Schlaf fördert [...] zu stark die leibliche Tätigkeit, die vom Brust-Bauchsystem ausgeht, die nicht vom Kopfsystem ausgeht. Sie wirkt zu stark das Leben anregend, wir werden zu fiebrig, zu heiß. Das Blut wallt zu sehr in uns, es kann nicht verarbeitet werden in seiner Tätigkeit im Leibe, wenn wir zuviel schlafen. (293, 190)

Die Tätigkeiten, welche namentlich so wirken, daß sie alles dasjenige, was im unteren Menschen vorgeht, hinauftreiben nach dem oberen Menschen, sind ja alle gesteigert im Schlafe. Man muß sehr vorsichtig sein, wenn man den Schlaf charakterisieren will. Denn es ist richtig: der Schlaf ist eines der besten Heilmittel, aber nur dann, wenn er gerade so lang geübt wird, nicht länger und nicht kürzer, als für die betreffende Individualität des Menschen notwendig ist. Ein für die betreffende Individualität zu langer Schlaf ist krankmachend. Da kommt durch einen zu langen Schlaf eine zu starke Durchsiebung durch dieses Ufer, was ich eben bezeichnet habe; es geht zu viel hinein von dem ersten Gebiet der Verdauung in die lymph- und blutbildende Tätigkeit. Dem ist der Mensch überhaupt immer ausgesetzt. Der untere Organismus schläft ja fortwährend, so daß der Mensch fortwährend ausgesetzt ist der Erkrankung seines Blutes durch den unteren Organismus.

Da trägt aber der Mensch sein eigenes Heilmittel in sich, das nur natürlich abgestimmt ist auf den normalen menschlichen Organismus. Dieser normale menschliche Organismus hat schon das Bestreben, sich durch den Schlaf fortwährend krank zu machen. Aber dieses Bestreben wird völlig ausgeglichen durch den Eisengehalt des Blutes. Das Eisen ist zunächst das dem Menschen wichtigste Metall, das in seinem Innern wirkt und das einfach ausgleichend wirkt nach dieser Richtung, das normalisiert alles dasjenige, was in überflüssiger Weise von dem einen Prozeß in den anderen hinein geschieht. Ebenso wie Sie die Erkrankungen durch Eisenmangel im Blute verstehen werden aus dem, was ich eben jetzt gesagt habe, so werden Sie auf der anderen Seite, wenn Sie das Eisen in genügender Verdünnung verwenden, so daß es wirklich verwandt wird mit dem jedes Mal vor sich gehenden Homöopathosieren des oberen Menschen, immer dem Organismus helfen, seine störenden Prozesse, die von unten nach oben gehen, zu überwinden. (312, 373f.)

Nun kann ich nur, ich möchte sagen, referierend eine gewissen Satz angeben, der aber ein ganz gesichertes Ergebnis der Geisteswissenschaft ist. Wir sehen im Leben sogenannte epidemische Krankheiten auftreten, Krankheiten, die ganze Menschenmassen ergreifen, die also durchaus eine soziale Angelegenheit zu gleicher Zeit sind. Die gewöhnliche materialistische Wissenschaft studiert sie am menschlichen physischen Organismus. Sie weiß nichts davon, welche ungeheure Bedeutung gerade für Epidemien und für die Dispositionen für epidemische Krankheiten in dem anormalen Verhalten des Menschen zu Wachen und Schlafen liegt. Dasjenige, was im menschlichen Organismus während des Schlafes geschieht, ist etwas, was, wenn es zum Beispiel im Überflusse geschieht, im hohen Grade für sogenannte epidemische Krankheiten prädisponiert. Menschen, die sich durch einen zu langen Schlaf Prozesse im menschlichen Organismus bereiten, die nicht da sein sollten, weil der Schlaf nicht so lange das Wachleben unterbrechen sollte, die sind in ganz anderer Weise für epidemische Krankheiten prädisponiert, und die stellen sich auch in Epidemien in einer ganz anderen Weise hinein. (314, 242)

6. Der Schlaf-Wach-Rhythmus und das Schicksal des Menschen

Über die Nachwirkungen des vorirdischen Daseins im physisch-ätherischen Schlafesleben

Das wäre das Schema des schlafenden Menschen **(Abb. 93)**. Die untere hellgrüne Linie ist der im Bette liegende physische Leib und der Ätherleib, der sich für die geisteswissenschaftliche Anschauung zeigt wie Erdboden, Mineralisches, aus dem heraussprießt das pflanzliche Leben, natürlich in anderer Form, aber erkennbar für die geisteswissenschaftliche Anschauung. Darüber glimmen wie eine Flamme, die sich nicht nähern kann, das Ich und der astralische Leib, dargestellt in der rot-gelben Linie, die darüber ist. Man hat also gewissermaßen, wenn man den Menschen im Schlafe betrachtet, sprießendes, sprossendes Erdenstück im Bette und zu ihm gehörendes, abgesondertes glimmendes Astral-Ichliches.

Wie ist es im Wachen? Nun, da müßte ich das Schema in folgender Weise gestalten **(Abb. 94)**: welkendes, untenliegendes Mineralisches, Pflanzliches, und gleichsam dieses Mineralische, Pflanzliche verbrennend, in es hineinglimmend, das Astralisch-Ichliche. Da haben wir also den wachenden Menschen mit in sich zerbröckelndem Mineralischen. Es zerbröckelt das Mineralische während des Tagwachens im Menschen. Das vegetabilische Wirken macht gleichsam überall einen solchen Eindruck – wenn es auch ganz anders ausschaut – wie die Bäume im Herbste, wie die niederhängenden, welkenden Pflanzenblätter, alles ersterbend, abnehmend, aber wie von Flammen, von Flämmchen durchglüht und durchglimmt. Diese Flammen und Flämmchen, die das durchglühen und durchglimmen, sind der im physischen Leibe und Ätherleib lebende astralische Leib und das Ich. Und die Frage taucht auf: Ja, wie ist es denn nun eigentlich mit dem flammenden Glimmen während des Schlafes, wo es abgesondert ist im Ich und astralischen Leib von dem physischen und Ätherleibe?

Wenn man dem nun mit geisteswissenschaftlicher Forschung zu Leibe rückt – und das können Sie aus der Zusammenhaltung verschiedener Darstellungen, die ich im Laufe der Zeit gegeben habe, gewissermaßen sich selber als Konsequenz bilden –, so kommt man auf das Folgende. Dasjenige, was da zunächst vor allen Dingen das Flammen und Glimmen des Ich und astralischen Leibes herausstößt und was dann das sprießende, sprossende, vegetabilische Leben des sommerlichen, schlafenden physischen Leibes und dieses in sich auch eine Art Leben entwickelnde Mineralische anregt, was da bewirkt, daß die Bröselchen, möchte ich sagen, die Teilchen, das Atomisierende des Mineralischen im physischen Leibe wiederum so ausschaut, als ob sich die Atome auflösen würden, als ob sich aus dem Ganzen eine kontinuierliche, in sich bewegliche, überall regsame, mineral-flüssig-luftförmige Masse bildete, die überall von sprossendem Leben durchzogen ist – diese innere Kraft, die das bewirkt, was ist sie? Nun, das, was dadrinnen vibriert, während wir schlafen, im physischen und im Ätherleibe, das ist die noch nachklingende Welle unseres Lebens vom vorirdischen Dasein. Die bringen wir während unseres wachen Erdenlebens zum Stillstand.

Wenn dieses flammende Flimmern des astralischen Leibes und des Ichs eins sind mit dem physischen und Ätherleib, dann bringen wir jene Anregungen, die während des Schlafes aus dem vorirdischen Leben vorhanden sind, zur Ruhe. (219, 184ff.)

Aufwachen und Einschlafen in ihrem Bezug zum gewordenen und werdenden Karma

Sobald der Mensch nun zum imaginativen Erkennen vorrückt, wird er immer mehr und mehr in die Lage versetzt, genau ins Seelenauge, ins innere Anschauen zu fassen, was sich erleben läßt, ich möchte sagen, wie vorübergehend, im Status nascendi. Man hat es und muß es rasch erfassen, aber man kann es erfassen. Man hat vor sich, was in dem Momente des Aufwachens und Einschlafens besonders scharf beobachtet werden kann. Diese Momente des Einschlafens und Aufwachens können beobachtet werden für ein imaginatives Erkennen. Sie wissen ja, daß unter den Vorbereitungen, welche notwendig sind, um zu höheren Erkenntnissen zu kommen, von mir [...] erwähnt worden ist die Heranerziehung einer gewissen Geistesgegenwart. Die Menschen reden ja im gewöhnlichen Leben so wenig von den Beobachtungen, die sich von der geistigen Welt her machen lassen, weil ihnen diese Geistesgegenwart fehlt. Würde diese Geistesgegenwart in ausgiebigerem Sinne bei den Menschen heranerzogen, so würden heute schon alle Menschen reden können von geistig-übersinnlichen Impressionen, denn sie drängen sich eigentlich im eminentesten Maße auf beim Einschlafen und Aufwachen, insbesondere beim Aufwachen. Nur weil so wenig heranerzogen wird, was Geistesgegenwart ist, deshalb bemerken die Menschen das nicht. Im Momente des Aufwachens tritt ja vor der Seele eine ganze Welt auf. Aber im Entstehen vergeht sie schon wiederum, und ehe sich die Menschen darauf besinnen, sie zu erfassen, ist sie fort. Daher können sie so wenig reden von dieser ganzen Welt, die da vor die Seele sich hinstellt und die wahrhaftig zum Begreifen des inneren Menschen von ganz besonderer Bedeutung ist.

Was sich da vor die Seele hinstellt, wenn man wirklich dazu kommt, in Geistesgegenwart den Aufwachemoment zu ergreifen, das ist eine ganze Welt von flutenden Gedanken. Nichts Phantastisches braucht dabei zu sein. So wie man im chemischen Laboratorium beobachtet, mit derselben Seelenruhe und Besonnenheit kann man sie beobachten. Und dennoch ist diese flutende Gedankenwelt, die sehr genau zu unterscheiden ist vom bloßen Träumen, da. Das bloße Träumen spielt sich so ab, daß es erfüllt ist von Lebensreminiszenzen. Was sich da abspielt im Momente des Aufwachens, das sind nicht Lebensreminiszenzen. Sie sind sehr gut zu unterscheiden von Lebensreminiszenzen, diese flutenden Gedanken. Man kann sie sich in die Sprache des gewöhnlichen Bewußtseins übersetzen, aber es sind im Grunde genommen fremdartige Gedanken, Gedanken, die wir sonst nicht erfahren können, wenn wir sie nicht in dem Momente, der entweder durch geisteswissenschaftliche Schulung in uns möglich gemacht ist, oder eben in diesem Momente des Aufwachens erfassen. Was erfassen wir da eigentlich? Nun, wir sind mit unserem Ich und unserem astralischen Leibe eingedrungen in den Ätherleib und in den physischen Leib. Was im Ätherleibe erlebt wird, wird allerdings so erlebt, daß es traumhaft ist. Und man lernt, indem man dieses, wie ich es angedeutet habe, subtil in Geistesgegenwart beobachten lernt, man lernt wohl unterscheiden dieses Hindurchgehen durch den Ätherleib, in dem die Lebensreminiszenzen traumhaft auftreten, und dann, vor dem vollen Erwachen, vor den Eindrücken, die die Sinne nun haben nach dem Erwachen, das Hineingestelltsein in eine Welt, die durchaus eine Welt von webenden Gedanken ist, die aber nicht so erlebt wird wie die Traumgedanken, bei denen man genau weiß, man hat sie subjektiv in sich. Die Gedanken, die ich jetzt meine, sie stellen sich wie ganz objektiv dar gegenüber dem eindringenden Ich und astralischen Menschen, und man merkt ganz genau: man muß passieren den Ätherleib; denn solange man den Ätherleib passiert, bleibt alles traumhaft. Man muß aber auch passieren den Abgrund, den Zwischenraum – möchte ich sagen, wenn ich mich recht uneigentlich, aber dadurch vielleicht deutlicher ausdrücke –, den Zwischenraum zwischen Ätherleib und physischem Leib, und schlüpft dann in das volle Ätherisch-Physische hinein, indem man aufwacht und die äußeren physischen Eindrücke der Sinne da sind. Sobald man in den physischen Leib hineingeschlüpft ist, sind eben die äußeren physischen Sinneseindrücke da. Was wir da an Gedankenweben objektiver Art erleben, spielt sich also durchaus zwischen dem Ätherleib und dem physischen Leib ab. Wir müssen in ihm also sehen eine Wechselwirkung des Ätherleibes und des physischen Leibes. So daß wir sagen können, wenn wir schematisch zeichnen **(Abb. 95)**: Wenn etwa das den physischen Leib darstellt *(orange)*, das den Ätherleib *(grün)*, so haben wir das lebendige Weben von physischem Leib und Ätherleib in den Gedanken, die wir da erfassen, und man kommt dann auf dem Wege einer solchen Beobachtung zu der Erkenntnis, daß sich zwischen unserem physischen und unserem Ätherleib, gleichgültig ob wir wachen, ob wir schlafen, immerzu Vorgänge abspielen, die eigentlich im webenden Gedankensein bestehen, die webendes Gedankensein zwischen unserem physischen Leib und unserem Ätherleib sind *(gelb)*. So daß wir jetzt das erste Element des seelischen Lebens verobjektiviert erfaßt haben. Wir sehen in ihm ein Weben zwischen dem Ätherleib und dem physischen Leib.

Dieses webende Gedankenleben kommt eigentlich so, wie es ist, im Wachzustande nicht zu unserem Bewußtsein. Es muß eben auf die Art, wie ich es geschildert habe, erfaßt werden. Wenn wir nämlich aufgewacht sind, schlüpfen wir mit unserem Ich und mit unserem astralischen Leib in unseren physischen Leib hinein. Ich und astralischer Leib in unserem mit dem Ätherleib durchdrungenen physischen Leib nehmen teil an dem Sinneswahrnehmungsleben. Sie werden, indem Sie das Sinneswahrnehmungsleben in sich haben, mit den äußeren Weltengedanken, die Sie sich bilden können an den Sinneswahrnehmungen, durchdrungen und haben dann die Stärke, dieses objektive Gedankenweben zu übertönen. An der Stelle, wo sonst die objektiven Gedanken weben, bilden wir also gewissermaßen aus der Substanz dieses Gedankenwebens heraus unsere alltäglichen Gedanken, die wir uns im Verkehre mit der Sinneswelt auf die eben angedeutete Weise ausbilden. Und ich kann sagen: In dieses objektive Gedankenweben hinein spielt dasjenige, was nun das subjektive Gedankenweben ist *(hell)*, das das andere übertönt, das sich aber auch abspielt zwischen dem Ätherleib und dem physischen Leib. Wir leben in der Tat in diesem – wie ich schon sagte: uneigentlich, aber deshalb doch verständlich, muß ich es als Zwischenraum zwischen Ätherleib und physischem Leib bezeichnen –, wir leben in diesem Zwischenraum zwischen Ätherleib und physischem Leib, wenn wir mit der Seele selber Gedanken weben. Wir übertönen die objektiven Gedanken, die im schlafenden und wachenden Zustand immer vorhanden sind, mit unserem subjektiven Gedankenweben. Aber gewissermaßen in derselben Region unseres menschlichen Wesens ist beides vorhanden: das objektive Gedankenweben und das subjektive Gedankenweben.

Was hat das objektive Gedankenweben für eine Bedeutung? Das objektive Gedankenweben, wenn es wahrgenommen wird, wenn wirklich eintritt, was ich geschildert habe als das geistesgegenwärtige Ergreifen des Momentes des Aufwachens, dieses objektive Gedankenweben wird nicht als bloßes Gedankliches erfaßt, sondern es wird erfaßt als dasjenige, was in uns lebt als die Kräfte des Wachstums, als die Kräfte des Lebens überhaupt. Diese Kräfte des Lebens sind verbunden mit dem Gedankenweben. Sie durchsetzen dann den Äther-

oder Lebensleib nach innen; sie konfigurieren nach außen den physischen Leib. Wir nehmen das, was wir als objektives Gedankenweben da wahrnehmen im geistesgegenwärtigen Erfassen des Aufwachemomentes, durchaus wahr als Gedankenweben nach der einen Seite und als Wachstums-, als Ernährungstätigkeit auf der anderen Seite. Was in dieser Art in uns ist, wir nehmen es als ein innerliches Weben wahr, das aber durchaus ein Lebendiges darstellt. Das Denken verliert gewissermaßen seine Bildhaftigkeit und Abstraktheit. Es verliert auch alles das, was scharfe Konturen sind. Es wird fluktuierendes Denken, aber es ist deutlich als Denken zu erkennen. Das Weltendenken webt in uns, und wir erfahren, wie das Weltendenken in uns webt und wie wir mit unserem subjektiven Denken untertauchen in dieses Weltendenken. So haben wir das Seelische in einem gewissen Gebiete erfaßt.
Gehen wir jetzt weiter im geistesgegenwärtigen Erfassen des Aufwachemomentes, so finden wir das Folgende. Wir können, wenn wir in der Lage sind, Traumhaftes zu erleben beim Passieren des Ätherleibes, wenn wir also mit dem Ich und dem astralischen Leibe den Ätherleib passieren, wir können dann bildhaft das Traumhafte uns vergegenwärtigen. Die Bilder des Traumes müssen aufhören in dem Augenblicke, wo wir aufwachen, sonst würden wir den Traum in das gewöhnliche bewußte Wacherleben hineinnehmen und wachende Träumer sein, wodurch wir ja die Besonnenheit verlieren würden. Die Träume als solche müssen aufhören. Aber wer mit Bewußtsein die Träume erlebt, wer also jene Geistesgegenwart bis zurück zum Erleben der Träume hat – denn das gewöhnliche Erleben der Träume ist ein Reminiszenzerleben, ist eigentlich ein Nachher-Erinnern an die Träume; das ist ja das gewöhnliche Gewahrwerden des Traumes, daß man ihn eigentlich erst wie eine Reminiszenz erfaßt, wenn er abgelaufen ist –, also wenn der Traum erlebt wird beim Durchfluten des Ätherleibes, nicht erst nachher im Erinnern, wo er in Kürze erfaßt werden kann, wie er gewöhnlich erfaßt wird, wenn man ihn also erfaßt während er *ist,* also gerade beim Durchdringen durch den Ätherleib, dann erweist er sich wie etwas Regsames, wie etwas, das man so erlebt wie Wesenhaftes, in dem man sich fühlt. Das Bildhafte hört auf, bloß Bildhaftes zu sein. Man bekommt das Erlebnis, daß man im Bilde drinnen ist. Dadurch aber, daß man dieses Erlebnis bekommt, daß man im Bilde drinnen ist, daß man also mit dem Seelischen sich regt, wie man sonst im wachen Leben mit dem Körperlichen in der Beinbewegung, in der Handbewegung sich regt – so wird nämlich der Traum: er wird aktiv, er wird so, daß man ihn erlebt, wie man eben Arm- und Beinbewegungen oder Kopfbewegungen und dergleichen erlebt –, wenn man das erlebt, wenn man dieses Erfassen des Traumhaften wie etwas Wesenhaftes erlebt, dann schließt sich gerade beim weiteren Fortgang, beim Aufwachen, an dieses Erlebnis ein weiteres an: daß diese Regsamkeit, die man da im

Traume erlebt, in der man nunmehr drinnensteht als in etwas Gegenwärtigem, daß diese untertaucht in unsere Leiblichkeit. Geradeso wie wir beim Denken fühlen: Wir dringen bis zu der Grenze unseres physischen Leibes, wo die Sinnesorgane sind, und nehmen die Sinneseindrücke auf mit dem Denken, so fühlen wir, wie wir in uns untertauchen mit demjenigen, was im Traume als innerliche Regsamkeit erlebt wird. Was man da erlebt im Momente des Aufwachens – oder eigentlich vor dem Momente des Aufwachens, wenn man im Traume drinnen ist, wenn man durchaus noch außer seinem physischen Leibe, aber schon im Ätherleib ist, beziehungsweise gerade hineingeht in seinen Ätherleib –, das taucht unter in unsere Organisation. Und ist man so weit, daß man dieses Untertauchen als Erlebnis vor sich hat, dann weiß man auch, was nun wird mit dem Untergetauchten: das Untergetauchte strahlt wieder zurück in unser waches Bewußtsein, und zwar strahlt es zurück als Gefühl, als Fühlen. Die Gefühle sind in unsere Organisation untergetauchte Träume.

Wenn wir das, was webend ist in der Außenwelt, in diesem traumwebhaften Zustande wahrnehmen, sind es Träume. Wenn die Träume untertauchen in unsere Organisation und von innen heraus bewußt werden, erleben wir sie als Gefühle. Wir erleben also die Gefühle dadurch, daß dasjenige in uns, was in unserem astralischen Leib ist, untertaucht in unseren Ätherleib und dann weiter in unsere physische Organisation, nicht bis zu den Sinnen hin, nicht also bis zu der Peripherie der Organisation, sondern nur in die innere Organisation hinein. Dann, wenn man dies erfaßt hat, zunächst durch imaginative Erkenntnis besonders deutlich erschaut hat im Momente des Aufwachens, dann bekommt man auch die innere Kraft, es fortwährend zu schauen. Wir träumen nämlich während des wachen Lebens fortwährend. Wir überleuchten nur das Träumen mit unserem denkenden Bewußtsein, mit dem Vorstellungsleben. Wer unter die Oberfläche des Vorstellungslebens blicken kann – und man schult sich zu diesem Blicken dadurch, daß man eben geistesgegenwärtig erfaßt den Moment des Traumens selber –, wer sich so geschult hat, daß er das beim Aufwachen erfassen kann, was ich bezeichnet habe, der kann dann auch unter der Oberfläche des lichtvollen Vorstellungslebens das den ganzen Tag hindurch dauernde Träumen erleben, das aber nicht als Träumen erlebt wird, sondern das immer sofort untertaucht in unsere Organisation und als Gefühlswelt zurückstrahlt. Und er weiß dann: Was das Fühlen ist, es spielt sich ab zwischen dem astralischen Leib, den ich hier schematisch so zeichne *(weiß)*, und dem Ätherleib. Es drückt sich natürlich im physischen Leib aus *(orange)*. So daß der eigentliche Ursprung des Fühlens zwischen dem astralischen Leib und dem Ätherleib liegt *(rot)*. So wie der physische Leib und der Ätherleib in lebendiger Wechselwirkung ineinanderwirken müssen zum Gedankenleben, so müssen ätherischer Leib und astralischer Leib in lebendiger Wechselwirkung sein zum Gefühlsleben. Wenn wir wachend sind, erleben wir dieses lebendige Wechselspiel unseres ineinandergedrängten Ätherleibes und astralischen Leibes als unser Fühlen. Wenn wir schlafen, erleben wir, was der nunmehr außen lebende astralische Leib in der äußeren Ätherwelt erlebt, als die Bilder des Traumes, die nun während des ganzen Schlafens vorhanden sind, aber eben nicht wahrgenommen werden im gewöhnlichen Bewußtsein, sondern nur eben reminiszenzenhaft in jenen Fragmenten, die das gewöhnliche Traumleben bilden.

Sie sehen daraus, daß wir, wenn wir das Seelenleben erfassen wollen, noch zwischen die Glieder der menschlichen Organisation hineinblicken müssen. Wir denken uns das Seelenleben als flutendes Denken, Fühlen, Wollen. Von letzterem wollen wir gleich sprechen. Aber wir erfassen es objektiv, indem wir gewissermaßen in die Zwischenräume zwischen diese vier Glieder hineinschauen, zwischen den physischen Leib und Ätherleib, und Ätherleib und astralischen Leib.

Was sich im Wollen ausdrückt, das entzieht sich ja, wie ich öfters von anderen Gesichtspunkten aus hier ausgeführt habe, durchaus der Betrachtung des gewöhnlichen Wachlebens, des gewöhnlichen Bewußtseins. In diesem gewöhnlichen Bewußtsein sind vorhanden die Vorstellungen, nach denen wir unser Wollen orientieren, die Gefühle, die wir entwickeln in Anlehnung an die Vorstellungen als Motive für unser Wollen; aber wie das, was da als der Vorstellungsinhalt unseres Wollens klar in unserem Bewußtsein liegt, hinunterspielt, wenn ich nur die Arme bewege zum Wollen, was da eigentlich vorgeht, das wird uns im gewöhnlichen Bewußtsein nicht gegeben. In dem Augenblikke, wo der Geistesforscher die Imagination in sich heranzieht und dazu kommt, die Natur des Denkens, des Fühlens so anzusehen, wie ich gesagt habe, dann kann er auch dahin gelangen, als etwas in das Bewußtsein Hereinfallendes die menschlichen Erlebnisse zu haben, die zwischen dem Einschlafen und dem Aufwachen sich abspielen. Denn in den Übungen zur Imagination werden Ich und astralischer Leib erkraftet. Sie werden in sich stärker, sie lernen sich erleben. Im gewöhnlichen Bewußtsein hat man eben nicht das wirkliche Ich. Wie hat man das Ich im gewöhnlichen Bewußtsein? Sehen Sie, immer wiederum muß ich diesen Vergleich machen: Wenn man das Leben in der Erinnerung zurück anschaut, so stellt es sich scheinbar als eine geschlossene Strömung dar. Die ist es aber doch nicht, sondern wir müßten eigentlich, indem wir jetzt leben, den heutigen Tag überblicken bis zum Aufwachen, haben dann eine leere Stelle, daran schließt sich der Bewußtseinsinhalt des gestrigen Tages und so weiter fort. Was wir da in der Rückerinnerung beobachten, das trägt allerdings in sich auch diejenigen Zustände, die wir nicht bewußt durchlebt haben, die also in dem präsenten Inhalt des Bewußtseins nicht drinnen sind. Aber sie sind auf andere Art drinnen. Ein Mensch, der gar nicht schlafen würde – wenn ich das hypothetisch anführen darf –, der würde eine ganz zerstörte Rückerinnerung haben. Die Rückerinnerung würde ihn gewissermaßen blenden. Er würde alles das, was er in der Rückerinnerung vor sein Bewußtsein hinstellt, als etwas ihm ganz Fremdes, blendend Glänzendes erleben. Er würde überwältigt sein davon, und er würde sich vollständig ausschalten müssen. Er käme gar nicht dazu, sich selber in sich zu erfühlen. Nur dadurch, daß sich die Schlafzustände hineinstellen in die Rückerinnerung, wird die Rückerinnerung abgeblendet. Wir sind in der Lage, sie auszuhalten. Denn dadurch wird es möglich, daß wir uns selbst behaupten gegenüber unserer Erinnerung. Lediglich dem Umstande, daß wir schlafen, haben wir unsere Selbstbehauptung in der Erinnerung zu verdanken. Was ich jetzt sage, könnte schon durch empirische Beobachtung der menschlichen Lebensläufe in vergleichender Weise gut konstatiert werden.

Aber geradeso wie wir da die innere Aktivität erfühlen in der Rückerinnerung, so erfühlen wir ja eigentlich unser Ich aus unserem gesamten Organismus heraus. Wir erfühlen es so, wie wir die Schlafzustände als, ich möchte sagen, die finsteren Räume im Erinnerungsfortgang wahrnehmen. Wir nehmen das Ich nicht direkt wahr für das gewöhnliche Bewußtsein, sondern wir nehmen es nur wahr, wie wir die Schlafzustände wahrnehmen. Aber indem wir das imaginative Bewußtsein erwerben, tritt dieses Ich wirklich auf, und es ist willensartiger Natur. Und wir merken: Was in uns ein Gefühl, das in sich schließt, mit der Welt sympathisch oder antipathisch zu fühlen, was das in uns aktiviert zum Wollen, das spielt sich in einem ähnlichen Prozesse ab, wie er sich abspielt zwischen dem Wachen und dem Hineinkommen in das Schlafen. Man kann das wiederum geistesgegenwärtig beobachten, wenn man ebenso wie für das Aufwachen für das Einschlafen dieselben Eigenschaften entwickelt, von denen ich gesprochen habe. Da merkt man beim Einschlafen, daß man hineinträgt in den Schlafzustand, was ausstrahlt, als Aktivität ausstrahlt aus unserem Gefühlsleben, und was hineinstrahlt in die Außenwelt, und man lernt dann erkennen, wie man jedesmal, wenn man sich wirklich willensmäßig entwickelt, untertaucht jetzt in einen ähnlichen Zustand, wie man untertaucht in den Schlafzustand. In ein inneres Schlafen taucht man ein. Was einmal vorgeht beim Einschlafen, wo dann das Ich mit dem astralischen Leib herausrückt aus physischem Leib und Ätherleib, das tritt jedesmal innerlich ein beim Wollen.

Natürlich müssen Sie sich darüber klar sein, daß das, was ich Ihnen da schildere, viel schwieriger zu ergreifen ist als das, was ich vorhin geschildert habe, denn der Moment des Einschlafens ist eben geistesgegenwärtig meistens noch schwieriger zu erfassen als der des Aufwachens. Nach dem Aufwachen sind wir wach; da haben wir wenigstens die Anlehnung an die Reminiszenzen.

Beim Einschlafen müssen wir den Wachzustand noch in das Schlafen hinein fortsetzen, wenn wir zu einer Beobachtung kommen wollen. Aber der Mensch schläft eben meistens ein; er sendet nicht hinein in das Einschlafen die Aktivität des Fühlens. Kann er sie aber da hinein fortsetzen, was eben durch Schulung in imaginativer Erkenntnis geschieht, dann merkt er, daß tatsächlich im Wollen ein Untertauchen in dasselbe Element ist, in das wir untertauchen, wenn wir einschlafen. Wir werden tatsächlich im Wollen von unserer Organisation frei. Wir verbinden uns mit der realen Objektivität. So wie wir beim Aufwachen durch unseren Ätherleib einziehen, durch unseren physischen Leib und bis in die Sinnesregion, also bis an die Peripherie des Leibes kommen, gewissermaßen von dem ganzen Leib Besitz ergreifen, den ganzen Leib durchtränken, so senden wir wiederum im Fühlen in den Leib zurück, indem wir innerlich untertauchen, unsere Träume; sie werden eben Gefühle. Aber wenn wir jetzt nicht im Leibe bleiben, sondern, ohne daß wir an die Peripherie des Leibes gehen, innerlich geistig aus dem Leibe herausgehen, dann kommen wir zum Wollen. So daß sich das Wollen tatsächlich eigentlich unabhängig vom Leibe vollzieht. Ich weiß, daß damit viel gesagt wird, aber ich muß das auch darstellen, weil es eine Realität ist. Und in dem Erfassen dessen kommen wir dazu, nun einzusehen, daß – wenn wir nun hier das Ich haben *(blau)* – das Wollen sich abspielt zwischen dem astralischen Leib und dem Ich *(lila)*.
Wir können also sagen: Wir gliedern den Menschen in physischen Leib, in Ätherleib oder Bildekräfteleib, in astralischen Leib und in Ich. Zwischen dem physischen Leib und dem Ätherleib spielt sich seelisch das Denken ab. Zwischen dem Ätherleib und dem astralischen Leib spielt sich seelisch das Fühlen ab. Zwischen dem astralischen Leib und dem Ich spielt sich seelisch das Wollen ab. Indem wir an die Peripherie des physischen Leibes kommen, haben wir die Sinneswahrnehmung. Indem wir auf dem Wege durch unser Ich herauskommen aus uns, unsere ganze Organisation in die Außenwelt hineinstellen, wird das Wollen zur Handlung, dem anderen Pol der Sinneswahrnehmung.
Auf diese Weise gelangt man zu einem objektiven Erfassen dessen, was subjektiv im flutenden Denken, Fühlen und Wollen erlebt wird.
So verwandelt sich das Erleben in das Erkennen. Alle Psychologie, welche das flutende Denken, Fühlen und Wollen sonst auf eine andere Weise erfassen will, bleibt formal, weil sie nicht an die Realität herandringt. An die Realität kann für das seelische Erleben nur die imaginative Erkenntnis herandringen.
Fassen wir jetzt einmal ins Auge, was sich uns gewissermaßen wie eine Begleiterscheinung unserer ganzen Betrachtungen ergeben hat. Wir sagten: Man kann durch geistesgegenwärtige Betrachtung im Moment des Aufwachens, wenn man durchgeschlüpft ist durch den Ätherleib, Gedankenweben, das objektiver Art ist, sehen. Man nimmt dieses objektive Gedankenweben zu-

nächst wahr. Ich sagte, man kann es von den Träumen und auch vom alltäglichen Gedankenleben, vom subjektiven Gedankenleben ganz gut unterscheiden, denn es ist verbunden mit dem Wachstum, mit dem Werden. Es ist eigentlich eine reale Organisation. Faßt man es aber auf, was da webt, was man, wenn man es durchschaut, als Gedankenweben wahrnimmt, wenn man es, ich möchte sagen, anfühlt, innerlich antastet, so nimmt man es als Wachstumskraft, als Ernährungskraft und so weiter, als den werdenden Menschen wahr. Es ist etwas, was zunächst fremd ist, aber Gedankenwelt ist. Wenn man es nun genauer studieren kann, so ist es ja das innerliche Weben von Gedanken an uns selbst. Wir erfassen es an der Peripherie unseres physischen Leibes; bevor wir an das Sinneswahrnehmen herankommen, erfassen wir es. Wenn wir es genauer verstehen lernen, wenn wir uns in seine Fremdheit gegenüber unserem subjektiven Denken einleben, dann erkennen wir es, dann erkennen wir es als das, was wir mitgebracht haben durch unsere Geburt aus früheren Erlebnissen, aus vorgeburtlichen respektive vor der Konzeption liegenden Erlebnissen. Und es wird für uns etwas objektiv Gegenständliches das Geistige, das unseren ganzen Organismus zusammenbringt. Der Präexistenzgedanke gewinnt Objektivität, wird zum objektiven Anschauen. Wir können mit innerem Erfassen sagen: Wir sind aus der Welt des Geistes heraus durch Gedanken gewoben. Die subjektiven Gedanken, die wir dazufügen, sie stehen im Bereiche unserer Freiheit. Diejenigen Gedanken, die wir da erblicken, sie bilden uns, sie bauen unseren Leib aus dem Gedankenweben heraus auf. Sie sind unser vergangenes Karma. Also: Ehe wir an die Sinneswahrnehmungen herankommen, nehmen wir unser vergangenes Karma wahr.

Und wenn wir einschlafen, so hat dieses Einschlafen für denjenigen, der in objektiver Erkenntnis lebt, etwas Ähnliches mit dem Wollen. Wenn das Wollen zur vollständigen Bewußtheit gebracht wird, merkt man ganz deutlich: Man schläft in den eigenen Organismus hinein. So wie sonst die Träume hinuntergehen, gehen in unsere Organisation die Wollensmotive hinein. Man schläft in den Organismus hinein. Man lernt unterscheiden dieses Hineinschlafen in den Organismus, das sich zunächst auslebt in unseren gewöhnlichen Handlungen – die sind eben äußerlich sich vollziehend, wir vollziehen sie zwischen dem Aufwachen und Einschlafen –; aber nicht alles das, was in unserem Gefühlsleben drinnen lebt, lebt sich in diese Handlungen hinein. Wir vollbringen ja auch das Leben zwischen dem Einschlafen und Aufwachen. Und was wir sonst in die Handlungen hineindrängen würden, drängen wir ja aus uns durch denselben Vorgang im Einschlafen hinaus. Eine ganze Summe von Willensimpulsen drängen wir hinaus in die rein geistige Welt, in der wir uns befinden zwischen dem Einschlafen und Aufwachen. Willensimpulse, die in unser geistiges Sein übergehen, die wir nur hegen zwischen dem Einschla-

fen und Aufwachen: lernen wir sie durch imaginative Erkenntnis beobachten, so nehmen wir in ihnen wahr, was an Handlungsorientierung vorhanden bleibt über den Tod hinaus, was mit uns geht über den Tod hinaus.
Zwischen dem astralischen Leib und dem Ich entwickelt sich das Wollen. Das Wollen wird Handlung, indem es so weit nach der Außenwelt geht, bis es an den Ort kommt, woher sonst die Sinneseindrücke kommen. Aber im Einschlafen geht ja eine ganze Menge hinaus, was wie Handlung werden will, aber eben nicht Handlung wird, sondern mit dem Ich verbunden bleibt, indem das Ich durch den Tod in die geistige Welt übergeht.
Sie sehen, wir erleben hier auf der anderen Seite unser werdendes Karma **(Abb. 96).** Zwischen dem Wollen und der Handlung erleben wir unser werdendes Karma. Beide schließen sich dann im imaginativen Bewußtsein zusammen: das vergangene und das werdende Karma, das, was in uns webt und lebt und so sich gibt, daß es weiterwebt unter der Schwelle, über welcher unsere freien Handlungen liegen, die wir ausleben können zwischen Geburt und Tod. Zwischen Geburt und Tod leben wir in der Freiheit. Aber es webt und lebt unter dieser Region des freien Willens, Wollens, die eigentlich nur ein Dasein hat zwischen Geburt und Tod, das Karma, dessen aus der Vergangenheit kommende Wirkungen wir wahrnehmen, wenn wir uns aufhalten können mit unserem Ich und unserem astralischen Leibe im Ätherleib gerade beim Durchbrechen bis zum physischen Leibe hin. Und wiederum auf der anderen Seite nehmen wir unser werdendes Karma wahr, wenn wir uns aufhalten können in der Region, die gerade liegt zwischen dem Wollen und dem Handeln, und wenn wir soviel Selbstzucht durch Übung entwickeln können, daß wir innerlich uns ebenso aktivieren können in einem Gefühl, wie wir uns, ich möchte sagen, indem wir den Leib zu Hilfe nehmen, aktivieren in der Handlung; wenn wir uns im Geiste aktivieren können im Gefühl, wenn wir also eine Handlung festhalten im Ich.
Stellen Sie sich das lebhaft vor: Man kann so enthusiasmiert sein, so innerlich eingenommen sein für irgend etwas, was aus dem Gefühle sprießt, wie das, was sonst in die Handlung übergeht; aber man muß es zurückhalten: dann leuchtet es auf in der Imagination als das werdende Karma.
Was ich Ihnen hier geschildert habe, ist natürlich im Menschen immer vorhanden. Der Mensch passiert mit jedem Aufwachen, jeden Morgen beim Aufwachen die Region seines vergangenen Karmas; er passiert jeden Abend beim Einschlafen die Region seines werdenden Karmas. Der Mensch kann durch eine gewisse Aufmerksamkeit auch ohne besondere Schulung in Geistesgegenwärtigkeit erfassen das vergangene Objektive, ohne daß er es freilich so deutlich erkennt, wie ich es jetzt geschildert habe. Er kann es aber wahrnehmen; es ist da. Und es ist dann da alles das, was er in seinen sittlichen Impulsen

in sich trägt im Guten und im Schlechten. Durch dieses lernt sich eigentlich der Mensch besser kennen, als wenn er im Momente des Aufwachens dieses Gedankenweben, das ihn selbst bildet, gewahr wird.
Aber schon schreckhafter ist das Wahrnehmen dessen, was zwischen dem Wollen und der Handlung liegt, was man zurückhalten kann. Da lernt man sich kennen insoweit, als man sich selber gemacht hat während dieses Lebens. Da lernt man kennen, was man als innere Artung durch den Tod hinausträgt als werdendes Karma. (207, 49ff.)

Die ganze karmische Vergangenheit, sie zieht mit jedem Schlafe an dem Menschen vorüber. Während der Mensch vorzugsweise in dem, was er erleben kann beim Einschlafen, einen kleinen Vorgeschmack hat vom werdenden Karma, das sich da ausbildet für die Zukunft, hat er, wenn er aufwacht [...], eine leise, allerdings eine sehr leise Empfindung von dem Karma, das er trägt. Der Moment des Aufwachens ist ein solcher, von dem man sagen muß: er bedeutet eine leise Andeutung alles dessen, was der Mensch in sich trägt von seinen vergangenen Erdenleben. Das wird allerdings aufgefangen durch alles das, durch das der astralische Leib und das Ich hindurchstrahlen, wenn sie sich von den Fingerspitzen und den Zehenspitzen aus in den Menschen hinein verbreiten. Aber es ist doch so, daß ein sehr beschwerliches Karma, ein Karma, an dem man stark trägt, die Eigentümlichkeit hat, daß es einem gewissermaßen in den Kopf hinaufstrahlt alles dasjenige, was ungesunde abgelagerte Stoffe sind, während ein gutes Karma eigentlich die guten abgelagerten Stoffe hinaufstrahlt. Und da ist es, wo Geistiges und Natürliches sich berühren. Das Gute im Karma des Menschen strahlt die gesunden Zustände des Organismus am Morgen in den Kopf hinauf, macht den Kopf frei; es dünstet nicht so viel Krankhaftes in den Kopf hinauf vom guten Karma. Vom bösen Karma, von dem Nachgebliebenen alles dessen, was wir im bösen Sinne vollbracht haben, werden alle möglichen ungesunden Ablagerungen im menschlichen Organismus zu einer Art Hinaufdünsten in den Kopf gebracht. Man spürt dann den Kopf brummig und dumpf von dem, was das bose Karma ist. Man kann schon gerade an den Zuständen, die man da am Morgen hat, bis ins Physische hinein das Walten und Weben des Karma empfinden. Und das Karma bildet sich ja aus in der Wechselwirkung von Schlafen und Wachen. (239, 242f.)

VII. Zur ökologischen und kosmologischen Dimension des menschlichen Organismus

[...] Ohne daß man die Beseeltheit und die Durchgeistigtheit des Kosmos ins Auge faßt, kann man nichts vom Menschenleben, das in diese Beseeltheit und in diese Durchgeistigtheit des Kosmos eingefaßt ist, verstehen. (196, 30)

1. Der menschliche Organismus und die Naturreiche

Prinzipielles

Die menschliche Natur hat in sich selber eine Art organisches Bedürfnis, gewisse Prozesse, die in der Außenwelt sich vollziehen, rückgängig zu machen, gegen sie anzukämpfen. (312, 103)

Der Leib des Menschen wird auf keine andere Weise erklärbar, als indem man zuerst seine Vorgänge, seine Prozesse kennt, indem man weiß, daß der Mensch in sich auflösen muß das Mineral, in sich umkehren muß das Pflanzenreich, über sich hinausführen muß, das heißt, vergeistigen muß das Tierreich. (293, 183)

[...] Was ist denn eigentlich in der großen Natur außermenschlich? Nichts eigentlich, denn alles dasjenige, was in dem uns zunächst vorliegenden Außermenschlichen eben außermenschlich ist, das ist ja im Laufe der menschlichen Entwickelung aus dem Menschen herausgesetzt, aus dem Menschen entfernt. Der Mensch mußte in Entwickelungsetappen eintreten, in die er nur hat eintreten können dadurch, daß gewisse Prozesse in der ihm gegenüberliegenden Außenwelt verlaufen und ihm dadurch die Möglichkeit gegeben wurde, gewisse andere Prozesse für sich in sein Inneres hereinzunehmen. So daß eigentlich immer ein Gegensatz und auch eine Verwandtschaft vorhanden ist zwischen gewissen äußeren Prozessen und gewissen inneren Prozessen. (312, 211)

Zur Überwindung der Tierheit und zur originären Lichtbildung des Menschen – vom Wirken des Nerven-Sinnessystems

Was liegt für den Geisteswissenschafter eigentlich vor, wenn er Carbo vegetabilis ins Auge faßt? Es liegt zunächst für den Geisteswissenschafter dasjenige vor, was ihn dazu verführt, nun eigentlich gleich in die außermenschliche Natur hinauszugehen und nachzusehen, was es eigentlich mit der schon mehr in der Mineralisierung vorgerückten Kohle der Außenwelt, mit der Kohle der Erde im allgemeinen für eine Bewandtnis hat. Und da findet man, daß die Kohle im wesentlichen im ganzen Erdenprozesse beteiligt ist bei der Verwendung des Sauerstoffes. Im Erdenprozesse ist es so, daß der Kohlengehalt der Erde ein Regulator ist für den Sauerstoffgehalt der Erdenumgebung. Man kommt da direkt zu der Einsicht, daß die Erde als solche, wenn sie, wie es ja notwendig ist, als Organismus aufgefaßt wird, einem Atmungsprozesse unterliegt und daß der Kohlengehalt der Erde zu tun hat mit diesem Atmungsprozesse der Erde. Eine solche Chemie, wie sie gestern gefordert wurde, die wird erst entstehen, wenn man, wenn ich so sagen darf, das Kohlesein im Zusammenhang mit dem menschlichen Atmungsprozesse oder dem tierischen Atmungsprozeß betrachten wird. Denn, sehen Sie, es liegt dem Prozeß, der sich abspielt zwischen der Verkohlung der Erde und dem Sauerstoffprozesse in der Umgebung der Erde, der Luft etwas zugrunde, was sich für die geisteswissenschaftliche Betrachtung herausstellt als die Tendenz zum Tierwerden, die wirkliche Tendenz zum Tierwerden. Und diese Tendenz zum Tierwerden, sie ist nun wirklich nur im Grunde in einer schockierenden Weise zu charakterisieren. Denn man muß sagen: In dem, was da draußen vorliegt, in dem Prozeß, der sich abspielt zwischen dem Verkohlungsprozeß der Erde und den Prozessen, die sich um den Sauerstoff herum in der Umgebung der Erde abspielen, liegt etwas von dem, was hervorruft Wesenheiten, richtige Wesenheiten, ätherische Wesenheiten, die aber in Umkehrung gegenüber der Tierheit sich fortwährend von der Erde entfernen, die fortwährend abrücken, fortwährend wegstreben von der Erde. Man versteht die Tierheit erst, wenn man sie auffaßt als dasjenige, was von der Erde zusammengefaßt wird im Gegenprozeß zu dieser Enttierung der Erde und was im tierischen Prozeß eben dann zum Vorschein kommt. Daher findet, wenn wir Carbo vegetabilis in den menschlichen Organismus zunächst einführen, nichts Geringeres statt als eine Einführung des zum Tierischen Hinstrebenden in den menschlichen Organismus. Alle Erscheinungen, die auftreten, von Aufstoßen bis zu den Blähungen, bis zum fauligen Durchfall und so weiter, bis auf der einen Seite zu Hämorrhoidalbildungen, auf der anderen Seite zu allerlei brennenden Schmerzen, rühren davon her – wenn man dieses ganze Bild nimmt –, daß die Tierheit, die vom Menschen, damit er Mensch sein kann, ausgestoßen worden ist im Laufe seiner Entwickelung, dieser Prozeß der Tierheit wiederum in den Menschen zurück, hereingenommen wird. Das, sehen Sie, das läßt uns geradezu sagen: wenn man dem Menschen in großen Dosen Carbo vegetabilis zuführt, so fordert man ihn auf, sich gegen den eingedrungenen Tierwerdeprozeß zu vertei-

digen. Er verteidigt sich dadurch, daß er dasjenige in sich zur Geltung bringt, was er dem Umstande verdankt, daß er die Tierheit aus sich herausgesetzt hat in seiner Entwickelung.
Nun hängt zusammen mit dem, daß wir die Tierheit herausgesetzt haben in unserer Entwickelung, die Möglichkeit, daß wir tatsächlich in unserem Organismus entwickeln – staunen Sie, aber es ist so – originäres Licht. Wir sind tatsächlich im oberen Menschen originäre Lichterzeuger, im Gegensatz zum unteren Menschen, wo wir, um uns diese Fähigkeit der originären Lichterzeugung anzueignen, die nötigen Abwehrorgane für das vollständige Tierwerden haben. Das ist einer der tiefliegenden Unterschiede des Menschen von der Tierheit. Während die Tierheit die anderen höheren geistigen Prozesse für sich mit dem Menschen gleich hat, haben die Tiere nicht die Fähigkeit, im Innern ausreichend Licht zu erzeugen. (312, 214ff.)

Zur Überwindung der Pflanzenwelt in Physiologie und Pathologie – vom Wirken des Atmungssystems

Nun wollen wir heute ausgehen von einer allbekannten Tatsache, die aber durchaus im Zusammenhange des naturwissenschaftlichen medizinischen Denkens nicht gewürdigt wird und welche die Grundlage abgeben kann für eine Beurteilung des Verhältnisses des Menschen zu der außermenschlichen Natur. Das ist die Tatsache, daß der Mensch als ein dreigliedriges Wesen, als Nerven-Sinneswesen, als Zirkulationswesen, als rhythmisches Wesen also, und als Stoffwechselwesen, durch sein Stoffwechselwesen in einem negativen Verhältnis steht zu dem, was draußen in der Natur, in der Pflanzenwelt vorgeht. Sie wollen sich bitte die Tatsache vor die Seele rücken, daß draußen in der Natur, wenn wir zunächst nur die Pflanzenwelt innerhalb dieser Natur beobachten, in der Flora sich die Tendenz bemerkbar macht, gewissermaßen den Kohlenstoff zu konzentrieren, den Kohlenstoff zur Grundlage der gesamten Flora zu machen. Wir sind umgeben, indem wir von Pflanzen umgeben sind, von Organismen, von Formgebilden, deren Wesenheit auf der Konzentration des Kohlenstoffes beruht. Vergessen Sie nicht, daß dasjenige, was dieser Bildung zugrunde liegt, auch im menschlichen Organismus auftritt, daß aber der menschliche Organismus es in seinem Wesen hat, diese Bildung in der Bildung, gewissermaßen in einem weitergehenden Status nascendi, aufzuheben, zu zerstören und die entgegengesetzte Bildung an deren Stelle zu setzen. Wir haben den Anfang dieses Prozesses in uns in dem, was ich in diesen Tagen den unteren Menschen genannt habe. Wir setzen den Kohlenstoff ab, beginnen gewissermaßen aus unseren eigenen Kräften heraus den Prozeß des Pflanzenwerdens und müssen uns, veranlaßt durch unsere obere Organisation, ge-

gen dieses Pflanzenwerden wehren. Wir heben es auf, indem wir dem Kohlenstoff den Sauerstoff entgegensetzen, ihn zur Kohlensäure verarbeiten und dadurch in uns den entgegengesetzten Prozeß des Pflanzenwerdens ausbilden müssen.
Auf diese Gegenprozesse gegen die äußere Natur bitte ich Sie überall zu achten. Denn wenn Sie darauf achten, so werden Sie zu einem gründlicheren und gründlicheren Verständnis des wirklichen Menschen kommen. Sie verstehen den Menschen als solchen nicht, wenn Sie ihn abwiegen – das nur symbolisch gesprochen für das andere Untersuchen nach physikalischen Untersuchungsmethoden –, Sie verstehen aber sofort etwas selbst über die Mechanik des Menschen, wenn Sie erwägen, daß das Gehirn sein bekanntes Gewicht hat von, sagen wir durchschnittlich 1300 Gramm, daß es aber nicht mit diesem Gewichte auf die untere Fläche des Schädels drücken kann, denn wir würden sofort alles das, was da an feinen Äderchen sich ausbreitet, zerdrückt bekommen, wenn wir das Gehirn drückend hätten mit seinem eigenen Gewicht. Das Gehirn drückt höchstens mit etwa zwanzig Gramm auf seine Unterlage. Das rührt davon her, daß das Gehirn nach dem bekannten archimedisch-hydraulischen Prinzip einen Auftrieb erfährt, indem es eigentlich in Wirklichkeit im Gehirnwasser schwimmt, so daß die ganze überwiegende Masse des Gehirngewichtes einfach nicht wirkt, sondern durch den Auftrieb aufgehoben wird. Wie da die Schwere überwunden wird und wir nicht in dem physischen Gewichte unseres Organismus leben, sondern in der Aufhebung, in der dem physischen Gewicht entgegengesetzten Kraft, so ist es auch bei den anderen Prozessen des Menschen. Wir leben in der Tat nicht in dem, was die Physis mit uns macht, sondern in dem, was von der Physis aufgehoben wird. Und so leben wir auch in Wahrheit nicht in den Prozessen, welche wahrgenommen werden als Prozesse, die auch in der äußeren Natur sind, die im Pflanzenreiche ihre Endglieder erleben, sondern wir leben von der Aufhebung des Pflanzenwerdeprozesses. (312, 78ff.)

Dem menschlichen Atmungsprozesse entspricht bei den Pflanzen der umgekehrte Prozeß, der Assimilationsprozeß.
Daher werden Sie es begreifen: wenn Sie in sich den Prozeß fortsetzen, wodurch Kohlensäure entstanden ist, das heißt, wenn Sauerstoff wieder weggegeben würde und die Kohlensäure in Kohlenstoff umgewandelt würde, wie die Natur es draußen macht – die Stoffe hätten Sie auch dazu in sich –, dann könnten Sie in sich die ganze Vegetation wachsen lassen. Sie könnten es bewirken, daß Sie plötzlich aufgingen als Pflanzenwelt. Sie verschwänden, und die ganze Pflanzenwelt entstünde. Diese Fähigkeit ist nämlich im Menschen, daß er fortwährend eine Pflanzenwelt erzeugt; er läßt es nur nicht dazu kommen.

Sein Rumpfsystem hat stark die Neigung, fortwährend die Pflanzenwelt zu erzeugen. Kopf und Gliedmaßen lassen es nicht dazu kommen; sie wehren sich dagegen. Und so treibt der Mensch die Kohlensäure heraus und läßt das Pflanzenreich in sich nicht entstehen. Er läßt draußen das Pflanzenreich entstehen aus der Kohlensäure.

Es ist das eine merkwürdige Wechselbeziehung zwischen dem Brust-Rumpfsystem und der sinnlich-physischen Umgebung, daß da draußen das Reich der Vegetabilien ist und daß der Mensch fortwährend genötigt ist, damit er nicht zur Pflanze wird, den Vegetationsprozeß nicht in sich aufkommen zu lassen, sondern, wenn er entsteht, ihn gleich nach außen zu schicken. Wir können also sagen: Mit Bezug auf das Brust-Rumpfsystem ist der Mensch in der Lage, das Gegenreich des Pflanzlichen zu schaffen. Wenn Sie sich das Pflanzenreich vorstellen als positiv, so erzeugt der Mensch das Negativ vom Pflanzenreich. Er erzeugt gewissermaßen ein umgekehrtes Pflanzenreich.

Und was ist es denn, wenn das Pflanzenreich in ihm beginnt, sich schlecht aufzuführen und Kopf und Gliedmaßen nicht die Kraft haben, sein Entstehen im Keime gleich zu ersticken, es wegzuschicken? Dann wird der Mensch krank! Und im Grunde genommen bestehen die inneren Erkrankungen, die herrühren vom Brust-Rumpfsystem, darin, daß der Mensch zu schwach ist, um die in ihm entstehende Pflanzlichkeit sogleich zu verhindern. In dem Augenblick, wo nur ein bißchen in uns entsteht, was nach dem Pflanzenreich hintendiert, wo wir nicht in der Lage sind, gleich dafür zu sorgen, daß das, was als Pflanzenreich in uns entstehen will, herauskommt und draußen sein Reich aufrichtet, in dem Augenblick werden wir krank. So daß man das Wesen der Erkrankungsprozesse darin suchen muß, daß Pflanzen im Menschen anfangen zu wachsen. Sie werden natürlich nicht zu Pflanzen, weil schließlich für die Lilie das menschliche Innere keine angenehme Umgebung ist. Aber die Tendenz, daß das Pflanzenreich entsteht, kann durch eine Schwäche der anderen Systeme sich ergeben, und dann wird der Mensch krank. Richten wir daher unseren Blick auf die ganze pflanzliche Umwelt unserer menschlichen Umgebung, so müssen wir uns sagen: In einem gewissen Sinne haben wir in der pflanzlichen Umwelt auch die Bilder unserer sämtlichen Krankheiten. Das ist das merkwürdige Geheimnis im Zusammenhang des Menschen mit der Naturumwelt, daß er nicht nur, wie wir bei anderen Gelegenheiten ausgeführt haben, in den Pflanzen zu sehen hat Bilder seiner Entwickelung bis zur Geschlechtsreife, sondern daß er in den Pflanzen draußen, namentlich insofern diese Pflanzen in sich die Anlage tragen zum Fruchtwerden, die Bilder zu sehen hat seiner Erkrankungsprozesse. Das ist etwas, was vielleicht der Mensch gar nicht gerne hört, weil er selbstverständlich die Pflanzenwelt ästhetisch liebt und weil, wenn die Pflanzenwelt ihr Wesen außerhalb des Menschen entfaltet, der Mensch mit dieser Ästhetik recht hat. In dem Augenblick aber, wo die Pflanzenwelt innerhalb des Menschen ihr Wesen entfalten will, in dem Augenblick, wo es im Menschen anfangen will zu vegetarisieren, in dem Augenblick wirkt das, was draußen in der farbenschönen Pflanzenwelt wirkt, im Menschen als Krankheitsursache. Die Medizin wird dann einmal eine Wissenschaft sein, wenn sie jede einzelne Krankheit in Parallele bringen wird zu irgendeiner Form der Pflanzenwelt. (293, 176ff.)

Betrachten Sie die Atmung. Sie ist das Gegenstück zu alledem, was in der Pflanzenwelt draußen vor sich geht. Sie ist gewissermaßen das Anti-Pflanzenreich. Die Atmung des Menschen ist das Anti-Pflanzenreich, und sie verbindet sich innerlich mit dem Ernährungsprozeß, der ein Mittelstück zu dem Prozeß draußen ist. Sehen Sie, da lebt zweierlei in unserem leiblichen Brust-Rumpfsystem: dieser Anti-Pflanzenprozeß, der sich da abspielt durch die Atmung, wirkt immer zusammen mit dem Mittelstück der übrigen Naturprozesse draußen. Das wirkt durcheinander. Da, sehen Sie, hängen zusammen Seele und Leib. Da ist der geheimnisvolle Zusammenhang zwischen Seele und Leib. Indem sich dasjenige, was sich durch den Atmungsprozeß abspielt, verbindet mit den übrigen Naturprozessen, deren Ausführung nur in ihrem Mittelstück erfolgt, da verbindet sich das Seelische, das der Anti-Pflanzenprozeß ist, mit dem menschlich gewordenen Leiblichen, das immer das Mittelstück ist der Naturprozesse. Die Wissenschaft kann lange nachdenken, welches die Wechselbeziehung zwischen Leib und Seele ist, wenn sie sie nicht sucht in dem geheimnisvollen Zusammenhange zwischen dem seelisch gewordenen Atmen und dem leiblich gewordenen Dasein des Mittelstückes der Naturprozesse. Diese Naturprozesse entstehen im Menschen nicht und vergehen im Menschen nicht. Ihr Entstehen läßt er außerhalb; ihr Vergehen darf erst sein, wenn er sie ausgeschieden hat. Der Mensch verbindet sich leiblich nur mit einem mittleren Teil der Naturprozesse, und er durchseelt diese Naturprozesse im Atmungsprozeß.

Hier entsteht jenes feine Gewebe von Vorgängen, welches die Zukunftsmedizin, die Zukunftshygiene ganz besonders wird studieren müssen. Die Zukunftshygiene wird sich fragen müssen: Wie wirken im Weltall draußen die verschiedenen Wärmeabstufungen ineinander? Wie wirkt die Wärme beim Übergang von einem kühleren Ort zu einem wärmeren und umgekehrt? Und wie wirkt das, was da draußen wirkt als Wärmevorgang, im menschlichen Organismus, wenn er in diesen Wärmevorgang hineingestellt ist? – Ein Zusammenspiel von Luft und Wasser findet der Mensch im äußeren Vegetationsprozeß. Er wird studieren müssen, wie das auf den Menschen wirkt, wenn der Mensch da hineingestellt ist und so weiter.

Mit Bezug auf solche Dinge ist die Medizin von heute ein ganz klein wenig im Anfang, aber kaum noch im Anfang. Die Medizin von heute legt zum Beispiel viel größeren Wert darauf, daß sie, wenn irgend so etwas da ist wie eine Krankheitsform, den Krankheitserreger aus der Bazillen- oder Bakterienform findet. Dann, wenn sie ihn hat, ist sie zufrieden. Es kommt aber viel mehr darauf an, zu erkennen, wie es kommt, daß der Mensch imstande ist, in einem Augenblick seines Lebens ein klein wenig einen Vegetationsprozeß in sich zu entwickeln, so daß die Bazillen darin dann einen angenehmen Aufenthaltsort wittern. Es kommt darauf an, daß wir unsere Leibeskonstitution so erhalten, daß für all das vegetabilische Gezücht kein angenehmer Aufenthaltsort mehr da ist; wenn wir das tun, dann werden diese Herrschaften nicht allzugroße Verheerungen bei uns selbst anrichten können. (293, 179)

Zur Auflösung des Mineralischen in Physiologie und Pathologie – vom Wirken des Stoffwechsel-Gliedmaßensystems

Nicht wahr, indem Sie sich ernähren, nehmen Sie auch auf allerlei mineralische Stoffe. Auch wenn Sie sich nicht stark Ihre Suppe salzen – das Salz ist ja in den Speisen drinnen –, nehmen Sie mineralische Stoffe auf. Sie haben auch das Bedürfnis, mineralische Stoffe aufzunehmen. Was tun Sie denn mit diesen mineralischen Stoffen? Ja, sehen Sie, Ihr Kopfsystem kann nicht viel mit diesen mineralischen Stoffen anfangen. Ihr Rumpf-System auch nicht. Aber Ihr Gliedmaßensystem; das verhindert, daß diese mineralischen Stoffe in Ihnen die ihnen eigene Kristallform annehmen. Wenn Sie nicht die Kräfte Ihres Gliedmaßensystems entwickeln, so würden Sie, wenn Sie Salz essen, zum Salzwürfel werden. Ihr Gliedmaßensystem, das Knochengerüst und das Muskelsystem haben die fortwährende Tendenz, der Mineralbildung der Erde entgegenzuwirken, das heißt, die Minerale aufzulösen. Die Kräfte, die die Mineralien auflösen im Menschen, die kommen vom Gliedmaßensystem.

Wenn der Krankheitsprozeß über das bloß Vegetative hinausgeht, das heißt, wenn der Körper die Tendenz hat, nicht nur das Pflanzliche in sich beginnen zu lassen, sondern auch den mineralischen Kristallisationsprozeß, dann ist eine hohere, sehr zerstörerische Form von Krankheit vorhanden, zum Beispiel [die] Zuckerkrankheit. Dann ist der menschliche Leib nicht in der Lage, aus der Kraft seiner Gliedmaßen heraus, die er von der Welt aufnimmt, das Mineral, das er fortwährend auflösen soll, wirklich aufzulösen. Und wenn heute die Menschen gerade jener Krankheitsformen, die vielfach von krankhaftem Mineralisieren im Menschenleibe herrühren, nicht Herr werden, so rührt das vielfach davon her, daß wir nicht genügend anwenden können die Gegenmittel gegen diese Erkrankungsform, die wir alle hernehmen müßten aus den Zusammenhängen der Sinnesorgane oder des Gehirns, der Nervenstränge und dergleichen. Wir müßten die Scheinstoffe – ich nennen sie aus gewissen Gründen Scheinstoffe –, die in den Sinnesorganen sind, die in Gehirn und Nerven sind, diese zerfallende Materie, die müßten wir in irgendeiner Form verwenden, um solcher Krankheiten Herr zu werden, wie Gicht, Zuckerkrankheit und dergleichen. Auf diesem Gebiete kann erst das wirklich der Menschheit Heilsame erreicht werden, wenn einmal der Zusammenhang des Menschen mit der Natur ganz durchschaut wird von dem Gesichtspunkte aus [...]. (293, 182)

2. Prinzipielles zum Wirken irdisch-kosmischer Kräfte im menschlichen Organismus

Über die vierfachen Beziehungen des Menschen zur irdisch-kosmischen Welt

Will man darauf kommen, wie dieser Zusammenhang [des Menschen mit dem Kosmos] ist, dann muß man in einer gewissen Weise sehen, wie der Mensch geartet ist. Wir finden, wenn wir den Menschen in seiner Artung betrachten, erstens seine Gesamtgestalt. Unter dieser Gesamtgestalt verstehe ich aber nicht bloß dasjenige, was man etwa, wenn man den Menschen zeichnet, verwendet, sondern die gesamte Konfiguration, die gesamte Gestaltung des Menschen. Dazu gehört, daß er die Augen im Gesicht hat und die Ferse am Fuß. Nicht wahr, das gehört zu der inneren gesetzmäßigen Gestaltung des Menschen. Expressionistische Maler werden behaupten, man könne den Menschen auch so malen, daß man ihm die Zehe anstelle der Nase setzt, ein Auge hier, und das andere in die Hand. Ja, es gibt solche Menschen! Das beweist nur, daß solche Menschen keine innere Beziehung haben zur Welt, daß wir so weit schon fortgeschritten sind in der materialistischen Gesinnung, daß wir alles für sich vorstellen können, was zusammengehört und nicht für sich vorgestellt werden dürfte. Also, zunächst habe ich zu unterscheiden die Gesamtgestalt.

Diese Gesamtgestalt des Menschen, sie wird ja, wie Sie doch selbstverständlich wissen, nicht so zustande gebracht, wie wir hier unsere Holzfiguren schnitzen, sondern sie wird von innen heraus konfiguriert. Man kann nicht einmal nachschnitzen, wenn einem etwas nicht paßt. Also diese ganze menschliche Gestalt wird gerade von den Kräften, die unterhalb der Haut liegen, gestaltet. Aber das sind die Kräfte, die außerirdisch sind. So daß wir, wenn wir heute die menschliche Gestalt ansehen, in ihr ein Ergebnis zu sehen haben von dem Außerirdischen.

Zweitens können wir beim Menschen unterscheiden außer der Gestalt all das, was innerliche Bewegung ist. Nehmen Sie die Bewegung des Blutes, nehmen Sie die Bewegung der andern Säfte: innere Bewegung. Diese innere Bewegung, sie ist auch etwas, was im Innern des Menschen konfiguriert ist. Sie liegt, ich möchte sagen, etwas tiefer noch im Menschen als seine Gestaltung. Die Gestaltung dringt mehr nach dem Peripherischen hin. Diese innere Bewegung spielt sich mehr im Innern ab. Wiederum etwas, was mit der Außenwelt, aber mit der außerirdischen Außenwelt in Beziehung stehen muß.

Drittens die eigentlichen Organe in ihrem Wirken: Organwirkungen. Solche Organe wie Lunge, Leber, Milz und so weiter, sie bewirken ja etwas im Menschen, das ich an die dritte Stelle setze. Darüber bitte ich Sie, sich nicht zu wundern, sondern den Grund davon zu suchen. Wenn wir zum Beispiel auf ein wichtigstes Organ, auf das Herz sehen, von dem ich ja in der verschiedensten Weise gerade in der letzten Zeit gesprochen habe, so sehen wir, wie gewissermaßen das Herz zusammengeschweißt ist. Wenn wir die Embryologie verfolgen, so finden wir, wie das Herz zusammengeschweißt wird, wie es eigentlich nicht etwas ist – das läßt sich embryologisch gut belegen –, was von sich aus primär gestaltet wird, sondern was durch den ganzen Blutkreislauf gewissermaßen zusammengeschoben wird. Und so ist es bei den übrigen Organen. Sie sind viel mehr die Wirkungen der Kreisläufe, als daß sie etwa die Kreisläufe bewirken. In ihnen kommen die Kreisläufe gewissermaßen zum Stillstand, werden metamorphosiert und gehen dann in anderer Weise weiter. Man kann schon sagen, wenn hier zum Beispiel ein Wasserstrom ist, der über einen Felsen herunterrutscht, so wirft er hier allerlei Gestaltungen auf; dann fließt er weiter **(Abb. 97)**. Diese Gestaltungen sind bewirkt durch all die Gleichgewichts- und Bewegungskräfte an dieser Stelle. Denken Sie sich jetzt, es würde plötzlich das alles erstarren, es würde als Wand bleiben eine Haut, und dann würde das übrige wieder aufreißen. Dann würde hier ein organisches Gebilde sein. Es würde in einer verschiedenen Weise die Strömung dann durchgehen und wiederum weitergehen und in einer verschiedenen Weise verändert werden können. So etwa können Sie sich vorstellen, daß sich, sagen wir, die Strömungen des Blutes verhalten, die durch irgendein Gefäß, also auch durch das Herz gehen. Diese Dinge kann ich nur andeuten; sie sind gut fundiert, aber sie sollen jetzt nur angedeutet sein. Die Organe selbst also, wie sie gestaltet werden, sind zwar von den inneren Kräfteströmungen abhängig, aber sie sind eben etwas im Innern des Menschen, und sie kommen nun auch wiederum mit dem Äußeren in eine Beziehung. Da aber stellt sich nun schon, wie Sie an einem Beispiel sehen können, etwas ein, was dem Irdischen nähersteht, weil wir durch die Organe schon wiederum von dem Inneren ins Äußere hineinkommen.

Nehmen Sie zum Beispiel die Lunge. Sie ist ein inneres Organ; aber sie liegt zugleich der Atmung zugrunde. Indem sie dem eingeatmeten Sauerstoff, der ausgeatmeten Kohlensäure entspricht, steht sie in Beziehung zu etwas, was für den Menschen eine Bedeutung hat, was aber schon wiederum draußen im Irdischen liegt. Dadurch gelangen wir, indem wir zu den organischen Wirkungen kommen, an die irdische Umgebung wiederum heran. In dem Augenblikke also, wo wir durch die Organwirkungen die Haut überschreiten, kommen wir in das Irdische hinaus. Sie sehen, dasjenige, was sich ganz innerhalb der Haut abspielt, die Gestaltung, die Regulierung der Bewegungen, das hängt mit dem Außerirdischen zusammen. Wo wir an die Organe herankommen, da kommen wir schon wiederum an das Irdische heran. Da verbindet sich im

Menschen der Himmel mit der Erde. Die Lunge ist ihm noch aufgebaut vom Außerirdischen; was die Lunge tut mit dem Sauerstoff, das bringt die Lunge in Beziehung zu dem Irdischen. Und gar, wenn der Mensch dasjenige aufnimmt, was ja sehr irdisch ist: die äußeren Stoffe, und sie in seinen Organismus überführt, dann kommt er durch den eigentlichen Stoffwechsel in unmittelbare Beziehung zu dem wirklich Irdischen.
Wir können also den Menschen nach vier Gesichtspunkten betrachten. Wir können ihn betrachten nach seiner Gesamtgestalt, insofern sie von innen heraus gebildet wird, nach seinen inneren Bewegungen, nach seinen Organwirkungen, nach dem Stoffwechsel. Und wenn wir nun verfolgen die Gesamtgestalt, die ganz von innen heraus bewirkt wird, so steht sie – das wollen wir dann morgen weiter ausführen – am wenigsten in Beziehung zu dem Irdischen. Wir gewinnen, wie wir sehen werden, erst etwas über diese Beziehung, wenn wir diese gesamte innere Gestaltung auf den Tierkreis selber beziehen. Das wollen wir morgen weiter charakterisieren. Die inneren Bewegungen, Blutzirkulation, Lymphe und so weiter, darüber gewinnen wir einen Aufschluß, wenn wir sie beziehen auf die Planetenwelt unseres Sonnensystems. Sobald wir zu den Organwirkungen kommen, da kommen wir schon wiederum ins Irdische hinaus. Ich habe Ihnen das Beispiel der Lunge angeführt, die ja ihrem innerlichen Bau nach von dem Außerirdischen gestaltet ist, aber indem sie den Sauerstoff aufnimmt, eben zur Luft in Beziehung tritt, wie andere Organe des Menschen zum Wasser, andere Organe des Menschen zur Wärme und so weiter. Wir können sagen, indem wir die Organwirkungen betrachten, kommen wir zu der Elementenwelt Feuer, Wasser, Luft. Und erst indem wir den eigentlichen Stoffwechsel betrachten, kommen wir in Beziehung zu der Erde. Die Elementenwelt ist dasjenige, was als Wasser, als Luftsphäre die Erde umgibt, und erst indem wir den Stoffwechsel betrachten, kommen wir den Beziehungen des Menschen zu der eigentlichen Erde näher. So können wir die Beziehungen des Menschen finden zu der umgebenden Welt. (201, 81ff.)

Über die kosmisch bestimmte Bildung des Nerven-Sinnessystems am Beispiel des Auges

Wir haben gesagt: Das Auge wird am Licht für das Licht gebildet. Wenn das Auge das Licht wahrnimmt, so wird es natürlich nicht von dem gebildet, was gesehen wird, sondern von demjenigen, was es hineinläßt, und das ist ein Teil der elementarischen Welt. So daß wir also sagen können: Wenn hier all die Kräfte aus den übersinnlichen Welten einströmen, werden hier gewisse Kräfte im Auge zurückgehalten, und analog ist es bei den anderen Sinnen. Was nicht hineinströmt in uns selber, was zurückgehalten wird, das ist die Summe unserer Sinneswahrnehmungen. Wir sehen, hören und so weiter also das, was wir nicht in uns selber hineinlassen. Dasjenige aber, was wir in uns hineinlassen, das ist das, was die physische Organisation, zum Beispiel des Auges, gebildet hat. Also gewisse Kräfte halten wir zurück, gewisse Kräfte lassen wir durch. Diejenigen Kräfte, die wir durchlassen, sind Kräfte der elementarischen Welt, die bilden unser Auge; so daß wir, wenn wir unseren Augapfel ansehen, sagen können: In der elementarischen Welt, die wir gerade nicht sehen, weil sie durchgelassen wird, haben wir zugleich dasjenige, was unseren Sinn des Auges bildet; auch unsere anderen Sinne werden auf dieselbe Weise aus der elementarischen Welt heraus gebildet. So sind wir als Sinneswesen aus der elementarischen Welt heraus gebildet. Die elementarische Welt, die wir sehen, wenn wir uns dazu fähig machen, in sie hineinzuschauen, die bildet uns unsere Sinne. Da aber, wo der Sinn nach innen begrenzt ist, an der Hinterwand des Auges, da befindet sich gleichsam ein zweiter Spiegel, da fließen in uns hinein alle anderen Kräfte aus einer weiteren Welt, außer denen, die widergespiegelt werden. Ich sage «gleichsam», aber es ist das eine völlige Erklärung. An der Hinterwand des Auges werden zurückgehalten und widergespiegelt die elementarischen Kräfte selber; dadurch hören sie auf zu wirken, und es strömen dahinter nur noch die Kräfte der geistigen Welt durch, und das sind diejenigen Kräfte, die uns zum Beispiel unseren Sehnerv bilden. Ebenso wie das Auge den Sehnerv hat durch das Einströmen der geistigen Welt, ebenso hat das Ohr den Hörnerv durch das Einströmen der geistigen Welt und so weiter. Unser gesamtes Nervensystem wird somit aus der geistigen Welt heraus gebildet. Aus ihr heraus strömen uns diejenigen Kräfte und Wesenheiten zu, die die Bildner unseres Nervensystems sind. Und unsere Nerven sind so angeordnet wie die Gesetze der Planetenwelt draußen; denn die Planetenwelt haben wir gleichsam wie den äußeren Ausdruck einer Art Uhr auffassen können für das, was da als geistige Tatsachen und geistige Wesenheiten wirkt. (119, 197f.)

Haut- und Sinnessystem, Nerven- und Drüsensystem, Blut-, Knochen- und Muskelsystem in ihrer planetarischen Herkunft und hierarchischen Bestimmtheit

Richten wir den Blick, statt mit der gegenwärtigen Wissenschaft auf die Erde, hinaus in das, was sich außerhalb des Irdischen den Sinnen darbietet, richten wir den Blick in die Sternenwelt hinaus, so treffen wir zunächst das Planetensystem, diejenigen Himmelskörper, die sich in einer gewissen Beziehung erweisen als zusammengehörig mit der Erde; die Bewegungen ausführen, von denen man heute glaubt gefunden zu haben, daß sie ähnlich der Erdbewegung Bewegungen um die Sonne sind – und Bewegungen, die ausgeführt werden im

Weltenraume mit der Sonne zugleich in irgendeiner Richtung und so weiter. Ja, das ist das, was sich heute beobachten und errechnen läßt. Aber das gibt nichts, was man irgendwie an den Menschen heranbringen kann. Man könnte sagen: Man hat nichts von dieser Beobachtung für den Menschen.
Übersinnliches Schauen führt sogleich auf etwas anderes. Da richten wir den Blick hinaus darauf, wie die der Erde nächsten Planeten außerhalb der Erde stehen: Saturn, Jupiter, Mars, dann die Erde selbst, Merkur, Venus, Mond. Da rechnen wir den Mond nicht bloß zu den Nebenplaneten, sondern zu dem, was planetarisch der Erde gleichgesetzt werden kann. In bezug auf die Planeten errechnet nun die heutige Wissenschaft, daß zum Beispiel der Saturn, der einen weiten Weg zu machen hat, sehr lange Zeit braucht, dreißig Jahre, um herumzugehen um die Sonne, daß der Jupiter schon viel weniger braucht, Mars noch weniger. Wir schauen also einmal nach dem gestirnten Himmel hinaus, sehen einen Stern, einen Planeten, an einem bestimmten Ort, an einem bestimmten Punkt, irgendwo sehen wir einen anderen Planeten, den Saturn, den Jupiter, und so fort. Alles was sich da dem sinnlichen Auge zunächst zeigt, dort der Jupiter, da der Saturn, das alles hat auch eine Äthersphäre, das alles ist in eine feine Substantialität, in den Äther eingebettet. Kann man den Äther mitschauen, so sieht man, wie zum Beispiel der Saturn, dieser so merkwürdig gestaltete Planet – die Kugel für den äußeren Anblick, die Ringe ringsherum –, wie dieser Saturn um sich herum im Äther etwas ausführt. Dieser Saturn ist nicht untätig gegenüber dem Äther, der die ganze planetarische Sphäre einhüllt und enthält; dieser Saturn strahlt, wenn man ihn geistig anschaut, Kräfte aus, er strahlt etwas aus, was sich als Gestaltung wahrnehmen läßt. Was sich physisch am Saturn zeigt, ist ja nur ein Teil, ist sogar etwas, was vor der geistigen Anschauung nach und nach verschwindet. Von der geistigen Anschauung hat man das Gefühl, die Geister der Welt wollen uns den Saturn an seinen Ort hinstellen, damit wir eine Richtlinie haben, wo wir hinschauen sollen. Schauen wir aber mit dem geistigen Auge hin, dann ist es so, wie wenn einer etwas auf eine Tafel zeichnete, nur um einen Anhaltspunkt zu geben, dann ringsherum etwas hinzeichnete und dann diese Anhaltspunkte wieder auslöschte. Das geschieht in der geistigen Anschauung von selbst: Der Saturn wird ausgelöscht, was aber ringsherum ist, wird immer deutlicher und deutlicher. Das spricht eine wunderbare Sprache. Und hat man es dahin gebracht, daß der Saturn ausgelöscht wird und man das schaut, was sich in den Äther hineinarbeitet, dann dehnt sich dies aus bis an den Jupiter. Der Jupiter macht es wiederum so. Er löscht sich ebenfalls aus; was sich in den Äther hineinarbeitet, dehnt sich aus, sogar sehr weit, und es entsteht wieder eine Gestaltung im Äther, die mit der Gestaltung des Saturn zusammen ein Bild gibt. Und dann kommt man zum Mars, da ist es wiederum so. Dann kommt man zur

Sonne. Da ist es aber so, daß, während die äußere, die physische Sonne blendet, dies bei der geistigen Sonne nicht der Fall ist, da löscht sich alles Blendende mit der geistigen Sonne rasch aus. Und man bekommt mit allem, was sich da in den Äther hineinzeichnet, ein ungeheuer lebendiges Bild bis hin zum Merkur, zur Venus, zum Mond.

So haben wir die verschiedenen Teilbilder, und Sie können nun sagen: Diese Bilder sind natürlich zu manchen Zeiten so, daß der Saturn zum Beispiel bei seiner Bewegung zuweilen an einem Orte steht, wo er mit dem Bilde des Jupiter nicht zusammenkommen kann. Aber merkwürdigerweise ist auch dafür gesorgt, denn das, was man da sieht, das formt sich nämlich in einer merkwürdigen Weise zusammen. Es gibt eine Linie in der Erde: wenn man die von einem bestimmten Punkte, der im Osten von uns, in Asien liegt, durch den Erdenmittelpunkt nach der anderen Seite zieht und dann hinausverlängert ins Weltenall, dann wird diese Linie außerordentlich bedeutsam für das ganze Schauen. Ist der Saturn außerhalb dieser Linie, so ist man veranlaßt, das Bild, das man von ihm bekommen hat, bis zu dieser Linie hinüberzutragen. Da fixiert es sich. Diese Bilder fixieren sich immer für das Anschauen durch diese Linie [Es wird gezeichnet]. Also, wenn man irgendwo das Jupiter- oder Saturnbild sieht – gewiß, man muß sie sich aufsuchen, aber dann fixieren sie sich durch diese Linie. Man bekommt auf diese Weise ein ganz einheitliches Bild. Unser Planetensystem gibt uns, wenn wir es auf diese Weise schauen, ein einheitlich gestaltetes Bild. Und wissen Sie, was dieses einheitlich gestaltete Bild ist? Man enträtselt es sich und kommt darauf, was es ist: Dieses Bild gibt uns einen allgemeinen Abdruck von dem, was menschliche Haut ist mit Einschluß der Sinnesorgane. Wenn Sie vom Menschen die Haut nehmen mit Einschluß der Sinnesorgane und Sie versuchen sich davon das Himmelsbild zu zeichnen, so ist es das, was ich jetzt eben beschrieben habe. Es zeichnet das Planetensystem in den kosmischen Äther hinein das, was im Menschen, spezialisiert durch die Erdenverhältnisse, vorhanden ist in dem Raumesbild der Hautoberfläche mit Einschluß der Sinnesorgane. Da haben wir das erste: Wir schließen den Menschen, der auf der Erde steht, seiner Gestalt nach, die ihm gegeben wird durch die Formen seiner Hautumhüllung, an das Planetensystem an, das in den Äther hinein das Himmels-Urbild des irdischen Menschen gestaltet, bildet, formt.

Das zweite ist folgendes. Wir sehen die Planeten in Bewegung. Wir gehen jetzt über zu dem, wie sich die Planeten bewegen. Wenn wir einen einzelnen Planeten anschauen, so bekommen wir nach dem ptolemäischen System ein bestimmtes Bild seiner Bahn, ebenso bekommen wir nach dem kopernikanischen System ein Bild seiner Bahn. Das mag alles sein. Die einzelnen Bilder der Bewegungen kann man in der verschiedensten Weise interpretieren, aber wichtig ist vielmehr, daß man imstande ist, alle diese Bewegungen zusammenzuschauen. Der Saturn, der den weitesten Weg hat, am längsten braucht, um seinen Weg zu vollenden, er gibt in seiner Bewegung mit der Bewegung des Jupiter zusammen ein Bild. Und wenn man so hinschaut, dann entsteht aus allen den Bewegungen dieser Planeten ein Ganzes. Und dieses Bild, das so aus den Bewegungen der Planeten entsteht, kann man wiederum auffassen; es ist so, daß es sich nicht so darstellt, wie die Astronomie nun diese Bewegungen zum Ausdruck bringt. Da ist zum Beispiel das Merkwürdige, daß für die geistige Anschauung sich nicht solche Ellipsenbilder etwa ergeben, wie sie die Astronomie hinstellt, sondern wenn wir zum Beispiel den Saturn verfolgen, dann zeigt er uns etwas, was sich da mit anderen Bewegungen zusammenschließt zu der Figur eines Achters, zu einer Art Lemniskate. Und da hinein spielen alle möglichen anderen Bewegungen der Planeten. Das gibt wieder ein Bild. Und dieses Bild, das wir da bekommen aus den Planetenbewegungen heraus, stellt sich uns dar als jenes Bild, das wir als das Himmelsbild demjenigen zugrundelegen können, was sich im Menschen in den Nerven und den benachbarten Drüsen zum Ausdruck bringt. Wenn wir also von der menschlichen Haut und den Sinnesorganen, die in ihr eingeschlossen sind, die wir urgebildet finden in der Anordnung der Planeten, wie sie sich der geistigen Anschauung ergibt, wenn wir von da übergehen zu den Bewegungen der Planeten und diese zusammenschauen, so wird es so gehen, daß wir, wenn wir den Umriß der menschlichen Gestalt zeichnen, das Gefühl bekommen können: In dieser Umrißzeichnung geben wir wieder die Gestalt des Planetensystems. Und wenn wir einzeichnen das Nervensystem und dazu die absondernden Drüsen, dann müssen wir, wenn wir es sachgemäß nach dem Anschauen tun, bei jedem Strich das Gefühl haben, da hinein zeichnest du das physische Abbild der geschauten Bewegungen des ganzen Planetensystems.

Und nun kann der Mensch selber vorrücken in seiner Anschauung, in der geistigen Anschauung der Welt. Er ist so weit gekommen, daß er, wie ich es jetzt beschrieben habe, ein Bewegungsbild bekommen hat von den Planeten, indem er eingezeichnet hatte die menschlichen Nerven mit den benachbarten Drüsen. Aber jetzt kann er weiterkommen in der Erkenntnis. Dann werden die einzelnen Bewegungen verschwinden. Wenn wir von der Imagination hinaufsteigen zur Inspiration, so verschwinden die Einzelbewegungen. Das ist außerordentlich bedeutungsvoll. Das, was man im engeren Sinne Schauen nennen kann, verschwindet aus dem ganzen Bilde heraus, auf einmal ist es dann weg. Aber jetzt fängt man an, geistig zu hören. Was vorher Bewegung war, wird undeutlich, schwimmt ineinander. Man hat zuletzt nur noch ein Nebelbild vor sich. Aber aus diesem Nebelbilde formt sich die Weltenmusik, und die Weltenrhythmen werden für uns geistig hörbar. Und mit Bezug auf

diese Weltenrhythmen können wir uns dann fragen: Was müssen wir nun an unserem Umrißbilde tun, nachdem wir das erste getan haben?
Wir wissen, man kann mit der menschlichen Kunst manches transformieren. Wenn wir die Umrißlinie des Menschen zeichnen und das Nervensystem einzeichnen, so haben wir das Gefühl, da malen oder zeichnen wir in ganz richtigem Sinne. Aber was wir da hören in der Weltenmusik, können wir nicht unmittelbar malen, denn das sind Rhythmen, sind Melodien. Und wollten wir das einzeichnen in unsere Umrißzeichnung, so müßten wir in Anlehnung und in Verfolgung des Nervensystems, das wir eingezeichnet haben, nun so zeichnen, daß wir jetzt einen Pinsel nehmen, rasch ein Rot an irgendeine Stelle setzen, dann rasch ein Blau, wieder rasch ein Rot, dann wieder ein Blau und so weiter, und so das ganze Nervensystem entlang. Und an bestimmten Stellen zuckt es uns dann, da können wir nicht weiter, da müssen wir ausgreifen und etwas Besonderes hinmalen, das drückt dann das aus, was wir da hören. Man kann das, was man da hört, umsetzen in Zeichnung, aber wenn man es einsetzen will in die Umrißlinie, dann ist man genötigt, an bestimmten Stellen auszuweiten, ein ganz anderes Gebilde zu machen, weil da dasjenige, was vorher so verlief wie Rhythmus, Blau-Rot, Blau-Rot, Blau-Rot und so weiter, zur Melodie wird. Da sind wir genötigt, anderes hineinzumalen, ein Gebilde hinzumalen, was uns die Melodie singt. – Weltenrhythmen, Weltenmelodie! Und wenn wir das Ganze da hineingezeichnet haben, dann ist herausgekommen die räumlich-versinnlichte Weltenmusik, wie sie sich ergibt, wenn die Bewegungen der Planeten in Nebel verschwinden und dann die Weltenmusik für das geistige Ohr hörbar wird. Und was wir da eingezeichnet haben, das sind die Blutbahnen. Und wenn wir dann zu einem Organ kommen, zu Herz oder Lunge, zu solchen Organen, die von außen etwas aufnehmen oder auch von innen aus dem Leibe heraus Stoffe aufnehmen, wenn wir da herankommen, dann müssen wir etwas malen, was sich in einer gewissen Beziehung an die Blutbahnen ansetzt: da kommen dann heraus Herz, Lungen, Leber, Nieren, Magen. Und wir zeichnen diese Organe, die mit den Blutbahnen etwas zu tun haben, die Absonderungsorgane sind – die Sekretion kann dazu kommen –, wir zeichnen sie jetzt in unsere Umrißzeichnung in das Blutsystem hinein aus der Weltenmusik heraus.
Nun schreiten wir weiter, von der Inspiration zur Intuition. Da entsteht aus der Weltenmusik noch etwas ganz Besonderes. Das entsteht, daß sich die Töne zusammenformen, der eine Ton auf den anderen eine Wirkung ausübt und Sinn bemerkbar wird innerhalb dieser Weltenmusik. Die Weltenmusik verwandelt sich in die Sprache der ganzen Welt. Was man zusammenfassen sollte unter dem Worte Weltensprache, kosmische Sprache, das wird hörbar. Man faßte es in früheren Zeiten zusammen unter dem «Weltenwort». Das Welten-

wort wird hörbar. Und indem es hörbar wird, sind wir wieder gedrängt, nun etwas Weiteres hineinzuzeichnen in das, was wir vom Menschen gegeben haben. Dessen werden wir uns schon bewußt. Wir müssen da so verfahren, wie wir trivial beim menschlichen Schreiben oder Zeichnen verfahren, wo wir etwas ausdrücken durch die Wortgebilde, die als Buchstaben geformt sind, so müssen wir das, was die Bedeutung der einzelnen Weltenworte ist, ausdrükken. Und wir finden nun, wenn wir die einzelnen Weltenworte ausdrücken und es hineinbringen in diese Zeichnung – geradeso wie wenn einem jemand etwas sagt, und man schreibt es auf, so sagt Ihnen die Weltensprache etwas und Sie zeichnen es ein –, da entsteht innerhalb dieser Zeichnung das Muskel- und Knochensystem daraus.
Jetzt haben Sie aus dem, was Ihnen die außerirdische Welt sagt, den ganzen Menschen herausgeholt. Nur tritt im Verlaufe dieser Beobachtung noch etwas wesentlich anderes dazu.
Gehen wir dazu noch einmal an den Anfang dieses Ganzen zu dem, was wir da als in den Äther eingezeichnete Gestaltung finden: Da verschwindet uns, während wir diese Erkenntnis ausüben, das Irdische, es ist nur als Erinnerung vorhanden. Als solche muß es sogar vorhanden sein, denn sonst haben wir keinen Halt – das müssen wir sogar haben, wenn wir Geist-Erkenner sein wollen. Und man muß sagen, Geist-Erkenner sein mit Ausschluß der physischen Erkenntnis, ist nicht gut. So wie wir uns, wenn wir im physischen Leben etwas tun, daran müssen erinnern können – ohne Erinnerung an das physische Erleben sind wir nicht gesund –, so müssen wir uns in der geisteswissenschaftlichen Erkenntnis immer erinnern können an das, was in der physischen Welt da ist. Gehen wir also wieder zu dem Gestaltenden des Planetensystems, dann wird gewissermaßen das andere, was auf der Erde war, was wir selbst erkannt haben als die schönsten Ergebnisse der physischen Wissenschaft, das wird für einen Augenblick ganz vergessen. Würden wir hier noch so gut Naturwissenschaft kennen, so müßten wir im Momente der Geist-Erkenntnis uns immer erst besinnen auf das, was wir im Bereiche des Physischen gelernt haben. Wir müßten uns immer sagen, darauf müssen wir feststehen – aber es entrückt sich uns, es wird wie eine Erinnerung.
Dagegen tritt nun – im Verhältnis zur physischen Erkenntnis in besonderer Lebendigkeit, so lebendig, wie ein gegenwärtiges Erlebnis ist gegenüber einem, das bloß in der Erinnerung geblieben ist – etwas auf, das wir da erschauen als die gestaltenbildende Kraft im Planetensystem. In diesem Augenblick wird eine ganz andere Umgebung da sein. In diesem Augenblick ist das da, was ich in meiner «Geheimwissenschaft» als die dritte Hierarchie, als die Hierarchie der Archai, Archangeloi und Angeloi, angegeben habe. Da sehen wir, daß in dieser Gestaltung drinnen lebt die dritte Hierarchie. Eine neue Welt

geht uns auf. Und wir sagen nun nicht bloß, aus dem Planetensystem heraus ist die menschliche Gestalt in ihrem kosmischen Urbilde da –, sondern wir sagen jetzt: An dieser kosmischen Urbildgestalt des Menschen wirken und weben die Angeloi, Archangeloi und Archai, die Wesenheiten der dritten Hierarchie.

Wir können das Aufgehen einer solchen Welt durch übersinnliche Erkenntnis hier im Erdendasein erreichen. Nach dem Tode muß jeder Mensch durch eine solche Erkenntnis durchgehen. Der Mensch wird um so besser durch sie durchgehen, je besser er sich durch die Art und Weise, wie man das im Erdendasein kann, dazu vorbereitet hat. Aber er muß da durchgehen.

Wenn der Mensch hier auf der Erde steht und er will seine Gestalt erkennen, so schaut er sich selber an, oder er läßt sich photographieren. Ein Mittel, die Gestalten der Menschen oder seine eigene zu erkennen, gibt es für den Menschen nach dem Tode nicht. Aber nach dem Tode muß der Mensch auf die planetarische Gestaltung hinsehen. Was ihm die Planeten zeigen, das erweist sich als das, was seine Gestaltung ist. Da erkennen wir als Menschengestalt, was ich so beschrieben habe. Aber da hineinverwoben sehen wir das Wirken und Weben der dritten Hierarchie: der Engel, der Erzengel und der Urkräfte.

Nun gehen wir weiter hinauf. Haben wir erkannt, daß das Weben und Leben der Engel, Erzengel und Urkräfte einen Zusammenhang hat mit der Form der menschlichen Haut und der eingefügten Sinnesorgane, so können wir in dieser Erkenntnis des Menschen mit der außerirdischen Welt weiterschreiten. Wir müssen uns nur vorher ganz klar sein: Hier auf der Erde reden wir davon, daß der Mensch so und so gestaltet ist, der eine trägt eine solche Stirn, der andere hat eine solche Nase, ein dritter macht trübselige Augen, ein anderer wieder lächelnde und so weiter. Dabei bleiben wir stehen. Durch die kosmische Erkenntnis werden wir dazu geführt, in allem, was die Menschengestalt bildet, das Wirken und Weben der dritten Hierarchie zu sehen. Die menschliche Gestalt ist in Wirklichkeit nicht erdgemacht, das Irdische gibt im Embryonalen nur die Substanz dazu. Aber was da vom Kosmos herein an der Menschengestalt arbeitet, sind die Archai, Archangeloi und Angeloi.

Schreiten wir nun weiter hinauf, kommen wir zu dem Zusammenfluß der Bewegungen, den wir nachgebildet finden in dem menschlichen Nervensystem und in den absondernden Drüsen, dann finden wir verwoben mit den Bewegungen der Planeten die zweite Hierarchie: Exusiai, Kyriotetes, Dynameis. Und da diese Wesenheiten der zweiten Hierarchie mit dem kosmischen Urbilde des menschlichen Nerven- und Drüsensystems verbunden sind und daran arbeiten, so sind wir nach dem Tode – einige Zeit, nachdem wir das durchgemacht haben, wo wir verstanden haben, die menschliche Gestalt aus ihrem kosmischen Urbilde heraus zu ergreifen –, da sind wir eine längere Zeit

nach dem Tode daran, zu der zweiten Hierarchie aufzusteigen und zu begreifen, wie der Erdenmensch, an den wir uns jetzt erinnern, für sein Denken, für sein Nervensystem und Drüsensystem aufgebaut ist aus den Wesenheiten der zweiten Hierarchie, der Exusiai, Kyriotetes, Dynameis. Und wir schauen jetzt den Menschen nicht an, als ob ihn irgendwie Elektrizität, Magnetismus oder dergleichen gebaut hätten, sondern wir erkennen ihn jetzt, wie er als physischer Mensch aufgebaut ist von den Wesenheiten der zweiten Hierarchie.
Wir gehen dann weiter und finden, indem wir zur Weltenmusik, zur Weltenmelodik und Weltenrhythmik aufsteigen, wie da wiederum ein kosmisches Urbild des Menschen vorhanden ist. Ich habe Ihnen gezeigt, wie man das nun in die Umrißgestalt des Menschen hineinzeichnet. Aber jetzt kommt man in bezug auf die Betrachtung der Hierarchien nicht weiter. Es ist wiederum dieselbe zweite Hierarchie der Exusiai, Kyriotetes und Dynameis, die nun auch an diesem, was wir jetzt finden, arbeiten. Das ist eine andere Art der Betätigung. Es ist schwierig auszudrücken, wodurch sich die erste Art des Arbeitens am Nervensystem unterscheidet von der Arbeit am Blutsystem, am rhythmischen Blutsystem des Menschen. Wollen wir es aber ausdrücken, so müßten wir sagen: Bei der ersten Tätigkeit sieht die zweite Hierarchie hinunter, nach dem Irdischen hin, bei der anderen Tätigkeit sieht sie hinauf. So daß von derselben Hierarchie Nervensystem und Blutsystem mit den entsprechenden Organen gemacht werden, nur das eine Mal mit Hinunterblick zur Erde, das andere Mal mit Hinaufblicken in die geistige Welt, zum Himmel.
Dringen wir dann von da weiter bis zur Intuition vor und schauen wir, wie aus der Formung der Welt des Weltenwortes, der Weltensprache, gewoben wird das menschliche Muskel- und Knochensystem, dann kommen wir zur ersten Hierarchie, zu den Cherubim, Seraphim und Thronen. Wir sind dann ungefähr auch bei demjenigen Moment zwischen Tod und neuer Geburt angelangt, der in der Mitte steht, den ich in meinen Mysteriendramen beschrieben habe als die «Mitternachtsstunde des Daseins». Und wir müssen dann das, was dem Menschen möglich macht, sich in der Welt zu bewegen, ansehen als gewoben, gezeugt, geschaffen von den Wesenheiten der ersten Hierarchie.
So schauen wir mit übersinnlicher Erkenntnis hin auf den Menschen, und wir sehen eine Welt von geistigen Weltenwesenheiten hinter allem stehen. Wir haben uns heute gewöhnt, den Menschen so zu verstehen, daß wir zuerst daran gehen, sein Knochensystem zu begreifen. Meistens fängt man ja beim Skelett an, trotzdem das schon, ich möchte sagen, für eine triviale Beobachtung etwas Unsinniges ist, denn das Skelett ist ja herausgebaut aus dem Flüssigen des Menschen. Es ist nicht das erste, es ist nur das, was vom Flüssigen übrigbleibt und nur so verstanden werden kann. Aber wie wird nun gewöhnlich vorgegangen? Man muß lernen: Arme, Hände, Oberarmknochen, die beiden

Unterarmknochen, die ersten Handknochen, die Fingerknochen und so weiter, so zählt man dieses Knochensystem zusammen und lernt die Geschichte auf diese Weise auswendig. Sie wissen, die meisten haben ja das nur auswendig gelernt. Und ebenso macht man es dann bei den Muskeln, aber da wird es schon schwerer – und kommt man zu den anderen Organen, dann lernt man das ebenfalls, doch wirbeln da die Vorstellungen schon bedeutsam durcheinander. Aber es ist ja bei einem gesunden Gemüt auch nichts anderes darinnen als die Sehnsucht, weiteres darüber kennenzulernen, von wem das alles abhängt, und was alles an dem Geheimnis der Welt hängt. Und da würde sich dann einer wirklichen Menschenbetrachtung dies ergeben: Man fängt an beim Menschen mit der Haut und den eingeschlossenen Sinnen, da kommt man herauf zu der Hierarchie der Angeloi, Archangeloi und Archai. Man geht dann weiter hinein in den Menschen, kommt zum Nerven- und Drüsensystem, gelangt dabei zur nächsten Hierarchie, zu den Exusiai, Kyriotetes, Dynameis. Man bleibt bei diesen, wenn man nun an das Blutsystem und die charakterisierte Organisation herankommt. Und geht es an das, was wieder von dem Blutsystem und den anderen Organen aufgebaut wird, was einen zum sich bewegenden Menschen macht, das Muskel- und Knochensystem, dann muß man hinaufgehen zur ersten Hierarchie, da lernt man als die Taten der Seraphim, Cherubim und Throne das kennen, was der Mensch in seinem Muskel- und Knochensystem hat. (231, 62ff.)

Kosmische Einflüsse und Leben der Zelle im menschlichen Organismus

Sie haben in der Gerüststruktur [der Zelle] eine Nachbildung der ganzen Verhältnisse im Planetensystem, überhaupt im Sternensystem. (323, 32)

Auf den Menschen werden fortwährend Kräfte ausgeübt. Diese Kräfte aber sind zunächst, wenn wir die physische und ätherische Organisation des Menschen betrachten, außertellurische oder auch tellurische, die ihnen entgegenwirken, also solche, die von Saturn, Jupiter, Mars herrühren, solche, die von Venus, Merkur und Mond herrühren, eigentlich sich schon umsetzen in tellurische Einflüsse.

Sehen Sie, es ist nämlich so bei der Beziehung der Erde und des Mondes wiederum, daß man sich da auch sehr leicht täuschen kann über das, was eigentlich vorliegt. Der Mensch denkt so leicht: Nun, der Mond ist da oben, da hat er seinen Einfluß. – Das ist aber nicht vollständig gedacht. Eigentlich ist der Mond nicht nur der Begleiter der Erde, sie umkreisend, sondern dieselbe Kraft, die im Monde liegt und die auf die Erde wirkt, die ist auch in der Erde selbst enthalten. Die Erde hat ihr Mondhaftes, das von ihr nach außen wirkt

(Abb. 98). Im Physischen sind all die Vorgänge, die sich in Ebbe und Flut und in vielem anderen zeigen, zum Beispiel in der Menstruation, nicht eigentlich tellurische Wirkungen, sondern sie sind eigentlich lunarische Wirkungen, aber sie kommen nicht von dem Einflusse des Mondes, wie neuere Theorien angeben, sondern von dem, was in der Erde selbst Mondhaftes ist. Daher entsprechen sich die Dinge äußerlich. Aber sie stehen, in der Regel wenigstens, nicht in einem unmittelbaren zeitlichen Zusammenhang. So müssen wir auch, wenn wir von den untersonnigen Planeten reden, ihr Gegenbild in der Erde suchen und dann die mehr physische Rückwirkung, die Rückwirkung auf das Physische vom Irdischen ausgehend, denken. Dasjenige, was mehr seelisch-geistig entsteht, das müssen wir den außerirdischen Planeten zuschreiben. Beim Monde ist das also so: Der Mond wirft gewissermaßen auf die Erde herunter gewisse Bildekräfte, was sich dadurch äußert, daß er anregt zu dem Wirken der Menschen selbst, das sich im Phantasieschaffen auslebt. Der Mond hat einen großen Einfluß auf das seelische Phantasieschaffen. Solche Dinge müssen auch einmal studiert werden. Man berücksichtigt sie natürlich viel zu wenig im Zeitalter des Materialismus. Aber sie sind durchaus vorhanden. Der Mond hat einen starken Einfluß in mehr geistig-seelischer Beziehung auf das menschliche Phantasieschaffen. Sein Gegenbild, die Mondenwirkung auf das Organische, geht entgegengesetzt von dem Mondhaften der Erde aus und wirkt von da aus auf die menschliche Organisation. Das ist also dasjenige, was zu berücksichtigen ist. Das gilt zum Beispiel auch für die untersonnigen Planeten, die außerhalb des Mondes stehen.

So sehen wir, daß auf den Menschen in der verschiedensten Weise tellurisch lokalisierte Kräfte, terrestrische meinetwillen, oder außertellurische lokalisierte Kräfte wirken. Nun, diese Kräfte können wir nur studieren, wenn wir das Ergebnis ihres Zusammenwirkens in dem ganzen Menschen sehen, in dem ganzen Menschen, niemals es sehen in irgendeinem Teil des Menschen, am wenigsten in der Zelle; bitte das wohl zu beachten: am wenigsten in der Zelle. Denn was ist die Zelle? Die Zelle ist eigentlich dasjenige, was sich eigensinnig geltend macht mit einem Eigenwachstum, mit einem Eigenleben gegen dasjenige, was der Mensch ist. Und wenn Sie auf der einen Seite den Menschen sehen in seiner ganzen Form aus den tellurischen und außertellurischen Wirkungen zusammengefügt und dann die Zelle irgendwie beachten, so ist die Zelle dasjenige, was diesen ersten Wirkungen ins Konzept hineinspukt, was geradezu diese äußeren Wirkungen zerstört, weil es sein eigenes Leben entfalten will. Wir kämpfen in unserem Organismus eigentlich fortwährend gegen das Leben der Zelle. Und das krasseste Unding von Anschauungen ist eben gerade entstanden durch die Zellularpathologie und Zellularphysiologie, die überall die Zellen zugrunde legen und überall den menschlichen Organismus als Aufbau von Zellen ansehen, während der Mensch ein Ganzes ist, das mit dem Kosmos zusammenhängt und eigentlich immer gegen den Eigensinn der Zellen zu kämpfen hat. Die Zelle ist dasjenige, was im Grunde genommen fortwährend unseren Organismus stört, statt ihn aufzubauen. Natürlich, wenn solche Grundanschauungen einziehen in die ganze sonstige Anschauungsweise, so ist es kein Wunder, wenn man zu den verkehrtesten Betrachtungen über den Menschen und alles, was mit ihm zusammenhängt, kommt.

So treten uns gewissermaßen im Menschenbildeprozeß und im Zellenprozeß zwei entgegengesetzte Kräftekomplexe entgegen, die Organe liegen in der Mitte drinnen, und sie sind Leber oder Herz oder dergleichen, je nachdem das eine oder das andere überwiegt. Sie sind fortwährend Ausgleiche zwischen diesen zwei Kräftekomplexen, die ich Ihnen angeführt habe. Die Organe sind etwas, was zuweilen mehr hinneigt zu dem Zellenhaften, das Zellenhafte dann bekämpft wird durch das Kosmische, oder es sind solche Organe – wir werden sie im einzelnen charakterisieren –, bei denen mehr das Kosmische überwiegt und das Zellenhafte zurücktritt. Insbesondere ist es interessant, von einem solchen Gesichtspunkte aus zu betrachten alles dasjenige, was an Organsystemen liegt zwischen dem eigentlichen Sexual- und Ausscheidetrakt und dem Herzen. In diesem Systeme ist am meisten Ähnlichkeit vorhanden mit dem, was das Zellenleben eigentlich will. Wenn man den ganzen Menschen durchgeht und alle seine Organisationsglieder betrachtet: am meisten Ähnlichkeit findet man zwischen den charakterisierten Teilen des Menschen und dem Zellenleben eben bei diesem Teile.

Das aber führt uns dazu, folgendes zu erkennen. Das führt uns dazu, uns zu fragen: Wie ist es denn nun eigentlich bei der Zelle? Die Zelle entwickelt gewissermaßen, sagen wir, um die Sache etwas auf die Spitze zu treiben, eigensinnig Leben; sie entwickelt ein eigensinniges Leben. Diesem eigensinnigen Leben, das die Zelle gewissermaßen punktuell entwickelt, wirkt fortwährend ein anderes entgegen, ein Äußeres. Und dieses Äußere, was da entgegenwirkt, das nimmt der Zelle, den Bildekräften der Zelle das Leben, läßt ihr die Tropfenform, saugt ihr gewissermaßen das Leben aus und läßt ihr die Tropfenform. Das ist etwas, was man eigentlich wissen sollte, daß in allem, was auf unserer Erde die Tropfenform hat, gleichgültig, ob es im Außermenschlichen oder im Innermenschlichen ist, eine Resultierende zweier Kräfte liegt, etwas, was zum Leben will, und etwas, was dieses Leben aus ihm aussaugt.

Nun ist es interessant, daß, wenn man nachprüft, welche Vorstellungen eigentlich die ältere Medizin bei dem Merkurialen hatte, man da auf das kommt, daß das Merkuriale dasjenige ist, dem das Leben weggenommen und die Tropfenform gelassen ist, so daß man also in dem Merkurialen etwas zu sehen hat, welches durch seinen Eigensinn zum lebenden Tropfen werden will, zur Zelle werden will, aber durch die planetarischen Wirkungen des Merkur verhindert wird daran und dadurch bloß der Leichnam der Zelle wird, eben das Merkurtröpfelchen. Da haben Sie den mittleren Zustand zwischen dem Salzigen und dem Phosphorischen, und da haben Sie zu gleicher Zeit etwas von dem allerdings sehr komplizierten Weg, den man gehen muß, um hinzuschauen, wie die Planetenwirkungen sich ausleben in dem, was uns auf der Erde entgegentritt. Jeder Tropfen Quecksilber wäre ein Lebendes, wenn der Planet Merkur nicht da wäre. Und alles dasjenige, was bei uns am meisten hinneigt, zum Zelligen zu werden, also der Trakt im Menschen, von dem ich gerade vorhin gesprochen habe, der ist daher am meisten darauf angewiesen, der rechten Einwirkung des Planeten Merkur ausgesetzt zu werden, also das sind diejenigen Teile des Unterleibes, die zwischen den eigentlichen Ausscheidungsorganen und dem Herzen liegen. Die sind ganz besonders darauf angewiesen, wenn ich mich so ausdrücken darf, nicht verhindert zu werden an einer gewissen Tendenz, die sie haben, das Zellige aufrechtzuerhalten und es doch nicht so weit kommen zu lassen, daß es vom Leben ganz überwuchert würde, also ausgesetzt zu bleiben dem lähmenden, dem das Leben lähmenden, ertötenden Merkurzustande. Sonst werden die Tätigkeiten dieser Organe gleich wuchernd, wenn sie in diesem Mittelzustande nicht erhalten werden. (312, 149ff.)

Meteorologisch orientierte Organsysteme im Menschen

Der Mensch ist dem Saturnischen, Jupiterhaften und so weiter zugeordnet. Aber diese Zuordnung verbirgt sich außerordentlich in den Tiefen der menschlichen Organisation, und man möchte sagen, wenn das vielleicht nicht für die heutige Denkweise zu anstößig ist: das Astronomische wird im Menschen das Allerunbewußteste, das wird im Menschen zu dem am meisten in dem Organismus zurückliegenden Prozesse.

Nun haben wir Organe, welche gewissermaßen innen diesen menschlichen Organismus in einer gewissen Weise wieder aufschließen. Und diese Organe, die den menschlichen Organismus in einer gewissen Weise wieder aufschließen, die bringen ihn mehr in Zusammenhang mit dem, was in der Nähe unserer Erde sich entwickelt, die bringen ihn mehr in Zusammenhang mit dem – aber jetzt in weitestem Sinne gedacht – Meteorologischen. Und wenn man sich im Heilprozesse nicht darauf beschränkt, bloß auf die Heilsubstanzen hinzuschauen, sondern eben die Heilvorgänge verfolgt, dann muß man auch den Blick werfen auf die Beziehungen, welche bestehen zwischen dem Menschen und dem eben im weitesten Sinne meteorologischen Prozesse.

Nun können wir im menschlichen Organismus schon dasjenige unterscheiden, was mehr dem Astronomischen, und dasjenige, was mehr dem Meteorologischen zugeordnet ist. Allerdings muß da eine feinere Beobachtungsmethode einsetzen. Es wird Ihnen zunächst etwas schockierend sein im ersten Augenblicke, wie diese Gliederung vorgenommen werden muß, aber Sie werden im Laufe der Zeit schon sehen, daß gerade diese Gliederung die beste Grundlage für das Heilen ist. Wir können im menschlichen Organismus, wenn wir diejenigen Organe ins Auge fassen, die sich dem Meteorologischen öffnen – ebenso, wie sich das mehr nach innen Gelegene dem Astronomischen zuneigt –, zu diesen Organen vor allen Dingen die Leber rechnen, alles dasjenige, was blasig wird, also was repräsentiert ist – und zwar in pathologischer Beziehung ist die Blase etwas außerordentlich Wichtiges – gerade in der Blase. So sonderbar das zunächst klingt, für die pathologische Betrachtung ist die Blase zu dem Allerwichtigsten gehörend. Weiter können wir ins Auge fassen die Lunge, die ja sich nach außen öffnet, indem sie die Atmung vermittelt. Dann in einer gewissen Beziehung müssen wir gerade zu den Organen, in denen sich der ganze Organismus nach außen, nach der Meteorologie öffnet – wenn Sie manches, was ich in der vorhergehenden Betrachtung gesagt habe, richtig auffassen, so werden Sie das ohne weiteres verstehen –, das Herz rechnen. Und zwar sind wirklich diese Organe ganz bestimmten meteorologischen Impulsen zugeordnet. Studiert kann das, was hier gemeint ist, nur werden, wenn man eingeht auf die ganze Beziehung des Menschen zu der umliegenden Welt, und namentlich auf die Beziehung der Tätigkeit des Menschen zu der umliegenden Welt.

Da möchte ich Sie vor allen Dingen einmal darauf hinweisen, daß Sie gründlich den Versuch machen, alles dasjenige, was Ihnen als Schädigungen des Herzens entgegentritt, zurückzuführen auf die gestörte menschliche Tätigkeit. Sie sollten einmal Untersuchungen darüber anstellen, wie anders sich die Herztätigkeit gestaltet bei einem Menschen, der, sagen wir, als Bauer seinen Acker bearbeitet und nicht viel von dieser Tätigkeit wegkommt, seinen Acker zu bearbeiten, und wie anders sich die Herztätigkeit gestaltet bei Menschen, die zum Beispiel zu ihrem Berufe viel Automobil fahren müssen oder auch nur viel Eisenbahn fahren müssen. Es wäre außerordentlich interessant, gerade darüber einmal tiefergehende Untersuchungen anzustellen. Denn Sie werden finden, daß die Inklination zu Herzkrankheiten im wesentlichen abhängig ist davon, ob der Mensch, während er durch ein äußeres Mittel bewegt ist, selber stillsitzt, also im Eisenbahnwagen oder im Auto sitzt und bewegt wird. Dieses passive Hingeben des Menschen an die Bewegung ist dasjenige, was alle Prozesse, die sich im Herzen stauen, gewissermaßen deformiert.

Nun hängt alles dasjenige, was auf diese Weise in der Welt des Menschen spielt, zusammen mit der Art und Weise, wie er sich erwärmt. Und da sehen Sie die Verwandtschaft der Herztätigkeit mit dem Impuls der Wärme in der

Welt, mit welcher der Mensch zusammenhängt. Sie sehen daraus, daß, wenn der Mensch genügend Wärme entwickelt durch seine eigene Tätigkeit, dieses gewisse Maß von genügender Wärmeentwickelung im Lebensprozeß durch seine eigene Tätigkeit zu gleicher Zeit das Maß für die Gesundheit des menschlichen Herzens ist. Man müßte daher bei Herzkranken immer darauf sehen, daß man eine Eigenbewegung, die recht sehr durchlebt wird, hervorruft. Ich bin überzeugt davon, daß, wenn einmal vielleicht eineinhalb Jahrzehnte ins Land gegangen sein werden, man über diese Dinge kühler denken wird als heute, daß die Leute sagen werden: Es ist doch merkwürdig, wie durch die Eurythmie die Leute wiederum eine gesunde Herztätigkeit bekommen haben, weil das Eurythmisieren eben die durchseelte Eigenbewegung im wesentlichen reguliert und sie sogar gesetzmäßig reguliert. Daher wird es vielleicht nicht uneben sein, wenn man auch sagt, daß gerade von diesem Gesichtspunkte aus hingewiesen werden sollte auf jene gesundenden Übungen, die gerade aus dem Eurythmischen geholt werden können, wenn es sich um Unregelmäßigkeiten der Herzfunktionen handelt.

Dann kommen wir zu all dem, was sich mehr durch geringe Blasenwirkungen im menschlichen Organismus äußert. Nun wird Ihnen vielleicht das, was ich gerade in dieser Beziehung sage, etwas laienhaft erscheinen. Es ist aber nicht laienhaft. Es ist, wie ich auch da sagen kann, wissenschaftlicher als dasjenige, was heute wissenschaftlich genannt wird. Die Blase ist eigentlich im wesentlichen ein Zugmittel. Sie wirkt, ich möchte sagen, als Aushöhlung im menschlichen Organismus, sie zieht. Sie ist im Grunde genommen davon abhängig, daß der menschliche Organismus an dieser Stelle ausgehöhlt ist. Es ist geradeso eine Wirkung der Blase zum übrigen Organismus, wie sie ausgeht von einer Gaskugel im Wasser drinnen. Wenn Sie eine Gaskugel, also eine Kugel aus verdünnter Substanz, allseitig vom Wasser umschlossen haben, also von einer dichteren Substanz, so ist diese Wirkung, die ausgeht von dieser verdünnten Kugel, ähnlich der Wirkung der ganzen Blase auf den menschlichen Organismus. Das macht, daß der Mensch mit Bezug auf all dasjenige, was die Blase bewirken soll, sich stört, wenn er wenig Gelegenheit hat, Innenbewegungen richtig zu vollziehen, wenn er also, ich will sagen, nicht die richtige Sorgfalt verwendet auf das Essen selber, wenn er schlingt, statt zu kauen, und dadurch den ganzen Verdauungsvorgang stört, wenn er nicht das richtige Maß von Ruhe und Bewegung einhält während des Verdauungsvorganges selber und so weiter. Alles dasjenige, was innerlich die innere Beweglichkeit stört, das stört auch das, was man nennen könnte das Blasenleben. Nicht wahr, der Mensch ist so, daß Sie ihm allenfalls noch verordnen können irgendeine beseelte Bewegung, wenn Sie bei ihm Unregelmäßigkeiten im Herzen vermuten, aber er nimmt nicht gerne etwas an, wenn Sie veranlassen wollen, seine innere Bewe-

gung zu regulieren, da ja das in seinen Gewohnheiten liegt. Sie werden aber da sofort zurecht kommen, wenn Sie versuchen, einen Menschen, der nicht geneigt ist, sagen wir, dem Körper die nötige Ruhe zu lassen, indem er schlingt oder indem er sonst irgendwie seine Verdauung stört, ich möchte sagen, meteorologisch zu heilen, das heißt, in eine Luft zu bringen, die sauerstoffreicher ist, in der er mehr atmen muß, in der er also auf den Atmungsprozeß unbewußt größere Sorgfalt verwenden muß. Dann geht diese Regulierung des Atmungsprozesses über auf die Regulierung des übrigen organischen Prozesses, und Sie werden finden, daß, wenn Sie entweder künstlich oder besser natürlich den Menschen, der unter solchen unregelmäßigen Funktionen der Blase leidet, in andere Luft bringen, die sauerstoffreicher ist, dann ein gewisser Ausgleich einfach durch diese Änderung der Lebensweise herbeigeführt wird.
Besonders wichtig ist zu beachten das dritte Organ, welches mit der äußeren Meteorologie im weitesten Sinne zusammenhängt, das ist die Leber. Wenn sie sich auch scheinbar abschließt im menschlichen Organismus, so ist sie doch im hohen Grade der Außenwelt zugeordnet. Und zwar können Sie diese Zuordnung zu der Außenwelt dadurch konstatieren, daß Sie gewissermaßen das Leberbefinden immer abhängig finden werden von der Wasserbeschaffenheit eines Ortes. Eigentlich müßte immer die Wasserbeschaffenheit eines Ortes studiert werden, um das Leberbefinden der Menschen, die diesen Ort bewohnen, richtig ins Auge fassen zu können. Es ist fördernd für die Entwickelung der Leber das Schmecken, was gleichbedeutend wäre, wenn es im Überflusse geschähe, mit der Entartung der Leber; es ist gleichbedeutend mit der Entartung der Leber ein im Menschen zu großes, zu stark vorhandenes Genießen. Das innerliche Genießen, ich möchte sagen, die Fortsetzung desjenigen, was sich auf den Gaumen und die Zunge beschränken sollte, das, was das Angenehm-, Sympathisch- oder auch Unsympathisch-, Unangenehm-Empfinden der Speisen mehr fortsetzt in das Innere, ist dasjenige, was zur Leberentartung führt. Und daher ist es notwendig, daß man auf dieses sieht und daß man den Versuch macht, Menschen, welche irgendwelche Schädigungen im Leberleben haben, was ja oftmals sehr schwer zu konstatieren ist, daran zu gewöhnen, den Geschmack zu studieren, am Geschmack selber als solchem etwas zu finden. Es wird außerordentlich schwierig sein, die innere Beziehung des Leberlebens zur Beschaffenheit des Wassers an irgendeinem Orte selber gründlicher zu studieren, weil die Abhängigkeiten außerordentlich feine sind und man zum Beispiel darauf Rücksicht zu nehmen hat, daß in Orten, wo, sagen wir, das Wasser sehr kalkhaltig ist, eben andere Leberleiden sich entwickeln als in Orten, wo das Wasser weniger kalkhaltig ist. Man wird eben gut tun, darauf zu achten und immer sein Augenmerk darauf zu richten, daß das Leberleben gefördert wird dadurch, daß man möglichst doch den Kalk fernhält von dem

Wasser. Natürlich, man muß dann Mittel und Wege finden, um das zu vollziehen.

Innig zusammenhängend ist das Lungenleben mit all dem, was nun der Ort einfach durch seine Erden-Konfiguration bietet, ob wir es zu tun haben mit einer Gegend, in der zum Beispiel wie in der hiesigen Gegend sehr viel Kalkboden ist, oder ob wir es zu tun haben mit einer Gegend, wo viel Kieselboden ist, wo also Urgebirge ist. Danach ist immer, und zwar bis in hohe Grade, verschieden das menschliche Lungenleben, denn die Lunge ist wesentlich abhängig von der festen Bodenbeschaffenheit des Ortes. Zu den ersten Aufgaben des Arztes, der sich in irgendeiner Gegend niederläßt, würde es eigentlich gehören, die Geologie dieser Gegend gründlich zu studieren. Das Studium der Geologie dieser Gegend ist eigentlich eins und dasselbe mit dem Studium der Lungen der betreffenden Gegend. Und man wird sich klar sein müssen darüber, daß das ziemlich Ungünstigste ist, wenn die Lunge ganz und gar sich nicht anpassen kann an die Umgebung.

Nun müssen Sie das, was ich in dieser Beziehung sage, nur ja nicht mißverstehen. Ich meine, indem ich diese Abhängigkeit konstatiere der Lunge und der Umgebung, damit den inneren Bau der Lunge, ich meine nicht die Atmung. Selbstverständlich ist dann die Atmung wiederum abhängig von dem durch den inneren Bau bedingten guten oder schlechten Funktionieren. Aber ich meine jetzt mit dieser Abhängigkeit den inneren Bau der Lunge. Ob sie zu einer Verkrustung oder ob sie zur Verschleimung oder dergleichen neigt, das ist im wesentlichen abhängig von dem, wie die Umgebung ist. Dann aber auch ist gerade die Lunge sehr abhängig von der körperlichen Arbeit, und sie wird ganz gewiß geschädigt, wenn der Mensch bis zur Übermüdung körperliche Arbeit verrichten muß.

Das sind Zusammenhänge, die uns im weitesten Sinne führen zu den Abhängigkeiten derjenigen Organe, die wie Lunge, Leber, Blase und Herz von den inneren Organen nach außen, nach dem Meteorologischen aufgeschlossen sind. Es wird daher immer der Versuch gemacht werden müssen, wenn Erkrankungen dieser Organe vorliegen, auf physikalischem Wege zur Heilung etwas zu erreichen. (312, 175ff.)

Sie sehen also: Wenn wir den Menschen nicht abgesondert betrachten wollen, sondern die äußere Naturordnung in Zusammenhang mit dem Menschen betrachten wollen, dann können wir ihn so hineinstellen, daß wir sagen: Der Mensch nimmt teil durch sein Haupt an dem Astronomischen, und er nimmt teil durch seinen Stoffwechsel an dem Meteorologischen. Da steht dann der Mensch nach beiden Seiten drinnen im ganzen Kosmos. (323, 106)

Über die Metallprozesse der Erde und das Gefühlsleben des Menschen

Geradeso [...] wie Sie in Ihrer Luftumgebung Tiere, Pflanzen, Mineralien, Kunstsachen der verschiedensten Art wahrnehmen, so nehmen Sie vom Inneren der Erde herauf Metalle wahr. Aber die Wahrnehmungen der Metalle würden, wenn sie Ihnen wirklich zum Bewußtsein kämen, eben nicht gegenständliche Wahrnehmungen sein, sondern sie würden Imaginationen sein. Und diese Imaginationen kommen auch fortwährend von unten in den Menschen herauf. Geradeso wie von der Horizontalen die Seheindrücke kommen, so kommen fortwährend von unten herauf die Metalleinstrahlungen, nicht die Sehwahrnehmungen von den Mineralien, sondern etwas von der inneren Natur der Mineralien wirkt durch den Menschen herauf zu Imaginationen, zu Bildern. Der Mensch nimmt diese Bilder nicht wahr, sondern sie schwächen sich ab. Sie werden gewissermaßen unterdrückt, weil das Erdenbewußtsein des Menschen nicht so ist, daß er die Imaginationen wahrnehmen kann. Sie schwächen sich ab zu Gefühlen.

Wenn Sie sich zum Beispiel alles Gold denken, das in der Erde irgendwie in Klüften und so weiter ist, so nimmt tatsächlich Ihr Herz ein Bild wahr, welches dem Golde in der Erde entspricht **(Abb. 99)**. Nur ist dieses Bild eben Imagination, und deshalb wird es vom gewöhnlichen Bewußtsein nicht wahrgenommen, sondern zu einem bloßen innerlichen Lebensgefühl abgestumpft, zu einem Lebensgefühl, das der Mensch noch nicht einmal deuten kann, geschweige denn, daß er das entsprechende Bild wahrnehmen würde. Ebenso ist es mit andern Organen, zum Beispiel nimmt die Leber alles Zinn der Erde in einem bestimmten Bilde wahr und so weiter.

Das alles sind unterbewußte Eindrücke, die sich nur im allgemeinen innerlichen Fühlen ausleben. So daß Sie sagen können: Wenn in horizontaler Weise die Wahrnehmungen von der Erdenumgebung kommen und ihnen von innen die Vorstellungskraft entgegenkommt, so kommen von unten herauf die Metallwahrnehmungen, speziell die Metallwahrnehmungen, und ihnen kommt, geradeso wie den gewöhnlichen Wahrnehmungen die Vorstellungskraft entgegenkommt, für das Bewußtsein das Fühlen entgegen **(Abb. 100)**. Aber den Menschen des heutigen Erdenlebens bleibt es chaotisch und unklar. Es kommt eben nur ein allgemeines Lebensgefühl heraus.

Würde dieser Erdenmensch Begabung haben für Imagination, so könnte er eben wissen, daß sein Wesen auch mit dem Metallischen der Erde zusammenhängt. Eigentlich ist jedes menschliche Organ ein Sinnesorgan, und wenn wir es zu etwas anderem gebrauchen oder wenn es scheint, daß wir es zu etwas anderem gebrauchen, so ist es doch ein Sinnesorgan. Sein Gebrauch im Erdenleben ist eigentlich nur ein stellvertretender. Mit allen Organen, die der

Mensch hat, nimmt er eigentlich irgend etwas wahr. Der Mensch ist ganz und gar ein großes Sinnesorgan, und wiederum als solches großes Sinnesorgan spezifiziert, differenziert in seine einzelnen Organe als besondere Sinnesorgane.

Der Mensch hat also von unten herauf Metallwahrnehmungen, und der Metallwahrnehmung entspricht das Gefühlsleben. Unsere Gefühle haben wir geradeso als Gegenwirkung gegen alles, was metallisch aus der Erde auf den Menschen wirkt, wie wir unsere Vorstellungskraft haben als Gegenwirkung gegen alles, was aus der Umgebung in die Sinneswahrnehmung hereindringt. Aber ebenso wie der Mensch von unten herauf die Metallwirkungen hat, so wirkt von oben nach unten aus dem Weltenraum herein dasjenige, was Bewegung und Form der Himmelskörper ist. Wie wir in unserer Umgebung also die Sinneswahrnehmung haben, so haben wir wiederum für ein Bewußtsein, das als inspiriertes Bewußtsein wirken würde, Inspirationen von jeder Planetenbewegung, von der Fixsternkonstellation. Und so wie wir die Vorstellungskraft entgegenströmen lassen den gewöhnlichen Sinneswahrnehmungen, so lassen wir den Bewegungen der Himmelskörper entgegenströmen eine Kraft, die den Sterneindrücken entgegengesetzt ist, und diese Kraft ist die Willenskraft. Was in unserer Willenskraft liegt, würden wir, wenn wir mit dem inspirierten Bewußtsein rechneten, eben als Inspiration wahrnehmen.

Wenn wir den Menschen in dieser Weise studieren, dann sagen wir uns also: Wir finden in seinem Erdenbewußtsein zunächst dasjenige, in dem er am meisten wach ist, das Vorstellungs-Sinnesleben. Eigentlich sind wir nur in diesem Vorstellungs-Sinnesleben im gewöhnlichen Erdenbewußtsein ganz wach. Dagegen ist nur traumhaft vorhanden unser Gefühlsleben. Unser Gefühlsleben ist nicht intensiver, nicht heller als Träume sind, nur sind Träume Bilder, während das Gefühlsleben die allgemeine, durch das Leben bestimmbare Seelenverfassung, eben die des Fühlens, ist. Aber diesem Fühlen liegt zugrunde die Metallwirkung der Erde. Noch tiefer – das habe ich öfter auseinandergesetzt –, noch dumpfer ist das Bewußtsein des Willens. Der Mensch weiß nicht, was sein Wille in ihm eigentlich ist. Ich habe es oft so ausgesprochen, daß ich sagte: Der Mensch hat den Gedanken, er strecke den Arm aus, er greife mit der Hand etwas. Diesen Gedanken kann er mit seinem wachen Bewußtsein haben. Dann sieht er wiederum den Tatbestand des Ergreifens. Aber was eigentlich dazwischen liegt, dieses Hineinschießen des Willens in die Muskeln und so weiter, das bleibt dem gewöhnlichen Bewußtsein ebenso verborgen wie die Erlebnisse des tiefen traumlose Schlafes. Im Fühlen träumen wir, im Wollen schlafen wir. Aber dieser im gewöhnlichen Bewußtsein schlafende Wille ist eben auch dasjenige, was der Mensch auf die Sterneindrücke geradeso entgegnet, wie er in seinen Vorstellungen auf die Sinneseindrücke

des gewöhnlichen Bewußtseins entgegnet. Und was der Mensch in seinen Gefühlen träumt, das ist die Gegenwirkung auf die Metallwirkung der Erde. Wenn wir als heutiger Erdenmensch wachen, so nehmen wir die Dinge um uns herum wahr. Unser Vorstellungsvermögen wirkt ihnen entgegen. Dazu brauchen wir unseren physischen und unseren Ätherleib. Ohne den physischen und ohne den Ätherleib können wir nicht die Kräfte entwickeln, welche in der horizontalen Richtung wahrnehmend, vorstellungsmäßig wirken. So daß wir, wenn wir uns das schematisch vorstellen wollen, sagen können: physischer Leib, Ätherleib erfüllen sich für das Tagesbewußtsein mit den Eindrücken der Sinne und des Vorstellungsvermögens. Wenn der Mensch nun schläft, so sind ja sein astralischer Leib und seine Ich-Organisation außerhalb. Sie sind es nun, welche die Eindrücke von unten und von oben bekommen. Sie sind es, das Ich und der astralische Leib, die eigentlich schlafen in dem, was von der Erde aus Metallausströmung ist und was von oben herunter die Strömungen der Planetenbewegungen und der Fixsternkonstellationen sind. Was so in der Umgebung der Erde erzeugt wird, was aber in der Richtung der Horizontale keine Kraftwirkung hat, sondern als Kräfte von oben nach unten wirkt, das ist dasjenige, in dem wir während der Nacht sind.
Wenn Sie den Versuch machen würden, vom gewöhnlichen Bewußtsein zur Imagination zu kommen, so daß das wirkliche imaginierende Bewußtsein da ist, so müßte das, vermöge des gegenwärtigen Zeitalters der Menschheitsentwickelung, so sein, daß gleichmäßig alle menschlichen Organe von diesem Bewußtsein ergriffen werden. Es darf nicht etwa, sagen wir, bloß das Herz ergriffen werden, sondern es müssen alle Organe gleichmäßig ergriffen werden. Ich sagte vorhin, das Herz nimmt das Gold wahr, das in der Erde ist. Aber es kann niemals allein das Gold wahrnehmen, denn die Sache ist so: Solange das Ich und der astralische Leib mit dem physischen Leib und mit dem Ätherleib in einer solchen Verbindung sind, wie das beim normalen wachenden Menschen der Fall ist, so lange kann ja überhaupt nichts von einer Wahrnehmung bewußt werden. Erst dann, wenn das Ich und der astralische Leib, wie das bei der Imagination der Fall ist, bis zu einem gewissen Grade selbständig gemacht werden, so daß sie von dem physischen und dem Ätherleib unabhängig werden, dann können wir sagen: Es werden der astralische Leib und die Ich-Organisation in der Nähe der Herzgegend fähig, etwas von diesem Ausströmen des Metallischen in der Erde zu wissen. Und da kann man sagen: Das Zentrum für die Einwirkungen der Goldausströmung liegt im astralischen Leibe in der Gegend des Herzens. Das Herz nimmt wahr, weil der astralische Leib, der dieser Partie, dem Herzen, zugehört, das eigentlich Wahrnehmende ist. Das physische Organ nimmt nicht wahr, sondern es nimmt der astralische Leib wahr. (220, 45ff.)

Der Kosmosbezug und die physiologische Freiheit des Menschen

[...] Mit dem, was sehr stark im Unterbewußten liegt, mit seinem Stoffwechsel, ist der Mensch in einer gewissen Weise, aber nur in einer gewissen Weise, gebunden an den täglichen Umlauf der Erde um ihre Achse; aber er kann sich herausheben. Wovon rührt denn das her? Das rührt davon her, daß der Mensch, so wie er jetzt ist, wie er aufgebaut ist nach Peripheriekräften, inneren Bewegungskräften, Organkräften und Stoffwechsel, fertig ist in seiner Abhängigkeit von den äußeren Kräften und jetzt gewissermaßen mit seiner fertigen Organisation sich herausreißen kann aus diesem Zusammenhange. Geradeso, wie wir in unserem Schlafen und Wachen ein Abbild haben von Tag und Nacht, aber uns nicht zu halten brauchen an Tag und Nacht – wir haben den inneren Rhythmus von Tag und Nacht, halten uns aber nicht immer daran, daß dieser innere Rhythmus auch übereinstimme mit dem äußeren Rhythmus von Tag und Nacht –, geradeso reißt sich der Mensch auch heraus in bezug auf sein übriges Leben aus dem Rhythmus des Makrokosmos. Darauf aber beruht die Möglichkeit der menschlichen Freiheit. Nicht die gegenwärtige Menschenbildung hängt mit dem Makrokosmos zusammen, sondern seine vergangene Bildung hängt mit dem Makrokosmos zusammen, und was der Mensch jetzt erlebt, ist im Grunde genommen ein Bild seiner vergangenen Anpassung an den Makrokosmos. So daß wir jetzt in den Bildern unserer Vergangenheit leben. Innerhalb von Bildern aber können wir die Freiheit entwickeln und ist die von der Naturnotwendigkeit getrennte moralische Weltordnung gegeben. Gerade wenn man deutlicher einsieht, wie der Mensch zusammenhängt mit dem Makrokosmos, dann begreift man, wie die Freiheit des Menschen möglich ist.

Sie können auch das Folgende noch zugrunde legen. Sehen Sie, beim Menschen ist es klar, daß sein Stoffwechsel noch in einer gewissen Beziehung steht zu dem Rhythmus des Tageslebens. Die Gestaltungskräfte sind fest geworden. Nehmen Sie statt des Menschen die Tierheit an, so werden Sie in der Tierheit viel größere Abhängigkeit finden von dem Makrokosmos als beim Menschen. Der Mensch ist aus dieser Abhängigkeit schon herausgewachsen. Eine alte Weisheit sprach deshalb von dem, was der Gestaltungskraft entspricht, nicht als von dem «Menschenkreis», sondern von dem «Tierkreis». Die tierischen Gestaltungskräfte, die bei den Tieren in vielerlei Gestalten erscheinen, sie erscheinen beim Menschen im wesentlichen in einer Gestalt für das ganze Menschengeschlecht. Aber es sind die Kräfte der Tierheit. Und indem wir über sie hinauswachsen zum Menschen, müssen wir über den Tierkreis hinausgehen. Jenseits des Tierkreises liegt dasjenige, wovon wir abhängig sind als Mensch in einem höheren Maße als von alledem, was innerhalb des Tierkreises, das heißt innerhalb des Fixsternhimmels, liegt. Das ist das Wesentliche, was unserem Ich entspricht. Mit unserem astralischen Leib – ihn hat auch das Tier – stehen wir drinnen in einer Abhängigkeit vom Makrokosmos. Da wird alles so gebildet noch im astralischen Leib, wie es die Sterne wollen. Mit unserem Ich stehen wir jenseits der Sternenwelt, außerhalb des Tierkreises. Da haben wir das Stück, durch das wir uns frei gemacht haben. (201, 100f.)

3. Weitere Aspekte zu Fixsterneinflüssen und planetarischen Wirkdimensionen im menschlichen Leib

Über den menschlichen Leib als gefügter Raumesorganismus und Mikrokosmos

Damit, daß Sie einfach in abstrakten Zahlen die Entfernungen [zwischen den Planeten] angeben, haben Sie ja gar nichts gesagt, oder wenigstens sehr wenig gesagt. Denn alles dasjenige, was in dieser Weise – und im Grunde wird ja alles, was die heutige Astronomie angeht, in dieser Weise angegeben – [...] bestimmt wird, das ist gerade so bestimmt, wie wenn Sie sagen, Sie sehen einmal auf jene Linie, welche durchgeht durch die beiden Arme und Hände des Menschen, und sprechen dann von einem Organ, das zweieinhalb Dezimeter entfernt ist von dieser Linie. Ja, aber das eine Organ, das von dieser Linie entfernt ist, das kann nach unten entfernt sein, das andere Organ kann nach oben entfernt sein **(Abb. 101)**. Es ist nicht nur das wichtig, daß diese Organe so und so weit entfernt sind, sondern es macht etwas aus, daß das eine Organ nach oben so weit entfernt ist, und das andere Organ nach unten. Wenn es keinen Unterschied gäbe zwischen dem Oben und Unten, dann wäre kein Unterschied zwischen Ihrer Nase und Ihrem Magen oder zwischen Ihren Augen und Ihrem Magen. Das Auge ist nur dadurch Auge, daß es oberhalb dieser Linie liegt, der Magen nur dadurch Magen, daß er unterhalb dieser Linie liegt. Das innere Wesen wird bedingt von dieser Stellung.Und so wird auch das innere Wesen des Mars bedingt von seiner Stellung außerhalb der Sonnenbahn und das Wesen der Venus von ihrer Stellung innerhalb der Sonnenbahn. Und wer nicht begreift, welcher innere wesenhafte Unterschied zwischen einem Organ des menschlichen Kopfes und einem Organ des menschlichen Rumpfes ist, von denen das eine über, das andere unterhalb dieser Ebene liegt, für den geht auch nicht eine Erkenntnis davon auf, daß wesensverschieden sind Mars und Venus oder Mars und Merkur. Die Möglichkeit, das Weltenall organisiert zu denken, hängt davon ab, daß wir erst dasjenige, worin uns die Hieroglyphe des Organisierens vor Augen gestellt ist, zu lesen verstehen. Wir müssen lernen, den Menschen als eine Hieroglyphe des Weltenalls aufzufassen, denn der Mensch gibt uns die Gelegenheit, aus der Nähe zu sehen, wie die wesenhafte Verschiedenheit ist des Oben und Unten von etwas, des Rechts und Links von etwas, des Vorne und Hinten von etwas. Und am Menschen müssen wir das lernen. Dann werden wir das auch im Weltenall finden. (201, 23ff.)

Einzelheiten zu den Fixsterneinflüssen und planetarischen Wirksphären

Wir tragen [...] in uns mikrokosmisch den Makrokosmos mit seinen zunächst aus den zwölf Sternbildern wirkenden Kräften. Jede dieser Kräfte ist anders, anders die Kräfte des Widders, anders die Kräfte des Stiers, anders die Kräfte der Zwillinge und so weiter, wie anders ist die Wahrnehmungsfähigkeit des Auges, anders die Wahrnehmungsfähigkeit des Ohres und so weiter. Zwölf Sinne entsprechen den zwölf Sternbildern des Tierkreises. Aber sie entsprechen ihnen nicht bloß. Wir wissen ja, daß die Anlage zu den menschlichen Sinnesorganen schon auf dem alten Saturn gelegt worden ist, sich weiter gebildet hat während der Sonnen-, während der Mondenzeit bis in unsere Erdenzeit herein. Erst während unserer Erdenzeit ist der Mensch mit seinen Sinnen ein so abgeschlossenes Wesen geworden, wie er uns entgegentritt. Er war viel offener dem großen Kosmos gegenüber in früheren Zeiten, während der Mond-, der Sonnen- und der Saturnzeit. Während dieser drei der Erdenzeit vorangehenden Zeiten wirkten wirklich herein in unsere menschliche Wesenheit die Kräfte der zwölf Zeichen des Tierkreises. Während sich die Anlage unserer Sinne bildete, wirkten auf sie die Kräfte des Tierkreises. Es ist nicht bloß ein Entsprechen, sondern es ist ein Aufsuchen derjenigen Kräfte, die unsere Sinne in uns eingebaut haben, wenn wir von dieser Entsprechung der Sinne mit den Tierkreisbildern sprechen. Wir sprechen nicht in einer oberflächlichen Weise von irgendeinem Entsprechen des Ich-Sinnes mit dem Widder und der anderen Sinne mit diesem oder jenem Tierkreiszeichen, sondern sprechen deshalb so, weil die Sinne des Menschen während der früheren Vorgänge unseres Erdenplaneten noch nicht so ausgebildet waren, daß sie in seinem Organismus saßen und die Außenwelt aufnahmen. Sie wurden erst eingebaut von den zwölf Kräften her in seinen Organismus. Wir sind aus dem Makrokosmos heraus aufgebaut, studieren also, indem wir die menschlichen Sinnesorgane studieren, weltumspannende Kräfte, die in uns gewirkt haben durch Jahrmillionen und aber Jahrmillionen, und deren Ergebnisse solch wunderbare Teile des menschlichen Organismus sind wie die Augen oder die Ohren. (169, 144f.)

[...] Man muß immer, wenn man das Astronomische betrachtet, zu gleicher Zeit auf den Menschen Rücksicht nehmen. [...] Am Menschen erkennt man alles. Der Mensch selber ist das beste Instrument, weil sich im Menschen alles zeigt. Was da oben im Löwen vorgeht, das zeigt sich in der Blutzirkulation des Menschen. Wenn der Mond vor dem Löwen steht, erkennt man das aus der Blutzirkulation des Menschen. Und wenn der Mond vor dem Widder steht, wachsen die Haare langsamer und so weiter. Also überall kann man am Men-

schen sehen, was im Weltenall vorgeht. Wenn der Mensch zum Beispiel, sagen wir, Gelbsucht bekommt, muß man natürlich zunächst in der Heilkunde auf die Ursache im Körper sehen, selbstverständlich; aber warum bekommt denn ein Mensch letzten Endes Gelbsucht? Weil er dann besonders veranlagt ist, wenn der Mond das Sternbild des Steinbocks zudeckt, aus sich heraus die Kräfte des Steinbocks zu entwickeln.
Und das kann man überall sehen: Der Mensch ist das Instrument, woran man alles erkennt. Wenn der Mensch stumpf wird zum Beispiel gegen den Einfluß des Wassermanns, wenn also der Wassermann durch den Mond zugedeckt ist und der Mensch nicht die Kräfte des Wassermanns aus sich heraus entwickeln kann, dann kriegt er Hühneraugen. So kann man überall am Menschen als einem Instrument sehen, wie es im Weltenall zugeht, wenn man es nur wissenschaftlich macht, nicht abergläubisch. (353, 261f.)

Nennen wir heute «oberen Menschen» denjenigen Menschen, der gewissermaßen durchkreist wird von dem nach aufwärts, nach dem Kopfe zu gehenden Blutstrom; nennen wir den «unteren Menschen» dasjenige, was vom Herzen nach abwärts liegt. Wenn wir so den Menschen anschauen, dann haben wir zunächst im Menschen das Obere, das sein Haupt umfaßt, und dasjenige, was gewissermaßen organisch zu dem Haupte gehört. Das ist hauptsächlich in seiner Gestaltung von den Sonnenwirkungen abhängig. Das bildet sich ja auch zunächst embryonal vorzugsweise aus. Da wirken schon im Embryo auf diesen Organismus die Sonnenwirkungen in ganz besonderer Weise, aber diese Wirkungen setzen sich ja dann fort, wenn der Mensch geboren ist, wenn der Mensch physisch da ist im Leben zwischen der Geburt und dem Tode. Und da wird nun dasjenige, was ja in diesem Gebiet des Menschen, ich möchte sagen, was oberhalb des Herzens liegt, genauer müßte man das nach der Blutzirkulation beschreiben, was oberhalb des Herzens liegt, das wird in bezug auf die astralischen Wirkungen modifiziert von Saturn, Jupiter, Mars.
Der Saturn hat Kräfte, die er – betrachten wir es nach der kopernikanischen Weltanschauung – in seinem Umkreis um die Sonne entwickelt und die er der Erde zuschickt; er hat diejenigen Kräfte, welche eigentlich im ganzen astralischen Leib, namentlich in demjenigen Teile, der diesem oberen Menschen angehört, wirksam sind. Der Saturn hat die Kräfte, die in diesen astralischen Leib hineinstrahlen. Und indem sie den astralischen Leib durchstrahlen, beleben, wirken sie auf ihn so, daß von ihnen eigentlich in ganz wesentlicher Weise abhängt, inwiefern sich der astralische Leib in ein richtiges Verhältnis zum physischen Leib des Menschen stellt. Wenn der Mensch zum Beispiel nicht richtig schlafen kann, wenn also sein astralischer Leib nicht richtig herausgehen will aus dem Ätherleib und dem physischen Leib, wenn er beim Erwachen

nicht richtig hineingehen will, wenn er sonst in irgendeiner Weise sich nicht richtig eingliedert dem physischen Leibe, so ist das eine Wirkung, eine unregelmäßige Wirkung der Saturnkräfte. Der Saturn ist im wesentlichen derjenige Weltenkörper, welcher auf dem Umwege durch das menschliche Haupt ein richtiges Verhältnis des astralischen Leibes zum menschlichen physischen Leib und zum Ätherleib herstellt.

Dadurch liefern die Saturnkräfte auf der anderen Seite wiederum das Verhältnis des astralischen Leibes zum Ich, weil ja der Saturn im Verhältnisse steht zu der Sonnenwirkung. Er steht so im Verhältnis zur Sonnenwirkung, daß das räumlich-zeitlich dadurch ausgedrückt ist, daß ja der Saturn ungefähr seinen Umkreis um die Sonne, wie Sie wissen, in dreißig Jahren vollendet.

Diese Beziehung des Saturn zur Sonne, die drückt sich im Menschen dadurch aus, daß erstens das Ich in ein entsprechendes Verhältnis kommt zum astralischen Leib, aber namentlich daß der astralische Leib sich in einer richtigen Weise in die ganze menschliche Organisation eingliedert. So daß wir sagen können, der Saturn hat seine Beziehung zu dem oberen Teil des ganzen astralischen Leibes. Diese Beziehung, die war für die Menschen älterer Zeiten durchaus etwas Maßgebendes. Und noch in der ägyptisch-chaldäischen Zeit, wenn wir zurückgehen würden in das 3., 4. Jahrtausend vor dem Mysterium von Golgatha, da würden wir finden, daß bei den Lehrern, bei den Weisen in den Mysterien jeder Mensch daraufhin beurteilt wurde, wie er sein Verhältnis zum Saturn durch sein Geburtsdatum bestimmt hatte; denn man wußte ganz genau, wenn ein Mensch geboren ist bei dieser oder jener Konstellation des Saturn, so war er ein Mensch, der seinen astralischen Leib im physischen Leib richtig brauchen konnte oder weniger richtig brauchen konnte. Die Erkenntnis solcher Dinge spielte in alten Zeiten eine große Rolle. Aber darauf beruht gerade der Fortschritt der Menschheitsentwickelung in unserem Zeitalter, das mit dem Beginn des 15. Jahrhunderts seinen Anfang genommen hat, daß wir uns freimachen von dem, was da in uns wirkt.

Meine lieben Freunde, mißverstehen Sie das nicht. Das heißt nicht, daß der Saturn heute nicht in uns wirkt. Er wirkt in uns geradeso, wie er in alten Zeiten gewirkt hat; nur müssen wir uns davon freimachen. Und wissen Sie, worinnen dieses In-der-richtigen-Weise-Freimachen von der Saturnwirkung besteht? Man macht sich am schlechtesten frei von der Saturnwirkung, wenn man dem schattenhaften Intellekt unseres Zeitalters folgt. Da läßt man geradezu die Saturnwirkungen in sich wüten, da schießen die Saturnwirkungen hin und her und machen einen gerade zu demjenigen, was man in unserem Zeitalter den nervösen Menschen nennt. Der nervöse Mensch beruht im wesentlichen darauf, daß sein astralischer Leib in seine ganze physische Wesenheit nicht ordentlich eingeschaltet ist. Darauf beruht die Nervosität unseres Zeitalters. Und wozu der Mensch gebracht werden muß, ist: das Streben nach wirklicher Anschauung, das Streben nach Imagination. Wenn der Mensch beim abstrakten Vorstellen bleibt, so wird er immer nervöser und nervöser werden, weil er eigentlich herauswächst aus der Saturntätigkeit, diese aber doch in ihm ist, in ihm hin- und herschießt und aus seinen Nerven den astralischen Leib herauszerrt und daher den Menschen nervös macht. Die Nervosität unseres Zeitalters muß kosmisch erkannt werden als eine Saturnwirkung. So wie es Saturn zu tun hat mit dem oberen Teil des ganzen astralischen Leibes, insofern dieser astralische Leib mit dem ganzen Organismus in Verbindung steht durch das Nervensystem, hat es Jupiter vorzugsweise mit dem menschlichen Denken zu tun.

Dieses menschliche Denken beruht ja in einer gewissen Weise auch auf einer partiellen Tätigkeit des astralischen Leibes. Ich möchte sagen, eine kleinere Partie des astralischen Leibes ist tätig beim Denken als beim Versorgen des ganzen Menschen durch den astralischen Leib. Was in unserem astralischen Leib wirkt, und was zunächst überhaupt unser Denken stark macht, das ist Jupiterwirkung. Jupiterwirkung hat es vorzugsweise mit dem astralischen Durchorganisieren des menschlichen Gehirnes zu tun.

Sehen Sie, die Saturnwirkungen erstrecken sich eigentlich über das ganze menschliche Leben, und dieses ganze menschliche Leben hat ja angefangen seit unseren drei ersten Lebensjahrzehnten. Wie wir uns – solange wir in den Wachstumsperioden sind, und ganz hören diese ja eigentlich erst auf nach dem dreißigsten Jahre –, wie wir uns da entwickeln in unserem astralischen Leib, davon hängt unser ganzes Leben und unsere Gesundheit ab. Daher braucht der Saturn dreißig Jahre, um herumzugehen um die Sonne. Das ist ganz auf den Menschen zugeschnitten. Dasjenige, was sich in uns als Denken entwickelt, das hat mit den ersten zwölf Lebensjahren zu tun. Dasjenige, was da draußen kreist, das ist nicht ohne Beziehung zum Menschen.

Ebenso wie es Jupiter zu tun hat mit dem Denken, hat es Mars zu tun mit demjenigen, was die Sprache ist. Mars hat es zu tun mit der Sprache.

Mars, sehen Sie, hebt gewissermaßen vom astralischen Leib noch ein kleinere Partie, als diejenige ist, die fürs Denken in Betracht kommt, heraus aus seiner ganzen Einorganisierung in den übrigen Menschen. Und von den Marswirkungen in uns hängt es ab, daß entfaltet werden konnen die Kräfte, die sich dann in das Sprechen ergießen. Die kleine Umlaufszeit des Mars ist ja auch dafür maßgebend. Der Mensch lernt ja innerhalb einer Zeit, die durchaus der halben Umlaufzeit des Mars ungefähr entspricht, die ersten Sprachlaute.

Auf- und absteigende Entwickelung! Wir sehen, diese ganze Entwickelung, insofern sie an die Gegend des menschlichen Hauptes gebunden ist, hängt zusammen mit Saturn-, Jupiter- und Marskräften.

Damit haben wir die äußeren Planeten in ihrem Fortwirken innerhalb des menschlichen astralischen Leibes gegeben. Während die Sonne mehr mit dem Ich zusammenhängt, haben diese drei Weltenkörper: Saturn, Jupiter und Mars, mit der Entwickelung desjenigen, was ja an den astralischen Leib gebunden ist, Sprechen, Denken und dem ganzen Verhalten der menschlichen Seele im menschlichen Organismus zu tun. Dann haben wir die Sonne, die mit dem eigentlichen Ich zu tun hat. Und dann haben wir diejenigen Planeten, die wir auch die inneren nennen, diejenigen Planeten, die gewissermaßen der Erde näher sind als die Sonne, diejenigen Planeten also, die zwischen der Erde und der Sonne sich befinden, während die anderen Planeten, Saturn, Jupiter, Mars, abgewendet sind von der Erde gegenüber der Sonne. Wenn wir diese inneren Planeten ins Auge fassen, dann kommen wir dazu, ebenfalls solche Beziehungen ihrer Kräfte zum Menschen ins Auge zu fassen. Betrachten wir zunächst den Merkur.

Merkur hat, ich möchte sagen seine Angriffspunkte ähnlich dem Monde mehr im Inneren des Menschen, nur gegenüber dem menschlichen Antlitz wirkt er von außen; aber er wirkt schon in demjenigen Teil des Menschen, der unter der Herzgegend liegt. Da wirkt er mit seinen Kräften, indem er innerlich die menschliche Organisation ergreift und seine Kräfte von dort wiederum ausstrahlen. Und da wirkt er so, daß er vorzugsweise es ist, der die Vermittlung besorgt der Wirksamkeit des astralischen Leibes in der ganzen Atmungs- und Zirkulationstätigkeit des Menschen. Er ist der Vermittler zwischen dem astralischen Leib und den rhythmischen Vorgängen im Menschen. So daß wir also sagen können: seine Kräfte besorgen die Vermittlung des Astralischen mit der rhythmischen Tätigkeit des Menschen. Dadurch greifen die Merkurkräfte ähnlich den Mondenkräften auch ein in den ganzen Stoffwechsel des Menschen, aber nur insofern der Stoffwechsel dem Rhythmus unterliegt, auf die rhythmische Tätigkeit zurückwirkt.

Dann haben wir Venus. Venus ist dasjenige, was vorzugsweise im menschlichen Ätherleib tätig ist, was also von dem Kosmos aus im menschlichen Ätherleib sich betätigt: Tätigkeit des menschlichen Ätherleibes.

Und dann haben wir Mond. Über ihn haben wir schon gesprochen. Er ist dasjenige im Menschen, was den Sonnenkräften polarisch entgegengesetzt ist, und was von innen aus den Stoff überführt ins Lebendige und dadurch auch mit der Reproduktion zusammenhängt. Der Mond ist also im ausgiebigsten Sinne der Anreger sowohl der inneren Reproduktion wie auch der Fortpflanzungsreproduktion.

Bedenken Sie nun, daß ja dasjenige, was im Menschen eigentlich vorgeht, Ihnen in seiner Abhängigkeit erscheint von dem umliegenden Kosmos. Der Mensch ist auf der einen Seite mit seinem physischen Leib gebunden an die irdischen Kräfte, mit seinem ätherischen Leib gebunden an den ganzen kosmischen Umkreis. In ihm wird aber differenziert in dieser Weise, wie ich es hier dargestellt habe, und indem die Differenzierung vorzugsweise von seinem astralischen Leibe ausgeht, gliedern sich in diesen astralischen Leib die Kräfte von Saturn, Jupiter, Mars, Merkur, Venus, Mond ein. Auf dem Umwege durch das Ich wirkt dann die Sonne in ihm. Bedenken Sie, daß dadurch, daß der Mensch also in den Kosmos eingegliedert ist, es etwas anderes ist, ob der Mensch auf einem Punkte der Erde steht und, sagen wir, Jupiter glänzt vom Himmel, oder ob der Mensch hier auf der Erde steht und Jupiter ist von der Erde zugedeckt. Die Wirkungen auf den Menschen sind in dem einen Falle direkt, die Wirkungen in dem anderen Falle sind so, daß die Erde sich dazwischenstellt. Das gibt einen bedeutsamen Unterschied. Jupiter, haben wir gesagt, steht mit dem Denken in Beziehung. Nehmen wir an, da wo das menschliche physische Denkorgan in seiner vorzugsweisen Entfaltung ist, da erlebt der Mensch, also bald nach seiner Geburt, von seiner Geburt aus, daß Jupiter ihm zuglänzt seine Wirksamkeit. Der Mensch bekommt die direkte Jupiterwirkung. Sein Gehirn wird ganz besonders zum Denkorgan umgegliedert; er bekommt eine gewisse Anlage zum Denken. Nehmen wir an, der Mensch verlebt diese Jahre so, daß der Jupiter auf der anderen Seite ist, die Jupiterwirkungen also durch die Erde gehindert sind: sein Gehirn wird wenig umgestaltet zum Denkorgan. Wirkt dagegen die Erde mit ihren Stoffen und Kräften in ihm, und alles dasjenige, was von den Stoffen der Erde ausgeht, wird vielleicht gerade umgestaltet, sagen wir, durch die Mondenwirkungen, die ja immer in einer gewissen Weise da sind, so wird der Mensch ein dumpf Träumender, ein dumpf bewußtes Wesen nur; das Denken tritt zurück. Dazwischen liegen alle möglichen Grade. Nehmen Sie an, ein Mensch habe aus seiner früheren Inkarnation solche Kräfte in sich, welche sein Denken dazu prädestinieren, in dem Erdenleben, das er nun antreten soll, besonders ausgebildet zu sein; dann schickt er sich an, auf die Erde herunterzukommen. Er wählt sich, da ja der Jupiter seine bestimmte Umlaufszeit hat, diejenige Zeit, in der er auf der Erde erscheint, in der er auf der Erde geboren werden soll, so, daß der Jupiter direkt die Strahlen zusendet.

Auf diese Weise gibt die Sternkonstellation dasjenige ab, in das der Mensch sich hineingeboren werden läßt nach den Bedingungen seiner früheren Erdenleben.

Von dem, was sich Ihnen da erweist, muß sich ja allerdings der Mensch heute im Bewußtseinszeitalter immer mehr und mehr freimachen. Aber es handelt sich darum, daß er sich in der richtigen Weise freimacht davon, daß er tatsächlich so etwas tut, wie ich es angedeutet habe mit Bezug auf die Saturnwirkungen: daß er versucht, aus dem bloßen schattenhaften intellektuellen Entwikkeln zu einem bildhaften, anschaulichen Entwickeln wiederum zu kommen. Was wir auf die Art aus der Geisteswissenschaft entwickeln, wie ich es dargestellt habe in «Wie erlangt man Erkenntnisse der höheren Welten?», ist zugleich eine Anweisung dafür, daß der Mensch in der richtigen Weise unabhängig werde von den kosmischen Kräften, die aber trotzdem in ihm wirken. Indem der Mensch sich geboren werden läßt, lebt er sich in die Erde hinein, je nachdem die Sternkonstellation ist. Aber er muß sich ausrüsten mit Kräften, die ihn in der richtigen Weise unabhängig machen von dieser Sternkonstellation.

Sehen Sie, zu solchen Erkenntnissen vom Zusammenhange des Menschen mit dem außerirdischen Kosmos muß unsere Zivilisation wieder kommen. Der Mensch muß sich wieder fühlen so, daß er weiß: In meiner Organisation wirken nicht nur die gewöhnlichen, von der heutigen Wissenschaft anerkannten Vererbungskräfte. Gegenüber dem wirklichen Tatbestand ist es zum Beispiel ein bloßer Unsinn, zu glauben, innerhalb der Organisation des weiblichen Organismus lägen diejenigen Kräfte, die sich dann vererben – es ist das so eine dunkle, mystische Vorstellung, dieses Vererben –, die dann sich so vererben, daß sie ein Herz, eine Leber ausbilden und so weiter. Kein Herz wäre im menschlichen Organismus, wenn nicht die Sonne eben dieses Herz eingliederte, und zwar vom Kopfe aus, und keine Leber wäre im menschlichen Organismus, wenn ihm nicht diese Leber von Venus eingegliedert würde. Und so ist es mit den einzelnen Organen des Menschen. Die hängen durchaus zusammen mit demjenigen, was außerirdisch ist. Im Gehirn des Menschen wirken die Jupiterkräfte. In der ganzen Konstitution des Menschen, insofern er seinen astralischen Leib gesund oder krank einorganisiert hat in seine physische Organisation, wirken die Saturnkräfte. Der Mensch lernt sprechen dadurch, daß die Marskräfte in ihm wirken, und im Sprechen zeigen sich die Marskräfte. (204, 227ff.)

Stellen wir das einmal vor unser Auge hin: die Saturnsphäre, die Jupitersphäre, die Marssphäre; dann finden wir den Übergang zur Sonnensphäre, und wir haben sozusagen im Äußersten unseres Planetensystems ein Zusammenwirken von Sonne, Mars, Jupiter, Saturn. Und wenn wir den Adler in den Lüften kreisen sehen, dann sprechen wir durchaus eine Realität aus, wenn wir sagen: Diejenigen Kräfte, die von der Sonne aus die Luft durchströmen, so daß sie zusammengesetzt sind aus dem Zusammenwirken von Sonne mit Mars, Jupiter und Saturn, die sind es, die in der ganzen Gestalt, in der Wesenheit des Adlers leben. Sie leben aber zugleich in dem Gebilde des menschlichen Hauptes. Und wenn wir den Menschen hineinstellen in bezug auf sein wirkliches

Dasein – man möchte sagen, auf Erden ist er ja nur in seinem Miniaturbilde – in das Weltenall, dann müssen wir ihn hineinstellen in die Adlersphäre seinem Haupte nach. Wir müssen uns also den Menschen seinem Haupte nach hineingestellt vorstellen in die Adlersphäre, und haben damit dasjenige im Menschen gegeben, was mit den Kräften nach oben zusammenhängt.
Der Löwe ist der Repräsentant desjenigen Getiers, das im eigentlichen Sinne Sonnengetier ist, wo die Sonne gewissermaßen ihre eigene Kraft entfaltet. Der Löwe gedeiht am besten, wenn die Gestirne über der Sonne, die Gestirne unter der Sonne so in Konstellation vorhanden sind, daß sie am wenigsten Einfluß auf die Sonne selber ausüben. Dann entsteht jenes Eigentümliche, was ich Ihnen gestern beschrieben habe, daß die Kräfte der Sonne selber, die die Luft durchdringen, gerade ein solches Atmungssystem in dem Löwen anregen, daß dieses Atmungssystem in seinem Rhythmus in vollständigem Gleichgewichte ist mit dem Blutzirkulationsrhythmus, nicht der Zahl nach, aber der Dynamik nach. Das gleicht sich beim Löwen wunderschön aus. Der Löwe setzt der Blutzirkulation die Atmungshemmung entgegen, und die Blutzirkulation regt fortwährend die Atmungsströmung an. Ich sagte Ihnen, daß man das der Form nach sogar in der Gestaltung des Löwenmauls sehen kann. Da drückt sich diese wunderbare Beziehung des Blutrhythmus und des Atmungsrhythmus der Form nach schon aus. Man kann es sehen aus dem eigentümlichen, in sich ruhenden und doch wiederum kühn nach auswärts gewendeten Blick des Löwen. Aber dasjenige, was da im Löwen im Blick lebt, lebt wiederum angeschlossen an die anderen Elemente der Menschennatur, an die Hauptesorganisation, an die Stoffwechselorganisation, in der Brust- oder Herzorganisation, in der rhythmischen Organisation des Menschen.
Stellen wir daher vor uns hin die eigentliche Sonnenwirkung, so müssen wir der Sonnensphäre entsprechend den Menschen uns so einzeichnen, daß wir sein Herz, die dazugehörige Lunge in die Region der Sonnenwirksamkeit stellen, und wir haben in diesem Gebiete die Löwennatur des Menschen.
Wenn wir übergehen zu den inneren Planeten, zu den erdennahen Planeten, dann haben wir zunächst die Merkursphäre, welche es nun schon zu tun hat namentlich mit den feineren Partien des Stoffwechselsystems, des Stoffwechselorganismus des Menschen, da wo die Nahrungsstoffe umgewandelt werden in den lymphartigen Stoff, wo sie dann übertragen werden in die Blutzirkulation hinein.
Wenn wir dann weitergehen, kommen wir in die Region des Venuswirkens. Wir kommen zu den etwas gröberen Partien des Stoffwechselsystems des Menschen, wir kommen zu dem, was im menschlichen Organismus die aufgenommenen Nahrungsmittel zunächst verarbeitet vom Magen aus. Wir kommen dann in die Sphäre des Mondes. Ich zeichne diese Folge so, wie sie heute

in der Astronomie üblich ist; ich könnte sie auch anders zeichnen. Wir kommen also nun in die Sphäre des Mondes und kommen da in diejenige Region, wo auf den Menschen wirkt und gewirkt wird in jenen Stoffwechselvorgängen, die mit dem Monde zusammenhängen.

Wir haben den Menschen auf diese Weise hineingestellt in das gesamte Weltenall. (230, 29ff.)

Über die sieben Lebensstufen des menschlichen Organismus und ihren Zusammenhang mit planetarischen Wirksamkeiten

[...] Diese einzelnen Lebensstufen, sie kann man sich in der folgenden Weise zunächst vor die Seele stellen.

Das erste, was der Mensch in seinem alltäglichen Bewußtsein gewöhnlich noch nicht als eine Lebensstufe ansieht, das ist das Sinnesleben. Die Sinne sind ja eingegliedert in die gesamte menschliche Wesenheit, aber sie liegen so sehr an der Peripherie, im Umkreis des Menschen, daß der Mensch eigentlich im alltäglichen Leben vergißt, daß dieses Sinnesleben die äußerste Schichte seines Lebens ist. Wir haben aber im Umkreise diese äußerste Schichte unseres Lebens, das Sinnesleben.

Gehen wir weiter nach dem Inneren, dann kommen wir, indem wir uns auf die Betrachtung des Lebens beschränken, zu der Fortsetzung des Sinneslebens nach innen, und dieses Sinnesleben, das setzt sich nach innen fort in dem Nervenleben. Die Nerven gehen ja von den Sinnesorganen nach innen. Das Nervenleben setzt das Sinnesleben fort.

Das Nervenleben kommt nun aber seinerseits in Berührung mit einem anderen Leben, mit einer anderen Lebensstufe, die sich im menschlichen Lebewesen entfaltet. Von gewissen Gesichtspunkten aus habe ich dieses schon bei früheren Anlässen charakterisiert. Ich habe Sie darauf aufmerksam gemacht, wie der Mensch einatmet. Indem er einatmet, nimmt er die Atemluft auf. Diese Atemluft, die versetzt zunächst den Menschen in eine Art inneren Rhythmus. Der setzt sich fort durch den Rückenmarkskanal bis in das Gehirn. Und ich habe darauf aufmerksam gemacht, was auf diesen Fortsetzungen beruht. Da kommt das Nervenleben in Kontakt mit dem Atmungsleben. Und die nächste Lebensstufe, wenn wir nach innen gehen, ist in der Tat das Atmungsleben.

Das Atmungsleben seinerseits wiederum, das schließt sich zusammen mit einer anderen Lebensstufe. Der Atem erneuert, wenn wir so sagen dürfen, beständig das Blut. Damit steht der Atmungsrhythmus mit dem Blutrhythmus in einem Zusammenhang, und wir können hinübergehen vom Atmungsleben in das Zirkulationsleben, in das Leben, das im Zirkulationsrhythmus enthalten ist. Die Zirkulation wiederum, sie steht nach der anderen Seite im Zusammenhang mit dem gesamten Stoffwechsel. Die Zirkulation nimmt den Stoffwechsel auf, so daß wir zur nächsten Lebensstufe, zum Stoffwechsel kommen.

Der Stoffwechsel hinwiederum, der regt an, was wir in der äußeren Bewegung vollziehen. Nur dadurch, daß der Mensch im Stoffwechsel lebt, kann er sich äußerlich bewegen. Der menschliche Stoffwechsel – und auch der tierische – ist ja so geartet, daß des Menschen Seele das, was im Stoffwechsel vor sich geht, verwenden kann, um dadurch Bewegungen hervorzubringen, und wir kommen dann zu dem Bewegungsleben. Da ordnen wir uns schon wiederum in die Außenwelt ein. Da nehmen wir mit dem, was wir hervorbringen, an der Außenwelt teil.

Und dann gibt es noch eine weitere Lebensstufe. Das ist das Reproduktionsleben, das Fortpflanzungsleben. In der Bewegung verbraucht der Mensch in der Tat fortwährend sich selber, und eine innere Reproduktion muß stattfinden eben deshalb, weil der Mensch in Bewegung ist. So daß man statt Bewegungsleben auch sein Korrelat schreiben könnte: innere Reproduktion, wenn man innerhalb der Haut des Menschen stehenbleiben würde. Und wenn dann diese Reproduktion selbständig auftritt, so tritt sie auf im Fortpflanzungs-, im eigentlichen Reproduktionsleben.

Wir haben auf diese Weise, wie wir gestern zwölf Formelemente der Gesamtform des Menschen entwickelten, heute sieben Lebensstufen entwickelt. Diese sieben Lebensstufen, sie sind in der Tat so, daß der Mensch mit Bezug auf seinen Ätherleib in verschiedener Weise lebt auf diesen verschiedenen Lebensstufen. Wir können nicht von einem einzelnen, verwaschenen Leben reden, wenn wir die Dinge im Ernste ins Auge fassen wollen.

Unser Ätherleib lebt zunächst, wenn ich so sagen darf, in der Sinnenschichte. Er lebt in der Sinnenschichte das Sinnesleben. Dieses Leben in der Sinnenschichte, das ist das Leben, das wir in der Tat kaum mehr als Leben empfinden. Wir nehmen dadurch an der Außenwelt teil. Unser Ätherleib, sagen wir, wenn wir da zum Beispiel das Auge haben, durchdringt das Auge. Er ist lebendig. Er belebt dadurch in einer gewissen Weise das Auge. Aber er berührt sich mit einem Substantiellen im Auge, das nahe dem Sterben ist. Nur dadurch, daß der Ätherleib dieses Auge noch durchdringt, ist es ein lebendiges Organ. Es ist eigentlich, abgesehen von dem es durchdringenden Ätherleib, ein physikalischer Apparat.

Nun ist das bei den verschiedenen Sinnen in der verschiedensten Weise ausgebildet, daß sie auf der einen Seite ein physikalischer Apparat sind und dann vom Ätherleib durchdrungen sind. Aber im großen und ganzen ist es doch durchaus so, daß die Sinnesorgane eigentlich tote Organe sind, die eben nur einfach vom Ätherleib durchdrungen sind. So daß man das Sinnesleben schon nennen kann das ersterbende Leben.

Das Nervenleben hingegen, das bildet aus dem, was in den Sinnen erlebt wird, das, was das Sinnesleben dann bewahren kann. Auf dem Nervenleben beruhen alle Nachklänge, Nachwirkungen zum Beispiel, wenn wir das Auge betrachten, so daß wir im Nervenleben eine Art von ruhendem Leben haben, ein, wir können sagen, ruhendes oder bewahrendes Leben.
Das Atmungsleben dagegen, das bringt dieses flüchtige und sich bewahrende Sinnesleben zur Bildhaftigkeit. Auf der Berührung des Atmungsrhythmus mit den Nervenströmungen beruht es, daß wir uns Bilder machen können von der äußeren Welt. Gedanken, abstrakte Gedanken sind noch durchaus an das Nervenleben gebunden, aber das Bildhafte ist an das Atmungsleben gebunden. So daß man sagen kann: Hier haben wir das bildende Leben. – Wir haben also, indem wir atmen, bildendes Leben in uns. Dieses bildende Leben lebt natürlich in der menschlichen Form. Dadurch, daß es in der menschlichen Form lebt, nimmt es teil an der menschlichen Form.
Die menschliche Form, sie ist, wie wir gesehen haben, gebildet nach dem Tierkreis. Indem gerade dieses bildende Leben, das durch das Atmen vermittelt wird, in der Form des Menschen lebt, nimmt es auch teil an der gesamten äußeren, aus dem Sternenhimmel herausgebildeten Form. Dadurch gliedert sich diese Form auch in das Innere des Menschen hinein. Und es beruht dann auf dem Atmen, daß aus dem Atmungsprozeß nicht nur herauskommt, was der Mensch im Bewußtsein hat, sondern daß herauskommen aus dem Atmungsprozeß zunächst die Bilder sämtlicher innerer Organe in der Nachbildung an die äußere Form. Die inneren Organe werden also auf dem Umwege durch den Atmungsprozeß zunächst als Bilder gebildet. Da sind sie noch nicht substantiell. Der Atem bildet zunächst ein Bild des Menschen, ein Bild des inneren Menschen. Indem wir atmen – wir atmen ja in der Welt, bewegen uns mit der Erde im Tierkreis –, atmen wir fortwährend die Bilder unserer inneren Organisation ein. Aus dem äußeren Leben atmen wir die Bilder unserer inneren Organisation ein. So daß wir sagen können: Hier haben wir das bildende Leben. – Diese Bilder, die da eingeatmet werden, die werden nun durch das Zirkulationsleben über den ganzen Organismus verbreitet. Zirkulationsleben und Atmungsleben zusammen führen den Menschen dazu, innerlich Bild der Welt zu sein. Wir können also sagen: Hier das bildende Leben, und dann können wir sagen: die sich verbreitenden Bilder, das sich Verbreitende, die sich verbreitenden Organbilder.
Dadurch nun, daß das Zirkulationsleben an den Stoffwechsel sich anschließt, wird der Stoff eingefügt diesen Bildern, und es entstehen bei der fünften Lebensstufe die stofflichen Organe. Es schiebt sich der Stoff in die Bilder hinein. Er tingiert die Bilder. Wir haben also durch unseren oberen Menschen, durch unser Atmungsleben unser inneres Bild, und die Bilder machen wir gewisser-

maßen zu Wirklichkeiten durch den tingierenden Stoff, der sich da hineinschiebt.
Aus dem Bewegungsleben schiebt sich in die stofflichen Organe die Kraft ein. So daß wir sagen können: Wir haben die stofflichen Organe, und hier haben wir das kraftende Leben in den Organen. Und das Reproduktionsleben ist dann das sich erneuernde Leben.
Sie sehen da zu gleicher Zeit, wie der dreigegliederte Mensch gebildet ist: der Nerven-Sinnesmensch, der Zirkulationsmensch, der Mensch des Rhythmus, und der Stoffwechsel-Gliedmaßenmensch oder Stoffwechsel-Bewegungsmensch. Durch die Reproduktion entsteht ja wiederum erst der neue Mensch. **(Abb. 102).**
Diese Attribute, die ich Ihnen hier rechts dazugeschrieben habe, die geben Ihnen eine Vorstellung von den Unterschieden, die zwischen den Lebensstufen bestehen. Indem unser Ätherleib in den Sinnen lebt, lebt er in einer Art ersterbendem Leben. In einem bewahrenden Leben lebt er, indem er im Nervenleben, in den Nervenströmen ist. Im Atmungsleben wird eigentlich unser Ätherleib der richtige Bildekräfteleib, der die Bilder entwirft. Und daß diese Bilder dann wirklich zur gesamten inneren Organisation werden, das vermittelt das Zirkulationsleben. Mit Stoff füllt sich das aus vom Stoffwechselleben. Indem der Ätherleib den Stoffwechsel durchdringt, tingiert er den eigentlichen Bildekräfteleib. Und dann kommt die subjektive menschliche Kraft hinein durch das Leben der Gliedmaßen und so weiter. (208, 84ff.)

Wenn der Mensch bloß, auf der Erde sich entwickelnd, dem Sonnenleben ausgesetzt wäre, dann würde er das Leben seiner Sinne nicht entwickeln können. Nehmen wir die Augen – einen Sinn: sie würden sich nicht als physikalische Apparate absondern. Sie würden so wie irgendein anderer Teil des menschlichen Körpers dadrinnen sitzen. Sie würden etwa Muskelorgane oder so etwas sein, Gefäße. Also wenn der Mensch fortwährend der Sonne ausgesetzt wäre, würde er eben seine Augen, aber auch die anderen Sinne nicht entwickeln können. Daß er die Sinne entwickeln kann, das verdankt er dem Umstande, daß den Sonneneinfluß abschwächt der Saturn, der in der äußersten Sphäre sich herumbewegt. Also dieser Saturn trocknet gewissermaßen das Gefäß aus, und es entsteht dadurch der physikalische Apparat, grob gesprochen. So daß aus dieser instinktiven Erkenntnis heraus, auf die wir heute wieder kommen, der alte Mensch sagte: Das Sinnesleben ist hereingewirkt vom Saturn.
Und ein Zweites: Der Mensch ist nun nicht bloß dem Saturnleben ausgesetzt. Wenn er dem Sonnenleben fortwährend ausgesetzt wäre, würde er nicht nur keine Sinne entwickeln können, sondern er würde auch sein Nervenleben

nicht entwickeln können. Das Nervenleben, das trocknet aus, sonst würde es überwuchern. Die Nerven würden auch Organe sein so wie etwa die Muskeln. Dieses Austrocknende im Nervenleben, das ist der Einwirkung von Jupiter entsprechend. So daß der alte Mensch gesagt hat: Das Nervenleben wird angeregt vom Jupiter.

Sehen Sie, der Saturn kreist um die Sonne herum in dreißig Jahren etwa annähernd. Da erlebt natürlich der Mensch, wenn er auf der Erde lebt, einmal annähernd, daß der Saturn gewissermaßen von der Sonne zugedeckt ist. Wenn der Mensch das Glück hat, den Saturn von der Sonne besonders stark zugedeckt zu erhalten, dann dämmert in sein Sinnesleben hinein ein starkes Sonnenleben. Man möchte sagen: Die Augen oder andere Sinne – die Augen kommen dabei allerdings am wenigsten in Betracht, aber wir können an ihnen, weil sie am deutlichsten sind, am besten exemplifizieren –, die Augen bekommen dann eine Anregung. Wenn der Mensch also während seines Erdenlebens einmal die Konstellation erlebt, daß gewissermaßen der Saturn auf seine Sinne nicht wirkt, dann kann es sein, daß er die Entdeckung macht, wie gerade durch seine Sinne eine besondere kosmische Einwirkung geschieht. Er bekommt eine Anregung. Er wird sinnlich stärker. [...]

Der dritte Planet ist dann der Mars. Er schwächt das wuchtende Leben zur Atmung ab. Auch bei ihm kann natürlich das der Fall sein, daß die Sonne ihn zudeckt. Dann kann das Atmungsleben eine besondere Anregung erfahren. Da der Mars aber sehr rasch, etwa in zwei Jahren herumkreist, so ist das so, daß das fast jeder Mensch erfährt, und daher jeder Mensch in seinem Atmungsleben, in seinem Bild-Erleben gewisse Anregungen bekommt. Sie sind ja nicht immer allerersten Ranges, aber die Menschen werden dann Dichter oder so was dergleichen, oder Komponisten, die Anregungen in ihrem Atmungsleben empfangen. [...] Also den Mars betrachteten die alten instinktiven Weisen als Anreger für das Atmungsleben.

Dann ist es das Sonnenleben selber, welches den Menschen anregt, die Sonne selber, die Sonne als das Leben-, Liebe-, Licht-Erregende, äußerlich Licht-Erregende, innerlich Liebe-Erregende und im Verkehr mit der Außenwelt Leben-Erregende. Das wird nun in die Mitte zwischen Atmungsleben und Zirkulationsleben versetzt, wohin es auch die alte Weisheit versetzt hat. Zwischen dem Atmungsleben und dem Zirkulationsleben liegt ja das Herz, der Ausdruck, nicht der Motor, aber der Ausdruck für das, was zwischen Zirkulation und Atmung sich abspielt.

Und wir kommen dann zum Stoffwechsel. Wie gesagt, die alte Wissenschaft hat nun die Konstellation so betrachtet: den Merkur hat sie nun nicht so betrachtet, daß sie das Hauptaugenmerk darauf legte, inwiefern die Sonne ihn zudecken kann wie die anderen Planeten, sondern inwiefern er die Sonne zudeckt gegenüber der Erde, also daß er die Sonne zudeckt. Für den Merkur betrachtete die alte Weisheit die Stellung zwischen Sonne und Erde als das Wesentliche. Für den Jupiter betrachtete die alte Weisheit die Stellung außerhalb der Sonne als das Wesentliche. Für den Merkur fand sie wichtig für die Entwickelung des Lebens des Menschen die Stellung zwischen Sonne und Erde. Da deckt der Merkur die Sonne zu. Sonst hat immer die Sonne die anderen zugedeckt; hier deckt der Merkur die Sonne zu, das heißt, er schwächt das Leben ab. Indem dadurch eine Wirkung ausgeübt wird, daß also das Sonnenleben abgeschwächt wird, regt sich das abgeschwächte Leben im Inneren. Der Mensch würde – wenn sich dieses Leben nicht abschwächen würde –, er würde, wenn er irgend etwas zu sich nehmen würde, es – verzeihen Sie – sofort wieder ausspeien; er würde gar nichts von äußerem Stoff in sich dulden, er würde fortwährend speien. Er würde sich dann das Essen abgewöhnen, weil das ja zu langweilig wäre. Das Leben der Sonne ist eben so stark im Menschen. Wenn also nur Herz-, das heißt Sonnenleben wäre, würde der Mensch nichts in sich verarbeiten können von Stoffen. Er würde alles gleich ausspeien. Daß der Mensch einen Stoffwechsel entwickeln kann, das verdankt er lediglich dem Umstande, daß hier das Merkurleben etwas abschwächt das Sonnenleben. So daß aus diesem Grunde die alte Weisheit eingeschaltet sich dachte, als fortwirkend aus dem Kosmos, zwischen das Zirkulationsleben und das Stoffwechselleben, das Merkurwesen. Das Merkurwesen schiebt also den Stoff durch den menschlichen Organismus hindurch in die einzelnen Organe hinein. Die Kraft aber wird hineingestoßen durch das Bewegungsleben.

Das Bewegungsleben, das ist nun ebenso abhängig von dem Venusleben wie das Stoffwechselleben von dem Merkurleben. Daher hat die alte Weisheit hier die Kraft, welche durchfließt, also dieses innerliche Sich-selbst-Erneuern, dieses Einen-zweiten-Kraftmenschen-in-sich-Fühlen, dem Venusleben zugeschrieben.

Das Mondenleben, das nahe dem Erdenleben selber liegt, das wirkt nun nicht bloß so abschwächend, daß der Mensch Stoff, daß er Kraft verarbeitet. Ich habe das einmal auseinandergesetzt, worauf die Reproduktion beruht: Es wird ausgespart, es wird gewissermaßen organisch Materie zurückgeschoben. Darauf beruht ja die Keimesbildung im Menschen, daß organisch Materie zurückgeschoben wird und daß aus dem Kosmos heraus der Embryo eigentlich seiner Kraft nach organisiert wird. Das Reproduktionsleben beruht in dieser Beziehung auf dem Mondenleben. (208, 92ff.)

Die verschiedenen Lebensstufen [innerhalb des menschlichen Organismus] sind abhängig von der Planetensphäre. Während der Fixsternhimmel durch seine physischen Kräfte auf den Menschen wirkt, wirkt die Planetensphäre durch dasjenige, was sie an ätherischen Kräften in sich hat. Also in feinerer Weise wirkt die Planetensphäre auf den Menschen. Aber es ist schon so, daß der menschliche physische Leib seine Form, seine Gestalt von dem Fixsternhimmel hat, nicht von etwas Irdischem, und seine Lebensstufen von der Planetensphäre. (209, 32)

Konstitution und seelische Entfaltung des Menschen zwischen Mikrokosmos und Makrokosmos

Wenn Sie sich bewußt werden im gewöhnlichen Bewußtsein eines Gedankens, einer Vorstellung, so beruht dieses Bewußtwerden der Vorstellung, des Gedankens darauf, daß durch das Herausgehen aus dem ganzen Kosmos, wie wir das gestern und vorgestern gesehen haben, das Materielle jede Bedeutung verliert, der Mensch fortwährend genötigt ist, sein Haupt gewissermaßen neu zu beleben, weil alle Einzelheiten des Hauptes fortwährend im Zerfall, im Ersterben sind. Und während dieses Ersterbens hebt sich das Ätherische des Hauptes heraus, und dieses Herausheben des Ätherischen des Hauptes bedeutet das Fassen von Gedanken. Indem gewissermaßen abstäubt das Materielle und das Ätherische bleibt, wird sich der Mensch bewußt seiner Vorstellung.

Erinnern Sie sich, daß ich gesagt habe: In den Sinnen ist schon mehr oder weniger etwas wie ein physikalischer Apparat vorhanden. Das Auge ist ein physikalischer Apparat, ist eben nur von dem Ätherleib des Menschen durchwebt. Da ist es schon so, wie ich es jetzt beschreibe für das übrige Haupt, für das Nervengewebe. So daß wir folgendes sagen können – ich bitte Sie, diesen Satz, den ich jetzt aussprechen werde, recht genau ins Auge zu fassen: In den Sinnen, also namentlich in den Hauptessinnen, ist abgesondertes ätherisches Wesen während der Wahrnehmung webend. – Also insofern wir in den Sinnen leben, haben wir eine Art freien ätherischen Prozesses, der sich abspielt in der Sinnensphäre.

Nehmen Sie das Auge. Es ist ein physikalischer Apparat, aber es ist durchzogen von dem Ätherischen. Und in diesem Durchziehen eines Unorganischen, eines solchen, welches fortwährend zerfallen will, das eigentlich ein Mechanisches, man möchte sagen, ein Untermechanisches darstellt, in dem lebt frei das ätherische Wesen. So ist es für die Sinnesregion.

Für die Nervenregion, die ja die Fortsetzung der Sinnesregion nach innen ist, ist es so, daß zwar die Nervenregion inniger verbunden hat den Ätherleib mit der Materie, aber fortwährend will unser gesamtes Nervenleben Sinnesleben werden. Also stellen Sie sich vor: Sie sehen, sagen wir, irgendeine farbige Fläche. Da haben Sie zunächst die Sinneswahrnehmung. Da ist es so, daß der Ätherleib frei webt. Indem Sie jetzt absehen von der Sinneswahrnehmung und sich dem Nervenleben überlassen, wird das ganze Nervenwesen Sinneswesen: da ist die Vorstellung in Ihrem Bewußtsein anwesend. Man möchte sagen: Insofern der Mensch Nervenmensch ist, wird er in der Vorstellung durch und durch Sinneswesen.

Dann kommt die Reaktion. Die Sinne, sie sind nach dem Physikalischen hin orientiert. Die vertragen ein fortwährendes Aufnehmen. Der Organismus der Nerven, der nimmt auf in sich, was ihm die Sinne darbieten. Er gestaltet sich um zum Sinneswesen. Aber damit ertötet er sich. Er würde ganz Auge oder ganz Ohr oder so etwas werden. Damit er das nicht wird, durchdringt ihn wiederum das Vitalprinzip, das Lebensprinzip aus dem übrigen Organismus. Der Mensch läßt gewissermaßen die Vorstellung hinschwinden. So daß wir sagen können: Nach dem Kopfende hin vernichtet der Mensch seine Vergangenheit. Dadurch wird er als Nerven-Sinnesmensch der Träger von Bildern, hat er ein Bild-Erleben; ein Bild-Erleben, das im Ätherischen webt.

Sie sehen, man kann, wenn man geisteswissenschaftlich-anthroposophisch vorgeht, dieses Gedankenleben, wie es im Bewußtsein urständet, durchaus beschreiben. Und es ist notwendig, daß man zur Anthroposophie greift, um dieses Leben der Gedanken im Bewußtsein zu beschreiben.

Wir können also sagen: Indem der Mensch das Kopfende der Form nach entwickelt, entwickelt er es in dem Sinne, daß er für die heutige Zeit ausgesetzt ist den Einwirkungen jener Kräfte, die sich im Kosmos entwickeln, wenn die Sonne im Zeichen der Fische, des Widders, des Stiers und so weiter steht; aber der Mensch hebt seinen Kopf der Form nach heraus. Dadurch wird er nicht tierischer Kopf, sondern er wendet sich, dieser Mensch, man möchte sagen, in die Menschenvertikale, während das Tier im Tierkreis stehenbleibt.

Wenn wir das Leben betrachten, so können wir sagen: Nach dem Kopfende zu entwickelt sich das Leben unter der Einwirkung der äußeren Planeten, des Saturn und Jupiter, wie wir gestern gesehen haben. Aber der Mensch hebt heraus dieses sein Leben, und folgendes geschieht: Würden sie durch die Sonne niemals bedeckt – erinnern Sie sich an das, was ich gestern auseinandergesetzt habe in bezug auf Saturn und Jupiter –, dann würde das ganze Nervenleben immer mehr Sinnesleben werden. Der Mensch würde durchaus die Augenempfindung haben, aber sie würde sich ins Nervenleben fortsetzen; er würde die Gehörempfindung haben, sie würde sich ins Nervenleben fortsetzen – es würde im Nervenleben chaotisch-unorganisch durcheinanderschießen das Sinnesleben der zwölf Sinne. Dadurch, daß nun diese äußersten Planeten bedeckt werden, dadurch wird das Nervenleben aus dem Sinnesleben herausgerissen, und der Mensch ist in der Lage, eben sich so zu verhalten, wie ich gesagt habe, daß er im Vorstellungsleben bewußt willkürlich wirkt, daß er gewissermaßen Sinn

wird, sich wiederum entsinnt, indem er die Vorstellungen willkürlich unterdrücken kann und so weiter.
So daß wir sagen können: In den Sinnen ist abgesondertes ätherisches Wesen während der Wahrnehmung webend. In dem Nervenorganismus ist dem Leibe verbundenes, abgeschwächtes Sinnenleben webend. – Das Ganze bekommt einen Bildcharakter, weil das, was bewirken würde, daß man es nicht mit einem Bildcharakter zu tun hätte, sondern mit einem materiellen Charakter, vernichtet wird durch das Herausgehen des Menschen in die Menschenvertikale, während das Tier im Tierkreise drinnen bleibt. Das Tier hat eben nur Traumvorstellungen, nicht Bildvorstellungen, wie sie der Mensch hat. Und Traumvorstellungen sind etwas, was hervorsprießt aus dem Vitalprinzip des Organismus, während die Bildvorstellungen rein herausgehoben sind ins freie ätherische Leben, das nicht mehr mit dem physischen Leib verbunden ist. Es muß durchaus betont werden, daß durch die Organisation des Menschen, durch das Herausheben seines Kopfendes aus den Tierkreisbildern und aus dem Planetenweben, daß dadurch im Menschen ein freies ätherisches Leben nach dem Kopfende hin entsteht; daß dieses freie ätherische Leben in dem Kopf dann erst von dem astralischen Leib durchzogen ist, von dem Ich durchzogen ist, die dadurch teilnehmen an dem Gedanken- und Vorstellungsweben des ätherischen Leibes.
Dieses kann uns schon zeigen, wie man das Seelische dann erfaßt, wenn man weiß, wodurch eben das Gedankenleben im Menschen ein Seelisches ist, das heißt, nicht teilnimmt an dem materiellen Leben.
Gehen wir nun weiter. Wir haben gezeigt – wir wollen den anderen Pol betrachten –, wie der Mensch nach der anderen Seite hin sich der Form und dem Leben nach entwickelt. Wir haben gesehen, vorgestern, wie der Mensch seine äußere Tätigkeit als Gliedmaßenmensch entwickelt. Ich habe Ihnen gezeigt, wie der Mensch – und wir mußten dazu noch zu den griechischen Zuständen zurückblicken – als Jäger, als Tierzüchter, als Ackerbauer, als die Meere befahrender Handelsmann sich betätigt. In dieser menschlichen Betätigung verharrt der Mensch dann aber dadurch, daß er sich entzieht der Einwirkung der entsprechenden Fixstern-Tierkreisbilder. Das Tier bleibt durchaus unter der Einwirkung des Schützen, des Steinbocks, des Wassermanns, der Fische. Dadurch bilden sich die Tiere in ihrer Form so aus, daß sie sich hinordnen auf das Irdische, bilden sich so aus, wie sie sind. Studiert man den Tierkreis, so kann man erkennen, warum die Tiere in einer gewissen Weise ihr Gliedmaßensystem ausgebildet haben. Der Mensch bildet sein Gliedmaßensystem so aus, daß er es hinordnet auf das Irdische, wenn diese Tierkreisbilder eben unter dem Irdischen sind, wenn die Erde für einige Zeit dort im Tierkreis auf der nördlichen Hemisphäre ist. Es sind dadurch auch geographisch die Erdteile in

verschiedener Weise bewohnbar. Der Mensch kann aber, was er an einem Orte ausbildet, auf einen anderen übertragen. Das, was hier entwickelt wird, muß natürlich für die älteren Zeiten gelten; für die heutigen vermischen sich die verschiedenen Menschenformen auf der Erde, und man hat, wenn man heute Geographie studiert, nicht mehr ein reines Bild von dem, was der Mensch im Zusammenhange mit dem Makrokosmos ist. Der Mensch reißt sich also da auf eine andere Art heraus aus der Tierkreislinie. Er bringt sich gewissermaßen nach der anderen Seite hin in die Menschenvertikale, in die Menschensenkrechte. Und während er voll ausgesetzt bleibt sowohl der Form nach den Tierkreisbildern, wie auch den äußeren Planeten in bezug auf sein Hauptesende, entzieht er sich sowohl der planetarischen Einwirkung wie auch der Tierkreiseinwirkung, indem er auf der Erde steht und sich die andere Seite zudecken läßt von der Erde. Saturn und Jupiter wirken auf den Menschen, indem sie ihr Licht auf die Erde herabstrahlen. Der Mensch, der in seinem Hauptesende ein Bildesleben hat, empfängt auch die Bilder dieser Sternwelten, ebenso wie er die Bilder der planetarischen Bewegungen empfängt, indem er sein Lebenswesen nach dem Hauptesende zu entwickelt. Er entwickelt da ein Bildleben und nimmt auch vom Kosmos, vom Makrokosmos die Bilder auf.

Von der anderen Seite nimmt er die Bilder nicht auf. Daher entstehen jene Formen, die ich vorgestern gezeigt habe, die die Gliedmaßen sind, die entgegengesetzten Formen von den Hauptesformen. Und er entwickelt aber auch Tätigkeiten, die sich entziehen dem makrokosmischen Einfluß, die diesen makrokosmischen Einfluß nicht herankommen lassen.

Nun ist es so, daß, wenn wir sagen können, daß der Mensch seinem Kopfende nach seine Vergangenheit vernichtet, so ist das Entgegengesetzte der Fall nach dem Gliedmaßenende hin. Würde der Mensch auf einer durchsichtigen Erde stehen, so daß auch von der anderen Seite Tierkreis und Planetenbewegung auf ihn wirken könnten, dann würde er erstens nicht selbstandige, freie Taten entfalten konnen. Er würde unter dem Einflusse des Planetarischen und des Fixsternlebens stehen. Nur dadurch, daß ihm die Erde dieses Planetarische und Fixsternleben zudeckt, kommt er zu der freien Entfaltung seiner Tätigkeit. Aber er würde außerdem, wenn er ihm voll ausgesetzt wäre gerade mit seiner besonderen Lebenszeit, mit seinen sich immer wiederholenden Erdenleben, in seinem Gliedmaßensystem ein verholzendes Leben, ein sich stark verhärtetes Leben entwickeln. Er würde ja die Materie nicht zerstäuben können, sondern die organische Materie würde vor der Ausreifung verhornen. Der Mensch würde eigentlich nur Gliedmaßen haben, die in ganz anderer Weise noch wie die Hufe der Pferde oder Rinder verhornt wären bis weit an den Leib heran. Der Mensch ist dieser Verhornung dadurch entzogen, daß er sich heraushebt aus dem Tierkreise.

Dadurch aber findet der entgegengesetzte Prozeß statt wie nach dem Hauptesende. Nach dem Hauptesende wird die Vergangenheit vernichtet, die Materie zerstäubt. Nach dem Gliedmaßenende entwickelt sich der Mensch so, daß er die Materie nicht zur vollen kosmischen Reife gelangen läßt. Sie bleibt zurück. Er hält sie zurück. Wir haben nur dadurch Finger, wir haben nur dadurch Zehen, daß wir unsere Gliedmaßen nicht auswachsen lassen. Würden wir sie auswachsen lassen, so wären sie nicht nur mit Nägeln besetzt, sondern sie wären ganz versteift, verhornt. Wir halten sie also auf einer früheren Stufe zurück. Dadurch, daß wir unsere Gliedmaßen so zurückhalten, dadurch können wir in ihnen den Willen entwickeln, der dann die Anlage ist für die folgenden Erdenleben. Würden wir den Menschen als Gliedmaßenmenschen ausreifen lassen, dann würde mit unserem einen Erdenleben das Leben abschließen. Wir bewahren das, was in die Zukunft hinübergeht, dadurch, daß wir unseren Gliedmaßenmenschen nicht voll ausreifen lassen. Es ist also hier das Gegenteil der Fall: Während nach dem Gedankenende hin das seelische Leben ein Bildleben wird, bleibt in der Tat, wenn ich mich grob ausdrücken darf, nach dem Gliedmaßenende hin das Leben fleischlich materiell, organisch materiell jung, möchte ich sagen. Es wird nicht alt, es verhornt nicht, es bleibt jung. Dadurch, daß es jung bleibt, kann dann das Materielle abfallen, und das Bild des Jungen geht hinüber durch den Tod in das folgende Erdenleben. Da drinnen kann sich der Wille dann entwickeln. Da ist das Willensende. So daß wir sagen können: Das Willensende des Menschen ist nicht zu Ende gekommene organische Bildung. – Können wir [...] hier [beim Kopfende] vom Bild sprechen, so müssen wir da von etwas anderem sprechen. Was ist denn eine nicht zu Ende gekommene organische Bildung? Ein Keim. Denn der Keim kann sich weiter entwikkeln. Während wir am Kopfende etwas haben wie eine Austernschale, wie etwas, was als Materie sich abgesondert hat und reine Materie ist, haben wir nach dem Gliedmaßenende etwas wie Keime. Hier [am Kopfende] können wir sagen: Wir erleben seelisch das reine Ätherische, das Bild. Hier [am Gliedmaßenende] erleben wir nicht das Bild, sondern wir erleben keimendes Leben. Hier erleben wir Verbundensein rechts oben mit der Materie. Deshalb können wir auch unsere Gliedmaßen bewegen, weil wir mit der Materie verbunden sind. Am Kopf kann der Mensch nicht viel bewegen, höchstens insofern seine Sinne zu Gliedmaßen umgebildet sind und der Mensch auch am Kopf Gliedmaßenmensch ist. Es durchdringt sich ja alles, jedes einzelne Glied durchdringt die anderen. In gewissem Sinne sind die Augen auch Hand, insofern sie sich bewegen können. Aber nicht vieles ist beweglich am Kopf, der Kopf ist zumeist unbeweglich, und der willkürlichen Bewegung sind vor allen Dingen, sagen wir, die Gehirnlappen und dergleichen entzogen. Aber auch am Außenhaupte ist wenig beweglich, und es ist schon eine Seltenheit, wenn der Mensch

gewisse Ohrmuskeln bewegen kann; er kann damit schon außerordentlich brillieren.
Dieses Erleben in der Materie läßt das Bewußtsein nicht aufkommen. Dadurch aber sind wir in der Lage, den Willen eben zu entwickeln. So daß wir hier [am Kopfende] die Materie vernichten, hier [am Gliedmaßenende] aber behalten wir, wenn die Materie von uns abfällt im Tode, Keime zurück als Kraft für die nächsten Erdenleben.
Was dazwischen liegt, wir haben es gestern bezeichnet auf der einen Seite als das Atmungswesen, wenn wir auf das Leben sehen, oder das Zirkulationswesen. Wir haben dann gesehen, wie das zugeteilt ist als Form demjenigen, was da liegt zwischen den oberen Tierkreisbildern und den unteren Tierkreisbildern.
Wenn Sie also für die heutige Zeit den Fixsternhimmel sich in folgender Weise repräsentiert denken **(Abb. 103)**: Widder, Stier, Zwillinge, Krebs, Löwe, Jungfrau, Waage, Skorpion, Schütze, Steinbock, Wassermann, Fische – dann würden wir diese vier Tierkreisbilder [Fische, Widder, Stier, Zwillinge] dem Haupte zuzuteilen haben, und unter ihrer Einwirkung wird das Haupt im Sinne derjenigen Planetenbewegungen, die über der Erde sind, mit einem ersterbenden Leben ausgerüstet. So daß das Haupt ein Bild-Erleben hat, ein Vorstellungserleben als Seelisches. Die anderen vier entgegengesetzten Zeichen für das Heutige – für das Griechische wäre es etwas anders – wären dann Jungfrau, Waage, Skorpion, Schütze. Und wir hätten dann für den rhythmischen Menschen das, was dazwischen liegt, wie wir vom planetarischen Leben den Mars und den Merkur als die Zwischenlage haben, die dazwischenliegenden Planeten haben. Da, können wir sagen, ist der Mensch so, daß er zwischen dem Bilde und dem Keime drinnen hin- und herpendelt. Das Atmungs-Blutleben zeigt Ihnen ja das, ich möchte sagen, wie in einem äußeren Bilde wunderbar. Der Mensch nimmt den belebenden Sauerstoff auf, der mit seinem Gliedmaßenorganismus, mit allem Beweglichen in ihm verbunden ist. Er verbindet den Sauerstoff mit dem Kohlenstoff. Der Kohlenstoff wirkt zuerst anregend als das Ertötende auf das Nerven-Sinnesleben, dann wird er ausgestoßen als das Ersterbende. Da haben wir fortwährend schon materiell das äußerste Leben im Sauerstoff, den äußersten Tod im Kohlenstoff: Ersterben – Beleben, Ersterben – Beleben. Es schwingt das Leben zwischen Ersterben und Beleben hin und her.
Seelisch ist das aber so, daß wir innerlich etwas erleben, was auf der einen Seite, wie noch das Gedankenleben, rein ätherisch ist; aber der Ätherleib erfaßt gewisse Gebilde, Drüsengebilde. Diese Drüsen sondern Materie ab. Es ist das, was körperlich so vor sich geht, daß der Ätherleib auf die Drüsen wirkt. Die Drüsen verbinden sich nicht so wie etwa die Muskeln – die dann vorzugs-

weise dem Gliedmaßenorganismus angehören – mit dem ätherischen Leben, sondern indem das Ätherleben die Drüsen ergreift, sondert die Drüse Materie ab. Es ist also ein nicht vollständiges Zusammenschmelzen des ätherischen Lebens mit dem materiellen Leben. Es ist der Übergang. Es ist ein Ergreifen der Materie, aber zugleich ein Sich-Wehren der Materie, ein Absondern der Materie. Wenn Sie den Muskel studieren, den Knochen studieren, was zum Gliedmaßensystem gehört, dann haben Sie das so, daß die Materie streng – am meisten beim Knochen – ergriffen wird von dem Ätherleib des Menschen. Da zerstäubt nichts, da bleibt alles frisch-lebendig. Da wird die Materie unmittelbar ergriffen von dem Ätherleib des Menschen. Im Haupte wird nichts ergriffen von der Materie, sondern indem das Haupt sich entwickelt, zerstäubt die Materie. Das freie ätherische Weben entwickelt sich als Gedankenleben. Indem der Ätherleib die Drüsen ergreift, verbindet er sich zwar mit den Drüsen, aber die leiden ihn nicht; der Muskel leidet ihn. Der Muskel nimmt den Ätherleib auf. Die Drüse leidet ihn nicht; sie sondert sogleich Materie ab, treibt den Äther gleich wieder heraus. Das ist, seelisch, das Gefühlsleben.

So daß wir jetzt wirklich beschreiben können, wie das Gedankenleben vor sich geht. Das Gedankenleben geht so vor sich, daß die Materie nicht in Anspruch genommen wird, daß es nur bis zu dem Ätherischen herankommt und das Bewußtsein in diesem Ätherischen lebt. Das Gefühlsleben geht so vor sich, daß der Ätherleib das Drüsenleben ergreift, aber das Drüsenleben leidet ihn nicht. Während aber der Ätherleib in das Drüsenleben hinein verschwindet, bevor die eigentliche Absonderung sich geltend macht, da hat der Mensch seinen Ätherleib nicht, da verschwindet ihm sein Ätherleib in die Drüsen hinein. Er erlebt sich daher nur in seinem Ich und in seinem astralischen Leib. Und so ist es beim Gefühl.

Wenn wir also die Vorstellungen des Gedankenlebens haben: abgestoßen wird da das Leben des physischen Leibes, der Mensch erlebt sich im Ätherleib, im astralischen Leib, im Ich – im menschlichen Haupt ist das Ich, das durchwebt den astralischen Leib, das durchwebt den Ätherleib, stößt das Physische aus; dadurch erlebt das Ich mit Hilfe des astralischen Leibes im Ätherleib die Gedanken, das Denken.

Das Gefühlswesen: Da wird dem Menschen der Ätherleib genommen, indem der Ätherleib die Drüse ergreift; so lange bis die Drüse voll abgesondert hat, ist nun der Ätherleib dem Menschen entzogen. Er steckt drinnen im physischen Leib. Da hat der Mensch zu seinem inneren bewußten Erleben nur den Astralleib und das Ich. Das erlebt er gefühlsmäßig-traumhaft, weil er ja untertaucht in den physischen Leib.

Nun kommen wir zum Willensleben. Da ist es wirklich so, daß der Mensch mit seinem ätherischen Leibe ganz untertaucht in die organische Materie. Aber im wachenden Zustand nimmt der ätherische Leib den astralischen Leib mit. Dadurch ist ja der Mensch imstande, die Bewegung auszuführen. Er nimmt den astralischen Leib mit in die Materie hinein. Da ist auch der astralische Leib dem Menschen entzogen, und der Mensch erlebt im Bewußtsein nur das Ich. Sie sehen, wir finden einen vollständigen Zusammenhang zwischen dem seelischen Leben und dem leiblichen Leben. Wir müssen nur aus anthroposophischer Erkenntnis heraus uns klar sein, wie Ich, astralischer Leib, Ätherleib teilnehmen an dem physischen Leib, dann merken wir den Unterschied zwischen dem seelischen Gedankenleben, dem seelischen Gefühlsleben, dem seelischen Willensleben und finden, daß das seelische Gedankenleben im ersterbenden Organismusteil ist, der sich aus der oberen Fixsternwelt und der oberen planetarischen Welt herausgerissen hat, das Vergangene zerstäubt und dadurch zum Bild-Erleben wird. Wir finden, daß in der mittleren Region, im rhythmischen Menschen, der Mensch auf der einen Seite miterleben kann das Vergangene, deshalb auch den Makrokosmos, der sich aus der Vergangenheit heraus ja gebildet hat; aber dadurch, daß ein fortwährendes Rhythmisches stattfindet, entweder ein rhythmisches Verbinden des Sauerstoffs mit dem Kohlenstoff oder aber ein Ergreifen der Drüsen und Absondern der Drüsen, reagiert der Mensch darauf. In dem Ergriffenwerden und Ergreifen des makrokosmischen Lebens des Menschen, in der Absonderung reagiert der Mikrokosmos, der einzelne Mensch, darauf. Der Mensch lebt im Rhythmus nicht nur innerlich; er lebt im Rhythmus mit der Welt, er öffnet sich der Welt, nimmt sie in sich zurück. Der Mensch nimmt die Welt in sich herein, ist halb ein individuelles Wesen und pendelt rhythmisch hin und her zwischen Makrokosmos und Mikrokosmos. Das ist das Leben und Weben im Gefühl. Und man kann sogar ganz genau sehen, wie das Materiell-Physische des Organismus mit dem Seelisch-Geistigen zusammenwirkt. Im Willensleben ist es so, daß das Materiell-Physische am meisten ergriffen wird, daß da der Mensch am meisten bloß Mikrokosmos ist, daß er sich völlig entzieht in seiner Tätigkeit der makrokosmischen Tätigkeit. (208, 104ff.)

4. Aspekte der physiologischen Sonnen- und Mondenwirksamkeit

Über die Sonnen- und Mondenkräfte bei Mensch und Tier

Wenn Sie meine «Geheimwissenschaft im Umriß» studieren, so werden Sie dort finden, daß in sehr alten Zeiten die Erde mit der Sonne *ein* Körper war. Das, was heute unsere Erde ist, ist ja nur herausgeschieden aus der Sonne. Diese Strömungen sind aus dem Sonnenleben zurückgeblieben; das ist noch Sonnenleben in der Erde. Die Erde wird also noch durchströmt vom Sonnenleben. Aber auch der Mond war mit der Erde *ein* Körper. Und was heute als Mond die Erde umkreist, das hat auch Strömungen in sich. Das sind wiederum diejenigen Strömungen, die aus einer späteren Zeit, aus der Mondenentwickelung, geblieben sind. Da haben wir zweierlei Strömungen, die wir bezeichnen als Sonnenströmungen und als Mondenströmungen. Dies sind zwei ganz verschieden voneinander verlaufende Strömungen; sie sind da als lebendige Wirklichkeit.
Denken Sie sich einmal ein Wesen, das auf der Erde herumwandelt, das durchströmt ist von diesen Wesenheiten, von diesen Strömungen. Nehmen wir an, ein Wesen, das in einer bestimmten Weise über die Erde wandelt, sei durchströmt von solchen Strömungen des Sonnenlebens. Die Strömungen des Sonnenlebens, die heute noch da sind, können leicht durch dieses Wesen hindurch. Nehmen wir an, ein anderes Wesen wäre aber anders konstruiert; es wäre so konstruiert, daß diese Sonnenströmungen von der einen Seite her durch dieses Wesen gehen, von der andern Seite her aber die Mondenströmungen. Die Sonnenströmung geht eigentlich, weil sie nicht an den Ort beschränkt ist, durch alles hindurch und kann dieses Wesen nach der einen Richtung durchströmen. Es kann also Wesen auf der Erde geben, die nur nach der einen Richtung, von der Sonnenströmung, durchströmt sind, und es kann Wesen auf der Erde geben, die nach der einen Richtung von der Sonnenströmung, nach der andern Richtung von der Mondenströmung durchströmt sind.
Wesen, die nur von der Sonnenströmung durchströmt werden können, das sind die Tiere. Stellen Sie sich ein vierfüßiges Tier vor: das geht über die Erde so, daß sein Rückgrat im wesentlichen parallel der Erdenoberfläche ist. Da kann immerfort die Sonnenströmung, die jetzt Erdenströmung geworden ist, durch dieses Rückgrat ziehen. Dieses Wesen ist also erdenverwandt.
Beim Menschen ist das anders. Der Mensch hat innerhalb seiner Leiblichkeit diejenige Lage, die das Tier hat, nur mit Bezug auf sein Haupt. Wenn Sie sich die Linie denken vom Hinterkopf nach der Stirne, dann ist diese Linie in der

Richtung, in der das Tier sein Rückgrat hat; da geht dieselbe Sonnenströmung durch das Haupt hindurch. Dagegen ist das menschliche Rückgrat herausgehoben von den Strömungen, die parallel zur Erde gehen, von der Erden-Sonnenströmung. Dadurch, daß es herausgehoben ist, kommt der Mensch in die Lage – das hängt natürlich sehr von der geographischen Breite und so weiter ab, aber dadurch sind die Menschen auch verschieden –, daß unter bestimmten Verhältnissen die Mondenströmung durch ihn hindurchgeht, jetzt aber nicht durch seinen Kopf, sondern durch sein Rückgrat. Das ist ein gewaltiger Unterschied zwischen dem Tier und dem Menschen. Was bei dem Tiere vom Kosmos durchs Rückgrat geht, geht beim Menschen durch den Kopf; was bei dem Tier, so wie die Tiere heute sind, überhaupt zunächst keinen Angriffspunkt hat, die alte Mondenströmung, das geht bei dem Menschen durchs Rückgrat. Daß eine Verwandtschaft ist zwischen dem menschlichen Rückgrat, sogar in seinem Bau, und der Mondenströmung, das möge Ihnen daraus hervorgehen, daß der Mensch ungefähr – warum das nur ungefähr ist, darauf werden wir auch in der späteren Zeit einmal zurückkommen –, so viele Rükkenwirbel hat als der Monat Tage: achtundzwanzig bis einunddreißig Rükkenwirbel hat er. Das gesamte Rückenmarksleben, überhaupt das Brustleben des Menschen, hängt mit dem Mondenleben innig zusammen. Und unter dem Sonnenleben, das in Schlafen und Wachen abläuft, vierundzwanzigstündig, liegt verborgen das rhythmische Mondenleben für den Menschen.
Das ist eine elementarische Betrachtung des Zusammenhanges zwischen dem Menschen und dem gesamten Weltenall. (177, 199ff.)

Der Mond [...] hat einen starken materiellen Einfluß; daher hat er einen Einfluß auf die Fortpflanzung: und nicht nur ein Teil, sondern der ganze Mensch entsteht! Die Sonne hat auf das Geistigste einen Einfluß, der Mond, weil er selber das Materielle ist, hat einen Einfluß auf das Materielle. So daß der Mensch sich selber erzeugt oder ein Ebenbild von sich selber erzeugt unter dem Einfluß des Mondes. Das ist der Gegensatz: Die Sonnenwirkungen erzeugen sozusagen immer unsere Gedanken, unsere Willenskräfte neu. Der Mond hat den Einfluß, daß er die materiellen Kräfte neu erzeugt, daß er den materiellen Menschen neu hervorbringt. (353, 261)

Organbildung und dirigierende kosmische Kräfte – von der Bedeutung der Sonnen- und Mondenwirksamkeiten für das Werden des Menschen

[...] Alles, was dem menschlichen Organismus Form und Leben gibt, das rührt nicht bloß [...] von dem her, was draußen im physischen Kosmos um uns herum ist und tätig, sondern es rührt von dem her, was innerhalb dieses physischen Kosmos als geistige Wesenheiten – als Sonnenwesenheit, Mondwesenheit, als Tier- und Pflanzenwesenheit – das physische Geschehen und das ätherische Geschehen durchseelt und durchgeistigt, und was dann so wirkt, daß es dem menschlichen Organismus Leben und Form gibt. (215, 53f.)

Aus den Kräften der Erde hat der Mensch nur dasjenige, was ihm das Selbstbewußtsein verleiht. Auch die physische Leibesgrundlage dieses Selbstbewußtseins stammt aus dem, was die Erde bewirkt. Alles übrige im Menschenwesen ist außerirdisch-kosmischen Ursprungs. Der empfindende und gedankengetragene Astralleib und seine ätherisch-physische Grundlage, alle Lebensregsamkeit im Ätherleib, ja sogar, was im physischen Leib physisch-chemisch wirkt, ist außerirdischen Ursprungs. So befremdend dies auch sein mag: das innerhalb des Menschen wirksame Physisch-Chemische stammt nicht aus der Erde.
Daß der Mensch dieses außerirdische Kosmische in sich entwickelt, ist Wirkung der *Planeten* und sonstiger *Sterne*. Was er so entwickelt, das trägt die *Sonne* mit ihren Kräften zur Erde. Das Menschlich-Kosmische wird durch die Sonne in den Bereich des Irdischen versetzt. Durch sie lebt der Mensch als Himmelswesen auf der Erde. Nur dasjenige, wodurch er über seine Menschenbildung hinausgeht, die Fähigkeit seinesgleichen hervorzubringen, ist eine Gabe des Mondes.
Selbstverständlich sind dies nicht die einzigen Wirkungen von Sonne und Mond. Von ihnen gehen auch hochgeistige Wirkungen aus. (26, 180f.)

Wir können [...] die Frage aufwerfen: Was wird die Mutter, wenn sie sich der Entwickelung eines neuen Menschen nähert? Ursprünglich, in der Verknüpfung des Menschen mit der Erde, ist das so, daß diejenigen Kräfte, die da Salzbildungs-Mondenkräfte sind, nach alledem, was vorangehen muß, damit ein neuer Mensch auf Erden entsteht, vorzugsweise Einfluß haben auf den weiblichen Organismus, insofern er sich vorbereitet, den neuen Menschen in sich auszubilden. Wir können also sagen: Während die Frau im übrigen eben im allgemeinen Mensch ist, so werden in der Zeit, wo sie der Entwickelung eines neuen Menschen entgegengeht, in ihr die Mondenkräfte, insofern sie die salzbildenden Kräfte in der Erde sind, am stärksten. Und man kann das geisteswissenschaftlich so ausdrücken: Die Frau wird Mond, wie die Erde im ganzen, wenn sie sich der Weihnachtszeit nähert, unmittelbar unter ihrer Oberfläche am meisten Mond wird.
Aber nicht nur, daß die Erde am meisten Mond wird, wenn die Tiefwinterzeit waltet, sondern dieses Mondwerden der Erde, das geschieht wieder, das geht wieder vor in der Art und Weise, wie sich die Frau vorbereitet, den neuen

Menschen zu bekommen. Und nur dadurch, daß sich die Frau durch das Mondenwerden vorbereitet, den neuen Menschen zu bekommen, wird auch die Sonnenwirkung eine andere, wie in der Tiefwinterzeit die Sonnenwirkung eben eine andere ist als im Hochsommer. Und was da ausgebildet wird in der Frau als neuer Mensch, das steht ganz unter dem Einfluß der Sonnenwirkung **(Abb. 104)**. Dadurch, daß die Frau selber in sich so stark die Mondenwirkung aufnimmt, die Salzwirkungen aufnimmt, dadurch wird sie fähig, in sich abgesondert wiederum die Sonnenwirkungen aufzunehmen. Im gewöhnlichen Leben werden die Sonnenwirkungen vom menschlichen Organismus durch das Herz aufgenommen und verteilen sich in den ganzen Organismus. In dem Augenblicke, wo die Frau sich anschickt, einen neuen Menschen hervorzubringen, werden die Sonnenwirkungen konzentriert auf die Bildung dieses neuen Menschen. So daß wir schematisch sagen können: Die Frau wird deshalb Mond, damit sie die Sonnenwirkungen in sich aufnehmen kann. Und der neue Mensch, der da entsteht als Embryo, ist ganz und gar in diesem Sinne Sonnenwirkung. Er ist dasjenige, was entstehen kann durch die Konzentration der Sonnenwirkungen.

Das haben ältere, instinktiv-hellseherische Weltanschauungen in ihrer Art gewußt. Durch das alte Europa ging in einer gewissen Zeit eine merkwürdige Anschauung. Die schloß das in sich, daß das Kind etwas ganz anderes war, wenn es geboren war und noch gar nichts vom Erdenmäßigen als Nahrung in sich aufgenommen hatte, und etwas ganz anderes wurde mit dem ersten Milchtropfen, den das Kind aufnahm, mit der allerersten Erdennahrung. Für diese alten germanischen Anschauungen waren das ganz verschiedene Wesen, das eben geborene Kind und das Kind, das nun schon außerhalb des Leibes der Mutter irgend etwas von Erdennahrung aufgenommen hatte, zwei verschiedene Wesen, weil man ein instinktives Gefühl dafür hatte: Das geborene Kind ist Sonne. Es wird durch die erste Erdennahrung Erdengeschöpf. Es ist Sonnengeschöpf, wird Erdengeschöpf. – Daher gehörte das eben geborene Kind, das noch keine Nahrung aufgenommen hatte, gar nicht der Erde an. Nach wiederum okkulten Gesetzen, die ich ein anderes Mal berühren möchte, hatte der Vater im alten germanischen Rechtsbewußtsein das Recht, das Kind, das ihm immer, wenn es geboren war, zu Füßen gelegt wurde, nach dem Anblicke entweder aufwachsen zu lassen oder es auszusetzen, zu vernichten, denn es war noch nicht Erdengeschöpf. Hatte es nur ein Tröpfchen Milch genossen, so durfte er es nicht mehr vernichten, es mußte Erdengeschöpf bleiben, weil es naturhaft, weltenhaft, erdenhaft, kosmoshaft zum Erdengeschöpf dadurch bestimmt war. In solchen alten Gebräuchen lebt sich etwas ungeheuer tief Bedeutsames aus. Das aber begründet, daß man sagt: Das Kind ist sonnenhaft. So daß man also jetzt die Möglichkeit hat, auf die Frau, die das Kind geboren hat, hinzuschauen als auf ein Geschöpf, das im tiefsten Sinne mit allen Prozessen des Erdenhaften gründlich verwandt ist – denn die Erde bereitet sich selber zur Tiefwinterzeit so vor, daß sie das Salzhafte, das heißt, das Mondenhafte hat –, daß sie am besten eben da eintreten kann in die Möglichkeit, das Sonnenhafte aufzunehmen. Und dann ragt sie hinauf über dem Sonnenhaften in das Himmlische, dem ja auch das menschliche Haupt angehört. (229, 34ff.)

Sonnen- und Mondenwirksamkeit, Aufbau und Zerstörung – zur Evolution und Involution der menschlichen Leibesorgane

Kosmisch haben wir vorhanden das Zerbröckelnde der Materie im Monde, dasjenige, was immer neu und frisch entsteht, im Sonnenhaften. Geistig gesehen, durch geistiges Schauen gesehen, wird der Mond, schon wenn man hinauskommt aus der gewöhnlichen sinnlichen Anschauung bis dahin, wo die Imagination wirkt, etwas, was in einem fortwährenden Prozeß ist: Es zersplittert sich fortwährend. Da, wo der Mond sitzt, zersplittert sich die Materie des Mondes und stäubt in die Welt hinaus, sammelt sich von der Umgebung wiederum, zersplittert sich **(Abb. 105)**. Man hat, indem man den Mond – schon in der Imagination – anschaut, ein fortwährendes Zusammenkommen von Materie, die sich zersplittert da, wo der Mond ist, und hinausstäubt in die Welt. Der Mond ist eigentlich so zu sehen: Kreis, engerer Kreis, mehr zusammen also, engerer Kreis; jetzt aber wird es Mond selber. Da löst es sich auf, zersplittert. Da splittert es hinaus in alle Welt. Es erträgt im Monde die Materie nicht den Mittelpunkt, nicht das Zentrum. Es konzentriert sich die Materie nach dem Mondenzentrum hin, erträgt aber das Zentrum nicht, macht halt, splittert als Weltenstaub hinaus. Nur der gewöhnlichen sinnlichen Anschauung erscheint der Mond als ruhend. Er ist nicht ruhend. Es preßt sich fortwährend Materie zusammen und splittert hinaus **(Abb. 106)**.

Anders ist es bei der Sonne. Schon in der Imagination, da sehen wir, wie nicht in dieser Weise Materie zusammensplittert, sondern wie in der Tat Materie auch sich dem Zentrum zwar nähert, aber nun anfängt, in den Strahlen im Hinausdringen Lebendigkeit zu bekommen **(Abb. 107)**.

Das zersplittert nicht, das bekommt Lebendigkeit, das breitet Leben von dem Mittelpunkt nach allen Seiten aus. Und mit diesem Leben entwickelt sich Astralität. Da, beim Mond, ist nichts; da wird die Astralität zerstört. Da, bei der Sonne, verbindet sich Astralität mit dem Strahlenden. Die Sonne ist in Wahrheit etwas, was von innerlichem Leben durchdrungen ist, wo nicht der Mittelpunkt nicht ertragen wird, sondern wo er gerade wirkt wie etwas Befruchtendes. Im Mittelpunkte der Sonne lebt das kosmisch Befruchtende. Man hat in der Tat auch kosmisch in dem Gegensatze von Sonne und Mond das In-

das-Chaosgeworfen-Werden der Materie, und das Aufgehende, Sprossende, Sprießende der Materie.
Wenn wir in unser Inneres hinuntertauchen – wir blicken in unser inneres Chaos, in unser Mondenhaftes. Da ist der innere Mond. Die Materie wird zerstört, wie es äußerlich in der Welt nur da geschieht, wo der Mond eben ist. Aber dann dringt durch unsere Sinne das Sonnenhafte ein in uns, dann geht das Sonnenhafte bei uns in das Mondenhafte hinein. Die Materie, die sich innerlich zerstäubt, wird ersetzt durch das Sonnenhafte. Hier stößt fortwährend im Inneren die Materie in das Mondenhafte hinein, und da saugt der Mensch durch seine Sinne fortwährend das Sonnenhafte ein. So stehen wir mit dem Kosmos in Beziehung, und so muß man Wahrnehmungsvermögen haben für das Mondenhafte, das Sich-Zersplitternde, das in den Weltenstaub Laufende, und für das Belebende im Sonnenhaften. (207, 44ff.)

Wie der Mensch einem durchgeistigt erscheint, wenn man ihn so betrachtet, so wird die ganze Welt, der Kosmos, durchseelt, durchgeistigt vor dem geistigen Blicke des Menschen. Dann erscheint zum Beispiel oben die Sonne, die wir ja durch das gewöhnliche Anschauen und auch durch die gewöhnliche Wissenschaft als diesen fest begrenzten, scharf konturierten Körper sehen, sie erscheint in dem, was sie uns physisch, dem Anblicke nach darbietet, als physischer Organismus. Dagegen gibt es ein Geistig-Sonnenhaftes, das ist nicht an diesen Raumesteil gebannt, den wir mit den physischen Organen sehen, sondern das erfüllt als Sonnenhaftes den ganzen Kosmos, der uns zugänglich ist. Dieses Sonnenhafte durchdringt alle Reiche der Natur, auch den Menschen. Es ist etwas, was im Menschen wirkt. Und gerade so, wie wir sonst studieren in der Physik, wie das ätherische Sonnenlicht durch das Auge eindringt, wie wir da durch das, was am Auge physischer Apparat oder demselben ähnlich ist, die Lichtwirkungen studieren, so können wir nun auch den geistigen Teil, das Sonnenhafte, den geistigen Teil der Sonnenwirksamkeit studieren. Den treffen wir aber wiederum in allen inneren Organen des Menschen an. Und wir werden gewahr, daß ein großer Teil der Organe – eigentlich alle Organe, aber die verschiedenen Organe mehr oder weniger – nach *einem* Pole hin ein sprießendes, sprossendes, ein nach Wachstum drängendes Leben, ein aufsteigendes Leben haben. Das beginnt mit geringerer sprießender, sprossender Kraft und steigert sich mit sprießender, sprossender Kraft im Wachstumbilden, im Ernährungfördern, auch im Verdauen, Verzehren und so weiter. Dagegen gibt es in allen Organen ein absteigendes Leben, ein Degenerierendes. Jeder Evolution steht eine Devolution oder Involution entgegen. An dem aufsteigenden Leben der Organe, die wir in uns haben, arbeitet das Sonnenhafte, das durch den Kosmos sich ausbreitet. Das Absteigende kann man besonders am Gehirn beobachten. Dadurch, daß fortwährend durch die Vorstellungstätigkeit Gehirnmaterie herausplastiziert wird, muß fortwährend auch abgebaut werden gerade vom Gehirne aus. Und mit diesen abbauenden Kräften hat nun wiederum das Mondenhafte zu tun. Denn der Mond ist auch nicht bloß dasjenige, als was er uns physisch erscheint, sondern das Physische ist nur die physische Verkörperung desjenigen, was als Mondenhaftes den ganzen uns zugänglichen Kosmos durchdringt. Das dringt in uns und in alle Reiche der Natur ein. Dadurch aber, daß wir studieren können, sagen wir, an den Nieren, dem Herzen, den Lungen, an jedem einzelnen Organ den Sonnenprozeß und den Mondenprozeß, das Aufsteigende und Absteigende, das Fruchtende, Wachsende und das Degenerierende, dadurch begreifen wir aus dem Kosmos heraus das einzelne Organ. Es wird nicht früher eine vollständige, totale Physiologie geben, als bis man die Organe des Menschen alle aus dem Geiste des Kosmos heraus in ihrem aufsteigenden und absteigenden Leben begreift. (82, 172f.)

Die obere und untere Organisation des Menschen in ihrer Beziehung zur Sonnen- und Mondenwirksamkeit

Insofern der Mensch ein Haupteswesen ist, ist er ein Mondenwesen, das heißt, in sein Haupt sind die Mondenkräfte hineinorganisiert. Insofern er die übrige Organisation ist, ist er ein Sonnenwesen, das heißt, in sein übriges Wesen sind die Kräfte des Sonnenhaften hineinorganisiert.

Dadurch aber ist das Haupt, der Kopf, wenn der Mensch wachend der Welt gegenübersteht, besonders empfänglich für alles, was von der Sonne kommt. Das Sonnenlicht, wenn es auf die Gegenstände fällt, nimmt der Mensch auf durch sein Auge. Das Haupt, der Nerven-Sinnesapparat, ist eine Mondenschöpfung; was der aber alles hineinbekommt, das ist gerade das Sonnenhafte. Und in der übrigen Organisation ist der Mensch ein Sonnenwesen, das heißt, er ist als Sonnenwesen organisiert. Was aber, insofern er auf der Erde sich entwickelt, in ihn hineinwirkt, das ist alles mondenhaft. So daß wir sagen können: Der Mensch ist als Haupteswesen ein Mondengefäß, das aufnimmt die Strömungen des Sonnenhaften. Der Mensch ist als übrige Organisation ein Sonnenwesen, das aufnimmt die Strömungen der Mondenkräfte. [...] In dem Menschen selbst wirken in zwiefacher Weise Mondenwesen und Sonnenwesen ineinander. Und alles dasjenige, was als Lebensvorgänge sich abspielt, das kann nicht verstanden werden, wenn der Mensch nicht in diesem zwiespältigen Zusammenhange mit dem Kosmos aufgefaßt wird. [...]

Aber mit uns lebt in dieser Mondsphäre [des Hauptes] alles dasjenige, was luziferisch ist. Und auf dem Umwege durch unsere Hauptesorganisation, durch unsere Kopfesorganisation bringt uns gerade das Luziferische dazu, diese Kopforganisation erst geeignet zu machen für das Sonnenhafte unseres Erdendaseins. (196, 28ff.)

Herz- und Gehirnorgan in ihrem kosmischen Bezug

Das physische Herz des Menschen ist ja für den Okkultisten ein außerordentlich interessantes, ein außerordentlich bedeutungsvolles Organ; denn dieses physische Menschenherz kann nur verstanden werden, wenn man das ganze gegenseitige Verhältnis, auch das geistige Verhältnis, in dem die Sonne zur Erde steht, ins Auge faßt. Schon als die alte Sonne nach der Saturnzeit eine Art planetarischer Vorgänger der Erde war, schon da begann sozusagen sich vorzubereiten jenes Verhältnis, das heute da ist zwischen diesen beiden Himmelskörpern, zwischen der Sonne und der Erde. Und zwar muß das Verhältnis zwischen Sonne und Erde so ins Auge gefaßt werden, daß man dabei die Erde, wie sie heute ist, ganz und gar so auffaßt, wie sie gleichsam zuerst selber sich von den Sonnenwirkungen nährt, wie sie diese Sonnenwirkungen in sich aufnimmt und verarbeitet. Was die Erde in ihrer festen Grundsubstanz an Sonnenkräften in sich aufnimmt, was sie in ihrer Luft- und Wasserhülle, in den wechselnden Wärmeverhältnissen aufnimmt, was sie in dem die Erde umflutenden Licht aufnimmt, was sie selbst aufnimmt in demjenigen, was nun nicht mehr physisch irgendwie wahrnehmbar ist als Anteil der Erde an der Sphärenharmonie, was die Erde aufnimmt an Lebenskräften, die sie direkt von der Sonne empfängt, alles das steht in Verbindung mit den inneren Kräften, die auf das menschliche Herz vom Blutkreislauf aus wirken. Im Grunde genommen wirken alle diese Kräfte auf den Blutkreislauf und von diesem auf das Herz. Alles, was äußere Theorie in dieser Beziehung ist, ist grundfalsch. Diese äußere Theorie macht heute das Herz zu einer Pumpe, welche das Blut durch den Körper pumpt, so daß man im Herzen zu sehen hätte das Organ, das den Blutkreislauf reguliert. Das Umgekehrte ist wahr. Der Blutkreislauf ist das, was das Ursprüngliche ist, und das Herz gibt in seinen Bewegungen einen Widerklang dessen, was in der Blutzirkulation vor sich geht. Das Blut treibt das Herz, nicht umgekehrt das Herz das Blut. Aber dieser ganze Organismus, der da beschrieben ist und der sich in der Herztätigkeit konzentriert, der ist nichts anderes als das menschliche mikrokosmische Spiegelbild jener makrokosmischen Wirkungen, die die Erde erst von der Sonne empfängt. Was die Erde von der Sonne hat, spiegelt sich wider in dem, was das Blut mit dem Herzen zu tun hat.

Anders steht das zum Beispiel mit dem Gehirn. Einzelne von den Gehirnentsprechungen sind schon gestern erwähnt worden. Das Gehirn des Menschen hat unmittelbar sehr wenig zu tun mit dem, was Sonnenwirkungen auf der Erde sind. Unmittelbar, sage ich. Mittelbar als Wahrnehmungsorgan sehr wohl, indem es zum Beispiel das äußere Licht, die Farben wahrnimmt; aber das ist eben Wahrnehmung. Aber unmittelbar in seinem Bau, in seiner inneren Beweglichkeit, in seinem ganzen Innenleben hat das Gehirn wenig, kaum irgend etwas mit den Sonnenwirkungen auf die Erde zu tun; es hat zu tun viel mehr mit all dem, was auf unsere Erde einstrahlt von dem, was außerhalb unseres Sonnensystems ist; dieses Gehirn hat zu tun mit den kosmischen Verhältnissen des ganzen Sternenhimmels, aber nicht mit den engeren Verhältnissen unseres Sonnensystems. In einer engeren Beziehung steht allerdings das, was wir als Gehirnsubstanz zu bezeichnen haben, mit dem Mond, aber nur insoweit der Mond nicht von der Sonne abhängig ist, insofern er seine Unabhängigkeit von der Sonne bewahrt hat. So daß also das, was in unserem Gehirn vorgeht, Wirkungen entspricht, die außerhalb derjenigen Kräfte liegen, die in unserem Herzen ihr menschliches mikrokosmisches Abbild finden. Sonne lebt im menschlichen Herzen; was außerhalb der Sonne im Kosmos vorhanden ist, lebt im menschlichen Gehirn.

So ist der Mensch in bezug auf beide Organe ein Mikrokosmos, indem er mit seinem Herzen der auf die Erde ausgeübten Sonnenwirkung hingegeben ist und diese gleichsam widerspiegelt, mit seinem Gehirn aber inneres Leben hat, das unmittelbar mit dem außer der Sonne sich befindenden Kosmos zusammenhängt. Das ist ein außerordentlich interessanter und bedeutungsvoller Zusammenhang. (145, 38f.)

Vor allem muß dabei eines gewußt werden: daß die Organe des Menschen, die unter dem Einflusse des Ätherleibes stehen und durch Unregelmäßigkeiten des Ätherleibes erkranken können, in ganz bestimmten Verhältnissen zueinander stehen. So gibt es zum Beispiel ein ganz bestimmtes Verhältnis zwischen Herz und Gehirn eines Menschen, und das ist, aber auch mehr bildlich, in einer gewissen Weise so auszudrücken, daß man sagen kann: dieses gegenseitige Verhältnis von Herz und Gehirn entspricht dem Verhältnis von Sonne und Mond – hier aber das Herz der Sonne und das Gehirn dem Mond. Da kommen wir dazu, daß wir uns klar sein müssen, wenn zum Beispiel eine Erkrankung im Herzen auftritt, insofern sie im Ätherleib wurzelt, sie zurückwirken muß auf das Gehirn, wie etwa, wenn auf der Sonne etwas geschieht, zum Beispiel eine Verdunkelung, das zurückwirken muß auf den Mond. Das ist gar nicht anders, denn die Dinge stehen in einem unmittelbaren Zusammenhang. (107, 109)

Nehmen Sie an, irgend jemand ist krank und man merkt die Krankheit an seinem Puls. Es ist dann für denjenigen, der das wahrnehmen kann, ein riesengroßer Unterschied zwischen dem Puls am Morgen und dem Puls am Abend. Man kann viel daran sehen, wie sich der Morgenpuls und der Abendpuls unterscheiden. Aber außerdem ist für gewisse Kranke ein großer Unterschied zwischen dem Puls, der bei Vollmond und dem Puls, der bei Neumond ist. Der Mensch ist eben abhängig. Wenn er sich auch in gesundem Zustand unabhängig machen kann, eine gewisse Abhängigkeit bleibt vorhanden, und die zeigt sich besonders bei der Krankheit. So daß wir sagen können: Wir sind in dem, was einen Eindruck auf unser Herz macht, schon in einer Beziehung zu der Bewegung der Weltkörper, namentlich des Mondes. Wir sind in Beziehung zu der Bewegung des Mondes. – In dieser Beziehung müßten eigentlich noch recht, recht viel Beobachtungen gemacht werden. (350, 60)

Weiteres zur Sonnen-Beziehung des Herzorgans

Was gewisse Zusammenhänge, die wir einfach ablesen von den Sternen, bedeuten, das lernen wir erst, wenn wir die entsprechenden Vorgänge im eigenen Organismus erfassen. Denn was innerhalb unserer Haut liegt, das ist nichts anderes als das Spiegelbild des äußeren Weltorganismus. Wenn Sie also den Menschen schematisch hier haben, und Sie haben da seinen Blutumlauf irgendwie, schematisch bloß, so verfolgen Sie die Bahn dieses Blutumlaufes **(Abb. 108)**. Versuchen Sie die Bahn dieses Blutumlaufes zu verfolgen. Das ist im Innern des Menschen. Gehen Sie hinaus in das Weltenall, suchen Sie sich die Sonne auf, sie entspricht [...] dem Herzen im Innern des Menschen. Und dasjenige, was vom Herzen aus durch den Körper geht, oder eigentlich vom Körper aus zum Herzen, so unregelmäßig es eigentlich ist, das ist in Wahrheit ungefähr ähnlich den Bewegungen, die mit dem Sonnenlauf zusammenhängen. Statt abstrakte Linien zu zeichnen, sollte man in den Menschen hineinschauen. Dann würde man innerhalb seiner Haut dasjenige finden, was außerhalb im Himmelsraum ist; dann würde man aber auch den Menschen hineingestellt finden in die Weltenordnung, würde aber auch finden, wie er auf der anderen Seite wiederum von dieser Weltenordnung unabhängig ist. Wie er stückweise unabhängig wird, habe ich Ihnen gezeigt. Wir werden darüber das nächste Mal noch weiter sprechen. Aber das wollen wir uns jetzt vor Augen führen, daß, wenn wir hier schematisch so etwas aufzeichnen, es eben ein Schema ist.

Sehen Sie sich einmal den Hauptverlauf der Blutgefäße im menschlichen Organismus an. Da, von oben aus gesehen, hat es schon etwas Ähnlichkeit mit einer Schleifenlinie. Statt daß wir an der Tafel zeichnen, sollten wir die Hieroglyphen verfolgen, die in uns selbst hineingezeichnet sind. Dann aber sollten wir aus diesem Qualitativen verstehen lernen, was da draußen im Weltenall ist. Das können wir nur, wenn wir imstande sind, folgendes erlebend zu erkennen und erkennend zu erleben, wenn wir uns vor allen Dingen vorführen [...], daß es sich in der Geisteswissenschaft darum handelt, zu erkennen, daß nicht das Herz wirkt wie eine Pumpe, die das Blut durch den Leib treibt, sondern daß das Herz bewegt wird von der Blutzirkulation, die ein in sich Lebendiges ist. Und die Blutzirkulation wird wiederum bedingt von den Organen. Das Herz – Sie können das embryologisch verfolgen – ist ja nichts weiter eigentlich als das Ergebnis der Blutzirkulation. Versteht man dasjenige, was das Herz im menschlichen Leibe ist, dann lernt man auch verstehen, daß die Sonne nicht das ist, was Newton meint, der allgemeine Seilzieher, der da seine Seile, Gravitationskraft genannt, hinüberschickt nach den Planeten, nach Merkur, Venus, Erde, Mars und so weiter – da zieht er an den Seilen, die man nur nicht sieht, die Anziehungskräfte sind, oder er spritzt ihnen das Licht hinaus und dergleichen –, sondern, so wie die Herzbewegung das Ergebnis ist des Lebendigen der Zirkulation, so ist die Sonne nichts anderes als das Ergebnis des ganzen Planetensystems. Die Sonne ist Resultat, nicht Ausgangspunkt. Das lebendige Zusammenwirken des Sonnensystems ergibt in der Mitte eine Aushöhlung, die da spiegelt. Und das ist die Sonne **(Abb. 109)**. Ich habe deshalb öfters zu Ihnen gesagt, die Physiker würden höchst erstaunt sein, wenn sie in die Sonne fahren könnten und dort das ganz und gar nicht finden würden, was sie jetzt meinen, sondern bloß einen Hohlraum finden würden, noch dazu einen saugenden Hohlraum, der alles vernichtet in sich, so daß er mehr ist als ein Hohlraum. Ein Hohlraum, der tut doch wenigstens nichts anderes als aufnehmen das, was man in ihn hineingibt. Aber die Sonne ist ein solcher Hohlraum, daß wenn man etwas in ihren Raum hineinbringt, sie es dann sofort aufsaugt und verschwinden läßt. Da ist nicht nur nichts, da ist weniger als nichts. Und dasjenige, was uns zuscheint im Lichte, das ist Rückstrahlung desjenigen, was erst aus dem Weltenraum hinkommt – so wie die Bewegung des Herzens nichts anderes ist als dasjenige, was aus der Lebendigkeit von Durst und Hunger und so weiter, in der Zusammenwirkung der Organe, in der Blutbewegung im Herzen sich staut.

Verstehen wir, was im Innern des Organismus vorgeht, dann verstehen wir aus dem heraus auch dasjenige, was außen im Weltenraum vorgeht. Die abstrakten Raumesdimensionen, in die wir dann unsere Linien hineinzeichnen, die sind nur dazu da, daß wir bequem die Dinge verfolgen. Wollen wir sie der Wahrheit gemäß verfolgen, dann müssen wir versuchen, innerlich uns zu erleben und uns dann mit dem innerlich Verstandenen nach außen zu wenden. Die Sonne versteht derjenige, der das menschliche Herz versteht. (201, 49ff.)

Weiteres zur physiologischen Sonnen- und Mondenwirksamkeit – über die Sekretionsprozesse in Lunge und Leber

Das haben wir ja oft besprochen und Sie wissen es auch: die Lunge atmet. Aber daß die Lunge da den Sauerstoff einzieht, atmet, das ist bei der Lunge nur ein Teil ihrer Tätigkeit. Die Lunge hat noch etwas anderes zu tun. Geradeso wie die Leber die Galle absondert, so sondert die Lunge dasjenige ab, was man den Schleim nennt. Die Lunge also sondert den Schleim ab. Die Lunge kann ebenso wenig wie die Leber dasjenige, was sie in sich hat, in sich behalten. Die Leber könnte nicht sich ganz anfüllen mit Galle, die Leber muß die Galle an den Körper abgeben. Aber die Lunge, die muß fortwährend Schleim aussondern, immerfort Schleim aussondern. Und nun ist es so, daß wenn die Lunge Schleim aussondert, so geht der Schleim dann über in alle anderen Teile des Körpers. Er geht mit dem Schweiß fort, er geht sogar in die Atmungsluft hinein, er geht mit dem Urin ab, er geht überallhin, der Schleim. Aber das Organ, das den Schleim absondert, das ist die Lunge. [...] Gerade so [...], wie die Galle mit der Leber zur Sonne in Beziehung steht, so steht die Lunge mit ihrer Schleimabsonderung zum Mond in Beziehung. [...] In der Lunge wirken Mondkräfte, und der Mond bewirkt diese Absonderung von Schleim. (351, 56ff.)

Sonnen- und Mondenwirksamkeiten in ihrer Bedeutung für die Temperamentskonstitution des menschlichen Organismus

Betrachten wir zum Beispiel unser Temperament. Da sind schon Kräfte in unserem Temperament, die durchaus in den physischen Leib, namentlich aber in den Ätherleib hereinspielen: Das regelt in uns das Zusammenwirken von Sonne und Mond. Derjenige, der einen starken melancholischen Einschlag hat in seinem Temperament, der ist stark beeinflußt von Mondenhaftem. Wer einen starken sanguinischen Zug in seinem Temperament hat, der ist stark beeinflußt von Sonnenhaften. Derjenige, in dem sich Sonnen- und Mondenhaftes ausgleichen, neutralisieren, der wird dann ein Phlegmatiker. Da, wo das Physische in uns hereinspielt und seelisch zum Vorschein kommt wie in dem Temperament, da spielt im ganzen Wesen, das wir als Mensch in uns tragen, das Sonnen- und Mondenhafte herein. (240, 20f.)

Exkurs: zur Polarität der Monden- und Saturnwirksamkeit im menschlichen Organismus

Der Mensch wird gebildet von unten nach oben durch den Zusammenhang von Erde und Mond, er wird abgeschlossen durch dasjenige, was in der Umschwungskraft des Saturn liegt, aber beide Kräftearten sind einander entgegengesetzt. Wenn Ihr auf die ersten Kräfte hinschaut, auf diejenigen, die im Zusammenhang zwischen Erde und Mond liegen, so liegt in diesen Kräften alles dasjenige drin, was dem Menschen seine plastische Form gibt, was den Menschen plastisch aufbaut. Man möchte sagen, in diesen Kräften liegt ein geheimer Bildhauer drin, der den Menschen plastisch aufbaut, während in den andern Kräften, die so gehen, fortwährender Abbau liegt. Da wird fortwährend das Materielle, das den Menschen plastisch aufbaut, wieder auseinandergestäubt. Wenn Ihr Euch also einen Nagel abschneidet, so seid Ihr mit der Schere in den Saturnkräften drin. Wenn Ihr eßt, so ist die Komponente – die von der Erde weggehende Richtung gibt diese Komponente – in der Richtung des Mondes. Alle Kräfte in der Richtung der Mondrichtung bauen auf. Alle Kräfte in der Richtung der Saturnrichtung zerstäuben den Menschen, und in dieser Wechselwirkung zwischen Zerstäuben und plastischem Aufbauen liegt des Menschen Seele, liegt des Menschen Geist. Darin offenbaren sie sich. (316, 124f.)

5. Kosmologische Aspekte der menschlichen Entwicklungsphysiologie

> Dann ist aber vor allen Dingen, wenn man den Gesamtzustand des Menschen, ob gesund oder krank, ins Auge fassen will, wichtig, daß der Mensch gewissermaßen in zwei einander polarisch entgegengesetzten Lebensaltern lebt, daß er in der Jugend anderen Einflüssen ausgesetzt ist, daß er in der Jugend mehr ausgesetzt ist den obersonnigen Einflüssen, dem Saturn-, Jupiter-, Marseinfluß, daß er im späteren Alter mehr ausgesetzt ist den untersonnigen Einflüssen, dem Venus-, Merkur-, Mondeneinfluß [...]. Der Mondeneinfluß tritt ja aber verhältnismäßig am frühesten und am deutlichsten auf.
> Das weist uns wieder darauf hin, daß wir das Räumliche bei der Betrachtung des Menschen mit dem Zeitlichen stets verbinden müssen. Erst dann, wenn man dieses tut, kommt man dazu, gewisse Erscheinungen, die im Leben des Menschen auftreten, im richtigen Lichte zu sehen. (312, 141)

Über die kosmische Menschwerdung und die Sprachentwicklung des Kindes

Der Mensch ist [den] Einwirkungen [des Fixsternhimmels] ausgesetzt, indem er aus dem geistig-seelischen Leben in das irdische Leben herabsteigt. Wenn man diese Einwirkungen ihrem eigentlichen Wesen nach bezeichnen will, so sind sie weltenmusikalisch, sind Konsonanten, und das Konsonantieren im physischen Leibe ist der Nachklang des Klingens der einzelnen Gebilde des Tierkreises. Durch die Bewegungen der Planeten geschieht dasjenige, was innerhalb dieser Weltensphärenmusik das Vokalisieren ist. Das prägt sich dem ätherischen Leibe ein. Wir tragen also in unserem physischen Leibe unbewußt einen Abglanz der Weltenkonsonanz, und in unserem ätherischen Leibe einen Abglanz des Weltenvokalismus.
Das bleibt, ich möchte sagen, zunächst stumm im Unterbewußten. Aber indem das Kind sich entwickelt, kraften herauf aus dem Leibe in die Sprachorgane hinein diejenigen Kräfte, welche die Nachbildekräfte des Kosmos sind und formen die Sprachorgane. Die mehr innerlich gelegenen Sprachorgane werden aus der Wesenheit des Menschen so geformt, daß sie vokalisieren können, und die mehr nach der Peripherie hin gelegenen Organe, Gaumen, Zunge, Lippen und alles, was mehr die Formung des physischen Leibes ausmacht, das wird so gebildet, daß damit konsonantiert wird. Indem das Kind die Sprache lernt, kommt, durch den unteren Menschen bewirkt, in seinen oberen Menschen ein Nachspiel dessen hinein – das heißt natürlich nicht in

die Stoffe, sondern in die Formungen hinein –, was an Bildekräften in den physischen Leib aufgenommen worden ist, und auch das, was in den ätherischen Leib aufgenommen worden ist. Wenn wir sprechen, bringen wir also zur Offenbarung, man möchte sagen, ein Echo der Erlebnisse, die der Mensch mit dem ganzen Kosmos durchmacht im Leben zwischen dem Tod und einer neuen Geburt während seines Herabstieges aus der göttlich-geistigen Welt. Alle Einzelheiten des Alphabets sind durchaus nachgebildet dem, was da im Kosmos lebt. (209, 112f.)

Wir haben hier die Möglichkeit, uns zu sagen: Schauen wir zum Fixsternhimmel hinauf, dann sehen wir im Fixsternhimmel die Repräsentanten, nämlich in den Tierkreisbildern die Repräsentanten der Bildung der menschlichen Form. Beobachten wir die Bewegung der Planeten, so haben wir darinnen das, was uns aus dem Kosmos heraus erklärlich macht die verschiedenen menschlichen Lebensstufen. Wir blicken bis zum Saturn, indem wir das Sinnesleben nehmen, bis zum Jupiter, indem wir das Nervenleben nehmen, bis zum Mars, indem wir das Atmungsleben nehmen. Dieses Atmungsleben wirkt in Bildern.
Nun stellen wir einmal dieses Atmungsleben besonders heraus. Ich sagte Ihnen: Die Bilder werden aufgenommen aus dem Kosmos heraus: Form. Also das, was aus dem Tierkreis heraus erlebt wird in der Bewegung, das fließt gewissermaßen als die Bilder der inneren Organe nach innen. Aber der Mensch steht zwischen Geburt und Tod auf der Erde. Das Untere wirkt nach dem Oberen hinauf. Dadurch wird immer alles polarisch ausgebildet. Diese Bilder gehen schon nach innen; sonst hätten wir eben keine Organe, wenn die Bilder nicht nach innen gehen würden und tingiert werden könnten mit dem Stoffe. Aber es findet überall ein Gegenüber statt. So daß wir sagen können: Wenn wir atmen, werden die Bilder – sagen wir also zum Beispiel das Bild der Niere – nach innen getrieben. Der Stoff, der füllt dann das aus; aber es entsteht ein Gegenüber, nach oben wiederum. Das heißt, es werden gewissermaßen im Echo diese Bilder wieder zurückgeworfen. Also die Bilder, die hat der Mensch einmal aufgenommen. Sie müssen nicht an Gleichzeitigkeit denken, die Organe sind einmal da. Der Mensch hat die Dinge natürlich gebildet in den ersten Zeiten seines Erdendaseins, aber der Rückschlag kann fortwährend geschehen. Wie das Seelische dabei mitwirkt, werden wir dann morgen sehen. Der Rückschlag geschieht fortwährend. Also stellen Sie sich jedes für sich vor: Sie nehmen die Bilder für Ihre inneren Organe mit dem Lebensprozesse auf. Das wird wiederum zurückgestoßen, das heißt, es kommen wiederum herauf, zurück die Echos dieser Bilder, auch der Tierkreis, namentlich mit dem Atmungsleben darinnen. Nun, Sie brauchen bloß an Ihre Ohren zu denken, dann haben Sie diesen Rückschlag. Diese Bilder werden in die Luft hinein gebildet,

das sind die Vokale, die Konsonanten! Von den Planeten kommen mehr die Vokale, von den Tierkreisbildern kommen die Konsonanten. Dieser Rückschlag ist die Sprache. Was hineingeht, bildet die Organe. Was wiederum zurückgeschlagen wird, lebt in der Sprache. Konsonanten und Vokale werden gewissermaßen in uns hineingetrieben, bilden die Grundlage unserer Organe. Was mehr Form ist in unserem Inneren, kommt mehr von den Tierkreisbildern, was mehr Leben ist, kommt mehr von den Planeten. Wenn mehr das Leben zurückgeschlagen wird, vokalisieren wir, wenn mehr die Formen zurückgeschlagen werden, konsonantisieren wir. Das alles hängt in einer gewissen Weise mit dem Atmungsleben zusammen.
[...] Der Mensch in seiner Sprache ist nur erklärbar, wenn man die Konsonanten aus den Fixsterngruppierungen, die Vokale aus den Planetenbewegungen beziehungsweise aus den Übereinanderlagerungen der Planeten erklärt, wenn man also das, was der Mensch spricht, aus dem ganzen Kosmos erklärt. (208, 96ff.)

Über die Werde- und Entwicklungsstufen des Kindes als Spiegelung kosmischer Prozesse

Wir sind selbstverständlich in den letzten Zeiten unseres Lebens zwischen dem Tode und einer neuen Geburt, aber auch zu der Zeit, da wir physisch empfangen werden, in der geistigen Welt. Da geht immer etwas im geistigen Leben vor sich mit uns; und von dem, was da vor sich geht, ist die Empfängnis nichts anderes als ein Spiegelbild, eine Maja. Der wirkliche Vorgang spielt sich in der geistigen Welt ab, und dasjenige, was sich in der physischen Welt abspielt, ist ein Spiegelbild, eine Maja. Dasjenige aber, was in der geistigen Welt geschieht, ist ein Vorgang, der sich abspielt zwischen der Sonne und der Erde, und zwar so, daß das weibliche Element dabei die Beeinflussung von der Sonne her, das männliche Element die Beeinflussung von der Erde her erfährt. Also es ist der Vorgang der Empfängnis die Spiegelung eines Zusammenwirkens von der Sonne und der Erde **(Abb. 110)**.
Dadurch allerdings wird dieser Vorgang, den die Menschen oftmals in ein die Menschheit so erniedrigendes Reich herunterdrücken, zu dem bedeutsamen Mysterium, zu der Spiegelung eines kosmischen Weltenvorganges. Interessant ist dabei noch, auf einige Details aufmerksam zu machen. In demjenigen, der sich dem Zeitpunkte nähert, da er die Erde wieder betreten soll, bildet sich seelenhaft die Vorstellung der Eltern, durch die er die Erde betritt. Wie er gerade zu dem einen Elternpaar hin getrieben wird, davon kann ein anderes Mal gesprochen werden, das hängt mit dem Karma des Menschen zusammen. Das aber, worauf ich heute aufmerksam machen will, das ist, daß derjenige,

der zur Geburt schreitet, von dem, was auf der Erde physisch vorhanden ist, ein Bild, hauptsächlich zunächst von der Mutter, erhält. Also es schaut derjenige, der zur Geburt schreitet, vorzugsweise auf die Mutter herab. Von dem Vater erhält er – und ich bitte das ins Auge zu fassen, denn es ist eine sehr bedeutsame Erscheinung – ein Bild dadurch, daß die Mutter von dem Vater ein Bild in ihrer Seele trägt. Der Vater wird also gesehen durch das Bild, das die Mutter von dem Vater in ihrer Seele trägt.

Das ist natürlich etwas, ich möchte sagen, radikal ausgesprochen, aber es ist im wesentlichen das Richtige. Man kann ja über diese übersinnlichen Vorgänge nur so sprechen, daß man sie im wesentlichen charakterisiert. Damit Sie nicht eine allzu feste Vorstellung bekommen, möchte ich hinzufügen, daß allerdings dann zum Beispiel, wenn es sich darum handelt, daß die geistig-seelische Erbschaft von des Vaters Seite her eine besondere Rolle zu spielen hat, daß also besondere geistig-seelische Eigenschaften von dem Vater auf den Menschen, der geboren werden soll, übertragen werden sollen, auch ein direktes Bild des Vaters zustande kommen kann. In demselben Maße aber, wie das Bild des Vaters direkt zur Wahrnehmung kommt, schwächt sich das Bild der Mutter ab.

Die nächste Stufe des physischen Erdenlebens ist dann das Leben, das zwischen der Empfängnis und der Geburt zugebracht wird. Auch dieses Leben ist im wesentlichen – wir nennen es das Embryonalleben – die Spiegelung eines anderen Vorganges, der sich vor diesem zuerst genannten Vorgang in der geistigen Welt abspielt. Während also die Geburt im physischen Leben selbstverständlich auf die Empfängnis folgt, geht dasjenige, wovon die Geburt eine Spiegelung ist, voran jenem Sonnen-Erdenvorgange, von dem die Empfängnis eine Spiegelung ist.

Dieses Leben, das der Mensch zubringt zwischen der Empfängnis und der Geburt, ist schon ganz und gar nicht erklärbar aus den Verhältnissen, die sonst auf der Erde sind; und es erklären wollen aus den Kräften, aus den Gesetzen der Erde, ist einfach nichts anderes als ein ganz gewöhnlicher Unsinn. Denn es ist eben die Spiegelung eines vorgeburtlichen Vorganges, und dieser vorgeburtliche Vorgang ist im wesentlichen beeinflußt von dem, was von dem vorirdischen Mond und von der vorirdischen Sonne geblieben ist. Es ist ein Vorgang, der sich zwischen der Sonne und dem Monde abspielt, also wesentlich ein überirdischer Vorgang (**Abb. 111**).

Die Kräfte, die da tätig sind, sind vorzugsweise diejenigen, welche spielen zwischen der Sonne und dem Monde. Die äußere Wissenschaft hat in ihrem Bewußtsein noch etwas bewahrt von dieser Tatsache, indem sie das Embryonalleben nach Mondmonaten zählt und davon spricht, daß es zehn Mondmonate in Anspruch nehme.

So aufgefaßt, haben wir zu berücksichtigen, daß wir in dem Leben, das wir verbringen zwischen dem Tode und einer neuen Geburt, einen realen, wirklichen Einfluß erfahren von der Sonne und dem Monde her, daß wir aber in dem Leben, das wir später physisch zubringen, zwischen der Empfängnis und der Geburt, abspiegeln diesen Vorgang, der ein Sonnen- und Mondenvorgang ist. Beachten Sie, daß selbstverständlich hier das Wort spiegeln in einem etwas anderen als dem räumlichen Sinne gebraucht ist. Beim räumlichen Spiegeln hat man den Gegenstand und das Bild zugleich, aber hier hat man das, was der reale Vorgang ist, sich zutragend vor der Geburt; das, was sich spiegelt, spiegelt sich zeitlich später. Es ist also eine Maja eines übersinnlichen, vorgeburtlichen Vorganges.

Was wir dann ins Auge fassen müssen, ist zunächst die Zeit zwischen der Geburt und jenem oftmals erwähnten, wichtigen Zeitpunkte des Menschenlebens, wo wir beginnen, unser Ich-Bewußtsein zu entfalten, wo wir anfangen, in bewußter Weise zu uns «Ich» zu sagen. Wir können es das eigentliche Kindheitsleben nennen. Diese Zeit, die wir da zubringen, die erste Kindheit – meinetwillen nenne man es das Säuglingsleben – ist wieder eine Spiegelung eines Vorganges, der nun noch weiter zurückliegt im Geistigen. Der reale Vorgang, der sich spiegelt in der Zeit, wo wir anfangen zu lallen, ohne daß wir das Sprechen mit dem Ich-Bewußtsein in Beziehung bringen, ist eine Spiegelung eines vorgeburtlichen Vorganges, der noch weiter in den Kosmos hinausreicht. Und zwar wirken da zusammen, wir können sagen, die Sonne und die gesamte Planetenwelt, welche zur Sonne gehört, also die Sonne und ihre Planeten rings um sie herum, mit Ausnahme des Mondes. Die Kräfte, die zwischen der Sonne und ihren Planeten spielen, wirken herein in unser Leben zwischen dem Tode und einer neuen Geburt, und dieses, was da lange vor unserer Geburt entsteht, spiegelt sich in dem Leben, das wir in den allerersten Kindesjahren zubringen **(Abb. 112)**.

Sie sehen daraus, daß das Kind in sein Leben hereinspielen hat die Spiegelung desjenigen, was noch mehr als der Mond von dem Irdischen abgelöst ist. Dies hat eine ungeheure, eine tief bedeutungsvolle, praktische Konsequenz; es hat die Konsequenz, daß der Mensch nicht gestört werden darf in dieser Zeit seines Lebens in bezug auf das Empfangen der Kräfte, respektive in bezug auf die Verwertung der Kräfte, die er empfangen hat. Bedenken Sie nur einmal, was da eigentlich vorliegt. Vor unserer Geburt haben Kräfte aus dem Kosmos heraus auf uns gewirkt, die zwischen der Sonne und ihren Planeten spielen. Diese Kräfte sind in dem Kinde, das durch die Geburt gegangen ist und das Erdenleben betreten hat. Diese Kräfte wollen aus dem Kinde heraus. Diese Kräfte sind wirklich in dem Kinde. Insofern ist das Kind, wenn wir auf sein innerstes Wesen sehen, ein Himmelsbote, und die Kräfte wollen heraus. Wir können im

Grunde genommen nichts anderes tun, als diesen Kräften die größtmögliche Gelegenheit geben, herauszukommen. Darin besteht im Grunde genommen alles, was wir zu tun haben bei der ersten Säuglingserziehung des Menschen: wir dürfen nicht stören die Kräfte, die herauskommen wollen.

Ich möchte sagen, ein Zug von demütiger Gesinnung geht aus von einer solchen Erkenntnis. Während der Mensch gewöhnlich glaubt, daß er dem Kinde ungeheuer viel sein kann, handelt es sich vor allen Dingen darum, daß er möglichst wenig stört dasjenige, was heraus will. Nicht als ob der erziehende Mensch dem Kinde nichts wäre. Er ist ihm schon etwas. Denn das, was da herauskommt – beachten Sie das wohl –, ist ja ein Spiegelbild, und diesem Spiegelbild müssen wir Realität verleihen als Erzieher; diesem Spiegelbild müssen wir Festigkeit geben.

Was wir tun als Erzieher, das läßt sich folgendermaßen vergleichen: Wenn wir hier einen Gegenstand haben, und der spiegelt sich dort, so haben wir hier das Spiegelbild, und dann haben wir in das Spiegelbild etwas hineinzutragen, das es innerlich fester mache, als es ist als Bild **(Abb. 113).**

Der Mensch kommt in der Tat als Spiegelbild zur Welt, und er muß sich erwerben das Festmachen, das Realwerden dieser Spiegelung. Das ist eben seine Entwickelung zwischen der Geburt und dem Tode. Das, was heraus will, müssen wir möglichst wenig stören. Heraus kommen die Spiegelbilder der Vorgänge, die wir uns schon vor der Geburt aus dem Kosmos heraus erworben haben. Aber durch unser Einwirken müssen wir das, was da als Spiegelbild herauskommt, zur Realität befestigen, und insofern wir es zur falschen Realität befestigen, also korrigieren wollen, insofern können wir es stören. Aber es ist etwas Außerirdisches. [...]

Dann folgt die Zeit, in der wir das Knaben- oder Mädchenalter vollbringen, das Alter, in dem wir noch immer erzogen werden, in der Tat aber in einer anderen Weise erzogen werden als in der Zeit, während welcher wir Säuglinge sind. Das ist die weitere Etappe, die weitere Stufe, die wir betrachten wollen. Sie soll alles dasjenige umfassen von dem Zeitpunkte an, wo der Mensch anfängt, bewußt zu sich «Ich» zu sagen, bis zu dem Zeitpunkte, wo wir ihn entlassen dürfen aus der eigentlichen Erziehung, wo er frei in das Leben hinaustritt, dem Zeitpunkt, wo er sich als wohlerzogener oder ungezogener Mensch dem Strudel des Lebens zu übergeben hat.

Auch dies ist eine Spiegelung, äußerlich durchaus Maja, und zwar eine Spiegelung wiederum von Vorgängen, die vorher liegen. Die realen Wirklichkeiten liegen nun wieder zwischen dem Tode und einer neuen Geburt. Und zwar wirkt hier zusammen das vollständige Planetensystem von der Sonne bis hinauf zum Saturn, oder, wenn Sie nach der neueren Astronomie wollen, bis zum Neptun. Also das ganze Planetensystem wirkt hier zusammen mit dem gesam-

ten Sternenhimmel, und was sich da abspielt zwischen dem Sternenhimmel und dem gesamten Planetensystem, das sind Kräfte, die in uns tätig sind in der Zeit, in der wir erzogen werden **(Abb. 114).**
So wenig begreift man die Realität des Menschen aus den bloßen Vorgängen auf der Erde, daß man diesen Menschen nur verstehen kann in bezug auf die Zeiten, wo er erzogen wird, wenn man sich klar ist darüber, daß da Kräfte in ihm spielen in dem Gesamtleben, die nicht auf der Erde sind, die nicht einmal im Planetensystem, sondern außerhalb des Umkreises der Planeten liegen und wirken im Zusammenspiel mit dem ganzen Sternenhimmel. (161, 69ff.)

Weiteres über den sich verändernden Kosmosbezug im Verlauf der Entwicklungsphysiologie des Kindes- und Jugendalters

Nun, das Kind schwimmt im Fruchtwasser, ist also ein ganz anderes Wesen, bevor es geboren wird, wird geschützt vor den Erdenkräften. Das ist das Wichtige, daß es geschützt wird vor den Erdenkräften, und da vorzugsweise – es hat ja auch den Einfluß von den anderen Sternen – den Einfluß des Mondes hat.
Sehen Sie, so müßte es geschehen, daß heute an unseren Universitäten und an unseren Schulen, und schon an den Volksschulen in gewisser Weise, soweit das sein kann, ganz anders die Dinge studiert würden, daß der *Mensch* vor allen Dingen studiert würde, menschliches Herz, menschlicher Kopf, und im Zusammenhange damit die Sterne studiert würden. Und an den Universitäten müßte es erstens geben eine Beschreibung, wie sich aus dem ganz kleinen Menschensamen der menschliche Keim durch die erste, zweite, dritte, vierte, fünfte Woche und so weiter entwickelt. Das hat man, das gibt es, diese Beschreibung, aber die andere Beschreibung gibt es nicht, was in derselben Zeit der Mond macht. Deshalb kann man nur eine Wissenschaft von der physischen Entstehung des Menschen haben, wenn man auf der einen Seite das beschreibt, was vorgeht im Mutterleibe, und auf der anderen Seite beschreibt die Taten des Mondes.
Und wiederum, man kann nur ganz richtig verstehen, wie zum Beispiel die Zähne wechseln um das siebente Jahr herum, wenn man nicht nur – was heute geschieht – beschreibt, wie da der Milchzahn ist, der andere nachwächst, dem Milchzahn nachgeschoben wird, sondern wenn man wiederum eine Sonnenwissenschaft hat; denn das hängt von den Sonnenkräften ab.
Und ebenso, wenn der Mensch geschlechtsreif wird, da beschreibt man heute die rein physischen Vorgänge. Die hängen aber vom Saturn ab; da braucht man eine Saturnwissenschaft. (353, 188f.)

Diese Zuordnung zum Kosmos, sie ist [...] anders in jeder einzelnen der menschlichen Hauptperioden. In jeder einzelnen der menschlichen Hauptperioden greifen andere Kräfte in die Menschheitsorganisation ein. In unseren ersten sieben Lebensjahren waltet im Grunde genommen ganz etwas anderes in uns, als in den zweiten sieben Lebensjahren. Alles das, was im siebenten Jahre ungefähr dadurch zum Ausdruck kommt, daß sich, man möchte sagen, wie an einem Ufer das ganze Wachstum staut, indem es die bleibenden Zähne herausstaut, das alles, was da staut im Vorstoßen der bleibenden Zähne, das spielt aus den Kräften des Kosmos heraus in den ersten sieben Lebensjahren. Und wiederum ist etwas da, was der Mensch zurücknimmt in seiner Bildung. Dasjenige, was der Mensch zurücknimmt in seiner Bildung, indem er geschlechtsreif wird, das, womit er sich da, ich möchte sagen, tingiert, es bildet sich dadurch, daß gewisse Entwickelungskräfte, die durchaus im Kosmos begründet sind, sich in der zweiten Lebensepoche ausbilden und so weiter. (184, 105)

[...] Der Kopf ist herausgebildet aus dem ganzen Weltenall. Und die Kräfte, die dem Kopf aus dem ganzen Weltenall mitgeteilt worden sind, die wirken dann in den ersten sieben Jahren auf den Menschen. Und in den zweiten sieben Jahren gewöhnt sich der Mensch mehr an den Umkreis der Erde, so daß er herauswächst aus dem Weltenall. Er wird also, während er vorher ein Sternenmensch war, mehr ein Luftmensch. Und nachher, wenn da die Verdauungsstoffe eine so besondere Rolle spielen beim Menschen, daß sie ihm sogar die Stimme verändern, was ist denn das? Ja, das ist nichts anderes als das, was wir hereinbringen von der Erde. Was wir von der Erde hereinbringen, das müssen wir dann verarbeiten. Ich habe Ihnen gezeigt, daß das [substantiell Aufgenommene] erst getötet werden muß in den Gedärmen und so weiter. Das wird erst zur Hauptsache in den Zeiten, in denen der Mensch geschlechtsreif wird. Da wird er hauptsächlich von der Erde abhängig. Wir haben als Männer zuerst die Stimme von der Luft; daß die Stimme dann dumpf wird, das kommt davon her, daß später die Erdensubstanzen und die Erdenstoffe drinnen wirken.
Erst kommen wir zur Welt, indem wir Sternenmenschen sind, vom Kopf aus die Kräfte nachwirken lassen, die wir aus der Sternenwelt zuerst hereingebracht haben. Dann werden wir Luftmenschen. Und mit der Geschlechtsreife werden wir erst Erdenmenschen, werden erst richtig dem Erdigen zugeteilt. (348, 53f.)

Die Sache ist schon so, daß auf uns Menschen vorzugsweise Wirkungen ausgeübt werden bis zu unserem siebzehnten, achtzehnten Jahre von Mond, Venus, Merkur. Dann später findet vorzugsweise ein Einfluß statt, wenn wir unser zwanzigstes Jahr, einundzwanzigstes Jahr überschritten haben, von Mars, Jupiter, Saturn, der allerdings erst später dahin wächst, uns hinauszuführen aus dem Irdischen Dasein in die geistige Welt. Es ist in der Tat die innere Menschenkonstitution von diesem, ich möchte sagen, Übergang von den inneren Planeten zu den äußeren Planeten abhängig. Wir sind zum Beispiel bis zu unserem siebzehnten, achtzehnten Jahre als Menschen vorzugsweise abhängig vom großen Blutkreislauf, der nach dem Gesamtkörper geht. Wir werden später mehr abhängig von dem kleinen Blutkreislauf. (219, 53f.)

Kosmische Einflüsse und Selbstgestaltung – weiteres über die Bedeutung der wirksamen kosmischen Kräfte bis zum Ende des vierten Lebensjahrsiebtes

Der Mensch ist die Resultante zwischen übersinnlichen und untersinnlichen Kräften. Welche Kräfte der Menschennatur sind nun übersinnliche, welche Kräfte der Menschennatur sind untersinnliche? Übersinnlich sind alle mit dem Erkennen zusammenhängenden Kräfte; alles das, was wir aufbringen für das Erkennen, ist übersinnlich. Und es sind das dieselben Kräfte, die auch unseren Kopf formen, unser Haupt formen. So daß wir sagen können: Die übersinnlichen Kräfte sind die Erkenntniskräfte.

Nun wirken in den Menschen hinein auch die untersinnlichen Kräfte. Was sind denn das für Kräfte? Das sind die Willenskräfte. Alle Willenskräfte, alles Willensartige in der Menschennatur ist untersinnlich.

Nun werden Sie ja naheliegend haben die Frage: Ja, woher kommen denn diese untersinnlichen Kräfte, diese Willenskräfte? – Das sind dieselben Kräfte wie die Kräfte des Planeten, also hier für uns die Kräfte der Erde. In der Tat, in unseren Menschen wirken fortwährend herein die Kräfte der Erde. Und das, was zusammenhängt mit diesen Kräften des Planeten, mit diesen Kräften der Erde, das sind die Kräfte, die willensartiger Natur sind. Die Kräfte, die erkenntnisartiger Natur sind, die kommen uns aus der Peripherie der Welt, die ergießen sich gleichsam von außen, von außerhalb des Planeten auf uns herab. Die Kräfte, die willensartiger Natur sind, dringen in uns ein von dem Planeten aus. So leben in uns die Kräfte unseres eigenen Erdenplaneten. In dem Augenblick, wo wir mit der Geburt ins Dasein treten, sind in uns wirksam die Kräfte des Erdenplaneten.

Die Frage entsteht: In welcher Verteilung sind sie in uns wirksam? Da ist wiederum ein beträchtlicher Unterschied zwischen dem ersten Lebensabschnitt, der ersten Lebensepoche, der zweiten und der dritten, bis zum siebenten Jahre, bis zum vierzehnten Jahre, bis zum einundzwanzigsten Jahre. Dasjenige, was in uns willensartig wirkt bis zum siebenten Lebensjahre, das wirkt ganz aus dem Inneren des Planeten heraus. Es ist sehr interessant, geisteswissenschaftlich zu verfolgen, wie in alledem, was in dem Kinde bis zum siebenten Jahre wirksam ist, kraften die Kräfte des Innersten der Erde. Wollen Sie die Kräfte des Erdeninneren in ihrer Offenbarung kennenlernen, dann studieren Sie alles dasjenige, was im Kinde vorgeht bis zum siebenten Jahre, denn das sind diese Kräfte des Erdeninneren. Es ist ganz und gar eine falsche Methode, hineinzugraben in die Erde, um die Kräfte des Erdeninneren zu finden. Da finden Sie nur die Erdensubstanzen. Die Kräfte, welche in der Erde wirksam sind, die offenbaren sich in dem, was sie vollbringen an dem Menschen bis zu seinem siebenten Lebensjahre hin. Und wiederum vom siebenten bis zum vierzehnten Lebensjahre wirken im Menschen die Kräfte des Luftkreises, also auch noch dasjenige, was zur Erde gehört, die Kräfte der Atmosphäre. Aber die sind vorzugsweise wirksam in alldem, was sich im Menschen ausbildet zwischen dem siebenten und dem vierzehnten Lebensjahr. Dann ist der wichtigste Abschnitt vom vierzehnten bis zum einundzwanzigsten Jahr. Da geht, ich möchte sagen, das Untersinnliche in das Übersinnliche über. Da bildet sich eine Art Ausgleich zwischen dem Unter- und dem Übersinnlichen. Da wirken die Kräfte des ganzen Sonnensystems, des zur Erde gehörigen Sonnensystems organisierend auf den Menschen.

Also Erdeninneres in der ersten Lebensepoche; Luftkreis in der zweiten Lebensepoche, dasjenige, worinnen die Erde selber eingehüllt ist. Was an Kräften herunterströmt aus dem Weltenraume, insoweit dieser Weltenraum erfüllt ist von unserem eigentlichen eigenen Planetensystem: bis zum einundzwanzigsten Jahre. Erst mit dem einundzwanzigsten Jahre reißt sich gewissermaßen der Mensch los von den Einflüssen desjenigen, was von außen durch den Planeten und durch das dazugehörige Planetensystem in ihm bewirkt wird. (191, 36ff.)

Unter denjenigen Sternen, die als Planetensystem die Erde umgeben, sind die vornehmlichsten, wie Sie ja wissen, die Sonne und der Mond. Und indem wir nach und nach vom vierzehnten Lebensjahre an, also in der dritten Lebensepoche des Menschen hineinwachsen in einen Zustand, durch den wir abhängig werden vom Planetensystem, werden wir zwar auch abhängig von den anderen Gliedern des Planetensystems, von Merkur, Mars und so weiter, aber wir werden vorzugsweise abhängig von Sonne und Mond. Die Abhängigkeit des Menschen von Sonne und Mond kann man aber nur richtig beurteilen, wenn man nicht nur von der äußeren Beobachtung her weiß, was Sonne und Mond vorstellen. Die äußere Beobachtung zeigt dem Menschen den Mond, Voll- und Neumond, erstes, letztes Viertel als eine Scheibe, von der er annimmt, sie sei an sich dunkel, werde von der Sonne bestrahlt und wende ihm daher einen Teil ihres Wesens in Beleuchtung zu. Aber das erschöpft nicht das Wesen des Mondes. Dasjenige, was im Weltenall ist, lernt man eigentlich nur erkennen, wenn man es immer als eine Summe von Kräften, einen Zusammenhang von Kräften sieht. Und man muß sich fragen: Welche Art von Kräften ist denn eigentlich im Monde konzentriert? – Im Monde sind vorzugsweise konzentriert menschliche Willenskräfte, besser gesagt Kräfte, welche verwandt sind den menschlichen Willenskräften, Kräfte, welche verwandt sind alledem, was aus dem Untersinnlichen auf den Menschen wirkt. Also vom Monde strahlen aus diejenigen Kräfte, die mit dem Untersinnlichen des Menschenwesens verwandt sind. Der Physiker erzählt einem sehr schön, daß der Mond eine Art Schlacke sei, daß die Sonne irgend etwas wie ein glühender, brennender Weltenkörper sei, der eine Korona hat, der Strahlungen seines Feuers hinaussendet in die Welt; so daß ungefähr der Mensch die Vorstellung hat, wenn er da so wandern könnte langsam oder schnell und an die Sonne herankäme, so würde er in einen Glutkörper hineinkommen. Ich habe Ihnen schon öfter gesagt, das ist nicht der Fall; sondern die Wahrheit ist, daß dort, wo die Sonne ist, ein Hohlraum ist, ein Nichts ist, und daß nur von der Oberfläche der Sonne aus das Licht strahlt. In Wahrheit ist dort nichts, wo man vermutet, daß etwas Physisches ist; denn das Sonnenwesen ist durchaus übersinnlich, wie das Mondenwesen untersinnlich ist. Dieses Übersinnliche und Untersinnliche des Planetensystems, wie sie konzentriert sind in Sonne und Mond, die beginnen also zu wirken auf die menschliche Organisation von dem vierzehnten Lebensjahr an ungefähr. Sie wirken erstens auf die Organisation des Menschen insofern, als das Mondenhafte mehr verwandt ist dem weiblichen Elemente, allem Weiblichen in der Welt, das Sonnenhafte mehr verwandt ist dem Männlichen in der Welt. Aber sie wirken auch so, daß der Mensch in alledem, was er erkenntnismäßig entwickelt, in alledem, was er so entwickelt, daß er *denkt,* ein Sonnenhaftes hat, in alledem, was er *will,* in allen Impulsen des Wollens, ein Mondenhaftes hat. Sonne und Mond sind nicht nur da draußen im kosmischen Raume, Sonne und Mond sind in uns. Und insofern wir denken, sind wir Sonnenwesen, insofern wir wollen, sind wir Mondenwesen. Besser gesagt: Insofern wir in uns Organe ausbilden, die die Vermittler des Denkens sind, wirken zur Ausbildung dieser Organe von unserem vierzehnten Jahre an die Sonnenkräfte, das Übersinnliche; insofern wir Organe ausbilden, die das Wollen vermitteln, wirken in uns vom vierzehnten Jahre an die Mondenkräfte, das Untersinnliche. (191, 50ff.)

Sehen Sie, innerhalb des Kosmos sind diejenigen Kräfte, mit denen da die Seele in den ersten sieben Lebensjahren arbeitet, die Sonnenkräfte. Von der Sonne scheinen nicht nur die physisch-ätherischen Sonnenstrahlen herab, sondern es

scheinen von der Sonne in den physisch-ätherischen Sonnenstrahlen Kräfte herab, die identisch sind mit denjenigen, mit denen unser Ätherleib in den ersten sieben Jahren seinen Leib erneuert: Sonnenentität ist es, die da wirkt. Sehen Sie sich das Kind an, wie es sich nach dem Modell seinen physischen zweiten Leib arbeitet! Das sind lauter Kräfte, die aus dem Sonnenschein absorbiert sind. Verstehen muß man das, wie sich der Mensch in den Kosmos hineinstellt. Und wenn der Mensch in der Art, wie ich das geschildert habe, gewisse ätherische Kräfte freibekommt mit dem Zahnwechsel, die dann wieder zurückwirken auf die astralische Organisation und Ich-Organisation, wird der Mensch zugänglich in der zweiten Epoche des Lebens für das, was er gar nicht war in der ersten Epoche, er wird zugänglich für die Mondenkräfte.
Die Sonnenkräfte sind ätherische Kräfte in den ersten sieben Lebensjahren, die Mondenkräfte, denen er zugänglich wird mit dem Zahnwechsel, die sind identisch mit den Kräften seines astralischen Leibes. So daß der Mensch eintritt mit dem Zahnwechsel von der Sonnensphäre – in der er weiter auch drinnen bleibt, denn die bleibt wirksam – in die Mondensphäre, und nun arbeitet er an sich zwischen dem Zahnwechsel und der Geschlechtsreife mit den Mondenkräften. Mit den Mondenkräften bildet er sich jetzt seinen zweiten eigenen, seinen dritten weltlichen Leib aus, in dem nicht so viel ausgewechselt wird wie in der ersten Lebensepoche, aber immerhin viel ausgewechselt wird. Wiederum aber bleiben Kräfte zurück, jetzt astralischer Natur. Die verändern das Seelische so, wie sich das Seelische verändert um die Zeit der Geschlechtsreife. Die werden frei von der Arbeit am Leibe, so daß der Mensch jetzt, wenn er in die Geschlechtsreife eintritt, in eine Lebensepoche, wo er im Seelischen dasjenige frei zeigt, womit er noch zwischen dem Zahnwechsel und der Geschlechtsreife innerhalb seines physischen Leibes zu arbeiten hat.
So arbeiten wir in der ersten Lebensepoche ausschließlich mit demjenigen, was uns von der Sonne zukommt, und wenn wir das Kind in der Schule haben zwischen Zahnwechsel und Geschlechtsreife, so sind es die Sonnenkräfte, die für das Seelische frei geworden sind. Das ist ja das Große, das Gewaltige im Einsehen der menschlichen Entwickelung, daß man es beim Kinde zwischen Zahnwechsel und Geschlechtsreife, wenn man so seine Seele bildet, mit lauter Sonnenkräften zu tun hat. Die kindliche Seele ist ja so verwandt mit demjenigen, was im Sonnenschein lebt, daß einem das Herz aufgehen kann bei einer solchen Erkenntnis, eine solche Erkenntnis, die doch wirklich Licht verbreitet über dasjenige, was zwischen Mensch und Kosmos vorgeht.
Die Mondenkräfte, die werden in dieser zweiten Epoche des Lebens noch zu dem Leiblichen verwendet, sind noch nicht frei geworden für das Seelische. Sie werden frei mit der Geschlechtsreife, dann wirken sie an der Seele mit, und der Umschwung, der jetzt im Seelischen mit der Geschlechtsreife auftritt, rührt

davon her, daß sich in das Seelische die Mondenkräfte hineinimprägnieren, so daß das, was der Mensch nach der Geschlechtsreife im Handeln ringsherum tut, ein Zusammenwirken ist zwischen Sonnen- und Mondenkräften.

Damit sehen wir nach den Tiefen der menschlichen Entwickelung, und gewöhnen uns ab, von der Vererbung in dem Sinne zu sprechen, wie es die grobe Naturwissenschaft tut, sehen aber auch nach der anderen Seite, was in dem kindlichen Menschentun lebt. Im kindlichen Menschentun und im kindlichen Menschendenken lebt die Sonne. Die Sonne ist es ja, die uns vom Stein entgegenstrahlt, denn der hat keine Lichtkräfte, der reflektiert uns nur das Sonnenlicht. Das gibt der Naturforscher zu, aber das ist das allergeringste, abstrakteste, meine lieben Freunde. Das Kind strahlt uns auch die Sonnenkräfte zurück zwischen dem siebenten und vierzehnten Lebensjahr. So wie wir vom Stein ansprechen können das Licht als das zurückgestrahlte Licht der Sonne, dürfen wir das, was das Kind tut in seiner zweiten Lebensepoche, als Sonne bezeichnen. Sonne ist nicht bloß da, wo sie konzentriert erscheint. Diese physikalische Ansicht, daß die Sonne bloß *da* ist **(Abb. 115)**, gleicht der von einem Menschen, der in einem Topf eine Suppe sieht und in der Mitte ein Fettauge und meint, bloß das Fettauge sei die Suppe. Ja, unsere physikalischen Anschauungen sind oft sehr kindisch, und wenn man sie enthüllt, wie sie sind, dann lachen die Leute. Man möchte nur wünschen, daß der Wirklichkeit gegenüber mehr gelacht wird. Denn es ist wirklich sehr lächerbar, das, was man heute als Wissenschaft ansieht. Wenn man das Fettauge für die Suppe hält, ist das dasselbe, wie wenn man die Sonne da oben für das Fettauge des Sonnenscheins anschaut, während sie als die Suppe die ganze Welt erfüllt.

Damit eröffnen sich dann die Blicke hinein in den Zusammenhang wiederum zwischen den Mondenkräften und den Fortpflanzungskräften. Denn die Fortpflanzungskräfte bilden auch nach und nach jetzt diesen zweiten eigenen Leib, der zwischen dem siebenten und vierzehnten Lebensjahre ausgebildet wird und fertig ist, wenn die Geschlechtsreife eintritt. So daß dasjenige, was sich der Mensch an Fortpflanzungskräften in dieser Zeit einverleibt, eben Mondenwirkung ist. Die Fortpflanzungskräfte hängen durchaus mit den Mondenwirkungen zusammen, sind Ergebnisse der Mondenwirkungen.

Nun kommt der Mensch dazu, sich den dritten eigenen Leib – den vierten nach der Äußerlichkeit betrachteten – zu bilden, nach der Geschlechtsreife bis zum Anfang der Zwanzigerjahre. Die Zeitabschnitte werden in den späteren Jahren nicht mehr so streng wie für die Abschnitte des Zahnwechsels und der Geschlechtsreife. Immer mehr bleibt von der Substanz zurück, verfestigt sich im Menschen, wird Bleibegerüst. Es wird wirklich vieles Bleibegerüst im Menschen nach und nach. Von den Knochen wird, je älter der Mensch wird, immer weniger Materie ausgesondert und erneuert. Auch im übrigen Organismus brauchen gewisse Teile länger zur Aussonderung als andere, und es ist ersichtlich, daß von den Zähnen es einfach gilt: Hat man sie einmal ein zweites Mal bekommen, so ist man, ob man sie später noch hat, davon abhängig, wie lange das nun hält, wenn es fertig ist, so wie man von einem Messer, das man hat, abhängig ist davon, wie lange es hält. Das Messer kann seine Materie nicht erneuern. Zähne können sich auch nicht im wesentlichen erneuern. Gewiß, es ist alles im Fluß, es ist schon Erneuerung da, aber es geht eben in das Stadium des Nichterneuerns hinein, und so haben wir sie als dasjenige, was im wesentlichen viel langsamer den Lebensprozeß vollzieht als der übrige Mensch, viel langsamer in bezug auf die Intensität, daher im umgekehrten Verhältnis schnell in bezug auf die Qualität der Dauer, eben schadhaft werden, bevor die anderen Glieder der menschlichen Natur, die sich immer erneuern können, schadhaft werden können. [...]

Nun sehen Sie, der Mensch ist also tätig in seinem Inneren in den ersten sieben Lebensjahren mit den Kräften der Sonne, in den zweiten sieben Lebensjahren mit den Kräften des Mondes. Die Sonnenkraft bleibt dabei, aber die Mondenkräfte mischen sich dazu. In den dritten sieben Lebensjahren, von der Geschlechtsreife bis hinein in die Zwanzigerjahre, werden die viel feineren Kräfte der übrigen Planeten des Planetensystems in die menschliche Wesenheit hinein aufgenommen. Da treten in der menschlichen Wesenheit auf die anderen planetarischen Kräfte in dem Wachstumsprozeß, und weil diese schwächer, viel schwächer wirken als Sonne und Mond auf den Menschen, deshalb sind auch die Dinge, die der Mensch dann in sich aufnimmt, viel weniger nach außen hin anschaulich. Wir merken nicht mehr so stark, wie im Anfang der Zwanzigerjahre – währenddem die planetarischen Kräfte zwischen dem vierzehnten und einundzwanzigsten Lebensjahr ungefähr noch im menschlichen Leibe zu tun haben –, wie im Beginn der Zwanzigerjahre diese Kräfte anfangen nun im Seelisch-Geistigen zu wirken. Es sind die Planetenkräfte, die anfangen zu wirken im Seelisch-Geistigen, und derjenige, der Einsicht hat, der sieht dann den Menschen so an, daß er in dieser merkwürdigen Umwandlung, die der Mensch erfährt im Anfang der Zwanzigerjahre, merkt: bis daher haben eben nur Sonne und Mond aus dem menschlichen Tun gesprochen, jetzt modifizieren diese Sonnen- und Mondenwirksamkeit die planetarischen Kräfte. Das grobe Verfahren der Menschen, das grobe Beobachten hat sogar recht wenig Sinn dafür, diese Umwandlung ins Auge zu fassen, aber sie ist da.

Nun sehen Sie, es ist schon wahr, daß für den, der den Menschen betrachtet in bezug auf Gesundheit und Krankheit, die Erkenntnis dieser Zusammenhänge notwendig ist. Denn, was wissen wir denn eigentlich vom Menschen, sagen wir in seinem elften oder zwölften Lebensjahr, wenn wir da nicht wissen, daß die Mondenkräfte in ihm arbeiten?

Nun aber wird im Inneren die Frage entstehen: Wie geht es weiter? Der Mensch muß später auch, wenn auch die zu erneuernden Teile immer geringer werden, er muß jetzt später auch die Dinge erneuern. Nun sehen Sie, bis zum einundzwanzigsten, zweiundzwanzigsten Jahr wirkt ja aufeinanderfolgend Sonne, Mond, das Planetensystem in das menschliche Wachstum hinein. Dann wirken bis zum achtundzwanzigsten Lebensjahr noch die Konstellationen der Fixsterne; das entzieht sich also schon sehr der Beobachtung. Erst mit der Mysterienweisheit schaut man das Hereinspielen des ganzen Fixsternhimmels in den Menschen zwischen dem Anfang seiner Zwanzigerjahre und dem Ende seiner Zwanzigerjahre. Dann wird die Welt hart. Sie will nicht mehr hereinarbeiten in den Menschen; die Welt wird hart. Von diesem eigentümlichen Verhältnis des Menschen zur Welt in seinem achtundzwanzigsten, neunundzwanzigsten Lebensjahre, daß die Welt hart wird, weiß die heutige Wissenschaft kaum mehr etwas. Aristoteles lehrte es noch dem Alexander, indem er ihm sagte: Dann stößt man als Mensch an den Kristallhimmel; der ist hart. – Damit gewinnt der Kristallhimmel, der außerhalb der Fixsternsphäre ist, für die menschliche Anschauung seine Bedeutung, seine Realität. Damit fängt man an einzusehen, daß der Mensch im Weltenall keine Kräfte mehr findet, wenn er Ende der Zwanzigerjahre ist, um zu erneuern. Warum sterben wir denn nicht mit achtundzwanzig Jahren? Diese Welt, die uns umgibt, die läßt uns eigentlich mit achtundzwanzig Jahren sterben. Es ist wahr, wer den Zusammenhang des Menschen mit der Welt sieht, der schaut jetzt mit dem Bewußtsein in die Welt hinaus: O Welt, du erhältst mich eigentlich nur bis zum Ende der Zwanzigerjahre! – Aber gerade indem man das einsieht, fängt man erst an, den Menschen recht zu verstehen in seiner Wesenheit.

Denn was geschieht jetzt mit ihm, wenn ihn die Welt verläßt mit Bezug auf die Formkräfte, die er sich bildet? Was geschieht jetzt? Es geschieht folgendes in dem eigentümlichen Augenblick, wo mit dem achtundzwanzigsten Jahr der Mensch anfängt deutlich zu zeigen, die alten Wachstumskräfte sind nun gänzlich verfallen. Manche Menschen fangen schon da an einzugehen; manche erhalten sich noch weiter die fortschwimmenden Wachstumskräfte. [...] Sehen Sie, von diesem Momente ab, wo uns die Welt verläßt, müssen wir aus den Kräften, die wir bis dahin aufgenommen haben, unsere eigene Erneuerung besorgen. Da können wir allerdings, weil die zu erneuernden Teile immer weniger und weniger werden, nicht in demselben grandiosen Maßstabe arbeiten an unserer neuen Verleiblichung, wie das Kind arbeitet bis auf die Zähne hin, wenn es nach dem Modell seinen ersten eigenen Leib sich bildet. Aber wir haben sehr viele Kräfte in uns angesammelt von Sonne und Mond und Sternen, die wir brauchen, die wir in uns tragen, da wir vom achtundzwanzigsten Jahre an beginnen, die Erneuerung unseres physischen materiellen Leibes zu

besorgen. Da werden wir in bezug auf die Menschenwesenheit in ihrer Form der auf der Erde auf sich gestellte Mensch. Damit aber hat der Mensch, der auf der Erde ganz auf sich gestellte Mensch, indem er zueilt diesem Zeitpunkt und wiederum über ihn hinausschreitet, damit hat der Mensch in der Zeit einen Punkt, den er anstrebt, über den er hinauswächst [...]. Der Mensch strebt, wenn ich das so zeichnen darf, von seiner Kindheit an, wo er aufnimmt viele Weltenkräfte, immer mehr und mehr einem solchen Punkte zu, der am Ende der Zwanzigerjahre liegt, wo er aufhört, aus Weltenkräften sein Wachstum zu besorgen. Was er weiter tut von da ab, das besorgt er aus den Kräften seines eigenen Leibes. Hier ist in der Mitte ein Punkt, wo der Mensch aufhört, kosmische Kräfte in sich zu verarbeiten, wo er anfängt, aus seinem eigenen Leibe heraus sich die Kräfte zu erarbeiten. Nur scheidet sich das im wirklichen Leben nicht so stark wie hier in der schematischen Darstellung.
Im Leben sind oftmals schon in der frühen Kindheit, ich möchte sagen, vorausgenommene Wirkungen aus dem eigenen Leibe vorhanden. Dann merken wir das an pathologischen Erscheinungen des Kindes, am Brüchigwerden der Knochen, namentlich aber an frühen Fettbildungen der Kinder; aber dieser Zusammenhang steckt dahinter. In jedem Augenblicke seines Lebens strebt ja der Mensch entweder nach diesem Punkte hin, oder er strebt von diesem Punkte weg. Sie sehen leicht ein, das ist eine Art Nullpunkt, eine Art Hypomochlion, eine Art Nullpunkt, wo wir in der Zeit zwischen uns und der Welt stehen. Wir haben immer in unserer inneren Dynamik ein Hinstreben oder ein Wegstreben. Das, was da im Menschen stattfindet, indem er nach diesem Nullpunkt hinstrebt oder von ihm wegstrebt, ist ja ein Streben nach einer Null oder von einer Null. Es ist etwas, was wir tun nach einem Nichts hin. Wir streben nach dem, worin die Welt nicht mehr wirkt, worin der Mensch noch nicht wirkt. Zwischen beiden ist eine Art von Null. Wir haben da etwas in uns, was nach einem Nichts hin orientiert ist. Das macht, daß wir freie Wesen sind, Verantwortlichkeit haben. Das ist so in der menschlichen Konstitution begründet, daß wir verantwortliche freie Wesen sind, weil wir beim Übergang von der Welt zu uns durch einen Nullpunkt durchgehen, wie der Waagebalken von rechts nach links, von links nach rechts durch einen Nullpunkt durchgeht, der nicht den Gesetzen folgt, denen die übrige Waage ausgesetzt ist. Sie können sich denken, wenn Sie eine Waage haben **(Abb. 116)**, daß *hier* die mechanischen Gesetze gelten, die Sie lernen, *hier* die mechanischen Gesetze gelten und der Waage eine bestimmte Konfiguration geben, entweder so, daß das oben ist, das unten oder umgekehrt. Das sind die Gesetze der Waage, des Hebels. Aber wenn Sie diesen Punkt nehmen – Sie können die Waage herumtragen, ihre übrige Konfiguration durch die mechanischen Kräfte ist überall dieselbe, wo Sie die Waage herumtragen –, der Punkt ist frei; den können Sie

herumtragen, wie wenn er gar nicht mit einer Waage verbunden wäre, die Waage bleibt ganz unberührt davon. So, wenn der Mensch sich ergreift mit seinem seelischen Erleben in dem Punkt, dem er zustrebt vorher, aber nachher mehr davon wegstrebt, so ist wirksam vorher die Welt, nachher er selber, der Mensch. Hier ist nichts wirksam. Aber in der Tendenz hin oder weg kann sich ausleben dasjenige im Menschen, was nicht von der Natur und was nicht von der Welt bestimmt ist, wo ein Hypomochlion sitzt, da ist der Ursprungspunkt seiner Freiheit. (318, 55ff.)

VIII. Physiologische Substanzprozesse

Es ist die Tragik des Materialismus, daß er nichts von der Materie weiß, wie sie in Wirklichkeit in den verschiedenen Gebieten des Daseins wirkt. Das ist gerade das Merkwürdige, daß der Materialismus so unwissend ist über die Materie. Er weiß gar nichts über die Wirkung der Materie, weil man darüber erst etwas erfährt, wenn man die in der Materie wirksame Geistigkeit, die die Kräfte darstellen, ins Auge fassen kann. (234, 85)

1. Prinzipielles

a) Zum geisteswissenschaftlichen Substanzbegriff

Substanzen als Prozesse

Gerade die Geisterkenntnis führt zur richtigen Erkenntnis des Materiellen. Der Materialismus redet zwar von der Materie, aber er dringt nicht ein in die inneren Kräftestrukturen der Materie. (306, 150)

Man muß [...] berücksichtigen, daß ein Stoff eigentlich ein zum Stillstand gebrachter Prozeß ist, gewissermaßen ein erstarrter Prozeß. Man müßte eigentlich [beispielsweise] nicht Pyrit sagen, sondern Pyritprozeß. (27, 129)

Wir werden uns [...] bewußt werden müssen, daß man [...] nicht in der Art vom Stofflichen ausgehen kann, wie man das gewöhnt ist heute in der landläufigen Wissenschaft, wenn man des Menschen Beziehung zur Umwelt, des Menschen Verhalten im gesunden und kranken Zustande wirklich verstehen will. Dasjenige, wovon man ausgehen muß, sind eigentlich nicht Stoffe, sondern Vorgänge, ist nichts Fertiges, sondern ist ein Geschehen. Und wenn wir vom Stoff reden, so müssen wir eigentlich uns vorstellen, daß wir im Stoffe, in dem, was uns im äußeren Sinnenschein als Stoff erscheint, nichts anderes vorliegend haben als einen Prozeß, einen zur Ruhe gekommenen Vorgang.
Wenn wir, sagen wir Kieselerde vor uns haben, so sprechen wir die Kieselerde zunächst als einen Stoff an. Aber das Wesentliche haben wir dann gar nicht getroffen, wenn wir den sogenannten Körper, der eine gewisse Grenze hat, in die Vorstellung aufnehmen. Das Wesentliche haben wir nur getrofen, wenn wir den sehr umfassenden Vorgang ins Seelenauge fassen, der als ein einzelner

Vorgang sich kristallisieren kann, der zur Ruhe kommen kann, der in eine Art von Gleichgewichtslage kommen kann, und der sich dann, wenn er zur Ruhe gekommen ist, äußert in dem, was wir als Kieselerde anschauen. Ein Wesentliches ist es, die Wechselwirkung ins Auge zu fassen zwischen den Vorgängen im Innern des Menschen und den Vorgängen, welche sich draußen im Universum abspielen, mit dem sowohl der gesunde wie der kranke Mensch in einer fortwährenden Wechselwirkung steht. (313, 10)

Substanzbildung und -vernichtung im menschlichen Organismus

Anthroposophie lehrt uns gerade im menschlichen Organismus erkennen, daß nicht nur Materie vorhanden ist und sich umwandelt, lehrt uns nicht nur Metamorphosen der Materie erkennen. Außerhalb des menschlichen Organismus, in der übrigen Natur, da gilt das Gesetz der Erhaltung der Kraft und des Stoffes, im Menschen selber aber lehrt uns Anthroposophie ein vollständiges Verschwinden der Materie und ein Wiederauferstehen von neuer Materie aus dem bloßen Raume. [...] Es findet Stoff- und Kraftvernichtung, Stoff- und Kraftschöpfung statt. (79, 211)

Diese Vorstellung von der absoluten, nicht relativen, Unvergänglichkeit des Stoffes und der Kraft verhindert – man könnte es heute physiologisch feststellen, und nur das Dogma von der Erhaltung der Energie hindert die Menschen daran –, daß der Ort erkannt werde, wo wirklich Stoff ins Nichts verschwindet und neuer Stoff beginnt. Und dieser einzige Ort in der Welt – es sind viele Orte – ist der menschliche Organismus. Durch den menschlichen Organismus geht der Stoff nicht bloß durch, sondern während des Prozesses, der sich seelisch erlebt in der Synthesis von Konzipiertwerden und Sterben, spielt sich körperlich das ab, daß gewisser Stoff, der von uns aufgenommen wird, tatsächlich verschwindet, daß Kräfte vergehen und neu erzeugt werden. Diejenigen Dinge, die dabei in Betracht kommen, sind eigentlich älter beobachtet, als man meint. Aber auf diese Beobachtungen wird kein Wert gelegt. Man studiere nur einmal sorgfältig die Blutzirkulation im Inneren des Auges: Mit den Instrumenten, die heute schon vollkommen genug sind, um auch äußerlich so etwas sehen zu können, wird man an der Blutzirkulation rein äußerlich, physikalisch, nachweisen können, was ich eben ausgesprochen habe. Denn man wird zeigen können, daß Blut nach einem Organ peripherisch hingeht, in das Organ hinein verschwindet und aus ihm wiederum erzeugt wird, um zurückzufließen, so daß man es nicht mit einem Blutkreislauf zu tun hat, sondern mit einem Entstehen und Vergehen. Diese Dinge gibt es, doch die dogmatischen Vorstellungen der heutigen Wissenschaft hindern das, worauf es in bezug auf sie ankommt. Deshalb werden die Menschen heute auch gehindert, gewisse Prozesse und Vorgänge, die einfach real sind, in ihrer Realität zu betrachten. (181, 227f.)

Da stellt sich nämlich heraus, daß in unserem Nerven-Sinneswesen – ich bitte um Entschuldigung, wenn ich jetzt etwas furchtbar Ketzerisches sage, es ist nur scheinbar so; es ergibt sich dieses auch direkt durch konsequente Fortsetzung des naturwissenschaftlichen Denkens in die geistige Welt hinein – fortwährend aus dem Geiste heraus, der ja herüberkommt auch beim Aufwachen morgens, indem die Seele in den physischen Leib hineingeht, zwischen den Partien, die sich nur auf Stoffliches beziehen, materiell-stoffliche Partien eingelagert werden, die direkt aus dem Geist selber abgesetzt, erzeugt werden. Man wird Zeuge der Entstehung des Stoffes, sogar der plastischen Bildung des Stoffes am menschlichen Sinnesapparat. Da entsteht Stoff aus dem Geist heraus. Der Mensch wird seinem Geistig-Seelischen nach nicht nur Bewohner seines Nerven-Sinnesapparates, sondern er wird, indem er Stoff einlagert, der sich direkt aus dem Geiste bildet, stoffschöpferisch. Das ist deshalb ketzerisch, weil es gegen ein Prinzip der heutigen Naturwissenschaft verstößt, die nur nicht bis zu ihren letzten Konsequenzen geht, denjenigen, die sich auf alle Wesen erstrecken – und die Welt besteht ja aus allen Wesen, nicht nur aus leblosen Tatsachen und leblosen Wesen. Diese Naturwissenschaft hat abstrahiert aus den Vorgängen der unorganischen Welt und höchstens noch der Pflanzenwelt das sogenannte Gesetz von der Erhaltung der Energie und des Stoffes. Als ob der Stoff ein für alle Mal da wäre und nur so umgelagert würde. Das ist in einem gewissen Sinne bei allen anderen Naturreichen der Fall. Im Menschen aber findet tatsächlich eine wirkliche Schöpfung des Stoffes durch den Nerven-Sinnesapparat statt. Aber wir können doch konstatieren – lesen Sie die ersten Seiten von Psychologien, die heute geschrieben werden aus unvollendeter Erkenntnis heraus –, daß darin auch für den Menschen das Gesetz von der Erhaltung des Stoffes gilt. – Das beruht auf einer Illusion. Das Gesetz gilt, aber wie? Schaut man nämlich nun mit intuitiver Erkenntnis hin auf das Walten des Willens im menschlichen Organismus, das heißt im Stoffwechselorganismus, also dem Teil des Organismus, der in Stoffwechsel besteht, dann wird durch einen Prozeß, den ich nennen möchte einen organischen Verbrennungsprozeß, fortwährend Materie zerstört. Und so findet, während der Mensch im normalen Bewußtsein das Denken entwickelt, Materie-Schöpfung statt; während der Mensch den Willen entwickelt, findet Materie-Zerstörung statt. Darauf beruht das gesunde menschliche Leben, daß gewissermaßen, wie der linke Wagebalken dem rechten entspricht, fortwährend im Menschen – es gleicht sich das aus im ganzen Leben – Materie erzeugt wird während des Denkens, und Materie zerstört, aufgebraucht, ins Nichts zurückgeschleudert wird durch den Willensprozeß. Und so scheint es, als ob für den menschlichen Organismus auch das Gesetz von der Erhaltung des Stoffes gelte, weil immer soviel Stoff geschöpft, gestaltet wird, wie entplastiziert wird. (82, 163f.)

[...] Wie entfaltet sich denn, wenn der Wille immer mehr und mehr in Liebe entwickelt wird, im Menschen der Stoffwechsel? Indem der Mensch ein Handelnder ist, so, daß eigentlich der Stoff fortwährend überwunden wird. Und was entfaltet sich im Menschen, indem er sich als freies Wesen in das reine Denke, das aber eigentlich willensmäßiger Natur ist, hineinentwickelt? Es entsteht der Stoff. Wir sehen hinein in Stoffentstehung. Wir tragen selbst in uns dasjenige, was den Stoff entstehen macht: unseren Kopf; und wir tragen in uns das, was den Stoff vernichtet: unseren Gliedmaßen-, unseren Stoffwechselorganismus. (202, 211)

Für die Menschen ist einfach wahr, daß in ihm ein Herd ist, wo alles Materielle, das er zu sich nimmt, ins Nichts verwandelt wird, wo Materie vernichtet, wo Materie aufgelöst wird. Indem wir unsere reinen Gedanken unserem Ätherleib einverleiben und diese Gedanken durch unseren Ätherleib auf unseren physischen Leib wirken, wird Materie in unserem physischen Leib vernichtet. Wir haben in uns einen Ort, an dem Materie vernichtet wird. [...] Dieser Ort, wo Materie vernichtet wird, dieses Stück des Menschen, wo Materie vernichtet wird, das ist zu gleicher Zeit der Ort, wo Materie wieder entsteht, wenn moralisch, wenn religiös Empfundenes uns durchglüht. Und dasjenige, was hier entsteht, einfach dadurch, daß wir religiöse, moralische Ideale erleben, das wirkt so wie ein Keim für künftige Welten. Wenn die materielle Welt von jetzt zugrundegegangen sein wird, wenn die materielle Welt von jetzt dem Wärmetod verfallen sein wird, dann wird diese Erde sich verwandeln in einen anderen Weltenkörper, und dieser Weltenkörper wird aus demjenigen bestehen, was sich als eine aus den moralischen Idealen entstandene neue Materialität bildet. (343, 66f.)

b) Substanzprozesse und funktionelle Organismuswirksamkeit

Über die indirekte Bedeutung der Substanzprozesse für den Organismus am Beispiel der Absonderungsvorgänge

Das Leben [des Organismus] liegt in der absondernden Tätigkeit. Ist das Absonderungsprodukt erzeugt, so hat es keine Aufgabe mehr im Organismus.

Es muß ausgeschieden werden. Im Tun liegt das Wesen des Organismus, nicht in seinen Substanzen. Die Organisation ist nicht ein Stoffzusammenhang, sondern eine Tätigkeit. Der Stoff hat den Anreiz zur Tätigkeit in sich. Hat er diesen Anreiz verloren, so hat er für die Organisation keine weitere Bedeutung. (27, 90)

Über die unterschiedliche funktionelle Wertigkeit der physiologischen Substanzprozesse – Substanzprozesse in der Auf- und Abbaudynamik des Leibesgeschehen

[...] Was tut, sagen wir die äußere Wissenschaft, wenn sie den menschlichen Organismus untersucht? Diese äußere Wissenschaft sagt zum Beispiel: Im menschlichen Organismus ist Kieselerde, im menschlichen Organismus ist Fluor, im menschlichen Organismus ist Magnesium, im menschlichen Organismus ist Kalzium. Die äußere Wissenschaft sagt also von der Kieselerde, sie ist in den Haaren, sie ist im Blut und sie ist im Harn. Nun, nehmen wir einmal diese zwei: Die Kieselerde ist in den Haaren und ist im Harn.
Für die materialistische Wissenschaft liegt eben nichts anderes vor als dieses, daß, wenn man die Haare untersucht, sich darinnen Kieselerde findet, und wenn man den Harn untersucht, sich darinnen Kieselerde findet. Aber das ist gar nicht das Wesentliche, daß sich irgendein Stoff irgendwo drinnen findet. Das ist nämlich gar nicht das Wesentliche, denn die Kieselerde in den Haaren ist darinnen, damit sie von dort aus tätig ist. Wir haben die Haare nämlich nicht umsonst, sondern von den Haaren gehen auch Kräfte wiederum nach dem Organismus, und zwar wiederum feinste Kräfte, feinste Kräfte gehen aus den Haaren wiederum zurück in den Organismus hinein. Im Harn haben wir die Kieselerde aus dem Grunde, weil sie da ist als etwas, was sonst überschüssig ist. Da wird dasjenige, was nicht gebraucht wird, ausgesondert. Das ist ganz gleichgültig, daß sie drinnen ist, da ist sie nicht tätig, da wird diejenige herausbefördert, die nicht tätig sein soll, die zu viel ist. Da ist gerade diejenige Kieselerde drinnen, die im Organismus nicht drinnen sein darf, die also für ihn nicht die allergeringste Bedeutung hat. So ist es, wenn wir irgendwelche einzelne Stoffe untersuchen, nehmen wir an, Magnesium. Wenn in den Zähnen kein Magnesium wäre, so könnten es keine Zähne sein, denn für die Zähne leben im Magnesiumprozeß diejenigen Kräfte, die am Aufbau der Zähne gerade im eminentesten Sinne beteiligt sind. [...] Aber Magnesium, sagt nun die materialistische Wissenschaft, ist auch in der Milch. Aber in der Milch hat das Magnesium keine Bedeutung. Da verdankt die Milch dem Milchdasein, daß sie mächtig genug ist, das Magnesium auszuscheiden, das da drinnen ist; in der Milch hat das Magnesium als solches nichts zu suchen. Wir können es dann

analysieren natürlich, aber im milchbildenden Prozeß liegt die Sache so, daß der milchbildende Prozeß entstehen kann dadurch, daß er die Magnesiumkräfte abstoßen kann. Wir erfahren nur dadurch etwas über diesen eigentümlichen Gegensatz, der im zähnebildenden Prozeß und im milchbildenden Prozeß ist, daß wir wissen: das Magnesium, das ist im Zahnbildungsprozeß etwas Wesentliches, etwas, was dynamisch dahinein gehört. Im Milchbildungsprozeß ist es dasjenige, was als das fünfte Rad am Wagen ausgeschieden wird. Und in ähnlicher Weise ist es zum Beispiel mit dem Fluor, das im Schmelz der Zähne ein Wesentliches ist, ohne das wir den ganzen Zahnevolutionsprozeß nicht verstehen. Im Harn ist es auch vorhanden, aber eben als Ausscheidungsprozeß, ohne daß es darinnen eine Bedeutung hat. Das Fluor, das im Harn vorhanden ist, das ist eben dasjenige, das auszuscheiden der Organismus mächtig genug ist, weil er es nicht brauchen kann.
Die bloße physische Untersuchung, ob irgend etwas irgendwo ist, die entscheidet eigentlich über das Wesentliche gar nicht, sondern man muß überall wissen, ob irgend etwas als Aktives mit Recht an der betreffenden Stelle ist, oder ob es dort ist, weil es herausgeschmissen worden ist. Das entscheidet. Und das ist das Wesentliche, daß wir uns solche Begriffe aneignen, um den Menschen und übrigens auch die anderen organischen Wesen zu verstehen in ihren gesunden und kranken Zuständen. Man ist ja allerdings immer genötigt, wenn man mehr populär spricht, alle diese Hilfen nicht in Anspruch nehmen zu können, weil heute viel zu wenig allgemeine Bildung vorhanden ist in unserem Zeitalter über feinere Begriffe, und man muß dann mehr in Abstraktionen reden und wird dann nicht eigentlich verständlich. Im Bekämpfen des Materialismus wird man sehr häufig nicht verständlich. Steigt man aber herunter – man könnte noch in ganz andere Regionen heruntersteigen –, in das Charakteristische derjenigen Gebiete, die eigentlich der Wissenschafter nun kennen soll, und für die ihm Fakten vorliegen, die er untersuchen kann, dann kommt man gerade durch Geisteswissenschaft an diejenigen Stellen, wo man zeigen kann, daß eine Vorstellung von irgend etwas, was man als Stoff analysiert, mit physisch-chemischer Wissenschaft untersucht hat, worüber man sagen kann, da ist dies darinnen und da ist dies darinnen, wie einen eine solche Vorstellung zu gar nichts führt, als eigentlich zu Irrtümern. (313, 23ff.)

Der ganze menschliche Organismus ist darauf angelegt, Aufbau- und Abbauprozesse zu haben. Prozesse, aus denen sich etwas aufbaut, und Prozesse, durch die sich das, was beim Aufbau nicht verwendet werden kann, abscheidet. Einen sehr bedeutenden Unterschied zwischen solchen aufbauenden und abbauenden Kräften in den Substanzen selber können Sie zum Beispiel beim Fluor konstatieren. Der gewöhnliche Anatom würde sagen: Fluor spielt eine Rolle beim Aufbau der Zähne, es findet sich auch im Harn, also Fluor da und dort. Darum handelt es sich nicht. Beim Aufbau der Zähne spielt Fluor eine positive Rolle; die Zähne können nicht aufgebaut werden ohne Fluor. Im Harn findet sich das Fluor, das herausgebaut ist, das abgebaut werden soll. Das Wesentliche ist, daß Sie unterscheiden, ob irgend etwas an einer Stelle abgeschieden ist und deshalb sich bildet, oder ob es absolut notwendig ist im Aufbau. Und so ist es. Wenn Sie einen Knochenteil haben, der im wesentlichen aus dem Kosmos hereingebildet ist, so ist der phosphorsaure Kalk aufbauend. In einem anderen Knochenteile findet sich der phosphorsaure Kalk als Abscheidung. Und umgekehrt: beim Röhrenknochen ist der kohlensaure Kalk aufbauend und findet sich als Abscheidung, wird abgeschieden nach dem Teil hin, der aus dem Kosmos hereingebildet ist. Man muß sagen, es kommt nirgends darauf an, ob der oder jener Stoff da ist, sondern darauf kommt es an, was diese Stoffe für einen Weg machen, was sie für eine Bedeutung haben an irgendeinem Orte des Organismus. [...] So ist es im Grunde genommen gleichgültig für das Verständnis des Menschen, ob in einem Organ dieser oder jener Stoff ist. Man muß wissen, wie er darin ist, ob er als aufbauender oder als Abscheidestoff darin ist, dann kann man erst den Menschen verstehen. (316, 49f.)

Zur Bedeutung der Substanzprozesse für das Wirken der Wesensglieder am Beispiel der Oxal- und Ameisensäure

Würde der Mensch niemals Oxalsäure entwickeln in seinem Verdauungstrakt, so würde er überhaupt nicht leben können, das heißt, sein Ätherleib hätte gar keine Grundlage in seinem Organismus. Würde der Mensch aber nicht die Oxalsäure in Ameisensaure verwandeln, so hätte sein astralischer Leib keine Grundlage in seinem Organismus. Der Mensch braucht für seinen Ätherleib Oxalsäure, für seinen astralischen Leib Ameisensäure. Und er braucht nicht etwa diese Substanzen, sondern er braucht die Arbeit, die Tätigkeit im Innern, welche darinnen besteht, daß der Oxalsäure-Prozeß stattfindet, daß der Ameisensäure-Prozeß stattfindet. Das ist natürlich etwas, was die heutige Physiologie erst gewinnen muß, sie kann heute noch nicht so sprechen, denn sie spricht von dem, was im Menschen vorgeht, als wenn es äußerliche Prozesse wären. (232, 195)

Über die sich verändernden Aufgaben einzelner Substanzprozesse innerhalb der Entwicklungsphysiologie am Beispiel des Magnesiums

Bleiben wir einmal bei einem Stoff, der im menschlichen Organismus eine gewisse Rolle spielt, dem Magnesium. Da können wir eine besonders interessante Sache studieren. Ich habe gerade auf pädagogischem Felde immer wieder darauf aufmerksam gemacht, wie der erste Lebensabschnitt, den wir scharf abgrenzen müssen von allen folgenden, der ist, der bis zum Zahnwechsel geht. Dann ist der nächste Abschnitt derjenige, der bis zur Geschlechtsreife geht. Nun ist die Sache so, daß geradeso, wie Fluor notwendig ist zur Zahnbildung, auch Magnesium zur Zahnbildung notwendig ist. Aber die Zahnbildung findet nicht nur statt im Munde, im Oberkiefer und Unterkiefer, sondern der ganze Organismus ist daran beteiligt, der Magnesiumprozeß spielt sich im ganzen menschlichen Organismus ab. Und das bedeutet für den Menschen das Allerwesentlichste bis zum Zahnwechsel. Nachher, nach dem Zahnwechsel hat das Magnesium nicht mehr jene große Bedeutung, die es vorher hatte, denn die Magnesiumkräfte im Menschen, die verhärten seinen Organismus. Sie schließen seinen Organismus in sich selbst zusammen, und ich möchte sagen, der Schlußpunkt dieses Konsolidierens des menschlichen Organismus, dies In-sich-Gliedern der Kräfte und Stoffe, das findet in dem Zahnwechsel, mit dem Erhalten der zweiten Zähne seinen Abschluß. Bis dahin hat die Verwendung von Magnesium die allergrößte Bedeutung für den menschlichen Organismus.

Nun ist der menschliche Organismus in bezug auf seine zeitliche Entwickelung ein Ganzes. Er muß Magnesium in sich entwickeln, in sich haben. Er hätte nicht die richtigen Konsolidierungskräfte, wenn er nicht diese Magnesiumprozesse in sich hätte. Er kann aber nicht aufhören, die Magnesiumkräfte zu erzeugen. Es geschieht dies nach dem Zahnwechsel ebenso wie vor dem Zahnwechsel. Die müssen im Organismus verarbeitet werden, und so wird nach dem Zahnwechsel das Wesentliche sein, daß das Magnesium überwunden wird, daß es ausgeschieden wird. Es zieht sich besonders in die menschliche Milchabsonderung, es wird besonders mit der Milch abgeschieden. Indem die Milchsekretion zusammenhängt mit der Geschlechtsreife, sehen Sie einen merkwürdigen zusammenhängenden Prozeß, einen periodischen Prozeß. Nehmen Sie das Magnesium: bis zum Zahnwechsel wird es sozusagen vom menschlichen Organismus konsumiert, nachher vom Zahnwechsel bis zur Geschlechtsreife wird es abgeschieden und unter den Kräften, die die Milchkräfte bilden, ist durchaus das Magnesium als Abscheidung. Nachher kommt ein Rückschlag bis zum zwanzigsten Jahre. Dann findet die Magnesiumkraft eine Verwendung zur feineren Konsolidierung der Muskeln. Substanzen sind eigentlich nur eine Zusammensetzung von Prozessen, Blei ist ja nur scheinbar diese grobe, grau aussehende Substanz. Es ist Unsinn, zu sagen, daß es ein Stück grober Substanz ist, Blei ist jener Prozeß, der innerhalb der Grenzen abläuft, die der Ausbreitung des Bleies gezogen sind; alles ist Prozeß! Nicht wahr, man kann sagen, daß die substantiellen Prozesse nicht nur so sind im Menschen, daß gewisse substantielle Prozesse im Menschen verarbeitet werden können, gewisse andere abgewiesen werden können wie der Bleiprozeß, den wir niemals brauchen können, bei dem wir immer die ausscheidende Kraft haben müssen, sondern es gibt andere, wie den Magnesiumprozeß, der so ist, daß er rhythmisch wechselt, daß wir tatsächlich in rhythmischen Perioden unseres Lebens die konsumierenden Prozesse entwickeln für die Magnesiumkräfte, dann die abscheidenden Prozesse.

Das ist dasjenige, was Ihnen zeigt, daß man wiederum eigentlich gar nichts hat, wenn man bloß analysiert und sagt, der menschliche Organismus hat Magnesium. Es ist gar nichts damit gesagt, denn im zwölften Jahre haben diese Substanzen eine ganz andere Bedeutung als im fünften oder vierten Jahre. Und nur dann lernt man den Menschen kennen, wenn man weiß, wann gewisse substantielle Prozesse, also Substanzen, diese oder jene Bedeutung im menschlichen Organismus haben. (316, 54f.)

Entwicklungsphysiologie und chemischer Prozeß

Es wird [...] durchaus auch begreiflich erscheinen, daß der ganze Ätherleib, der ja die Wachstumskräfte des Menschen enthält, in der Kindheit anders wirken muß als im späteren Alter. In der Kindheit muß der Ätherleib viel mehr eingreifen in die physische Funktion. Er muß Organe haben, in denen er gewissermaßen unmittelbar Angriffspunkte hat. Das ist besonders im Fötalleben notwendig, daß der Ätherleib unmittelbar Angriffspunkte hat, um auf den physischen Leib zu wirken. Das ist aber auch noch in der ersten Kindheit der Fall, wo ja nicht nur Formen gebildet werden, sondern gewachsen wird und im Wachsen und Immergrößerwerden zugleich die plastische Kraft ausgeübt werden muß. Daher sind Organe notwendig, wie zum Beispiel die Thymusdrüse, bis zu einem gewissen Grade sogar die Schilddrüse, die ihre größten Aufgaben im kindlichen Alter haben, die dann zurückgebildet werden und in der Rückbildung, wenn sie von den physischen Kräften zu stark ergriffen werden, entarten.

Es ist einfach notwendig, daß im kindlichen Lebensalter ein starker Chemismus stattfindet in der Organisation, der später mehr durch Wärmewirkungen ersetzt wird. Ich möchte sagen, es ist so, daß der Mensch etwas in seinem Leben durchläuft, was durch das Spektrum selber symbolisiert ist, mehr nicht als symbolisiert werden kann, indem wir hinschauen auf den mehr chemischen Teil des Spektrums (Blau, Violett), dann hinschauen auf den Lichtteil des Spektrums (Grün, Gelb) und hinschauen auf den Wärmeteil des Spektrums (Rot). Der Mensch macht eine Organisation durch, die eigentlich diese Richtung hat. Er ist in der Kindheit mehr angewiesen auf die chemisch wirkenden

Tätigkeiten, geht dann über auf die lichtwirkenden und dann später auf die wärmewirkenden Tätigkeiten. Die Organe, die dem Ätherleib es möglich machen, den Chemismus im physischen Leibe zu fördern, das sind solche Drüsen wie die Schilddrüse, die Thymusdrüse und die Nebennieren. Deshalb hängt auch, weil an diese Organe in einem gewissen Sinne der Chemismus gebunden ist, das Inkarnat des Menschen mit der Tätigkeit dieser Organe, das heißt der dahinterliegenden ätherischen Tätigkeit in hohem Maße zusammen. Unter den Funktionen der Nebennieren ist zum Beispiel diese eine: ob sie den Menschen blaß oder rotbackig machen und so weiter. Entarten die Nebennieren, so muß das in der Farbgebung der Haut zum Ausdruck kommen. Sie brauchen sich nur zu erinnern an die sogenannte Addisonsche Krankheit, die auf einer Entartung der Nebennieren beruht, wo der Mensch braun wird, und Sie werden tief in diese Zusammenhänge hineinschauen können. Das alles weist uns auf einen gewissen Chemismus des Organismus hin. Er ist dasjenige, was namentlich im Fötalleben geltend ist, während die Lichtwirkungen mehr in Betracht kommen für das Leben, sagen wir, vom vierzehnten Jahre hin aufwärts. Dann treten mehr ein diejenigen Tätigkeiten, die für das Wärmeleben in Betracht kommen.

Darinnen liegt ein wichtiger, ein außerordentlich wichtiger Fingerzeig auf den menschlichen Lebenslauf überhaupt. Es ist schon so, daß das kindliche Leben, ganz besonders das Fötalleben eine Art von überwiegendem Salzprozeß darstellt, das mittlere Leben, aber mehr nach der Kindheit zu gelegen, eine Art Merkurialprozeß und das ältere Leben in dieser Beziehung, die ich jetzt charakterisiert habe, eine Art von Sulphurprozeß darstellt, respektive es ist so, daß man zu achten hat im kindlichen Alter am meisten auf den Salzprozeß, im mittleren Alter am meisten auf den Merkurialprozeß und im späteren Alter am meisten auf die sulphurigen oder phosphorigen Prozesse und diese geregelt werden müssen. Wenn Sie ins Auge fassen, daß im menschlichen Organismus auch diese Dreiheit vorhanden ist von organisiertem Chemismus, organisiertem Lichtprozeß, organisiertem Wärmeprozeß, organisiertem Salzprozeß, Merkur-, Sulphurprozeß, so werden Sie auch eine Vorstellung davon bekommen, wie das ganze Leben auf den Menschen eigentlich organisierend wirkt. Die Lebensweise – ich meine jetzt nicht etwa bloß die Ernährung, sondern das ganze Tun des Menschen – wirkt beim Kinde chemisierend, stark intim in den Organismus eingreifend. (312, 343ff.)

c) Inner- und außermenschliche Substanzprozesse

Chemie und «Antichemie»

Alles das, was äußerlich in der Natur geschieht, ist anders, wenn es in den Menschen hineindringt. Es ist kein Prozeß im Menschen so, wie er äußerlich in der Natur verläuft. (229, 71)

Und da sagt man sich dann: Dasjenige, was da draußen in der Natur vor sich geht, das setzt sich auch in den Menschen hinein fort. Dasjenige, was außerhalb der Haut geschehen ist, ist auch innerhalb der Haut des Menschen vorhanden. Naturprozesse finden wir äußerlich. Naturprozesse finden wir innerlich. Aber – und jetzt kommt das Paradoxe, das sich der anthroposophischen Forschung zeigt –: alle aufsteigenden, nach der Fruchtbarkeit hingehenden Naturprozesse haben im Menschen nur eine beschränkte Gültigkeit, sie werden im Menschen zu Abbau-, zu Zerstörungsprozessen. Und der große, gewaltige Satz ergibt sich aus wirklich vielfältiger Naturbeobachtung und aus vielfältiger anthroposophischer Betrachtung des Menschen: Der Natur ist es gestattet, Natur zu sein außerhalb der menschlichen Haut; innerhalb der menschlichen Haut wird dasjenige, was Natur ist, zu dem, was sich der Natur entgegenstellt. (79, 214f.)

[...] Dasjenige, was in der äußeren Welt im Stoff zu einer gewissen Ruhe kommt, das äußert seine wahre Natur dann, wenn es im Menschen zur Wirksamkeit kommt. Denn da sieht man eigentlich erst, was da noch lebt, während man von außen nur sieht dasjenige, was sich, ich möchte sagen, aus dem Werdeprozeß zusammengeschoppt hat. Sieht man äußerlich Arsen, so sieht man eigentlich das Ende von einem Prozeß in der Außenwelt, von dem man im Innern des Menschen den Anfang sieht, so daß man eigentlich niemals etwas, was man in der Außenwelt beobachtet, als Stoff erkennt, wenn man nicht zu gleicher Zeit weiß: Was macht das im Innern des menschlichen Organismus? – Es gibt nämlich eine Chemie, aber es gibt auch eine Antichemie. Und eine Chemie bedeutet nur dasjenige, was das Anschauen eines Wesens, das Vorn und Hinten hat, eben bloß von der einen Seite, von hinten bedeutet. Man muß ein Wesen, das ein Hinten hat, auch von vorne anschauen, dann bekommt man durch das Zusammenhalten dieser zwei Aspekte erst einen Eindruck von dem ganze Wesen. Wenn man erst dasjenige, was in einem Stoffe lebt, dadurch, daß man den Stoff gesehen hat, von hinten angeschaut hat, dann muß man das auch von vorne anschauen, wie es im menschlichen Organismus wirkt. Man muß nicht nur eine Chemie treiben, sondern auch eine Antichemie. Und erst aus dem Zusammenwirken von Chemie und Antichemie entsteht die Erkenntnis desjenigen, was wirklich zugrundeliegt. (313, 46)

Substanzwandlungsprozesse im Menschen und Evolution der Erde

Auf der einen Seite bedarf dieser physische Menschenleib der Substanzen für seinen Aufbau, gewissermaßen als seiner Baumaterialien, obwohl das im uneigentlichen Sinne gesprochen ist, er bedarf der Substanzen der äußeren Natur, oder wenigstens können wir sagen, er bedarf der Aufnahme der Substanzen der äußeren Natur.

Und doch, wenn wir, sei es in den Ausscheidungen, die sich ergeben, sei es, daß der ganze physische Leib des Menschen uns nach dem Tode als Leichnam entgegentritt, wenn wir das betrachten, was dieser physische Leib nach außen offenbart, so sind es doch wiederum die Substanzen der äußeren physischen Welt; denn wo wir auch diesen physischen Leib betrachten, seien es die einzelnen Ausscheidungen, sei es die Abscheidung des ganzen physischen Leibes mit dem Tode, er stellt sich uns dar als offenbarend dieselben Substanzen, die wir auch in der äußeren physischen Welt finden. So daß wir sagen müssen: Was auch immer in diesem Wesen des Menschen vor sich geht, Anfang und Ende der inneren Prozesse, der inneren Vorgänge sind verwandt der äußeren physischen Welt.

Aber die materialistische Wissenschaft zieht aus der eben erwähnten Tatsache einen Schluß, der ganz und gar nicht gezogen werden kann. Wenn wir auf der einen Seite sehen, daß der Mensch durch Essen oder Trinken oder durch Atmen die Substanzen der äußeren physischen Welt in sich aufnimmt, daß er durch Ausatmen, Ausscheiden oder im Tode diese Substanzen wiederum an die äußere Welt abgibt als solche Substanzen, die mit denen der äußeren Welt übereinstimmen, so können wir doch nur sagen, daß wir es da mit einem Anfang und mit einem Ende zu tun haben. Was dazwischen im menschlichen physischen Leibe vor sich geht, das ist damit nicht ausgemacht.

Man spricht so leichten Herzens von dem Blute, das der Mensch in sich trägt. Aber hat jemals ein Mensch dieses Blut im lebenden menschlichen Organismus selber untersucht? Das kann man ja gar nicht mit physischen Mitteln. So daß also nicht ohne weiteres der materialistische Schluß gezogen werden darf: dasjenige, was in den Körper hineingeht und was wieder aus ihm herausgeht, das ist auch in dem menschlichen Organismus drinnen.

Aber jedenfalls sehen wir, schon wenn die Aufnahme von äußeren physischen Substanzen, sagen wir zum Beispiel im Munde beginnt, daß sogleich eine Verwandelung eintritt. Wir brauchen ja nur ein Körnchen Salz in den Mund zu nehmen, sofort muß es aufgelöst werden. Es tritt sofort eine Verwandelung ein. Der menschliche physische Leib in seinem Inneren ist nicht gleich der äußeren Natur. Er verwandelt dasjenige, was er aufnimmt und verwandelt es wiederum zurück. So daß wir im menschlichen physischen Organismus etwas zu suchen haben, was in seinem Anfange bei der Aufnahme der physischen Substanzen ähnlich ist der äußeren Natur, was bei seiner Ausgabe ähnlich ist der äußeren Natur. Dazwischen aber liegt dasjenige, was eben erst erkannt werden muß im Menschenwesen.

Stellen Sie sich einmal dasjenige schematisch vor, was ich gesagt habe (**Abb. 117**).

Wir haben das, was der menschliche physische Organismus aufnimmt, und wir haben das, was er ausgibt, auch als seinen ganzen Leib ausgibt. Dazwischen liegen die Vorgänge, die im menschlichen Organismus vor sich gehen zwischen der Aufnahme und der Ausgabe. Wir können gar nicht bei dem, was der menschliche physische Organismus aufnimmt, irgend etwas über das Verhältnis des Menschen zur äußeren Natur sagen. Denn man möchte das aussprechen: Wenn es schon so ist, daß die äußere physische Natur den Leichnam des Menschen vernichtet, auflöst, zerstäubt, der Mensch zahlt der äußeren Natur in bezug auf seinen eigenen Organismus das wiederum zurück. Er löst auch alles auf, was er von der äußeren Natur empfängt. Also wenn wir bei denjenigen Organen beginnen, durch die der Mensch Physisches aufnimmt, kommen wir zu keinem Verhältnis zur äußeren Natur, denn die vernichten die äußere Natur. Wir kommen allein zu einem Verhältnis des Menschen zur äußeren Natur, wenn wir auf das hinschauen, was der Mensch ausscheidet. Mit Bezug auf die Gestalt, die der Mensch ins physische Leben hereinträgt, ist die Natur eine Zerstörerin; in bezug auf dasjenige, was er ausscheidet, nimmt sie das auf, was der menschliche Organismus liefert. So daß der menschliche physische Organismus an seinem Ende sich selber ganz ungleich, aber der äußeren Natur sehr ähnlich wird. Der menschliche physische Organismus macht sich der äußeren Natur erst ähnlich, indem er ausscheidet.

Wenn Sie dies bedenken, dann werden Sie sich sagen: Draußen in der Natur sind die Substanzen der verschiedenen Naturreiche. Sie sind heute nun einmal, wie sie eben geworden sind; aber sie sind ganz gewiß nicht immer so gewesen. Das gibt selbst die physische Wissenschaft zu, daß, wenn man zurückgeht im Zeitenverlaufe und man zu alten Zuständen des Irdischen kommt, diese ganz anders sind als heute; also dasjenige, was uns draußen in den Reichen der Natur umgibt, ist erst zu dem geworden, was es heute ist. Und wenn man auf den menschlichen physischen Leib hinsieht, so muß man sich sagen: Der menschliche physische Leib vernichtet, was er aufnimmt, zunächst in sich, verwandelt es – wir werden schon darauf kommen, daß er es in Wirklichkeit vernichtet, aber sagen wir zunächst verwandelt –, jedenfalls muß er es zu einem gewissen Zustande bringen, aus dem heraus er es dann weiterführen kann bis zu der heutigen physischen Natur. Das heißt, wenn Sie sich auf der einen Seite irgendwo im menschlichen Organismus einen Anfang denken, wo die Substanzen beginnen sich bis zu den Ausscheidungen hin zu entwickeln, und dann die Erde sich denken, so muß die Erde nur in einer langen Zeit irgendwo irgendwie zurückgehen zu einem Zustande, in dem sie einmal war, und in dem heute das Innere des menschlichen physischen Organismus ist. Sie müssen sagen: Es muß irgendwo in der Vergangenheit die ganze Erde in einem Zustande gewesen sein, worin heute irgendetwas im Inneren des Menschen ist. Und in der kurzen Spanne Zeit, in der sich im menschlichen Organismus ein in ihm organisch Verwobenes in die Ausscheidungen verwandelt, in dieser kurzen Zeit wiederholen die inneren Vorgänge des menschlichen Organismus dasjenige, was im Laufe langer Zeiträume von der Erde selber vollzogen worden ist.

Wir schauen daher auf die äußere Natur und sagen uns: Dasjenige, was heute äußere Natur ist, es war einmal ganz anders. Aber wenn wir auf den Zustand, in dem diese äußere Natur einmal war, hinschauen und etwas ähnliches finden wollen, dann müssen wir in unseren eigenen Organismus hineinschauen. Da ist noch der Erdenanfang drinnen. Jedesmal, wenn wir essen, kommen die Eßmaterialien im Inneren durch die Verwandelung, die sie durchmachen, in einen Zustand, in dem die ganze Erde einmal war. Und die Erde hat im Laufe langer Zeiträume sich weiter entwickelt, ist das geworden, was sie heute ist. Wir haben dasjenige, was im Menschen vorhanden ist als ein Zustand seiner verzehrten Nahrungsmittel, die sich entwickeln bis zu den Ausscheidungen. In dieser Entwickelung eines kurzen Zeitraumes liegt, kurz wiederholt, der ganze Erdenprozeß.

Sehen Sie, man kann auf den Frühlingspunkt blicken, in dem jährlich im Frühling die Sonne aufgeht. Er verschiebt sich, er schreitet vorwärts. In alten Zeiten, sagen wir im ägyptischen Zeitraum, war der Frühlingspunkt im Sternbilde des Stieres. Er ist fortgeschritten durch das Sternbild des Stieres, des Widders, steht heute im Sternbild der Fische. Und dieser Frühlingspunkt läuft immer weiter und weiter. Er läuft im Kreise herum. Er muß nach einiger Zeit wiederum zurückkommen. Der Sonnenaufgangspunkt durchläuft einen Himmelskreis in 25 920 Jahren. Die Sonne durchläuft diesen Kreis jeden Tag. Sie geht auf, sie geht unter und durchläuft dabei dieselbe Bahn, die der Frühlingspunkt durchläuft. Wir blicken auf den langen Zeitraum von 25920 Jahren als der Umlaufszeit des Frühlingspunktes. Wir blicken auf den kurzen Zeitraum eines Sonnenauf- und -unterganges bis zum Zurückkommen wiederum zum Aufgangspunkte – auf einen vierundzwanzigstündigen Zeitraum blicken wir. Da durchläuft die Sonne denselben Kreis in kurzer Zeit.

So ist es mit dem menschlichen physischen Organismus. Im Laufe längerer Jahre hat die Erde aus Substanzen bestanden, die gleich denen sind, die wir in uns tragen, wenn wir einen gewissen Grad der Verdauung erreicht haben, gerade den Zwischenpunkt zwischen der Aufnahme und der Ausscheidung, wo sich die Aufnahme in die Ausscheidung verwandelt; da tragen wir in uns den Erdenanfang. In kurzer Zeit bringen wir es bis zu der Ausscheidung. Da sind wir der Erde ähnlich. Da werden die Stoffe in der Form, wie sie heute sind, der Erde übergeben. Wir tun mit unserem Ernährungsprozeß im physischen Leib etwas ähnliches, wie es die Sonne tut bei ihrem Umgang gegenüber dem Frühlingspunkte. Wir dürfen daher hinausschauen auf das physische Erdenrund und dürfen sagen: Heute ist dieses physische Erdenrund bei Gesetzen angekommen, welche die Gestalt unseres physischen Organismus auflösen. Aber diese Erde muß einmal in einem Zustande gewesen sein, wo auf sie Gesetze wirkten, die heute unseren physischen Organismus dahin bringen, wo eben die Nahrungsmittel sind, wenn sie zwischen Aufnahme und Ausscheidung in der Mitte drinnenstehen. Das heißt, wir tragen die Gesetze des Erdenanfangs in uns. Wir wiederholen dasjenige, was einmal auf der Erde da war.

Nun, so können wir sagen: Wenn wir unseren physischen Organismus ansehen als dasjenige, das die äußeren Stoffe aufnimmt und sie wiederum abschiebt in der Form von äußeren Stoffen, so ist dieser physische Organismus in einem gewissen Sinne also hinorganisiert auf die Aufnahme und Ausscheidung der heutigen Substanzen; aber in sich trägt er etwas, was im Erdenanfange vorhanden war, was heute die Erde nicht mehr hat, was aus ihr verschwunden ist, denn die Erde hat die Endprodukte, nicht aber die Anfangsprodukte. Wir tragen also etwas in uns, was wir suchen müssen in sehr, sehr alten Zeiten innerhalb der Konstitution der Erde. Und was wir so in uns tragen, was zunächst die Erde als Ganzes nicht hat, das ist dasjenige, das den Menschen hinaushebt über das physische Erdendasein. Das ist dasjenige, was den Menschen dazu bringt, sich zu sagen: Ich habe in mir den Erdenanfang bewahrt. Ich trage, indem ich durch die Geburt ins physische Dasein hereintrete, immer etwas in mir, was die Erde heute nicht hat, aber vor Jahrmillionen gehabt hat.

Sie sehen daraus, daß wir, wenn wir den Menschen eine kleine Welt nennen, nicht bloß Rücksicht darauf nehmen können, wie die Welt um uns herum heute ist, sondern daß wir über den heutigen Zustand in die Entwickelungszeiten hineingehen müssen, daß wir, um den Menschen zu verstehen, uralte Erdenzustände ins Auge fassen müssen. (234, 27ff.)

Vom physiologischen Fortwirken des Geistigen am Beispiel des Arsens

Man nehme das Arsen. Wie man es als solches findet, zeigt es nichts Geistiges. Es ist für sich vorhanden in traubigen und nierenförmigen Gestalten. So wie es da vorkommt, erweist es sich als Ergebnis von Vorgängen, welche der Ausdruck eines Geistigen sind. Dieses Geistige hat in der Vergangenheit der Erdbildung gewirkt. Von dieser Wirkung ist nur die physische Gestaltung des Arsen übrig geblieben. Es steht dies da wie eine Erinnerung an eine vergangene Geistwirkung.

Im menschlichen Organismus ist nun diese Geistwirkung als eine gegenwärtige noch vorhanden. Es ist, als ob in diesem Organismus die vorzeitige Arsenwirkung von der Erdbildung aufbewahrt worden wäre.

Gewisse Organe, die im Organismus Gestalten annehmen mit bestimmten Umrissen bilden sich heraus aus dem Flüssigen und Gasigen des Organismus, in denen Sie nicht feste Umrisse haben. Die Kraft, durch die dieses geschieht, ist gleich derjenigen, welche bei der Entstehung des Arsens gewirkt hat. Die menschlichen Organe sind auf dem Wege das zu werden, was im Außermenschlichen als das leblose Arsen vorkommt. Sie werden nur deswegen nicht dazu, weil sie im Organismus sind und dadurch den Vorgang des Arsen-Werdens nicht zu Ende führen.

Es kann nun zweierlei eintreten. Ein Organ kann auf seinem Wege zum Arsen-Werden den Zusammenhang mit dem Geistigen des Organismus verlieren. Es schreitet dann in diesem Arsen-Werden zu weit vorwärts. Führt man dann dem Organismus unter gewissen Bedingungen z.B. eiweißhaltige Substanzen zu, so kann dadurch der Zusammenhang des physischen Organprozesses mit dem Geistigen des Organismus wieder hergestellt werden, Die eiweißhaltige Substanz erweist sich als ein Heilmittel.

Oder es kann das Geistige auf das Organ zu stark wirken. Dann gelangt dieses in seinen Vorgängen in Bezug auf das Arsen-Werden nicht weit genug. Führt man dann dem Organismus Arsen zu, so unterstützt dieses das Arsen-Werden. Es lagert sich gewissermaßen unterstützend in das Organ ein. Der zurückgebliebene physische Prozeß wird bis zu dem dem Organismus nötigen Maße fortgeführt. Das Arsen erweist sich wieder als ein Heilmittel. Es drängt das Geistige von dem Organ zurück. (*Naturvorgänge und Heilungen*)

d) Physiologische Substanzprozesse und kosmisches Geschehen

Über die physiologische Substanz als Wirkinstrument kosmischer und irdischer Kräfte

Wenn Sie ein menschliches Knochengebilde haben: Sie wissen ja, darin ist dasjenige, was dann erscheint als kohlensaurer Kalk. Es gibt dann aber auch phosphorsauren Kalk, beides hat seine starke Bedeutung für den Knochenbau. Durch den kohlensauren Kalk erhält der Knochen die Eigentümlichkeit, der Erde zu unterliegen. Wäre die Knochensubstanz nicht überhaupt durchsetzt von kohlensaurem Kalk, könnte die Erde nicht an den Knochen heran. Der kohlensaure Kalk bildet für die Erde den substantiellen Angriffspunkt, um nach ihren Bildungskräften den Knochen zu formen. Der phosphorsaure Kalk bildet für den Kosmos den Angriffspunkt, um den Knochen zu formen. Wenn Sie also zum Beispiel einen solchen Röhrenknochen haben wie den menschlichen Oberschenkelknochen, dann würde dieser Oberschenkelknochen seine Ausdehnung von oben nach unten nicht haben können, wenn nicht dieses vermittelt würde durch den kohlensauren Kalk. Er würde aber den Schenkelhals nicht haben können, wenn dies nicht vermittelt würde durch den phosphorsauren Kalk. (316, 49)

Physiologische Sal-, Merkur-, Sulphurprozesse und wirkende Wesenheiten

Der Mensch hat eigentlich in seiner inneren Wesenheit nur dasjenige vollständig ähnlich mit der äußeren Welt, was mittlere Erdenprozesse sind, was sich etwa abspielt zwischen dem Wasser und der Luft auf der einen Seite und zwischen dem Wasser und dem festen Irdischen auf der anderen Seite. Es finden fortwährend in der Außenwelt Prozesse statt zwischen dem Luftförmigen und dem Flüssigen, die hineinspielen in das Tierreich, Pflanzenreich und Mineralreich. Es finden Prozesse statt, die sich abspielen zwischen dem Wasser und der Erde, äußere Prozesse, die die Naturwissenschaft als Geologie, Geognosie, Mineralogie, Paläontologie, aber auch als Biologie verfolgt, und die, insofern sie sich zwischen dem Festen und dem Wäßrigen abspielen, fast unverändert in die Menschennatur hineinspielen. Das alles, was so in diesem Zusammenspielen zwischen dem Luftförmigen und dem Wäßrigen und zwischen dem Wäßrigen und dem Festen vor sich geht und was sich in dieser Beziehung auch in der Umgebung des Menschen abspielt, bezeichnete eine frühere hellseherische Kunst, die diese Dinge aber in einem höheren Grade durchschauen konnte, als das Merkurialische.

Nun haben wir aber auch diejenigen Prozesse, die sich abspielen zwischen der

Luft und der Wärme, der Luft und dem Lichte, die gewissermaßen über dem Merkurialischen liegen. Es sind das Prozesse, die sich vorzugsweise im menschlichen Haupt abspielen und die ganz anders sind als diejenigen Prozesse, die sich zwischen Luft, Wärme und Licht außerhalb des Menschen abspielen. Nur die mittleren irdischen Prozesse, die merkurialischen, sind außerhalb und innerhalb des Menschen fast dieselben. Was sich dagegen abspielt in den sulphurischen Prozessen, wie man sie in früheren Zeiten nannte – denn der feste Schwefel ist ja ein Maja-Abbild der eigentlichen Schwefelwirkungen –, die im wesentlichen zwischen Luft, Wärme und Licht und auch in dem Lebensäther sich abspielen, das sind Prozesse, die innerhalb der menschlichen Natur in ganz verschiedener Weise vor sich gehen. Und die Prozesse, die sich im mittleren Menschen abspielen und die äußeren Naturvorgängen ziemlich ähnlich sind, machen eine starke Metamorphose im menschlichen Kopfe durch, so daß im Kopfe etwas ganz anderes vor sich geht als außerhalb des Kopfes.

Ebenso gehen in den Stoffwechselvorgängen, die sich in die Bewegungsvorgänge der Gliedmaßen hineinerstrecken, ganz andere Prozesse vor sich als außerhalb in der Natur. Die äußeren Naturprozesse, die zum Beispiel dazu führen, daß in der Natur phosphorsaurer Kalk entsteht, sind ganz andere als diejenigen Prozesse, die innerhalb des Menschen zur Bildung von phosphorsaurem Kalk in den Knochen oder in den Zähnen sich abspielen. Solche Prozesse, die zum Beispiel einen menschlichen Oberschenkelknochen so entstehen lassen, daß er als ein wunderbares Balkenwerk erscheint, diese Prozesse, die da den phosphorsauren Kalk, den kohlensauren Kalk als mineralische Prozesse im Menschen bilden, sie finden sich in der äußeren Natur nicht. Aber solche Prozesse, die sich in der Natur nicht finden, die im Menschen in den Kopfprozessen und in der Bewegungsorganisation sich finden, die sind, weil sie ja auch im Zusammenhange stehen mit dem Seelischen und Geistigen des Menschen, nun auch wieder diesem Seelischen und Geistigen gefährlich, und zwar werden die Kopfprozesse im luziferischen Sinne gefährlich, die Stoffwechsel-Gliedmaßen-Prozesse im ahrimanischen Sinne, und die äußere Heilung kann nur dadurch herbeigeführt werden – wie ich es gestern geschildert habe –, daß den Kopfprozessen zugeführt werde das im menschlichen Ernährungsvorgang fast unveränderlich bleibende Salz und den Gliedmaßenprozessen der im Traubensaft vorhandene flüchtige, fluktuierende Phosphor, der dadurch in der Stoffwechsel-Organisation weiterwirkt und das Gliedmaßensystem durchsetzt.

So haben wir [beim Menschen] eine Chemobiologie, welche etwas ganz Wunderbares bewirkt, nämlich, daß mit dem Salz etwas vor sich geht, was eigentlich in der äußeren Welt nur die Götter gemacht haben. Denn wir müssen uns vorstellen, daß in der Umwelt des Menschen das Luziferische und Ahrimanische nicht in derselben Art vorhanden sind wie im Menschen; es wirkt ja vom Menschen aus in die Natur hinein und ist in den Salzwirkungen [der Natur] vorhanden. Durch die Verzehrung des Salzes senden wir daher in unser Haupt hinein eine entschiedene Bekämpfung der luziferischen Vorgänge, während wir dadurch, daß wir das Phosphorige aufnehmen und zum Überfließen in die Gliedmaßen bringen, in diese eine Bekämpfung des Ahrimanischen senden. (344, 180ff.)

Substanzprozesse des Leibes, kosmische Wirkungen und Wirksamkeit der höheren Hierarchien am Beispiel der Eiweiß- und Fettsubstanzen

Sie müssen ja durchaus als Menschen, die sich interessieren für okkulte Wahrheiten, meine lieben Freunde, immer mehr und mehr sich durchdringen davon, daß dasjenige, was auf unserer Erde auftritt – und zu unserem Erdensein gehört ja zunächst auch unser physischer Leib –, nicht etwa bloß von irdischen Kräften und Verhältnissen abhängig ist, sondern auch abhängig ist von den Kräften und Verhältnissen außerirdischer Wesenhaftigkeit, kosmischer Wesenhaftigkeit.
Das ist aber in ganz verschiedener Weise der Fall. So zum Beispiel müssen wir, wenn wir tierisches Eiweiß ins Augen fassen, wie es, sagen wir, im Hühnerei vorhanden ist, uns klar sein darüber, daß solches tierisches Eiweiß nicht etwa bloß das ist, was der Chemiker in seiner Analyse findet, sondern daß es in seinem Aufbau ein Ergebnis kosmischer Kräfte ist, und zwar wirken auf dieses Eiweiß die kosmischen Kräfte im wesentlichen nur, nachdem sie zuerst gewirkt haben auf die Erde selber und höchstens noch auf den die Erde begleitenden Mond. Es ist also der kosmische Einfluß auf das tierische Eiweiß ein indirekter. Nicht direkt wirken die Kräfte des Kosmos auf das Eiweiß, sondern indirekt; sie wirken zuerst auf die Erde und die Erde wirkt wiederum mit ihren Kräften, die sie aus dem Kosmos empfängt, zurück auf die Zusammensetzung des tierischen Eiweißes. Höchstens ist der Mond daran beteiligt, aber nur so, daß er zuerst die Kräfte von dem Kosmos empfängt und dann erst mit diesen Kräften, die er von sich ausstrahlt, zurückwirkt auf das tierische Eiweiß. In der kleinsten Zelle des Tierischen, also auch im Eiweiß, kann derjenige, der mit okkultem Blick die Dinge zu durchschauen in der Lage ist, sehen, wie etwa nicht bloß die auf der Erde vorhandenen physikalischen und chemischen Kräfte vorhanden sind, sondern wie die kleinste Zelle, sagen wir des Hühnereis, aufgebaut ist aus den Kräften, die die Erde erst bekommt aus dem Kosmos.
Indirekt hängt also das, was wir Eiweiß nennen, mit dem Kosmos zusammen,

aber es würde diese tierische Eiweißsubstanz so, wie sie auf der Erde ist, niemals entstehen, wenn die Erde nicht da wäre. Direkt aus dem Kosmos könnte sie nicht entstehen; sie ist durchaus ein Produkt desjenigen, was die Erde erst aus dem Kosmos empfangen muß.
Anders zum Beispiel ist es wiederum mit dem, was wir als Fettsubstanz kennen, was wir als irdische Fettsubstanz der Lebewesen kennen, die ja auch einen Teil der Nahrung bildet, namentlich bei denjenigen Menschen, welche tierische Nahrung genießen. Es sei also die Rede von diesen tierischen Fetten. Dasjenige, was wir Fettsubstanz nennen, gleichgültig ob es der Mensch von außen genießt oder in seinem eigenen Organismus selber bildet, ist nach ganz anderen kosmischen Gesetzen aufgebaut als die Eiweißsubstanz. Während an dieser beteiligt sind jene kosmischen Kräfte, welche ausgehen von Wesenheiten der Hierarchien der Form, sind beteiligt an dem Aufbau der Fettsubstanz vorzugsweise jene Wesenheiten, die wir nennen die Geister der Bewegung. Sehen Sie, es ist wichtig, solche Dinge zu erwähnen, weil man dadurch erst den Begriff bekommt, wie kompliziert eigentlich so etwas ist, was sich die äußere Wissenschaft so unendlich einfach vorstellt. Kein Lebewesen könnte auf der einen Seite mit Eiweißsubstanz, auf der anderen mit Fettsubstanz durchdrungen sein, wenn nicht zusammenwirkten aus dem Kosmos herein – wenn auch indirekt – der Geist der Form und der Geist der Bewegung. Also wir können die geistigen Wirkungen, die wir kennen als ausgehend von den Wesen der verschiedenen Hierarchien, verfolgen bis in die Substanz herein, die unsere physische Hülle zusammensetzt. (145, 31f.)

2. Essentielle Konstituenten des Organismus

> Der physische Leib des Menschen nimmt zunächst seinen Ursprung aus dem Eiweiß. Dieses Eiweiß hängt mit Geburt und Tod des physischen Menschen zusammen. Der Ätherleib hat sein hauptsächlichstes Feld in den Fetten. Der Astralleib, der hat sein hauptsächlichstes Feld in den Kohlehydraten, und [...] das Ich hat sein Feld in den Salzen. (350, 298)

a) Über das Humanprotein

Zur Gesamtbedeutung und Dynamik der Eiweißprozesse im Organismus

Das Eiweiß ist diejenige Substanz des lebenden Körpers, die von seinen Bildekräften in der mannigfaltigsten Art umgewandelt werden kann, so daß, was sich aus der umgeformten Eiweißsubstanz ergibt, in den Formen der Organe und des ganzen Organismus erscheint. Um in solcher Art verwendet werden zu können, muß das Eiweiß die Fähigkeit haben, jede Form, die sich aus der Natur seiner materiellen Teile ergibt, in dem Augenblick zu verlieren, in dem es im Organismus aufgerufen wird, einer von ihm geforderten Form zu dienen.
Man erkennt daraus, daß im Eiweiß die Kräfte, die aus der Natur des Wasserstoffes, Sauerstoffes, Stickstoffes und Kohlenstoffes und deren gegenseitigen Beziehungen folgen, in sich zerfallen. Die unorganischen Stoffbindungen hören auf, und die organischen Bildekräfte beginnen im Eiweißzerfall zu wirken. Diese Bildekräfte sind an den ätherischen Leib gebunden. Das Eiweiß ist immer auf dem Sprung, entweder in die Tätigkeit des ätherischen Leibes aufgenommen zu werden, oder aus diesem herauszufallen. Eiweiß, das aus dem Organismus, dem es angehört hat, herausgenommen ist, nimmt in sich die Neigung auf, eine zusammengesetzte Substanz zu werden, die sich den unorganischen Kräften des Wasserstoffes, Sauerstoffes, Stickstoffes und Kohlenstoffes fügt. Eiweiß, das ein Bestandteil des lebenden Organismus bleibt, verdrängt in sich diese Neigung, und fügt sich den Bildekräften des ätherischen Leibes. (27, 54)

Alles Eiweiß ist halbflüssig. Zu allem Halbflüssigen hat der menschliche Ätherleib seinen Zugang. Der menschliche Ätherleib kann nichts machen mit demjenigen, was fest ist, sondern nur mit dem, was flüssig ist. (352, 49)

Die *Gestaltung* des Organismus ist im wesentlich eine solche Verwandlung der Eiweißsubstanz, durch die diese zum Zusammenwirken mit mineralisierenden Kräften kommt. (27, 87)

Geistige Konfiguration und Kräftewirksamkeit im Eiweißprozeß – zur Bedeutung der Schwefel-, Kohlenstoff-, Sauerstoff-, Stickstoff- und Wasserstoffprozesse

Der Stickstoff hat [...], indem er wirkt im Naturwesen, ich möchte sagen, vier Geschwister, deren Wirkungen man zugleich kennen lernen muß, wenn man seine Funktionen, seine Bedeutung im sogenannten Haushalte der Natur begreifen will. Und diese vier Geschwister sind diejenigen, die mit ihm verbunden sind auf eine ja auch heute der äußeren Wissenschaft noch geheimnisvolle Weise, verbunden sind in dem pflanzlichen und tierischen Eiweiß. Es sind die vier Geschwister: Kohlenstoff, Sauerstoff, Wasserstoff und Schwefel.
Wenn man die vollständige Bedeutung des Eiweißes kennenlernen will, so darf man nämlich nicht bloß unter den bedeutenden Ingredienzien des Eiweißes aufführen Wasserstoff, Sauerstoff, Stickstoff und Kohlenstoff, sondern man muß den für das Eiweiß in einer tiefbedeutsamen Weise tätigen Stoff, den Schwefel mit anführen. Denn der Schwefel ist gerade dasjenige innerhalb des Eiweißes, was den Vermittler darstellt zwischen dem überall in der Welt ausgebreiteten Geistigen, zwischen der Gestaltungskraft des Geistigen und dem Physischen. Und man kann schon sagen, wer eigentlich in der materiellen Welt die Spuren verfolgen will, die der Geist zieht, der muß die Tätigkeit des Schwefels verfolgen. Wenn auch diese Tätigkeit nicht so offen liegt, wie diejenige anderer Stoffe, so ist sie darum doch gewiß von der allergrößten Bedeutung, weil auf dem Wege des Schwefels der Geist in das Physische der Natur hereinwirkt, Schwefel ist geradezu der Träger des Geistigen. Er hat seinen alten Namen Sulfur, der ja verwandt ist mit dem Namen Phosphor; er hat seinen alten Namen, weil man in älteren Zeiten in dem Licht, in dem sich ausbreitenden Licht, dem sonnenhaften Lichte sah auch das sich ausbreitende Geistige. Und man nannte deshalb diese Stoffe, die mit dem Hereinwirken des Lichts in die Materie zu tun haben, wie Schwefel und Phosphor, die Lichtträger.
Nun wird uns aber gerade deshalb, weil die Tätigkeit des Schwefels im Haushalt der Natur eine so feine ist, am besten dadurch, daß wir die anderen vier Geschwister, Kohlenstoff, Wasserstoff, Stickstoff, Sauerstoff, einmal ins Auge fassen und nun wirklich verstehen lernen, vor Augen treten, was eigentlich diese Stoffe im ganzen Weltenwesen sind. Denn der Chemiker weiß ja heute nicht viel von diesen Stoffen. Er weiß, wie sie äußerlich ausschauen, wenn er sie im Laboratorium hat, er kennt aber die innere Bedeutung dieser Stoffe im

Ganzen der Weltenwirksamkeiten eigentlich gar nicht. Und die Kenntnis, die man heute durch die Chemie hat von diesen Stoffen, ist eigentlich keine viel größere als diejenige, die man von einem Menschen hat, den man seiner äußeren Gestalt nach beim Vorbeigehen auf der Straße gesehen hat, den man vielleicht abgeknipst hat mit einem photographischen Apparate, und an den man sich erinnert mit Hilfe des photographischen Bildes. Denn was die Wissenschaft tut mit diesen Stoffen, deren tieferes Wesen man eben kennen muß, ist nicht viel mehr als ein Abknipsen mit dem photographischen Apparat, und was in unseren Büchern steht, in unseren Vorträgen vorkommt über diese Stoffe, das enthält eigentlich nicht viel mehr.

Gehen wir daher [...] zunächst von dem Kohlenstoff aus. Dieser Kohlenstoff, sehen Sie, der ist ja aus einer sehr aristokratischen Position in der neuen Zeit heruntergesunken – Gott, diese Wege haben ja dann später viele andere Weltenwesen gemacht – zu einer sehr, sehr plebejischen Situation. Man sieht halt in dem Kohlenstoff dasjenige, was man in die Öfen tut, die Kohle. Man sieht in dem Kohlenstoff dasjenige, womit man schreibt, den Graphit. Man schätzt ja eine bestimmte Modifikation des Kohlenstoffes noch immer als aristokratisch, den Demant; aber man kann ihn ja nicht mehr sehr schätzen, weil man ihn nicht kaufen kann. Und so ist dasjenige, was über den Kohlenstoff gewußt wird, eigentlich gegenüber der ungeheuren Bedeutung des Kohlenstoffs im Weltall ein außerordentlich Geringes. Dieser – sprechen wir ihn als Kerl an – schwarze Kerl galt nämlich bis vor einer verhältnismäßig sehr kurzen Zeit, bis vor ein paar Jahrhunderten, als dasjenige, was man mit einem sehr edlen Namen bezeichnete, mit dem Namen des « Steins der Weisen ».

Man hat ja viel herumgeschwätzt über dasjenige, was der Stein der Weisen sein soll; aber aus diesem Herumschwätzen ist nicht viel herausgekommen. Denn wenn die alten Alchemisten und dergleichen Leute vom Stein der Weisen gesprochen haben, meinten sie den Kohlenstoff in seinen verschiedenen Vorkommnissen. Und sie hielten seinen Namen nur deshalb für so geheim, weil ja, wenn sie diesen nicht geheim gehalten hätten, eigentlich jeder den Stein der Weisen natürlich gehabt hätte. Aber es war schon der Kohlenstoff. Und warum war es der Kohlenstoff?

Wir können dabei beantworten mit einer älteren Anschauung zugleich etwas, was man heute aber wissen sollte vom Kohlenstoff. Sehen Sie, wenn man absieht von der zerbröckelten Form, in der wir durch gewisse Vorgänge, durch die er durchgegangen ist, den Kohlenstoff in der Natur haben als Steinkohle oder auch als Graphit, wenn wir den Kohlenstoff auffassen in seiner lebendigen Tätigkeit, wie er durchgeht durch den Menschen, durch den Tierkörper, wie er aufbaut aus seinen Verhältnissen heraus den Pflanzenkörper, so erscheint uns das Amorphe, Gestaltlose, das man sich als Kohlenstoff vorstellt,

nur als der letzte Ausläufer, als der Leichnam desjenigen, was die Kohle, der Kohlenstoff, im Haushalte der Natur eigentlich ist.
Der Kohlenstoff ist nämlich der Träger aller Gestaltungsprozesse in der Natur. Was auch gestaltet werden mag, ob die verhältnismäßig kurz bleibende Gestalt der Pflanze, ob die in ewigem Wechsel begriffene Gestalt des tierischen Organismus ins Auge gefaßt wird, der Kohlenstoff ist da der große Plastiker, der nicht bloß seine schwarze Substantialität in sich trägt, sondern der, wenn er in voller Tätigkeit, in innerer Beweglichkeit ist, die gestaltenden Weltenbilder, die großen Weltenimaginationen überall in sich trägt, aus denen alles dasjenige, was in der Natur gestaltet wird, eben hervorgehen muß. Ein geheimer Plastiker waltet in dem Kohlenstoff, und dieser geheime Plastiker, indem er die verschiedensten Formen aufbaut, die in der Natur aufgebaut werden, bedient sich dabei des Schwefels. So daß wir anschauen müssen, wenn wir auf den Kohlenstoff in der Natur hinschauen wollen im richtigen Sinne, wie die Geisttätigkeit des Weltenalls sozusagen sich mit dem Schwefel befeuchtet, als Plastiker tätig ist, und mit Hilfe des Kohlenstoffs die festere Pflanzenform aufbaut, dann aber auch wiederum die im Entstehen schon vergehende Form des Menschen aufbaut, der gerade dadurch Mensch ist, nicht Pflanze, daß er die eben entstehende Form immer wiederum sogleich vernichten kann, indem er den Kohlenstoff, als Kohlensäure an den Sauerstoff gebunden, absondert. Eben weil der Kohlenstoff im menschlichen Körper uns Menschen zu steif, zu fest formt, wie eine Palme macht – er schickt sich an, uns so fest zu machen –, da baut die Atmung sogleich ab, reißt diesen Kohlenstoff aus der Festigkeit heraus, verbindet ihn mit dem Sauerstoff, befördert ihn nach außen, und wir werden so gestaltet in einer Beweglichkeit, die wir als Menschenwesen brauchen.
Aber in der Pflanze ist er so drinnen, daß er in einer gewissen Weise in einer festen Gestalt auch bei den einjährigen Pflanzen in einem gewissen Grade festgehalten wird. Ein alter Spruch sagt in bezug auf den Menschen: «Blut ist ein ganz besonderer Saft», und man muß mit Recht sagen, daß das menschliche Ich im Blute pulsiert, auf physische Weise sich äußert. Aber eigentlich ist es im Genaueren gesprochen der webende, waltende, sich gestaltende und seine Gestalt wieder auflösende Kohlenstoff, auf dessen Bahnen, befeuchtet mit dem Schwefel, dieses Geistige des Menschen im Blute sich bewegt, das wir Ich nennen, und so wie das menschliche Ich als der eigentliche Geist des Menschen im Kohlenstoff lebt, so lebt wiederum gewissermaßen das Welten-Ich im Weltengeist auf dem Umwege durch den Schwefel in dem sich gestaltenden und immer wieder auflösenden Kohlenstoff.
Es ist so, daß in früheren Epochen unserer Erdentwickelung der Kohlenstoff dasjenige war, was überhaupt abgeschieden worden ist. Erst später kam dann

dasjenige dazu, was zum Beispiel das Kalkige ist, das der Mensch dann benützt, um als Unterlage nun auch ein Festeres zu schaffen, ein festeres Gerüste für sich zu schaffen. Damit dasjenige, was im Kohlenstoff lebt, bewegt sein kann, schafft der Mensch in seinem kalkigen Knochengerüste ein unterliegendes Festes, das Tier auch, wenigstens das höhere Tier. Damit hebt sich der Mensch heraus in seiner beweglichen Kohlenstoffbildung aus der bloß mineralischen, festen Kalkbildung, die die Erde hat, und die er auch sich eingliedert, um feste Erde in sich zu haben. Im Kalk in der Knochenbildung hat er die feste Erde in sich.

Nun sehen Sie: dabei können Sie die Vorstellung haben, daß allem Lebendigen ein entweder mehr oder weniger festes oder mehr oder weniger fluktuierendes kohlenstoffartiges Gerüste zugrunde liegt, auf dessen Bahnen sich das Geistige bewegt durch die Welt. Lassen Sie mich das nur ganz schematisch einmal hinzeichnen, damit wir die Sache recht anschaulich haben. Ich will so ein Gerüste, das der Geist mit Hilfe des Schwefels irgendwie aufbaut, so *(blau)* hinzeichnen **(Abb. 118)**.

Das ist also entweder fortwährend wechselnder Kohlenstoff, der in dem Schwefel in sehr feiner Dosierung sich bewegt, oder es ist auch wie bei den Pflanzen ein mehr oder weniger fest gewordenes, mit andern Substanzen, Ingredienzien vermengtes, festgewordenes Kohlenstoffgerüst.

Nun sehen Sie: wenn wir den Menschen oder auch schließlich ein anderes Lebewesen betrachten, so muß – das ist ja gerade in unserem Zusammensein schon des öfteren hervorgehoben worden – dieses Lebendige von einem Ätherischen, das der eigentliche Träger des Lebens ist, durchzogen sein. Das also, was da darstellt das kohlenstoffartige Gerüste eines Lebendigen, das muß durchzogen sein von dem Ätherischen wiederum, so daß sich das Ätherische an diesen Gerüstbalken mehr still festhält, oder daß es mehr oder weniger fluktuierend in Bewegung ist. Aber es muß das Ätherische ganz ausgebreitet sein, wo das Gerüste ist *(grün)*. Wir können also sagen: ein Ätherisches muß überall da sein, wo dieses Gerüste ist.

Nun, dieses Ätherische, das würde etwas sein, was zunächst als Ätherisches innerhalb unserer physischen Erdenwelt nicht existieren könnte, wenn es für sich bliebe. Es würde sozusagen wie ein Nichts überall hindurchschlupfen, würde nicht angreifen können dasjenige, was es anzugreifen hat in der physisch-irdischen Welt, wenn es nicht einen physischen Träger hätte. Das ist ja das Eigentümliche bei allem, was wir auf der Erde haben, daß das Geistige immer physische Träger haben muß. Die Materialisten nehmen dann nur die physischen Träger und vergessen das Geistige. Sie haben immer recht, weil ja das Nächste, was uns entgegentritt, der physische Träger ist. Aber sie lassen eben durchaus außer acht, daß Geistiges überall einen physischen Träger

haben muß. Und dieser physische Träger des Geistigen, das im Ätherischen wirkt – wir können sagen, im Ätherischen wirkt das niederste Geistige –, dieser physische Träger, der von dem Ätherischen durchzogen wird, also so durchzogen wird, daß der Äther sich gewissermaßen wiederum befeuchtet mit dem Schwefel und nun in das Physische hineinführt dasjenige, was es nun nicht in Gestaltung, nicht im Gerüste-Bauen, sondern in einer ewigen Beweglichkeit, Lebendigkeit, in dieses Gerüstwesen hineinzutragen hat, dieses Physische, das da aus dem Äther mit Hilfe des Schwefels die Lebenswirkungen hineinträgt, das ist der Sauerstoff. So daß Sie also dasjenige, was ich hier grün skizziert habe, sich auch vorstellen können, wenn Sie es als physischen Aspekt betrachten, daß das den Sauerstoff und auf dem Wege des Sauerstoffs die wallende, vibrierende, webende Wesenheit des Ätherischen darstellt.
Auf diesem Wege des Sauerstoffes bewegt sich das Ätherische mit Hilfe des Schwefels. Dadurch wird der Atmungsprozeß erst sinnvoll. Wir nehmen durch den Atmungsprozeß den Sauerstoff auf. Der heutige Materialist spricht nur von diesem Sauerstoff, den er in der Retorte hat, wenn er die Elektrolyse von Wasser macht. Aber in diesem Sauerstoff lebt überall das niederste Übersinnliche, das Ätherische, wenn es nicht daraus getötet ist, wie es in der Luft getötet sein muß, die wir um uns haben. In der Atmungsluft ist das Lebendige des Sauerstoffs getötet, damit wir nicht ohnmächtig werden durch den lebendigen Sauerstoff. Wir werden, wenn sich ein höheres Lebendiges in uns hineinbegibt, dadurch ohnmächtig. Schon eine gewöhnliche Wachstumswucherung, die in uns auftritt, wenn sie lebt an einem Orte, wo es nicht sein soll, macht uns ohnmächtig und noch viel mehr als das. Und so würden wir, wenn wir von einer lebendigen Luft, in der lebendiger Sauerstoff ist, umgeben wären, ganz betäubt herumgehen. Der Sauerstoff um uns herum muß getötet sein. Aber ich möchte sagen, von Geburt an ist er der Träger des Lebens, des Ätherischen. Er wird auch hier gleich der Träger des Lebens, wenn er aus der Aufgabensphäre herauskommt, die ihm zugeteilt ist dadurch, daß er uns Menschen äußerlich um die Sinne herum umgeben muß. Kommt er durch die Atmung in uns hinein, wo er lebendig sein darf, so wird er wiederum lebendig. Es ist nicht derselbe Sauerstoff, der da in uns zirkuliert, wie er äußerlich ist, wo er uns umgibt. Er ist in uns lebendiger Sauerstoff, und so wird er auch gleich lebendiger Sauerstoff, wenn er aus der Atmungsluft in den Erdboden hineindringt, wenn auch sein Leben da ein geringergradiges ist wie in uns Menschen oder Tieren. Aber er wird da lebendiger Sauerstoff. Der Sauerstoff unter der Erde ist nicht derselbe wie derjenige, der über der Erde ist.
Es ist ja schwer, sich über diese Sache mit den Physikern, den Chemikern zu verständigen. Denn nach den Methoden, die sie anwenden, muß immer schon der Sauerstoff herausgezogen werden aus dem Irdischen; daher haben sie nur

toten Sauerstoff vor sich. Es kann gar nicht anders sein. Aber dem ist ja jede Wissenschaft ausgesetzt, die nur auf das Physische gehen will. Sie kann nur Leichname verstehen. In Wirklichkeit ist der Sauerstoff der Träger des lebendigen Äthers, und dieser lebendige Äther bemächtigt sich des Sauerstoffs, beherrscht ihn, indem er das auf dem Umwege durch den Schwefel tut.

Nun aber habe ich jetzt – gewissermaßen noch nebeneinander – auf der einen Seite das Kohlenstoffgerüst, in dem das höchste auf Erden uns zugängliche Geistige seine Wirksamkeit zeigt, das menschliche Ich, oder das in den Pflanzen wirkende Weltengeistige. Und wir haben, wenn wir auf den menschlichen Prozeß hinschauen, die Atmung, den in dem Menschen auftretenden lebendigen Sauerstoff, der den Äther trägt; und dann das Gerüst aus Kohlenstoff, das da dahintersteht und beim Menschen bewegt ist. Die müssen zueinander. Der Sauerstoff muß sich auf die Wege begeben können, die durch das Gerüst vorgezeichnet sind, und muß dahin gehen können, wo irgendeine Linie oder so etwas hingezeichnet ist vom Kohlenstoff, vom Geiste des Kohlenstoffs, und überall in der Natur muß das Ätherisch-Sauerstoffliche den Weg finden können zu dem Geistig-Kohlenstofflichen. Wie macht es das? Wer ist da der Vermittler?

Da ist der Vermittler der Stickstoff. Der Stickstoff leitet das Leben hinein in die Gestaltung, die im Kohlenstoff verkörpert ist. Überall, wo der Stickstoff auftritt, hat er die Aufgabe, das Leben zu vermitteln mit dem Geistigen, das zunächst geformt ist im Kohlenstofflichen. Die Brücke zwischen dem Sauerstoff und dem Kohlenstoff wird überall im Tier-, im Pflanzenreich, auch im Innern der Erde bewirkt durch den Stickstoff. Und diejenige Geistigkeit, die wiederum mit Hilfe des Schwefels da im Stickstoff herumwirtschaftet, diese Geistigkeit ist dieselbe, die wir als die astralische bezeichnen. Es ist die astralische Geistigkeit im menschlichen Astralleibe, es ist die astralische Geistigkeit im Umkreis der Erde, wo ja auch das Astralische wirkt im Leben der Pflanzen, im Leben der Tiere und so weiter.

Und so haben wir, geistig gesprochen, zwischen den Sauerstoff und Kohlenstoff hineingestellt das Astralische, aber dieses Astralische prägt sich im Physischen dadurch aus, daß es den Stickstoff benützt, um physisch wirken zu können. Überall, wo Stickstoff ist, breitet sich Astralisches aus. Denn das Ätherisch-Lebendige würde wolkenartig überall hinfluten, würde gar nicht berücksichtigen dieses Kohlenstoffgerüst, wenn der Stickstoff nicht eine so ungeheure Anziehung zu dem Kohlenstoffgerüst hätte. Überall, wo Linien und Wege gebahnt sind im Kohlenstoff, da schleppt der Stickstoff den Sauerstoff, da schleppt das Astralische im Stickstoff das Ätherische hin *(gelb)*. Das ist der große Schlepper, dieser Stickstoff, des Lebendigen zu dem Geistigen hin. Daher ist dieser Stickstoff im Menschen das Wesentliche für das Seelische im Menschen, das ja der Vermittler ist zwischen dem bloßen Leben und dem Geiste.

Dieser Stickstoff ist eigentlich etwas sehr Wunderbares. Wenn wir seinen Weg im menschlichen Organismus verfolgen, so ist er wieder ein ganzer Mensch. Es gibt so einen Stickstoffmenschen. Könnten wir ihn herausschälen, so würde er das schönste Gespenst sein, das es geben könnte. Denn er ahmt vollständig nach dasjenige, was im festen Gerüst des Menschen ist. Auf der anderen Seite verfließt er auch gleich wieder in das Leben. Da sehen Sie hinein in den Atmungsprozeß. Da nimmt der Mensch durch den Atmungsprozeß den Sauerstoff, das heißt, das ätherische Leben in sich auf. Da kommt der innere Stickstoff, der nun den Sauerstoff hinschleppt überall da, wo Kohlenstoff, das heißt Gestaltetes, webendes, wandelndes Gestaltetes ist; da bringt er den Sauerstoff hin, damit er sich dieses Kohlige holt und hinausbefördert. Aber der Stickstoff ist doch derjenige, der das vermittelt, daß aus Sauerstoff Kohlensäure wird, die Kohlensäure ausgeatmet wird.

Dieser Stickstoff umgibt uns überall. Es ist ja nur ein geringer Teil Sauerstoff, das heißt Lebensträger, um uns herum, und ein großer Teil astralischer Geistträger, Stickstoff. Bei Tage ist für uns ungeheuer notwendig der Sauerstoff, bei Nacht auch, der Sauerstoff in der Umgebung. Wir respektieren bei Tag und Nacht vielleicht weniger den Stickstoff, weil wir meinen, daß wir – ich meine den Stickstoff der Atmungsluft – ihn weniger brauchen. Aber der Stickstoff ist dasjenige, was einen geistigen Bezug zu uns hat. Sie könnten folgendes Experiment machen.

Sie könnten einmal versuchen, mit dem Menschen, der in einem gewissen Luftraume ist, zu experimentieren, und könnten der Luft, die in diesem Raume ist, entziehen ein kleines Quantum Stickstoff, so daß die Luft um den Menschen herum etwas stickstoffärmer wäre, als in gewöhnlicher Weise die Luft um den Menschen herum ist. Sie würden sich überzeugen, wenn das Experiment vorsichtig ausgeführt werden könnte, der Stickstoff ersetzt sich sogleich wiederum, wenn auch nicht von außen, sondern es zeigt sich, daß er sich ersetzt vom Innern des Menschen. Der Mensch muß abgeben seinen Stickstoff, um den Stickstoff wieder in denjenigen quantitativen Zustand zurückzuführen, den er eben gewöhnt ist. Wir sind als Menschen darauf angewiesen, das richtige Prozentverhältnis herzustellen zwischen unserem ganzen inneren Wesen und dem uns umgebenden Stickstoff; es geht gar nicht, daß der Stickstoff außen weniger ist. Er würde zwar noch immer taugen, wir brauchen ja nicht den Stickstoff zu atmen, er würde ja noch immer hinreichen, aber der geistige Bezug, der da ist, für den reicht nur diejenige Stickstoffmenge hin, die man in der Luft gewöhnt ist.

Sie sehen also, der Stickstoff spielt stark ins Geistige hinein, und dann werden

Sie auch jetzt, ich möchte sagen, einen Gedanken, eine Vorstellung haben können, daß ja dieser Stickstoff für das Leben der Pflanzen notwendig sein muß. Die Pflanze hat ja, so wie sie zunächst auf dem Boden steht, nur ihren physischen Leib und ihren Ätherleib, nicht den astralischen Leib in sich darinnen wie das Tier; aber das Astralische von außen muß sie überall umgeben. Die Pflanze würde nicht blühen, wenn das Astralische sie nicht von außen berührte. Sie nimmt nur nicht das Astralische auf wie das Tier und der Mensch, aber sie muß von außen davon berührt werden.

Das Astralische ist überall, und der Stickstoff, der Träger des Astralischen, ist überall, er webt in der Luft als Leichnam, aber in dem Augenblicke, wo er in die Erde kommt, wird er wiederum lebendig. Geradeso wie der Sauerstoff lebendig wird, wird der Stickstoff lebendig. Dieser Stickstoff in der Erde wird nicht bloß lebendig, sondern er ist dasjenige [...], was, so paradox es heute erscheint dem materialistisch vertrackten Gehirn, was nicht bloß lebendig, sondern empfindlich wird. Er wird richtig ein Träger einer geheimnisvollen Empfindlichkeit, die über das ganze Erdenleben ausgegossen ist. Er ist derjenige, der empfindet, ob das richtige Quantum Wasser in irgendeinem Erdgebiete ist. Er empfindet das als sympathisch, er empfindet es als antipathisch, wenn zu wenig Wasser da ist. Er empfindet es als sympathisch, wenn für irgendeinen Boden die richtigen Pflanzen da sind und so weiter. Und so gießt dieser Stickstoff über alles eine Art empfindendes Leben aus.

Man kann sagen: Von alledem, was ich erzählt habe gestern und die vorigen Stunden, daß da die Planeten Saturn, Sonne, Mond und so weiter einen Einfluß haben auf die Pflanzengestalt und auf das Pflanzenleben: Ja, das weiß man nicht. Ja, sehen Sie, so für das gewöhnliche Leben kann man das sagen, man weiß es nicht. Aber der Stickstoff, der überall ist, der weiß das nämlich, der weiß das ganz richtig. Der Stickstoff ist nicht unbewußt über das, was von den Sternen ausgeht und im Leben der Pflanzen und im Leben der Erde weiterwirkt. Er ist der empfindende Vermittler, wie auch der Stickstoff im menschlichen Nerven-Sinnes-System dasjenige ist, was die Empfindung vermittelt; er ist in Wahrheit derjenige, der Träger der Empfindung ist.

Nun sehen Sie, da können Sie eigentlich in das feine Leben der Natur hineinblicken, indem Sie den überall wie die fluktuierenden Empfindungen sich herumbewegenden Stickstoff ins Auge fassen. [...] Nun ist aber etwas anderes gerade noch notwendig.

Sie sehen also, daß da in einem lebendigen Zusammenwirken desjenigen, was aus dem Geiste heraus im Kohlenstofflichen Gerüstgestalt annimmt, mit demjenigen, was aus dem Astralischen heraus im Stickstoffartigen das Gerüst durchsetzt mit Leben und es empfindend macht, daß da Leben drinnen wirksam ist im Sauerstofflichen.

Das aber alles wirkt dadurch im Irdischen zusammen, daß es sich noch durchdringt mit anderem, mit etwas, was nun für die physische Welt die Verbindung herstellt mit den Weiten des Kosmos. Denn es darf natürlich nicht so sein für unser Irdisches, daß die Erde da so als Festes hinwandert im Weltenall und sich absondert von der übrigen Welt. Wenn das die Erde täte, dann wäre sie in der Lage, in der ein Mensch wäre, der innerhalb einer Landwirtschaft lebte, aber selbständig bleiben will, das, was da draußen auf dem Acker wächst, außer sich lassen will. Das tut er vernünftigerweise nicht. Wir ernten manches heute auf den Äckern. In der nächsten Zeit finden wir es in dem Magen der verehrten Herrschaften drinnen. Dann wiederum nimmt es den Weg zurück auf die Äcker in irgendeiner Weise. Wir können gar nicht sagen, daß wir uns als Menschen absondern können, sondern wir sind verbunden mit unserer Umgebung, wir gehören schließlich dazu. Ebenso, wie mein kleiner Finger zu mir gehört, so gehören die Dinge, die drum herum sind, natürlich zu dem ganzen Menschen dazu. Es muß ein fortwährender Stoffaustausch da sein. Es muß auch zwischen der Erde mit allen ihren Wesen und dem ganzen Weltenall so sein. Alles dasjenige, was auf der Erde in physischen Gestalten lebt, muß zurückgeführt werden können in das Weltenall, gewissermaßen gereinigt und geläutert werden können in dem Weltenall.

So daß wir also folgendes haben: Wir haben zunächst dasjenige, was ich vorhin blau hingezeichnet habe: das Kohlenstoffgerüst, und was Sie da grün sehen, das ätherische Sauerstoffwesen; und wir haben dann, überall vom Sauerstoff ausgehend, durch den Stickstoff vermittelt hin zu den verschiedenen Linien dasjenige, was sich ausbildet als das Astralische *(gelb)*, was da eben den Übergang bildet zwischen dem Kohlenstoffartigen und dem Sauerstoffartigen. Überall könnte ich zeigen, wie da in die blauen Linien hinein der Stickstoff schleppt dasjenige, was in den grünen Linien schematisch angedeutet ist. Aber alles dasjenige, was so in den Lebewesen ganz strukturhaft in feiner Zeichnung ausgebildet ist, das muß nämlich wiederum auch verschwinden können. Nicht der Geist verschwindet, aber dasjenige, was da der Geist in den Kohlenstoff hineingebaut hat, wofür er sich das Leben aus dem Sauerstoff heranzieht. Alles das muß wieder verschwinden können. Nicht nur so weit, als es auf der Erde verschwindet, sondern es muß in den Kosmos, in das Weltenall hinaus verschwinden können. Das macht ein Stoff, der, so nahe es nur möglich ist, verwandt ist mit dem Physischen, und wiederum, so nahe es nur möglich ist, verwandt ist mit dem Geistigen, das macht der Wasserstoff, in dem eigentlich, wenn wir richtig sprechen – trotzdem er selber das feinste ist, was physisch ist –, das Physische ganz zersplittert, vom Schwefel getragen hineinflutet in das Ununterscheidbare des Weltenalls.

Man könnte sagen: der Geist ist ja in solchen Gebilden physisch geworden, er

lebt da drinnen im Leibe astralisch, in seinem Abbild als Geist, als Ich. Da lebt er auf physische Art als ins Physische verwandelter Geist. Da ist ihm nicht wohl nach einiger Zeit. Er will sich auflösen. Er braucht jetzt, indem er sich wiederum mit dem Schwefel benetzt, wiederum einen Stoff, innerhalb dessen er nun alle Bestimmtheit, alle Struktur verläßt und ins allgemeine Unbestimmte, Chaotische des Weltenalls sich herausbegibt, wo nichts mehr von dieser oder jener Organisation ist. Und das Stoffliche, das so nahe ist dem Geistigen auf der einen Seite, so nahe dem Stofflichen auf der anderen Seite, ist der Wasserstoff. Er trägt alles dasjenige, was irgendwie gestaltetes, belebtes Astralisches ist, wiederum in die Weiten des Weltenalls hinauf, so daß es so wird, daß es aus dem Weltenall wieder aufgenommen werden kann, wie wir das beschrieben haben. Der Wasserstoff löst eigentlich alles auf.
Und sehen Sie, so haben wir diese fünf Stoffe, die eigentlich zunächst darstellen dasjenige, was da wirkt und webt im Lebendigen und auch im scheinbar Toten, das ja nur vorübergehendes Totes ist: Schwefel, Kohlenstoff, Wasserstoff, Sauerstoff, Stickstoff, alle diese Stoffe stehen in innerer Beziehung zu einem ganz bestimmt gearteten Geistigen, sind also etwas ganz anderes als dasjenige, von dem unsere Chemie spricht. Unsere Chemie spricht nur von den Leichnamen der Stoffe. Sie spricht nicht von den wirklichen Stoffen. Die muß man als empfindende, lebendige kennenlernen. (327, 63ff.)

Weiteres über die Bedeutung der Schwefelkräfte für den Eiweißprozeß

Der Schwefel hat [...] die Eigentümlichkeit, daß er dem Aufhalten des Eiweißzerfalles dient; er hält gewissermaßen die organisierenden Kräfte in der Eiweißsubstanz zusammen. (27, 48)

[Der Schwefel] liegt [...] dem ganzen Vorgang zugrunde, der sich bei der Aufnahme der Eiweißnahrung abspielt. Er geht von der fremden ätherischen Art durch den Zustand des Unorganischen über in die ätherische Tätigkeit des menschlichen Organismus. Er findet sich im Faserstoff der Organe, im Gehirn, in Nägeln und Haaren. Er geht also durch die Stoffwechselwege bis an die Peripherie des Organismus. Er erweist sich damit als die Substanz, die bei der Aufnahme der Eiweißstoffe in das Gebiet des menschlichen Ätherleibes eine Rolle spielt. (27, 73)

Über die organbezogene Bildung und Funktionalität der Humanproteine

Sie wissen, daß im Sinne der gegenwärtigen Chemie die hauptsächlichsten Bestandteile des Eiweißes die vier wichtigsten Stoffe in der Natur sind: Kohlenstoff, Sauerstoff, Stickstoff, Wasserstoff, und daß dazu kommt Sulfur oder Schwefel als, ich möchte sagen, durchhomöopathisierend dasjenige, was die anderen vier Stoffe tun.

Nun ist es notwendig, daß man sich eine Vorstellung macht, wie denn eigentlich die Funktion, die Innenfunktion des Eiweißes, der Proteinstoffe, zustande kommt. Da ist eigentlich unsere gegenwärtige chemische Wissenschaft ganz selbstverständlich nach ihren Voraussetzungen darauf eingestellt, zu sagen: Nun ja, solch eine Substanz hat eben diejenige Konfiguration, welche ihr durch ihre inneren Kräfte auferlegt ist. – Dann ist die notwendige Folge davon, daß man Dinge identifiziert, die in Wirklichkeit nicht identisch sind, auch nicht in dem Grade identisch sind, wie man sich das eben vorstellt. Wenn man auch einen gewissen Unterschied statuiert, die Identität gilt doch gar nicht. Es ist nämlich eigentlich nur eine Konsequenz dieser atomistischen Denkweise über die Struktur des Eiweißes, daß man sich das Pflanzeneiweiß und das Tiereiweiß eigentlich so ziemlich als etwas Ähnliches, als etwas bis zu einem gewissen Grade wenigstens chemisch Identisches vorstellt. Nun ist das aber ganz und gar nicht der Fall, sondern es liegt für eine genauere Beobachtung des menschlichen Organismus die Tatsache vor, daß Pflanzeneiweiß tierisches Eiweiß und insbesondere menschliches Eiweiß neutralisiert, daß sich diese polarisch zueinander verhalten, daß das eine die Wirkungen des anderen intim auslöscht. Das ist das Eigentümliche, daß das vorliegt, daß man tatsächlich sich zugeben muß: tierisches Eiweiß ist so in seinen Funktionen, daß diese Funktionen beeinträchtigt werden, aufgehoben, teilweise oder ganz aufgehoben werden durch die Funktionen des pflanzlichen Eiweißes. Und das führt dazu, zu fragen: Ja, welches ist denn eigentlich der Unterschied zwischen dem, was als solche Substanz im tierischen oder namentlich im menschlichen Organismus vorkommt, und dem, was im pflanzlichen Organismus vorkommt? – Sehen Sie, ich war genötigt, in diesen Tagen öfter davon zu sprechen, daß eine wichtige Rolle gegenüber, ich möchte sagen, allem Meteorologischen, Außerirdischen, die vier Organsysteme spielen: Harnblase, Nierensystem, Lebersystem, Lungensystem, und dazu kommt dann das Herzsystem. Diese vier Organsysteme spielen eine wesentliche Rolle in der Beziehung des Menschen zum Äußerlichen, Meteorologischen. Nun, was bedeuten denn, intimer genommen, diese vier Organsysteme eigentlich?

Diese vier Organsysteme bedeuten nämlich nichts anderes, als daß sie die Schöpfer der Struktur des menschlichen Eiweißes sind. Diese vier Organsysteme sind es, die wir studieren müssen. Nicht die molekularisch atomistischen Kräfte des Eiweißes müssen wir studieren, sondern wenn wir uns fragen wollen: Warum ist das Eiweiß so, wie es ist? – dann müssen wir die innere Konstruktion des Eiweißes als eine Resultierende desjenigen auffassen, was

von diesen vier Organsystemen ausgeht. Es ist das Eiweiß geradezu ein Ergebnis des Zusammenwirkens dieser vier Organsysteme. Damit ist auch etwas ausgesprochen über die Verinnerlichung äußerer Wirkungen beim Menschen. Wir haben in die Organsysteme hinein das zu verlegen, was die heutige Chemie sucht in der Struktur der Substanzen selber. Es ist menschliches Eiweiß deshalb in unserer irdischen Sphäre gar nicht zu denken in seiner Struktur. Es kann nicht bleiben in seiner Struktur, wenn es nicht unter dem Einfluß dieser vier Organsysteme ist. Es muß diese Struktur unbedingt ändern.
Anders ist das beim pflanzlichen Eiweiß. Das pflanzliche Eiweiß steht nicht unter dem Einfluß von solchen vier Organsystemen, wenigstens scheinbar nicht; aber es steht unter einem anderen Einflusse. Es steht unter dem Einfluß von Sauerstoff, Stickstoff, Wasserstoff, Kohlenstoff und unter dem Einfluß desjenigen, was immer auch in der gesamten äußeren meteorologischen Natur vorhanden ist, unter dem Einfluß des die Funktionen dieser vier vermittelnden Schwefels, Sulfurs. Und beim pflanzlichen Eiweiß wirken die sich in der Atmosphäre zerstreuenden vier Stoffe dasselbe, was im Menschen Herz, Lunge, Leber und so weiter wirken. Es ist in der äußeren menschlichen Natur an Bildekräften in diesen vier Stoffen vorhanden, was in der innermenschlichen Natur individualisiert in den vier Organsystemen enthalten ist. Das ist wichtig, daran zu denken, daß wenn wir den Namen Sauerstoff, Wasserstoff aussprechen, wir nicht bloß an dasjenige als innere Kräfte denken sollen in diesen sogenannten Stoffen, wovon die heutige Chemie spricht, sondern daß wir uns diese Stoffe mit Gestaltungskräften, mit Wirkungskräften denken müssen, die auch ein Verhältnis zueinander immer haben, indem diese Stoffe in ihren Wirkungen zu dem Inventar des Irdischen mit beitragen. Wir müssen, wenn wir ins Einzelne eingehen und identifizieren würden mit inneren Organen dasjenige, was der Sauerstoff, wenn er sich außen aufhält, wirkt, es innerlich identifizieren mit dem Nieren-Harn-System. Dasjenige, was der Kohlenstoff, wenn er außen seine Bildekräfte entfaltet, wirkt, das müssen wir innerlich identifizieren mit dem Lungensystem, aber jetzt nicht das Lungensystem als Atmungssystem aufgefaßt, sondern die Lunge, insoferne sie ihre Eigenbildungskräfte hat. Wir müssen identifizieren den Stickstoff mit dem Lebersystem, den Wasserstoff mit dem Herzsystem. Der Wasserstoff draußen ist in der Tat das Herz der äußeren Welt, der Stickstoff ist die Leber der äußeren Welt und so weiter **(Abb. 119).** [...]
Was uns also zunächst [...] besonders interessieren muß, ist, daß dasjenige, was außen Kohlenstoff, Wasserstoff, Sauerstoff, Stickstoff ist, in seiner Wechselwirkung, die vermittelt wird durch den Schwefel, individualisiert für den Menschen innerlich die vier Organsysteme übernehmen. (312, 231ff./235f.)

b) Zu den Fettprozessen und zur Bedeutung der Kohlehydrate

Zur physiologischen Gesamtbedeutung der Fettprozesse – über die Wärmeentwicklung des Organismus

Das Fett ist diejenige Substanz des Organismus, die sich, indem sie von außen aufgenommen wird, am wenigsten als Fremdstoff erweist. Fett geht am leichtesten aus der Art, die es bei der Nahrungsaufnahme mitbringt, in die Art des menschlichen Organismus über. Die achtzig Prozent Fett, welche z. B. die Butter enthält, gehen durch die Gebiete des Ptyalin und Pepsin unverändert hindurch und werden nur vom Pankreassaft verändert, nämlich in Glycerin und Fettsäuren verwandelt.
Dieses Verhalten des Fettes ist nur dadurch möglich, daß es von der Natur eines fremden Organismus (von dessen ätherischen Kräften usw.) möglichst wenig in den menschlichen hinüberträgt. Dieser kann es leicht seiner eigenen Wirksamkeit einverleiben.
Das rührt davon her, daß das Fett bei der Erzeugung der inneren Wärme seine besondere Rolle spielt. Diese Wärme ist aber dasjenige, in dem, als im physischen Organismus, die Ich-Organisation vorzüglich lebt. Von *jeder* im menschlichen Körper befindlichen Substanz kommt für die Ich-Organisation nur soviel in Betracht, als bei deren Wirksamkeit Wärmeentfaltung stattfindet. Fett erweist sich durch sein ganzes Verhalten als eine Substanz, die nur Ausfüllung des Körpers ist, nur von ihm getragen wird und allein durch diejenigen Vorgänge, bei denen sich Wärme entwickelt, für die tätige Organisation in Betracht kommt. Fett, das z. B. als Nahrung aus einem tierischen Organismus genommen ist, nimmt von diesem in den menschlichen Organismus nichts hinüber als allein seine Fähigkeit Wärme zu entwickeln.
Diese Wärme-Entwicklung geschieht aber als eine der spätesten Vorgänge des Stoffwechsels. Es erhält sich daher als Nahrung aufgenommenes Fett durch die ersten und mittleren Vorgänge des Stoffwechsels hindurch und wird erst in dem Bereich der inneren Körpertätigkeit, am frühesten vom Bauchspeichel aufgenommen. (27, 58f.)

Zu den Kohlehydraten – Verstoffwechselung und Wesensgliederbezug

Der menschliche Organismus entfaltet durch alle seine Glieder hindurch Tätigkeiten, die ihre Impulse allein in ihm selber haben können. Was er von außen aufnimmt, muß entweder bloß die Veranlassung dazu sein, daß er eine eigene Tätigkeit entwickeln kann; oder es muß so im Körper wirken, daß die

Fremdtätigkeit sich nicht von einer inneren Tätigkeit des Körpers unterscheidet, sobald sie in diesen eingedrungen ist.
Die notwendige Nahrung des Menschen enthält z. B. Kohlehydrate. Diese sind zum Teil Stärke-ähnlich. Als solche sind sie Substanzen, die ihre Tätigkeit in der Pflanze entfalten. In den menschlichen Körper gelangen sie in dem Zustande, den sie in der Pflanze erreichen können. In diesem Zustande ist die Stärke ein Fremdkörper. Der menschliche Organismus entwickelt keine Tätigkeit, die in der Richtung dessen liegt, was Stärke, in dem Zustande, in dem sie in den Körper kommt, als Tätigkeit entfalten kann. Was z. B. in der menschlichen Leber als Stärke-ähnlicher Stoff entwickelt wird (Glykogen), ist etwas anderes als pflanzliche Stärke. Dagegen ist der Traubenzucker eine Substanz, die Tätigkeiten erregt, welche von gleicher Art sind wie Tätigkeiten des menschlichen Organismus selbst. Stärke kann daher in diesem nicht Stärke bleiben. Soll sie eine Wirkung entfalten, die in dem Körper eine Rolle spielt, so muß sie verwandelt werden. Und sie geht, indem sie vom Ptyalin der Mundhöhle durchsetzt wird, in Zucker über.
Eiweiß und Fett werden vom Ptyalin nicht verändert. Sie treten zunächst als Fremdsubstanzen in den Magen ein. In diesem werden die Eiweißstoffe durch das von ihm abgesonderte Pepsin so verwandelt, daß die Abbauprodukte bis zu den Peptonen entstehen. Sie sind Substanzen, deren Tätigkeitsimpulse mit solchen des Körpers zusammenfallen. Dagegen bleibt Fett auch im Magen unverändert. Es wird erst von dem Absonderungsprodukt der Bauchspeicheldrüse so verwandelt, daß Substanzen entstehen, die sich aus dem toten Organismus als Glycerin und Fettsäuren ergeben.
Nun aber geht die Verwandlung der Stärke in Zucker durch den ganzen Verdauungsvorgang hindurch. Es findet auch eine Umwandlung der Stärke durch den Magensaft statt, wenn diese Umwandlung nicht schon durch das Ptyalin stattgefunden hat. – Wenn die Umwandlung der Stärke durch das Ptyalin stattfindet, so steht der Vorgang an der Grenze dessen, was sich im Menschen im Bereich dessen abspielt, das in dem Kapitel II die Ich-Organisation genannt worden ist. In deren Bereich geht die erste Umwandlung des von außen Aufgenommenen vor sich. Traubenzucker ist eine Substanz, die im Bereich der Ich-Organisation wirken kann. Er ist dem Geschmack des Süßen entsprechend, der in der Ich-Organisation sein Dasein hat.
Entsteht aus dem Stärkemehl durch den Magensaft Zucker, so bedeutet dies, daß die Ich-Organisation in den Bereich des Verdauungssystems eindringt. Für das Bewußtsein ist dann der Geschmack des Süßen nicht da; aber, was im Bewußtsein – im Bereich der Ich-Organisation – vorgeht, während «süß» empfunden wird, das dringt in die unbewußten Regionen des menschlichen Körpers, und die Ich-Organisation wird dort tätig.

In den uns unbewußten Regionen hat man es nun im Sinne von Kapitel II zunächst mit dem astralischen Leib zu tun. Es ist der astralische Leib da in Wirksamkeit, wo im Magen die Stärke in Zucker verwandelt wird.
Bewußt kann der Mensch nur sein durch dasjenige, was in seiner Ich-Organisation so wirkt, daß diese durch nichts übertönt oder gestört wird, so daß sie sich voll entfalten kann. Das ist innerhalb des Bereiches der Fall, in dem die Ptyalinwirkungen liegen. Im Bereich der Pepsinwirkungen übertönt der Astralleib die Ich-Organisation. Die Ich-Tätigkeit taucht unter in die astralische. Man kann also im Bereich des Materiellen die Ich-Organisation an der Anwesenheit des Zuckers verfolgen. Wo Zucker ist, da ist Ich-Organisation; wo Zucker entsteht, da tritt die Ich-Organisation auf, um die untermenschliche (vegetative, animalische) Körperlichkeit zum Menschlichen hin zu orientieren. (27, 49ff.)

3. Zu weiteren Substanzprozessen des Organismus

a) Prinzipielles zu den physiologischen Metallprozessen

Über die kosmische Bildung der sieben Hauptmetalle

Wenn, sagen wir, eine Konstellation im Außertellurischen besteht, daß auf einen Punkt der Erde besonders günstig wirken kann, sagen wir, aus unserem Planetensystem der Saturn, er dann günstig wirken kann, wenn möglichst von seiner Wirkungslinie weit weg sind [...] die andern Wirkungslinien, also Sonnenwirkung, Marswirkung und so weiter nicht in seiner Bahn oder nahe außerhalb seiner Bahn liegen, sondern möglichst weit weg sind, so daß gewissermaßen der Saturn allein wirkt, so wird, da unsere Erde durch andere Gründe spezifiziert ist, wenn gerade an dieser Stelle der Erde eine günstige Disposition vorliegt für diese Saturnkräfte, die nur wenig in diesem Falle beeinflußt werden von andern außerirdischen Kräften, in der irdischen Substanz eine Struktur bewirkt, die eben anders ist, als wenn zum Beispiel der Mars unter denselben Verhältnissen wirkt. Wir sehen in den irdischen Substanzen eben nichts anderes als die Produkte des Zusammenwirkens der Sternenkräfte. So daß in dem Falle, den ich herausgeschnitten habe hier, wo der Saturn auf gewisse Stellen der Erde besonders günstig und durch lange Zeiten wirkt, uns die Wirkung in dem Produkt dann ersichtlich haben, indem wir es da zu tun haben mit der Entstehung von Blei. Das ist der Grund, warum man gewisser irdische Substanzen namentlich metallischer Art mit gewissen Konstellationen im außertellurischen Kosmos zusammenbringen muß. [...]
Da ergibt das Studium namentlich der Metalle [...] eben ganz bestimmte Zusammenhänge, so daß wir zuordnen müssen zum Beispiel das Blei vorzugsweise den durch anderes nicht gestörten Saturnwirkungen, das Zinn den durch anderes nicht gestörten Jupiterwirkungen, das Eisen den durch anderes nicht gestörten Marswirkungen, das Kupfer den durch anderes nicht gestörten Venuswirkungen, das Quecksilber, wie wir es heute in der Chemie so bezeichnen, den durch anderes nicht gestörten Merkurwirkungen – die Alten haben deshalb *den* Merkur und *das* Merkur gleich bezeichnet – und wir werden eine Verwandtschaft erkennen müssen zwischen allem Silbrigen – ich sage hier ausdrücklich Silbrigen – und demjenigen, was ungestörte Mondwirkungen sind. [...]
Das, was ich Ihnen genannt habe: Blei, Zinn, Eisen, Kupfer, Quecksilber und Silber, sind [...] nur die ausgezeichnetsten Substanzen. Es ist reichlich Gele-

genheit geboten zu anderen Substanzen dadurch, daß allerlei andere planetarische Wirkungen mit den angedeuteteten nun eben in Konkurrenz treten, daß also zum Beispiel in die Linie der Saturnwirkung hineinfallen die Linien der Marswirkung und so weiter. Dann entstehen eben die weniger repräsentativen Metalle. Jedenfalls aber haben wir in der Metallwelt der Erde das Ergebnis außertellurischer Kräftewirkungen zu sehen. (312, 129ff.)

Die Wirksamkeit der Metalle und die Entwicklungsphysiologie des Menschen

Wenn Sie sich die Erde vorstellen: da unten haben Sie die verschiedensten Metalle, aber in fein verteiltem Zustand sind diese Metalle auch überall da droben; ich möchte sagen, in einer feinen Weise verdunsten die Metalle. Da unten also unter der Erde sind die Metalle in Begrenzungskonturen, in einer in sich geschlossenen Gestalt, wenn wir weiter hinunter kommen allerdings in feuerig-flüssiger Art; aber in der Umgebung der Erde sind sie in feinverteiltem Zustande, und da zeigen sie sich in einem fortwährenden Strahlen, so daß eigentlich ein Strahlen in den Weltenraum hinausgeht. Die Metalle strahlen in den Weltenraum hinaus.
Aber das ist so, daß da eine innere Elastizität ist im Weltenraum. Die Kräfte, die da hinausdringen, dringen nämlich nicht, wie die Physiker es sich von Lichtstrahlen vorstellen, überall ohne Grenze hin, sondern sie gehen nur bis zu einer gewissen Grenze und kommen dann wieder zurück. Und man kann die Rückstrahlkräfte der Metalle so schauen, als ob sie von der Peripherie des Weltenalls zurückkämen, überall hinkämen. Und man merkt, daß diese zurückstrahlenden Kräfte tätig sind da, wo uns innerhalb des Menschenlebens eigentlich das Herrlichste, Wunderbarste entgegentritt: wenn das Kind gehen, sprechen und denken in der ersten Zeit des Erdenlebens lernt.
Namentlich die Art und Weise, wie das Kind vom Kriechen sich aufrichtet zum Orientieren in der Welt, das gehört zu dem Wunderbarsten, das man beobachten kann im Erdenleben, dieses Zu-sich-Kommen des Kindes, des Menschen. Da wirken innerlich in den Kräften, die ich ja oftmals geschildert habe für dieses Orientieren des Kindes, da wirken innerlich die Rückstrahlkräfte der Metalle. Und indem das Kind lernt, von seiner Horizontal-Lage im Kriechen sich aufzurichten, wird es durchstrahlt von der metallischen Rückstrahlungskraft. Die richtet eigentlich das Kind auf. (232, 68f.)

Der menschliche Organismus und die Metallprozesse

Solche intimste Beziehungen zwischen den Metallen und den Menschen, sie bestehen ja. Die groben Beziehungen, die die Physiologie kennt, beziehen sich ja eigentlich nur auf einige wenige Metalle. Man weiß, daß das Eisen eine große Rolle im menschlichen Blute spielt; aber von dieser Art von Metallen ist es eigentlich nur das Eisen. Dann spielen noch Kalium, Kalzium, Natrium, Magnesium eine gewisse Rolle, also eine gewisse Anzahl von Metallen. Aber eine größere Anzahl von wichtigen Metallen, wichtig für den Bau der Erde, wichtig für das Funktionieren der Erde, spielen für die grobe äußere Beobachtung scheinbar keine Rolle im menschlichen Organismus. Aber das ist eben nur scheinbar. Wenn Sie in die Erde hineingehen, dort kennenlernen die Sprache der Metalle, dann lernen Sie auch erkennen, wie die Metalle wahrhaftig nicht bloß im Innern der Erde sind, sondern wie sie sind, allerdings in einer ungeheuer feinen Verteilung, wenn ich mich so ausdrücken darf, in einer überhomöopathischen Verteilung überall auch in der Umgebung der Erde. (232, 65)

Es ist schon einmal eine auffallende Tatsache, über die nur seit fünf bis sechs Jahrhunderten nicht mehr nachgedacht wird, daß man mit gewissen analytischen Prozessen im menschlichen Organismus, wie man meint, Eisen nachweisen kann. Alle diese Prozesse sind so, daß man sagen kann: im menschlichen Organismus, im Blut ist Eisen. Aber man wird vergeblich versuchen, im Menschen Blei nachzuweisen, wenn der Organismus normal ist. Nun, das Blei kennt man eigentlich nur in Bleierzen, sowie da, wo es sich grobklotzig findet. Aber alle Metalle, die sich grobklotzig in unserer Erdensubstanz finden, waren einstmals in ihren Urgebilden in Saturn, Sonne und so weiter, in ganz flüchtigen, sogar wärmeätherischen Zuständen, als aufgelöste, flüchtige, wärmeätherische Zustände vorhanden. Nun, der Mensch war, allerdings natürlich in einer andern Form, in seiner Wesenheit schon auf dem alten Saturn vorhanden. Er hat alle diese Prozesse mitgemacht, unter denen zum Beispiel Eisen von einem ganz flüchtigen, fein verteilten, wärmeätherischen Zustande dasjenige geworden ist, was es heute ist. Er hat mitgemacht, wie die Welt geworden ist und so weiter. Das Eigentümliche ist, daß der Mensch dem Eisen gegenüber, dem Magnesium gegenüber sich so verhalten hat, daß er diese Stoffe in seine eigene Bildung aufgenommen hat. Das Blei hat er überwunden. Also dem Magnesium gegenüber hat er sich so verhalten, daß er den Magnesiumprozeß mit seinem Prozeß verbunden hat. Dem Blei gegenüber hat er sich so verhalten, daß er geflohen ist vor dem Bleiprozeß, daß er den ausgeschieden hat, so daß wir in bezug auf das Magnesium sehen, wie im Menschen dieselben Kräfte walten, die eben draußen im Magnesium walten. Der Mensch muß sie innerlich überwinden. Aber bevor der Mensch in seiner Haut eingeschlossen war, als er noch ein metamorphosierendes Gebilde war, das mit dem Kosmos einig war, hat er den Bleiprozeß überwunden, so daß er heute noch in sich hat die Überwindung, die Ausscheidung des Bleiprozesses. Er hat in sich die

Aufbaukräfte des Magnesiums, er hat in sich die Ausscheidungskräfte für den Bleiprozeß.
Was heißt das eigentlich? Sie brauchen ja nur zu studieren, was aus dem menschlichen Organismus wird, wenn er eine Bleivergiftung hat. Er wird in sich brüchig, sklerotisch. Daher könnte man sagen: Blei kann der menschliche Organismus nicht in sich dulden. Wenn eine Bleivergiftung eintritt, so ist also Blei im menschlichen Organismus drin. Der Organismus fängt allerdings an, den Prozeß, der in der Bleisubstanz liegt – Substanzen sind immer Prozesse –, zu bekämpfen. Blei breitet sich aus im organischen Prozesse; der Organismus rüttelt sich dagegen auf, sucht das Blei auszutreiben. Wenn er das kann, gesundet er. Wenn das Blei stärker ist, gesundet er nicht. Es tritt der bekannte Zerfallsprozeß der Bleivergiftung im menschlichen Organismus auf, weil der menschliche Organismus nur verträgt die den Bleiprozeß überwindenden Prozesse. Er kann die die Bleisubstanz bildenden Kräfte nicht in sich haben. (316, 51f.)

Physiologische Prozesse und außermenschliche Metallwirksamkeiten am Beispiel des Arsenprozesses

Es ist schon erwähnt worden, wie man durch eine gewisse Arsenwirkung den astralischen Leib, der natürlich dann auch das Ich in sich oder mit sich zieht, möchte ich sagen, mehr in die Organe hineinbekommt, als das sonst, bei den betreffenden Menschen natürlich, der Fall ist.
Nun, dadurch, daß man den astralischen Leib mehr in die Organe hineinbekommt, wird der Mineralisierungsprozeß der Organe erhöht, so daß man auch sagen kann: Bemerkt man, daß die Organe als solche zu stark vitalisieren, daß sie zu starke Lebenskräfte in sich entwickeln, gewissermaßen ätherisch wuchern, dann wird das Mittel, welches heilend wirken kann, die Zuführung des Arsen sein. Man kann aber auch sogar, wenn man will, dasjenige, was innerlich im Menschen vor sich geht, durch einen äußeren Vorgang bezeichnen, der gewissermaßen in Wahlverwandtschaft mit dem menschlichen Vorgang steht. Wenn man diese Affinität des astralischen Leibes zu dem Ätherleib namentlich und dadurch zu dem physischen Leib ausdrücken will, so kann man das auch durchaus Arsenisieren nennen. Ein leises Arsenisieren findet in dem Menschen fortwährend statt, welches besonders stark in dem Momente des Aufwachens vorhanden ist. Wir müssen uns eben darüber klar sein, daß der menschliche Organismus dasjenige durchaus als Kräftesystem in sich hat, was in dem Metalle liegt. Es ist durchaus diese Wahlverwandtschaft zwischen dem Menschen und seiner irdisch-kosmischen Umgebung vorhanden, daß im Menschen gewisse Prozesse, die sich draußen

abspielen, und die zum Beispiel in den Metallen ihr Ende finden, sich auch im Menschen abspielen. Man darf daher nicht meinen, wenn man vom Arsenisieren des menschlichen Wesens spricht, daß da Arsen unmittelbar wirksam ist, sondern das menschliche Wesen wirkt selbst so in sich, wie das Arsen draußen wirkt. Und man wird dadurch eine Einsicht bekommen, wie man solchen Wirkungen im Menschen zu Hilfe kommen muß. Wenn Sie also dieses Arsenisieren – ich könnte auch sagen: Astralisieren – des menschlichen Organismus ins Auge fassen, so werden Sie bemerken können, daß, wenn es zu stark wirkt, sich das ausdrückt durch eine gewisse Erwärmung der Magengegend, daß es sich auch ausdrückt dadurch, daß gewisse Ernährungsleichtigkeiten sogar auftreten, daß das Ernähren und Verdauen leichter wird, was aber, wenn es zu leicht wird, in gewissem Sinne bedenklich ist, weil dann auf alle solche Erleichterungen im Menschen wiederum Reaktionen, Erschwerungen folgen; denn das alles hängt zusammen mit einer gewissen Mineralisierung des Menschen. Und es ist zum Beispiel durchaus eine Richtung gegeben, in der Untersuchungen gemacht werden sollten. Man muß sie nur in der richtigen Art machen, nämlich alle anderen Dinge dabei berücksichtigen, so daß bei Menschen, welche stark astralisieren, also Arsenisierung in ihren organisch-physischen Prozessen haben, die Leichen weniger leicht in Fäulnis übergehen als bei denjenigen Menschen, welche eben zu schwach den astralischen Leib mit den Organen verbinden. Das ist durchaus etwas, was man beobachten sollte. Man sieht es ja in seinem Extrem ausgebildet bei der Neigung, welche arsenikvergiftete Leichen zum Mumifizieren haben. Die mumifizieren sich, die erhalten sich leicht, gehen sehr wenig leicht in Fäulnis über. (313, 81f.)

Die differenten physiologischen Beziehungen der sieben Hauptmetalle

Man kann ja das Studium beginnen an ganz besonders charakteristischen Dingen in dieser Beziehung. Ich habe Ihnen gesprochen heute davon, daß einer gewissen Tendenz, die vorkonzeptionell ist, entgegenarbeiten muß eine Ossifikation, die Sklerose. Dieses Ossifizieren und Sklerotisieren hat aber ein vollständiges Gegenbild. Sie brauchen nur, um es zum Wuchern zu bringen, dem Menschen eine Bleivergiftung beizubringen. Natürlich werden die Versuche nicht so weit gehen dürfen, daß man wirklich eine Bleivergiftung erzeugt, um die Arteriosklerose zu studieren, aber das Wichtige ist, daß man eben Erscheinungen, die eintreten, wo die Natur für einen selber experimentiert, in diesem Sinne verfolgt, um dadurch darauf zu kommen, welche innere Verwandtschaft besteht zwischen dem, was im Menschen selber ausgeht von denselben Kräften, die im Blei wirken, und dem Blei. Es ist eben durchaus studiengemäß zu

verfolgen der im Blei wirksame Prozeß und der Prozeß des Ossifizierens und des Sklerotisierens im Menschen.
Ebenso könnte studiert werden ein Wechselverhältnis zwischen den Prozessen, die im Zinn sind, und alledem, was ich vorhin charakterisiert habe als die Wechselwirkung zwischen der Hydrozephalie und ihrem Gegenteil, und man würde dann finden, daß in diesem ganzen Komplex des kindlichen Alters, das darauf ausläuft, ich möchte sagen, das richtige Härteverhältnis zwischen dem Kopf und den Weichteilen zu bewirken, dieselben Kräfte wirken wie in dem Zinn.
Nun haben wir ja gesehen, daß dieser Prozeß vorrückt im späteren Alter gegen die Lunge. Da kommen wir dazu – und da brauchen wir ja gar nicht weit zu gehen, man braucht nur manches, was in der medizinischen Literatur seit Jahrhunderten notifiziert ist, in der richtigen Weise zusammenzulesen –, die innige Verwandtschaft zwischen diesem Prozeß, der zusammenhängt mit alledem, was in den Begleiterscheinungen von Pneumonie und Pleuritis ist, und in seinem Verhältnis zu den Kräften im Eisen zu sehen. Diesen Zusammenhang wird man dann wiederum verfolgen bis in den gewöhnlichen Prozeß hinein, der sich abspielt durch die Anwesenheit des Eisens im Blute, wo er gewissermaßen normal ist. Sie können denselben Prozeß, der sich abspielt bei der Wechselwirkung von Eisen und Blut, heraufverfolgen etwas mehr zum Lungensystem und allem, was damit zusammenhängt, und Sie bekommen dann eine Anschauung über die Wirksamkeit des Eisens, ich möchte sagen, bei der in die Lunge vorgerückten Wechselwirkung zwischen Hydrozephalie und ihrem Gegenbild. So, sehen Sie, wirken diese Dinge wechselweise ineinander. Nur durch dieses wechselweise Ineinanderwirken und wiederum durch das Beziehen auf das Außermenschliche bekommt man die Möglichkeit, auf die Heilwirkungen von Heilmitteln zu kommen.
So würde sich aber, wenn man tatsächlich einmal einen Wert darauf legen würde, in dieser Art das Menschenwesen anzusehen, ganz zweifellos für den Beobachter eine Art von Intuition ergeben, die eigentlich bei allen Diagnosen von einer ganz besonderen Wichtigkeit sein würde. Denn es kommt dabei wirklich an auf das Zusammenschauen von vielem. Man sollte bei jeder Diagnose im Auge haben, wie der Mensch in der Welt drinnen steht und wie der Mensch bisher gelebt hat und verspricht, im Folgenden zu leben. Was meine ich damit, wenn ich sage: Im Folgenden zu leben? Ja, in dem gegenwärtigen Menschen ist ja schon durchaus in einer gewissen Weise dasjenige keimhaft veranlagt, was er in dem Rest seines Lebens, namentlich organisch, verleben wird.
Wenn man den Zusammenhang dann sucht von alledem, was ich jetzt gesagt habe, von der Wirkungsweise von Blei, Zinn und Eisen auf den menschlichen

Organismus, mit dem, was noch von metallischer Seite als Wirkung ausgehen kann, so kommt man darauf, daß diesen gewissermaßen polarisch entgegengesetzt sind die Wirkungen von Kupfer, Merkur und Silber. (312, 154f.)

Ich möchte in dieser Richtung dasjenige, was aus dem ganzen Geist meiner Vorträge hervorgeht, noch einmal kurz zusammenfassen. Wir haben heute auch wiederum hingedeutet auf diese lymph- und blutbildende Tätigkeit im Menschen. Sie ist das Polarische von dem, was auftritt in dem Mineralisierungsprozeß beim Kupfer. Daher besteht eine Verwandtschaft dieser Vorgänge mit dem Kupfer. Die Aufgabe würde darinnen bestehen, sich klarzumachen, daß diese Vorgänge ja noch dem unteren Menschen angehören, nur der obersten Partie des unteren Menschen, und daß also dadurch eine solche Verwandtschaft mit dem Kupfer vorhanden ist, die sehr stark nach der kupferbildenden Kraft selber, so wie sie ist auf der Erde, hinzielt. Denn alles dasjenige, was mit unserem unteren Menschen zusammenhängt, hängt mit den irdischen Prozessen zusammen. Wollen wir daher durch Kupfer da wirken, so handelt es sich darum, uns wie eine goldene Regel zu sagen: Hier lassen wir das Kupfer im allgemeinen so anwenden – natürlich indem wir es nicht in schädigend großen Dosen für den Menschen verwenden –, daß es niedrig potenziert ist, also seinem Verhalten auf der Erde noch ziemlich ähnlich ist.
Ebenso verwandt nun wie der innere lymph- und blutbildende Vorgang dem Kupfer ist, so verwandt ist alles dasjenige, was auf dem Übergange steht, was gewissermaßen hinüberbefördert den äußeren Verdauungsprozeß in den inneren blutbildenden, lymphbildenden Verdauungsprozeß, mit der Leber und vor allen Dingen dem Merkur. So verwandt, wie der andere Prozeß dem Kupfer ist, so ist er verwandt dem Merkur, nur müssen wir beim Merkur die Vorsicht üben, daß er eigentlich etwas Rundes, Ausgleichendes hat, also gewissermaßen schon mit der Wechselwirkung der beiden Prozesse zusammenhängt. Diejenigen Prozesse aber, die der Mensch auch ausbilden muß, damit nicht zuviel ins Blut übergeht, die gerade erzeugt werden durch die Nux-vomica-Wirkung und die bekämpft werden durch die Thujawirkung, werden reguliert durch die Silberwirkung.
Nun eröffnet sich dann das Feld, die äußere Natur nach diesen Bestandteilen zu untersuchen und sie gleichsam als einen auseinandergelegten Menschen aufzufassen, um so den Menschen ganz hineinzustellen in seinen gesunden und kranken Zuständen in seine Umgebung, mit der er ja gerade durch seinen unteren Menschen innig zusammenhängt. Also das, was nun von dem unteren Menschen in den oberen Menschen aufsteigt durch die mit dem Cuprum verwandten Prozesse, das wird eben reguliert, ausgeglichen durch das entgegenstehende Eisen. Daraus sehen Sie schon, daß der Mensch Eisen nötig hat, daß

immer ein Überschuß vorhanden sein muß bei ihm an Eisenprozessen, jetzt chemisch aufgefaßt, an Eisen. Alle anderen Metalle sind eben im Menschen selbst vorhanden als Prozesse. Der Mensch ist gewissermaßen ein siebengliedriges Metall. Nur das Eisen ist eben als Eisen vorhanden, die anderen Metalle sind nur als Prozesse vorhanden.

Ebenso wie all das, was in den Organen zusammenwirkt mit der lymph- und blutbildenden Tätigkeit, mit dem Kupfer verwandt ist, so ist all dasjenige, was eben von der Lunge ausgeht, nach außen sich öffnet bis zum Kehlkopf hin und so weiter, eben verwandt dem Eisen.

Und wiederum diejenigen Partien, die es zu tun haben mit den Partien im Gehirn, die mehr der inneren Tätigkeit dienen, die mehr, ich möchte sagen, der Verdauungstätigkeit des Gehirnes ähnlich sind, die also wechselweise zugehörig entsprechen dem Übergangsprozesse vom Darm in die Lymph- und Blutgefäße, diese Tätigkeiten sind verwandt mit dem zinnbildenden Prozeß. Die zinnbildenden Prozesse wirken so, daß sie, ich möchte sagen, den Verdauungsprozeß auf dem Gebiete, wo ich ihn eben charakterisiert habe, durchseelen und dadurch regeln.

Dagegen ist alles dasjenige, was mehr zusammenhängt mit den Fäden der Nerven, mit den Organen, die im Innern des oberen Menschen die Fortsetzung der Sinne sind, verwandt dem Blei, und das ist dasjenige, was wiederum entspricht all dem, was schweiß- oder harnartige Absonderung ist. (312, 374ff.)

b) Zum Eisenprozeß

Über den Eisenprozeß als Regulator des physiologischen Wesensgliedergleichgewichtes

Wir haben eigentlich immerfort eine Art Heilmittel in uns. Die menschliche Natur braucht immerfort eine Art Heilmittel, es ist selbstverständlich nicht ganz genau gesprochen, indem ich dies sage, aber Sie werden sogleich verstehen, was gemeint ist. Die menschliche Natur neigt nämlich dazu, daß die Ich-Organisation und der astralische Leib eigentlich zu stark in den physischen Leib und Ätherleib versinken möchten. Der Mensch möchte immer mehr oder weniger nicht hell, sondern dumpf in die Welt hinausschauen; er möchte auch nicht rührig sein, er möchte eigentlich ruhen, hat so eine Vorliebe für Ruhe. Er hat eigentlich immer die Krankheit des Ruhenwollens etwas in sich. Die muß ihm geheilt werden. Und wir sind nur gesund, wenn der menschliche Organismus fortwährend geheilt wird. Zu diesem Heilen ist das Eisen im Blute. Das Eisen ist dasjenige Metall, das immerfort auf den Organismus so wirkt, daß astralischer Leib und Ich sich nicht zu stark mit physischem Leib und Ätherleib verbinden. Wir haben eigentlich im Menschen fortwährend eine Therapie: die Eisentherapie; und wir haben in dem Moment, wo der Mensch zu wenig von dem Eisen in sich trägt, sogleich die Sehnsucht, ruhig zu werden, schlaff zu werden; und sobald der Mensch zu viel an Eisen in sich entwickelt, haben wir ein unwillkürliches Regsamsein, ein Zappeligsein. Das Eisen ist der Regulator des Zusammenhanges zwischen physischem Leib und ätherischem Leib einerseits und astralischem Leib und Ich-Organisation andererseits. Wenn also in diesem Zusammenhange irgend etwas gestört ist, so werden wir auch sagen können: Vermehrung oder Verminderung des Eisengehaltes im menschlichen Organismus wird das richtige Verhältnis wieder herstellen. (319, 189)

Wir haben es zu tun mit dem Eisengehalt des Blutes in bezug auf das Verhältnis des ätherischen Organismus zum astralischen Organismus des Menschen. Und wenn Sie verstehen, wie Herz- und Lungentätigkeit alles überführt, was vom Menschen aufgenommen wird, ins Vitalisieren, daß wiederum die Nierentätigkeit das Vitalisieren überführt in den astralischen Organismus, dann werden Sie nicht mehr weit davon entfernt sein, einzusehen, daß da Gleichgewicht herrschen muß. Wenn entweder die ätherische Tätigkeit oder die astralische Tätigkeit zu stark werden, wenn nicht Gleichgewicht herrscht, so muß der ganze Organismus in Unordnung kommen. Das Mittel aber, um dieses entsprechende Gleichgewicht hervorzurufen, um also dem Organismus die Möglichkeit zu bieten, daß er geradesoviel, als notwendig ist, von dem Nahrungsmittel überführt in die Nierentätigkeit, diese Möglichkeit bietet Ihnen die Regulierung des Eisengehaltes im Blute. Und da Sie das eigentlich Dynamische im Blute entweder mit Schwere oder mit Auftrieb begaben, je nachdem Sie den Eisengehalt regulieren, so regulieren Sie damit die gesamte Blutzirkulation, die nun wiederum rückwirkt in die Nierentätigkeit, und Sie haben in dem Überfuhren von Eisengehalt oder in dem Wegnehmen von Eisengehalt einen wesentlichen Regulator der Blutzirkulationstätigkeit, das heißt der Wechselbeziehung zwischen dem ätherischen und astralischen Organismus des Menschen. (314, 144)

Das Eisen ist dasjenige, was gewissermaßen die Vermittlerrolle übernimmt zwischen dem, was vom Menschen innerhalb seiner Haut liegt, und von dem, was außerhalb seiner Haut liegt. Dadurch können wir sagen: Das ganze System, das im Lungenmenschen auftritt, der ja wieder strebt, ein ganzer Mensch zu werden, ist etwas, was stark im Zusammenhang steht mit dem ganzen Verhältnis des Menschen zum universellen Naturleben. (312, 243)

Über die Eisenstrahlung des oberen Menschen und die polaren Stoffwechselkräfte des Proteins respektve der vier Hauptorgane des unteren Menschen

[...] Sehen Sie, Sie merken nämlich, wenn Sie eine Zeitlang Ihr [medizinisches] Meditieren wirklich fortführen und Neigung haben, sich über solche Dinge Rechenschaft abzugeben, daß Sie geradeso, wie Sie sonst bewußt wissen, Sie haben Hände, mit denen Sie greifen, Füße, mit denen Sie gehen, so zum Bewußtsein der strahlenden Eisenwirkung kommen. Es ist tatsächlich so, daß das Bewußtsein der Eisenwirkung als etwas auftritt, dessen man sich klar wird, wie man sich sonst eben klar wird, daß man Arme und Beine hat oder einen Kopf hat zum Drehen und so weiter. Das Bewußtsein, sich als eisernes Phantom zu fühlen, das ist dasjenige, was auftritt. [...] Es ist das Nächstliegende, das erreicht werden kann, die innere Sensitivität für die strahlende Eisenwirkung, für jene eigentümliche Wirkung, die bezeugt, daß von dem oberen Menschen eine strahlende Wirkung ausgeht, die sich nach allen Gliedern verzweigt. Man hat deutlich eben die Anschauung – ich sage ausdrücklich die Anschauung –, daß man da mit dem Eisen, das heißt mit seiner Funktion, mit seinen Kräften in sich wirtschaftet.
Nun aber, wenn ich schematisch diese Eisenstrahlung darstellen möchte, so muß ich von ihr zu gleicher Zeit erwähnen, daß sie als Eisenstrahlung nicht dazu veranlagt ist, über den menschlichen Organismus hinaus zu wirken. Man hat immer das Gefühl: das, was da ausstrahlt, das lokalisiert sich im menschlichen Organismus, das bleibt darinnen. Es ist etwas überall Entgegenwirkendes, das zur Stauung dieser eisenstrahlenden Kräfte Veranlasssung gibt. Man möchte sagen, es ist so, wie wenn das Eisen positiv ausstrahlte nach der Peripherie hin und ihm negativ entgegengestrahlt würde, aber von etwas, das sich ihm wie in Kugelwellen entgegenwirft. Da sind eben die beiden Wahrnehmungen, das Ausstrahlende und das, daß man wiederum gehemmt ist, daß man mit den Strahlungen des Eisens anstößt, man kann nicht durch und kann vor allen Dingen nicht über die Körperoberfläche hinaus. Man merkt nach und nach, daß das Gegenstrahlende eben die Kraft des Eiweißes ist, so daß man durch das Eisen in den Organismus einen Funktionszusammenhang eingeführt hat, dem entgegenwirkt all das, was von den vier Organsystemen [Leber-, Niere-, Lungen- und Herzsystem] ausgeht, die ich vorhin angeführt habe. Sie stemmen sich entgegen. Dieser Kampf ist im Organismus fortwährend vorhanden. [...]
Nehmen Sie die dritte Lebensepoche [das dritte Lebensjahrsiebt] des Menschen, so kommt für diese [...] sehr stark in Betracht die richtige Einstellung des Waagebalkens zwischen dem Eisen und dem Eiweiß selbst, der ganzen Eiweißbildung. (312, 237ff./242)

Eisenprozesse und Willensvorgänge

Nun schauen wir uns das Eisen aber an in unserem eigenen menschlichen Körper. Da ist es sehr merkwürdig, daß der Mensch, wenn er ins Erdenleben hereintritt, dasjenige genießt, was am wenigsten Eisen enthält: die Milch. Die Muttermilch enthält kaum irgend etwas Eisen. So daß wir also sagen können: Der Mensch fängt erst an im Laufe seines Lebens, das Eisen mit der Nahrung in sich aufzunehmen. – Was bedeutet denn das?
[...] Wenn Sie das Kind anschauen, so zappelt es ja allerdings viel; es träumt auch schon. Aber das Kind hat noch weder ein willkürliches Denken, noch einen sonstigen freien Willen. In dem Maße, in dem das Kind zu seinem freien Willen kommt, ist es darauf angewiesen, das Eisen in sich aufzunehmen. Sie sehen also daraus, daß das Eisen eigentlich notwendig ist für den freien Willen. Und wenn man zum Beispiel bei einem Menschen, der heiser ist, in irgendeiner Weise heiser ist, der eine schwache Stimme hat, darauf kommen will, was eigentlich zugrunde liegt, so muß man vor allen Dingen die Untersuchung daraufhin anlegen, ob er genügend Eisen hat. Denn bei dem, der zu wenig Eisen hat, zeigt sich das vor allen Dingen in dieser Willkür, in diesem freien Willen, der durch die Sprache zum Vorschein kommt. Wenn Sie also einen Menschen sehen, der gut brüllen kann, dann brauchen Sie nicht Sorge zu haben, daß er zuwenig Eisen hat; wenn Sie aber einen Menschen haben, der kaum seine Worte hervorbringt, dann können Sie darüber nachdenken, inwiefern diesem Menschen das Eisen fehlt. So also kann man sagen: Es zeigt sich schon äußerlich an diesem, daß der Mensch das Eisen braucht gerade zu seinem freien Willen. So können wir es auch leicht begreifen, daß dasjenige, was im Weltenall als Eisen herumfliegt, was in der Erde als Eisen ist, zusammenhängt mit dem, was menschliche Willkür ist, was menschlicher freier Wille ist. (351, 100)

Eisen- und Schwefelprozesse in makrokosmischer und mikrokosmischer Orientierung

[...] [Es ist tatsächlich so], daß, wenn der Mensch das Jahr durchläuft, immer andere Vorgänge in seinem Organismus spielen. Dasjenige, was da spielt beim Verlauf der Hochsommerzeit, das ist ein inneres Durchwobenwerden mit dem, was, ich möchte sagen äußerlich, grobmateriell, angedeutet ist in dem Schwefel. Dies ist ein inneres Sulfurisiertwerden, das der Mensch in seinem physisch-ätherischen Wesen erlebt, wenn er die Sommersonne und ihre Wirkungen miterlebt. Dasjenige, was der Mensch an für ihn brauchbarem materiellem Sulfur, Schwefel, in sich trägt, das hat für ihn während der Hochsommerzeit eine ganz andere Bedeutung als während der kalten Winterzeit oder während der aufkeimenden Frühlingszeit. Das Schwefelhafte in dem Menschen ist wie in einem Feuerungsprozesse während des Hochsommers. Und das gehört zu der Entwickelung der menschlichen Natur im Jahreslaufe, daß gewissermaßen dieser Sulfurprozeß im Inneren des Menschen während des Hochsommers in eine Art besonders gesteigerten Zustandes kommt. Die Materie in den verschiedenen Wesen hat wahrlich noch andere Geheimnisse, als sich gerade die materialistische Wissenschaft träumen läßt.

So ist im Menschen alles Physisch-Ätherische von innerem Schwefelfeuer, um diesen Jakob Böhmeschen Ausdruck zu gebrauchen, durchglüht während der Hochsommerzeit. Das kann auch im Unterbewußten bleiben, weil es ein sanfter, intimer Prozeß ist. Aber ist dieser Prozeß auch sanft und intim und daher für das gewöhnliche Bewußtsein unwahrnehmbar, so ist dieser Vorgang, wie das bei solchen Vorgängen überall der Fall ist, gerade von einer ungeheuren einschneidenden Bedeutung für das Geschehen im Kosmos.

Dieser Sulfurisierungsprozeß, der sich in den Menschenleibern in der Hochsommerzeit abspielt, bedeutet, wenn er auch gelinde und sanft und unbemerkbar für den Menschen selbst ist, etwas Ungeheures für die Evolution des Kosmos. Da geschieht im Kosmos viel, wenn im Sommer die Menschen innerlich sulfurisch leuchten. Nicht nur die Johanniskäferchen werden für das physische Auge des Menschen zu Johanni leuchtend. Von den andern Planeten heruntergeschaut, wird das Innere des Menschen für das ätherische Auge anderer planetarischer Wesen zur Johannizeit leuchtend, ein Leuchtewesen. Das ist der Sulfurisierungsprozeß. Die Menschen beginnen in der Hochsommerzeit für die andern planetarischen Wesen so leuchtend hinauszuglänzen in den Weltenraum, wie die Johanniskäferchen auf der Wiese zu Johanni in ihrem Lichte erglänzen.

Das aber, was eigentlich mit Bezug auf die kosmische Beobachtung von einer majestätischen Schönheit ist, denn es ist herrliches astralisches Licht, in dem die Menschen in den Kosmos hinaus erglänzen während der Hochsommerzeit, das, was da von majestätischer Schönheit ist, das gibt zugleich die Veranlassung, daß gerade dem Menschen sich nahen kann die ahrimanische Macht. Denn diesen im Menschen sich sulfurisierenden Stoffen ist die ahrimanische Macht ungeheuer verwandt. Und man sieht auf der einen Seite, wie gewissermaßen die Menschen im Johannilicht in den Kosmos hinaus erglänzen, wie aber die drachenhaften Schlangengebilde des Ahriman sich hindurchschlängeln durch diese im Astrallichte in den Kosmos hinausleuchtenden Menschen und sie zu umgarnen trachten, zu umschlingen trachten, sie herunterzuziehen trachten in das Traumhafte, Schlafhafte, in das Unterbewußte. So daß die Menschen durch dieses Illusionsspiel, das Ahriman mit den leuchtenden, mit

den kosmisch leuchtenden Menschen treibt, zu Weltenträumern werden sollen, damit sie durch diese Weltenträumerhaftigkeit eine Beute der ahrimanischen Mächte werden können. Das alles hat auch im Kosmos eine Bedeutung. Und wenn gerade in der Hochsommerzeit aus einem gewissen Sternbilde die Meteorsteine herabfallen in den mächtigen Meteorschwärmen, wenn das kosmische Eisen auf die Erde herabfällt, dann ist in diesem kosmischen Meteoreisen, in dem eine so ungeheuer starke heilende Kraft liegt, die Waffe der Götter enthalten gegen Ahriman, der die leuchtenden Menschen drachenhaft umschlängeln will. Und die Kraft, die auf die Erde herabfällt in den Meteorsteinen, im Meteoreisen, das ist dasjenige als Weltenkraft, womit die oberen Götter die ahrimanischen Mächte zu besiegen trachten, wenn der Herbst herankommt. Und dasjenige, was sich da räumlich in majestätischer Größe abspielt draußen im Weltenall, wenn die Augustschwärme der Meteoriten hineinstrahlen in die Menschenstrahlungen im Astrallichte, dasjenige, was sich da grandios draußen abspielt, das hat sein sanftes, scheinbar kleines, eben nur räumlich kleines Gegenbild in demjenigen, was im menschlichen Blute vor sich geht. Dieses menschliche Blut, das wird wahrhaftig nicht auf so materielle Weise, wie es sich die heutige Wissenschaft vorstellt, sondern überall auf Anregungen des Geistig-Seelischen hin durchschossen, durchstrahlt von demjenigen, was als Eisen in das Blut hineinstrahlt, was Angst, Furcht, Haß bekämpfend sich als Eisen in das Blut eingliedert. Die Vorgänge, die sich in jedem Blutkörperchen abspielen, wenn die Eisenverbindung hineinschießt, die ist menschlich, im ganz Kleinen, minuziös dasselbe, was sich abspielt, wenn der Meteorstein leuchtend, strahlend durch die Luft heruntersaust. Meteorwirkungen im Inneren des Menschen sind die Durchstrahlungen mit dem Eisen, die für das Blut und seine Entängstigung geschehen. Denn eine Entängstigung, eine Entfürchtung ist es, was da mit dem Eisen hineinstrahlt.
Und so wie die Götter mit ihren Meteorsteinen den Geist bekämpfen, der Furcht über die ganze Erde durch seine Schlangengestalt ausstrahlen möchte, indem sie das Eisen hineinstrahlen lassen in diese Furchtatmosphäre, die am intensivsten ist, wenn der Herbst herannaht oder wenn der Hochsommer zu Ende geht, so geschieht dasselbe, was da die Götter tun, im Inneren des Menschen, indem das Blut mit Eisen durchsetzt wird. Alle diese Dinge versteht man erst, wenn man auf der einen Seite ihre innere geistige Bedeutung versteht, und wenn man auf der andern Seite den Zusammenhang desjenigen erkennt, was Schwefelbildung im Menschen ist, was Eisenbildung im Menschen ist, mit dem, was im Kosmos vorhanden ist.
Der Mensch, der hinschauen kann, wenn eine Sternschnuppe durch den Raum geht, darf sich dabei mit Verehrung gegen die Götter sagen: Dasjenige, was da draußen in räumlichen Weiten geschieht, das geschieht im Atomistisch-Klei-

nen fortwährend in dir; da fallen diese Sternschnuppen, indem die Eisenbildung in jedem Blutkörperchen vor sich geht: voller Sternschnuppen, voller kleiner Sternschnuppen ist dein Leben. – Und dieser innere Sternschnuppenfall, der eigentlich das Leben des Blutes von einer andern Seite her bedeutet, dieser innere Sternschnuppenfall, er wird ganz besonders bedeutend, wenn der Herbst herannaht, wenn der Schwefelprozeß in seinem Hochpunkte ist. Dann, wenn dieses Erglänzen, was ich beschrieben habe, dieses Johanniswurmwerden des Menschen da ist, dann ist die Gegenkraft da, indem im Inneren millionenfach sprühende Blutmeteore schwärmen.

Das ist der Zusammenhang des inneren Menschen mit dem Weltenall. Und dann schauen wir, wie insbesondere aus der Nervenorganisation, die den menschlichen Körper durchsetzt, besonders in dieser Jahreszeit, wenn der Herbst heranzieht, nach dem Gehirn hin ein mächtiges Ausstrahlen des Sulfurs, des Schwefels sich vollzieht. Man kann sozusagen den ganzen Menschen wie ein Phantom schwefelleuchtend sehen, wenn der Herbst heranrückt.

Aber in diese bläulich-gelbe Schwefelatmosphäre strahlen hinein die Meteorschwärme, die im Blutesleben vorhanden sind. Das ist das andere Phantom. Während das Phantom des Schwefels wie ziehende Wolken von dem Unteren des Menschen hinauf nach dem Kopfe geht, strahlt vom Kopfe gerade aus die Eisenbildung, wie Meteorschwärme sich hinübeberergießend in das lebendige Dasein des Blutes.

So ist der Mensch, wenn die Michaelizeit herannaht. Und er muß in seinem Bewußtsein gebrauchen lernen die Meteoritenkraft seines Blutes. (229, 16ff.)

So wie das [...] draußen im großen Kosmos grandios, majestätisch geschieht, so geschieht es fortwährend auch in uns. Wir erzeugen in uns die Eisenteilchen unseres Blutes in Verbindung mit andern Stoffen, und während auf der einen Seite durch unser Blut pulsiert der Sulfurisierungsprozeß, wirkt entgegen als anderer Pol innerlich meteorologisch das innerliche Eisen, dasselbe ausführend, was draußen im Kosmos vom meteorischen Eisen ausgeführt wird. Wir dürfen uns das Verhältnis des Menschen zum Kosmos so vorstellen, daß wir in dem Aufleuchten des Meteorischen das kosmische Gegenbild desjenigen finden, das fortwährend in uns millionen- und millionenfach ein meteorisch innerliches Aufleuchten ist dessen, was aus dem Eisen unseres Blutes uns befreit, uns klärend, uns reinigend gegen den Sulfurisierungsprozeß, der in eben diesem Blute vor sich geht. So sind wir ein innerliches Abbild des Kosmos. (229, 91f.)

c) Zum Bleiprozeß

Über die Bleiprozesse in ihrer Beziehung zur Nerven-Sinnestätigkeit

Und sehen Sie, im groben Sinne können wir kein Blei in uns haben; im feinen Sinne können wir nicht ohne Blei sein. Denn was wäre der Mensch, wenn Blei aus dem Kosmos, aus der Atmosphäre nicht auf ihn wirken würde, wenn Blei nicht in unendlich feiner Verteilung selbst mit dem Sonnenstrahl durch sein Auge in seine Haut dränge, wenn Blei nicht durch die Atmung in uns eindränge und in unendlich feiner Verteilung durch die Nahrungsmittel? Was wäre der Mensch, ohne daß das Blei in ihm wirkte?
Der Mensch würde Sinneswahrnehmungen haben ohne das Blei; er würde die Farben wahrnehmen, er würde die Töne wahrnehmen, aber er würde in diesem Wahrnehmen der Farben, der Töne so leben, wie wenn er ein bißchen außer sich kommen würde, etwas ohnmächtig würde bei jeder Wahrnehmung. Der Mensch würde niemals zurücktreten gegenüber seinen Wahrnehmungen und sich besinnen können in Gedanken, in Vorstellungen auf dasjenige, was er wahrgenommen hat. Nähmen wir nicht Blei auf in, wie gesagt, überhomöopathischen Verdünnungen gerade in unser Nervensystem und am meisten in unser Gehirn, so würden wir hingegeben sein an alle Sinneswahrnehmungen wie an etwas außer uns. Wir würden nicht vorstellen können diese Sinneswahrnehmungen, würden auch nicht in uns die Gedächtnisvorstellungen ohne die Sinneswahrnehmungen bewahren können. Das macht das fein verteilte Blei in unserem Gehirn.
Blei, in größerer Menge in den menschlichen Organismus eingeführt, gibt ja die schreckliche Bleivergiftung. Aber derjenige, der den Zusammenhang kennt, der kann gerade aus der Bleivergiftung ersehen, daß das Blei, weil es, in größerer Menge dem menschlichen Organismus zugeführt, außerordentlich schädlich wirkt, in feinster, überhomöopathischer Verteilung gerade dasjenige ist, was den Menschen in jedem Augenblick soviel absterben macht, als er nötig hat abzusterben, damit er ein bewußtes Wesen sein kann und nicht in fortwährendem Sprießen, Sprossen, Wachsen und Gedeihen sich fortwährend ohnmächtig mache. Denn im Sprießen, Sprossen, im Überwältigtsein von den reinen Wachstumskräften kommt der Mensch eben in Ohnmachten hinein. (232, 65f.)

So daß man sich also vorzustellen hat: Die Erde, in den Weiten der Saturn, der aber erfüllend das ganze planetarische System mit dem feinen Blei, mit der feinen Bleibsubstanz. Diese feine Bleisubstanz, sie wirkt auf den Menschen. [...]

Unsere Sinne, namentlich der Sinn des Auges, würde den ganzen Menschen in Anspruch nehmen, ihn nicht zur Selbständigkeit kommen lassen. Der Mensch würde nur sehen, nicht über das Gesehene nachdenken können, nicht zurücktreten können von dem Gesehenen und sagen: Ich sehe. Er würde ganz vom Sehen überflutet sein, wenn nicht diese Bleiwirkung da wäre. Diese Bleiwirkung ist es, die den Menschen in sich selbständig macht, die ihn als Ich gegenüberstellt der Empfänglichkeit für die Außenwelt, die in ihm lebt. Und diese Bleikräfte sind es, die zuerst in den Ätherleib des Menschen eintreten, dann aber vom Ätherleib aus im Menschen den physischen Leib in einer gewissen Weise mit sich imprägnieren. Dadurch bekommt der Mensch die Fähigkeit der Erinnerungskraft, des Gedächtnisses. (232, 151f.)

Wenn jener Vorgang, der sich im Auge abspielt durch dieses Zusammenwirken des Phosphorprozesses und des Kieselsäureprozesses, der ein inniges, harmonisches Zusammenwirken der beiden darstellt, sich ins Gehirn hinein fortsetzen würde, so würden wir ganz erfüllt sein von einem Sinnesprozeß, wir würden ganz hingegeben sein an die Natur, wir würden nicht als Menschen herausgehoben sein aus der Natur. Wir müssen uns aber als Menschen herausheben aus der Natur. Und dazu muß im Gehirn ein anderer Prozeß stattfinden als in den Sinnen, ein Prozeß, der den Menschen absondert von den Naturprozessen. Während sich im Auge eigentlich etwas abspielt, was nur Fortsetzung eines äußeren Naturprozesses in die Vitalisation hinein ist – die Sinnesorgane sind ja eigentlich wie Golfe, die sich in den Menschen hineinerstrecken –, muß sich im Gehirn etwas absondern, selbständig machen.
Das geschieht wieder durch einen Prozeß, den wir auch draußen in der Natur finden. Was in uns – wenn ich mich jetzt psychologisch ausdrücken darf –, aus der Wahrnehmung die Vorstellung macht mit Hilfe der menschlichen Organisation, das ist ein Vorgang im Inneren der Nerven-Sinnesorganisation, der jenen Vorgängen entspricht, die wir draußen im Blei finden. Daher können wir sagen: Wenn das, was durch das Auge in der Wahrnehmung aufgefaßt wird, nun weiter zurückgeht in das Nerven-Sinnessystem, dann muß ihm entgegenkommen ein Prozeß, der gleich ist dem Bleiprozeß. Nur dadurch kann der Mensch das, was er wahrnimmt, auch denken. Dadurch wird das Gehirn ein Denkorgan; sonst würde es auch ein Wahrnehmungsorgan sein. Auf diese Weise wird der Mensch verselbständigt. (319, 114f.)

Der überwundene Bleiprozeß, die Sinneswahrnehmung und die Moralität des Menschen

Wenn man [...] nachforscht, was der Mensch davon hat, daß er kein Blei in sich duldet, kommt man zu folgendem. Sehen Sie, der Mensch ist ja zunächst ein Sinneswesen. Er nimmt Dinge um sich herum wahr, und dann denkt er nach über die Dinge. Beides braucht er. Er muß Dinge wahrnehmen, damit er mit der Welt in Verbindung treten kann. Er muß auch nachdenken, muß zurückdrängen seine Wahrnehmung, und im Zurückdrängen dann seine Selbständigkeit entwickeln. Würden wir nur wahrnehmen, gingen wir immer im äußeren Anschauen auf. Hingegen dadurch, daß wir zurücktreten von den Dingen, über sie nachdenken, sind wir erst eine Persönlichkeit, eine Individualität. Dadurch gehen wir nicht in den Dingen auf. Und wenn man studiert den menschlichen Ätherleib, so hat er in sich ein Zentrum für bleiabweisende Kräfte. Dieses Zentrum ist ungefähr dort, wo die Haare ihren Wirbel bilden. Da strahlen die bleiüberwindenden Kräfte aus. Überall in den Organismus strahlen sie hinein, damit ja nicht die bleibildenden Kräfte in den Organismus hineinkommen können. Die bleiüberwindenden Kräfte, die der Körper ausgebildet hat, haben eine große Bedeutung dadurch, daß diese selben bleiüberwindenden Kräfte machen, daß, wenn ich diese Kreide anschaue, ich nicht im einfachen Anschauen der Kreide befangen bleibe. Sonst würde ich selber mich mit dem Angeschauten identifizieren. Ich mache mich selbständig, ich lähme die Beobachtung ab, aber das tue ich mit denselben Kräften, die die bleiüberwindenden Kräfte sind. So daß der Mensch diesen bleiüberwindenden Kräften verdankt, daß er eine innerlich geschlossene Persönlichkeit sein kann. Daß der Mensch sich von der Welt absondern kann, das verdankt er den bleiüberwindenden Kräften.

Es ist schon so, daß diese Kräfte, die im Menschen sitzen, und deren Dasein einem recht auffällig werden kann, wenn man einen gewissen Zusammenhang, den ich gleich erwähnen will, berücksichtigt, nicht nur eine physisch-ätherische Bedeutung, sondern eben durchaus auch eine psychisch-moralische Bedeutung haben. Was ich sagen will, ist dieses: Der Mensch nimmt gewisse Metallkörper in sich auf, die er mit dem eigenen körperlichen Organismus verbindet, andere Metallkörper überwindet er; er hat sie nur als Abweisungs-, als Überwindungsprozesse in sich. Nun, woher kommt das, daß der Mensch im Laufe seiner langen Entwickelung von der Saturnzeit, der Sonnenzeit und so weiter gewisse Substanzen, die draußen entstanden sind, ausgeschieden, andere nur aufgenommen hat? In diesem Ausscheiden liegt zu gleicher Zeit das, daß der Mensch selbständige moralische Kräfte in sich aufnehmen kann. Es ist schon so, daß der Mensch, würde er zum Beispiel daraufhin veranlagt sein, bleibildende Kräfte in sich zu haben – man könnte denken, daß der jetzige Organismus zwar jetzt nicht Blei brauchen kann, aber daß er irgendwelche bleibildende Kräfte hätte, daß er Blei in demselben Sinne in sich hätte wie jetzt das Eisen –, dann würde der Mensch – beim Blei ist es so – halb moralische Eigenschaften in sich haben, von dem Blei her in sich tragen, dann würde der Mensch etwa eine krankhafte – wir würden es heute krankhaft nennen – Affinität haben zu den äußeren Unreinigkeiten in der Welt. Riechende, stinkende Stoffe würde der Mensch sehr gerne aufsuchen und an ihnen riechen, um aufzugehen in denselben. Und wenn man ein Kind hat und an ihm beobachten kann, wie es bei Kindern vorkommt, daß sie solche perversen Eigenschaften haben – es gibt Kinder, die suchen mit Vorliebe alles Stinkende auf, sie naschen mit der Nase zum Beispiel am Petroleum –, da ist immer diese bleiabweisende Eigenschaft des Blutes nicht vorhanden. Da muß man versuchen, durch klinische oder sogar durch medikamentöse Einwirkung diese bleiabweisende Kraft aufzurufen. (316, 52ff.)

d) Zum physiologischen Kieselsäureprozeß und zu weiteren Substanzprozessen

Über den Kieselsäureorganismus des Menschen und seine Beziehung zum Nerven-Sinnessystem

Die Kieselsäure trägt ihre Wirkungen durch die Stoffwechselwege bis in diejenigen Partien des menschlichen Organismus, in denen das Lebendige zum Leblosen wird. Sie findet sich im Blute, durch das hindurch die Gestaltungskräfte ihren Weg nehmen müssen; und sie kommt in den Haaren vor, also dort, wo sich die Gestaltung nach außen abschließt; man trifft sie in den Knochen, in denen die Gestaltung nach innen ihr Ende findet. Sie erscheint im Harn als Absonderungsprodukt.

Sie bildet die physische Grundlage der Ich-Organisation. Denn diese wirkt gestaltend. Diese Ich-Organisation braucht den Kieselsäureprozeß bis in diejenigen Teile des Organismus hinein, in denen die Gestaltung, die Formgebung an die äußere und innere (unbewußte) Welt grenzt. In dem Umkreis des Organismus, wo die Haare die Kieselsäure tragen, wird die menschliche Organisation an die unbewußte Außenwelt angeschlossen. In den Knochen wird diese Organisation an die unbewußte Innenwelt angeschlossen, in der der Wille wirkt.

Zwischen den beiden Wirkungsfeldern der Kieselsäure muß sich im gesunden menschlichen Organismus die physische Grundlage des Bewußtseins entfalten. Die Kieselsäure hat eine zweifache Aufgabe. Sie setzt im Innern den bloßen Wachstums-, Ernährungs- etc. Vorgängen eine Grenze. Und sie schließt nach außen die bloßen Naturwirkungen von dem Innern des Organismus ab, so daß dieser innerhalb seines Bereiches nicht die Naturwirkungen zur Fortsetzung bringen muß, sondern seine eigenen entfalten kann.

Der menschliche Organismus ist in seiner Jugend an den Stellen, wo die mit den Gestaltungskräften versehenen Gewebe liegen, am meisten mit Kieselsäure ausgestattet. Von da aus entfaltet die Kieselsäure ihre Tätigkeit nach den beiden Grenzgebieten hin und schafft zwischen ihnen den Raum, in dem sich die Organe des bewußten Lebens bilden können. Im gesunden Organismus sind das vornehmlich die Sinnesorgane. Aber man muß eingedenk dessen sein, daß das Sinnesleben den ganzen menschlichen Organismus durchzieht. Die Wechselwirkung der Organe beruht darauf, daß immer ein Organ die Wirkung des andern wahrnimmt. Bei denjenigen Organen, die nicht in der eigentlichen Bedeutung Sinnesorgane sind, z. B. Leber, Milz, Niere etc., ist die Wahrnehmung eine so leise, daß sie im gewöhnlichen wachen Leben unter der Schwelle des Bewußtseins bleibt. Jedes Organ ist außerdem, daß es dieser oder jener Funktion im Organismus dient, noch Sinnesorgan.
Aber es ist doch der ganze menschliche Organismus von sich gegenseitig beeinflussenden Wahrnehmungen durchzogen und muß es sein, damit alles in ihm gesund zusammenwirkt.
Alles das aber beruht auf der richtigen Verteilung der Kieselsäurewirkungen. Man kann geradezu von einem dem Gesamt-Organismus eingegliederten speziellen Kieselsäure-Organismus sprechen, auf dem die der gesunden Lebenstätigkeit zugrunde liegende gegenseitige Empfindlichkeit der Organe und deren richtiges Verhältnis nach innen zu der Seelen- und Geist-Entfaltung und nach außen für den richtigen Abschluß der Naturwirkungen beruht.
Dieser Spezial-Organismus wird nur richtig wirken, wenn die Kieselsäure in einer solchen Menge im Organismus vorhanden ist, daß der Ich-Organismus in voller Art sie ausnützen kann. Für alle übrige Kieselsäuremenge muß die astralische Organisation, die unter der Ich-Organisation liegt, die Kraft haben, sie durch den Harn oder auf andere Art auszuscheiden. (27, 76ff.)

Studiert man [...] exakt das Nerven-Sinnessystem des Menschen, wenn es in vollständig gesundem Zustande im Menschen funktioniert, so findet man es abhängig von einem Stoffe und den Prozessen, die in diesem Stoffe vorgehen. Denn ein Stoff ist ja niemals etwas nur Ruhendes, sondern stellt nur dar, was eigentlich ein Vorgang ist. Ein Quarzkristall ist zum Beispiel nur deshalb ein Begrenztes, Konturiertes, weil wir nie sehen, daß dies ein Prozeß ist, ein Prozeß, der zwar sehr langsam abläuft, aber es ist ein Vorgang. Man muß in den menschlichen Organismus immer mehr eindringen, die Wechselwirkung verstehen. Was als äußerlich Physisches in den Organismus hineinkommt, das muß in der Weise, wie ich es in der Einleitung charakterisiert habe, von dem Organismus aufgenommen und in ihm überwunden werden. Da ist nun ganz besonders das interessant, daß das menschliche Nerven-Sinnessystem, wenn

es im sogenannten normalen, das heißt, gesund zu nennenden Zustande ist – was natürlich relativ zu nehmen ist –, abhängig ist von einem feinen Prozeß, der sich unter dem Einfluß der in den Organismus eindringenden Kieselsäure abspielt. Die Kieselsäure, die äußerlich in der physischen Natur sich zu dem schönen Quarzkristall gestaltet, zeigt die Eigentümlichkeit, wenn sie in die menschliche Organisation eindringt und von ihr überwunden wird, aufgenommen zu werden von den Prozessen des Nerven-Sinnessystems; so daß man, wenn man geistig schauen kann, was im Nerven-Sinnessystem des Menschen vorgeht, einen wunderbar feinen Prozeß sieht, der in der Kieselsäuresubstanz wirkt. Aber wenn Sie auf der anderen Seite auf das schauen, was ich vorhin gesagt habe, daß der Mensch überall Sinn ist, dann werden Sie gewahr, daß nur in dem Umkreis des Menschen – da, wo die Sinne vorzugsweise konzentriert sind – ein intensiver Kieselsäureprozeß sich abspielt; daß aber, wenn man mehr ins Innere des Organismus kommt, wo die Organe Lunge, Leber, Niere sind, jener Kieselsäureprozeß weniger stark sich zeigt, wieder dünner wird, während er dann in den Knochen wiederum stark wird. So bekommt man auf diese Weise eine merkwürdige Gliederung des Menschen. Man hat sozusagen die Peripherie und den Umkreis, wo die Sinne konzentriert sind; man hat das, was die Gliedmaßen ausfüllt und trägt, das Knochensystem; dazwischen hat man das Muskelsystem, das Drüsensystem und so weiter. In dem, was ich als Umkreis und als das Zentrierte bezeichnet habe, hat man den stärksten Kieselsäureprozeß; und man verfolgt in den Organen, die dazwischenliegen, spezifiziert überall eigene, aber schwächere Kieselsäureprozesse als im Umkreis. Da sagt man sich: nach außen hin, wo der Mensch von den Nerven weiter hinaus übergeht ins Sinnessystem, da braucht er immer mehr und mehr Kieselsäure; in der Mitte seines Organismus braucht er verhältnismäßig wenig Kieselsäure; dort aber, wo seinem motorischen System das Knochensystem zugrunde liegt, da braucht er wiederum mehr Kieselsäure.
Damit haben wir durch das Anschauen der ganzen Organisation des Menschen auch erkannt, wie ein besonders spezifizierter Prozeß im Menschen sich abspielt: ein Kieselsäureprozeß im menschlichen Wesen. (319, 172f.)

Wenn Sie [den zentralnervösen] Prozeß verfolgen, der [...] ein Abbauprozeß ist, und sie gehen dann vom Menschen hinaus in den großen kosmischen Prozeß, so haben Sie da draußen dieselben Vorgänge. Und zwar haben Sie den Vorgang, der sich heute im Menschen abspielt, aber nur sich aufhält – wenn ich mich so ausdrücken darf – im Status nascendi, im Moment des Entstehens, diesen Prozeß, der sich abspielt im Abbau des materiellen Prozesses, der dem Nervensystem zugrunde liegt, diesen Prozeß, der aber nur aufgehalten wird im Status nascendi, den haben Sie kosmisch in der Natur draußen vorhanden beim Entstehen der Kieselsäure, überall, wo sie in der Natur auftritt. (319, 65)

Über die organismuseigene Bildung der Kieselsäure und ihre Bedeutung für die menschliche Sinnesorganisation

Wir atmen [...] nicht bloß Sauerstoff ein und verbinden ihn mit dem Kohlenstoff in unserer Organisation. Das tun wir vorzugsweise mit demjenigen Sauerstoff, den wir nach unten in unserer Organisation ausbreiten; den verbinden wir vorzugsweise mit dem Kohlenstoff und atmen ihn dann als Kohlensäure wieder aus. Aber es liegt diesem rhythmischen Vorgang noch ein anderer, feinerer Prozeß zugrunde. *Der* Sauerstoff nämlich, der in der menschlichen Organisation gegen den Kopf zu und damit [...] nach dem Nerven-Sinnessystem geht, der verbindet sich mit dem Silizium, das heißt mit dem Stoff, den wir Kiesel nennen, und bildet Kieselsäure. Und während für das Stoffwechselsystem die Erzeugung von Kohlensäure das Wesentliche ist, ist für das Nerven-Sinnessystem die Erzeugung von Kieselsäure im Menschen ein Wesentliches. Nur ist das ein feiner Prozeß, den wir nicht mit unseren groben Instrumenten schon verfolgen können; aber alle Wege sind da, um ihn auch einmal verfolgen zu können. So haben wir also in der Atmung gegeben einen gröberen Prozeß, wo der eingeatmete Sauerstoff sich mit dem Kohlenstoff unseres Organismus verbindet und als Kohlensäure ausgeatmet wird. Daneben haben wir einen feineren Prozeß, wo sich der Sauerstoff mit dem Silizium zu Kieselsäure verbindet und als solche in die menschliche Organisation hinein abgesondert wird. Und durch diese Absonderung von Kieselsäure wird der ganze menschliche Organismus – im höheren Maße an der Peripherie, im minderen Maße in jedem Organ – zum Sinnesorgan. (319, 173f.)

Über das Zusammenwirken der Kieselsäure- und Phosphorprozesse als Grundlage menschlicher Sinnestätigkeit

Was sich für die Sinnesorgane draußen in der Natur vorfindet, das ist am hervorragendsten anzutreffen, wenn Sie diejenige Funktionsweise ins Auge fassen, die, ich möchte sagen, festgehalten ist im Kieseldioxyd, im Quarz, in der Kieselsäure, wenn Sie also dasjenige, was Ihnen als etwas Festgewordenes, gewissermaßen als etwas Erstarrtes erscheint, als lebendigen Prozeß auffassen. Alle festen Körper sind ja nur erstarrte Prozesse, erstarrte Vorgänge. Wenn wir also den Kieselsäurevorgang betrachten, so müssen wir sagen: Wo wir in der Natur draußen Kieselsäure, wo wir Quarziges finden – es ist auch in anderen Substanzen der Natur vorhanden, aber am hervorragendsten im Quarz

–, da haben wir in dem, was sich da abspielt, etwas, was beim Menschen demjenigen entspricht, was sich durch die menschliche Organisation zum Beispiel im Auge oder in einem anderen Sinnesorgane abspielt. Da ist nicht etwa die Behauptung gerechtfertigt, daß wir da drinnen substantiell Quarz haben; aber was wir im Auge oder in einem anderen Sinnesorgane haben, das ist funktionell, dem Prozesse nach dasselbe wie das, was sich draußen im Quarz abspielt. Und wiederum: wenn wir diesen Vorgang in den Sinnesorganen beobachten, der sich als identisch erweist mit dem Vorgange im Quarz, so kommen wir dazu – und das zeigt nun auch die Mineralogie in der Analogie des äußeren Naturgeschehens –, daß mit alledem, was in einem solchen Prozeß liegen kann, wie wir ihn in dem Quarzvorgang haben, am wenigsten damit harmonisch zusammenwirkend alles das ist, was wieder getragen wird von der Organisation des Phosphor. Schauen Sie sich also in der Natur draußen das, was im Phosphor fest geworden ist, als lebendigen Prozeß an und nehmen Sie das lebendige Zusammenwirken von beiden, so haben Sie denselben Prozeß, den Sie im menschlichen Auge – als Repräsentanten der Sinnesorganisation überhaupt – haben. Und durch dieses Zusammenwirken eines Prozesses, der so ist wie der Phosphorprozeß, und eines anderen Prozesses, der so ist wie der Kieselsäureprozeß, ist das Auge dasjenige Organ, daß in die physische Organisation des Auges eingreifen kann, was als Ich und als astralischer Leib im Menschen vorhanden ist. Es muß überall die physische Organisation die Grundlage dafür schaffen, daß das Geistige in der richtigen Weise eingreifen kann. (319, 113f.)

Zur Polarität von Kieselsäure- und Kohlensäureprozessen

[...] Kieselsäure stellt einen unendlich wichtigen Bestandteil unserer Erde dar. Aber für denjenigen, der [...] die Dinge auch geistig durchschauen kann, ist alles dasjenige, was sich in allem Quarz, in allem Kieseligen darstellt, zugleich die äußere Offenbarung eines Geistigen. [...]

Und das ist nun so, daß bei allem Kieselsäurigen, bei alledem, was so ist, wie in festem Zustande der Quarz ist, der Bergkristall, den wir draußen in unseren Hochgebirgen finden, bei alledem ist es so, daß diese Substanz, diese kieselige Substanz, allem Geistigen einen freien Weg gibt. Die Kieselsäuresubstanz läßt alles Geistige der Welt, das in der Welt webt und lebt, immer durch sich durchgehen.

Das ist das Merkwürdige, wenn man einen Quarzkristall vor sich hat: er ist wie eine Durchgangsstation für das Geistige. Es sind ja um die Erde herum achtundzwanzig Prozent der Gesamtsubstanz Kieselsäure und durch alles, was im Kieselsäureprozeß ist, geht das Geistige durch, wie eben das Licht

durch etwas Durchsichtiges durchgeht. Aber der Bergkristall Quarz kommt ja auch im sogenannten Undurchsichtigen vor als sogenannter Rauchtopas; trotzdem das Licht nicht durchgeht, geht alles Geistige durch.
Also wir haben es zu tun in der Natur mit solchen Stoffen, die einfach für den Geist durchlässig sind. Sie sind Träger des Geistes. Geist ist in ihnen, sie nehmen ihn überall auf, halten ihn nirgends zurück zugleich. Sie sind die wahren Durchgangsstationen für den Geist.
Verhalten sich solche Substanzen wie Kieselsäure in dieser Art zum Spirituellen, so ist es ganz anders bei der Kohlensäure. Die Kohlensäure hat die Eigentümlichkeit – und es ist in allem Physischen auch Geistiges –, daß, wenn Geistiges in die Kohlensäure kommt, es darinnen individualisiert wird. Die Kohlensäure will mit aller Kraft alles Geistige festhalten. Das Geistige selber wählt sich die Kohlensäure, um drinnen zu wohnen. Wenn das Geistige in das Kieselige kommt, will es weiter, will alles Kieselige auskosten. Wenn es an Kohlensäure herankommt, will es drinnenbleiben. Es fühlt sich an dem Orte, wo es die Kohlensäure ergriffen hat, außerordentlich heimisch.
Darauf beruht das Folgende: Beim Tiere haben wir in Atmung, Blutzirkulation, den Kohlensäureprozeß. Er ist vorzugsweise gebunden an den astralischen Leib. Der astralische Leib arbeitet; er arbeitet fortwährend in dem Kohlensäureprozeß. Der Kohlensäureprozeß ist das äußerlich Physische beim Tier, der astralische Leib ist das innerlich geistig Arbeitende. Das Spirituelle ist der astralische Leib; sein physisches Korrelat ist der Kohlensäureprozeß, der dem Ausatmen zugrunde liegt.
Die Ich-Organisation ist das spirituell Innerliche. Wir haben Kieselsäure in den Haaren, in den Knochen, in unseren Sinnesorganen, wir haben Kieselsäure an die ganze Peripherie des Leibes verteilt, überall, wo der Mensch irgendwie mit den Kräften der Außenwelt in Berührung kommt, ist Kieselsäure. Diese Kieselsäure ist das äußerliche Korrelat, die Wirksamkeit nach außen für die Ich-Organisation. Astralischer Leib: das innerlich Spirituelle; Kohlensäureprozeß: das äußerliche Physische. Kieselsäureprozeß: das äußerlich Physische; Ich-Organisation: das Innerliche. (319, 217ff.)

Weiteres zur Polarität von Kiesel- und Kohlenstoffprozessen, Kalk- und Stickstoffprozessen

Man kann ganz genau beobachten, wenn man sich die Mittel zu solchen Beobachtungen verschafft, daß es zum Beispiel Menschen gibt, die gewissermaßen stark zur Skelettbildung hinneigen. Damit meine ich nicht, daß sie ein starkes Skelett haben, sondern daß sie auch im übrigen Organismus viele Kalkablagerungen haben. Es gibt, wenn ich so sagen darf, kalkreichere Menschen und kalkärmere Menschen. Natürlich dürfen Sie sich nicht vorstellen, daß das so furchtbar grob ist; es ist natürlich in sehr homöopathischer Dosis zu denken, aber es hat das seine große Bedeutung. Die mehr kalkhaltigen Menschen sind in der Regel die Klügeren, diejenigen, die feine Begriffe zusammenhalten können und wieder auseinanderschälen können. Glauben Sie nicht, daß ich mit so etwas die menschliche Wesenheit materialistisch erklären will; das fällt mir natürlich nicht ein. Denn daß ein Mensch mehr Kalk ablagert als ein anderer, hängt mit seinem Karma zusammen. Also nach rückwärts und nach vorn hängen die Dinge schon mit dem Geistigen zusammen. Aber darin besteht gerade die wirkliche, durchdringende Erkenntnis der Welt, daß man nicht verschwommen redet vom Geistigen und vom Materiellen, sondern daß man weiß, wie das Geistige schöpferisch wirkt, indem es das Materielle aus sich heraus gestaltet. Ein Mensch, der also durch seine früheren Erdenleben dazu veranlagt ist, in einer Inkarnation ein besonders kluger Mensch zu werden, zum Beispiel ein besonders guter Mathematiker, entwickelt eben zwischen dem Tod und einer neuen Geburt geistig-seelisch solche Kräfte, die dann in ihm das Kalkige ablagern. Wir sind angewiesen auf Kalkablagerungen in uns, wenn wir gescheit werden wollen. Wir sind dagegen mehr angewiesen auf die Ablagerungen des Tonigen, dessen, was zum Beispiel in der Formation Schiefer, Ton lebt, wenn wir mehr den Willen entwickeln wollen.

Das Materielle begreift man überhaupt nur, wenn man es in stetigem Zusammenhang mit dem Geistigen erfassen kann. So kann man sagen, daß die Kalkformation diejenigen Strahlungen und Strömungen in sich enthält, welche geeignet sind, nicht nur das Animalische in seinen Gestalten auf der Erde herauszubilden, sondern auch das, was nun in uns als die materielle Grundlage wirkt, damit wir im Inneren die Gedanken gestalten können. Draußen im Raum sind die vielen Tiergestalten. Innen in unserem Intellekt sind die Gedankengestalten. Sie sind ja nichts anderes als die ins Geistige umgesetzten Tiergestalten. Das gesamte Tierreich ist zu gleicher Zeit der Verstand; dieses gesamte Tierreich, nach dem Inneren des Menschen projiziert, so daß es da in den beweglichen Gedankengestaltungen erscheint, das ist der Verstand. Aber wie das Tierreich draußen zu seiner Gestaltung die Kalkformation braucht, so brauchen wir gewissermaßen eine innere feine Kalkablagerung, also auch eine Kalkformation, um gescheit zu werden. Es darf das natürlich nicht im übertriebenen Maße geschehen. Wenn der Mensch im übertriebenen Maße Kalk absonderte, so würde er gerade wiederum seine Klugheit von sich trennen, sie würde nicht bei ihm bleiben. Er würde gewissermaßen den Anlaß geben, daß sich objektiv Klugheit entwickelt, aber daß sie nicht bei seiner Persönlichkeit bleibt. Alles ist an ein gewisses Maß gebunden. Und wenn wir diese Dinge weiterverfolgen, dann kommen wir zu den interessanten Aufschlüssen dar-

über, wie das Mineralische eine gewisse Bedeutung hat im Leben des Menschen, des Tieres und der Pflanze. Wenn wir auf alles das sehen, was in uns wirkt als Kräfte des Kalkartigen, nun, wir haben es ja gerade gesagt, da kommen wir auf das, was nach Gestaltung ringt, was uns dazu bringt, daß wir innerlich gefestigte Menschen werden. Was aber in uns mit den Kräften namentlich des Tonigen, des Tonschiefrigen zusammenhängt, das bringt uns dazu, Menschen zu werden, die gegen dieses Feste ankämpfen, die dieses Feste nicht in sich dulden, sondern es auflösen, verflüssigen, pflanzenhaft machen. Und der Mensch ist eigentlich immer eine Art Zusammenwirken des Kalkhaften und des Schiefrigen, das heißt natürlich der inneren Kräfte, die in dem Kalkartigen und Schiefrigen sind.
Wir können nun das Schiefrige näher betrachten. Wir finden in vielem Schiefrigen das Kieselige, das Siliciumhafte, das, was wir insbesondere beim Bergkristall, beim Quarz finden. Die Kräfte, die im Bergkristall, im Quarz sind, sind durchaus auch in ihren Strahlungen und Strömungen im Menschen selber. Und würde der Mensch nur diese Kräfte haben, die er also schon mit dem härteren Schiefrigen in sich aufnimmt, würde der Mensch gewissermaßen nur die quarzartigen Kräfte in sich haben, dann würde er fortwährend der Gefahr ausgesetzt sein, mit seinem Geistig-Seelischen zurückzustreben zu dem, was er zwischen Tod und neuer Geburt war, bevor er die Erde betreten hat. Das Quarzige will den Menschen immerfort aus sich herausbringen, zurückbringen zu seiner noch unverkörperlichten Wesenheit. Es muß dieser Kraft, die den Menschen zurückbringen will in seine unverkörperlichte Wesenheit, eine andere entgegenwirken, und das ist die Kraft des Kohlenstoffes. Der Mensch hat den Kohlenstoff vielfach in sich. Der Kohlenstoff wird ja natürlich von der heutigen Naturwissenschaft nur äußerlich betrachtet, nur durch physische, durch chemische Methoden. In Wahrheit ist aber der Kohlenstoff das, was uns immer bei uns bleiben läßt. Er ist eigentlich unser Haus. Er ist das, worin wir wohnen, während uns das Silicium fortwährend aus unserem Haus herausführen will und uns zurückbringen will in die Zeit, in der wir waren, bevor wir in unser Kohlenstoffhaus eingezogen sind.
Und so hat das, was in uns Kohlenstoff und Kiesel ist, einen fortwährenden Kampf zu führen. Aber in diesem Kampfe liegt unser Leben. Würden wir nur aus Kohlenstoff bestehen – zum Beispiel die physische Pflanzenwelt ist im Kohlenstoff begründet –, dann würden wir nur an die Erde gebunden sein. Wir würden keine Ahnung bekommen können von unserem außerirdischen Dasein. Daß wir davon wissen, das verdanken wir dem kieseligen Element in uns. Man sieht aber, wenn man das durchschaut, wiederum, welche Heilkräfte das Silicium, der Quarz oder das Kieselige in sich enthält. Wenn ein Mensch dadurch krank ist, daß er eine zu große Neigung zum Kohlenstoff hat, was der

Fall ist bei allen Erkrankungen, die mit gewissen Stoffwechselprodukt-Ablagerungen verknüpft sind, dann muß er als Heilmittel das Kieselige bekommen. Insbesondere wenn die Stoffablagerungen peripherisch oder im Kopfe sind, dann ist das Kieselige ein starkes Heilmittel dagegen.
Sie sehen also, daß wenn man diese Dinge durchschaut, sich einem aus einer Gesamterkenntnis heraus, die Naturerkenntnis und Geisterkenntnis zugleich ist, die in allem bloß Stofflichen das Geistige sucht und in allem Geistigen das Stoffliche wiederum findet, indem das Geistige als Schöpferisches gedacht ist, erst sich das ergibt, was einem zunächst das menschliche Dasein erklärt, dann aber auch erklärt, wie man sich zu verhalten hat, wenn dieses menschliche Dasein in seinen Funktionen gestört wird.
Von ganz besonderer Wichtigkeit ist dann, zu beachten, was als Stickstoffartiges in dem Menschen lebt, der Stickstoff selber und seine Verbindungen. Daß der Mensch Stickstoff in sich hat, das macht ihn dazu fähig, daß er immer gewissermaßen dem Weltenall offenbleiben kann. Ich kann das eigentlich auch nur wiederum schematisch zeichnen. Nehmen wir an, das wäre der menschliche Organismus *(weiß)* **(Abb. 120).**
Dadurch, daß der Mensch Stickstoff in sich hat, oder Körper, die den Stickstoff enthalten, spart sich gewissermaßen die Gesetzmäßigkeit der Organisation überall aus: längs der Stickstofflinien im Körper hört der Körper auf, seine eigene Gesetzmäßigkeit geltend zu machen. Und dadurch kann die kosmische Gesetzmäßigkeit überall herein *(rot).* Längs der Stickstofflinie im menschlichen Körper macht sich das Kosmische im Körper geltend. Sie können sagen: So viel in mir der Stickstoff tätig ist, so viel arbeitet der Kosmos bis zu dem fernsten Stern in mir. Was in mir an Stickstoffkräften enthalten ist, das führt die Kräfte des ganzen Kosmos in mich herein. Wäre ich nicht ein stickstoffhaltiger Organismus, so würde ich mich gegen alles verschließen, was aus dem Kosmos hereinkommt. – Und wenn sich die kosmischen Kräfte besonders entfalten müssen, wie es zum Beispiel der Fall ist, wenn die menschliche Befruchtung eintritt, wenn also der Menschenembryo im Leibe der Mutter sich entfaltet, der ja dem Kosmos nachgebildet ist, so ist das nur dadurch möglich, daß insbesondere die stickstoffhaltigen Substanzen den Menschen freimachen für die Einwirkung der großen Welt, für die Einwirkung des Kosmos. Aber alles ist so eingerichtet im Weltenall und im Menschendasein, daß es nicht bis zum Extrem kommen darf. Es würde alles, wenn es allein wirken könnte, zum Extrem kommen. Würde der Stickstoff seine ganze Kraft im Menschen entfalten können, so würde der Mensch nicht bloß durch das Kieselige, wo er, ich möchte sagen, aus sich herausfallen will nach der Vergangenheit ins Geistige hinein, sondern auch durch den Stickstoff, wo er fortwährend sich auch räumlich ausbreiten will – geistig –, der Mensch würde durch den

Stickstoff fortwährend ohnmächtig werden. Er würde nicht in sich gehalten werden können. Er muß in sich gehalten werden.
Nun ist es immer interessant, daß, wenn man etwas beobachtet in der Natur oder im Menschen, wichtige Dinge eine Doppelrolle spielen. Was auf der einen Seite dem Menschen das physische Gepräge für die Klugheit gibt, das Kalkartige, das wirkt auf der anderen Seite dieser Wirkung des Stickstoffes wiederum entgegen. So daß wir sagen können: Auf der einen Seite bilden im Menschen einen polarischen Gegensatz Kiesel und Kohlenstoff, auf der anderen Seite bilden einen polarischen Gegensatz Stickstoff und Kalk.
Das Kalkige im Menschen bereitet ihn so zu, daß er immer wiederum seine eigene Organisation an die Stelle desjenigen setzt, was durch den Stickstoff an Kosmischem in ihm hereinwirken will. Durch den Stickstoff wirkt ein Kosmisches herein *(rot)*; durch die Kalkwirkung wird in Oszillation damit dasjenige wiederum, was vom Menschenorganismus ausgeht, dem entgegengesetzt *(blau)*. So daß im Körper an den verschiedensten Stellen ein Hereinwirken des Kosmos, ein Herauswerfen der kosmischen Wirkungen ist. Und das ist immer ein Hin- und Herpendeln: Stickstofffwirkung, kalkige Wirkung, Stickstoffwirkung, kalkige Wirkung. Sie sehen also, wir können nicht nur den Menschen in Beziehung stellen zu der Sternenwelt, sondern ihn auch in seine unmittelbare irdische Umgebung hineinstellen. (213, 86ff.)

Kieselsäure-, Kohlensäure- und Metallprozesse – über den zentralen und peripheren Menschen

Wenn wir auf der einen Seite sprechen von dem gewissermaßen Kieseligen als dem, was den Menschen gestaltet, und dem Kohlensäurehaften, was den Menschen wieder auflöst, so liegt in dieser fortwährenden Neigung zum Gestalten und zu der Auflösung der Lebensprozeß. Wenn wir einerseits auf dasjenige hinschauen, was den Menschen gestaltet, das Kieselhafte, so müssen wir nicht vergessen, daß diejenigen Regionen in der menschlichen Organisation, die diesem Kieseligen ähnlich sind, wiederum aus den Gründen heraus, die ich ja auch schon zum Teil angedeutet habe in den verflossenen Tagen, eine Verwandtschaft haben zu all dem Metallischen, was sich erschöpft in dem Bleihaften, in dem Zinnhaften und in dem Eisenhaften. Also wir können sagen: Wenn wir die Region oberhalb des Herzens ins Auge fassen, daß wir ins Auge fassen müssen das, was im Menschen da wirkt auf dieser Seite von dem Kieselsäurehaften und was auf der anderen Seite da im Menschen wirkt von dem Bleihaften, Zinnhaften, Eisenhaften. Das Eisenhafte wird mehr mit dem Gestaltungsprozeß der Lunge zu tun haben, das Zinnhafte mehr mit dem Gestaltungsprinzip des Hauptes überhaupt, und das Bleihafte hat sehr viel zu tun mit dem

Gestaltungsprinzip, das in den Knochen lokalisiert ist. Denn der Knochenbau und das Knochenwachstum gehen ja im wesentlichen von dem oberen Menschen, nicht von dem unteren Menschen aus.
Nun handelt es sich darum, daß man gewissermaßen abwägen lernt, wie diese Dinge zusammenwirken, wie man also etwa kieselsaure Salze, wobei man immer das Metall auf seine Ähnlichkeit mit diesen drei Repräsentanten zu prüfen hat, verwendet. Und auf der anderen Seite muß man sich klar sein darüber, daß der untere Mensch verwandt ist dem Kupfer, dem Merkur, dem Silber und daß man bei allen Kohlensäureprozessen darauf Rücksicht nehmen muß, inwiefern man die mit diesen Metallen verwandten Metalle oder diese Metalle selbst verwendet, sie verbindet irgendwie mit kohlensäurebildenden Prozessen.
Dadurch schließt man dasjenige zusammen, was im Irdischen bedingt durch das Außerirdische metallhaft ist, und dasjenige, was sonst gesteinshaft ist, was sich unter dem Einfluß des kohlensäurebildenden Prinzips gestaltet, und dasjenige, was sich unter dem Einfluß des kieselsäurebildenden Prinzips gestaltet. (312, 186f.)

Nun handelt es sich ja darum, daß wir als Menschen so gebaut sind, daß wir allerdings in unserer Peripherie gewissermaßen mit der ganzen Natur zusammenhängen, aber in unserem Zentrum, wozu vor allen Dingen auch die Verdauung gehört, uns absondern, uns individualisieren aus der Natur heraus. Wir könnten etwa, wenn wir dieses Verhältnis des Menschen zur Natur uns vergegenwärtigen wollten, sagen: Der Mensch ist durch seine Peripherie *(grün)* **(Abb. 115)** in den ganzen Kosmos hineingegliedert, und er individualisiert sich heraus *(rot)* in seiner Verdauung bis zur Blutbildung hin, so daß dieses derjenige Trakt im Menschen wäre, wo der Mensch mehr Prozesse durchmacht, welche nicht mehr ganz entsprechen den äußeren Prozessen, wo er seine Eigenheit geltend macht gegenüber den äußeren Prozessen, mehr wenigstens als da, wo er ganz in die äußeren Prozesse eingespannt ist. Vielleicht werde ich noch verständlicher, wenn ich das Folgende noch sage.
Ich habe in diesen Tagen davon gesprochen, daß der Mensch ja eingegliedert ist in den ganzen Kosmos, daß in ihm wirken, namentlich in demjenigen Gebiete, das ich hier als grün bezeichnet habe, die Bildekräfte von Blei, Zinn, Eisen. In demjenigen Gebiete, das ich rot bezeichnet habe, da wirken die Bildekräfte von Kupfer, Merkur und Silber. Den Ausgleich bewirkt das Gold, die Kräfte, die besonders im Herzen ihre Lokalisation haben. Wenn man aber so vom Menschen spricht, so spricht man doch mehr so von ihm, wie man etwa von einem Finger spricht, wenn man ihn als Glied des ganzen Organismus betrachtet. So vom Menschen zu sprechen heißt, ihn als Glied der ganzen Welt

eigentlich betrachten, eingegliedert in die ganze Welt. Und hier in diesem Trakt liegt der Widerspruch, daß sich der Mensch einerseits gerade im Verdauen und allem, was damit zusammenhängt, herausgliedert, und auch im Wechselprozeß im Denken, im Sehen liegt dasjenige, wodurch er sich wiederum herausindividualisiert aus dem allgemeinen Weltenprozeß. Daher ist es schon so, daß der Mensch auch etwas gewissermaßen eigensinnig fordert für alles dasjenige, was mit dem Verdauungsprozeß zusammenhängt. Und dieses Eigensinnige kam ja in dem Instinkt des Kochens zur Offenbarung, dasjenige, was unmittelbar herausgesetzt ist aus der Natur, auch wiederum hereinzunehmen. Denn würde es so hereingenommen werden unmittelbar, so wäre der Mensch, wenigstens im Durchschnitte, viel zu schwach, um es so unmittelbar zu verarbeiten. Es müßte dann, wenn ich mich paradox ausdrücken dürfte, das Essen fortwährender Heilungsprozeß sein, wenn wir die Nahrungsmittel nicht kochen würden. Es müßte also durch die stärkere polarische Verwandtschaft mit der Umgebung das Essen ein fortwährender Heilungsprozeß sein, wenn wir die Nahrungsmittel nicht kochen würden. Daher ist auch das Genießen von Rohkost viel mehr ein Heilungsprozeß als das Genießen von gekochter Kost, das viel mehr ein bloßer Ernährungsprozeß ist. Das ist, glaube ich, ein außerordentlich wichtiger Satz, daß das Genießen von Rohkost in viel stärkerem Sinne ein Heilungsprozeß ist als das Genießen von gekochter Kost. Es nähert sich die Rohkostdiät viel mehr dem eigentlichen Heilen als das gekochte Essen. Ich will dazu noch erwähnen, daß alles dasjenige, was gekocht ist, gewissermaßen kupiert wird in seiner Wirkung und in seiner Wirkung in dem rot schematisch angegebenen Gebiete verbleibt, währenddem dasjenige, was roh in den Organismus eingeführt wird – also Obst und dergleichen –, über diesen Trakt hinaus in das Peripherische hineingreift, sich vielmehr im Peripherischen äußert, zum Beispiel das Blut veranlaßt, in das Peripherische hinein seine ernährende Kraft zu schicken.

Überzeugen können Sie sich davon, wenn Sie versuchen – und solche Versuche sollten angestellt werden –, in den Fällen, wo Sie mit Silicea zu heilen versuchen, den Kranken eine Zeitlang auf Rohkost zu setzen. Dann werden Sie sehen, wie Sie die Wirkung der Kieselsäure im wesentlichen erhöhen werden, weil Sie dann in dem, was die Kieselsäure peripherisch nun will, nämlich gestaltend wirken, Deformationen ausheilen – ich rede natürlich nicht von grobklotzigen Deformationen, sondern von dem, was anatomisch nicht unmittelbar sich darstellt, sondern nur physiologisch –, in dem, was die Kieselsäure unmittelbar will, Sie sie dann unterstützen dadurch, daß ihr auch während des Heilprozesses die entsprechenden Ernährungsstoffe zugeführt werden. Diese sind es, auf die ich eben methodologisch hinweisen möchte, weil sie so außerordentlich bedeutungsvoll sind in ihrem Verfolg und weil, wie ich

glaube, viel zu wenig diese Dinge studiert werden. Sie werden schon studiert, aber zumeist nur empirisch, es wird nicht die Ratio darinnen gesucht, und daher findet man so wenig eine Möglichkeit, auch mit Befriedigung hinzuschauen auf dasjenige, was auf diesem Gebiete konstatiert werden kann.
Natürlich ist bei all diesen Dingen so stark in Betracht kommend das Rücksichtnehmen auf die Individualität. Deshalb habe ich in den verflossenen Vorträgen gesagt: Man kann kaum auf diesem Gebiete irgend etwas sagen, was nun in irgendeiner gewissen Beziehung wiederum nicht wahr ist; aber man muß diese Dinge als Richtlinien wissen, wenn man sich auch zum Beispiel im einzelnen Fall sagen muß: Ja, bei diesem Kranken, da darf ich nicht auf Rohkost setzen, denn da würde ich nach seiner ganzen Konstitution dies oder jenes hervorrufen – *da* darf ich es tun, *da* darf ich es nicht tun. Aber es bleibt doch dasjenige richtig, was jetzt hier charakterisiert worden ist. Erst durch solche Dinge kann man wirklich hineinschauen in das Gesamte der menschlichen Konstitution. Denn sehen Sie, wir müssen deutlich unterscheiden zwischen dem Peripherischen, wo der Mensch wirklich mehr hineingelagert ist in den ganzen Kosmos und dem wir nur beikommen, wenn wir das dem Menschen so fernstehende Mineralische in den menschlichen Organismus einfügen, und demjenigen, was ich hier als das Rote bezeichnet habe. Dem kommen wir schon bei, allerdings durch das Pflanzliche, aber auch wenn wir dasjenige in den Organismus einführen, was zunächst durch seinen gegenwärtig salzigen Charakter wirkt, also alles, was kohlensaure Salze sind, während alles Alkalische sich auf den Ausgleich zwischen beiden bezieht *(gelb)*, kohlensaure Salze, Alkalien, kieselsaure Salze oder Kieselsäure selber.
Das sind also die Dinge, die auf die Verwandtschaft des Menschen mit der umgebenden Natur hindeuten. Sehen Sie, wir sehen ja den Menschen gewissermaßen entzweigespalten, ein Mittleres in ihm, das hin und her den Pendelschlag zwischen diesem Entzweigespaltenen bewirkt. Und wir müssen uns sagen: Solch ein Hinschauen auf den peripherischen Menschen und auf den mehr zentralen, individualisierten Menschen führt uns eigentlich tief in das Wesen der ganzen Natur hinein. Der peripherische Mensch ist nämlich verwandt allem Außerirdischen – das zeigt eben gerade die Wirksamkeit des Mineralischen in ihm, das ja selbst als Mineralisches in Wirklichkeit in Abhängigkeit ist von Planeten und von Sternkonstellationen –, und er ist zentral als Individuum verwandt allem Irdischen. Durch diese Verwandtschaft mit allem Irdischen, das in seinem Verdauungssystem zum Ausdrucke kommt, ist er aber zugleich auch eben dieses Menschenwesen, das denken kann, das sich überhaupt als Mensch entwickeln kann.
Nun können wir den Dualismus im Menschen sehen als einen Dualismus zwischen dem in ihm befindlichen Außerirdischen, dem Kosmischen und dem

eigentlich Irdischen. Zunächst wird uns im menschlichen Organismus deutlich veranlagt vorliegen das Außerirdische und auch das Irdische, und ich habe ja schon gestern darauf hingedeutet, wie sich das Peripherische, das Außerirdische im Menschen gewissermaßen abspiegelt dadurch, daß er seine Geistorganisation, aber auch die polarisch mit ihr verwandte Verdauungsorganisation hat, auf was ich ja wiederholt hingewiesen habe. Also alles dasjenige, was mit der Absonderung nach der Verdauung hin und was mit jener Absonderung im Gehirn zusammenhängt, welche die Grundlage der geistigen Wirksamkeit ist, all das weist uns eigentlich auf den peripherischen, auf den himmlischen Menschen hin. So sonderbar und paradox das klingt, es ist so. Alles dasjenige aber, was im Menschen, sei es an flüssigen oder mehr luftförmigen Prozessen, zusammenhängt mit der Harn- und Schweißbildung, das weist uns nach dem irdischen Menschen hin als dem sich individualisierenden Menschen. Wir müssen schon in diesen zwei auseinanderstrebenden Polen der menschlichen Natur etwas sehr Bedeutsames sehen. (312, 198ff.)

Was hat das im menschlichen Organismus überhaupt für eine Bedeutung, daß diese Zweiheit besteht zwischen dem gewissermaßen kosmisch peripherischen Menschen und zwischen dem irdisch, dem tellurisch zentralen Menschen? Beide Menschenglieder sind ja Kräftesysteme, die sich in verschiedener Weise äußern. Alles Peripherische äußert sich als ein Gestaltendes. Und die letzte Tat, ich möchte sagen, des Peripherischen ist dasjenige, was sich ganz in der Peripherie des Menschen äußert und ihm eben seine Menschengestalt gibt. Man kann geradezu sagen: Man studiere einmal in dem Verhalten der Haare zur Kieselsäure, wie an der Peripherie des Menschen zusammenwirkt das Bildende in dem Menschen selbst mit dem Bildenden in dem Kiesel. Sie können das Maß dessen, wie der Mensch auf sich eingreifen läßt oder sich widersetzt diesem Eingreifen, geradezu daran studieren, welche Macht die Kieselsäure auf die menschliche Hauptesbildung behält oder nicht behält. Natürlich, man muß den Menschen immer zusammenschauen mit seiner übrigen Statur. Aber wenn man heute über die Straße geht und die Glatzköpfe zusammenschauen kann, sieht man, inwiefern die Menschen geneigt sind, den Kieselsäure-Gestaltungsprozeß in sich aufzunehmen oder sich ihm zu widersetzen. Das gibt die unmittelbare Anschauung dann, die man sich auch erwerben kann ohne wirkliches Hellsehen, aber die man sich nur erwerben kann, wenn man sich darauf einläßt, auf die Wirksamkeit der Natur selber einzugehen. Das sind vorzugsweise Gestaltungskräfte, die da auftreten, und zwar nicht Zellgestaltungskräfte, sondern Totalgestaltungskräfte, die ihren letzten Ausdruck in der Gestalt des Menschen selber haben, wobei ich natürlich zu der Gestalt die ganze Hautkonfiguration rechne, ob sie mehr oder weniger mit Haaren bedeckt ist und dergleichen. Dagegen liegt in dem, was mehr zentralisiert ist, was mehr mit dem Kohlenstoff und der Kohlensäure zusammenhängt, das Auflösende der Gestalt, da drinnen wirkt das Vernichten, Auflösen. Wir leben ja davon, daß wir in uns fortwährend die Gestalt vernichten, auflösen wollen und die Gestalt sich fortwährend wiederum aus dem Kosmos herstellen will. Wir leben als Menschen davon, daß wir uns fortwährend selber mit Bezug auf die Gestalt deformieren wollen und diese Deformationen immer wieder ausgeglichen werden vom Kosmos herein. Das ist eine Zweiheit, die im Menschen liegt, dieses Gestalten und dieses Deformieren. Sie wirkt in der menschlichen Organisation zusammen. Und nun stellen Sie sich vor, Sie haben auf der einen Seite die peripherischen, kosmischen Gestaltungskräfte, die hereinwirken in den Menschen. Sie begegnen sich im Herzen mit den irdischen Kräften. Das habe ich Ihnen auseinandergesetzt, wie da ein Ausgleich durch das Herz geschaffen wird. (312, 204f.)

Kohlensäure- und Blausäureprozesse im oberen und unteren Menschen

Betrachten wir zunächst diesen Stickstoff, nicht den, den wir draußen lassen, sondern den, den wir auch fortwährend ein- und ausatmen. Wenn wir ihn allein hätten, würden wir ersticken. In unseren Lungen ersticken wir durch den Stickstoff. Aber unsere Nieren, unsere Verdauungsorgane, unsere Hände und Füße, die brauchen den Stickstoff; da wird er durch das Blut hineingeleitet, da ist er notwendig. So daß wir sagen können: Wenn der Mensch da steht, so geht fortwährend der Stickstoff, den ich hier rot anzeichnen will, in seine Arme und Hände, in seinen Unterleib hinein, in seine Beine und Füße hinein **(Abb. 122).** Da muß der Stickstoff drinnen sein. In den Lungen darf sich der Stickstoff nicht aufhalten, da darf er nur durchgehen und den Sauerstoff für die Lungen haben. Die Lungen können nur, wenn sie Sauerstoff haben, leben; aber der Stickstoff geht weiter, geht in Arme und Hände. Also überall da, wo ich rot angestrichen habe, muß der Stickstoff hinein. Und auch im Herzen muß er noch abgelagert werden, der Stickstoff. Da muß überall Stickstoff drinnen sein.

Dieser Stickstoff, der da drinnen ist, der geht, ich möchte sagen, immerfort in Brüderlichkeit zusammen mit dem Kohlenstoff. Kohlenstoff ist in der Kohle, im Diamant, ist im Graphit. Der Kohlenstoff ist aber auch in uns. Nur ist er in uns flüssig, schwimmt herum. Da drinnen ist also der Stickstoff, den ich rot gezeichnet habe; jetzt will ich den Kohlenstoff blau einzeichnen. Der ist auch überall drinnen, so daß das Rote überall mit dem Blauen, dem Kohlenstoff, zusammen ist. Das ist etwas sehr Merkwürdiges: Sie tragen in Ihrem Inneren, in Ihren Beinen, Ihren Füßen, Ihren Armen und Händen, in Ihrem Magen, in

Ihrer Leber, in Ihren Nieren, in Ihrer Milz, in Ihrem Herzen zusammen Kohlenstoff und Stickstoff – Stickstoff, wie er in der Luft ist, und ganz flüssigen Kohlenstoff, wie wenn Sie Kohle auflösen würden und dieses Schwarze im Wasser schwimmen würde. Das haben Sie in sich.

Aber das ist eigentlich eine gefährliche Geschichte, wenn irgendwo Kohlenstoff und Stickstoff nebeneinander sind. Wenn irgendwo Kohlenstoff und Stickstoff nebeneinander vorhanden sind, so ist immer die Gefahr vorhanden, wenn die richtigen Bedingungen dazu da sind, daß sie Blausäure, Zyansäure bilden; denn Blausäure besteht aus dem, was ich hier rot und blau angezeichnet habe im Schema. So daß Sie also herumgehen und während Sie herumgehen, ist immer die Gefahr vorhanden, daß sich Blausäure in Ihnen bildet. Also überall da, wo ich blau angezeichnet habe, ist immer die Gefahr vorhanden, daß sich durch den ganzen Menschen hindurch Blausäure bildet. Und weil die Knochen Kalk haben, kann sich die Blausäure auch mit dem Kalk verbinden; dann entsteht eine Zyan-Kalziumverbindung. Und dann entsteht Zyankali. Sie wissen, daß man sich mit Zyankali am technisch vollkommensten vergiften kann. Es gibt natürlich kein besseres Mittel als Zyankali dazu; da ist es sofort richtig. Nun ist aber im Menschen fortwährend die Gefahr vorhanden, daß er Blausäure und Zyankali bildet. Dieses muß sein. Denn, wenn Sie diese Anlage nicht in sich hätten, Zyankali zu bilden, dann könnten Sie nicht gehen und Ihre Arme nicht bewegen. Die Kraft, sich zu bewegen, das Bewegen der Arme und Beine, kommt von dem, daß Sie fortwährend der Gefahr ausgesetzt sind, daß Sie Zyankali bilden.

Nun ist da etwas sehr Feines: Dieses Zyankali will sich in uns fortwährend bilden und wir verhindern es fortwährend! Darin besteht unser Leben als bewegter Mensch. Sogar die Blutbewegung hängt davon ab, daß wir dieses verhindern, daß sich Zyankali bildet. Von dieser Widerstandskraft gegen die Zyankalibildung rühren unsere Bewegungen her. Und unser Wille rührt eigentlich davon her, daß er fortwährend genötigt ist, die Zyankalibildung und die Blausäurebildung in uns zu verhindern.

Nun, meine Herren, es bildet sich eben nicht Zyankali; denn wenn es sich bilden würde, würden wir vergiftet werden. Aber in jedem Augenblick haben wir in uns die Möglichkeit, daß sich Zyankali bildet und wir es verhindern müssen. Das ist natürlich nicht viel Zyankali, das sich da bilden will, aber es würde im Leben schon etwas zusammenkommen, wenn es sich bilden würde. Und diese Kraft, die da lebt in dem Zyankali, das sich bilden will, diese Kraft, die da lebt, die verbindet den Menschen auf der Erde mit der Sonne. So daß fortwährend das, was in der Blausäure lebt, vom Menschen in die Sonne hinaufströmt. Sie können also sagen, wenn Sie zur Sonne hinaufschauen: ich habe eine Verbindung mit der Sonne; und die Kraft, die in mir lebt zur Rückbildung des Zyankalis, das sich fortwährend bilden will in meinem Leibe, diese Kraft, die geht von der Erde bis zur Sonne hinauf. Wenn Sie hier die Erde haben und hier die Sonne – ich muß sie jetzt groß zeichnen –, so gehen also von dem Menschen zur Sonne fortwährend solche Zyankaliströme, und von der Sonne gehen Ströme wieder zurück. Es strömt von dem Menschen zur Sonne dieses aufgelöste Zyankali, und von der Sonne strömt wiederum zurück dasjenige, was die Sonne macht aus diesem aufgelösten Zyankali. Und diese Entfernung, die ist zwanzig Millionen Meilen – eine Meile wird als sieben und ein halber Kilometer gerechnet. Wenn jetzt ein Licht angezündet wird auf der Sonne, so sehen wir es erst, weil das Licht so lange braucht, um herzukommen, sehr viel später. Also mit einem Weltenkörper, der so weit von uns entfernt ist, stehen wir einfach dadurch in Verbindung, daß wir diese Kraft ausströmen, die fortwährend bestrebt ist, Zyankali zu bilden. Namentlich in unseren Knochen ist fortwährend etwas wie ein Zyankaliherd, wie ein Quell von Zyankali.

Wäre das nicht der Fall, dann wären wir auf der Erde ganz eigentümliche Menschen. Würden wir nicht diese Verbindung mit der Sonne haben, dann würden wir auch hinaufstieren zur Sonne und würden sagen: Ja, das ist ein Weltenkörper, der uns gar nichts angeht. – Wir würden sehen, daß zwar Pflanzen wachsen; aber diese Pflanzen könnten auch nicht wachsen, wenn nicht dieses Zyankali hin- und hergehen wurde. So würden wir also die Sonne anstieren und wir wüßten nicht, was für einen Bezug sie zum Menschen hat. Diesen Bezug, den ich Ihnen jetzt erzählt habe, den wissen die Menschen heute natürlich auch nicht, aber sie fühlen, daß sie zur Sonne gehören. Und sie fühlen das sehr stark. Denn wenn die Sonne untergeht – namentlich in alten Zeiten, wo die Menschen noch gesünder gelebt haben, bei Nacht geschlafen und bei Tag gewacht haben, da war es noch so –, dann spürt der Mensch, daß er die Sonne nicht so in sich aufnimmt. Da ist das Zyankali nur in ihm, allerdings nur in kleinen Mengen; dann schläft er ein. Es ist in der Tat die Sonne, die den Menschen immer aufweckt und einschläfert. Nur weil sich der Mensch etwas zurückbehält, kann er den Unfug begehen, daß er in der Nacht weiterschafft oder auch nicht schafft, sondern sich weitervergnügt. Aber es kommt auch das, was wir in der Nacht an Kräften aufbringen, durch den Zusammenhang dieser Kräfte mit der Sonne. Und ich möchte sagen: Wenn auf der Erde selber irgendwo Blausäure gebildet wird – zum Beispiel in gewissen Pflanzen wird Blausäure gebildet – , wenn also auf der Erde selber Blausäure gebildet wird, dann kriegt diese Sonnenkraft gewissermaßen die Pflanze dran, daß sie das bewirkt, was eigentlich im Menschen immerfort bewirkt werden will.

Sehen Sie, meine Herren, dazu, daß sich das bilden kann – und es muß sich bilden, denn in der Blausäure ist der Stickstoff drinnen –, dazu braucht man den Stickstoff in der Umgebung. Und die Sonne braucht den Stickstoff, damit sie in der richtigen Weise auf uns wirken kann. Wir könnten eben auf Erden als Menschen nicht stehen, wenn die Sonne nicht den Stickstoff hätte, durch den sie auf unsere Gliedmaßen, auf unsere Verdauungsorgane und so weiter wirken kann. Aber beim Kopfe ist das ganz anders, beim menschlichen Kopf, ganz anders. Sehen Sie, in der Lunge, da taugt der Stickstoff nichts; er muß durchgehen durch die Lunge. In der Lunge taugt nur der Sauerstoff etwas. Und wenn der Sauerstoff durch die Lunge durchgeht, dann darf der Teil, der darin zum Kopf geht, nicht so brüderlich zum Stickstoff hingehen. Der Sauerstoff, der zum Kopf hingeht, der muß jetzt mehr zum Kohlenstoff gehen. Und statt daß Blausäure gebildet wird gegen die Füße zu, wird jetzt gegen den Kopf zu – das will ich violett anstreichen – fortwährend Kohlensäure gebildet. Also gegen die Füße zu bildet der Mensch Blausäure, gegen den Kopf zu bildet er Kohlensäure. In der Kohlensäure würden wir, wenn wir darin atmen müßten, auch ersticken müssen; aber wir brauchen sie in unserem Kopf. Sehen Sie, meine Herren, das ist eine sehr interessante Sache: unser Kopf braucht die Kohlensäure.

Nun kennen Sie ja gewiß alle die Kohlensäure. Sie haben sicher alle schon solch eine Brauselimonade gehabt oder solch ein Wasser, das moussiert: da sind die Perlen drinnen, diese Gasperlen. Das ist oftmals Kohlensäure, denn in kohlensauren Wassern, da ist die Kohlensäure drinnen und steigt in kleinen Perlen auf. Meine Herren, Sie könnten nicht denken, Sie hätten überhaupt Ihren Kopf zu nichts, wenn nicht in Ihrem eigenen Körper fortwährend durch das Blut solche kleine Perlen aufschössen. So wie in der Brauselimonade in der Flasche die Perlen aufschießen, so gehen fortwährend kleinwinzige Perlen in Ihnen nach Ihrem Kopfe hin. Sie könnten Ihren Kopf zu nichts verwenden, wenn Sie nicht selber eine solche Flasche wären. Ein Dreizehntel bis ein Vierzehntel vom Gewicht Ihres eigenen Körpers nimmt das Blut ein. Also Sie können sich vorstellen: Sie sind eigentlich eine solche Flasche, in die statt dem Brausewasser Blut gefüllt ist, und da schwimmen, nach aufwärts strebend, ganz genau so wie beim Brausewasser, nur viel kleiner, diese Perlen, wie in der Limonadeflasche. Der Kopf könnte nicht denken, wenn nicht diese Perlen in Ihnen fortwährend aufsteigen würden.

Nun aber darf diese Kohlensäure nicht untätig sein in Ihrem Kopfe. Sie können sich ganz gut denken, Sie wären in bezug auf Ihr Blut solch eine Flasche, und da stiegen die Perlen auf nach Ihrem Kopfe hin. Nun haben Sie geradeso da drinnen die Kohlensäure in Ihrem Kopfe, diese Blasen, wie bei der Brauselimonadenflasche. Wenn Sie zu wenig im Kopfe haben, schlafen Sie ein; also die brauchen Sie in Ihrem Kopfe. Aber diese Kohlensäure, die kommt in Ihrem Kopfe in Berührung – nirgendwo anders –, aber in Ihrem Kopfe kommt sie in Berührung, in Zusammenhang mit dem Eisen in Ihrem Blut. Das Eisen ist überall im Blut. Aber jenes Eisen, das da in den Händen im Blute ist, das kann mit der Kohlensäure nichts machen; nur im Kopfe kommt die Kohlensäure mit dem Eisen zusammen. Und ich möchte sagen: die küssen sich im Kopfe, werden miteinander sehr intim, das Eisen und die Kohlensäure; und von da aus geht durch die Adern dann das Eisen in das ganze Blut über. Die Kohlensäure, die trägt dann das Eisen ins ganze Blut, wenn es mit ihm in Berührung gekommen ist im Kopfe. Ein Rendez-vous können sich Eisen und Kohlensäure nur im Kopfe geben; aber nachher, wenn sie sich das Rendez-vous gegeben haben, können sie im ganzen Blute herumspazieren. Wenn daher ein junges Mädchen bleichsüchtig wird, zu wenig Eisen im Blut hat, so bedeutet das, daß in ihrem Kopf zu wenig Rendez-vous stattfinden, zu wenig Stelldichein zwischen Eisen und Kohlensäure. Das Mädchen hat nicht die Kraft, genügend Eisen und Kohlensäure im Kopf zusammenkommen zu lassen.

Nun haben Sie aber wahrscheinlich schon gehört von solchen kohlensauren Wassern und selbst schon welche getrunken. Solche kohlensauren Wasser-Eisensäuerlinge nennt man sie –, die sind besonders gesund. Sehen Sie, da wo Eisensäuerlinge sind – es gibt eben sehr viel kohlensäurehaltiges Wasser in der Erde –, da übt die Natur das in der Erde aus, daß sich in der Erde fortwährend das ausbildet, was der Mensch in seinem Kopfe ausbildet. Große eisenhaltige Quellen sind in der Erde da und dort. Da schickt man dann die Menschen hin, wenn ihr eigener Kopf zu schwach geworden ist. Denn jeder Menschenkopf ist eine solche eisenhaltige Quelle, es bildet sich da drinnen noch fortwährend sogar ein Eisensäuerling, kohlensaures Eisen. So viele Sie hier sitzen, so viele Quellen sind Sie. Nur wenn einer den Winter hindurch ganz schwer lumpt, dann wird sein Kopf schwach, und dann wird der Kohlensäure-Eisengehalt in seinem Kopfe schwach. Er fühlt so etwas, was viele Menschen dann im Frühling fühlen, er fühlt so etwas, wie wenn es in seinem Blut nicht mehr richtig ginge – natürlich, wenn er gelumpt hat! –, er fühlt sich im Kopfe schwach, muß in ein kohlensaures Bad geschickt werden, damit er durch den Magen und von da durch den Kopf bekommt, was er eigentlich selber bilden müßte durch ein solideres Leben. – Die eisenhaltigen Quellen sind gar nicht so selten: es sind so viele, als Menschen sind auf der Erde! Also wir haben das, was wir brauchen an Eisen, in unserem Blute durch dieses kohlensäurehaltige Eisen. Das müssen wir allerdings fortwährend selber bilden in unserem Kopfe. Aber ebenso müssen wir es im Moment, wo es entstehen will, gleich wieder verhindern, so wie wir die Blausäure verhindern müssen. Das darf nur anfangen, sich zu bilden. Wissen Sie, heute reden die Chemiker nur davon: Nun ja, wir können also Eisen und Kohlenstoff und Sauerstoff zusammenbringen, kriegen da kohlensaures Eisen. Das muß dann da sein, dieses kohlensaure Eisen. – Aber so geschieht das nicht im Leben! Geradeso wie ein Unterschied ist zwischen einem Stein und einem Stück Leber von Ihnen, geradeso ist ein Unterschied zwischen dem, was der Chemiker im Laboratorium als kohlensaures Eisen macht und dem, was in Ihrem Kopf als Eisen, als kohlensaures Eisen existiert. Das lebt! Das ist eben der Unterschied, daß das lebt. Und sehen Sie, von diesem kohlensauren Eisen, das in Ihrem Kopfe ist, gehen fortwährend Strömungen hinauf zum Mond. Geradeso wie zur Sonne die Zyankaliströme gehen, so gehen zum Mond hinauf und wieder zurück diese Strömungen, die der Mensch dadurch entwickelt, daß er die Kraft in sich hat, das kohlensaure Eisen zu beherrschen.

Denken Sie, meine Herren, daß Sie zum Mond hinaufschauen. Da können Sie sich sagen: Er hat viel mit meinem Kopfe zu tun. Und so ist es auch, wenn Sie in irgendeine Gegend kommen – ich will zum Beispiel sagen, Sauerbrunn in Ungarn oder Götsch in der Steiermark, Gießhübl und so weiter; in der Schweiz sind, glaube ich, auch welche –, wenn Sie da hinkommen, so ist das eine Stätte, wo durch das Erdreich der Mond am besten auf die Erde wirken kann, denn nur dort entstehen solche Wasser. So daß wir also da sehen, wie die Erde und der Mensch auf der Erde mit Sonne und Mond zusammenhängen dadurch, daß man darauf kommt: Nach der Sonne gehen die vom Menschen beherrschten Zyankaliströmungen, nach dem Monde gehen die vom Menschen beherrschten Eisen-Kohlensäureströmungen.

Wenn man vernünftig wäre, so würde man alle solche Sachen ordentlich untersuchen. Das tut man heute nicht. Sie müssen eben nur bedenken, daß die Pflanzen, die auf der Erde sind, fortwährend Kohlensäure brauchen. Kohlensäure ist da. Wir Menschen und die Tiere atmen Kohlensäure aus. Kohlensäure ist da! Die Pflanzen, die auf der Erde sind, die atmen nicht Sauerstoff, sondern Kohlensäure ein. Den Sauerstoff werfen sie weg, den Kohlenstoff behalten sie in sich. Daher ist die Pflanze auf der Kohlensäure aufgebaut. Aber dieser ganze Vorgang, der entwickelt sich am besten bei der Pflanze so, daß die Pflanze sich herausentwickeln kann aus der Kohlensäure, wenn der Vollmond scheint, weil das mit der Kraft des Mondes zusammenhängt. Dagegen, wenn Neumond ist, entwickelt sich das weniger. Und so ist es für die Pflanze eben immer eine Grundbedingung, daß sie vom Vollmond beschienen werde. Das Wachstum schläft bei Neumond und entwickelt sich besonders stark bei Vollmond.

Da haben Sie ja auch im «alten Aberglauben» den Einfluß des Mondes erklärt! Solche Sachen hat man natürlich früher, als die Menschen noch keine Wissenschaft hatten, schon beobachtet. Daher finden Sie natürlich überall in den alten Bauernregeln Andeutungen darauf, wie wichtig der Vollmond für das Pflanzenwachstum ist. Und sehen Sie, meine Herren, man sollte eigentlich nicht nur so reden über die Beziehungen der einzelnen Himmelskörper untereinander, sondern man sollte ausgehen von dem, wie das eigentlich auf der Erde unter den Menschen sich äußert. Der Mensch hat, wie Sie jetzt gesehen haben, vom Mond und von der Sonne außerordentlich viel. Dem Mond verdankt der Mensch das, daß er seinen Kopf gebrauchen kann. Der Sonne verdankt der Mensch, daß er sein Herz und seine Beine und Hände gebrauchen kann. Geradeso wie wir den Boden unter unseren Füßen haben müssen, damit wir darauf herumgehen können, damit wir nicht immer hinunterfallen, müssen wir Sonne und Mond haben, denn zum Denken brauchen wir den Mond, zum Gehen brauchen wir die Sonne, die Sonnenkraft. Wenn wir in der Nacht gehen, so gehen wir durch die aufgespeicherte Sonnenkraft, die wir bei Tag bekommen haben. Wir brauchen eben diese Himmelskörper!

Nun aber, wenn Sie das wissen, was ich jetzt gesagt habe, dann werden Sie auch sich sagen können: Ja, in früheren Zeiten, wie war es denn da? – Von den früheren Zeiten habe ich Ihnen gesagt, da waren die Sonne und der Mond und die Erde überhaupt ein einziger Körper; die haben sich erst im Laufe der Zeit getrennt. Wir haben das also heute so, daß wir Sonne, Erde und Mond, das heißt drei Körper haben, im Weltenraum verteilt. Früher hatten wir die Sonne, riesig groß; darinnen war die Erde und darinnen in der Erde war wiederum der Mond selber. Die steckten ineinander. Wenn wir also in der Entwickelung zurückgehen, so kommen wir zu einem Zeitpunkte, wo die Sache so war, wie wenn Sie, meine Herren, sehr mächtig wären, wir alle sehr mächtig wären und würden jetzt hier in der Versammlung beginnen, die ganze Erde zusammenzupacken, sie auf einen Weltenwagen zu laden, schnell zum Mond hinfahren würden – den Mond, den stecken wir hinein in die Erde, in den Stillen Ozean, und nachher fahren wir mit der Erde und dem Mond, den wir aufgepackt haben in den Stillen Ozean, hinauf und fahren flugs in die Sonne hinein: dann hätten wir wiederum den Zustand herbeigeführt, der einmal war. Nur würden sofort alle Stoffe der Erde und alle Stoffe des Mondes eine andere Gestalt annehmen, als sie jetzt haben. Aber das war einmal so! Und als das noch so war, da gab es nicht eine solche Luft, wie sie jetzt ist, sondern da gab es auf der Erde Blausäure. Da war also überall in der Sonne Blausäure und Kohlensäure darinnen. Da werden Sie sagen: Aber da war ja kein richtiger Sauerstoff; in Blausäure und Kohlensäure, da kann der Mensch nicht leben! – Ja, meine Herren, so wie der Mensch heute ist, könnte er dabei auch nicht leben; aber dazumal hatte der Mensch noch keinen physischen Körper. Da lebte er als Seele in diesem Gebilde, in diesem Himmelskörper, der Sonne und Erde und Mond zugleich war. Und wir kommen einfach, wenn wir die Sache richtig betrachten, darauf zurück, daß die ganze Weltenkörperbeschaffenheit anders war seinerzeit, daß, als wir noch in der Sonne lebten, wir natürlich nicht von

Sauerstoff lebten, sondern von Blausäure und Kohlensäure lebten. Blausäure gab uns die Sonne, in der wir ja drinnen lebten; Kohlensäure gab uns der Mond, der in der Erde drinnen war.

Heute ist von all dem nur zurückgeblieben, daß in der Luft der Stickstoff ist, von dem wir ja auch nicht leben können. Der ist von der Blausäure zurückgeblieben. Die riesige Blausäureluft der Sonne hat uns, als sich die Sonne und die Erde getrennt haben, zurückgelassen den Stickstoff. Der Stickstoff ist also zurückgeblieben von der Blausäure. Und der Sauerstoff, der ist zurückgeblieben von der Kohlensäure, nachdem der Mond herausgekommen ist. So daß wir sagen können: Unsere Luft, unsere gewöhnliche Luft, die aus Stickstoff und Sauerstoff besteht, die ist ja nicht ewig dagewesen, die ist ja erst seit der Zeit vorhanden, seit sich die Sonne von der Erde getrennt hat; da ist der Stickstoff gekommen. Und seit sich der Mond von der Erde getrennt hat, da ist der Sauerstoff gekommen.

Nun geht das aber weiter! Ich habe Ihnen gesagt, es ist eigentlich nur ein bißchen Sauerstoff in der Luft, 21 Prozent etwa, und recht viel Stickstoff, rund 78 Prozent. Nun, ich habe Ihnen aber auch gesagt: Die Sonne ist groß, der Mond ist klein; den Sauerstoff haben wir vom Mond, daher ist weniger davon in der Luft; den Stickstoff haben wir von der Sonne, daher ist sehr viel davon in der Luft, weil die Sonne viel größer ist als der Mond. Man sieht es also sozusagen der Luft an ihrem Stickstoff an, daß die Sonne größer ist als der Mond, weil wir den Stickstoff von der Sonne, den Sauerstoff vom Monde haben.

Weiter aber habe ich Ihnen gesagt: Die Kohlensäure, die besteht aus Sauerstoff und Kohlenstoff. Der Kohlenstoff, der in der schwarzen Steinkohle ist, der ist da; der Sauerstoff ist in der Luft. Nun habe ich Ihnen gesagt, als der Mond herausgegangen ist von der Erde, da ist der Sauerstoff entstanden. Aber aus der Kohlensäure ist ja dann der Kohlenstoff, der in der Erde bleibt, das ist die Steinkohle in der Erde, entstanden. Also denken Sie, wir graben heute die Steinkohle aus der Erde heraus. Was müssen wir uns denn sagen, wenn wir nicht bloß wie die Regenwürmer in der Erde bohren, sondern uns aufklären darüber, wie diese Steinkohle entstanden ist? – Einmal ist der Mond aus der Erde herausgegangen, hat der Luft den Sauerstoff geschenkt und dem Erdboden die Kohle. Wir müssen eigentlich wirklich sagen: Du, Mond, du hast uns reichlich beschenkt, als du die Erde verlassen hast; du hast dich nicht bloß gedrückt, als du die Erde verlassen hast; du hast uns zurückgelassen in der Luft den Sauerstoff und in der Erde die Steinkohle! – Also der Mond, der ist eigentlich ein ganz feiner Kerl im Weltenall draußen; denn als er noch bei uns war, da hat er unsere Seelen unterhalten dadurch, daß er selber immer Kohlensäure entwickelte; das hat er uns zurückgelassen. Und draußen hat er uns den Kohlenstoff zurückgelassen und in der Erde die Steinkohle. Er drückte sich nicht so wie ein Dieb, daß er nichts zurückließ oder gar noch mitnimmt, sondern er hat den physischen Menschen erst möglich gemacht. Vorher gab es keinen physischen Menschen, sondern nur einen geistigen Menschen in der Sonne mit Mond und Erde.

Und noch früher haben sich Erde und Sonne getrennt. Die Sonne hat die Erde versorgt mit Blausäure, eigentlich mit Zyankali. Das braucht man, um seelisch-geistig zu leben, also wenn man nicht den physischen Körper hat. Man muß die Blausäure in der Umgebung haben, da wo man sie gerade nicht brauchen kann, wenn man als physischer Mensch leben soll. Den physischen Menschen löst die Blausäure gleich auf. Aber die Sonne ist auch solch eine feine Person: die hat uns zurückgelassen in der Luft den Stickstoff, als sie damals weg ist, sich getrennt hat; und in der Erde hat sie uns zurückgelassen das Zyankali und andere Zyanverbindungen. Diese bestehen aus Kohlenstoff, Stickstoff und Kalium – Kalium ist ein Stoff, der so fein glänzt wie das Silber – oder auch Kalzium. Diese Sonne also, die hat in der Luft uns den Stickstoff zurückgelassen, auch etwas Kohlenstoff noch, aber der ist nicht zur Steinkohle geworden, sondern der lebt in den Pflanzen, dieser Kohlenstoff; aber Kalzium hat sie abgesondert und davon kommen die Kalkberge, der Jura und so weiter. Daß wir also überhaupt einen festen Erdboden haben, das rührt ja davon her, daß die Sonne einmal bei uns war und hinausgegangen ist in den Weltenraum und uns den Kalk zurückgelassen hat. Der Mond hat uns die Steinkohle zurückgelassen, die Sonne hat uns den Kalk zurückgelassen in der Erde. Der Mond hat uns in der Luft den Sauerstoff gelassen, die Sonne hat uns in der Luft den Stickstoff gelassen.

Und so ist die Erde aus Sonne und Mond heraus gebildet. Und nachdem sie herausgebildet ist, schauen wir hinauf und sehen Sonne und Mond. Aber als eben das alles noch beieinander war, als Sonne, Mond und Erde ineinander waren, da konnte der Mensch nur als seelisch-geistiges Wesen leben, konnte nicht anders leben! Ja, meine Herren, damals war der Mensch fähig, trotzdem zu leben als seelisch-geistiges Wesen, trotzdem er niemals einen physischen Körper bekommen hat, weil Sauerstoff und Stickstoff und das alles nicht da war. Aber nun, wenn wir heute, so wie wir nun einmal sind auf der Erde, Zyankali in uns hineinbringen, dann vernichtet das in unserem Körper alle unsere Bewegungen und Lebenskräfte. Und das Schlimme ist, daß immer Gefahr vorhanden ist, wenn einer sich mit Zyankali vergiftet, daß das die Seele mitnimmt und der Mensch, statt daß er in der Seele weiterleben könnte, überhaupt in der ganzen Welt verteilt wird und namentlich im Sonnenlicht verteilt wird.

Wenn anthroposophische Erkenntnisse sich verbreiten würden, so würde sich kein Mensch mehr mit Zyankali vergiften. Es wurde ihm gar nicht einfallen!

Daß Vergiftungen mit Zyankali eintreten, das ist nur die Folge der materialistischen Weltanschauung, weil die Menschen glauben: tot ist tot, ganz gleichgültig, ob man durch Zyankali den Tod erleidet oder durch die innere Auflösung. Das ist aber nicht gleichgültig! Wenn man durch die innere Auflösung den Tod erleidet, dann haben Seele und Geist den gewöhnlichen Weg zu gehen in die geistige Welt hinein; sie leben eben weiter. Wenn Sie aber durch Zyankali sich vergiften, dann hat die Seele die Absicht, überall mit jedem Körperteilchen mitzugehen, und namentlich sich auszubreiten im Stickstoff und sich aufzulösen im Weltenall. Das ist der wirkliche Tod von Seele und Geist. Wenn nun die Menschen wissen würden, daß Seele und Geist der eigentliche Mensch ist, dann würden sie sagen: Wir können unmöglich diese furchtbare Explosion hervorrufen, die dann hervorgerufen wird in feiner Weise im ganzen Weltenall, wenn ein Mensch sich vergiftet mit Zyankali. – Denn jeder Mensch, der sich mit Zyankali vergiftet, der schaltet sich ein auf eine unrichtige Weise in den Strom, der von der Erde zur Sonne geht. Und man müßte, wenn man die richtigen Instrumente hätte, jedesmal, wenn sich ein Mensch durch Zyankali vergiftet, in der Sonne eine kleine Explosion sehen. Und die Sonne wird schlechter dadurch. Der Mensch verdirbt das Weltenall und auch die Kraft, die von der Sonne zur Erde strömt, wenn er sich vergiftet mit Zyankali. Der Mensch hat wirklich Einfluß auf das Weltenall. Wenn sich der Mensch mit Zyankali vergiftet, dann ist das so, daß er eigentlich die Sonne ruiniert! Und so ist es bei jeder Zyankalivergiftung.
Und das ist schon etwas, was nicht eine solche künstlich erzeugte religiöse Strömung hervorruft, sondern was die wirklich religiöse Stimmung hervorruft, daß der Mensch weiß: Ich gehöre dem Weltenall an, und was ich tue, ruft fortwährend Einflüsse im Weltenall hervor. – Das ist es eben, was von den Menschen ganz vergessen worden ist, daß das so ist und daß die Menschen gar nicht wissen: der Stickstoff, der da in meiner Umgebung ist, den hat die Sonne geschaffen; der Sauerstoff, der da in meiner Umgebung ist, den hat mir der Mond geschaffen. – Und daher ist eine wirkliche Wissenschaft im Grunde genommen heute gar nicht mehr da. Es ist ja gar keine wirkliche Wissenschaft mehr da! Die wirkliche Wissenschaft nimmt die anderen Weltenkörper zu Hilfe. Und so sehen die Menschen durch ihre Fernrohre auf die Sterne hinauf, rechnen bloß, wissen aber nicht, daß zum Beispiel zwischen jedem Eisenteilchen, wovon Millionen in unserem Blute herumschwimmen, zwischen jedem Eisenteilchen in unserem Blute und all dem, was im Mond vorgeht, ein inniger Zusammenhang ist. Und so ist es schon, daß zum Beispiel ein bleichsüchtiges junges Mädchen ja keine richtige Beziehung zum Mond entwickeln kann und dadurch ganz herauskommt aus dem Weltenzusammenhang. So daß ein solches bleichsüchtiges junges Mädchen zum Beispiel das Gedächtnis verliert,

alles, was sich auf den Kopf bezieht, und daß dadurch nicht jene lebendige Beziehung entsteht, alles das, was, wie ich Ihnen gesagt habe, zwischen Eisen und Kohlensäure entstehen soll – das alles ist nicht vorhanden beim bleichsüchtigen jungen Mädchen: der Kopf wird von Gedanken leer.
Aber wiederum, wenn der Mensch nicht imstande ist, das richtig zu bekämpfen, was da an Zyankali in seinem Körper entstehen will, dann wird zu viel Kalk abgelagert in den Knochen; die Knochen werden brüchig und nach und nach schiebt sich sogar der Kalk in die Blutadern hinein: alles im Menschen wird brüchig. Der Mensch kann nicht mehr das richtige Verhältnis zur Sonne entwickeln. Das muß aber sein. Der Mensch muß durch dasjenige, was in seinen Bewegungen lebt, woran ja die Knochen ihren wichtigen Anteil haben, seine richtige Beziehung zur Sonne entwickeln. Und der Mensch muß durch dasjenige, was in seinem Kopfe lebt, die richtige Beziehung zum Mond entwickeln. (351, 35ff.)

[...] Kohlensäure, die nicht ausgeatmet wird, die geht fortwährend nach dem menschlichen Kopf hinauf, und die brauchen wir, damit wir nicht dumm sind, damit wir denken können; sonst würde Sumpfgas, das aus Kohlenstoff und Wasserstoff besteht, nach dem menschlichen Kopf hinausgehen. Zum Denken also brauchen wir Kohlensäure.
Nun habe ich ja auch schon angedeutet, was wir zum Willen, zum Wollen brauchen. Also fangen wir beim Gehen an, beim Händebewegen, beim Armbewegen – da beginnt ja eigentlich dieses Wollen: da müssen wir eine Verbindung von Kohlenstoff und Stickstoff immer bilden und immer wieder auflösen. Aber dieses Zyan oder die Zyansäure, die muß fortwährend sozusagen in unsere Glieder fahren. Sie verbindet sich in den Gliedern dann mit Kalium. Es entsteht Zyankalium, das aber auch gleich wieder aufgelöst wird. Damit wir überhaupt leben können, muß fortwährend Vergiftung in uns sein und wiederum Entgiftung, Auflösung. Das ist das Geheimnis des menschlichen Lebens: Kohlensäure auf der einen Seite, Zyankali, das mit dem Kalium verbunden wird, auf der anderen Seite. Mit jeder Bewegung, mit jedem Finger bildet sich etwas Zyansäure, und die Sache ist dann so, daß wir die Sache gleich wieder auflösen, indem wir die Finger bewegen. Also das muß im Menschen auch da sein. (351, 83f.)

Über Kohlenstoffprozesse und ätherische Wirksamkeit

Wenn wir den Stoffwechsel heraufverfolgen bis zum Atmen, so finden wir, daß der Mensch aus sich herausgestaltet den Kohlenstoff, der überall im Menschen zu finden ist. Er wird vom Sauerstoff aufgesucht, wird in Kohlensäure verwandelt, die dann der Mensch ausatmet. Die Kohlensäure ist die Verbindung des Kohlenstoffes mit dem Sauerstoff. Der Sauerstoff, der durch die Atmung eingesogen wird, macht sich über den Kohlenstoff her, nimmt den Kohlenstoff in sich auf; der Mensch atmet die Kohlensäure, die Verbindung, die der Sauerstoff mit dem Kohlenstoff eingegangen hat, aus. Aber bevor die Ausatmung geschieht, wird der Kohlenstoff sozusagen noch zum Wohltäter der menschlichen Natur. Denn dieser Kohlenstoff, indem er sich mit dem Sauerstoff verbindet, indem er gewissermaßen verbindet, was die Blutzirkulation bewirkt, mit dem, was die Atmung dann aus der Blutzirkulation macht, dieser Kohlenstoff, er wird zum Wohltäter der menschlichen Organisation; denn bevor er den menschlichen Organismus verläßt, verbreitet er in dem ganzen menschlichen Organismus eine Ausströmung von Äther. Die physische Wissenschaft sagt bloß: der Kohlenstoff wird mit der Kohlensäure ausgeatmet. Das ist aber nur die eine Seite des ganzen Vorganges. Der Mensch atmet die Kohlensäure aus, aber in seinem ganzen Organismus wird durch das Ausatmen zurückgelassen von dem Kohlenstoff, der in Anspruch genommen wird von dem Sauerstoff, Äther. Dieser Äther dringt in den Ätherleib des Menschen ein. Und dieser Äther, der immerzu von dem Kohlenstoff erzeugt wird, ist dasjenige, was nun die menschliche Organisation geeignet macht, sich den geistigen Einflüssen zu öffnen, was die astral-ätherischen Wirkungen aus dem Kosmos aufnimmt. Da werden von diesem Äther, den der Kohlenstoff zurückläßt, die kosmischen Impulse angezogen, jene kosmischen Impulse, die wiederum gestaltend auf den Menschen wirken, die zum Beispiel sein Nervensystem so bereiten, daß es der Träger der Gedanken werden kann. Dieser Äther muß fortwährend unsere Sinne, zum Beispiel unser Auge, durchdringen, damit die Augen sehen können, damit die Augen den äußeren Lichtäther aufnehmen können. Wir verdanken es also dem Kohlenstoff, daß wir eine Ätherbereitung in uns haben, die der Welt entgegenkommen kann. (230, 165f.)

Zu den Sauerstoff- und Stickstoffprozessen

Sie wissen ja, wie in einer gewissen losen Verbindung, die eigentlich, man möchte sagen, gar nicht ordentlich physisch oder chemisch zu definieren ist, in unserem Luftkreis der Sauerstoff und der Stickstoff aneinander gebunden sind. Nun sind wir ja eigentlich als Menschen, als Erdenmenschen ganz der Tätigkeit einverwoben, die vom Sauerstoff und vom Stickstoff ausgeht, und man kann daher schon von vorneherein vermuten, daß das eine Bedeutung hat, wie sich in unserer Atmosphäre der Sauerstoff zum Stickstoff eigentlich verhält, wie er sich prinzipiell verhält.

Nun ist da das Bedeutsame, daß uns die Geisteswissenschaft zeigt, daß mit jeder Veränderung in der Luftzusammensetzung, die danach hintendiert, das normale Verhältnis von Sauerstoff zum Stickstoff nach der einen oder anderen Seite zu ändern, auch Störungen im Schlafprozeß des Menschen verknüpft sind. Das führt dazu, nun überhaupt das Verhältnis, das dahintersteckt, genauer zu untersuchen. Sie wissen ja, daß wir in der Geisteswissenschaft genötigt sind zu sagen: der Mensch besteht aus diesen vier Gliedern, aus dem physischen Leib, dem Ätherleib, dem Astralleib und dem Ich.

Sie wissen, daß wir ferner gezwungen sind, aus den Tatsachen heraus zu sagen, daß Ich und astralischer Leib beim Einschlafen herausgehen in einer gewissen Beziehung, wenn das Herausgehen auch mehr dynamisch zu verstehen ist, und mit dem Aufwachen wiederum hineinziehen. So daß Sie sich sagen müssen: im Schlafzustande bleibt der astralische Leib an das Ich gebunden, der Ätherleib an den physischen Leib, und wir haben daher auch während des wachen Zustandes hinzuschauen auf ein loseres Verhältnis zwischen dem astralischen Leib und dem Ich einerseits und dem Ätherleib und dem physischen Leib andererseits, als zwischen dem Ich und dem astralischen Leib und zwischen dem Ätherleib und dem physischen Leib. Das Verhältnis ist loser. Dieses losere Verhältnis zwischen den zwei Gliedern, dem oberen Gliede des Menschen, Ich und astralischem Leib, und dem unteren Gliede, Ätherleib und physischem Leib, dieses Verhältnis im Inneren des Menschen ist ein getreues Spiegelbild des losen Verhältnisses von Sauerstoff und Stickstoff in der äußeren Luft. Beide entsprechen sich in einer ganz merkwürdig wunderbaren Weise. Die äußere Luftzusammensetzung ist ganz so eingerichtet, daß sie zu gleicher Zeit eine Verhältniszahl abgibt für das Verbundensein von astralischem Leib und Ätherleib beziehungsweise des mit ihnen verbundenen physischen Leibes und des Ich.

Das wird auch natürlich darauf aufmerksam machen, wie wir uns gegenüber der Luftzusammensetzung zu verhalten haben, wie wir achten müssen darauf, ob wir imstande sind, den Menschen die richtige Luftzusammensetzung zuzuführen, oder ob sie einer solchen entbehren. Nun aber können Sie, ich möchte sagen, noch mehr ins Physiologische hineingehen und können diese Entsprechung wahrnehmen. Gehen Sie dann alle Stoffe durch, die heute bekannt sind und die etwas zu tun haben im menschlichen Organismus, so werden Sie finden, daß alle diese Stoffe, die mit dem menschlichen Organismus und seinen Prozessen etwas zu tun haben, im menschlichen Organismus selber an andere Stoffe gebunden sind. Es sind in der Regel Verbindungen und Lösungen. Für sich frei kommen im menschlichen Organismus nur vor der Sauerstoff und der Stickstoff. So daß also dasjenige, was außen die Luft zusammensetzt, wiederum eine ganz besondere Rolle im menschlichen Organismus selber spielt. Es ist so, daß Sauerstoff und Stickstoff in ihrer Wechselwirkung gewissermaßen durchaus in dem Mittelpunkt des Stofflichen stehen für den menschlichen Organismus. Sauerstoff und Stickstoff haben mit den Funktionen des menschlichen Organismus zu tun, und sie haben zu tun als die einzigen Stoffe, die im freien Zustande wirken, die nicht ihre Wirkungsweise sich modifizieren lassen durch anderes, das an sie gebunden ist in der Sphäre, in der sie da im menschlichen Organismus sind. Sie sehen daraus, daß es nicht nur eine Bedeutung hat, was wir von der außermenschlichen Wesenheit in den menschlichen Organismus hinein verfolgen können, sondern daß wir schon auch das Wie verfolgen müssen: ob die Wirksamkeit frei bleibt oder ob die Wirksamkeit gebunden an anderes ist. Denn das Eigentümliche ist, daß im menschlichen Organismus die Stoffe zueinander ganz besondere Affinität bekommen und daß sie ganz besondere Verwandtschaften bekommen. Wenn wir also einen Stoff einführen, ein anderer schon drinnen ist im menschlichen Organismus, so kann dann diese Affinität, diese Verwandtschaft hervortreten. (312, 229ff.)

Wären Sauerstoff und Stickstoff in der Luft in einer chemischen Verbindung, hielten sie chemisch aneinander, dann wären auch der Ätherleib und astralische Leib so scharf verbunden, daß sie sich nicht lösen könnten, so daß wir niemals einschlafen könnten. Es spiegelt sich das, was wir innerlich als Beziehung zwischen astralischem Leib und Ätherleib haben, in der äußeren Konstitution der Luft; und umgekehrt, die äußere Konstitution der Luft in der Mischung von Sauerstoff und Stickstoff spiegelt sich innerlich in der Beziehung zwischen dem Ätherleib und dem astralischen Leib in der menschlichen Organisation. So ist der Mensch auf den Kosmos hin organisiert. So ist er innerlich ein Mirokosmos, nur daß gewisse Dinge, die draußen mehr nach der physischen Seite hin geordnet sind, bei ihm mehr nach der seelischen Seite geordnet sind: Außen haben wir es mit einer physischen Gesetzmaßigkeit zwischen Sauerstoff und Stickstoff zu tun, innen mit einer seelischen Gesetzmäßigkeit zwischen Ätherleib und astralischem Leib. (302a, 62f.)

Den Stickstoff können wir zunächst für unser physisches Leben nicht gut brauchen. Den Sauerstoff atmen wir ein. Er verwandelt sich in uns, beziehungsweise es bildet sich in uns Kohlensäure, die wir dann ausatmen. So könnte zunächst die Frage entstehen: Was ist denn eigentlich die Hauptbedeutung des Stickstoffes, der gar nicht chemisch gebunden an den Sauerstoff ist, sondern nur in einer Art innigeren Gemisches mit dem Sauerstoff zusammen da draußen lebt? In dem Stickstoff können wir nicht leben. Zu unserem Leben brauchen wir Sauerstoff. Aber ohne den Stickstoff hätten unser Ich und unser astralischer Leib, wenn sie im Schlafe außer dem physischen Leibe sind, keine

Möglichkeit zu existieren. Wir würden vom Einschlafen bis zum Aufwachen zugrunde gehen, wenn wir nicht in den Stickstoff untertauchen könnten. Unser physischer Leib und unser Ätherleib brauchen den Sauerstoff von der Luft, unser Ich und unser astralischer Leib brauchen den Stickstoff.
Der Stickstoff ist überhaupt dasjenige, was uns in innige Beziehung zur geistigen Welt bringt. Er ist die Brücke zur geistigen Welt in dem Zustande, in dem unsere Seele während des Schlafens ist. Nehmen Sie das, was ich vorhin gesagt habe, zusammen mit dem, was ich hier vom Stickstoff gesagt habe. Der Stickstoff zieht aus der Umgebung das Kosmische herein. Er macht uns für das Kosmische bereit, wenn er in uns ist. Wenn er außer uns ist, läßt er das, was nicht für diese Erde ist, eigentlich in sich geistig-seelisch leben. Wir müssen also sagen: Der Luft ist wahrlich nicht umsonst der Stickstoff zum großen Teil beigemischt, er ist beigemischt, weil er das physisch Abtötende und das geistig Belebende innerhalb des Erdendaseins ist. Und wenn wir aus demjenigen, was das physisch Abtötende ist, vom Einschlafen bis zum Aufwachen herausflüchten zu einem anderen Dasein in bezug auf unser Seelisches, dann tauchen wir in das Stickstoffelement unter, das die Brücke bildet zwischen unserem Geistig-Seelischen und dem Geistig-Seelischen des Kosmos. Wir wurzeln mit unserem irdisch-persönlichen Dasein in dem Kohlenstoff, mit unserem geistig-seelischen Dasein in dem Stickstoff. Kohlenstoff und Stickstoff im Erdendasein haben dieses Verhältnis zueinander und zum Menschen, das ich eben charakterisiert habe. (213, 94f.)

Über die Stickstoffprozesse und die Sprache des Menschen

Es ist [...] ein großer Unterschied zwischen dem, was der Mensch innerlich tut, wenn er spricht, und wenn er einfach lebt. Leben tut man, indem man die Verbrennungsprozesse durchmacht. Sprechen tut man, wenn man will. Aber beim Sprechen ist es auch so, daß wir etwas in uns zerstören. Wir zerstören richtig in uns etwas. Sehen Sie, beim Atmen, da ist es so, daß wir fortwährend Sauerstoff aufnehmen, den Sauerstoff mit dem Blut verbinden, Kohlensäure abgeben. Den Stickstoff, den können wir dabei nicht in derselben Weise gebrauchen. Aber, wenn wir sprechen, dann nehmen wir immer zu viel Stickstoff auf. Das ist das Merkwürdige beim Sprechen, daß wir zu viel Stickstoff aufnehmen. Wir vergiften uns in einer gewissen Beziehung. Zu viel Stickstoff aufnehmen, heißt nämlich, dem Zyan ähnlicher werden. Denn das Zyan, das ist geradeso eine Verbindung von Kohlenstoff mit Stickstoff, wie die Kohlensäure eine Verbindung von Kohlenstoff mit Sauerstoff ist. Der Mensch zyanisiert sich fortwährend, wenn er redet. Und das muß er auch wiederum ausgleichen. Wenn der Mensch seine Sprachorgane in Bewegung setzt, so tötet er sich auch in gewisser Beziehung, wie er sich durch die Verbrennung bei der Bewegung tötet. Er muß das wiederum ausgleichen. Und das tut der astralische Leib. (349, 91)

Physiologische sowie pathophysiologische Phosphorprozesse und Ich-Wirksamkeit

Es ist ein sehr Eigentümliches, wie das menschliche Ich, wenn wir es [...] im Menschen spirituell, psychisch, organisch und auch mineralisierend wirksam betrachten, eine Art, ich möchte sagen, Phosphorträger ist. Und zwar entwikkelt dieses Ich sein Geschäft des Phosphortragens in der Weise, daß es durchaus mit diesem Phosphortragen bis an die Peripherie des organischen Menschenwesens geht. Das Phosphortragen, das Durchphosphorisieren des menschlichen Organismus ist eine Tätigkeit des Ich. Dieses Phosphortragen bis an die äußerste Grenze, bis an die Peripherie des organischen Menschenwesens, wird nun, ich möchte sagen, von dem Ich in einer außerordentlich kunstvollen Weise ausgeführt, indem bis zu einer gewissen Grenze, die aber notwendig ist einzuhalten, das Ich eigentlich den Phosphor nur tragen kann durch den Organismus, indem es ihn an andere Stoffe angegliedert hat, mit anderen Stoffen chemisch verbunden hat, und es verhindert im wesentlichen, bei diesem Tragen des Phosphors durch den Organismus, das chemische Freiwerden des Phosphors. Das gehört zu den Aufgaben des Ich, dieses chemische Freiwerden des Phosphors zu verhindern bis zu den Spuren des Phosphors, die eben nötig sind dann, wenn dasjenige eintreten soll, was eintreten würde in großem Maßstabe, wenn es dem Ich eben nicht gelänge, eingeführten Phosphor vor seinem Freiwerden zu bewahren. Wenn also der Phosphor sozusagen frei losgelassen würde und eine intensive Wirkung auf den menschlichen Organismus hervorrufen würde, dann wäre nämlich ein ganz besonderer Vorgang die Folge. Ich habe Ihnen gesagt im Verlaufe dieser Vorträge, daß beim Menschen, wenn er hereintritt in die Welt, wenn er also dasjenige, was von ihm vorher geistig-seelisch vorhanden war, verkörperlicht, dann schaffen sich ja zunächst die Abbilder des ätherischen Leibes, des astralischen Leibes und des Ich. Und ich sagte Ihnen: alles dasjenige, was Abbild des Ich ist, liegt eigentlich in dynamischen Systemen, in Bewegungssystemen, die zum Gleichgewicht kommen. Das ist nun etwas, was besonders an dieser Stelle unserer Betrachtungen gründlich berücksichtigt werden muß. Indem das Ich am Entwickeln von Gleichgewichten aus ungleichen Gewichten, aus gestörten Gleichgewichtslagen arbeitet – und wenn ich ausschreite, ist die Gleichgewichtslage gestört, ich muß sie wiederum in Ordnung bringen, aber auch durch innere Vorgänge geschieht dasselbe –, indem das Ich so arbeitet, braucht es den Phosphor. Diese Arbeit wird im wesentlichen mit dem Phosphor ausgeführt.

Wenn das Ich nun nicht so arbeitet, daß es sein Phosphorisieren erschöpft in einem Statisch-Machen der menschlichen Dynamik, dann kommt es mit dem Phosphor heran an dasjenige, was schon von vornherein Abbild des Ich ist, dieses Statisch-Machen des Dynamischen. Nun, ich habe ja darauf aufmerksam gemacht, wir müssen auch den flüssigen Menschen, den luftförmigen Menschen und den Wärmemenschen bedenken. Stellen Sie sich einmal vor, Sie haben es zu tun mit dem flüssigen Menschen und dem, was sich von der Abbildung des Ich, des astralischen Leibes, in dem sich wiederum das Ich abdrückt, herein in den Ätherleib begibt, so handelt es sich darum, daß auch in diesem Ätherleib bewirkt werden muß ein fortwährendes Übergehen eines Dynamischen, eines Nichtgleichgewichtes in Gleichgewicht.

Nun sind das, was da in Betracht kommt, außerordentlich feine Wirkungen, wirklich recht feine Wirkungen. Und diese feinen Wirkungen werden reguliert dadurch, daß gewissermaßen in einer Art freischwebende und doch wieder mit der ganzen Bewegung des Organismus, auch der inneren Bewegung zusammenhängende Kügelchen im menschlichen Leibe sind. Es sind nämlich die Blutkügelchen. An diese Blutkügelchen muß aufschlagen dasjenige, was das Ich tut, indem es in die Beweglichkeit, auch zum Beispiel in innere Wärmebeweglichkeit hineinspielt. Diese Blutkügelchen, diese Blutkörperchen, die sind also keine Kügelchen, aber sie sind im wesentlichen so geartet, daß sie gerade schon in ihrer Form zeigen, wie sie darauf berechnet sind, Bewegungen in Gleichgewicht überzuführen. Ich möchte sagen: Dasjenige, was das Ich tut, indem es in die Bewegungsfähigkeit des menschlichen Organismus hineingreift, das kommt gerade an den Blutkügelchen zur Grenze; und da muß es aufgehalten werden – da muß jene, ich möchte sagen innigste Wechselwirkung stattfinden zwischen dem menschlichen Ich und dem ganzen menschlichen Organismus. Und da findet auch dann dasjenige statt, was ich nennen möchte den verborgensten Kampf des fortwährenden Phosphorisierens des Menschen mit dem, was im gestaltenden Blutprozesse liegt. Wird nämlich der Phosphor frei in den Menschen hineingetragen, dann werden die Blutkörperchen durch das Phosphorisieren zerstört. Das ist dasjenige, was uns bildhaft hineinführen kann in dieses eigentümliche Wechselwirken des Ich, das ja ein Geistiges, ein durch und durch Geistiges ist, das aber in fortwährender Wechselwirkung steht durch die Blutkörperchen mit einem Physischen. Blut ist auch nach dieser Richtung hin ein ganz besonderer Saft, wie nicht Goethe, sondern ein alter Spruch sagt, es ist Blut ein ganz besonderer Saft, es ist dasjenige, wo das äußere Physische des Menschen in Wechselwirkung tritt zu dem Geistigsten, das er zunächst an sich trägt, zu dem Ich, und wo am meisten

Ruinöses auftreten kann, wenn eben das Ich in einer falschen Weise in diese Wechselwirkung eintritt. Daher kann unter einer solchen falschen Wechselwirkung ebenso im Physischen vieles ruiniert werden: Epithelzerfall, fettige Entartung bis in die Muskelfasern hinein, besonders in die quergestreiften Muskelfasern, weil die dasjenige sind, auf das das Ich besonders wirksam ist, Auflösung der Blutkörperchen und so weiter. Ja, bis in die Knochen hinein kann im Körperlichen dieser Zerfallsprozeß gehen, wenn die Phosphorwirkungen nicht in Ordnung sind.

Da zeigt sich ja ganz klar, möchte ich sagen, an diesem Wechselspiel des Ich, das dann natürlich den astralischen Leib mit sich zieht, und des physischen Leibes, der dann ja den Ätherleib nach sich zieht, ganz deutlich, wie ein Streben nach einem Normalen und einem Abnormen, möchte ich sagen, stattfindet, fortwährend ein Normalisieren bis zu einer gewissen Kulmination, dann ein Abfluten stattfindet, und wie sich dieses äußert, wenn wir es zum Beispiel mit einer Phosphorvergiftung zu tun haben. Wenn man es mit einer Phosphorvergiftung zu tun hat, so wird man bemerken, daß zunächst sich sowohl der astralische Leib wie der Ätherleib gegen dasjenige wehren, was da im physischen Leib und im Ich sich geltend macht. Sie wehren sich; und sie wehren sich mit aller Kraft, mit der stärksten Kraft, die der Ätherleib hat. Er möchte gegen dasjenige aufkommen, was da in dem Ich als zu starke Wirkung eintritt, möchte dagegen aufkommen, verstärkt selbst seine Kräfte. Daher hat der Vorgang in der ersten Zeit einer Phosphorvergiftung so viel innerliche Ähnlichkeit mit einem anderen Vorgange, nämlich mit dem Auftreten einer gewissen Rückschau des Menschen nach dem Tode, die, wie Sie wissen, tagelang dauern kann, anderthalb Tage, zwei Tage, drei Tage. Da haben wir in dieser Rückschau ein Halten des Ätherleibes im astralischen Leib. Die halten sozusagen zusammen. Das tun sie nun zunächst auch im menschlichen Leibe, wenn eine Phosphorvergiftung auftritt. Es wird alles dasjenige entwickelt, was durch das Zusammenwirken von astralischem Leib und Ätherleib entwickelt werden kann, und was da eben dann auftritt, wenn diese Rückschau stattfindet durch den Ätherleib nach dem Tode. Daher wird durch diese aufgewendete Kraft in der ersten Zeit von einer Phosphorvergiftung nach einer ebenso langen Weile, wie eine solche Rückschau dauern würde, eine Besserung auftreten, dann ein Erschlaffen, ein Abfluten. Dann, nachdem dieses Abfluten gewesen ist, dann setzt wiederum um so stärker eben die abnorme Wirkung des Ich ein. Eine wirkliche Phosphorvergiftung ist ja etwas, was außerordentlich schwer zu bekämpfen ist, was wohl nur dann zu bekämpfen wäre, wenn man in der schärfsten Art versuchen würde, den ganzen Organismus dahin zu beeinflussen, daß in ihm ein starkes Zusammenwirken der Astralität mit dem Ätherischen stattfände, was man wohl erreichen würde, wenn man der Phosphorver-

giftung etwa entgegenwirken würde durch ein starkes Applizieren von sehr kräftig ziehenden Pflastern an verschiedenen Stellen des menschlichen Leibes und dergleichen. Man würde da ganz gewiß Wirkungen erzielen. Man muß dann sich klar sein darüber, daß man Gefühl dafür haben muß, wie weit man mit einem solchen Fall zu gehen hat.
Sie sehen also, der physische Organismus kann, wenn in ihn das Ich eingreift, in stärkstem Maße engagiert werden durch all das, was man nennen könnte Phosphorisieren des Menschen. Dann aber, wenn nun das Ich stark eingreift, also zerstörend eingreift in den physischen Organismus, dann muß notwendigerweise das polarische Gegenteil auch stattfinden, dann muß dasjenige, was das Ich normalerweise, wenn es nicht zu stark eingreifen würde, im normalen menschlichen Organismus bewirkt, ebenfalls leiden. Daher werden Sie bei einem zu starken Phosphorisieren Zustände der Schlaflosigkeit auftreten haben, die einfach darauf beruhen, daß ein zu starkes Hinstreben von astralischem Leib und Ich stattfindet. Das können Sie ja ablesen aus alledem, was ich gesagt habe: Kopfschmerzen werden Sie finden, Delirien, Schlummersucht. Und bei Phosphorvergiftungen treten alle diese und auch – meist vor [der] Paralyse – anämische Zustaände, die treten da natürlich auf nach dem, was ich gesagt habe über die Wechselwirkung mit dem Blute. Und dasjenige, was nun in der Mitte drinnen steht, was also beim Phosphorisieren dann auftritt, wenn, ich möchte sagen dieses Angreifen der Blutkörperchen vom Ich aus stattfindet, wiederum zurückgeschlagen wird, wenn so ein Pendeln auftritt, so äußert sich das in gelbsuchtartigen Erscheinungen, wie man überhaupt in dem, was gelbsuchtartige Erscheinungen sind, durchaus ein Ineinanderspielen von Psychischem und Physischem zu sehen hat. (313, 91ff.)

Im Menschen wirkt das Geistig-Seelische, das Ätherische, das Physische. Dieses Geistig-Seelische wirkt so [...], daß es durchdrungen sein kann von dem vollen Ich-Bewußtsein. Dann ist der Mensch gewissermaßen in seiner normalen Organisation. Oder es kann auch das Ich-Bewußtsein irgendwie abgelähmt sein, zurücktreten. Wenn dann das Geistig-Seelische in irgendeiner Weise rumort, seine eigenen Wege geht, ohne daß es in der richtigen Weise von dem Ich durchdrungen wird, dann entstehen die verschiedenen Gebiete der sogenannten geistigen Erkrankung. Aber alles dasjenige, was geistig-seelisch am Menschen ist, sowohl, ich möchte sagen, das, was man, anthroposophisch benannt, unter dem Astralischen versteht – das ist das mehr unterbewußte, traumhafte oder aber ganz unbewußte Seelenleben –, als auch dasjenige, was man unter der Ich-Wirksamkeit – das ist das vollbewußte Seelenleben – versteht, alles das hat in gewisser Weise seinen physischen Träger, durch den es im physischen Leben wirkt. So daß wir sagen können: Wir müssen, wenn wir den Menschen betrachten, nicht bloß unseren Blick hinwenden auf dasjenige, was zum Beispiel die Ich-Tätigkeit, die eine rein geistige ist, ausmacht, sondern wir müssen auch unseren Blick werfen auf dasjenige, was im Organismus der eigentliche Träger dieser Ich-Tätigkeit ist. Und da finden wir, daß der eigentliche Träger dieser Ich-Tätigkeit im wesentlichen im Blute verankert ist. Es würde sehr weit führen, wenn ich – was durchaus sein könnte – Ihnen im einzelnen zeigen wollte, wie gerade durch die besondere Wirksamkeit des Blutes, durch das Zusammenwirken der Stoffwechseltätigkeit im Blute mit der rhythmischen Tätigkeit im Blute, das Ich mit dem übrigen Seelischen zusammenwirkt. Was uns aber jetzt in diesem Augenblicke mehr interessieren soll, das ist die Brücke vom Physiologisch-Pathologischen hinüber ins Therapeutische. Und da finden wir denn etwas außerordentlich Wichtiges. Wir können gewissermaßen das physische Gerüste, den physischen Träger eines Geistig-Seelischen, also sagen wir des vollbewußten Ich, so beeinflussen durch irgendwelche Prozesse, die wir in ihm verursachen, daß er sich gewissermaßen der Ich-Tätigkeit entzieht, daß er aber eine ähnliche Funktion ausführt, wie sonst nur unter dem Einflusse der Ich-Tätigkeit. Ich will einen besonderen Fall nach dieser Richtung hervorholen. Bitte denken Sie sich einmal – ich will jetzt schematisch zeichnen – durch das menschliche Blutsystem gewissermaßen gerüstförmig, in einem Kräftegerüste aufgebaut dasjenige, was als Ich-Tätigkeit wirkt. Die Ich-Tätigkeit selbst möchte ich dadurch bezeichnen, daß ich längs der Linie dieses Kräftegerüstes farbige Streifen zeichne, welche dann das Geistig-Seelische der Ich-Tätigkeit bilden **(Abb. 123)**. Wenn man nun in einer gewissen Weise die der Ich-Tätigkeit zugrunde liegende Kräfteorganisation beeinflussen kann, so kann es sein, daß diese Kräfteorganisation sich gewissermaßen verselbständigt, sich herausreißt und als physische Wirksamkeit, als ein Gerüste von physischen Wirkungskräften sich heraussondert aus dem Geistig-Seelischen, aber dennoch gewissermaßen wie ein Abbild desjenigen, was die geistig-seelische Tätigkeit ist, doch bloß physisch wirkt. Man gliedert sich dann in gewisser Weise eine Art Doppelgänger ein, der im tief Unterbewußten drunten wirkt, der aber ähnlich wirkt, nur eben im Raume, das heißt nur physisch, wie er sonst wirkt, wenn er lediglich hingebungsvoll das Werkzeug für die Ich-Tätigkeit ist.

Man kann das hervorrufen – man braucht es nicht zu tun, man kann es in elementaren Fällen schon selbst, man kann immer den Punkt, den Goethe bezeichnet als denjenigen, hinter dem die Natur ihr offenbares Geheimnis enthüllt, schon finden, wenn man nur die entsprechenden Wege geht –, man kann dadurch, daß der Mensch zuviel Phosphor in sich bekommt, oder daß er mit einer starken Phosphordosis behandelt wird, diesen Zustand hervorrufen. Man kann gewissermaßen dasjenige, was im Leibe der Träger der Ich-Tätigkeit ist, aus dieser Ich-Tätigkeit heraussondern, so daß im Leibe für sich diese Ich-Tätigkeit wie in einem Abbilde vollführt würde. Und was würde die Folge sein? Die Folge würde dann sein, daß gerade unter der Einwirkung der Phosphorkräfte die Blutstätigkeit ihr gewöhnliches Maß überwiegen würde, namentlich im Knochentrakte, und im Knochentrakte gewissermaßen eine Art Hyperämie eintreten würde. Auf diese Weise, durch diese Hyperämie würde dann dasjenige, was nun solch einer übertriebenen Blutgefäßtätigkeit vom Knochenknorpel benachbart ist, wuchern, und es würde dem Verkalkungsprozeß der Knochen entgegengewirkt werden.

Ich habe Ihnen geschildert, was eintreten könnte durch eine Behandlung des Menschen, innerhalb welcher er zuviel Phosphor bekommt, das heißt innerhalb welcher die Funktion, die der Phosphor im menschlichen Organismus vollziehen kann, zu stark ausgeführt wird. Aber diejenigen Kräfte, die draußen in der Welt sind, die in den einzelnen Mineralien verankert sind, sie sind gewissermaßen in einer anderen Form, sagen wir, in einer übersinnlichen Form im Menschen auch vorhanden, und sie können ja im Menschen tätig sein. Der Mensch ist in gewisser Beziehung ein Mikrokosmos. Wenn nun diese Kräfte, die sonst draußen in der Natur im Phosphor verankert sind, wenn diese Kräfte in der Menschenwesenheit wirken, was namentlich im frühen Lebensalter der Fall sein kann, dann entsteht die Erkrankung der Rachitis. Und wir haben dadurch, daß wir so den Zusammenhang des Menschen mit der Weltumgebung durchschauen, die Erkenntnis dann zu gewinnen, daß Entstehung der Rachitis im menschlichen Organismus ein ähnlicher Prozeß ist wie derjenige, der sich in der Entstehung des Phosphors draußen in der Natur vollzieht. Ich deute Ihnen hier aphoristisch und selbstverständlich so, daß nicht alle Glieder einer Beweiskette zusammengeschlossen werden können, in einem bestimmten Falle an, welches eigentlich die Wegrichtung ist, durch die man geisteswissenschaftlich diesen Zusammenhang des Menschen mit der übrigen Welt sucht.

Nun kann man aber weitergehen. Ich habe Ihnen heute früh gezeigt, wie zusammenwirkt in einer Weise, die ich so angedeutet habe, daß ich das Gliedmaßen-Stoffwechselsystem auf der einen Seite, das Nerven-Sinnessystem auf der anderen Seite hatte und das ausgleichende rhythmische System dazu, diese beiden Systeme zusammenwirken. Sehen Sie, da ist es nun so, daß in der Tat dasjenige, was im Gliedmaßen-Stoffwechselsystem unregelmäßig, kränkend wirkt, gerade das Gesundmachende im Kopfsystem ist. Daher haben wir im Kopfsystem des Menschen immer gewisse Funktionen, die vom Phosphor herrühren, aber von einer sehr geringen Menge Phosphor, die sich im Gehirn des Menschen findet. Diese Phosphortätigkeit, man lernt sie auf der anderen Seite kennen in der Art, wie ich Ihnen das jetzt beschrieben habe, im Stoff-

wechsel-Gliedmaßenorganismus als den richtigen Abbau in die Verkalkungsprozesse hinein hemmend. Aber sie müssen vorhanden sein, diese Phosphorprozesse im Gehirn, wo der Abbau vorhanden sein soll, und wo vor allen Dingen dieser Abbau fortwährend fortwirken soll. Mit anderen Worten: Weil wir im Gehirn den Phosphorprozeß anwesend haben, haben wir im Gehirn fortwährend, ich möchte sagen, einen naszierenden Zustand, haben wir eine Art Rachitisentstehung. Darauf beruht gerade unsere Gehirntätigkeit, daß fortwährend der Knochen gebildet sein will, aber fortwährend diese Knochenbildung verhindert wird, nachdem einmal die Schädeldecke ordentlich herumgebildet ist um dieses menschliche Gehirn. Wir haben im menschlichen Gehirn – das ergibt sich der menschlichen Anschauung – ein fortwährendes Hinstreben zur Knochenbildung. Aber diese Knochenbildung ist einmal abgeschlossen in einem bestimmten Lebensalter. Dann wird diese Knochenbildetätigkeit aufgehalten. Also wir haben wirklich hier ein Krankmachendes, das ausgeglichen wird von der anderen Seite, vom anderen Pol des Organismus her, wir haben ein fortwährendes Hinstreben zur Rachitis.
Nun ist das Merkwürdige, daß ein solcher Rhythmus, wie er hier sich im Menschen beobachten läßt, auch in der ganzen übrigen Natur, nur in gewisser Beziehung entgegengesetzt, wiederum vorhanden ist. Wenn wir auf die merkwürdige Bedeutung des Phosphors für das menschliche Gehirn hinblicken, so müssen wir uns ja sagen: Indem der Phosphor aufgenommen wird, wird er verarbeitet bis zum Haupte hinauf. Da macht er innerhalb des menschlichen Organismus selber Veränderungen durch. Er folgt jener Richtung, die die Wachstumsrichtung des Menschen ist. Er gliedert sich ein in diese Wachstumsrichtung des Menschen. Und dieses Eingliedern reduziert gewissermaßen seine Wirksamkeit auf ein Minimum, das verdünnt ihn, und in dieser Verdünnung wirkt er so, daß eben die aufgehaltene Rachitis des Kopfes Träger sein kann gerade derjenigen seelisch-geistigen Prozesse, die durch Vermittlung des menschlichen Hauptes ausgeführt werden müssen. (314, 55ff.)

Dadurch, daß wir den Phosphor haben, ist der Wille da. Und wenn wir zu viel Phosphor haben, dann fängt dieser Wille an zu zappeln. Und wenn dann der Organismus so ist, daß er überhaupt durch seine ganze Zusammensetzung zu viel Phosphor in den Kopf hinaufschickt, dann fängt der Mensch nicht nur an zu zappeln, und wie man sagt, nervös – das hat nichts mit den Nerven, sondern mit dem Phosphor zu tun – herumzuzappeln in der Welt, sondern er fängt an zu toben und wird ein Verrückter, wird tobsüchtig. Wir müssen ein klein wenig Phosphor in uns haben, damit wir überhaupt wollen können. Aber wenn wir zu viel Phosphor machen in uns selber, dann werden wir verrückt. (347, 114)

Zur Polarität von Phosphor- und Silberprozessen

Es ist ganz gewiß etwas außerordentlich Interessantes, physiologisch und anatomisch die Vorgänge in der menschlichen Embryonalbildung zu betrachten. Nun hat man in der menschlichen Embryonalbildung zwei zusammenwirkende Prozesse, die gewöhnlich nicht sehr gut auseinandergelegt werden, wenn man heute anatomisch-physiologisch betrachtet. Man hat zunächst alles das, was sich gruppiert um die Entstehung des befruchteten Eikeimes. Dann alles das, was sich abspielt in das Chorion herein von der Umgebung, von dem Uterus und so weiter, von den weiblichen Umschließungsorganen des Embryo. Wenn man dieses studiert, ist natürlich auch das alles, was dabei Organisation ist, durchzogen nicht nur von physischer Organisation, sondern auch von der ätherischen, astralischen und Ich-Organisation. Wenn man nun aber zunächst diesen Prozeß – ich möchte ihn einen zentrifugalen Prozeß, weil er ein ausstrahlender Prozeß ist, nennen – betrachtet, was von der eigentlichen befruchteten Keimzelle ausgehend, durch die Differenzierung immer mehr und mehr sich entwickelt, und was der zentrale Embryo wird, so hat man auf der einen Seite in diesem Prozesse als Hauptwirkung, als besonders prädominierende Wirkung etwas, was wiedergefunden werden kann in dem Prozesse, der in der Silbersubstanz festgehalten ist. So paradox es klingt: in der Silbersubstanz haben wir etwas, was bis zu der Ausscheidung – eine Ausscheidung ist es ja auch – sich steigern kann, die da stattfindet in der Absonderung der Eizelle im menschlichen Organismus. Im Silber, im Funktionellen des Silbers haben wir überhaupt die Ausscheidungskräfte, die im Menschen wirken, draußen in der Natur, in der Silbersubstanz. Daraus, daß das Silber in einem so eminenten Sinne ausscheidend wirkt, erkennen Sie die ganze ungeheure Bedeutung des Silbers in der entsprechenden Dosierung für den menschlichen Unterleib überhaupt. Und daher kann man, wenn man wiederum mit den nötigen Bindemitteln, den nötigen Zusätzen die Silbersubstanz in feiner Dosierung einführt in den Verdauungsprozeß, gerade auf die Abscheidungsprozesse wirken. Stocken die Abscheidungsprozesse, so kann man da in einer außerordentlich bedeutsamen Weise auf sie wirken.
Aber nehmen wir nun dasjenige, was jetzt zentripetal wirkt, was ausgeht vom Uterus, also hineingeht von außen, so haben wir da wiederum im eminenten Sinne in einer äußeren Substanz nämlich im Phosphor, dasjenige, was da ausgeht von den Wänden der weiblichen Gebärorgane nach innen, was von dort ausgeht und gegen den Embryo zu wirkt. Wiederum sieht man daraus, welche Bedeutung in den Kräften liegt, die im Funktionieren des Phosphors enthalten sind. Sie wirken gerade im entgegengesetzten Sinne als Silber; sie wirken so, daß sie alles in den Menschen hineintreiben. Während zum Beispiel das Silber

namentlich für den Unterleib die ausscheidende Tendenz entwickelt, entfaltet der Phosphor die in den Leib hineintreibenden Tendenzen. So daß man im Silber etwas hat, was im eminentesten Sinne die Formen des physischen Leibes des Menschen hervorruft, wogegen man im Phosphor etwas hat, was diese Formen auslöscht, was hineintreibt in den Menschen und die physische Organisation auslöscht, diese physische Organisation auslöschend macht für den astralischen Leib und das Ich. Es ist also der Phosphor dasjenige, was die astralische Organisation und das Ich heraustreibt aus dem Menschen. In dieser Beziehung sind Silber und Phosphor polarisch einander entgegengesetzte Substanzen. (319, 119f.)

Antimonprozesse und Albuminisierung

Wenn man in einer gewissen mäßigen Dosierung das Antimon in den menschlichen Organismus einführt, so kann man an den verschiedenen Vorgängen studieren, wie in der Tat dieselben Kräfte, die sich so verhalten, wie ich es jetzt geschildert habe am Antimon, im menschlichen Organismus ihre Fortsetzung erfahren, und wie sie da allerlei Kräfteformen, allerlei Wirkungsformen annehmen.

Diese Wirkungsformen – ich kann natürlich die Einzelheiten, die Belege hier nicht auseinandersetzen, will Ihnen nur dasjenige, was eben innerer Zusammenhang ist, kurz skizzieren –, diese Prozesse also, die da im menschlichen Organismus auftreten, treten zum Beispiel besonders stark überall da auf, wo Blut gerinnt. Also sie verstärken, sie befördern das Blutgerinnen. Aber untersucht man nun mit denjenigen Methoden, die eben auch zu der Dreigliederung des menschlichen Organismus gehören, die uns allmählich in die menschliche Wesenheit hineinschauen lassen und erkennen lassen, wie die einzelnen Systeme in den verschiedenen Organen sich verhalten, schaut man so in den menschlichen Organismus hinein, so findet man, daß dasjenige, was im Antimon lebt, nicht bloß draußen im mineralischen Antimon lebt, sondern daß das tatsächlich ein Kräftezusammenhang ist, der im menschlichen Organismus selber lebt, der immer im menschlichen Organismus, im gesunden Organismus vorhanden ist, und der nun im kranken menschlichen Organismus auch Formen annimmt von der Art, wie ich es Ihnen jetzt auseinandergesetzt habe. Dieser, ich möchte sagen, im menschlichen Organismus selber vorhandene Antimonprozeß, ist einem anderen Prozeß polarisch entgegengesetzt. Er ist entgegengesetzt dem Prozesse, der überall da auftritt, wo die plastisch tätigen Kräfte, zum Beispiel die zellenbildenden Kräfte auftreten, die zellenrundenden Kräfte, wo also dasjenige auftritt, was eigentlich die Zellsubstanz des menschlichen Organismus bildet. Ich möchte diese Kräfte, weil sie vorzugs-

weise zum Beispiel in der Eiweißsubstanz enthalten sind, die albuminisierenden Kräfte nennen. Und so haben wir im menschlichen Organismus die Kräfte, die wir draußen in der Natur, im Antimon namentlich, dann finden, wenn wir das Antimon zum Beispiel der Verbrennung unterwerfen und bis zum Antimonspiegel bringen. Die Kräfte, die draußen im Antimon wirken, die haben wir also im menschlichen Organismus auch wirkend. Wir haben aber auch die entgegengesetzten Kräfte wirksam, die albuminisierenden Kräfte, welche die Antimonkräfte zum Stillstand bringen, wegschaffen.
Diese zwei Kräftesysteme, albuminisierende und antimonisierende Kräfte, die wirken nun einander so entgegen, daß sie im menschlichen Organismus in einem gewissen Gleichgewicht stehen müssen. (319, 18f.)

Man hat [...] im Blute gewissermaßen den Gleichgewichtszustand zwischen formbildenden und formauflösenden Kräften. Das Antimon kann [...] die formbildenden Kräfte des menschlichen Organismus in das Blut überführen, wenn dazu der Weg durch die Verbindung mit dem Schwefel gebahnt wird. Daher sind die Kräfte des Antimons diejenigen, welche in der Gerinnung des Blutes wirken. Geisteswissenschaftlich stellt sich die Sache so heraus, daß der astralische Leib in denjenigen Kräften, die zur Gerinnung des Blutes führen, verstärkt wird. Man muß im astralischen Leibe den Antimonkräften ähnliche Kräfte sehen, die im Organismus von innen nach außen zentrifugal wirken. Diesen antimonisierenden Kräften wirken entgegen die von außen nach innen gerichteten Kräfte, die das Blut verflüssigen und verflüssigtes Blut plastisch in den Dienst der Körperbildung stellen. In der Richtung dieser Kräfte wirken auch diejenigen des Eiweißes. Die im Eiweißprozeß enthaltenen Kräfte verhindern fortdauernd die Gerinnung des Blutes. (27, 131)

[..] Was im Antimon wirkt, ist eigentlich überall vorhanden. Überall wirkt, wenn ich den Ausdruck bilden darf, die antimonisierende Kraft. Diese antimonisierende Kraft ist nun dasjenige, was im Menschen auch regulierend wirkt, aber so, daß der Mensch diese antimonisierende Kraft in seinem Normalzustande vom Außerirdischen her bezieht. Gewissermaßen vom Außerirdischen her bezieht er dasjenige, was das Antimon konzentriert herstellt. In normalem Zustande wendet er sich nicht an die antimonisierende Kraft im Irdischen und das, was im Antimon konzentriert ist, sondern er wendet sich an die äußere, außerirdische Kraft des Antimons. Und da liegt es natürlich nahe, jetzt zu fragen: Was ist denn im Außerirdischen diese antimonisierende Kraft?
Sie ist das Zusammenwirken, planetarisch gesprochen, von Merkur, Venus und Mond. Wenn diese nicht jedes einzeln wirken, sondern zusammen wir-

ken, dann wirken sie nicht merkurialisch, nicht silberig, nicht kupferig, dann wirken sie, wie eben in der Erde das Antimon wirkt. Das ist etwas, was ja natürlich einfach dadurch untersucht werden muß, daß man solche Konstellationen in ihrer Wirkung auf den Menschen aufsucht, wo sich die drei Kräfte, die Mondenkraft, die Merkurkraft und die Venuskraft, wo sich diese neutralisieren durch entsprechende Oppositions- und Quadrantenstellung. Wenn sie sich neutralisieren, wenn sie alle drei so zueinander wirken, daß sie sich eben neutralisieren, dann findet dieselbe Wechselwirkung statt, die mit der Antimonwirkung etwas zu tun hat, die im Antimon von der Erde in Anspruch genommen wird. In allem, was Antimon auf der Erde ist, wirkt von der Erde aus dieselbe Kraft, die von diesen drei planetarischen Körpern vom Außerirdischen aus auf die Erde wirkt.

Da komme ich auf etwas, was ich doch erwähnen muß. Nämlich bei der Erdenkonstitution ist es so, daß man eigentlich unrichtig redet, wenn man bei so etwas wie dem Antimon von dem einzelnen Stück bloß redet. Es ist alles Antimon in der Erdenorganisation eine Einheit, wie alles Silber und alles Gold der Erde eine Einheit ist. Es kommt gar nicht so sehr auf das einzelne Stück an. Wenn Sie das einzelne Stück Antimon aus der Erde wegnehmen, so wühlen Sie einfach in dem Gesamtantimonleib der Erde, der ihr eingegliedert ist. Also das gehört dazu zu dem gesamten Antimonleib. Da haben wir also geschildert auf der einen Seite alles dasjenige, was gewissermaßen durch die Antimonwirkung anschaulich wird. Allem Wirken stehen nun in der Natur Gegenwirkungen gegenüber. Gerade durch das Hin- und Herpendeln von Wirkung und Gegenwirkung entstehen immer die gestalteten Körper.

Nun sehen Sie, diese gegenwirkenden Kräfte müssen wir nun aufsuchen. Diese gegenwirkenden Kräfte zeigen sich uns dann, wenn wir erkennen können, durchschauen können, daß ja die Antimonkräfte in dem Augenblick auf den Menschen wirken, wo irgend etwas, was eigentlich im Innern des Menschen geregelt ist, nach außen drängt. Diese Antimonkräfte sind es nämlich gerade, die in der Gerinnung des Blutes wirken. Da drinnen wirkt das Antimonisierende. Überall wo das Blut in seinem Bestande, in seiner Strömung die Tendenz zum Gerinnen zeigt, da ist antimonisierende Kraft. Überall da, wo das Blut sich entziehen will dieser gerinnenden Kraft, da sind die Gegenwirkungen da. So daß wir da, wo uns die Bluter entgegentreten, kurioserweise finden die antiantimonisierenden Kräfte. Da haben Sie die anti-antimonisierenden Kräfte. Diese anti-antimonisierenden Kräfte sind aber identisch mit dem, was ich nennen möchte – wenn ich das Wort bilden darf – die albuminisierenden Kräfte, die eiweißstoffbildenden Kräfte, die so organisierend wirken, daß sie die Bildung des Eiweißes fördern. Denn wiederum dasjenige, was das Blut am Gerinnen verhindert, sind die eiweißbildenden Kräfte.

Auf diese Weise kommen wir zu einer Erkenntnis der Beziehungen des Antimonisierenden und des Albuminisierenden im menschlichen Organismus. Ich muß schon sagen, ich glaube, wenn man dieses Wechselspiel des Antimonisierenden und des Albuminisierenden studieren würde, dann würde man gründliche Erkenntnisse im Erkrankungs- und Heilungsprozesse gewinnen. Denn was sind albuminisierende Prozesse? Es sind diejenigen Prozesse, durch welche alles Plastische, alles Gestaltende in der Natur dem menschlichen und auch dem tierischen Organismus für seine Substanzbildung einverleibt wird. Die antimonisierenden Kräfte sind diejenigen, welche gewissermaßen von außen hereinwirkend die plastischen Künstler sind, die der organbildenden Substanz die Form geben. So haben zu den inneren organisierenden Kräften der Organe die Antimonkräfte eine gewisse Beziehung. (312, 354ff.)

Über Fluor- und Magnesiumprozesse

[Die] Lebensperioden sind [...] mit intimen Vorgängen im menschlichen Organismus verbunden, und man kann sagen: die erste Lebensperiode, die mit dem Zahnwechsel ihren Abschluß findet, ist wirklich das, was ich öfter charakterisiert habe, es ist ein Sich-Beschränken, ein gewissermaßen Sich-Konzentrieren der ganzen menschlichen Organtätigkeit auf das Abscheiden des festen Gerüstes, auf das Einfügen des festen Gerüstes. Den Schlußpunkt erreicht das, indem dieses feste Gerüste nach außen eben die Zähne schickt. Nun liegt es ja auf der Hand, daß dieses Schießen ins Festsein in dem ja noch zum großen Teile flüssigen Menschen, daß dieses Schießen ins Feste zu tun haben müsse mit der ganzen Bildung der menschlichen Gestalt und namentlich insbesondere mit der Bildung der menschlichen Gestalt nach der Peripherie hin. Und da ist es sehr bemerkenswert, daß wir einen innigen Anteil an all dem, was da zustande kommt, zwei Substanzen zuschreiben müssen, die eigentlich sonst viel zuwenig im menschlichen Organismus beachtet werden, das ist das Fluor und das Magnesium. Fluor und Magnesium spielen in ihrer, ich möchte sagen, Verdünnung, in der sie im menschlichen Organismus vorkommen, gerade in diesem kindlichen Prozeß bis zum Zahnwechsel hin eine ganz hervorragende Rolle. Das, was da geschieht an diesem Eingliedern der Verfestigung in den menschlichen Organismus, das ist ein fortwährendes Wechselwirken der Magnesiumkräfte und der Fluorkräfte, wobei die Kräfte des Fluors die Rolle übernehmen, im Menschen wie ein plastischer Künstler zu wirken, abzurunden, das Strahlende aufzuhalten, die Magnesiumkräfte aber strahlend wirken, die Faserbündel und dergleichen organisieren, damit sich dann die Kalksubstanz dahinein organisieren kann. Und Sie behaupten eigentlich nichts Unsinniges, sondern etwas, was gerade ungeheuer zusammentrifft mit dem, was in der Natur vorgeht, wenn Sie sagen: Ein Zahn entsteht einfach dadurch, daß ihn in bezug auf seinen Umfang, seinen Zement und Schmelz der Plastiker Fluor bildet und daß hineingießt dasjenige, was da plastiziert werden soll, das Magnesium. – Daher ist es von so großer Bedeutung, ich möchte sagen, gewissermaßen den Waagebalken richtig zu stellen für das erste Kindesalter zwischen der Zufuhr von Magnesium und der Zufuhr von Fluor, und Sie werden es immer erleben, daß die Zähne früh schadhaft werden müssen, wenn dieser Waagebalken nicht ordentlich gestellt ist. Es ist notwendig, daß man gleich beim ersten Zahn anfängt, die Zahnbildung des Kindes zu beobachten, ob es den Schmelz weniger entwickelt oder ob es einen nach der Kleinheit hingehenden Zahnwuchs hat [...], und daß man dann dafür sorgt, daß durch die entsprechende Diät entweder dem einen oder dem anderen Übel abgeholfen werde durch die Zufuhr von Fluor oder durch die Zufuhr von Magnesium in den entsprechenden Verbindungen. Das läßt uns geradezu in den Bildungsprozeß des Menschen hineinsehen. Wir finden diese Wechselwirkung zwischen Magnesium und Fluor, also zwischen etwas, was stark außermenschlich ist seiner Substanzkonstitution nach in den ersten Lebensjahren, weil in diesen ersten Lebensjahren wirklich der Mensch stark nur ein Glied der Außenwelt ist. Da ist das Fluor von der Außenwelt entnommen, vom Außermenschlichen, das der strahlenden Wirkung des Metalls entgegenstrebt. (312, 241f.)

Sie werden den ganzen zahnbildenden Prozeß verstehen, wenn Sie ihn zusammen schauen mit anderen Vorgängen im menschlichen Organismus, die ja im Grunde scheinbar recht ferne liegen von diesem Zahnbildeprozeß. Wenn Sie ihn zum Beispiel zusammenhalten mit einer Erscheinung, die Ihnen ja gut genug bekannt ist, aber deren richtige Bewertung man erst vollzieht, wenn man sie eben mit dem Zahnbildungsprozeß richtig zusammenzudenken versteht. Es ist eine Erscheinung, die vorkommt, daß Mädchen ganz gesunde Zähne haben: sie überstehen die erste Entbindung und sie haben nachher verdorbene Zähne. Das ist etwas, was außerordentlich gründlich aufklärend wirkt über den Zusammenhang gerade der Zahnschmerzen, der Zahnschäden mit der ganzen Konstitution des Organismus. Ferner muß man doch die außerordentlich interessante Beziehung gerade dessen, was in den Zähnen vorgeht, mit der Neigung des Menschen zu Hämorrhoidalleiden in Erwägung ziehen. Das alles sind Zusammenhänge, die gerade beweisen, wie das, was am meisten mineralisierend im Menschen wirkt – denn die Zahnbildung ist das am meisten Mineralisierende –, wie das auf der anderen Seite doch innig zusammenhängt mit dem Gesamtorganisationsprozeß des Menschen und sich, ich möchte sagen, in seiner Abhängigkeit, in seinem Verhältnis bis zum anderen Ende des Menschen eigentlich offenbart.
Sehr beeinflußt wird man ja mit Bezug auf die Beurteilung des Zahnbildepro-

zesses dadurch, daß es ja nicht zu leugnen ist, daß der Zahnbildeprozeß in seinem Abschlusse, wenn es zur äußeren, außer dem Zahnfleisch befindlichen Zahnumhüllung kommt, zunächst etwas ist, wo die menschliche Organisation wirklich als Mineralisches der Außenwelt übergeben ist, wo in einer fast völligen Weise dasjenige, was im Zahnüberzug, im Schmelz, da ist, etwas Abgeschlossenes ist und Ernährungsprozesse da nicht mehr stattfinden, daß gewissermaßen da etwas vorliegt, was ganz und gar unorganischer Natur geworden ist. Ja, ich glaube doch gestern schon angedeutet zu haben, daß es auf diesen gewissermaßen aufsteigenden Prozeß weniger ankommt als auf den beim Zahnbilden fortwährend das ganze Leben hindurch vor sich gehenden Abbauprozeß. Und wenn es auf der einen Seite auch zugegeben werden muß, daß an diesem peripherischen Ende der menschlichen Organisation, wo sich das Äußerste des Zahnes entwickelt, da die innere Organisation im Aufbauenden noch wenig tun kann, so darf aber nicht vergessen werden, daß diese innere Organisation mit dem Abbau zusammenhängt, mit dem Zerstörungsprozeß, und daß in der Tat die Frage viel wichtiger ist als die andere: Wie verzögert man die Anlage im Menschen zum Abbau dieses Prozesses? – Denn das wäre ein vollständiger Irrtum, wenn man glauben würde, daß nun dieser Abbau ganz und gar bloß von äußeren Insulten herrühren würde. Das ist also dasjenige, was berücksichtigt werden muß.

Nun handelt es sich ferner darum, daß ja gerade das, was ich gestern über die Funktion des Fluors mit Bezug auf die Zahnbildung gesagt habe, sich im wesentlichen natürlich bezieht auf jene Kindheitsperiode, in der der Zahnbildungsprozeß von innen nach außen geht, in dem, was sich eben eigentlich erst vorbereitet, denn er bereitet sich tief im Innern des Organismus, im ganzen Organismus vor, bevor die zweiten Zähne außen erscheinen. Dieser Fluorbildungsprozeß, der hat dann seine Kulmination darinnen, daß gewissermaßen in der Substanz an der Zahnoberfläche etwas vorliegt, worinnen das Fluor zu einer Art stabilem Gleichgewichtszustand gekommen ist, wo es gebunden ist an die Substanz und in gewissem Sinne ruht. Aber es wird in seiner Ruhe erschüttert, indem die Zähne sich zurückbilden, indem sie dem Zerstörungsprozeß entgegengehen. Da ist ein feiner Prozeß vorhanden, der vom Zahn ausgeht und zusammenhängt mit einem durch das Fluor bedingten Gestaltungsprozeß, der den ganzen Organismus erfüllt und der doch für das ganze Leben des Menschen erhalten bleibt. (312, 312ff.)

Die Zähne sieht man materialistisch eben mehr oder weniger als bloße Kauwerkzeuge an. Das sind sie aber nicht bloß. Daß sie eine Doppelnatur haben, das kann schon ersichtlich werden daraus, daß sie, wenn man sie nur chemisch untersucht, als so etwas erscheinen, was mit dem Knochensystem zu tun hat.

Aber entwickelungsgeschichtlich sind sie eigentlich aus dem Hautsystem heraus. Gerade die Zähne haben eine Doppelnatur, nur verbirgt sich die zweite Natur der Zähne außerordentlich stark. Vergleichen Sie doch einmal ein Tiergebiß mit einem Menschengebiß, dann werden Sie sehen, daß dasjenige, was ich in der allerersten Stunde hier gesagt habe, gerade am Tiergebiß so stark zum Ausdruck kommt, dieses Hinunterlastende, was ich durch das ganze Affenskelett darstellen wollte. Beim Menschengebiß sieht man, ich möchte sagen, in einer gewissen Weise im Gebisse selbst die Wirkung der vertikalen Linie. Das hängt damit zusammen, daß in der Tat die Zähne nicht nur Kauwerkzeuge, sondern sehr wesentliche Saugwerkzeuge sind, daß sie erstens mechanisch nach außen wirken, zweitens aber, daß in ihnen eine sehr feine, vergeistigte Saugwirkung nach innen liegt. Da müssen wir fragen: Was saugen denn die Zähne eigentlich ein? – Sie saugen nämlich im Grunde, solange sie es können, das Fluor ein. Die Zähne saugen das Fluor ein, sie sind Fluorsaugapparate. Der Mensch braucht nämlich ganz kleine Quantitäten von Fluor in seinem Organismus, und wenn er sie nicht hat – ja, da muß ich etwas sagen, was Sie vielleicht schockieren wird –, dann wird er zu gescheit. Er wird zu gescheit. Er bekommt eine Gescheitheit, die ihn fast vernichtet. Er wird nämlich durch diese Fluorwirkungen auf das richtige Maß von Dummheit, das wir schon einmal brauchen, damit wir Menschen sind, herabgestimmt. Man braucht das Fluor in kleinen Quantitäten als fortwährendes Gegenmittel gegen das Zugescheitwerden. Und frühes Schadhaftwerden der Zähne, was eine Beeinträchtigung der Fluorwirkungen ist, deutet hin auf eine zu starke Inanspruchnahme der fluorsaugenden Wirkung der Zähne, das deutet darauf hin, daß der Mensch durch irgend etwas [...] veranlaßt wird, sich gegen Dummheit zu helfen. Also er vernichtet gewissermaßen seine Zähne, damit ihn die Fluorwirkung nicht zu dumm macht. Denken Sie an diesen ganz außerordentlich feinen Zusammenhang: Man kriegt schadhafte Zähne, damit man nicht zu dumm wird. Daraus sehen Sie den innigen Zusammenhang zwischen dem, was dem Menschen Nutzen bringt auf der einen Seite, und dem, was hinpendelt nach dem, was dem Menschen Schaden bringen kann. Wir brauchen unter gewissen Umständen die Fluorwirkungen, damit wir nicht zu gescheit werden. Aber wir können uns dadurch schaden, daß wir sie eben zu stark machen, dann ruinieren wir durch unsere Organtätigkeit unsere Zähne.
Das sind Dinge, die ich Sie bitte wohl zu überdenken, denn sie hängen zusammen mit außerordentlich bedeutungsvollen Dingen im menschlichen Organismus. (312, 310f.)

[...] Alles das, was wir an Zusammenspiel der Hände- und Fußwirkungen haben, das sind [...] makroskopisch angesehen die Fluorwirkungen, die Konstitution, die da entsteht, wenn gelenkig, beweglich die Finger werden, wenn gelenkig die Beine werden, das ist Fluorwirkung, nicht das, was man atomistisch dahinein phantasiert, sondern was im menschlichen Organismus an seiner Oberfläche erscheint, und das da nach innen fortgesetzt wird; dieses innere Fortsetzen desjenigen, was da geschieht in der äußeren Tätigkeit, das ist Fluorwirkung. (312, 318)

Zur physiologischen Wirksamkeit von Säuren, Basen und Salzen

Sie wissen, daß gewisse Substanzen im menschlichen Organismus einfach dadurch wirken, daß sie auftreten entweder indem sie an Basen gebunden sind oder indem sie an Säuren gebunden sind oder neutral, wie man sagt in der Wissenschaft, auftreten in Salzen. Aber dieses Verhalten von Basen zu Säuren als entgegengesetzter polarischer Kräftesysteme, die dann zu einer Art von Neutralität gehen in Salzen, das erschöpft die Sache nicht, sondern hier muß in Betracht kommen, wie sich dieses Dreifache, Säuren, Basen, Salze, überhaupt im Menschen zu der ganzen Richtung seiner Organkräfte verhält. Da wird man finden, daß alles Basische eine Tendenz hat, zu unterstützen jene Wirkungen des Menschen, welche beginnen, sagen wir, im Munde und in der Verdauung sich fortsetzen, von vorn nach rückwärts; ebenso haben alle anderen Prozesse damit zu tun, welche von vorn nach rückwärts verlaufen. Basen haben mit dieser Richtung von vorn nach rückwärts etwas zu tun, Säuren mit der umgekehrten. Nur dann, wenn man den Gegensatz des Vorne-Menschen und des rückwärtigen Menschen ins Auge faßt, kommt man eigentlich auf den Gegensatz zwischen dem Basischen und dem Säurehaften. Dazu verhält sich das Salzhafte als zur Erde sich hin richtend, senkrecht stehend auf den beiden. Alle diejenigen Wirkungen, die von oben nach unten verlaufen, sind dasjenige, in das sich das Salzige hineinwirft. So daß man diese drei Richtungen durchaus berücksichtigen muß, wenn man nachdenken will: Wie stellt sich nun der Mensch in das Basische, in das Säurehafte und in das Salzige hinein? – Da haben Sie wieder ein solches Beispiel, wie Sie durch die Beobachtung des Menschen eine Brücke schlagen zwischen der rein äußerlichen metallischen Chemie und dem Physiologischen, denn da haben Sie die Richtkräfte. Da haben Sie auch die ganze Verwandtschaft des Salzigen mit der Erde gegeben, und da haben Sie das Ganze gegeben, was das Basische und das Säurehafte hat, das man etwa so schematisch zeichnen könnte: wenn hier Erde ist, hat das Salzige die Tendenz zur Erde hin und das Basische und das Säurehafte die Tendenz, im Kreise um die Erde herumzulaufen. Und damit hängt es wieder zusammen, daß einfach dadurch, daß man in gewisser Weise mit den im Organismus gegebenen Richtungen des Funktionierens sich bekannt macht, man auch wiederum eingreifen kann in diese Richtungen des Funktionierens. (312, 244f.)

Titelübersicht

Sachregister

Herausgebernotiz

Titelübersicht

In dieser Quellensammlung sind folgende Bände
der Rudolf Steiner Gesamtausgabe (GA) des Rudolf Steiner Verlages zitiert:

Abteilung A. Schriften

I. Werke

GA-Nr.	Titel, ggf. Erstveröffentlichung und verwendete Ausgabe
4	Die Philosophie der Freiheit. Grundzüge einer modernen Weltanschauung. Seelische Beobachtungsresultate nach naturwissenschaftlicher Methode (1894): 6. Auflage 1995
11	Aus der Akasha-Chronik (1904-08): 6. Auflage 1986
13	Die Geheimwissenschaft im Umriß: 30. Auflage 1989
15	Die geistige Führung des Menschen und der Menschheit (1911): 10. Auflage 1987
21	Von Seelenrätseln (1917): 5. Auflage 1983
25	Kosmologie, Religion und Philosophie: 3. Auflage 1979
26	Anthroposophische Leitsätze (1924/25): 9. Auflage 1989
27	Grundlegendes zu einer Erweiterung der Heilkunst nach geisteswissenschaftlichen Erkenntnissen (1925): 6. Auflage 1984
35	Philosophie und Anthroposophie. Gesammelte Aufsätze 1904-1923: 2. Auflage 1984
45	Anthroposophie. Ein Fragment: 3. Auflage 1980

Abteilung B. Vorträge

I. Öffentliche Vorträge

GA-Nr.	Titel
53	Ursprung und Ziel des Menschen: 2. Auflage 1981
55	Die Erkenntnis des Übersinnlichen in unserer Zeit: 2. Auflage 1983
56	Die Erkenntnis der Seele und des Geistes: 2. Auflage 1986
57	Wo und wie findet man den Geist? 2. Auflage 1984
59	Metamorphosen des Seelenlebens. Pfade der Seelenerlebnisse. Zweiter Teil: 1. Auflage 1984
60	Antworten der Geisteswissenschaft auf die großen Fragen des Daseins: 2. Auflage 1983

61 Menschengeschichte im Lichte der Geistesforschung: 2. Auflage 1983
63 Geisteswissenschaft als Lebensgut: 2. Auflage 1986
65 Aus dem mitteleuropäischen Geistesleben: 2. Auflage 2000
66 Geist und Stoff, Leben und Tod: 2. Auflage 1988
67 Das Ewige in der Menschenseele. Unsterblichkeit und Freiheit: 2. Auflage 1992
72 Freiheit – Unsterblichkeit – Soziales Leben: 1. Auflage 1990
73 Die Ergänzung heutiger Wissenschaft durch Anthroposophie: 2. Auflage 1987
74 Die Philosophie des Thomas von Aquino: 4. Auflage 1993
76 Die befruchtende Wirkung der Anthroposophie auf die Fachwissenschaften: 2. Auflage 1977
77a Die Aufgabe der Anthroposophie gegenüber Wissenschaft und Leben: 1. Auflage 1997
78 Anthroposophie, ihre Erkenntniswurzeln und Lebensfrüchte: 3. Auflage 1986
79 Die Wirklichkeit der höheren Welten: 2. Auflage 1988
82 Damit der Mensch ganz Mensch werde: 2. Auflage 1994
83 Westliche und östliche Weltgegensätzlichkeit: 3. Auflage 1981
84 Anthroposophie als Zeitforderung. Was wollte das Goetheanum und was soll die Anthroposophie? 2. Auflage 1986
93a Grundelemente der Esoterik: 3. Auflage 1987
96 Ursprungsimpulse der Geisteswissenschaft: 2. Auflage 1989
97 Das christliche Mysterium: 3. Auflage 1998
99 Die Theosophie des Rosenkreuzers: 7. Auflage 1985

II. Vorträge vor Mitgliedern der Anthroposophischen Gesellschaft

100 Menschheitsentwickelung und Christus-Erkenntnis: 2. Auflage 1981
101 Mythen und Sagen. Okkulte Zeichen und Symbole: 2. Auflage 1992
102 Das Hereinwirken geistiger Wesenheiten in den Menschen: 4. Auflage 2001
103 Das Johannes-Evangelium: 10. Auflage 1981
107 Geisteswissenschaftliche Menschenkunde: 5. Auflage 1988
109 Das Prinzip der spirituellen Ökonomie im Zusammenhang mit Wiederverkörperungsfragen: 3. Auflage 2000
110 Geistige Hierarchien und ihre Widerspiegelung in der physischen Welt: 7. Auflage 1991

114 Das Lukas-Evangelium: 8. Auflage 1985
115 Anthroposophie – Psychosophie – Pneumatosophie: 4. Auflage 2001
116 Der Christus-Impuls und die Entwickelung des Ich-Bewusstseins: 4. Auflage 1982
118 Das Ereignis der Christus-Erscheinung in der ätherischen Welt: 3. Auflage 1984
119 Makrokosmos und Mikrokosmos: 3. Auflage 1988
120 Die Offenbarungen des Karma: 8. Auflage 1992
123 Das Matthäus-Evangelium: 7. Auflage 1989
124 Exkurse in das Gebiet des Markus-Evangeliums: 4. Auflage 1995
125 Wege und Ziele des geistigen Menschen: 2. Auflage 1992
127 Die Mission der neuen Geistesoffenbarung: 2. Auflage 1989
128 Eine okkulte Physiologie: 5. Auflage 1991
129 Weltenwunder, Seelenprüfungen und Geistesoffenbarungen: 6. Auflage 1995
130 Das esoterische Christentum und die geistige Führung der Menschheit: 4. Auflage 1995
131 Von Jesus zu Christus: 7. Auflage 1988
132 Die Evolution vom Gesichtspunkt des Wahrhaftigen: 7. Auflage 1999
134 Die Welt der Sinne und die Welt des Geistes: 5. Auflage 1990
136 Die geistigen Wesenheiten in den Himelskörpern und Naturreichen: 6. Auflage 1996
140 Okkulte Untersuchungen über das Leben zwischen Tod und neuer Geburt: 4. Auflage 1990
141 Das Leben zwischen Tod und neuer Geburt im Verhältnis zu den kosmischen Tatsachen: 5. Auflage 1997
145 Welche Bedeutung hat die okkulte Entwickelung des Menschen für seine Hüllen – physischen Leib, Ätherleib, Astralleib – und sein Selbst?: 5. Auflage 1986
151 Der menschliche und der kosmische Gedanke: 6. Auflage 1990
153 Inneres Wesen des Menschen und Leben zwischen Tod und neuer Geburt: 6. Auflage 1997
154 Wie erwirbt man sich Verständnis für die geistige Welt? 2. Auflage 1985
155 Christus und die menschliche Seele: 3. Auflage 1994
156 Okkultes Lesen und okkultes Hören: 2. Auflage 1987
157 Menschenschicksale und Völkerschicksale: 3. Auflage 1981
157a Schicksalsbildung und Leben nach dem Tode: 3. Auflage 1981
158 Der Zusammenhang des Menschen mit der elementarischen Welt:

4. Auflage 1993
159 Das Geheimnis des Todes: 2. Auflage 1980
161 Wege der geistigen Erkenntnis und der Erneuerung künstlerischer Weltanschauung: 2. Auflage 1999
162 Kunst- und Lebensfragen im Lichte der Geisteswissenschaft: 2. Auflage 2000
163 Zufall, Notwendigkeit und Vorsehung: 2. Auflage 1986
165 Die geistige Vereinigung der Menschheit durch den Christus-Impuls: 2. Auflage 1981
167 Gegenwärtiges und Vergangenes im Menschengeiste: 2. Auflage 1962
168 Die Verbindung zwischen Lebenden und Toten: 4. Auflage 1995
169 Weltwesen und Ichheit: 3. Auflage 1998
170 Das Rätsel des Menschen. Die geistigen Hintergründe der menschlichen Geschichte: 3. Auflage 1992
171 Innere Entwicklungsimpulse der Menschheit. Goethe und die Krisis des neunzehnten Jahrhunderts: 2. Auflage 1984
172 Das Karma des Berufes in Anknüpfung an Goethes Leben: 5. Auflage 1991
173 Zeitgeschichtliche Betrachtungen. Das Karma der Unwahrhaftigkeit: 2. Auflage 1978
174a Mitteleuropa zwischen Ost und West: 2. Auflage 1982g
174b Die geistigen Hintergründe des Ersten Weltkrieges: 2. Auflage 1994
175 Bausteine zu einer Erkenntnis des Mysteriums von Golgatha: 3. Auflage 1996
177 Die spirituellen Hintergründe der äußeren Welt: 5. Auflage 1999
178 Individuelle Geistwesen und ihr Wirken in der Seele des Menschen: 4. Auflage 1992
179 Geschichtliche Notwendigkeit und Freiheit. Schicksalseinwirkungen aus der Welt der Toten: 4. Auflage 1993
180 Mysterienwahrheiten und Weihnachtsimpulse. Alte Mythen und ihre Bedeutung: 2. Auflage 1980
181 Erdensterben und Weltenleben. Anthroposophische Lebensgaben. Bewusstseins-Notwendigkeiten für Gegenwart und Zukunft: 3. Auflage 1991
183 Die Wissenschaft vom Werden des Menschen: 2. Auflage 1990
184 Die Polarität von Dauer und Entwickelung im Menschenleben: 2. Auflage 1983
185 Geschichtliche Symptomatologie: 3. Auflage 1982
186 Die soziale Grundforderung unserer Zeit. In geänderter Zeitlage: 3. Auflage 1990

188 Der Goetheanismus – ein Umwandlungsimpuls und Auferstehungsgedanke: 3. Auflage 1982
189 Die soziale Frage als Bewusstseinsfrage: 3. Auflage 1980
190 Vergangenheits- und Zukunftsimpulse im sozialen Geschehen: 3. Auflage 1980
191 Soziales Verständnis aus geisteswissenschaftlicher Erkenntnis: 3. Auflage 1989
192 Geisteswissenschaftliche Behandlung sozialer und pädagogischer Fragen: 2. Auflage 1991
194 Die Sendung Michaels: 4. Auflage 1994
195 Weltsilvester und Neujahrsgedanken: 3. Auflage 1986
196 Geistige und soziale Wandlungen in der Menschheitsentwickelung: 2. Auflage 1992
197 Gegensätze in der Menschheitsentwickelung: 3. Auflage 1996
198 Heilfaktoren für den sozialen Organismus: 2. Auflage 1984
199 Geisteswissenschaft als Erkenntnis der Grundimpulse sozialer Gestaltung: 2. Auflage 1985
200 Die neue Geistigkeit und das Christus-Erlebnis des zwanzigsten Jahrhunderts: 3. Auflage 1980
201 Entsprechungen zwischen Mikrokosmos und Makrokosmos. Der Mensch – eine Hieroglyphe des Weltenalls: 2. Auflage 1987
202 Die Brücke zwischen der Weltgeistigkeit und dem Physischen des Menschen: 4. Auflage 1993
203 Die Verantwortung des Menschen für die Weltentwickelung: 2. Auflage 1989
204 Perspektiven der Menschheitsentwickelung: 1. Auflage 1979
205 Menschenwerden, Weltenseele und Weltengeist - Erster Teil: 2. Auflage 1987
206 Menschenwerden, Weltenseele und Weltengeist – Zweiter Teil: 2. Auflage 1991
207 Anthroposophie als Kosmosophie. Erster Teil: 3. Auflage 1990
208 Anthroposophie als Kosmosophie. Zweiter Teil: 3. Auflage 1992
209 Nordische und mitteleuropäische Geistimpulse: 2. Auflage 1982
210 Alte und neue Einweihungsmethoden: 2. Auflage 2001
211 Das Sonnenmysterium und das Mysterium von Tod und Auferstehung: 2. Auflage 1986
212 Menschliches Seelenleben und Geistesstreben im Zusammenhange mit Welt- und Erdentwickelung: 2. Auflage 1998
213 Menschenfragen und Weltenantworten: 2. Auflage 1987
214 Das Geheimnis der Trinität: 3. Auflage 1999

215 Die Philosophie, Kosmologie und Religion in der Anthroposophie: 2. Auflage 1980
216 Die Grundimpulse des weltgeschichtlichen Werdens der Menschheit: 3. Auflage 1988
218 Geistige Zusammenhänge in der Gestaltung des menschlichen Organismus: 3. Auflage 1992
219 Das Verhältnis der Sternenwelt zum Menschen und des Menschen zur Sternenwelt: 6. Auflage 1994
220 Lebendiges Naturerkennen, intellektueller Sündenfall und spirituelle Sündenerhebung: 2. Auflage 1982
221 Erdenwissen und Himmelserkenntnis: 3. Auflage 1998
222 Die Impulsierung des weltgeschichtlichen Geschehens durch geistige Mächte: 4. Auflage 1989
223 Der Jahreskreislauf als Atmungsvorgang der Erde und die vier großen Festeszeiten. Anthroposophie und das menschliche Gemüt: 7. Auflage 1990
224 Die menschliche Seele in ihrem Zusammenhang mit göttlich-geistigen Individualitäten. Die Verinnerlichung der Jahresfeste: 3. Auflage 1992
226 Menschenwesen, Menschenschicksal, Weltentwickelung: 5 Auflage 1988
227 Initiations-Erkenntnis: 3. Auflage 1982
228 Initiationswissenschaft und Sternenerkenntnis: 2. Auflage 1985
229 Das Miterleben des Jahreslaufes in vier kosmischen Imaginationen: 8. Auflage 1999
230 Der Mensch als Zusammenklang des schaffenden, bildenden und gestaltenden Weltenwortes: 7. Auflage 1993
231 Der übersinnliche Mensch, anthroposophisch erfaßt: 4. Auflage 1999
232 Mysteriengestaltungen: 5. Auflage 1998
233a Mysterienstätten des Mittelalters: 5. Auflage 1991
234 Anthroposophie. Eine Zusammenfassung nach einundzwanzig Jahren: 5. Auflage 1981
235 Esoterische Betrachtungen karmischer Zusammenhänge. Erster Band: 8. Auflage 1994
236 Esoterische Betrachtungen karmischer Zusammenhänge. Zweiter Band: 6. Auflage 1988
239 Esoterische Betrachtungen karmischer Zusammenhänge. Fünfter Band: 3. Auflage 1985
240 Esoterische Betrachtungen karmischer Zusammenhänge. Sechster Band: 5. Auflage 1992

III. Vorträge und Kurse zu einzelnen Lebensgebieten

304 Erziehungs- und Unterrichtsmethoden auf anthroposophischer Grundlage: 1. Auflage 1979
304a Anthroposophische Menschenkunde und Pädagogik: 1. Auflage 1979
305 Die geistig-seelischen Grundkräfte der Erziehungskunst: 2. Auflage 1978
306 Die pädagogische Praxis: 4. Auflage 1989
307 Gegenwärtiges Geistesleben und Erziehung: 5. Auflage 1986
308 Die Methodik des Lehrens und die Lebensbedingungen des Erziehens: 5. Auflage 1986
309 Anthroposophische Pädagogik und ihre Voraussetzungen: 5. Auflage 1981
310 Der pädagogische Wert der Menschenerkenntnis und der Kulturwert der Pädagogik: 4. Auflage 1989
311 Die Kunst des Erziehens aus dem Erfassen der Menschenwesenheit: 5. Auflage 1989
312 Geisteswissenschaft und Medizin: 6. Auflage 1985
313 Geisteswissenschaftliche Gesichtspunkte zur Therapie: 4. Auflage 1984
314 Physiologisch-Therapeutisches auf Grundlage der Geisteswissenschaft. Zur Therapie und Hygiene: 3. Auflage 1989
315 Heileurythmie: 4. Auflage 1981
316 Meditative Betrachtungen und Anleitungen zur Vertiefung der Heilkunst: 3. Auflage 1987
317 Heilpädagogischer Kurs: 7. Auflage 1985
318 Das Zusammenwirken von Ärzten und Seelsorgern. Pastoral-Medizinischer Kurs: 4. Auflage 1994
319 Anthroposophische Menschenerkenntnis und Medizin: 2. Auflage 1982
320 Geisteswissenschaftliche Impulse zur Entwickelung der Physik. Ersternaturwissenschaftlicher Kurs: 4. Auflage 2000
321 Geisteswissenschaftliche Impulse zur Entwicklung der Physik. Zweiter naturwissenschaftlicher Kurs: 4. Auflage 2000
322 Grenzen der Naturerkenntnis und ihre Überwindung: 5. Auflage 1988
323 Das Verhältnis der verschiedenen naturwissenschaftlichen Gebiete zur Astronomie: 3. Auflage 1997
324 Naturbeobachtung, Experiment, Mathematik und die Erkenntnisstufen der Geistesforschung: 3. Auflage 1991
324a Die vierte Dimension. Mathematik und Wirklichkeit: 1. Auflage 1995

Weitere, in der Quellensammlung zitierte Literatur

(mit bisher nicht in der Gesamtausgabe edierten Texten Rudolf Steiners)

Antonij Gerrit Degenaar (Hg.)
Krankheitsfälle und andere medizinische Fragen besprochen mit Dr. Rudolf Steiner. Manuskriptvervielfältigung, o. J.

Peter Selg
Vom Logos menschlicher Physis. Die Entfaltung einer anthroposophischen Humanphysiologie im Werk Rudolf Steiners.
Dornach [1]2000 (mit einer unveröffentlichten Fragebeantwortung Rudolf Steiners)

Rudolf Steiner
Die Einleitung unseres Vademecums.
In einer kurzen Skizze für Van Leer niedergeschrieben.
Manuskript (1924). In: I. Rundbrief der Medizinischen Sektion am Goetheanum. 20. Februar 1968

Naturvorgänge und Heilungen.
Manuskript (1924). In: IV. Rundbrief der Medizinischen Sektion am Goetheanum. 15. April 1971

Sachregister

Das Sachregister dient der schnelleren Auffindung von Einzelaspekten der in diesem Band zusammengestellten Quellentexte. Es ist in Zusammenhang mit dem *Ausführlichen Inhaltsverzeichnis* (S. XIX) zu benutzen und verweist auf thematische Gesichtspunkte, die sich – über die Kapitel- und Unterkapitelordnungen hinweg – im gesamten Band vorfinden und insofern die Aussagen der entsprechenden Einzelkapitel ergänzen und miteinander in Beziehung setzen. Für die systematisch entfalteten Gesichtspunkte einer gegebenen Frage- beziehungsweise Themenstellung sollte jedoch primär das *Ausführliche Inhaltsverzeichnis* in seinem jeweiligen Hauptkapitel konsultiert werden. Dessen Ordnungsgesichtspunkte und inhaltlichen Leitlinien (Untergliederungen) werden innerhalb des Sachregisters nicht wiederholt.– Desweiteren sollte berücksichtigt werden, daß sich zu den mit * gekennzeichneten Begriffen und Themengebieten auch Quellentexte in Band 4 finden (siehe hierzu das *Sachregister von Band 4*, S. 569ff.)

Prof. Dr. med. Peter Selg, geboren 1963 in Stuttgart, studierte Humanmedizin an der Universität Witten-Herdecke, in Zürich und Berlin. 1995 promovierte er mit einer geisteswissenschaftlichen Grundlagenarbeit über den Physiologiebegriff Rudolf Steiners. Weiterbildung zum Facharzt für Kinder- und Jugendpsychiatrie und -psychotherapie. Anschließend klinische Tätigkeit im Gemeinschaftskrankenhaus Herdecke, Oberarzt der psychiatrischen Abteilung für Jugendliche und junge Erwachsene. Danach zweijährige Mitarbeit (2000–2002) am Institut für angewandte Erkenntnistheorie und medizinische Methodologie in Freiburg im Breisgau. Seit 2002 wissenschaftlicher Mitarbeiter an der Medizinischen Sektion am Goetheanum, bis 2006 Leitender Arzt an der Ita Wegman Klinik, Arlesheim (Kinder- und Jugendpsychiatrie und -psychotherapie). Seither Leitung des Ita Wegman Instituts für anthroposophische Grundlagenforschung (Arlesheim), seit 2007 Professor für medizinische Anthropologie und Ethik an der Alanus Hochschule für Kunst und Gesellschaft (Alfter bei Bonn). Seit 2014 wissenschaftlicher Mitarbeiter am Gerhard Kienle-Lehrstuhl für Medizintheorie, integrative und anthroposophische Medizin an der Universität Witten-Herdecke. Lehrtätigkeit im Studium fundamentale und im Begleitstudiengang Anthroposophische Medizin. Seit 2020 Co-Leiter der Allgemeinen Anthroposophischen Sektion am Goetheanum.

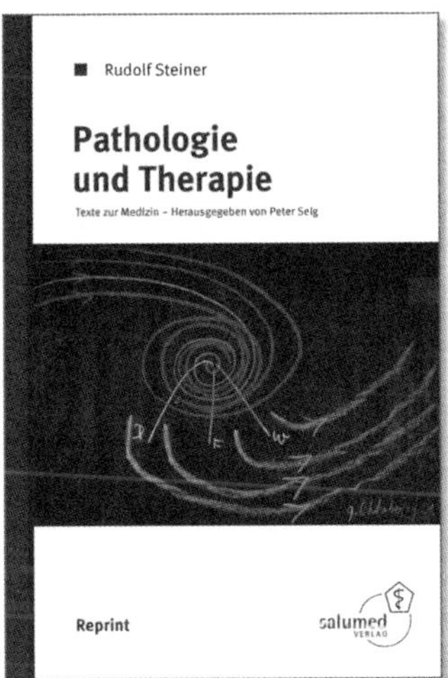

579 Seiten · inkl. Beilage mit 37 Tafelzeichnungen · gebunden · 78 €
ISBN: 978-3-9815535-4-3

RUDOLF STEINER

Pathologie und Therapie

Texte zur Medizin – Herausgegeben von Peter Selg

Das Buch beleuchtet die der Anthroposophischen Medizin zugrunde liegende Krankheitslehre und die Therapie in ihren methodischen Ansätzen – von den Grundlagen bis hin zu konkreten Krankheitsbildern, Heilverfahren und einem neuen therapeutischen Ethos.

Pressestimme zur 1. Auflage: *Ein „unschätzbarer Gewinn, die wesentlichen Texte für eine Fragestellung sofort zur Verfügung zu haben, was die Arbeit in der Praxis, in Forschung und Lehre sehr erleichtert, ja sie beflügeln kann ... Der Hingabe und dem Fleiß von Peter Selg gebührt Hochachtung und Dank. Die Bände gehören in das Regal jedes anthroposophischen Arztes."*

Der Merkurstab 4/2005,
DR. MED. ARMIN HUSEMANN

Herausgeber: Prof. Dr. med. Peter Selg, Leiter des Ita Wegman Instituts für anthroposophische Grundlagenforschung in Arlesheim (Schweiz)

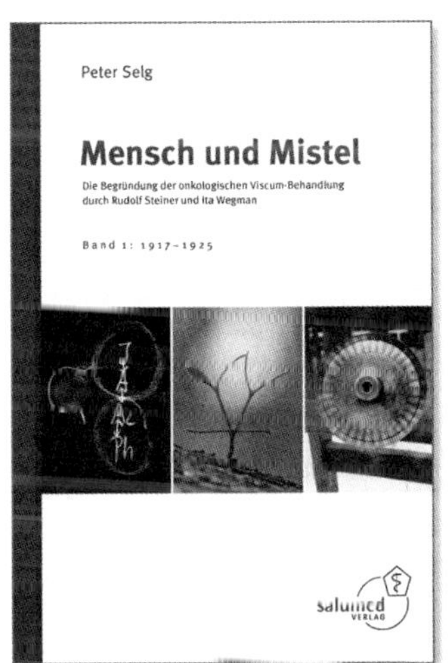

467 Seiten · gebunden · 68 €
ISBN: 978-3-9815535-7-4

PETER SELG

Mensch und Mistel

Die Begründung der onkologischen Viscum-Behandlung durch Rudolf Steiner und Ita Wegman
Band 1: 1917–1925

„Peter Selg legt in diesem Buch die erste umfassende historische Studie über die Begründung der anthroposophischen Misteltherapie der Krebskrankheit durch Rudolf Steiner und Ita Wegman vor. Damit leistet er eine Aufgabe, die schon seit langer Zeit fällig gewesen ist ... Die Arbeit zeichnet sich dadurch aus, dass sie sich auf ein gründliches und umfassendes Quellen- und Dokumentenstudium stützt, das in diesem Format erst- und einmalig ist."

PROF. DR. MED. PETER HEUSSER

Autor: Prof. Dr. med. Peter Selg, Leiter des Ita Wegman Instituts für anthroposophische Grundlagenforschung in Arlesheim (Schweiz)

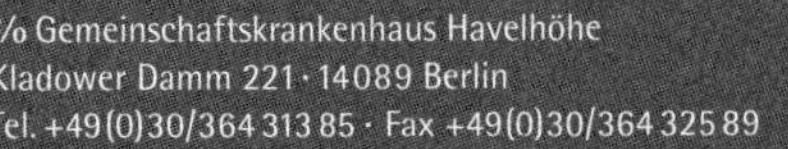

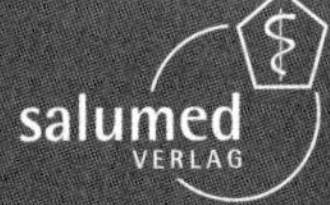

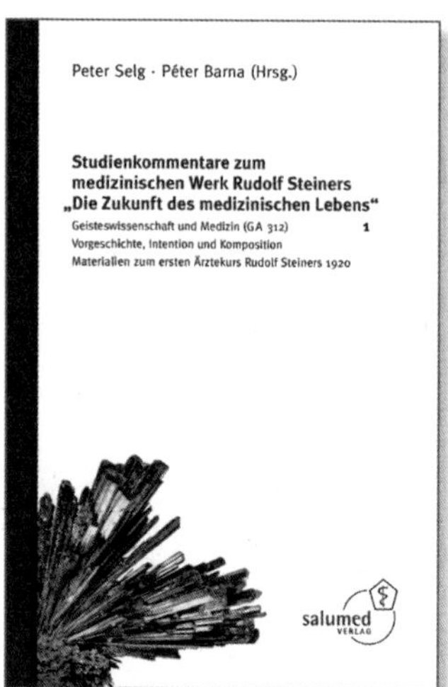

568 Seiten · gebunden · 78 €
ISBN: 978-3-928914-35-2

PETER SELG, PÉTER BARNA (HRSG.)

Studienkommentare zum medizinischen Werk Rudolf Steiners „Die Zukunft des medizinischen Lebens“

Geisteswissenschaft und Medizin (GA 312)
Vorgeschichte, Intention und Komposition
Materialien zum ersten Ärztekurs Rudolf Steiners 1920

„Der erste Ärztekurs markiert die Geburtsstunde der Anthroposophischen Medizin … ‚Geisteswissenschaft und Medizin' bereichert die alltägliche Arbeit."

DR. MED. MATTHIAS GIRKE, Internist, Gemeinschaftskrankenhaus Havelhöhe, Berlin / Leitung der Medizinischen Sektion am Goetheanum, Dornach (Schweiz)

Herausgeber: Prof. Dr. med. Peter Selg, Leiter des Ita Wegman Instituts für anthroposophische Grundlagenforschung in Arlesheim (Schweiz); Péter Barna, M. A., Rudolf Steiner Archiv in Dornach (Schweiz)

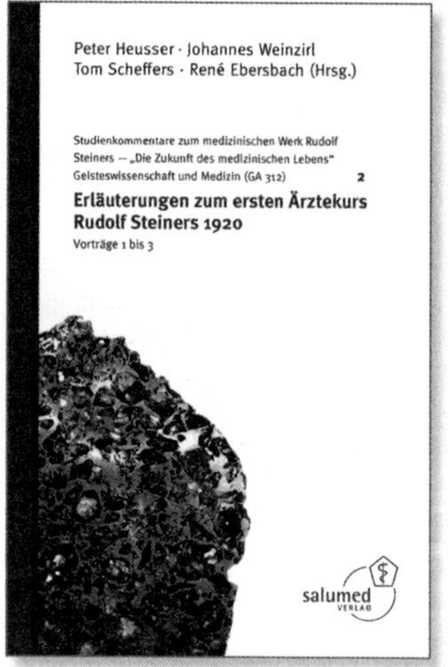

496 Seiten · gebunden · 78 €
ISBN: 978-3-928914-34-5

PETER HEUSSER, JOHANNES WEINZIRL
TOM SCHEFFERS, RENÉ EBERSBACH (HRSG.)

Erläuterungen zum ersten Ärztekurs Rudolf Steiners 1920

Vorträge 1 bis 3

Pressestimme: *„In diesem Werk leben Mut, Kraft und Weite. Es ist hochdifferenziert und spannend zu lesen. Es regt an, sich intensiver mit ganz bestimmten und medizinisch essenziellen Fragestellungen auseinanderzusetzen, und hilft im Verständnis der Ausführungen Rudolf Steiners enorm weiter. Ich kann dieses Buch nur allen wärmstens empfehlen."*

DER MERKURSTAB 4/2021,
DR. MED. REINER PENTER, Facharzt für Innere Medizin

Herausgeber: Prof. Dr. med. Peter Heusser, Dr. med. univ. Johannes Weinzirl, Dr. med. Tom Scheffers, Dr. med. René Ebersbach

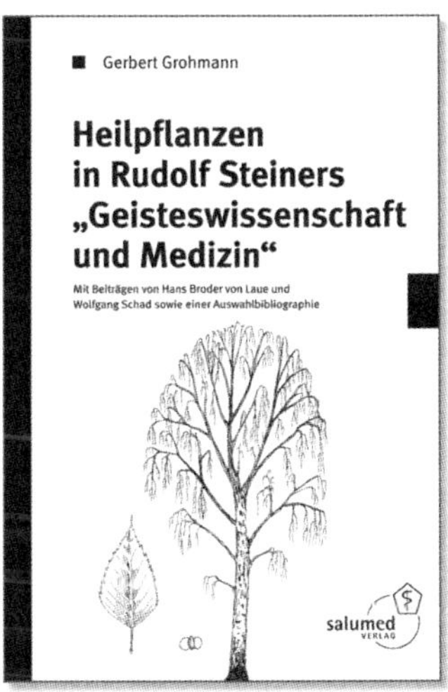

256 Seiten · gebunden · 38 €

ISBN: 978-3-9815535-3-6

GERBERT GROHMANN

Heilpflanzen in Rudolf Steiners „Geisteswissenschaft und Medizin"

Heutigen Lesern bereitet es zunehmend Schwierigkeiten, sich mit dem „O-Ton" Rudolf Steiners zu befassen. Gerbert Grohmann leistete einen Beitrag zum Verständnis der Heilpflanzen in „Geisteswissenschaft und Medizin". Weitere Publikationen Grohmanns, Essays von Wolfgang Schad und Hans Broder von Laue sowie eine Auswahlbibliographie neuerer Arbeiten runden den vorliegenden Reprint ab.

Autor: Dr. Gerbert Grohmann (1897–1957), Botaniker

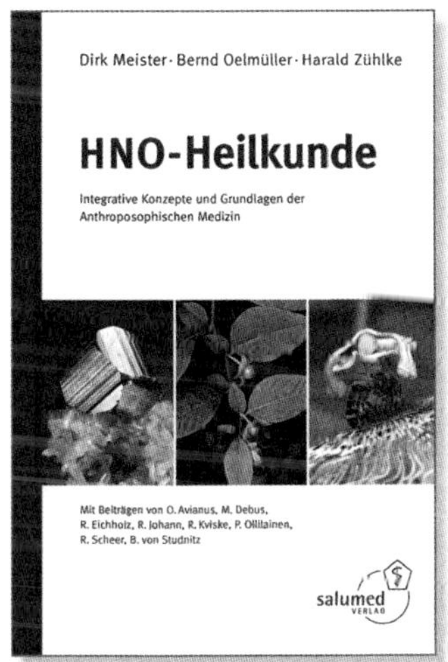

432 Seiten · gebunden · 68 €

ISBN: 978-3-928914-43-7

DIRK MEISTER, BERND OELMÜLLER, HARALD ZÜHLKE

HNO-Heilkunde

Integrative Konzepte und Grundlagen der Anthroposophischen Medizin

Pressestimme: *Das Buch überrascht in vielen Details ... Es ist nicht nur für HNO-Ärzt:innen, Allgemeinärzt:innen, Internist:innen und Kinderärzt:innen lesenswert, sondern auch für andere Kolleginnen und Kollegen mit fachlichen Überschneidungen zur HNO-Heilkunde ... Mit seiner umfassenden Darstellung ist es ein Buch, das es verdient hat, nicht nur gelesen, sondern auch studiert zu werden."*

DER MERKURSTAB 2/2022,
DR. MED. GOETZ LINDNER, HNO-Facharzt

Autoren: Dr. med. Dirk Meister, Bernd Oelmüller, Dr. med. Harald Zühlke; Fachärzte für HNO-Heilkunde

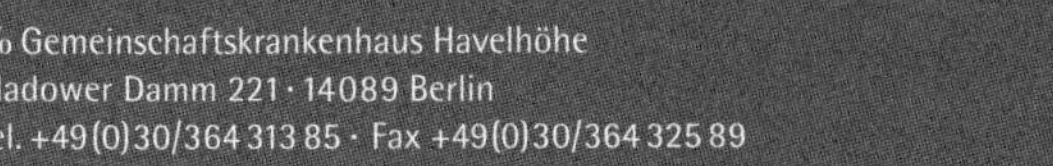

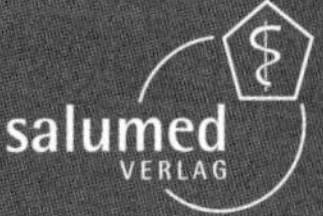